Intra- und postoperative Zwischenfälle

Band 3

Intra- und postoperative Zwischenfälle

Ihre Verhütung und Behandlung · In 3 Bänden

Herausgegeben von
Karl Kremer
Fritz Kümmerle
Hubert Kunz
Rudolf Nissen
Hans Wilhelm Schreiber

Georg Thieme Verlag Stuttgart · New York

Band III:
Extremitäten, Urologie und plastische Chirurgie

Bearbeitet von
H. Anderl
W. J. Bock
G. Carstensen
K. Kremer
F. Kümmerle
V. Lenner
W. Lutzeyer
H. Nigst
H. Palmtag
G. Ritter
L. Röhl
W. Sandmann
E. Scharizer
K.-P. Schulitz
M. G. Steinhaus
H. Weigand
P. Wilflingseder

2., neubearbeitete und erweiterte Auflage

231 Abbildungen in 374 Einzeldarstellungen
10 Tabellen

1983
Georg Thieme Verlag Stuttgart · New York

Wichtiger Hinweis:
Medizin als Wissenschaft ist ständig im Fluß. Forschung und klinische Erfahrung erweitern unsere Kenntnisse, insbesondere was Behandlung und medikamentöse Therapie anbelangt. Soweit in diesem Werk eine Dosierung oder eine Applikation erwähnt wird, darf der Leser zwar darauf vertrauen, daß Autoren, Herausgeber und Verlag größte Mühe darauf verwandt haben, daß diese Angabe genau dem Wissensstand bei Fertigstellung des Werkes entspricht. Dennoch ist jeder Benutzer aufgefordert, die Beipackzettel der verwendeten Präparate zu prüfen, um in eigener Verantwortung festzustellen, ob die dort gegebene Empfehlung für Dosierungen oder die Beachtung von Kontraindikationen gegenüber der Angabe in diesem Buch abweicht. Eine solche Prüfung ist besonders wichtig bei selten verwendeten Präparaten oder solchen, die neu auf den Markt gebracht worden sind.

CIP-Kurztitelaufnahme der Deutschen Bibliothek

Intra- und postoperative Zwischenfälle :
ihre Verhütung u. Behandlung ; in 3 Bd. /
hrsg. von Karl Kremer . . . – Stuttgart ; New York : Thieme

NE: Kremer, Karl [Hrsg.]

Bd. 3. Extremitäten, Urologie und plastische Chirurgie /
bearb. von H. Anderl . . . – 2., neubearb. u. erw. Aufl. –
1983.
NE: Anderl, Hans [Mitverf.]

1. Auflage 1970, hrsg. von Georg Brandt, Hubert Kunz, Rudolf Nissen

Geschützte Warennamen (Warenzeichen) werden *nicht* besonders kenntlich gemacht. Aus dem Fehlen eines solchen Hinweises kann also nicht geschlossen werden, daß es sich um einen freien Warennamen handele.
Alle Rechte, insbesondere das Recht der Vervielfältigung und Verbreitung sowie der Übersetzung, vorbehalten. Kein Teil des Werkes darf in irgendeiner Form (durch Photokopie, Mikrofilm oder ein anderes Verfahren) ohne schriftliche Genehmigung des Verlages reproduziert oder unter Verwendung elektronischer Systeme verarbeitet, vervielfältigt oder verbreitet werden.
© 1970, 1983 Georg Thieme Verlag, Rüdigerstraße 14, D-7000 Stuttgart 30, Printed in Germany
Satz und Druck: Carl Maurer, Geislingen (Steige), System: Linotron 202

ISBN 3-13-311802-1   1 2 3 4 5 6

Anschriften

ANDERL, H., Dr.,
Univ.-Klinik für Plastische und Wiederherstellungschirurgie, Anichstr. 35, A-6020 Innsbruck

BOCK, W. J., Prof. Dr.,
Direktor der Neurochirurgischen Universitätsklinik, Moorenstr. 5, 4000 Düsseldorf 1

CARSTENSEN, G., Prof. Dr.,
Chefarzt der Chirurgischen Abteilung des Evangelischen Krankenhauses, Wertgasse 30, 4330 Mülheim/Ruhr

KREMER, K., Prof. Dr.,
Direktor der Chirurgischen Universitätsklinik und Poliklinik, Moorenstr. 5, 4000 Düsseldorf 1

KÜMMERLE, F., Prof. Dr.,
Direktor der Chirurgischen Universitätsklinik, Langenbeckstr. 1, 6500 Mainz

LENNER, V., Priv.-Doz. Dr.,
Chirurgische Universitätsklinik Mainz, Langenbeckstr. 1, 6500 Mainz

LUTZEYER, W., Prof. Dr.,
Lehrstuhl und Abteilung für Urologie, Medizinische Fakultät der Rhein-Westf. Technischen Hochschule, Goethestr. 27/29, 5100 Aachen

NIGST, H., Prof. Dr.,
Leiter der Abteilung für Chirurgie der Hand und der peripheren Nerven, Departement für Chirurgie der Universität Basel, Kantonsspital, Spitalstr. 21, CH-4031 Basel

PALMTAG, H., Prof. Dr.,
Urologische Abteilung, Chirurgisches Zentrum der Universität, Im Neuenheimer Feld 110, 6900 Heidelberg

RITTER, G., Prof. Dr.,
Leiter der Abteilung für Unfallchirurgie, Chirurgische Universitätsklinik, Langenbeckstr. 1, 6500 Mainz

RÖHL, L., Prof. Dr.,
Ärztl. Direktor der Urologischen Abteilung, Chirurgisches Zentrum der Universität, Im Neuenheimer Feld 110, 6900 Heidelberg

SANDMANN, W., Prof. Dr.,
Chirurgische Klinik und Poliklinik der Universität, Moorenstr. 5, 4000 Düsseldorf 1

SCHARIZER, E., Dr.,
Erzbergerstr. 10, 6800 Mannheim

SCHREIBER, H. W., Prof. Dr.,
Direktor der Abt. Allgemeinchirurgie, Chirurgische Universitätsklinik, 2000 Hamburg 20

SCHULTIZ, K.-P., Prof. Dr.,
Direktor der Orthopädischen Klinik und Poliklinik, Moorenstr. 5, 4000 Düsseldorf 1

STEINHAUS, M. G., Dr.,
Orthopädische Universitätsklinik, Moorenstr. 5, 4000 Düsseldorf 1

WEIGAND, H., Prof. Dr.,
Abteilung für Unfallchirurgie der Chirurgischen Universitätsklinik, Langenbeckstr. 1, 6500 Mainz

WILFLINGSEDER, P., Prof. Dr.,
Vorstand der Univ.-Klinik für Plastische und Wiederherstellungschirurgie, Anichstr. 35, A-6020 Innsbruck

Inhaltsverzeichnis

1. Intra- und postoperative Zwischenfälle bei Osteosynthesen
von G. RITTER und H. WEIGAND 1

Vorbemerkungen 1	Intra- und postoperative Zwischen-
Allgemeiner Teil 2	fälle bei speziellen Osteosynthese-
Das Compartment-Syndrom nach Osteo-	verfahren 22
synthese 2	Osteosynthesen mit Bohrdrähten und
Das Hämatom nach Osteosynthese 6	Drahtzuggurten 22
Die Haut- und Weichteilnekrose nach	Osteosynthesen mit Draht-
Osteosynthese 7	umschlingungen 26
Die akute Infektion nach Osteo-	Osteosynthesen mit dem Marknagel 27
synthese 10	Osteosynthesen mit Schrauben und
Nerven- und Gefäßverletzungen bei	Platten 41
Osteosynthesen 17	Verbundosteosynthesen 52
Spezieller Teil 22	Osteosynthesen mit dem Fixateur externe. 55

2. Zwischenfälle bei orthopädischen Operationen
von K.-P. SCHULITZ und M. G. STEINHAUS 61

Allgemeine Komplikationen 61	Operationen am Schultergelenk 84
Muskulärer Schiefhals 64	Operativer Zugang 84
Allgemeines 64	Habituelle Schulterluxation 85
Komplikationen 64	Arthrodese des Schultergelenkes 86
Skalenokostalsyndrome 65	Arthroplastik der Schulter 87
Allgemeines 65	Luxationen des Akromioklavikular-
Zugänge 65	gelenkes 88
Halswirbelsäulenoperationen 65	Luxationen des Sternoklavikular-
Vordere Zugänge 65	gelenkes 88
Fusionsoperation (Cloward u. Robinson) . 69	Operationen am Oberarm 89
Dorsaler Zugang 70	Operative Zugänge 89
Brustwirbelsäulenoperationen 72	Operationen am Ellenbogengelenk und
Vorderer Zugang 72	Unterarm 91
Posterolateraler Zugang 73	Operative Zugänge 91
Lendenwirbelsäulenoperationen 73	Arthrotomie des Ellenbogengelenkes ... 93
Anterolateraler Zugang 73	Suprakondyläre Osteotomie 94
Posterolateraler Zugang 74	Arthrodese des Ellenbogengelenkes 94
Lumbale Fusionsoperationen 74	Arthroplastik des Ellenbogengelenkes ... 94
Spondylolyse und Spondylolisthese 75	Radiusköpfchenluxation 96
Bandscheibenoperationen 76	Radiusköpfchenresektion 97
Skolioseoperationen 78	Volkmannsche Kontraktur 98
Vorbehandlung 78	Sudeck-Syndrom 98
Skolioseoperation mit hinterem Zugang . . 80	Beckenosteotomien 99
Skolioseoperationen mit vorderem	Operationen am Hüftgelenk 100
Zugang 82	Operative Zugänge 100
Rippenbuckelresektion 83	Offene Hüftgelenkeinstellung 102
Columnotomie 83	Arthrodese des Hüftgelenkes 103

Totalendoprothesen des Hüftgelenkes... 105	Synovektomie, Arthrolyse 137
Schalenendoprothese des Hüftgelenkes.. 119	Bandinstabilitäten des Kniegelenkes.... 138
Wechsel der Hüftendoprothese....... 120	Meniskektomie.................. 138
Umstellungsosteotomien des Hüft-	Chondropathie und Patellaluxationen... 139
gelenkes..................... 121	Patellektomie................... 140
Epiphyseolysis capitis femoris........ 123	Operationen am Unterschenkel........ 141
Operationen am Oberschenkelschaft..... 125	Operative Zugänge............... 141
Operative Zugänge............... 125	Verlängerungsoperationen am Unter-
Markraumnagelungen............. 126	schenkel..................... 141
Verkürzungs- und Verlängerungs-	Operationen am Fuß............... 142
operationen................... 126	Operatives Vorgehen............. 142
	Arthrodese des oberen Sprunggelenkes.. 143
Operationen am Kniegelenk.......... 128	Alloarthroplastik des oberen Sprung-
Umstellungsosteotomien........... 128	gelenkes..................... 144
Arthrodese des Kniegelenkes........ 131	Arthrodesen des Rück- und Mittelfußes.. 144
Arthroplastik des Kniegelenkes....... 132	Fußdeformitäten................ 146

3. Handchirurgie von E. Scharizer 155

Einleitung..................... 155	Verletzungen mit Fett- und Schmieröl-
Anästhesie, Blutleere und Blutsperre..... 155	pressen...................... 162
Anästhesie des Plexus brachialis nach	Hautdefekte.................... 162
Kulenkampff.................. 155	Nervenverletzungen.............. 166
Subaxilläre Leitungsbetäubung....... 156	Frakturen und Luxationen.......... 167
Intravenöse Regionalanästhesie....... 157	Verbrennungen................. 170
Leitungsanästhesie an Mittelhand und	Mikrovaskuläre Chirurgie.......... 171
Fingern...................... 157	Tintenstiftverletzung und Fluß-
Blutleere und Blutsperre........... 157	säureverätzung................. 171
Grundregeln vor, während und nach	Infektionen der Hand............. 171
handchirurgischen Eingriffen.......... 158	Zwischenfälle in der Behandlung
Fehldiagnose bei Verletzungen....... 158	angeborener und erworbener Erkrankungen
Operationsplanung und ärztliche Auf-	der Hand....................... 172
klärungspflicht................. 158	Mißbildungen.................. 172
Intraoperative Maßnahmen......... 159	Nervenkompressionssyndrome....... 173
Postoperative Maßnahmen......... 161	Dupuytrensche Kontraktur.......... 173
Zwischenfälle in der Behandlung von	Arthrosen..................... 174
Handverletzungen................. 161	Die rheumatische Hand............ 174
Das geschlossene Quetschtrauma..... 161	Tumoren und tumorähnliche Verände-
	rungen....................... 175

4. Intra- und postoperative Zwischenfälle in der Arterienchirurgie
von K. Kremer und W. Sandmann 179

Einleitung..................... 179	Infektion..................... 193
Allgemeine Organkomplikationen...... 179	Nahtaneurysma................. 194
Neurologische Komplikationen....... 179	Spezielle Arterienkomplikationen....... 198
Kardiale Komplikationen........... 182	Hirn- und armversorgende Arterien.... 198
Pulmonale Komplikationen......... 184	Thorako-abdominale Aorta......... 201
Gastrointestinale Komplikationen..... 185	Aorto-iliakale Strombahn........... 205
Renale Komplikationen............ 186	Nierenarterien.................. 209
Allgemeine Arterienkomplikationen..... 187	Viszeralgefäße.................. 210
Blutungskomplikationen........... 187	Extremitäten................... 212
Ischämische Komplikationen........ 192	

5. Eingriffe an Venen von G. Carstensen ... 217

Einführung ... 217
Verhütung von Komplikationen ... 217
   Anatomie ... 217
   Anamnese ... 218
   Diagnostik ... 218
   Indikation ... 220
   Aufklärung ... 221
Komplikationen bei Varizenoperationen ... 222
Intraoperative Komplikationen ... 222
Postoperative Komplikationen ... 228
Komplikationen bei wiederherstellenden Venenoperationen ... 229
Intra- und postoperative Komplikationen bei akuter Thrombose ... 229
Intra- und postoperative Komplikationen bei chronischer Thrombose ... 229

6. Periphere Nerven von H. Nigst ... 233

Traumatische Läsionen ... 233
   Primärnaht und frühe Sekundärnaht, verzögerte Primärnaht ... 233
   Sekundäre Nervennaht ... 239
   Transplantate ... 240
   Neurome ... 240
   Nachbehandlung ... 241
Kompressionssyndrom ... 242
   Dekompression bei Karpaltunnelsyndrom ... 243
   Chronische Schädigung des N. ulnaris am Ellbogen ... 244
Tumoren ... 246

7. Niere und Harnleiter von W. Lutzeyer ... 247

Einleitung ... 247
Intra- und postoperative Komplikationen der verschiedenen Zugangswege und Schnittführungen ... 247
   Verletzungen von Haut- und Muskelnerven ... 248
   Verletzungen des Bauchfells ... 249
   Verletzungen der Pleura ... 249
   Darmverletzungen: Verletzungen des Kolons ... 249
   Verletzungen des Duodenums ... 249
Intra- und postoperative Komplikationen bei Eingriffen an der Niere, am Nierenhohlsystem und am adrenalen Harnleiter ... 252
   Verletzungen bei der Nierenfreilegung ... 252
   Abriß akzessorischer oder aberrierender Nierengefäße ... 252
   Verletzung der Nebenniere ... 252
   Einrisse der Capsula propria, Nierenparenchymeinrisse, Parenchymabrisse ... 253
   Blutung aus dem Nierenstiel ... 254
   Verletzungen der Vena cava ... 254
   Eröffnung des Nierenbeckenkelchsystems ... 257
   Abriß oder Einriß des Ureters ... 257
   Einriß oder Eröffnung einer infizierten Niere oder einer Tumorniere ... 258
   Postoperative Komplikationen: Blutung ... 259
   Fistelbildung im Wund- oder Narbenbereich ... 260
   Harnfistel nach Nephrektomie ... 261
   Transfemorale Embolisation der A. renalis ... 261
Harnleiterstumpf-Empyeme, Tumoren im Harnleiterstumpf ... 261
Nebenniereninsuffizienz ... 262
Arterio-venöses Aneurysma des Nierenstiels (arterio-venöse Fistel) ... 262
Eingriffe am Nierenparenchym ... 262
   Dekapsulation der Niere ... 262
   Nephropexie ... 263
   Nephrotomie ... 263
Teileingriffe am Nierenparenchym ... 266
   Nierenteilresektion: Blutung ... 266
   Harnfistel (temporär oder permanent) ... 268
   Postoperative Nierenfunktionsstörung ... 269
   Weitere Komplikationen ... 270
   Renale Hypertonie ... 270
   Heminephrektomie ... 270
   Verschmelzungsniere ... 271
   Nephrostomie (transrenale Nierenfistel) ... 272
   Nierenbiopsie ... 272
Eingriffe am Nierenbeckenkelchsystem unter Einschluß des Nierenbecken-Harnleiterabganges und des adrenalen Harnleiters ... 273
   Pyelotomie ... 273
   Kalikektomie ... 275
   Angeborene Harnstauungsniere ... 276
   Pyelostomie (Nierenbeckenfistel) ... 278
   Die perinephritische Harnphlegmone, die perinephritische Eiterung und der paranephritische Abszeß ... 279
   Perirenales Hämatom ... 279

Zystenniere (polyzystische einseitige
oder beidseitige Nierendegeneration) ... 279
Solitäre Nierenzyste 280
Aplasie oder Hypoplasie der Niere 280
Operative Eingriffe am Harnleiter 281
Allgemeine Gesichtspunkte 281
Intra- und postoperative Komplikationen
der verschiedenen Zugangswege und
Schnittführungen 281
Freilegung des lumbalen Harnleiter-
abschnittes (adrenaler und abdominaler
Ureter) 281
Freilegung des iliakalen Harnleiter-
abschnittes 281
Freilegung des pelvinen und des
juxtavesikalen Harnleiters 282
Transvesikale Freilegung des Harnleiters. . . 282
Vaginale Freilegung des Harnleiters 282
Parasakrale Freilegung des Harnleiters
(GOETZE, KOCHER, VOELCKER) 282
Transperitoneale Freilegung 282
Freilegung des nierenbeckennahen
oder adrenalen Harnleiterabschnittes ... 282
Freilegung des lumbalen, des iliakalen
oder des pelvinen Harnleiterabschnittes . . 283
Blutung 283
Durchtrennung des Ductus deferens 283
Uretero-Vaginal-Fistel 283
Harnleitersteinoperation
(Ureterolithotomie)................. 284
Intraoperative Komplikationen 284
Postoperative Komplikationen 285
Verletzungen des Harnleiters 286

Frische Harnleiterverletzung als
intraoperative Komplikation.......... 287
Urinextravasat, Urinperitonitis,
Urinphlegmone 287
Uretero-Vaginalfistel, Uretero-Vesico-
Vaginalfistel 287
Wiederherstellung des Harnleiters und
Harnleiterersatz 288
Quere oder schräge Harnleiter-
End-zu-End-Naht (nach Querdurch-
trennung oder Resektion)........... 288
Teil- und Totalersatz des Harnleiters
durch ausgeschalteten Dünndarm...... 289
Nahtinsuffizienz.................. 289
Stenose 289
Vesiko-ileal-ureteraler Reflux 289
Urinperitonitis durch Nahtinsuffizienz,
Ileus 289
Pyelonephritis................... 290
Neueinpflanzung des Harnleiters in
die Harnblase 290
Kutane Ureterostomie (Einpflanzung
des Harnleiters in die Haut 293
Die Einpflanzung des Harnleiters in
den nicht ausgeschalteten oder
ausgeschalteten Dickdarm
(Ureterosigmoidostomie, Coffey-
Operation, Darmblase) 293
Spätkomplikationen 295
Totale Harnleiterentfernung
(Ureterektomie) 295
Schlußbemerkung.................. 295

8. Nebennieren von F. KÜMMERLE und V. LENNER 299

Allgemeines 299
Chirurgische Anatomie der Nebennieren . 299
Klinische Syndrome 299
Klinische und laborchemische Diagnostik . 302
Lokalisationsdiagnostik............. 302
Operationsindikationen............ 304
Operationstechnische und taktische
Gesichtspunkte 304
Intraoperative Verletzungen
parenchymatöser Organe und
des Darmkanals 307
Verletzungen der Gallenwege 307
Verletzungen der Leber 307
Verletzungen von Duodenum sowie
rechter und linker Kolonflexur........ 307
Verletzungen des Pankreas.......... 308
Verletzungen der Milz 308

Zwischenfälle bei der Präparation der
Nebennieren 308
Parenchymeinrisse der Nebennieren 308
Verletzungen der Vena cava inferior 309
Verletzungen der linken Vena renalis ... 309
Verletzungen der Nieren 309
Intra- und postoperative Komplikationen
bei Nebennierenrindentumoren bzw.
Nebennierenhyperplasien 310
Primärer Hyperaldosteronismus
(Conn-Syndrom) 310
Hyperkortisolismus (Cushing-Syndrom) . 311
Virilisierende und feminisierende Neben-
nierenrindentumoren 312
Hormoninaktive Nebennieren-
rindentumoren 312

Intra- und postoperative Komplikationen bei
Nebennierenmarktumoren 313
 Phäochromozytom 313

Neuroblastom 314
Ganglioneurom 314

9. Blase, Prostata und Harnröhre von L. RÖHL und H. PALMTAG. 317

Operationen an der Harnblase 317
 Sectio alta 317
 Suprapubische Blasenfistel 317
 Entfernung von Blasensteinen und
 Fremdkörpern. 318
 Blasentumoren 318
 Blasendivertikel. 320
 Blasenendometriose 320
 Blasenrupturen und Blasenabrisse 320
 Blasenfisteln. 321
 Zystektomie 323

Operationen an der Prostata. 324
 Prostatektomie 324
Operationen an der Harnröhre 329
 Inkontinenzoperationen 329
Operationen bei angeborenen Harnröhren-
mißbildungen. 330
 Hypospadie 330
 Epispadie. 331
 Blasenekstrophie 331
 Urethrastriktur 332

10. Neurotraumatologie von W. J. BOCK 335

Einleitung. 335
Schädel-Hirn-Verletzungen 335
 Allgemeine Trepanation 335
 Probleme bei diagnostischen Eingriffen . . 336
Allgemeine Einteilungsprinzipien beim
Schädel-Hirn-Trauma 337
 Gedecktes Schädel-Hirn-Trauma 337
 Offenes Schädel-Hirn-Trauma. 340
Folgeerscheinungen. 342
Begleiterscheinungen 342

Blutungskomplikationen 343
Spätfolgen. 346
 Chronisch traumatisch subdurales
 Hämatom. 346
 Spätabszeß 346
 Sonstige Folgen 346
Mehrfachverletzungen 346
Spinale Verletzungen 347
Schädigung am peripheren Nerven. 347

11. Allgemeine plastische Chirurgie
  von P. WILFLINGSEDER und H. ANDERL 349

Zwischenfälle allgemeiner Art 350
Zwischenfälle bei Transplantationen 353
 Komplikationen bei der Verpflanzung
 von Transplantaten. 353
 Komplikationen bei der Entnahme von
 Hauttransplantaten 355
 Komplikationen bei nicht autologen
 Transplantaten 356
 Komplikationen bei autologen Fett- und
 Knorpeltransplantaten 357
 Postoperative Zwischenfälle bei Knochen-
 und Knorpeltransplantaten 357
 Spätkomplikationen bei Hauttrans-
 plantationen 358
 Zwischenfälle bei zusammengesetzten
 Transplantaten 359

 Zwischenfälle bei Lappenplastiken 360
 Zwischenfälle bei besonderen Lappen-
 plastiken 362
  Z-Plastik 362
  Rotationslappen 363
  Rundstiellappen 363
 Zwischenfälle bei der plastisch-
 chirurgischen Versorgung frischer
 Verletzungen 366
 Zwischenfälle und postoperative Komplika-
 tionen bei mikrovaskulären Eingriffen 367
 Zwischenfälle bei der operativen
 Versorgung von Verbrennungen 369
 Komplikationsmöglichkeiten durch
 Anästhesie. 372

Sachverzeichnis 375

1. Intra- und postoperative Zwischenfälle bei Osteosynthesen

G. Ritter und H. Weigand

Vorbemerkungen

Auf kaum einem anderen praktisch so wichtigen Gebiet der Chirurgie waren die Fortschritte in den letzten 15 Jahren so groß und umwälzend wie bei den Osteosynthesen. Nach den genialen Pionierleistungen von Küntscher kommt heute der Arbeitsgemeinschaft für Osteosynthesefragen (AO) das entscheidende Verdienst zu, durch Erforschung der Biomechanik, durch Standardisierung der Implantate, Instrumente und Operationstechniken und durch eine vorzügliche Organisation die Osteosyntheseverfahren zu hoher Perfektion gebracht zu haben. So lassen sich heute in der Unfallchirurgie und in der operativen Orthopädie durch die modernen Osteosynthesen Ergebnisse erzielen, die früher undenkbar waren.

Aus dem Wissen heraus, daß selbst nach schwerster Traumatisierung des Knochens und der Gelenke durch Osteosynthesen gute Spätresultate möglich sind, werden heute auch vom Laien schon fast selbstverständlich hohe Erwartungen an jede Osteosynthese geknüpft. Durch das Röntgenbild unterliegt die Osteosynthese wie kaum ein anderes Operationsverfahren der allgemeinen Kritik, was nicht zuletzt in einer ständig zunehmenden Zahl von „Kunstfehlerprozessen" deutlich wird. Dringend muß davor gewarnt werden, das Röntgenbild als alleiniges Kriterium für die Beurteilung einer Osteosynthese heranzuziehen. Allgemeine und lokale Begleitverletzungen bestimmen vielfach die Wahl des Osteosyntheseverfahrens und begrenzen das erreichbare Ergebnis. Wie falsch es sein kann, die Güte einer Osteosynthese am Röntgenbild und der hierin sichtbaren technischen Perfektion allein zu beurteilen, soll am Beispiel eines Trümmerbruchs deutlich gemacht werden:

Das röntgenologisch scheinbar ideale Ergebnis nach einer Plattenosteosynthese mit wie in einem Puzzle anatomisch eingepaßten Fragmenten wird oft auf Kosten der Vitalität der einzelnen Fragmente erkauft, was zu ernsten Frakturheilungsstörungen bis hin zur Defekt-Infektpseudarthrose führen kann. Der gleiche Bruch heilt nach einer überbrückenden Osteosynthese mit Platte oder Verriegelungsnagel rasch ab, wenn die Trümmerzone unberührt bleibt und die Vitalität des Knochens nicht zusätzlich durch die Operation beeinträchtigt wird. Wenn auch aufgrund des postoperativen Röntgenbildes für den Unerfahrenen wegen der disloziert verbliebenen Fragmente der Trümmerzone das Ergebnis der Osteosynthese unzureichend erscheinen mag, so wird die rasche knöcherne Konsolidierung die Richtigkeit des Vorgehens beweisen.

Bei dem Maßstab, den man an die Qualität einer Osteosynthese und an die Beurteilung der intra- und postoperativen Zwischenfälle anlegt, ist zu berücksichtigen, daß die meisten Osteosynthesen nicht aus vitaler Indikation und nicht unter Zeitdruck erfolgen müssen, sondern daß eine sorgfältige Planung und Ausführung möglich sind. Die überwiegende Zahl der Komplikationen bei und nach Osteosynthesen sind primär technischer Natur. Nicht rechtzeitig erkannt und behoben, können sich diese technischen Fehler zu ernsten Zwischenfällen mit schweren klinischen Folgen entwickeln.

Aus diesem Grunde wurde der vorliegende Beitrag in einen allgemeinen Teil und einen speziellen Teil gegliedert.

Im allgemeinen Teil werden die lokalen, vorwiegend die Weichteile betreffenden Komplikationen abgehandelt, die in unmittelbarem Zusammenhang mit der Osteosynthese stehen. Andere allgemeine Komplikationen, wie Thrombose, Embolie und Fettembolie, werden hier nicht berücksichtigt, da sie an anderer Stelle des Buches besprochen werden.

Im speziellen Teil wird schwerpunktmäßig auf die technischen Probleme und Zwischenfälle für die wichtigsten Osteosyntheseverfahren eingegangen. Die Hinweise zu den Ursachen, der Verhütung und Behebung von derartigen Schäden sind vielfach als das Ergebnis persönlicher Erfahrungen zu verstehen.

Allgemeiner Teil

Das Compartment-Syndrom nach Osteosynthese

Eine gefürchtete und oft zu spät erkannte Frühkomplikation nach Osteosynthesen im Bereich der Extremitäten stellen Durchblutungsstörungen dar, die zu dem in neuerer Zeit auch im deutschsprachigen Raum als Compartment-Syndrom bezeichneten klinischen Bild führen (DÜBEN u. MUHR 1980). Sie betreffen die osteofaszialen Räume, die sog. Compartments, und führen unbehandelt rasch zur irreversiblen Schädigung der innerhalb dieser von straffen Faszien umschlossenen Räume liegenden Weichteile. So wird unter dem Begriff Compartment-Syndrom der Zustand verstanden, in dem die durch einen unelastischen Faszienraum verlaufenden Strukturen, wie Muskulatur, Nerven und Gefäße, durch zunehmende oder anhaltende Drucksteigerung gefährdet sind (MATSEN 1975).

Eine Druckerhöhung im osteofaszialen Compartment kann einmal durch Druck von außen mit Verminderung des Compartmentvolumens und zum anderen durch Volumenzunahme des Compartmentinhaltes entstehen. Die Folgen sind in beiden Fällen Verminderung der Muskeldurchblutung und neurologische Leitungsstörungen. Die Volumenverminderung des Compartments kann bedingt sein durch allzu straffe Fasziennähte und zu enge Verbände, die Zunahme des Compartmentinhaltes durch Blutungen, Einbringung von sehr viel Osteosynthesematerial und postischämische, posttraumatische, postoperative und trainingsbedingte Weichteilschwellungen (MATSEN 1975).

Pathophysiologie

Das Ausmaß der pathophysiologischen Veränderungen wird durch Größe und Dauer der intrakompartmentalen Druckerhöhung bestimmt. Diese bewirkt auf vermutlich drei Wegen eine Reduktion der Gewebeperfusion (Tab. 1.1). Einmal verursacht der Anstieg des Gewebedrucks einen Abfall des transmuralen Druckgradienten, d. h. der Differenz zwischen arteriolärem Druck und Gewebedruck, was im Extremfall einen kompletten Verschluß der Arteriolen zur Folge haben kann (BURTON 1951). Zum anderen führen Vasospasmus (EATEN u. GREEN 1975) und erhöhter venöser Druck (KJELLMER 1964) über eine Verringerung des Gefäßquerschnitts bzw. eine Abnahme des arteriovenösen Druckgradienten im Muskel zu Perfusionsstörungen, die ihrerseits mit einer vermehrten Kapillarpermeabilität und Ödembildung einhergehen. Diese wiederum verursacht eine weitere Steigerung des intrakompartmentalen Drucks, wodurch sich das Geschehen zu einem fatalen Circulus vitiosus entwickelt.

Tabelle 1.1 Ursachen und Circulus vitiosus des Compartment-Syndroms

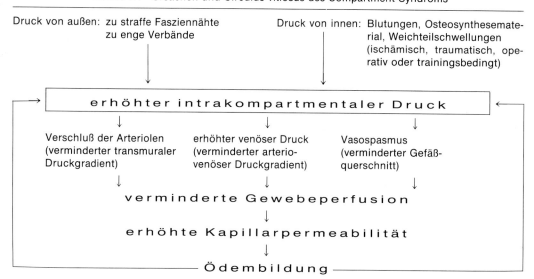

Klinik

Frühzeichen des drohenden Compartment-Syndroms ist der brennende, nicht nachlassende Schmerz über der betroffenen Faszienloge, der auch nach Reposition und Lagerung der Fraktur nicht geringer wird, sondern sogar noch zunimmt und sich somit vom eigentlichen Frakturschmerz in Intensität und Verlauf unterscheidet. Ein weiteres frühes und sehr verläßliches Symptom ist der *passive Dehnungsschmerz* der jeweiligen Muskelgruppe, wie er zum Beispiel beim sog. Tibialis-anterior-Syndrom durch passive Flexion der Zehen ausgelöst werden kann (RORABECK u. MACNAB 1975). Dazu kommen in der Frühphase noch Schwellung und pralle Spannung mit vermehrter Druckempfindlichkeit des gesamten Compartments.

Grundsätzlich unzureichend ist es, sich bei der Beurteilung des Schweregrades auf Puls und Kapillarfüllung des distal gelegenen Extremitätenabschnittes zu verlassen. Denn bei bereits voll ausgeprägtem Compartment-Syndrom, dessen Zirkulationsstörungen sich – wie oben erwähnt – zunächst im Bereich der Arteriolen und Kapillaren abspielen, sind die größeren Gefäße oft noch voll durchgängig, so daß der periphere Puls tastbar bleibt und einen nur eingeschränkten diagnostischen Wert besitzt. Erst in der fortgeschrittenen Phase kommt es zum Verschluß auch der größeren Arterien. Pulslosigkeit bei vorhandenem Puls der Gegenseite stellt die letzte und dringlichste Alarmstufe dar (ECHTERMEYER u. Mitarb. 1980).

Wird die nur auf dem Boden einer subtilen Diagnostik mögliche chirurgische Dekompression in der Frühphase des Geschehens versäumt, so wird das klinische Bild im weiteren Verlauf durch die zunehmende Funktionsbeeinträchtigung der im Compartment verlaufenden Nerven und Muskeln bestimmt. Zunächst treten Sensibilitätsstörungen im Ausbreitungsgebiet der Nerven, später motorische Ausfälle auf. Gleichzeitig nimmt die Gefahr eines irreversiblen Weichteilschadens bedrohlich zu. Wird die Diagnose erst auf dem Höhepunkt der Symptomatik gestellt, muß mit bleibenden Spätfolgen gerechnet werden (BRADLEY 1973, RORABECK u. MACNAB 1975).

Aus diesen Gründen steht bei der Verhütung dieser schweren Komplikationen die Früherkennung eines sich entwickelnden Compartment-Syndroms ganz im Vordergrund. Voraussetzung hierfür ist neben der Kenntnis des Krankheitsbildes die Erfassung und Beobachtung aller gefährdeten Patienten. Diese müssen einer in kurzen Zeitabständen erfolgenden klinischen Verlaufskontrolle, möglichst durch denselben Arzt, mit exakter Befunddokumentation unterzogen werden. Dazu ist es erforderlich, alle vorhandenen, eventuell einschnürenden Verbände vollständig zu öffnen.

Nicht selten aber ist die Beurteilung der Klinik selbst für den erfahrenen Chirurgen schwierig. Dies ist besonders dann der Fall, wenn es sich um bewußtlose oder mit hohen Analgetikadosen behandelte Patienten oder um überängstliche Kinder handelt. Als eine wertvolle diagnostische Hilfe hat sich für diese unklaren Fälle die intrakompartmentale Druckmessung erwiesen. Mit den von WHITESIDES u. Mitarb. (1975) und MUBARAK u. Mitarb. (1976) angegebenen Methoden ist es ohne größeren apparativen Aufwand auf einfache Weise möglich, den Binnendruck im Compartment zu bestimmen. Da die Druckwerte bereits vor Ausbildung einer eindeutigen klinischen Symptomatik pathologisch sind, kann der Entschluß zur Fasziotomie schon im Frühstadium gefaßt werden.

Compartment-Syndrome treten vorzugsweise im Bereich des Unterschenkels und Unterarmes auf. Am häufigsten ist die Tibialis-anterior-Loge betroffen, in der der gleichnamige Muskel und die Zehenstrecker von Tibia und Fibula, der dazwischenliegenden Membrana interossea und der oberflächlichen Unterschenkelfaszie umschlossen sind. Am längsten bekannt ist das osteofasziale Compartment der Unterarmbeugemuskeln. Hier entspricht der Folgezustand eines unbehandelten, deletär verlaufenden volaren Compartment-Syndroms der Volkmannschen Kontraktur. Eine Zunahme des inneren Drucks in den Faszienräumen der Mittelhand kann zur Ischämie der Mm. interossei führen (SPINNER u. Mitarb. 1972, BUCK-GRAMCKO 1974). Die für die jeweilige Lokalisation typischen Symptome sind in Tab. 1.2 zusammengestellt.

Die Diagnosestellung ist bei genauer Verlaufsbeobachtung mit sorgfältiger Befunderhebung normalerweise unproblematisch. Differentialdiagnostisch kommen Thrombophlebitis, akute Knochen- oder Weichteilinfektion und traumatische oder lagerungsbedingte Nervenläsionen in Betracht.

Therapie

Die *sofortige, notfallmäßige Dekompression* des Compartments durch eine ausgedehnte Spaltung der Faszie stellt die einzige erfolgversprechende

Tabelle 1.2 Klinische Symptomatik der verschiedenen Compartment-Syndrome an Unterschenkel, Unterarm und Hand

Lokalisation	Frühzeichen		Spätzeichen	
	Brennender Schmerz, Schwellung, Spannung, Druckempfindlichkeit	Passiver Dehnungsschmerz	Sensibilitätsstörungen	Muskelschwäche
Unterschenkel				
Vorderes Compartment	Unterschenkelvorderseite	Beugung der Zehen, Plantarflexion des Fußes	Dorsaler Bereich des 1. Interdigitalraumes	Zehenstrecker und M. tibialis anterior
Seitliches Compartment	Unterschenkelaußenseite	Supination	Fußrücken	Mm. peronei
Oberfl. hinteres Compartment	Wade	Dorsalflexion des Fußes	Laterale Ferse, lateraler Fußrand	Mm. gastrocnemius und soleus
Tiefes hinteres Compartment	Distale Unterschenkelhinterseite zwischen Achillessehne und Tibia	Streckung der Zehen, Dorsalflexion des Fußes	Mediale Ferse, Fußsohle	Zehenbeuger und M. tibialis posterior
Unterarm				
Volares Compartment	Unterarmbeugeseite	Streckung der Finger, Dorsalflexion der Hand	Handfläche, oft nur Medianusbereich	Hand- und Fingerbeuger
Dorsales Compartment	Unterarmstreckseite	Beugung der Finger, Palmarflexion der Hand	–	Hand- und Fingerstrecker
Hand	Handrücken zwischen den Mittelhandknochen	Ad-, Abduktion in den Metakarpophalangealgelenken	–	Mm. interossei

Therapiemaßnahme dar. Unbehandelt oder zu spät erkannt endet das Compartment-Syndrom zwangsläufig in einer irreversiblen Schädigung der eingeschlossenen Weichteile mit entsprechendem Verlust der Muskel- und Nervenfunktion. Frühdiagnose und Soforttherapie entscheiden über die Güte des Behandlungsergebnisses.

Die Fasziotomie wird ohne Blutsperre von einem zunächst nur fünf Zentimeter langen Hautschnitt aus vorgenommen. Nach Inzision der Faszie läßt sich an der Menge der hervorquellenden Muskulatur der Schweregrad des Krankheitsbildes abschätzen. Ist der Binnendruck nur mäßig erhöht, genügt die subkutane Fasziotomie, bei der die Faszie über die volle Compartmentlänge mit einer nach proximal und distal subkutan vorgeführten Knopfschere gespalten wird. Bei hohem Druck muß auch die Haut langstreckig durchtrennt werden. Darüber hinaus werden vorhandene Hämatome ausgeräumt, sicher nekrotische Muskelanteile entfernt und noch nicht versorgte Frakturen je nach Weichteilbefund und Frakturform durch eine Osteosynthese mit Platte oder Fixateur externe stabilisiert. Die Hautwunde bleibt offen und wird erst sekundär genäht oder mit Spalthaut gedeckt. Eine zusätzliche Muskelbiopsie erlaubt die histologische Bestätigung der Diagnose und Abgrenzung gegenüber einem Infektgeschehen. Gelegentlich kommt es vor, daß nach einer ausgedehnten geschlossenen Traumatisierung des Unterschenkels alle vier Compartments betroffen sind. Hier empfiehlt sich dann das von MUBARAK u. OWEN (1977) wieder aufgegriffene Vorgehen mit Eröffnung aller Faszienlogen von zwei getrennten, jeweils etwa 10 bis 15 cm langen Hautinzisionen aus (Abb. 1.1). Von einer ersten, zwei Zentimeter ventral des Fibulaschaftes längsverlaufenden anterolateralen Inzision über dem vorderen Septum intermusculare in Höhe des mittleren Unterschenkeldrittels werden das vordere und seitliche Compartment getrennt eröffnet. Dabei muß die Schere bei der lateralen Fasziotomie in Richtung Außenknöchel geführt werden, um distal den N. peronaeus superficialis nicht zu verletzen. Die zweite, posteromediale Hautinzision wird im distalen Unterschenkeldrittel zwei Zentimeter dorsal der medialen Tibiakante angelegt. Das tiefe hintere Compartment wird hier zwischen Tibia und medialem Rand des M. soleus direkt erreicht und unmittelbar an der Tibiakante durch eine längsverlaufende Fasziotomie entlastet, wobei die Schere proximalwärts unter dem Bauch des M. soleus vorgeschoben wird. Parallel hierzu erfolgt vom selben Hautschnitt aus etwas weiter dorsal die Spaltung des oberflächlichen hinteren Compartments. Die Entlastung aller vier Unterschenkelcompartments von einem einzigen, parafibularen Zugang aus wird von MATSEN u. Mitarb. (1980) empfohlen.

Post operationem wird die Extremität nur leicht erhöht gelagert. Extreme Hochlagerung, die früher unter der Vorstellung einer besseren Blut- und Lymphdrainage gefordert wurde, scheint bei Vorliegen eines Compartment-Syndroms eher schädlich zu sein und die Toleranz des Gewebes gegenüber einer Druckerhöhung zu reduzieren (MATSEN u. Mitarb. 1977).

Das nach Osteosynthesen an den Extremitäten auftretende Compartment-Syndrom stellt eine gefährliche postoperative Komplikation dar, die unerkannt und unbehandelt zum partiellen oder gar totalen Funktionsverlust der Gliedmaße führen kann. Neben rechtzeitiger Diagnostik und rasch einsetzender Therapie kommt den prophylaktischen Maßnahmen eine entscheidende Bedeutung zu. Hierzu gehören in erster Linie die Vermeidung straffer Fasziennähte oder gar der Verzicht auf einen Faszienverschluß und das Offenlassen der Operationswunde bei schweren Kontusionsverletzungen mit geschlossener Hautdecke oder breit offen Frakturen (TSCHERNE u. BRÜGGEMANN 1976). In diesen Fällen hat sich uns folgendes Vorgehen am Unterschenkel bewährt (Abb. 1.2):

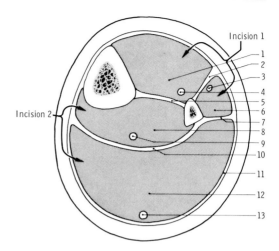

Abb. 1.1 Querschnitt durch den Unterschenkel am Übergang vom mittleren zum distalen Drittel mit schematischer Darstellung der vier Compartments und der dazugehörigen Nerven. Eröffnung aller Compartments von zwei getrennten Hautinzisionen aus (modifiziert nach *Mubarak* und *Owen* 1977)
1 Vorderes Compartment
2 Septum intermusculare anterius
3 N. peronaeus superficialis
4 N. peronaeus profundus
5 Membrana interossea
6 Seitliches Compartment
7 Septum intermusculare posterius
8 Tiefes hinteres Compartment
9 N. tibialis
10 Fascia cruris profunda
11 Fascia cruris superficialis
12 Oberflächliches hinteres Compartment
13 N. suralis

Nach der operativen Stabilisierung der Fraktur verzichten wir auf den Verschluß der Haut. Die Hautränder werden ohne jede Spannung auf die Muskulatur gesteppt. Die Faszie wird im freiliegenden Muskelbereich entfernt. Die verbleibende offene Wunde wird zunächst mit salbenhaltigen Gazestreifen ausgelegt und nach 10–12 Tagen problemlos durch Spalthaut gedeckt. Dieses Vorgehen setzt voraus, daß schon der für die Osteosynthese erforderliche Hautschnitt an der richtigen Stelle vorgenommen wird. Nur dann können eine gute Weichteildeckung von Knochen und Metall und der beschriebene spannungsfreie Wundverschluß erreicht werden. Die Inzision erfolgt, soweit dies unter Berücksichtigung der Verletzungswunde bei offenen Frakturen möglich ist, vorzugsweise als Längsschnitt zwei Zentimeter lateral der vorderen Tibiakante.

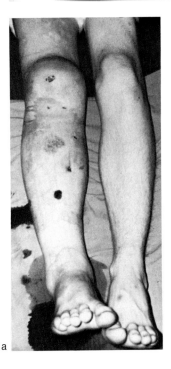
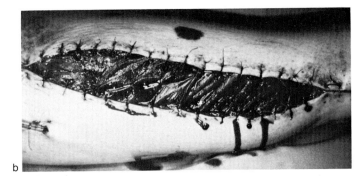
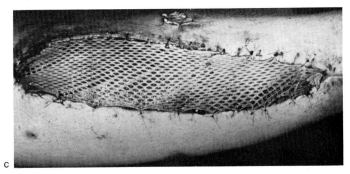

Abb. 1.2
a) Erstgradig offene Unterschenkelfraktur rechts mit ausgedehnter Weichteilschwellung
b) Nach Plattenosteosynthese der Tibiafraktur Verzicht auf Fasziennähte und primären Verschluß der Haut. Die Hautränder werden spannungsfrei auf die Muskulatur gesteppt.
c) Sekundäre Deckung des Hautdefektes durch ein Mesh-graft-Transplantat 10–12 Tage nach der Osteosynthese

Das Hämatom nach Osteosynthese

Die Ausbildung eines größeren postoperativen Hämatoms ist seit der routinemäßigen Verwendung von Saug-Drainagen seltener geworden. Voraussetzung für die Wirksamkeit dieser Drainagen ist neben der richtigen Plazierung der Drains eine konstante Saugleistung über zwei bis drei Tage. Trotz dieses Fortschritts kommt der sorgfältigen Blutstillung während der Operation aber nach wie vor größte Bedeutung zu. Keinesfalls sollte man sich im Vertrauen auf eine effiziente postoperative Drainage einer gewissen Nachlässigkeit hingeben. Bei Operationen, die in Blutleere oder -sperre durchgeführt werden, empfiehlt es sich, insbesondere nach einem Eingriff an der Hand, schon vor dem endgültigen Wundverschluß die pneumatische Sperre zu öffnen und noch blutende Gefäße zu versorgen. Patienten, bei denen eine Thromboembolieprophylaxe mit Low-dose-Heparin durchgeführt wird, besitzen eine größere Neigung zur Hämatombildung (GRUBER u. Mitarb. 1980, BUTTERMANN u. Mitarb. 1981, KOPPENHAGEN u. HÄRING 1981).

Insgesamt konnte BURRI (1979) bei der Auswertung eines umfangreichen unfallchirurgischen Patientengutes in nur 0,78% der Fälle ein Hämatom nach Osteosynthesen feststellen. Knapp 30% dieser Hämatome waren kontaminiert, vornehmlich mit Staphylococcus aureus. In 15% aller Hämatome entstand eine klinisch manifeste Infektion, die sich bis auf einen Fall auf dem Boden eines kontaminierten Hämatoms entwickelte.

Pathogene Keime finden in einem Hämatom günstige Bedingungen für eine rasche Vermehrung. Dazu kommt, daß das raumfordernde Hämatom in den angrenzenden Weichteilen einen Anstieg des Gewebebinnendrucks bewirkt, was eine Beeinträchtigung der Vaskularisation zur Folge hat.

So werden auch auf diesem Wege Entstehung und Ausbreitung einer Infektion begünstigt. Schließlich können unbehandelte, subkutan gelegene Hämatome spontan perforieren und damit das Eindringen von Mikroorganismen ermöglichen.

So kommt angesichts des vermehrten Infektionsrisikos der Prophylaxe und bei Ausbildung eines Hämatoms der sofortigen und vollständigen Beseitigung aller Blutansammlungen wesentliche Bedeutung zu.

Kleinere Hämatome werden abpunktiert. Dies hat selbstverständlich unter absolut sterilen Bedingungen, am besten im aseptischen Operationsbereich zu geschehen. Dabei sollte nach dem Vorschlag von Burri (1979) die Punktion von einer kleinen Stichinzision der Haut außerhalb des Hämatombereichs erfolgen. Auf eine vollständige Entleerung ist besonders zu achten, damit die durch das Hämatom voneinander getrennten Gewebsschichten sich wieder aneinanderlegen und verkleben können. Anschließend wird nach Anlegen eines Kompressionsverbandes die Extremität für eine kurze Zeit ruhiggestellt und hochgelagert.

Bei *großen Hämatomen* ist die operative Ausräumung unerläßlich. Das Vorgehen im Operationssaal unterscheidet sich hinsichtlich der Wahrung einer lückenlosen Asepsis in keiner Weise von dem bei anderen aseptischen Eingriffen am Knochen. Als Zugang wird man meist die alte Operationswunde wählen. Zunächst werden aus dem Hämatom Abstriche für die mikrobiologische Untersuchung gemacht. Dann erfolgt die schonende Entfernung aller Blutansammlungen ohne zusätzliche Traumatisierung der Weichteile. Blutende Gefäße werden sorgfältig versorgt. Die Wundhöhle wird reichlich mit einer geeigneten desinfizierenden wäßrigen Lösung, z. B. mit PVP-Jod-Lösung (Betaisodona) gespült. Danach werden Saugdrainagen eingelegt, die etwas weiter vom Hämatom entfernt durch die Haut nach außen geführt werden. Nach Verschließen der Wunde wird die Extremität mit einem nicht zu straffen Kompressionsverband umwickelt und auf einer entsprechenden Schiene hochgelagert. Die Drainagen dürfen erst dann entfernt werden, wenn sich vom klinischen Befund und Verlauf her keine Hinweise auf eine entstehende Infektion ergeben und über die Saugdrainagen kaum noch Flüssigkeitsmengen gefördert werden. Dies ist meist schon nach einigen Tagen der Fall. Zur Vermeidung eines Rezidivs ist es notwendig, daß bis zur Drainagenentfernung eine Verklebung der Hämatomhöhle eingetreten ist (Burri 1979).

Die Haut- und Weichteilnekrose nach Osteosynthese

Nach operativer Stabilisierung vor allem frischer Frakturen wird der Behandlungserfolg nicht selten durch die Entstehung einer Weichteilnekrose gefährdet, die entweder nur die Haut betrifft oder auch bis tief in die Subkutis reichen kann. Die Ursache einer solchen, den Heilungsverlauf komplizierenden Nekrose liegt meist in der primären Schädigung des Weichteilmantels durch Kontusion. Schwere und Ausdehnung einer derartigen Schädigung lassen sich oft zu Beginn der Behandlung nicht genau erfassen. Besonders gefährdet sind naturgemäß alle mit einem subkutanen Decollement einhergehenden Frakturen. Aber auch unsachgemäßes Operieren mit Traumatisierung der Weichteile durch starken Hakendruck und Schaffung schmaler, schlecht vaskularisierter Hautbrücken durch ungünstige Schnittführung kommen als Ursache in Betracht. Bei erzwungenem Hautverschluß können postoperative Hämatom- und Ödembildung zur vermehrten Hautspannung mit nachfolgender Nekrose führen.

Schmale Nekrosen an den Hauträndern bieten normalerweise keine Probleme. Sie stoßen sich von selbst ab oder werden nach zwei Wochen mit der Schere entfernt. Die Epithelisierung erfolgt spontan. Etwas *breitere Hautrandnekrosen* werden besser frühzeitig in der zweiten postoperativen Woche exzidiert. Die Wunde kann zu diesem Zeitpunkt im allgemeinen ohne Spannung durch eine Sekundärnaht verschlossen werden.

Bei *ausgedehnten oberflächlichen Nekrosen* warten wir ebenfalls solange ab, bis eine spontane Demarkierung eingetreten ist. Bis dahin hat sich in der Regel ein gutes Granulationsgewebe unter der Nekrose gebildet, das bald mit Spalthaut gedeckt werden kann. In Übereinstimmung mit Burri (1979) vertreten auch wir den Standpunkt, daß eine trockene Nekrose zunächst einen guten Infektionsschutz für die darunterliegende Osteosynthese darstellt und anfangs unbedingt belassen werden sollte. Unter entsprechender Behandlung mit täglicher Desinfektion, z. B. durch Bestreichen mit Mercurochrom, läßt sich eine Infektion auch über einen längeren Zeitraum vermeiden. Wesentlich ungünstiger ist die Situation, wenn auch die *subkutane Fettgewebsschicht* in die Nekrose miteinbezogen ist und Knochen und Metall unmittelbar darunterliegen. Die Infektionsgefahr ist jetzt besonders groß, da der Infektionsweg zum Knochen sehr kurz ist und das Eindringen von Mikroorganismen zunächst durch keine vitale, gut

8   1. Intra- und postoperative Zwischenfälle bei Osteosynthesen

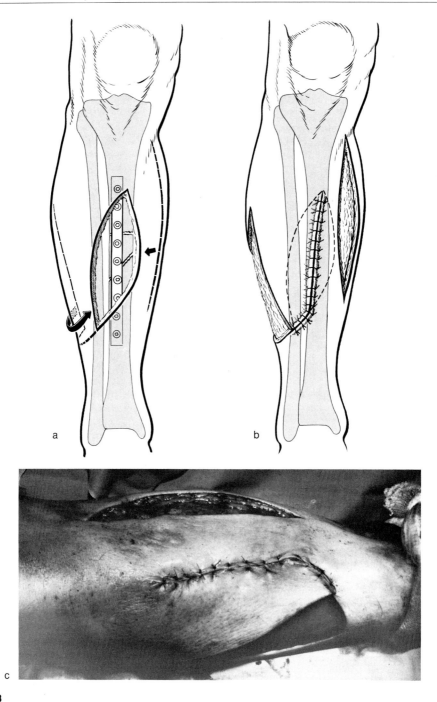

Abb. 1.3
a) Schematische Darstellung eines prätibialen Weichteildefektes mit freiliegender Platte. Schnittführung zur Herstellung eines fasziokutanen dorsolateralen Schwenk- und dorsomedialen Brückenlappens. Beide Lappen etwas höhenversetzt
b) Zustand nach Verschluß des Defektes über der Tibia durch Vereinigung von Schwenk- und Brückenlappen. Die beiden über der Muskulatur entstehenden Defekte werden sekundär mit Spalthaut gedeckt
c) Operationssitus nach Vereinigung des lateralen Schwenklappens mit dem medialen Brückenlappen

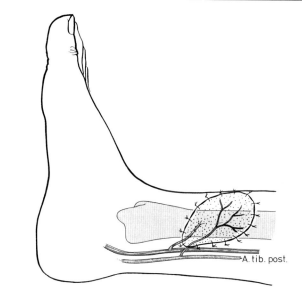

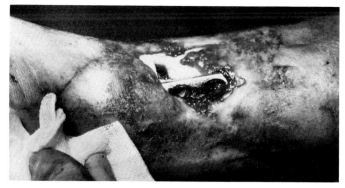

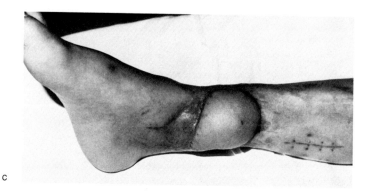

Abb. 1.4
a) Deckung eines distal gelegenen Unterschenkelweichteildefektes durch freie Transplantation eines mikrovaskulär angeschlossenen myokutanen Lappens. Schematische Darstellung der Anastomosenverhältnisse
b) Prätibialer Weichteildefekt mit freiliegender Platte am distalen Unterschenkel
c) Ergebnis 3 Monate nach Defektdeckung durch ein freies Lappentransplantat mit mikrovaskulärem Gefäßanschluß

vaskularisierte Gewebsschicht gestoppt werden kann. Um die Entstehung einer solchen Komplikation zu vermeiden, ist es unser Ziel, bei der operativen Primärversorgung von Frakturen mit hochgradig geschädigtem oder stark ödematös verändertem Weichteilmantel Knochen und Metall mit vitalem Muskelgewebe zu bedecken. Aus diesem Grunde ist es am Unterschenkel ratsam, die Platte im hinteren Bereich der lateralen Tibiafläche anzulagern, damit die Osteosynthese durch die ventrale Muskelgruppe ausreichend geschützt wird. Um eine bestmögliche Vaskularisation zu erhalten, darf selbstverständlich der Hautverschluß nicht erzwungen werden. Ist ein spannungsloser Hautverschluß nicht möglich, so werden die Hautränder spannungsfrei auf die Muskulatur gesteppt und der verbleibende Defekt sekundär nach 10–12 Tagen durch Spalthaut gedeckt. Entscheidend für die Erfüllung der Forderung nach einer guten Weichteildeckung von Knochen und Metall und dem beschriebenen Weichteilverschluß ist schon die richtige Wahl des Hautschnittes. An dem besonders problematischen Unterschenkel sollte, soweit dies unter Berücksichtigung der primären Weichteilwunde bei offenen Frakturen möglich ist, der Hautschnitt zwei Zentimeter lateral der vorderen Tibiakante liegen. Oft kann ein dorsaler Entlastungsschnitt mit Spaltung der Faszie die ventrale Weichteildeckung erleichtern. Zudem stellt dies gleichzeitig eine sinnvolle Prophylaxe gegen die Ausbildung eines Compartment-Syndroms dar.

Ist der ungünstige Fall eingetreten, daß *alle Schichten über dem Knochen* nekrotisch geworden sind, so wird nach Demarkation und Abtragung der Nekrose der Knochen immer in einer mehr oder weniger großen Ausdehnung frei liegen. Aber auch jetzt ist es bei adäquater offener Wundbehandlung in den meisten Fällen noch möglich, die Entstehung einer massiven Infektion und einer Knochennekrose zu verhindern. Eine wichtige Voraussetzung dafür ist, daß die vorausgegangene Osteosynthese eine gute Stabilität gewährleistet. Dann gelingt es den sich entwickelnden Granulationen in aller Regel, den freiliegenden Wundbereich allseitig abzugrenzen und so eine wirksame Barriere gegen die Ausbreitung einer Infektion aufzubauen. Täglicher Verbandswechsel, steriles Abdecken der Wunde, Feuchthalten der oberflächlichen Wundschichten und des freiliegenden Knochens durch Tränkung der Gaze mit einer desinfizierenden, wäßrigen Lösung sind die zunächst wichtigsten Therapiemaßnahmen, die im Rahmen einer stationären Behandlung zu erfolgen haben. Es bildet sich bei günstigem Verlauf frisches Granulationsgewebe, das sich von der Seite her langsam über den Knochen schiebt und bei kleineren Defekten zum spontanen Wundverschluß führen kann. Bei ebenfalls freiliegenden stark auftragenden Metallimplantaten, wie Platten, kann die vollständige Ausfüllung des Defektes mit Granulationsgewebe erst nach der Metallentfernung erfolgen. Diese darf aber erst nach zumindest partieller knöcherner Überbrückung der Fraktur vorgenommen werden. Bis dahin kann bei größeren Defekten durch einzelne Hauttransplantationen die Wunde schrittweise verkleinert werden.

Bleibt bei sehr großen Defekten oder schlechter Weichteilsituation mit dünnen, reaktionslosen Wundrändern eine gesunde Granulation aus, so müssen aufwendigere, sekundär-plastische Maßnahmen, wie Schwenkklappen-, Verschiebelappen- oder Cross-Leg-Plastiken durchgeführt werden. Für den Verschluß der nicht seltenen prätibialen Weichteildefekte bevorzugen wir die Kombination eines fasziokutanen medialen Brückenlappens mit einem fasziokutanen lateralen Schwenklappen (MÜLLER 1981). Das technische Vorgehen bei dieser kombinierten lokalen Verschiebelappenplastik ist in Abb. 1.**3** dargestellt. In neuerer Zeit haben auch wir erste positive Erfahrungen mit der Defektdeckung durch ein freies Lappentransplantat mit mikrovaskulärem Gefäßschluß in Form des Latissimuslappens gemacht (BIEMER u. DUSPIVA 1980, RUDIGIER u. WALDE 1981). Diese Technik erfordert jedoch besondere Erfahrungen auf dem Gebiet der Mikrochirurgie und ist derzeit nur in speziell erfahrenen chirurgischen Zentren möglich (Abb. 1.**4**).

Die akute Infektion nach Osteosynthese

Trotz umfangreicher prophylaktischer Maßnahmen, wie der Wahrung einer strengen aseptischen Disziplin durch das gesamte Operationsteam und der ständig verbesserten Technologie des Operationssaales, werden sich postoperative Infektionen auch in der Zukunft nie ganz vermeiden lassen. Denn bei jedem operativen Eingriff, mag er auch unter noch so sterilen Kautelen erfolgen, werden immer aus der Luft oder von der Haut des Patienten Keime in die Wunde gelangen, die dann, unter bestimmten, im einzelnen noch nicht ganz geklärten Bedingungen, zur Wundinfektion führen können. So muß auch bei bester Osteosynthesetechnik vor allem nach operativer Stabilisierung primär oder sekundär kontaminierter offener Frakturen immer mit der Entstehung einer Infektion gerechnet werden. Hierbei sind Anzahl und Virulenz der Keime, Ausmaß der traumatischen und operationsbedingten Schädigung an Knochen und Weichteilen mit der daraus resultierenden Störung der Vaskularisation, Güte der Osteosynthese und nicht zuletzt die individuelle Abwehrlage des betroffenen Organismus die entscheidenden Faktoren für die Entstehung der postoperativen Infektion. Diese stellt dann stets eine schwerwiegende Komplikation dar, die zu spät erkannt in eine chronische, therapeutisch dann oft schwer zugängliche Osteomyelitis mit Sequester-, Fistel- und Pseudarthrosenbildung übergehen kann. Doch ist die akute postoperative Infektion kein Grund zur Katastrophenstimmung. Bei richtiger Einschätzung der Situation und raschem, zielstrebigen Handeln kann in den meisten Fällen der unheilvolle Verlauf abgewendet werden.

Verhütung der akuten Infektion nach Osteosynthese

Die nach operativer Frakturstabilisierung auftretenden Infektionen sind immer exogenen Ursprungs. Die Keime werden von außen entweder über die Verletzungswunde oder während der Operation eingebracht. Offene Frakturen sind naturgemäß besonders gefährdet. Um das Infektionsrisiko so gering wie möglich zu halten, müssen strengste Anforderungen an die *Asepsis* gestellt werden. Nicht die unfallbedingte Kontamination, sondern die später erfolgende Infizierung mit Hospitalkeimen durch unsachgemäße Behandlung der Wunden und mangelhafte Asepsis stellen die größte Gefahr dar (SCHWEIKERT 1972). Hier können Arzt und alle an der Pflege und operativen Versorgung des Patienten Beteiligten wesentlich zur Senkung des Infektionsrisikos beitragen. Angesichts der großen Bedeutung, die die postoperative Osteomyelitis für den weiteren Verlauf der Frakturbehandlung hat, erscheint es uns angebracht, eingangs kurz auf die wichtigsten Maßnahmen zur Verhütung einer Infektion, insbesondere nach Osteosynthese zweit- und drittgradig offener Frakturen, einzugehen:

Beachtung allgemeiner Grundsätze der Asepsis

Die zur Verhütung von Infekten erforderlichen Maßnahmen der Asepsis müssen bereits am Unfallort beginnen. Die Wunde wird hier lediglich steril abgedeckt. Repositionsmaßnahmen sind im allgemeinen abzulehnen, da hierdurch Schmutz in die Wunde hineingezogen wird. Weitere lokale Maßnahmen sind meist am Unfallort nicht erforderlich. Viel wichtiger ist der rasche und schonende Transport in die Klinik. Hier entscheidet sich oft schon bei Klinikseintritt das weitere Schicksal der Fraktur. Oberstes Gebot stellt die Fernhaltung von virulenten und resistenten Hospitalkeimen dar. Hierzu gehören u. a. die Unterlassung überflüssiger Wundinspektionen, die Belassung des primären, sterilen Verbandes für die Dauer der präoperativen Diagnostik und eventuell vorrangiger Therapiemaßnahmen und die erst unmittelbar vor der Operation erfolgende sorgfältige und ausgiebige Reinigung der Wunde und Desinfektion der umgebenden Haut im Vorbereitungsraum des Operationssaales durch einen erfahrenen Arzt, der auch die anschließende operative Versorgung einschließlich der Osteosynthese vornimmt.

Sorgfältiges Wunddebridement mit Entfernung aller Nekrosen

Die oft mit starker Weichteilquetschung einhergehenden zweit- und drittgradig offenen Frakturen erfordern eine sorgfältige Wundausschneidung mit Exzision des makroskopisch sicher erkennbaren nekrotischen Gewebes. Vitales Gewebe liefert den besten Infektionsschutz, Nekrosen stellen einen idealen Nährboden für Bakterien dar.

Vermeidung sekundärer Weichteilschäden

Die Vermeidung zusätzlicher Schäden durch Quetschung oder Austrocknung des Weichteilgewebes verlangt ein wenig traumatisierendes und zielstrebiges Operieren und setzt eine entsprechende technische Gewandtheit des Operateurs voraus. Da unmittelbar postoperativ durch die reaktive Ödembildung immer mit einer erhöhten Weichteilspannung zu rechnen ist, bleibt jede Wunde, die sich nicht absolut spannungsfrei verschließen läßt, offen. Jede Wundnaht unter Spannung führt zur Mangeldurchblutung der Hautweichteile mit Gefahr der Nekrose und anschließenden Sekundärinfektion. Post operationem können einschnürende Verbände zur sekundären Weichteilschädigung führen.

Versorgung der Fraktur durch eine stabile Osteosynthese

Die Stabilität fördert die Revaskularisation des traumatisierten Gewebes und unterstützt damit nicht nur die Heilungsvorgänge am Knochen und an den Weichteilen, sondern auch die Funktion der körpereigenen Abwehr. So ist die stabile Osteosynthese einmal eine wichtige Maßnahme zur Infektprophylaxe und zum anderen eine wesentliche Voraussetzung für die erfolgreiche Behandlung einer bereits eingetretenen Infektion (FRIEDRICH 1975).

Antibiotikaprophylaxe

Über die Bedeutung der Antibiotikaprophylaxe bei offenen Frakturen sind die Meinungen immer noch geteilt. Die bisher veröffentlichten klinischen Studien konnten die Wirksamkeit einer prophylaktischen, systemischen Antibiotikagabe wissenschaftlich nicht sicher nachweisen. Bezüglich der verschiedenen pharmakokinetischen und mikrobiologischen Aspekte gegen eine routinemäßige Antibiotikaprophylaxe sei auf spezielle Arbeiten verwiesen (HIERHOLZER u. LOB 1978, NAUMANN 1979, STOLLE u. Mitarb. 1980). Die generelle Verabreichung eines Antibiotikums bei offenen Frakturen lehnen wir ab. Ausnahmen stellen viele Stunden zurückliegende, stark verschmutzte Wunden dar, bei denen eine erhebliche Kontamination und Invasion angenommen werden muß und ein primäres Débridement nicht erfolgt ist. In diesem Zusammenhang ist der Begriff „Prophylaxe" aber schon nicht mehr ganz gerechtfertigt, da sich die Infektion bereits in der Entstehungsphase befindet. Auch bei Patienten mit verminderter Immunabwehr, bei Diabetikern, Kortison-Patienten und sehr alten Patienten geben wir bei drittgradig offenen Frakturen Antibiotika, ohne daß allerdings auch in diesen Fällen die Effektivität dieser Maßnahme eindeutig bewiesen ist. Die Antibiotikagabe kann aber, und dies sei besonders betont, nie mehr als eine Ergänzung zu den oben aufgeführten notwendigen chirurgischen und aseptischen Maßnahmen sein!

Symptomatik der akuten Infektion nach Osteosynthese

Je früher eine postoperative bakterielle Infektion erkannt wird und je rascher eine konsequente Therapie eingeleitet werden kann, desto eher ist es möglich, die weitere Ausbreitung der Infektion aufzuhalten und trotz dieser gefürchteten Komplikation noch ein gutes funktionelles Behandlungsergebnis zu erzielen. Die diagnostische Beurteilung des frühen Infektionsstadiums ist stets schwierig und erfordert sehr viel klinische Erfahrung, da bei der gering ausgeprägten Symptomatik verläßliche Laborparameter fehlen. Für die klinische Praxis hat es sich bewährt, zwischen einer *drohenden* und einer *manifesten akuten Infektion* nach Osteosynthese zu unterscheiden (WILLENEGGER 1970).

Die *drohende Infektion* ist nur schwer von dem üblichen Bild der blanden reaktiven postoperativen Entzündung zu trennen. Da objektivierbare, eine bakterielle Infektion beweisende Merkmale fehlen, kann es sich in diesem Stadium nur um eine Verdachtsdiagnose handeln. Diese stützt sich auf das Fortbestehen oder die nur geringfügige Rückbildung der Weichteilschwellung und der Schmerzen, auf anhaltende oder schwankende Temperaturerhöhungen über den dritten bis vierten postoperativen Tag hinaus und eventuell darauf, daß die reaktive Leukozytose sich nicht innerhalb weniger Tage zurückbildet. Ergeben die klinische Beurteilung des Krankheitsverlaufs und die Prüfung der vorliegenden Befunde den Verdacht auf eine *beginnende Infektion*, so ist die Indikation zur intravenösen Antibiotikatherapie gegeben, um durch einen raschen, hohen, möglichst bakterizid wirkenden Blut- und Gewebsspiegel das Fortschreiten der Entzündung zu stoppen. Da ein Keimnachweis zu diesem Zeitpunkt noch nicht möglich ist, wird man ein Antibiotikum wählen, das am besten gegen die bekannten hauseigenen Keime wirksam ist. Zur Zeit bevorzugen wir Cephalosporine, eventuell in Kombination mit Gentamycin, die ein breites Wirkungsspektrum gegenüber grampositiven und gramnegativen Keimen aufweisen. Wie die klinische Erfahrung zeigt, gelingt es nicht selten, durch die Gabe eines geeigneten Antibiotikums in maximaler Dosierung bei zusätzlicher Ruhigstellung und Hochlagerung der betroffenen Extremität einen völligen Rückgang des sich anbahnenden Infektgeschehens zu erreichen.

Die *manifeste akute Infektion* kann früh, verzögert oder sogar erst nach vielen Monaten verspätet auftreten. Das klinische Bild ist eindeutig und zeigt unabhängig vom Manifestationszeitpunkt stets die typischen lokalen Entzündungszeichen, wie Schwellung, Rötung, Überwärmung und Schmerz. Dazu kommen Temperaturerhöhung, Leukozytose und Beschleunigung der Blutsenkungsgeschwindigkeit. Im Röntgenbild sind noch keine, auf eine Entzündung hinweisende Veränderungen zu erkennen. Beim massiven, fortgeschrittenen Infekt schließlich lassen Fluktuation und eitrige Sekretion keinen Zweifel mehr an der Diagnose.

Neben diesen klassischen Merkmalen wird im Einzelfall das *Erscheinungsbild* vom Ausgangsort und Ausbreitungsweg des Infektgeschehens bestimmt. So beginnt die Infektion nach einer gedeckten Marknagelung im allgemeinen in der Markhöhle, folgt dem Marknagel als Drainagerohr und manifestiert sich zunächst an der Nageleinschlagstelle (WILLENEGGER 1970). Dies gilt vor allem für den mit einem dicken Weichteilmantel versehenen Oberschenkel. Erst nach Ausbreitung über die Frakturspalten von innen nach außen tritt die Entzündung später auch im Verletzungsbereich in Erscheinung. Besonders ungünstig wirken sich dabei die nach gedeckter Marknagelung nicht selten auftretenden, nach Aufbohrung mit Knochenmehl angereicherten periossären Hämatome aus, die einen idealen Nährboden für Mikroorganismen darstellen und zur Abszeßbildung prädisponieren. Aus diesem Grunde wird von vielen Autoren nach jeder Marknagelung die routinemäßige Saugdrainage des Frakturbereichs empfohlen (SCHWEIBERER u. LINDEMANN 1973, WELLER u. RENNE 1973, MÜLLER u. Mitarb. 1977).

Nach Plattenosteosynthesen nimmt die Infektion häufig von den Weichteilen, z.B. von einem Hämatom, ihren Ausgang und erreicht erst sekundär von außen nach innen fortschreitend die Markhöhle. Bei idealer Reposition der Frakturenden und technisch einwandfreier Stabilisierung mit interfragmentärer Kompression sind die Ausbreitungswege so eng, daß sich die Infektion nur langsam in die Tiefe hin entwickelt (WILLENEGGER 1970). Hier sind Früherfassung und Frühbehandlung besonders wichtig und aussichtsreich. Nach schlecht reponierter Fraktur und instabiler Osteosynthese dagegen dringt die Infektion rasch in die Tiefe und erfaßt bald die Markhöhle.

Therapie der akuten Infektion nach Osteosynthese

Bei der akuten manifesten Infektion muß die Indikation zur aktiven chirurgischen Intervention sofort gestellt werden. Die alleinige systemische Verabreichung von Antibiotika ohne Eröffnung des infizierten Wundbereichs kann die weitere Ausbreitung des Infekts mit zunehmendem Befall des Knochens nicht aufhalten. Fortschreitende Nekrosenbildungen, abszedierende Verhaltungen und infektbedingte Lockerung primär stabil eingebrachter Implantate wären die sichere Folge.

Ganz im Vordergrund der Behandlung stehen *vier lokale Maßnahmen,* die heute zur Standardtherapie der akuten postoperativen Osteitis gehören (WILLENEGGER 1973, BURRI 1979):

1. Eröffnung und Ausräumung des Infektherdes.
2. Beurteilung und Sicherstellung der Stabilität der Osteosynthese.
3. Reinigung der Wunde durch Spül-Saug-Drainage.
4. Ruhigstellung und Hochlagerung der Extremität.

Eröffnung und Ausräumung des Infektherdes

Ergibt die klinische Untersuchung den dringenden Verdacht auf eine Verhaltung bzw. Abszeßbildung und konnte durch vorausgegangene Ruhigstellung, Hochlagerung und Verabreichung von Antibiotika das Fortschreiten der Entzündungszeichen nicht verhindert werden, so muß das Wundgebiet umgehend durch eine Inzision entlastet werden. Damit wird dem uralten chirurgischen Behandlungsprinzip „ubi pus ibi evacua" Rechnung getragen, das auch in der Traumatologie nichts an seiner Bedeutung verloren hat (WILLENEGGER 1979). Die Inzisionsstelle ist meist durch die vorausgegangene Operation vorgegeben. Jedoch sollte sie nicht unmittelbar über dem Metall erfolgen. Im günstigsten Falle handelt es sich um einen reinen *Weichteilabszeß*, der meist von einem infizierten Hämatom ausgeht. Besteht keine direkte Verbindung zum Frakturgebiet, so genügt es, die Eiteransammlungen sorgfältig auszuräumen und die Wundhöhle mehrfach mit einer Desinfektionslösung auszuspülen, wobei nur wäßrige Lösungen von wenig gewebstoxischen Antiseptika, wie z.B. PVP-Jod-Lösungen (Betaisodona), in Frage kommen (KALLENBERGER 1979). Anschließend wird für ein bis zwei Wochen eine Spül-Saug-Drainage angelegt. Selbstverständlich ist der Abstrich für die bakteriologische Untersuchung.

Ist der *Knochen* direkt in die *Infektion* miteinbezogen, so erstreckt sich die Eröffnung des Wundbereichs bis auf den Knochen. Dabei werden alle nekrotischen und schlecht durchbluteten Weichteile, die ein geeignetes Nährmedium für pathogene Keime darstellen, im Sinne eines Débridements entfernt. Dieses Vorgehen verlangt äußerste Sorgfalt, da die Abgrenzung zum vitalen Gewebe oft sehr schwierig ist und durch ein allzu radikales Débridement die Gefahr einer lokalen und auch hämatogenen Entzündungsausbreitung besteht. Auch freiliegende, aus dem ernährenden Weichteilverband herausgelöste kleinere Fragmente, die nicht mehr stabil in das Osteosynthesesystem eingefügt werden können, müssen entfernt werden, da sie im Infekt nicht revaskularisiert werden, sondern als Sequester die Ausheilung verhindern. Große, avital erscheinende Fragmente werden dann besser primär belassen, wenn sie an der Stabilität der Osteosynthese wesentlichen Anteil haben. In diesen Fällen ist es sinnvoller, zu einem späteren Zeitpunkt, wenn die akute Entzündungsphase beherrscht und die Grenze zwischen vitalem und avitalem Knochen besser erkennbar ist, den nekrotischen Knochen zu entfernen, eine Spongiosaplastik durchzuführen und ggf. auf ein anderes Osteosyntheseverfahren umzusteigen (Fixateur externe). Die ausreichende Eröffnung des Infektionsherdes ist die Voraussetzung dafür, daß das infizierte System in seiner Gesamtheit bis in die kleinsten Logen und Taschen von der anschließenden Spül-Saug-Drainage erfaßt werden kann.

Für die *bakteriologische Untersuchung* werden mehrere Abstriche, die gleich nach der Inzision entnommen werden, und nekrotische Gewebsanteile eingeschickt. Im Verlaufe des Eingriffs wird das infizierte Wundgebiet mehrfach mit einer geeigneten Desinfektionslösung gespült.

Beurteilung und Sicherstellung der Stabilität der Osteosynthese

Entgegen der früher vertretenen Auffassung, Metallimplantate müßten unbedingt entfernt werden, da sie die Entzündung unterhalten, wissen wir heute aus zahlreichen klinischen Beobachtungen, daß das Osteosynthesematerial belassen werden muß, wenn es die Fraktur ausreichend stabilisiert. Die mechanische Ruhe im infizierten Frakturbereich ist eine wesentliche Voraussetzung für die erfolgreiche Behandlung des akuten Infektgeschehens. Instabilität dagegen begünstigt das Fortschreiten der Infektion durch Beeinträchtigung der Vaskularisation (SCHWEIBERER 1978), Resorption des Knochens an den Frakturflächen und an den Kontaktflächen zwischen Knochen und Metall, Bildung von Nekrosen bzw. Sequestern und schließlich die Förderung der Infektausbreitung entlang der ungenügend reponierten und beweglichen Frakturenden.

Diese klinischen Feststellungen wurden durch die Arbeiten von RITTMANN u. PERREN (1974) experimentell bestätigt. Darüber hinaus konnten diese Autoren zeigen, daß unter stabilen Bedingungen auch im Infekt spontane, primär-angiogene Reossifikationsvorgänge durch Kontakt- und Spaltheilung möglich sind. Dies bedeutet für die klinische Praxis, daß trotz eines Infektes eine Knochenbruchheilung erwartet werden kann, wenn durch eine geeignete Osteosynthese die Stabilität über einen ausreichend langen Zeitraum sichergestellt ist.

Somit stellt also die Überprüfung der Osteosynthesequalität eine wichtige Maßnahme dar. Bei nur eingeschränkt stabilen Minimalosteosynthesen kann gelegentlich die zusätzliche Anwendung eines Gipsverbandes ausreichen. Doch ergeben sich hier vor allem bei stark sezernierenden Wunden häufig Probleme mit der Wundpflege.

Vermag die primär angelegte Osteosynthese keine genügende Stabilität zu gewährleisten, sei es als Folge einer insuffizienten Technik oder einer bereits eingetretenen Auslockerung der Implantate, so ist die Metallentfernung unverzüglich vorzunehmen. In der gleichen Sitzung wird die Fraktur durch geeignete Maßnahmen neu stabilisiert. Hierfür hat sich vor allem am Unterschenkel die Fixateur-externe-Osteosynthese bewährt, die ohne weitere Traumatisierung des infizierten Verletzungsbereiches besonders in ihrer dreidimensionalen Montageform eine gute Stabilität ermöglicht (HIERHOLZER u. Mitarb. 1977). Am Oberschenkel und an der oberen Extremität sowie im gelenknahen Bereich sind der Anwendung des Fixateurs aus anatomischen Gründen oft Grenzen gesetzt. Nicht selten kann hier eine technisch einwandfrei ausgeführte Plattenosteosynthese verantwortet werden, insbesondere dann, wenn eine gute Muskeldeckung möglich ist.

Reinigung der Wunde durch Spül-Saug-Drainage

Nach der Eröffnung des infizierten Wundbereichs und Überprüfung der Osteosynthesestabilität wird eine Spül-Saug-Drainage angelegt. Der Haupteffekt dieser Drainage besteht in der mechanischen Reinigung der Wunde. Eitriges Sekret, Zelldetritus und auch kleinste Knochenpartikel werden mit der Flüssigkeit ausgeschwemmt. Voraussetzung für eine erfolgreiche Spülung ist selbstverständlich die Erfassung der gesamten infizierten Wundfläche. Als Spülflüssigkeit verwenden wir Ringer-Lösung. Daß der Zusatz von Antibiotika einen Sinn hat, wird von einigen Autoren bestritten (HIERHOLZER u. REHN 1975). Übereinstimmend mit BURRI (1979) und WILLENEGGER (1979) geben auch wir in der akuten Entzündungsphase über etwa eine Woche bakterizid wirkende Antibiotika in die Spülflüssigkeit, wobei wir Gentamycin (80–160 mg pro Liter) bevorzugen. Später verzichten wir auf den Antibiotikazusatz und spülen noch für weitere ein bis zwei Wochen mit reiner Ringer-Lösung. Die tägliche Spülmenge beträgt ein bis zwei Liter. Die Dauer der Spülung richtet sich nach dem klinischen Verlauf. Nach eindeutigem Rückgang der Entzündungszeichen wird die Spülung beendet und nur noch über die Drains gesaugt, die bei weiterhin unauffälligem Verlauf vier bis sechs Tage später schrittweise gezogen werden. Treten erneut Entzündungszeichen auf oder kommt es gar zu Verhaltungen, muß die Spülung wieder angeschlossen werden oder ggf. eine nochmalige Revision des Wundbereichs erfolgen.

Die Spül-Saug-Drainage wird in der von WILLENEGGER u. ROTH (1962) sowie BURRI (1979) angegebenen Technik angewandt. Dabei ist auf eine korrekte Plazierung der Drains zu achten, um den bestmöglichen Spüleffekt zu erhalten. Der zuführende Drain liegt am tiefsten Punkt der Infektionshöhle (Abb. 1.**5**). Nur dann kann die Wunde in ihrer gesamten Ausdehnung saubergespült werden, wenn die Ableitung der Flüssigkeit über einen peripher gelegenen, weitlumigen Drain erfolgt. Dieser wird an eine regulierbare Motorpumpe vorteilhaft mit Intervallschaltung angeschlossen. Reicht der Infekt bis in die Markhöhle, so werden mindestens zwei zuführende Drains eingelegt, von denen einer in der Markhöhle plaziert wird. Dies geschieht bei gut reponierten, mit einer Plattenosteosynthese versorgten Frakturen über ein kleines Knochenfenster (Abb. 1.**6**). Um den korrekten Sitz der Drainageschläuche über einen längeren Zeitraum zu sichern, müssen diese angenäht werden. Am Ende des Eingriffs wird die Funktion der Drainage mit reichlich Spülflüssigkeit geprüft.

Grundsätzlich ist zwischen einer *offenen* und *geschlossenen* Spülbehandlung zu unterscheiden. Bei letzterer wird die Operationswunde verschlossen. Dieses Vorgehen sollte nur auf leichtere Infekte bei noch guten Weichteilverhältnissen beschränkt bleiben. Die Drainagen werden über gesonderte Inzisionsstellen durch die Haut geleitet. Bei *akuten schweren postoperativen Wundinfektionen,* insbesondere am Unterschenkel, bevorzugen wir die offene Drainageform. Der Verzicht auf einen Wundhöhlenverschluß garantiert einen ungestörten Abfluß der Spülflüssigkeit und verhindert so die Entstehung sekundärer Verhaltungen. Nach erfolgreicher Beendigung der offenen Spülbehandlung ist meist ein sekundär-plastischer Wundverschluß durch ein Spalthauttransplantat notwendig.

Nach Marknagelung sind die klinischen Symptome einer akuten Infektion oft erst verzögert äußerlich erkennbar, während Fieber und Schmerz schon wesentlich früher auf die entstehende Komplikation hindeuten. Es handelt sich naturgemäß immer um eine mehr oder weniger ausgedehnte Infektion im Markraum. Dabei können sich die lokalen Entzündungszeichen an der Nageleinschlagstelle, an der Fraktur oder an beiden Stellen gleichzeitig manifestieren. Frühestmögliche Diagnostik und rasches Handeln sind hier besonders geboten. Als erstes wird die Nageleintrittsstelle eröffnet. Ein stabil sitzender Marknagel wird belassen. Die Markhöhle wird über einen langen, dicken, bis zur Nagelspitze eingeführten Drain ausgiebig mit einer desinfizierenden Lösung ge-

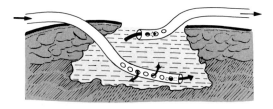

Abb.1.5 Spül-Saug-Drainage einer akut infizierten Wundhöhle: Der zuführende Drain liegt am tiefsten Punkt der Höhle, der abführende am Wundrand (nach *Burri* 1979)

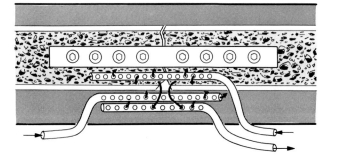

Abb. 1.6 Spül-Saug-Drainage bei akuter Infektion nach Plattenosteosynthese mit Beteiligung der Markhöhle: Einer der beiden zuführenden Drains wird über ein kleines Knochenfenster in die Markhöhle plaziert. Falls der Abfluß der Spülflüssigkeit über den Frakturspalt nicht gewährleistet ist, muß ein zweiter, abführender Drain in die Markhöhle eingelegt werden

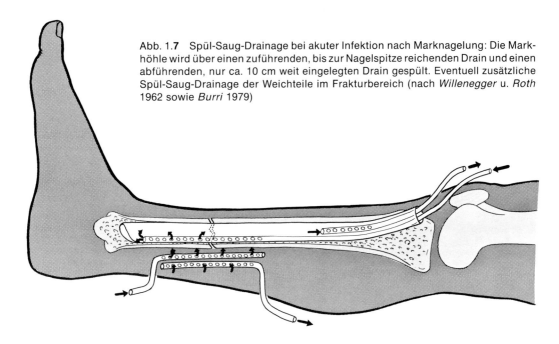

Abb. 1.7 Spül-Saug-Drainage bei akuter Infektion nach Marknagelung: Die Markhöhle wird über einen zuführenden, bis zur Nagelspitze reichenden Drain und einen abführenden, nur ca. 10 cm weit eingelegten Drain gespült. Eventuell zusätzliche Spül-Saug-Drainage der Weichteile im Frakturbereich (nach *Willenegger* u. *Roth* 1962 sowie *Burri* 1979)

spült. Danach wird ein zweiter, abführender Drain nur etwa 10 cm weit in das proximale Nagelende eingelegt. Beim massiven Infekt bleibt die Einschlagstelle am besten offen, damit eitriges Sekret und Spülflüssigkeit bei hochgelagerter Extremität spontan abfließen können. Sind die Weichteile in unmittelbarer Umgebung der Fraktur in das Infektgeschehen miteinbezogen und ist es gar zu einer eitrigen Verhaltung im Frakturbereich gekommen, so muß auch an dieser Stelle über eine großzügige Inzision eröffnet, débridiert und drainiert werden. Die anschließende Spülbehandlung dauert ein bis zwei Wochen. Anordnung und Lage der Drainagen entsprechen dem Vorschlag von WILLENEGGER u. ROTH (1962) sowie BURRI (1979) und sind in Abb. 1.7 schematisch dargestellt.

Nach den guten Erfahrungen mit der Behandlung chronischer Knocheninfekte mit Gentamycin-PMMA-Ketten wurden diese in letzter Zeit auch bei akuten Infektionen nach Osteosynthesen zunehmend verwandt. Angesichts der wachsenden Zahl positiver Berichte über diese Behandlungsmaßnahme darf davon ausgegangen werden, daß die hochdosierte lokale Antibiotika-Therapie durch temporäre Implantation dieser Gentamycin-PMMA-Ketten beim akuten Infekt eine gute Alternative zur Spül-Saug-Drainage darstellt (ASCHE u. KLEMM 1978, KLEMM 1980).

Ruhigstellung und Hochlagerung der Extremität

Während der akuten Entzündungsphase wird die Extremität auf einer Schiene ruhiggestellt und hochgelagert. Beim Fixateur externe ergibt sich die gute Möglichkeit, die Extremität frei hängend zu lagern, was die lokale Wundbehandlung außerordentlich erleichtern kann. Die Hochlagerung geschieht aus der klinischen Erfahrung heraus, die Rückbildung einer entzündlichen Schwellung durch diese einfache Maßnahme beschleunigen zu können. Dies setzt allerdings eine ungestörte Hämodynamik auf der arteriellen Seite voraus. Liegen gleichzeitig Störungen im Sinne eines Compartment-Syndroms oder z. B. eine begleitende arterielle Verschlußkrankheit vor, so kann dagegen eine extreme Hochlagerung zu weiteren Perfusionsstörungen führen, da die Hochlagerung eine nicht unwesentliche Senkung des arteriellen Drucks verursacht (MATSEN u. Mitarb. 1977).

Allgemeine Therapiemaßnahmen

Neben der Behandlung von internistischen Begleiterkrankungen wie Diabetes, Anämie, Herzinsuffizienz usw., die mit einer Schwächung der Infektabwehr einhergehen können, wird eine allgemeine Antibiotikatherapie durchgeführt. Die systemische Gabe von Antibiotika bedeutet aber lediglich eine ergänzende Maßnahme, deren volle

Effektivität nur dann erwartet werden kann, wenn die lokalen chirurgischen Maßnahmen präzise und vollständig durchgeführt wurden. Das Ziel der antibiotischen Therapie besteht nach weitgehender Entfernung der Nekrosen darin, durch Erzielung einer bakteriziden Wirkung innerhalb der Grenzschicht zum gesunden Gewebe eine lokale Ausbreitung der Infektion zu verhindern und darüber hinaus die Folgen einer möglichen hämatogenen Bakterienaussaat zu verhüten. Die Auswahl der Präparate erfolgt zunächst unter dem Gesichtspunkt eines breiten Wirkungsspektrums, solange ein Antibiogramm noch nicht vorliegt. Um einen sicheren Gewebsspiegel zu erreichen, ist die intravenöse Applikationsform vorzuziehen. Wegen ihres günstigen Wirkungsspektrums und ihrer guten Knochengängigkeit kommen in erster Linie Cephalosporine, halbsynthetische Penizilline und Aminoglykoside (z. B. Gentamycin) in Frage. Eine Kombination verschiedener Antibiotika sollte unter Beachtung des ihnen zugrunde liegenden Wirkungsmechanismus erfolgen (HIERHOLZER u. Mitarb. 1976).

Nerven- und Gefäßverletzungen bei Osteosynthesen

Im Kapitel *Zwischenfälle bei orthopädischen Operationen* werden ausführlich die intraoperativen Komplikationsmöglichkeiten besprochen, die bei den einzelnen Standardzugängen im Bereich der Extremitäten durch eine Verletzung von Nerven oder Gefäßen gegeben sind. Falls der Zugang zum Knochen nicht, wie z.B. häufig bei einer zweit- oder drittgradig offenen Fraktur, durch die bestehende Weichteilwunde vorgegeben ist, entsprechen die in der Traumatologie gebräuchlichen Zugänge weitgehend denen in der Orthopädie. Um Wiederholungen zu vermeiden, soll auf die bei den jeweiligen Zugängen bestehende Gefahr einer Nerven- oder Gefäßläsion an dieser Stelle nicht eingegangen werden. Die bei den einzelnen Osteosyntheseverfahren, insbesondere bei Osteosynthesen mit Bohrdrähten, Drahtumschlingungen, dem Marknagel und dem Fixateur externe typischen intraoperativen Schädigungsmöglichkeiten von Nerven und Gefäßen werden im speziellen Teil dieses Kapitels besprochen.

Intraoperative Nervenverletzungen

Intraoperative Verletzungen größerer Nerven können infolge *scharfer, kompletter oder partieller Durchtrennung* mit Messer und Schere entstehen.

Eine für Osteosynthesen typische, wenn auch nicht sehr häufige Läsion ist durch die hierbei verwandten speziellen Werkzeuge (Gewindeschneider, Bohrer oder Meißel) möglich. Gerade der Gewindeschneider vermag mit seinem äußerst scharfen Gewinde den Nerv besonders schwer zu schädigen, wobei entweder kleinere Nerven ganz erfaßt und um den Gewindeschneider aufgerollt oder einzelne Bündel aus größeren Nerven herausgerissen werden können. Diese Gefahr besteht vor allem dann, wenn der Nerv in unmittelbarer Nähe zur Knochenoberfläche verläuft. Besonders gefährdet sind daher der Plexus brachialis bei der Osteosynthese einer Klavikulafraktur, der N. radialis im Bereich des mittleren und distalen Humerus und des proximalen Unterarmes, der N. ulnaris im Ellenbogengelenkbereich, der N. medianus bei Frakturen des distalen Radius, der N. ischiadicus bei der in den meisten Fällen von dorsal vorgenommenen operativen Versorgung von Hüftpfannenbrüchen und der N. tibialis im Innenknöchelbereich. Grundsätzlich sollte der Gewindeschneider nur mit einer Gewebeschutzhülse benutzt und nach Durchtritt durch die Gegenkortikalis sofort wieder zurückgeholt werden, um eine Verletzung eines hinter dem Knochen möglicherweise verlaufenden Nervs zu vermeiden, die dann während der Operation nicht bemerkt würde. Gefährlich ist es, den Gewindeschneider zu weit vorlaufen zu lassen, wie es nicht selten bei Unerfahrenen zu beobachten ist, wenn diese zum Gewindeschneiden eine Bohrmaschine benutzen. Bei Verwendung einer stufenlos regulierbaren Maschine bemerkt man bei nicht zu schnellem Lauf den Durchtritt des Gewindeschneiders durch die Gegenkortikalis sehr deutlich an der durch die Widerstandserhöhung bedingten Abnahme der Drehzahl und der damit einhergehenden Änderung des Maschinengeräusches.

Relativ häufig sind intraoperative *Druck- oder Dehnungsschäden,* die meist durch zu starken Hakenzug, seltener infolge direkter Quetschung des Nervs durch eine Repositionszange entstehen. In Abhängigkeit von Stärke und Dauer der Gewalteinwirkung können alle Schädigungsgrade von der einfachen Kontusion mit rascher und vollständiger Restitution bis hin zur Neurotmesis auftreten (STÖHR 1980). Die Diagnose wird, wie auch bei den durch eine intraoperative überstarke Dehnung der Nerven hervorgerufenen Schädigungen, in aller Regel erst nach dem Eingriff gestellt. Zu erwähnen sind weiter Schäden durch ungezielte, blinde Elektrokoagulation blutender

Gefäße in Nervennähe und durch unsachgemäße Handhabung der oszillierenden Säge, wie z. B. die Schädigung des N. peronaeus bei hoher Fibulaosteotomie. Nervenläsionen durch Tourniquets nach Operationen in Blutsperre oder -leere werden im Kapitel *Intra- und postoperative Zwischenfälle in der Handchirurgie* ausführlich besprochen. Wird die intraoperativ entstandene Nervenläsion erst in der postoperativen Phase entdeckt, kommt es zunächst darauf an, durch genaue Verlaufsbeobachtung des neurologischen Befundes und anhand zusätzlicher elektrophysiologischer Untersuchungen (EMG) eine Information über den Schweregrad und damit die Prognose der Verletzung zu erhalten, um die erforderlichen therapeutischen Maßnahmen einleiten zu können. Hierfür wird man in der Regel nicht auf die Mitarbeit eines Neurologen oder Neurochirurgen verzichten können.

Schwierigkeiten in der Beurteilung der Frage, ob es sich um einen traumatischen oder operationsbedingten, iatrogenen Nervenschaden handelt, ergeben sich immer dann, wenn präoperativ keine neurologische Befunderhebung erfolgte. Um sich vor dem Vorwurf einer iatrogenen Schädigung zu schützen, sollte der Operateur nie auf eine sorgfältige präoperative neurologische Untersuchung verzichten, um eine bereits bestehende Nervenläsion zu erfassen und schriftlich festzuhalten.

Wird während einer Osteosynthese ein wichtiger Nerv versehentlich durch einen glatten Schnitt mit partieller oder kompletter Durchtrennung verletzt, so wird die Entscheidung über eine *primäre* oder *frühe sekundäre Nervennaht* durch die vorliegenden Begleitumstände bestimmt. Handelt es sich um einen aseptischen Eingriff mit Versorgung einer geschlossenen Fraktur oder Pseudarthrose ohne Vorliegen einer stärkeren Weichteilschädigung, so kann nach der Osteosynthese die primäre Naht des Nervs vorgenommen werden, wenn die hierzu nötigen Voraussetzungen gegeben sind, d. h. wenn ein in der Chirurgie peripherer Nerven erfahrener Operateur und das erforderliche Instrumentarium einschließlich Operationsmikroskop zur Verfügung stehen. Sind diese Voraussetzungen aber nicht erfüllt, sollte der Eingriff in der geplanten Weise zu Ende geführt werden. Nähte zur Adaptation der Nervenenden oder Fixierung der Stümpfe auf die Unterlage sind nicht empfehlenswert, da sie den Nerv meist nur zusätzlich schädigen. Post operationem sollte eine sofortige Kontaktaufnahme mit einer neurochirurgischen bzw. handchirurgischen Spezialabteilung erfolgen.

Bei schweren Weichteilverletzungen, wie sie bei ausgedehnter Kontusion oder zweit- oder drittgradig offenen Frakturen gegeben sind, und bei starker Traumatisierung des Knochens ist die primäre Nervenversorgung kontraindiziert. Dies gilt gleichwohl für die traumatischen und operativ-iatrogenen Verletzungen. Durch nachfolgende Wundheilungsstörungen, eventuell notwendige Sekundäreingriffe oder starke Narbenbildung kann die Nervenregeneration nach primärer Naht erheblich beeinträchtigt werden (SAMII 1978). Da nach erfolgter primärer Nervenversorgung das Ergebnis erst nach einem längeren Zeitraum beurteilbar ist, wird nach einem Mißerfolg die Indikation zur Revision immer erst spät gestellt werden. Damit ist aber die erfahrungsgemäß gute Chance einer Nervenregeneration nach früher Sekundärnaht unter besseren lokalen Bedingungen vertan. So ist es in Fällen mit ungewissem Heilungsverlauf weitaus günstiger, auf die primäre Nervennaht zu verzichten und eine frühe Sekundärversorgung nach 3–6 Wochen anzustreben, wenn die Narbenverhältnisse übersichtlich geworden sind (SAMII 1978).

Da die intraoperativ gesetzte Nervenläsion immer eine den Patienten und Operateur belastende, schwere Komplikation darstellt, kommt der Prophylaxe eine wichtige Bedeutung zu. Hierzu gehört sorgfältiges und schonendes Operieren mit Vermeidung brüsker Repositionsmaßnahmen und Schädigung der Weichteile durch unachtsames Einsetzen von Haken oder zu starken Hakenzug. Voraussetzung für jeden Eingriff mit potentieller Gefährdung von Nerven ist die genaue Kenntnis der Anatomie und insbesondere der topographischen Beziehung zwischen Knochen und Nerven. Detaillierte Angaben im Operationsbericht über den bei der Osteosynthese vorliegenden Operationssitus mit exakter Beschreibung von Lage und Verlauf des Nervs stellen später bei der Metallentfernung eine große Hilfe dar, wie es besonders am Beispiel des N. radialis bei Plattenosteosynthesen des Oberarmschaftes deutlich wird.

Intraoperative Gefäßverletzungen

Intraoperative Gefäßverletzungen mit bedrohlicher Blutung treten im Zusammenhang mit Osteosynthesen nur relativ selten auf. Wenn sie auch theoretisch überall vorkommen können, so gibt es, wie bei den Nerven, bestimmte Regionen, die aufgrund der engen Nachbarschaft von Knochenoberfläche und Gefäß eine besondere Gefährdung aufweisen. Berichtet wurde über Verletzungen der A. profunda femoris bei Nagelungen oder Spickungen im Hüftgelenksbereich und Verletzungen der A. iliaca externa durch einen bis ins kleine Becken eingetriebenen Schenkelhalsnagel mit anschließender Ausbildung eines falschen Aneurysmas (VOGT 1975). Weiter wurden Zerreißung der A. femoralis bei Oberschenkelnagelung (LINDER u. VOLLMAR 1965), Verletzung der A. poplitea durch einen Spickdraht (DENCK 1973) und Verschluß der Unterschenkelarterien nach perkutaner Drahtcerclage am Schienbein (DIALER 1965, MEISSNER u. Mitarb. 1975) als iatrogene Gefäßschäden bei Osteosynthesen beschrieben. Wir selbst beobachteten einen Fall mit arteriovenöser Fistel zwischen A. und V. tibialis anterior, die sich nach Umstellungsosteotomie einer in Fehlstellung verheilten Unterschenkelfraktur entwickelte. Ursache war die gemeinsame Verletzung von Arterie und Vene durch die oszillierende Säge bei der Osteotomie (Abb. 1.**8**).

Nach dem Entstehungsmechanismus können wie bei den traumatischen Arterienläsionen scharfe und stumpfe Verletzungen unterschieden werden. Beide lassen sich in drei Schweregrade unterteilen, die von LINDER u. VOLLMAR 1965 mit dem jeweils dazugehörigen klinischen Bild ausführlich beschrieben wurden. *Scharfe Verletzungen* können bei Osteosynthesen durch Messer, Schere, Gewindeschneider, Bohrdrähte, Steinmann-Nägel, Meißel oder bei Verwendung der oszillierenden Säge entstehen. Wird, wie beim Grad I, nur die äußere Gefäßwand ohne Lumeneröffnung durchtrennt, so bleibt die Blutung aus. Die Gefahr besteht hier postoperativ in der sekundären Ruptur oder der Entwicklung einer a.-v. Fistel oder eines Spätaneurysmas. Die Eröffnung des Arterienlumens durch eine partielle Wanddurchtrennung (Grad II) ist immer von einer sofortigen arteriellen Blutung gefolgt. Bei kompletter Durchtrennung der Arterienwand (Grad III) kann die anfänglich starke Blutung bei Arterien mit einem Durchmesser bis etwa 8 mm (z.B. A. brachialis, A. radialis) durch Intimaeinrollung und Retraktion der Gefäßstümpfe nach kurzer Zeit zum Stillstand kommen. Das klinische Bild wird dann durch die periphere Ischämie bzw. Minderdurchblutung und den fehlenden Puls bestimmt.

Stumpfe Arterienverletzungen können bei Osteosynthesen Folge einer Quetschung durch Haken, Repositionszangen oder Drahtumschlingungen oder auch Folge einer starken Überdehnung sein. Erinnert sei an die besondere Gefährdung alter Patienten mit arteriosklerotischen Gefäßwandveränderungen. Extremer Zug am Bein während der operativen Versorgung einer Schenkelhalsfraktur auf dem Extensionstisch kann durch Gefäßüberdehnung zum Abriß arteriosklerotischer Plaques mit nachfolgender akuter arterieller Thrombose führen (DENCK 1973, SCHNEIDERS u. Mitarb. 1976). Bei stumpfer Verletzung I. Grades (Intimaläsion) und II. Grades (Intima- und Medialäsion) fehlt die arterielle Blutung. Die Gefahr einer sekundären arteriellen Thrombose mit peripherer Ischämie ist sehr groß. Das klinische Bild unterscheidet sich dann nicht von dem der schwersten stumpfen Arterienverletzung (Grad III) mit Zerquetschung aller Wandteile und noch erhaltenem Adventitiamantel.

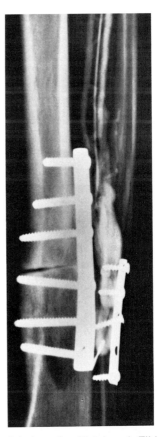

Abb. 1.**8** Arteriovenöse Fistel nach Tibiaosteotomie infolge gemeinsamer Verletzung von A. und V. tibialis anterior durch die oszillierende Säge. Superselektive Angiographie der A. tibialis anterior über einen transfemoral bis zur a.-v. Fistel vorgeschobenen Katheter. Darstellung der ausgedehnten Fistel und zweier abführender Venen, keine Kontrastmittelfüllung der distalen A. tibialis anterior infolge des ausgeprägten Shunts

1. Intra- und postoperative Zwischenfälle bei Osteosynthesen

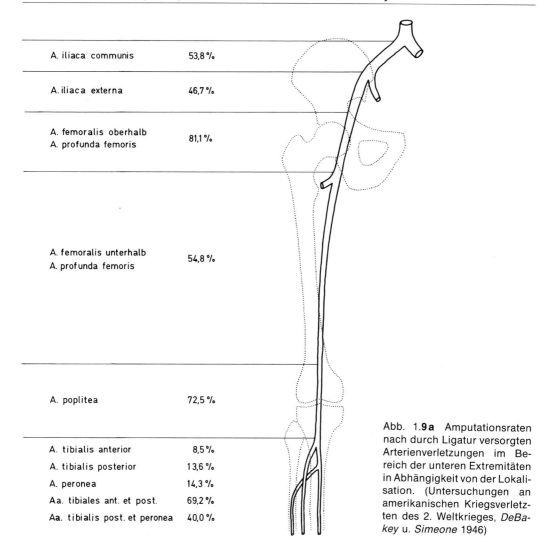

A. iliaca communis	53,8 %
A. iliaca externa	46,7 %
A. femoralis oberhalb A. profunda femoris	81,1 %
A. femoralis unterhalb A. profunda femoris	54,8 %
A. poplitea	72,5 %
A. tibialis anterior	8,5 %
A. tibialis posterior	13,6 %
A. peronea	14,3 %
Aa. tibiales ant. et post.	69,2 %
Aa. tibialis post. et peronea	40,0 %

Abb. 1.9a Amputationsraten nach durch Ligatur versorgten Arterienverletzungen im Bereich der unteren Extremitäten in Abhängigkeit von der Lokalisation. (Untersuchungen an amerikanischen Kriegsverletzten des 2. Weltkrieges, *DeBakey* u. *Simeone* 1946)

Während bei scharfer Verletzung mit massiver arterieller Blutung in das Operationsgebiet die Diagnose eindeutig und immer intraoperativ zu stellen ist, wird die iatrogene Läsion eines außerhalb des eigentlichen Operationsbereichs gelegenen Gefäßes mit verdeckter „innerer" Blutung meist erst postoperativ an dem rasch zunehmenden, eventuell pulsierenden Hämatom erkannt. Auch die stumpfen Arterienverletzungen werden wegen der fehlenden Blutung in der Regel erst postoperativ diagnostiziert. Differentialdiagnostisch müssen dabei Kompression des Gefäßes von außen durch ein großes Hämatom, ausgedehnte Weichteilschwellungen (Compartment-Syndrom), Arteriospasmus (selten) und Kreislaufzentralisation im Schock (Seitenvergleich!) abgegrenzt werden.

Oberstes Gebot bei postoperativer peripherer Ischämie ist die fortlaufende Überprüfung der Zirkulationsverhältnisse. Bei anhaltender Ischämie und unklarer Ursache muß innerhalb der kritischen Zeitspanne (2–3 Stunden) die Durchgängigkeit der Arterie durch eine Angiographie geprüft werden. Die Gefahr, eine Gefäßverletzung zu übersehen, ist vor allem dann besonders groß, wenn nach einer Intimaläsion mit anfänglich normalen Durchblutungsverhältnissen erst Stunden nach der Operation die sekundäre Thrombose einen kompletten Gefäßverschluß verursacht und womöglich noch wegen nicht ausrei-

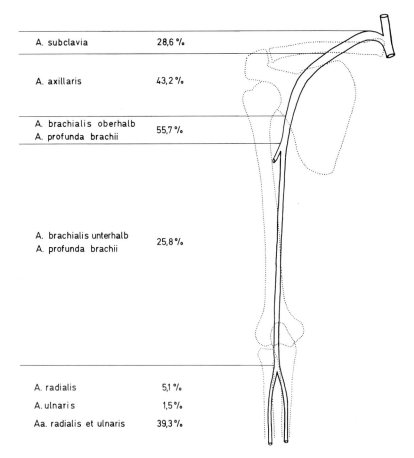

Abb. 1.**9b** Amputationsraten nach durch Ligatur versorgten Arterienverletzungen im Bereich der oberen Extremitäten in Abhängigkeit von der Lokalisation (Untersuchungen an amerikanischen Kriegsverletzten des 2. Weltkrieges, *DeBakey* u. *Simeone* 1946)

chender Osteosynthesestabilität oder gleichzeitig bestehender Bänderverletzung postoperativ ein Gipsverband angelegt wurde (GARAGULY 1972). Das therapeutische Vorgehen bei den im Rahmen einer Osteosynthese auftretenden iatrogenen Arterienverletzungen unterscheidet sich prinzipiell nicht von dem bei den primär traumatisch bedingten Läsionen. Ziel der Therapie ist die *rasche Wiederherstellung der arteriellen Strombahn* nach den heute geltenden Richtlinien der rekonstruktiven Gefäßchirurgie, d.h. durch direkte End-zu-End-Vereinigung, durch ein Venenstreifentransplantat oder durch ein autologes Veneninterponat. Kunststoffprothesen kommen im Extremitätenbereich kaum zur Anwendung (HEBERER 1972, SCHNEIDERS u. Mitarb. 1976). Gleichzeitige Verletzungen großer Venen oberhalb des Knie- und Ellenbogengelenkes sollten nach Möglichkeit vor der Arterie rekonstruiert werden, am besten durch End-zu-End-Anastomose (HEBERER 1972). Die Wiederherstellung der Gefäße erfolgt in aller Regel nach Beendigung der Osteosynthese. Ist die Versorgung vom vorliegenden Operationsgebiet aus nicht möglich, muß das verletzte Gefäß durch einen gesonderten Schnitt freigelegt werden, wobei die in der Gefäßchirurgie üblichen Standardzugänge zu verwenden sind (LEITZ 1981).
Arterienligaturen sollten nur noch an Unterarm und Unterschenkel vorgenommen werden. Hier genügt erfahrungsgemäß eine der drei Arterien für die Aufrechterhaltung einer ausreichenden Durchblutung. Ligaturen der Hauptarterien im Oberarm- und Oberschenkelbereich sind je nach Gefäßabschnitt mit einem unterschiedlich hohen Risiko behaftet (Abb. 1.**9**). Bei Frakturen ist zusätzlich zu berücksichtigen, daß die Funktion des Kollateralkreislaufs durch Ödeme, Hämatome oder Weichteilschäden erheblich beeinträchtigt sein kann, was eine entsprechende Erhöhung der in Abb. 1.9 angegebenen Amputationsraten zur Folge hat. Doch gibt es Situationen, in denen man sich großzügiger zur Ligatur entschließen

wird, wenn z. B. der Allgemeinzustand eine rasche Beendigung der Operation erfordert oder bei Frakturen mit ausgedehnter Weichteilschädigung eine Deckung der Gefäßnaht oder des Gefäßtransplantates nicht möglich ist (LINDER u. VOLLMAR 1965). Vor der Ligatur muß man sich vergewissern, daß der periphere Gliedmaßenabschnitt über Kollateralgefäße ausreichend durchblutet ist. Gelegentlich kann es vorteilhaft sein, die Unterbindung nicht an der Verletzungsstelle, sondern weiter proximal am Ort der Wahl vorzunehmen, wenn die Darstellung des verletzten Gefäßabschnittes aus anatomischen Gründen schwierig ist. So haben wir einmal eine starke Blutung aus der A. circumflexa femoris medialis, die bei der operativen Versorgung einer pertrochanteren Oberschenkelfraktur durch einen zur Reposition des Trochanter minor benutzten, weit medial eingesetzten Einzinkerhaken verletzt wurde, durch Ligatur der Arterie am Abgang aus der A. profunda femoris von einem Extrazugang aus stillen können.

Sehr ungünstig ist es, zunächst durch ungenau plazierte quetschende Klemmen oder grobe Umstechung eine provisorische Blutstillung erreichen zu wollen, da hierdurch die Gefäße zusätzlich traumatisiert und anschließende Rekonstruktionsmaßnahmen sehr erschwert werden können. Bei fehlender gefäßchirurgischer Erfahrung ist es besser, eine notfallmäßige Blutstillung mit weichen Gefäßklemmen vorzunehmen, die Osteosynthese rasch zu Ende zu führen und die erforderliche Gefäßversorgung durch einen hierin Geübten vornehmen zu lassen.

Spezieller Teil

Intra- und postoperative Zwischenfälle bei speziellen Osteosyntheseverfahren

Osteosynthesen mit Bohrdrähten und Drahtzuggurten

Bohrdrähte haben auch heute noch zahlreiche Anwendungsgebiete. So dienen sie zur Fixierung kleiner Fragmente, insbesondere im spongiösen Bereich, wo die Anforderungen an die Stabilität relativ gering sind und die Heilung rasch erfolgt. Sie werden benutzt als ausreichend stabile Osteosynthese bei der Fixierung kleiner Röhrenknochen, vor allem im Bereich der Finger, des Mittel-

fußes und der Zehen. Sie stellen ein vorzügliches Hilfsmittel dar, um konservativ nicht zu retinierende Frakturen vorübergehend zu fixieren, wie es bei der distalen Radiusfraktur oder den supra- und perkondylären kindlichen Humerusfrakturen deutlich wird. Ferner finden Bohrdrähte Anwendung zur vorübergehenden Ruhigstellung von kleinen Gelenken, so beim Strecksehnenabriß oder nach Naht von Gelenkkapseln und Bändern, wie z. B. an den Fingern oder am Schultereckgelenk. Unverzichtbar sind die Bohrdrähte auch bei den Osteosynthesen von typischen Abrißfrakturen des Olekranons, des Innenknöchels, des Epikondylus am Ellenbogen und bei der Patellafraktur, wo sie in Verbindung mit dem Drahtzuggurt eine biomechanisch hochwertige und relativ gering aufwendige Osteosynthese ermöglichen.

Intraoperative Zwischenfälle

Ebenso zahlreich wie die Indikationen und Anwendungsbereiche für die Spickdrähte sind auch die Komplikationsmöglichkeiten. Dies beginnt bereits mit der Schwierigkeit, einen kleinen Spickdraht bei der Metallentfernung zu finden, wobei gute Röntgenbilder und ggf. ein Bildverstärker unerläßliche Hilfsmittel sind. Neuerdings gibt es auch elektronische Metalldetektoren, die in besonders schwierigen Fällen das Auffinden ermöglichen. Ohne Zweifel handelt es sich bei mancher Osteosynthese mit Spickdrähten keinesfalls um ein einfaches Verfahren. Gerade bei der geschlossenen Bohrdrahtosteosynthese ist ein gutes räumliches Vorstellungsvermögen des Operateurs erforderlich, bei Unerfahrenen können zahlreiche Fehlversuche Anlaß zu erheblichen Schäden, z. B. an den kleinen Gelenken, sein.

Verletzung von Nerven und Gefäßen

Die Gefahr der Nervenverletzung ist vor allem bei den geschlossenen, transkutanen Osteosynthesen gegeben. Ein besonders eindringliches Beispiel hierfür ist die Schädigung des N. ulnaris bei der Versorgung einer suprakondylären kindlichen Oberarmfraktur. Vermieden werden kann diese Schädigung dadurch, daß der Epicondylus ulnaris exakt palpiert und der Bohrdraht dann von weiter ventral eingebracht wird. Auch ein auf der Gegenseite des Knochens weit herausragender Bohrdraht kann zu primären oder sekundären Gefäßverletzungen führen, so z. B. am Oberarm in der Achselhöhle oder am Schienbeinkopf in der Kniekehle (BÖHLER 1970). Geschlossene Spickdrahtosteosynthesen sollten daher prinzipiell unter

Bildwandlerkontrolle erfolgen. Ist intraoperativ eine ausreichende anatomische Orientierung nicht möglich, sollten blinde Versuche unterlassen und ggf. besser die Fraktur offen reponiert und die gefährdeten Strukturen dargestellt werden.

Fixierung von Sehnen

Die Fixierung von Sehnen ist ebenso wie die Verletzung von Nerven und Gefäßen vor allem bei den geschlossenen Osteosynthesen möglich. Hier sei besonders auf die distale Radiusfraktur hingewiesen, bei deren transkutaner Spickung leicht die Sehne des M. abductor pollicis longus oder des M. extensor pollicis brevis erfaßt werden kann. Wird postoperativ an der entsprechenden Bewegungseinschränkung eine solche Fixierung festgestellt, so sollte der entsprechende Bohrdraht umgebohrt werden, wenn ein längeres Verbleiben der Bohrdrähte erforderlich ist. Falls nur eine kurzzeitige Fixierung von etwa 14 Tagen ausreicht, bleibt im allgemeinen auch die kurzzeitige Fixierung der Sehne ohne wesentliche Folgen.

Beschädigung des Bohrdrahtes

Eine relativ häufige und typische Beschädigung des Bohrdrahtes kommt beim Anlegen von Zuggurtungen vor, wie es Abb. 1.10 am Beispiel der Olekranonfraktur darstellt: Ist die Fraktur durch zwei Kirschner-Drähte schon fixiert und wird erst danach das quere Loch zum Durchziehen der

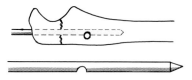

Abb. **1.10** Beschädigung eines Bohrdrahtes mit dem Bohrer beim Anlegen des für die Befestigung des Zuggurtes notwendigen queren Bohrkanals, dargestellt am Beispiel einer Olekranonfraktur

Zuggurtung angefertigt, kann der Bohrer den Spickdraht so beschädigen, daß dieser bereits primär durchtrennt oder aber bei der späteren Metallentfernung endgültig abgerissen wird. Verhütet kann diese Komplikation sicher dadurch werden, daß man prinzipiell immer zuerst das quere Loch für den Zuggurt bohrt und dann später die Bohrdrähte einbringt.

Postoperative Zwischenfälle

Bruch des Bohrdrahtes

Prinzipiell kommt dem Bruch der Bohrdrähte besonders bei den Anwendungsbereichen wesentliche Bedeutung zu, wo über den Bohrdraht eine passagere Gelenkruhigstellung erfolgen soll. Diese wird z. B. bei Naht des zerrissenen Bandapparates am Schultereckgelenk oder am Sternoklavikulargelenk vorgenommen oder aber auch bei transartikulärer Fixierung eines Gelenkfragmen-

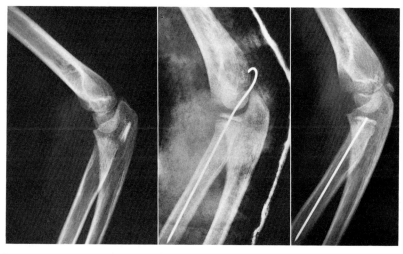

Abb. **1.11** Bruch des Bohrdrahtes nach transartikulärer Fixation einer kindlichen Radiusköpfchenfraktur. Entfernung des distalen, abgebrochenen Drahtstückes nicht durch Gelenkeröffnung, sondern über ein kleines Fenster im Radiusschaft

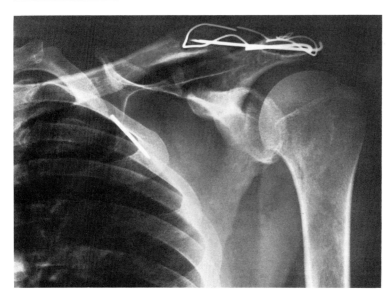

Abb. 1.12 Wanderung eines abgebrochenen Spickdrahtes in die Brustwand nach operativer Versorgung einer Schultereckgelenksprengung und versäumter rechtzeitiger Metallentfernung

tes, wie der Fixierung des abgebrochenen Radiusköpfchens nach Witt (FISCHER u. MAROSKE 1976). Die an den Gelenken auftretenden dauernden Bewegungen können schon nach kurzer Zeit, z. B. nach 14 Tagen, zum Ermüdungsbruch des Metalls führen (Abb. 1.**11**), woraus sich einmal Probleme der späteren Metallentfernung, zum anderen aber auch die Möglichkeit ergibt, daß das zentrale, abgebrochene, mit der Spitze versehene Drahtfragment wandern und in Einzelfällen zu den später aufgeführten ernsten Zwischenfällen führen kann. Bei der Verhütung dieser Zwischenfälle kommt einmal der Verwendung eines ausreichend dicken Spickdrahtes, vor allem aber der zusätzlichen Ruhigstellung durch einen geeigneten Verband oder Gips ganz wesentliche Bedeutung zu. So sollte am Ellenbogengelenk eine kräftige dorsale Schiene mit dreieckförmiger seitlicher Verstrebung über den ganzen Ellenbogen angelegt werden. Entscheidend ist aber, daß der oder die Bohrdrähte so früh wie möglich, d. h. nachdem sie ihre dringliche Aufgabe erfüllt haben, entfernt werden. Dies ist im allgemeinen nach drei bis spätestens fünf Wochen der Fall. Probleme mit gewanderten und abgebrochenen Spickdrähten werden vor allem dann beobachtet, wenn sich der Patient zu der vereinbarten Metallentfernung nicht mehr einfindet, da das Metall ihn nicht stört und ihm die Operation daher unwichtig erscheint. Eine genaue Aufklärung und Information des Patienten ist daher unbedingt erforderlich (Abb. 1.**12**).

Wanderung des Bohrdrahtes nach innen

Die meisten postoperativen Zwischenfälle ergeben sich aus den konstruktiven Merkmalen der Bohrdrähte. Durch die sehr scharfe Spitze und den glatten Schaft können sie, im Gegensatz zu den Schrauben, leicht in den Weichteilen, aber auch im Knochen in Längsrichtung wandern. So sind nicht nur von Fachpublikationen, sondern auch aus der Tagespresse spektakuläre Zwischenfälle durch Wanderung von Spickdrähten in das Becken oder in die Blase nach Anwendung im Hüftgelenk, in den Thorax und in die großen Gefäße nach Anwendung z. B. am Sternoklavikular- oder Akromioklavikulargelenk bekannt geworden (VIERNSTEIN u. WEIGERT 1970; STRAUBE u. HOFFMANN 1971). Um solche schwerwiegenden Zwischenfälle nach Möglichkeit zu vermeiden, sollte man Bohrdrähte, insbesondere wenn sie in Stammnähe zur Anwendung kommen, prinzipiell am äußeren Ende umbiegen. Ist eine längere Verweildauer des Spickdrahtes wie bei der Befestigung kleiner Fragmente vorgesehen, so sollten aus Gründen der Infektverhütung die umgebogenen Drahtenden unter die Haut versenkt werden. Im Bereich von peripheren Osteosynthesen, z. B. an den kleinen Fingerknochen, kann bei unwesentlicher Gefahr der Drahtwanderung auf das Umbiegen verzichtet werden mit dem Vorteil, daß die spätere Metallentfernung atraumatischer mit der Bohrmaschine unter leichtem Drehen erfolgen kann.

Spezieller Teil

Wanderung des Bohrdrahtes nach außen

Die Wanderung von eingebrachten Bohrdrähten nach außen verursacht zwar keine vitalen Zwischenfälle, sie kann jedoch zur Instabilität der Osteosynthese und durch Druck auf die Haut zur Perforation und damit zur sekundären Infektion führen. Die Wanderung von Bohrdrähten mit Perforation wird besonders häufig im Bereich des Olekranons oder auch des Innenknöchels gesehen. Ist die Fraktur inzwischen fest, kann naturgemäß der störende Spickdraht entfernt werden. Falls jedoch noch erforderlich, muß ein neuer Bohrdraht eingebracht werden. Dabei ist zu berücksichtigen, daß bei einer Drahtzuggurtung nach Entfernung eines Spickdrahtes der Zuggurt seine Festigkeit verliert. Die Spickdrahtwanderung nach außen kann am besten dadurch verhütet werden, daß der Draht nicht nur um 90° zur Seite, sondern als vollständiger Bogen um 180° umgebogen und diese Schlaufe dann in den Knochen versenkt wird (MÜLLER u. Mitarb. 1977). Bewährt hat sich dem Verfasser auch das Anfertigen einer geschlossenen Schlaufe, die in der Anfertigung zwar etwas schwieriger ist, bei der jedoch der Drahtzuggurt selbst das Herauswandern der Bohrdrähte absolut sicher verhindert (Abb. 1.13). Bei dickeren Bohrdrähten ist dieses um 270°-Umbiegen nicht ganz einfach. Eine wesentliche Hilfe stellt eine Zange dar, die beidseits zur Führung des Drahtes in ihren Branchen eine kleine Rille hat, die man sich ggf. auch nachträglich anbringen lassen kann.

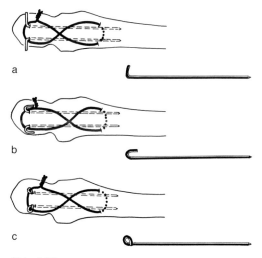

Abb. 1.**13**
a) Hautperforation und Wanderung der Spickdrähte nach außen sind dann möglich, wenn die Drahtenden, wie früher meist geschehen, nur um 90 Grad umgebogen werden
b) Umbiegen der Drahtenden um 180 Grad und Versenken in den Knochen verhindert zwar die Hautperforation, aber nicht sicher die Drahtwanderung nach außen
c) Erst das Umbiegen der Drahtenden zu einer geschlossenen Schlaufe verhindert sicher auch die Drahtwanderung

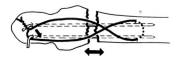

Abb. 1.**14** Sekundäre Distraktion der Fragmente durch Abrutschen des Zuggurtes an einem nur um 90 Grad umgebogenen Bohrdrahtende. Diese Komplikation kann sicher durch die in Abbildung 1.13 c) angegebene Technik verhütet werden

Abrutschen des Drahtzuggurtes

Nicht so selten wird bei späteren postoperativen Röntgenkontrollen festgestellt, daß eine primär gut sitzende Drahtzuggurtung an einem Spickdraht abgerutscht ist und somit ihre Stabilität verloren hat. Die Ursache liegt darin, daß der nur rechtwinklig umgebogene Bohrdraht sich unter den auftretenden Spannungen verdreht hat, so daß der Drahtzuggurt abrutschen konnte (Abb. 1.**14**). Verhütet werden kann diese Komplikation sicher durch das zuvor angegebene Umbiegen um 180° oder die Anfertigung einer geschlossenen Schlaufe am Spickdraht. Ist dieses Abrutschen der Drahtschlaufe schon frühzeitig vor der Frakturheilung erfolgt und erbringt die Röntgenkontrolle eine Dehiszenz der Fragmente, so muß eine neue Zuggurtung unter Beachtung der erwähnten Verhütungsmaßnahmen angelegt werden.

Reißen des Drahtzuggurtes

Ein Reißen der Drahtzuggurtung durch übermäßige Beanspruchung ist vor allem bei unruhigen oder deliranten Patienten zu beobachten. Dabei ist zu bedenken, daß der übliche Draht eine maximale Zugfestigkeit von 40 kg hat, d.h., die komplette Achtertour hat eine maximale Zugfestigkeit von etwa 80 kg, meist jedoch erheblich weniger, da die Drähte gerade an den Knickstellen oder an den Stellen des Zwirbels erheblich geschädigt sind. So können die Muskelkräfte des M. triceps bei einer Olekranonfraktur oder des M. quadriceps an einer Patellafraktur die kritische Belastungsgrenze naturgemäß leicht überschreiten. Bei unruhigen Patienten sollte daher die zusätzliche Fixierung über eine Gipsschiene in

Erwägung gezogen werden. Ist der Draht gerissen und sind die Fragmente weit distrahiert, so muß bei den eine exakte Fragmentreposition erfordernden Gelenkfrakturen eine neue Osteosynthese durchgeführt werden.

Metallentfernung

Werden intakte Bohrdrähte zum richtigen Zeitpunkt entfernt, ist die Metallentfernung im allgemeinen mit Zange oder Bohrmaschine ohne Schwierigkeiten möglich. Besondere Probleme ergeben sich bei gewanderten oder abgebrochenen Drähten. Ist ein Draht so weit gewandert, daß er nicht mehr aus dem Knochen heraussieht, also mit der Zange nicht mehr faßbar ist, so kann vorsichtig mit einer kleinen Hohlfräse ein Kanal gefräst werden. Danach läßt sich dann der Draht mit einer entsprechenden Spitzzange meist fassen und entfernen. Bei im Gelenkbereich abgebrochenen Drähten ist es oft günstiger, das Drahtende nicht vom Gelenk aus freizulegen, sondern einen atraumatischen, gesonderten Zugang über ein Knochenfenster zu wählen, wie es das Beispiel eines abgebrochenen Bohrdrahtes nach einer transartikulären Spickdrahtfixation des Radiusköpfchens zeigt (Abb. 1.**11**). Prinzipiell muß in jedem Einzelfall abgewogen werden, ob ein abgebrochener Bohrdraht wegen der Gefahr einer späteren Komplikation entfernt werden muß, oder ob man ihn ohne Schaden für den Patienten besser beläßt. Dies kann insbesondere dann richtig sein, wenn die Größe des operativen Eingriffes in keinem angemessenen Verhältnis zum eigentlichen Nutzen steht. Denn im allgemeinen ist bei den heute zur Anwendung kommenden Metallegierungen die Korrosion so gering, daß Metallteile wie Bohrdrähte ohne Schaden für den Patienten belassen werden können, wenn sie keinen wesentlichen Einfluß auf die Biomechanik des Knochens nehmen.

Osteosynthesen mit Drahtumschlingungen

Drahtumschlingungen, häufig auch als Drahtcerclagen bezeichnet, kommen einmal als perkutane Drahtumschlingungen nach Götze vorwiegend am Schienbein zur Anwendung, aber auch als zusätzliche Hilfsmittel bei anderen Osteosynthesen, z. B. beim Marknagel (DIALER 1966, MUHR u. Mitarb. 1976). Die heiße Diskussion um das Für und Wider der Drahtumschlingungen hält auch heute noch an. Festzuhalten ist jedoch, daß es sich bei den Drahtumschlingungen im allgemeinen nicht um eine stabile Osteosynthese nach der heute für Osteosynthesen geltenden Definition handelt, so daß zusätzliche äußere Ruhigstellungen, z. B. mit Oberschenkelgips, erforderlich werden (WELLER u. SCHAUWECKER 1971). Auch die zusätzliche Anwendung der Drahtcerclagen, z. B. bei der Marknagelung zur Adaptierung von Knochenstücken, ist durchaus umstritten. Dem primär besseren Repositionsergebnis im Röntgenbild stehen als Nachteile ohne Frage die zusätzliche Devitalisierung der Knochenfragmente durch das Freilegen von außen sowie eine verzögerte Knochenbruchheilung entgegen.

Intraoperative Zwischenfälle und Komplikationen ergeben sich bei der geschlossenen, perkutanen Umschlingung nach Götze am Schienbein, dem häufigsten Anwendungsgebiet der Drahtumschlingungen, in der Form, daß dahinter liegende Sehnen oder Gefäße in die Drahtcerclage einbezogen und beim Spannen fixiert und beschädigt werden können (MEISSNER u. Mitarb. 1975). Zur Verhütung dieser Fehler wird dringend empfohlen, die Reposition des Bruches nicht erst durch Zudrehen der Drahtschlinge zu bewirken, sondern zuerst die Fraktur unter Extension und Bildwandlerkontrolle zu reponieren und dann erst die Drahtumschlingungen durchzuführen (BÖHLER 1970). In jedem Falle muß im Anschluß an das Legen der Cerclagen die Durchblutung des Fußes und der Puls der A. tibialis posterior geprüft werden. Bei Durchblutungsstörungen oder falls eine entsprechende Einschränkung der Beweglichkeit durch Mitfixieren von Sehnen festgestellt wird, müssen die Drahtschlingen sofort wieder gelöst werden. Es wird beschrieben, daß sich selbst eine miteingepreßte Arterie nach Lösen der Drahtschlinge wieder erholt habe (DIALER 1965). Die weiteren, in der postoperativen Phase möglichen Zwischenfälle ergeben sich daraus, daß die Stabilität der durch Cerclagen versuchten Osteosynthese unzureichend ist, kein zusätzlicher Gipsverband angelegt wurde oder unkontrollierte Belastungen erfolgt sind. Hat sich mit dem Stabilitätsverlust eine nicht annehmbare Verschlechterung der Stellung ergeben und sind alleinige konservative zusätzliche Mittel nicht ausreichend, so müssen die Drahtcerclagen entfernt und eine stabile Osteosynthese je nach Frakturlokalisation, Frakturform und Weichteilverhältnissen mit Platte, Marknagel oder Fixateur externe durchgeführt werden.

Drahtumschlingungen sollten nach übereinstimmender Meinung der meisten Autoren nach sechs

Wochen entfernt werden, da sie ihren Zweck dann erfüllt haben und für die Stabilität keinen wesentlichen Beitrag mehr leisten (KRETSCHMER u. VAGACS 1972). Für die Spätkomplikationen mit verzögerter Bruchheilung kommt sicher kaum der früher angeschuldigten Strangulation der Knochendurchblutung durch die Drahtcerclagen, sondern mechanischen Mängeln die wesentliche Bedeutung zu (EITEL u. Mitarb. 1976, SCHWEIBERER u. SCHENK 1977, MARTINEK u. Mitarb. 1979).

Osteosynthesen mit dem Marknagel

Die Marknagelung nach Küntscher gehört zu den ältesten, heute seit über 40 Jahren weit verbreiteten Osteosyntheseverfahren. Der Wert der Marknagelung ist auch heute unbestritten, es handelt sich bei richtiger Indikationsstellung um ein vorzügliches Verfahren, das die Ziele der heutigen Osteosynthese, nämlich frühzeitige Übungsstabilität und rasche Frakturheilung gewährleistet mit den großen biomechanischen Vorteilen, daß das Knochenrohr nach der Frakturheilung wieder aus einem normal aufgebauten und belastbaren Knochen besteht (KÜNTSCHER 1970). Damit können Komplikationen, wie wir sie bei den Plattenosteosynthesen kennen, in Form von Refrakturen nach der Metallentfernung nicht vorkommen. Es besteht andererseits kein Zweifel, daß gerade die Marknagelung ein schwieriges, mit zahlreichen intra- und postoperativen Komplikationsmöglichkeiten behaftetes Operationsverfahren ist. Entscheidende Bedeutung kommt der richtigen Indikation für die Marknagelung zu. Es besteht heute weitgehende Einigkeit darüber, daß die Marknagelung nur an Oberschenkel- und Unterschenkelfrakturen zur Anwendung kommen sollte, wobei hier die Quer- und kurzen Schrägbrüche im mittleren Schaftdrittel die ideale Indikation darstellen. Alle anderen Frakturen, weiter distal oder proximal gelegen, Stück- oder Trümmerbrüche, Pseudarthrosen im distalen oder proximalen Drittel sind als nur relative Indikationen anzusehen. Mit dem Abweichen von der guten Indikation steigt die Zahl der intra- und postoperativen Komplikationen steil an (WELLER u. RENNÉ 1973, WELLER u. KNAPP 1975, PFISTER 1976, PALLESEN 1977).

Der Anwendung des Marknagels bei distalen und proximalen Frakturen an Tibia und Femur sind insbesondere aus anatomischen Gründen Grenzen gesetzt, da in diesen Abschnitten die Markhöhle weit wird und somit eine ausreichend stabile Verklemmung nicht mehr gewährleistet ist. Daraus resultiert Instabilität mit ihren nachfolgenden Komplikationen, wie sie später im einzelnen beschrieben werden. Am Oberarm sollten Marknagelungen nicht mehr vorgenommen werden, da hier die Komplikationen ein unvertretbar hohes Maß erreichen (RUEFF u. Mitarb. 1972). Der distale, immer wieder versuchte Zugang ist aus anatomischen Gründen für die Marknagelung völlig ungeeignet; oft kommt es zur Spaltung des Knochenrohres. Beim proximalen Zugang ist oben der Markraum außerordentlich weit, im distalen Fragment dagegen extrem eng. Deshalb kann es leicht zur Verklemmung des Nagels im distalen Fragment und damit zum Auseinandertreiben der Fragmente und wiederum daraus resultierenden Nervenläsionen kommen. Eine Ausnahme stellt nur die Bündelnagelung nach Hackethal dar, die bei guter Operationstechnik und Indikation auch heute noch ein vollwertiges und relativ komplikationsarmes Osteosyntheseverfahren darstellt (HACKETHAL 1961). Marknagelungen an Ulna und Radius sind wegen der mangelhaften Rotationsstabilität und damit von vornherein gegebenen hohen Komplikationsraten, insbesondere in Form von Pseudarthrosen und Rotationsfehlstellungen, heute zugunsten der Plattenosteosynthese verlassen.

Gerade bei der Marknagelung wird die zur Verhütung von intra- und postoperativen Komplikationen besonders dringlich zu erhebende Forderung nach einer optimalen technischen Ausrüstung besonders deutlich: Das Vorhandensein eines guten Extensionstisches und eines Bildverstärkers sind für die geschlossene Marknagelung unerläßliche Voraussetzungen, wobei gerade durch den Bildwandler besonders hohe Anforderungen an die Asepsis gestellt werden. Alle Stärken und Längen des Marknagels müssen zur Verfügung stehen, nicht der Knochen darf durch Aufbohren der Markhöhle für den Nagel passend gemacht werden, sondern es muß der für den einzelnen Knochen passende Nagel gewählt werden. Der richtigen Nagellänge kommt zur Verhütung von Fehlstellungskomplikationen entscheidende Bedeutung zu. Der Nagel sollte distal in die noch besonders feste Zone der früheren Epiphysenfuge reichen. Ein zu langer, proximal heraustehender Nagel kann zu unangenehmen Beschwerden, am Unterschenkel zu Nekrosen am Lig. patellae, am Oberschenkel zur Bewegungseinschränkung und Bildung von Schleimbeuteln führen. Auf ein vollständiges, dem modernen Stand entsprechendes Instrumentarium und dessen regelmäßige Über-

prüfung und Wartung kann nicht verzichtet werden. Jeder Mangel in diesem Bereich provoziert in hohem Maße Komplikationen.
Die Möglichkeiten der Komplikationen bei der Marknagelung sind außerordentlich groß, eine vollständige Aufzählung kaum möglich, eine Beschränkung auf die Beschreibung der schwerwiegendsten Zwischenfälle ist daher notwendig.

Irreponibilität der Fraktur

Eine ganz wesentliche Voraussetzung für den komplikationslosen Verlauf einer Marknagelung ist schon die richtige Lagerung auf dem Extensionstisch, wobei von den meisten Operateuren bei der Oberschenkelmarknagelung die Seitenlage mit Kirschner-Drahtextension durch die Femurkondylen oder durch die Tuberositas tibiae bevorzugt wird (SCHAUWECKER 1981). Das Kniegelenk sollte ca. 90° gebeugt werden, um die Rotationsstellung kontrollieren zu können. Aber auch die Lagerung auf dem Rücken mit Extension an beiden Beinen ist möglich, sie erleichtert die Anwendung des Bildverstärkers insbesondere beim Einbringen von Schrauben beim Verriegelungsnagel. Bei der Unterschenkelmarknagelung ist die Lagerung wesentlich einfacher, die Rotation kann an der Stellung des Kniegelenkes und des Fußes kontrolliert werden. Während die Unterschenkelfraktur sich praktisch immer mit der Hand so reponieren läßt, daß eine gedeckte Marknagelung, insbesondere das Einführen des Bohrdornes, ohne größere Schwierigkeiten möglich ist, kann eine achsengerechte Reposition am Oberschenkel sehr schwer sein oder auch gar nicht gelingen. Es gibt eine ganze Reihe von Repositionsgeräten, die jedoch auch eine Reihe von Komplikationen infolge der hohen Krafteinwirkung, wie Druck auf Nerven oder Frakturen an anderen Stellen, verursachen. Läßt sich unter Bildwandlerkontrolle bei der geschlossenen Marknagelung die Fraktur nicht so reponieren, daß der Bohrdorn vom proximalen in das distale Fragment eingeführt werden kann, so hat sich folgendes Vorgehen bewährt (Abb. 1.**15**):

Der Bohrdorn wird zunächst nur in das proximale Fragment eingeführt und dieses schrittweise in üblicher Technik bis zum Beispiel 12 mm aufgebohrt. In das proximale Fragment wird nun ein langer, einen Millimeter dünnerer und damit leicht einzuführender Nagel eingeschlagen. Mit diesem proximal noch weit herausstehenden Nagel als Hebel läßt sich im allgemeinen das proximale Fragment so dirigieren, daß die Fraktur ausreichend reponiert werden kann. Der Bohrdorn wird nun über den im proximalen Fragment liegenden Nagel unter Bildwandlerkontrolle eingeschoben und anschließend der provisorisch eingebrachte Nagel wieder entfernt. Es erfolgt dann

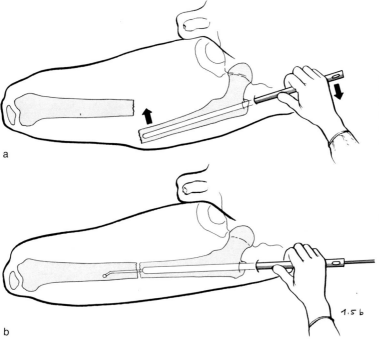

Abb. 1.**15** Reposition einer von außen geschlossen nicht reponierbaren Oberschenkelfraktur bei gedeckter Marknagelung
a) Über einen in das proximale, aufgebohrte Fragment vorübergehend eingeführten dünnen Nagel als Hebel wird die Fraktur reponiert
b) Nach Reposition der Fraktur wird der zum weiteren Aufbohren notwendige Bohrdorn durch den Nagel über die Frakturstelle hinweg in das distale Fragment eingeführt. Anschließende Entfernung des Nagels

das Aufbohren im distalen Fragment in üblicher Technik mit anschließender Nagelung. Läßt sich auf diese Weise die geschlossene Reposition nicht erreichen, so sind lange Fehlversuche sinnlos, provozieren nur weitere Weichteilschäden, wobei auch die hohe Strahlenbelastung durch lange Bildwandlerkontrollen nicht außer acht bleiben darf. Dann ist es sinnvoller, die Fraktur freizulegen, die Fraktur offen zu reponieren und durch Anlegen einer kurzen, breiten, mit zwei Lambotte-Zangen befestigten Platte vorübergehend zu fixieren und dann die Marknagelung in normaler Technik abzuschließen.

Die nicht seltenen Schwierigkeiten bei der Reposition und die notwendige Röntgendurchleuchtung sind sicher wesentliche Ursache dafür, daß vielerorts prinzipiell die offene Marknagelung bevorzugt wird. Dem stehen jedoch ein höheres Infektionsrisiko und verzögerte Knochenbruchheilung durch zusätzliche Devitalisierung der Frakturenden durch das Freilegen von außen als unzweifelhafte Nachteile gegenüber.

Abdrehen der Bohrwelle

Die Aufbohrung des Markraumes geschieht heute mit motorgetriebenen Bohrern, die auf einem Führungsspieß geführt und über eine elastische Welle angetrieben werden. An der Verbindung zwischen Bohrkopf und Welle kommt es nicht selten zu Defekten. Diese sind intraoperativ daran zu erkennen, daß beim Aufbohren der Markraumbohrer plötzlich nicht mehr weiter nach distal läuft, die Bohrwelle sich jedoch ungebremst und leicht weiterdreht. Die Ursache dieses Defektes liegt einmal in den technischen Problemen der Verbindung zwischen biegsamer Welle und Bohrkopf, zum anderen aber auch daran, daß bei zu brüskem und raschem Vordrücken des Markraumbohrers der Bohrer sich verklemmen kann und somit die Welle abgedreht wird. Zur Verhütung dieses Defektes kommt daher dem langsamen, schrittweisen Aufbohren der Markhöhle, bei dem sich der Bohrer den Weg nach distal praktisch selber sucht, große Bedeutung zu. Unbedingt sollte die Markhöhle nur schrittweise um ½ mm weiter aufgebohrt werden und, wenn dies gelegentlich auch langweilig erscheint, sollten keine einzelnen Bohrergrößen übersprungen werden. Ist der Defekt der Bohrwelle erkannt, so ist im allgemeinen die Entfernung des defekten Bohrkopfes ohne Probleme. Voraussetzung ist jedoch, daß nur Bohrdorne zur Anwendung kommen, die distal einen runden Kopf haben, wie dies z. B. beim AO-Instrumentarium prinzipiell der Fall ist. Nach Ansetzen des Handgriffes proximal kann über diesen Bohrdorn mit dem Schlitzhammer der defekte Bohrer meist ohne Schwierigkeiten entfernt werden. Keinesfalls darf die biegsame Welle linksherum mit der Hand gedreht werden. Hier würde die Welle zerstört.

Verklemmung des Markraumbohrers

Wie schon beim Abdrehen der Bohrwelle beschrieben, ist die häufigste Ursache für das Verklemmen des Markbohrers ein zu rasches Aufbohrenwollen mit großem Druck oder mit Überspringen einzelner Bohrergrößen. Der Bohrkopf setzt sich rasch mit Bohrmaterial zu und kann sich außerordentlich festsetzen. Dabei tritt zusätzlich eine erhebliche Hitze mit möglicher schwerer Schädigung des Knochenrohres auf. Kommt es zum plötzlichen Festfressen des Bohrers, so kann die biegsame Welle einschließlich des Bohrspießes vollständig verbogen und verdreht werden. Auch hier ist die Entfernung von Bohrer und Welle mit dem Schlitzhammer über den Bohrdorn durchzuführen. Verhütet kann diese schwerwiegende Komplikation am besten durch technisch exaktes Vorgehen mit wirklich schrittweisem, nur 0,5 mm steigendem, vorsichtigen Aufbohren. Stellt man fest, daß der Bohrer plötzlich schwerer dreht und nicht mehr von alleine sich seinen Weg nach distal sucht, müssen die Bohrwelle zurückgezogen und der Bohrkopf gründlich gereinigt werden.

Spaltung des Knochenrohres

Durch die von KÜNTSCHER 1954 eingeführte Aufbohrung des Markraumes ist diese früher häufige Komplikation praktisch immer vermeidbar. Im allgemeinen muß die Markhöhle am Unterschenkel um 0,5 mm, am Oberschenkel um 1 mm weiter aufgebohrt werden, als es dem Durchmesser des gewählten Nagels entspricht. Routinemäßig muß daher vom Operateur vor Einschlagen des Nagels grundsätzlich noch einmal nicht nur die Länge, sondern auch die Dicke des von der Schwester angereichten Marknagels anhand der Beschriftung oder mit Hilfe einer Meßlehre überprüft werden. Gleitet beim Einschlagen der Nagel nicht gleichmäßig schrittweise mit jedem Hammerschlag weiter, sondern läuft er sich fest, so ist es sinnlos, immer größere Kraft aufzuwenden. Hiermit wird die Spaltung des Knochens provoziert, oder aber der Nagel läuft sich so fest, daß er oft nur noch mit größten Schwierigkeiten wieder extrahiert werden kann. In solchen Fällen muß frühzeitig das Einschlagen des Nagels abgebro-

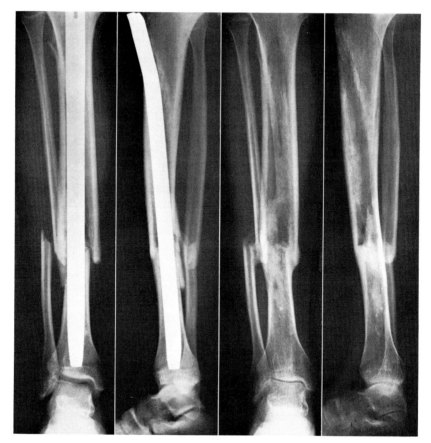

Abb. 1.16 Spaltung des Knochenrohres als ernsthafte intraoperative Komplikation der Marknagelung, provoziert durch falsche, zu tiefe Einschlagstelle und Wahl eines viel zu dicken Nagels bei erst 17jährigem Patienten. Behandlung dieser Komplikation durch Belassen des Nagels und zusätzlichen Gipsverband. Entfernung des Nagels zum frühestmöglichen Zeitpunkt, d. h. nach ausreichender Stabilisierung der Fraktur durch Kallus

chen, der Nagel wieder herausgezogen und die Markhöhle einen Schritt weiter aufgebohrt werden. Ist der Zwischenfall einer Spaltung des Knochenrohres eingetreten, so muß sorgfältig abgewogen werden, ob trotzdem der Nagel belassen wird, ob der Nagel entfernt und rein konservativ weiterbehandelt oder ob eine neue andere Osteosynthese durchgeführt werden soll. Aus grundsätzlichen Erwägungen ist eine nachfolgende Plattenosteosynthese zumeist abzulehnen: durch das Aufbohren der Markhöhle ist hier das Gefäßsystem bereits erheblich beschädigt (PFISTER u. Mitarb. 1979). Eine zusätzliche Freilegung von außen mit Ablösung des Periostes provoziert, zumal es sich meist um langstreckige Spaltbrüche handelt, Ernährungsstörungen des Knochens und damit eine Verzögerung der Knochenbruchheilung und die Entstehung eines Infektes. Das Überwechseln auf einen Fixateur externe ist prinzipiell sinnvoll, ist jedoch bei langstreckiger Spaltung des Knochenrohres schlecht möglich. Je nach Frakturform kann es daher richtiger sein, den Nagel im Knochen als gewisse Schienung der Fragmente liegenzulassen, und zusätzlich eine Gipsruhigstellung so lange durchzuführen, bis über die Kallusbildung wieder eine ausreichende Stabilisierung eingetreten ist (Abb. 1.**16**).

Fehlstellungen

Bei der Marknagelung besteht sowohl am Ober- als auch am Unterschenkel die Gefahr von Fehlstellungen, wobei diese zum Teil bereits intraoperativ festgelegt werden, zu einem anderen Teil jedoch erst postoperativ entstehen.

Rotationsfehlstellungen

Während bei den offenen Osteosynthesen die richtige Rotationsstellung an den Bruchenden erkennbar und damit leicht erreicht werden kann, ist dies bei den gedeckten Marknagelungen wesentlich schwieriger. Hier kommt bereits der richtigen Lagerung auf dem Extensionstisch große Bedeutung zu (HEMPEL u. FISCHER 1980). Am Oberschenkel erlauben die Palpation des Trochanters und die Stellung des um 90° gebeugten Unterschenkels eine ziemlich genaue Beurteilung. Prinzipiell sollte jedoch immer nach Abschluß der Marknagelung noch einmal die Drehstellung kontrolliert werden. Am Unterschenkel ist an der Stellung von Kniescheibe und Fuß die Kontrolle wesentlich einfacher.

Nicht selten treten Drehfehler jedoch erst in der postoperativen Phase auf und werden oft erst recht spät diagnostiziert. Besonders bei distaleren Frakturen sowohl am Unter- als auch am Oberschenkel ist die Markhöhle recht weit, die Verklemmung des Marknagels gering, so daß ein sekundärer Rotationsfehler, am Oberschenkel meist nach außen, leicht entstehen kann. Diese Komplikation läßt sich durch Anwendung des Verriegelungsnagels sicher vermeiden (KLEMM u. SCHELLMANN 1972). Am Unterschenkel können bei Verwendung des AO-Nagels bei kurzem proximalen Fragment proximal eine Schraube, bei kurzem distalen Fragment zwei Ausklinkdrähte eine gewisse zusätzliche Stabilisierung bewirken.

Ist eine normale Oberschenkelmarknagelung primär als nicht sicher rotationsstabil anzusehen, so muß der Oberschenkel mit weitgehend rechtwinklig gebeugtem Knie unter häufigen Kontrollen so lange gelagert und mit der Belastung gewartet werden (3–4 Wochen), bis der sich entwickelnde Kallus mit Sicherheit eine ausreichende Fixierung bewirkt hat. Am Unterschenkel kann bei nicht rotationsstabiler Nagelosteosynthese für diese erste Phase ein zusätzlicher Gips angelegt werden.

Wird nach einer Marknagelung ein Drehfehler, wie es leider immer wieder vorkommt, erst nach Tagen bzw. bei den ersten Gehversuchen des Patienten entdeckt, so kann in Narkose der Versuch gemacht werden, die Stellung durch geschlossene Reposition noch zu korrigieren. Ist dies mit normalem Kraftaufwand jedoch nicht möglich, so muß eine Umnagelung durchgeführt werden; denn der Aufwand einer späteren Korrekturosteotomie ist naturgemäß größer. Lag die Ursache der Fehlstellung in einer Instabilität der Osteosynthese, so sind zusätzliche Maßnahmen, wie geeignete Schienenlagerung am Oberschenkel oder zusätzlicher Gips am Unterschenkel erforderlich.

Dehiszenzfehlstellungen

Ein nicht selten zu beobachtender Fehler bei der geschlossenen Marknagelung entsteht beim Einschlagen des Marknagels in das distale Fragment. Eine stärkere Distraktion sollte jedoch im Hinblick auf die dadurch mögliche Nervenschädigung unbedingt vermieden werden. Zu dieser Form der Dislokation kommt es besonders bei längeren distalen Fragmenten, in denen sich der Nagel fest verklemmt, so daß trotz Lockerung des Extensionszuges und Gegenhalten am Knie bzw. Fuß die Fragmentenden oft mehrere Zentimeter auseinandergetrieben werden können. Schon aus diesem Grunde sind mehrfache, kurzzeitige Bildwandlerkontrollen während des Einschlagens des Nagels erforderlich. Eine durchaus erhebliche Distraktion kann unter Bildwandlerkontrolle unentdeckt bleiben, wenn dieser nicht exakt a.-p. oder seitlich eingestellt ist. Liegt eine solche Distraktion der Fragmente vor, so hat sich folgendes Vorgehen bewährt:

Zuerst wird die Extension völlig gelöst und der Assistent übt einen kräftigen Gegendruck am Fuß bzw. am Knie aus. Mit der noch liegenden Einschlagstange und dem Hammer wird der Nagel nun mit einigen vorsichtigen Schlägen nach proximal zurückgeschlagen: der im distalen Fragment schon fest verklemmte Nagel nimmt das distale Fragment mit nach oben, wodurch die Bruchenden fest aufeinandergedrückt werden (Abb. 1.17). Wird eine stärkere Dislokation erst postoperativ bemerkt, und ist der Patient noch in Narkose, so kann versucht werden, durch kräftige Schläge mit der Hand gegen das gebeugte Knie bzw. den Fuß, die Fraktur noch zusammenzustauchen. Gelingt dies nicht und liegen insbesondere durch die starke Distraktion bereits Nervenausfälle vor, muß die Nageleinschlagstelle noch einmal freigelegt und, wie oben beschrieben, durch vorsichtiges Zurückschlagen des Nagels die Distraktion beseitigt werden. Abgesehen von den möglichen Weichteilschäden provoziert eine weitere Distraktion naturgemäß auch die Entstehung einer Pseudarthrose.

Es ist selbstverständlich, daß geringe Distraktionen gerade bei der Marknagelung ohne jede Bedeutung sind. Diese verschwinden meist, wenn das operierte Bein den ersten Belastungen ausgesetzt wird.

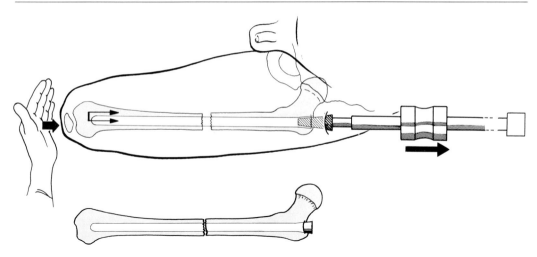

Abb. 1.17 Beseitigung einer während der Marknagelung auftretenden Fragmentdistraktion durch vorsichtiges Zurückschlagen des im distalen Fragment verklemmten Marknagels bei gelöster Extension und gleichzeitigem Druck gegen das Knie

Kontraktionsfehlstellungen

Eine Verkürzung des operierten Unter- oder Oberschenkels ist praktisch nur bei Stück-, Schräg- oder Spaltbrüchen möglich, also bei relativen Operationsindikationen für den Marknagel. Hier kann bereits intraoperativ eine falsche Beinlänge festgelegt werden. Eine direkte Kontrolle nur am verletzten Bein ist in diesen Fällen kaum möglich. Hier muß präoperativ am anderen Bein die exakte Länge mit dem Maßstab zwischen Trochanterspitze und Kniegelenkspalt ausgemessen und dann am operierten Bein eingestellt werden. Bei diesen relativen Marknagelindikationen hat sich zur Vermeidung sowohl primär operationsbedingter als auch sekundär entstandener Verkürzungen oder Drehfehler der Verriegelungsnagel bewährt (KLEMM u. SCHELLMANN 1972). Wurde eine solche ungünstige Fraktur mit einem normalen Marknagel versorgt, so muß mit den Belastungen so lange gewartet werden, bis eine nachgewiesene ausreichende Kallusbildung ein sekundäres Zusammenstauchen der Fragmente nicht mehr erlaubt. Tritt die Verkürzung der operierten Extremität bei den ersten Mobilisierungs- und Belastungsversuchen auf (die bei dieser relativen Nagelindikation noch nicht hätten durchgeführt werden dürfen) und wird diese Komplikation noch rechtzeitig vor Fixierung der Fehlstellung durch den Kallus bemerkt, so kann in Narkose eine Extension und Wiederherstellung der richtigen Länge auf dem Extensionstisch erfolgen. Anschließend muß das Bein dann aber erneut auf einer Schiene gelagert und am besten die Extension solange belassen werden, bis die Fraktur ausreichend gebunden ist.

Valgus- und Rekurvationsfehlstellungen

Die Fixierung einer Fraktur bei der Marknagelung in einer Achsenfehlstellung mit Valgus- und Rekurvationsabweichung ist aus verschiedenen Gründen bei der Marknagelung nicht selten. Intraoperativ werden diese Fehler oft nicht erkannt, da die Beurteilung im Bildwandler wegen des relativ kleinen Bildausschnittes und der häufigen Verziehungen des Bildes bei nicht völlig zentraler Lage auf dem Bildschirm sehr erschwert ist. Am Oberschenkel kommt, besonders bei Nagelungen relativ distaler Frakturen aus relativer Indikation, gelegentlich eine Valgusfehlstellung vor, da der Oberschenkel bei Lagerung des Patienten auf der Seite entsprechend durchhängt. Verhütet kann dieser Mangel dadurch werden, daß ein Assistent schon während des Aufbohrens, insbesondere aber während des Einschlagens des Marknagels, das distale Fragment ständig nach oben zieht.
Bei der Marknagelung von Unterschenkelfrakturen ist die Erzeugung einer Fehlstellung in Form einer Valgisation und Rekurvation eine relativ häufig intraoperativ entstandene Komplikation. Das Tückische daran ist, daß man diese Fehler intraoperativ unter dem Bildwandler und auch klinisch oft nicht rechtzeitig erkennt und dann später auf den postoperativen Röntgenaufnah-

Spezieller Teil 33

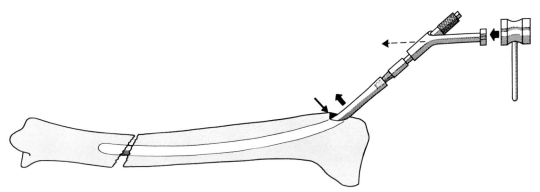

Abb. 1.18 Bleibende Verformung eines Unterschenkelmarknagels durch den bogigen Einschlagsweg und die durch die Hammerschläge auftretenden Kräfte

men von dem Ausmaß der Achsenabweichung überrascht wird. Die Ursachen der Valgus-Rekurvations-Fehlstellung liegen darin begründet, daß am Unterschenkel der Nagel von vorn oberhalb der Tuberositas tibiae eingeschlagen wird und damit einen erheblich bogigen Weg beschreiten muß. Hierbei kommt es, wie auf Abb. 1.18 dargestellt ist, zu einer bleibenden Verformung des Nagels im Sinne der Rekurvation (BÖTTGER u. Mitarb. 1967). Dieser Vorgang wird naturgemäß gefördert bei zu tiefem Eingang direkt über oder im Bereich der Tuberositas tibiae, außerdem noch durch die bei Anwendung des üblichen gekröpften Einschlaginstrumentariums bei jedem Hammerschlag einwirkenden verformenden Kräfte. Durch die besondere dreieckförmige Form der Markhöhle am Unterschenkel und die dadurch zwischen Nagel und Knochenrohr entstehenden Spannungen dreht sich der verkrümmte Nagel praktisch immer nach außen, wodurch dann die typische Kombination der Rekurvations- und Valgusfehlstellung entsteht (Abb. 1.19 und 1.20). Die bleibende Verformung des Unterschenkelnagels kommt auch bei den dünnwandigen AO-Marknägeln häufig vor. Die starren Küntscher-Nägel haben zusätzlich den Nachteil, leichter und häufiger eine Spaltung und Sprengung des Knochenrohres zu verursachen.

Für die Verhütung der Rekurvations-Valgus-Fehlstellung ist es wichtig, die Nageleinschlagstelle so weit oben wie möglich zu wählen. Ein ständiger Gegendruck am Nageleinschlaggerät mit der führenden Hand nach hinten wirkt der beschriebenen verformenden Wirkung der Hammerschläge entgegen (Abb. 1.21). Außerdem sollte, sobald der Marknagel die Bruchstelle passiert hat, das distale Fragment ständig in etwas

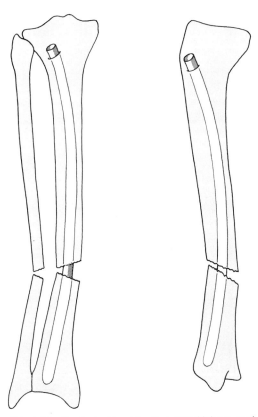

Abb. 1.19 Typische Kombination einer Valgus- und Rekurvationsfehlstellung nach Unterschenkelmarknagelung durch die beim Einschlagen auftretende plastische Verformung des Nagels (s. Abb. 1.18) und dessen Drehung nach außen

übertreibender Varus- und Antekurvationsstellung gedrückt werden, damit der Marknagel im distalen Fragment möglichst im lateralen und vorderen Anteil zu liegen kommt.

34   1. Intra- und postoperative Zwischenfälle bei Osteosynthesen

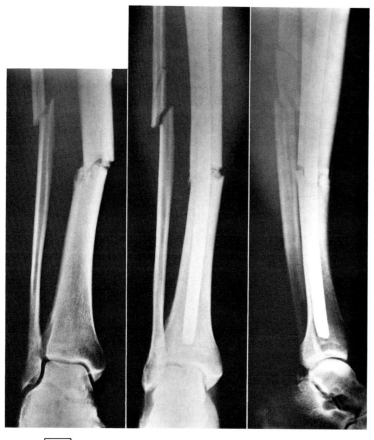

Abb. 1.**20** Typische Kombination einer Valgus- und Rekurvationsfehlstellung nach Unterschenkelmarknagelung. Das Bild macht deutlich, daß der Nagel beim Einschlagvorgang eine langstreckige, bleibende Verformung erfährt

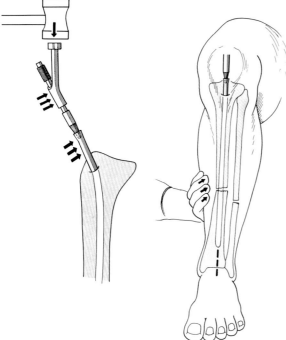

Abb. 1.**21** Verhütung der Rekurvations- und Valgusfehlstellung bei der Unterschenkelmarknagelung. Durch Eingang reichlich oberhalb der Tuberositas tibiae und durch ständigen Druck auf das Einschlaggerät nach dorsal wird die plastische Verformung des Nagels weitgehend verhütet. Zusätzlich kann der Entstehung einer Valgusfehlstellung durch Überkorrektur der Fraktur im Varussinne während des Einschlagens entgegengewirkt werden

Abb. 1.**22** Valgusfehlstellung nach Marknagelung einer Unterschenkeletagenfraktur bei langstreckig verformtem und nach außen gedrehtem Nagel. Behebung des Fehlers durch Umnagelung 10 Tage später

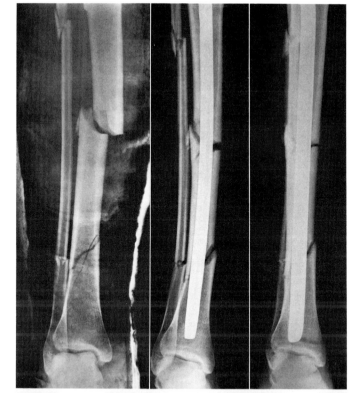

Abb. 1.**23** Erhebliche Valgus- und Rekurvationsfehlstellung nach genagelter Unterschenkelfraktur. Die schwere posttraumatische Arthrose im oberen Sprunggelenk bereits drei Jahre später demonstriert eindringlich, welche Bedeutung der Verhütung dieser relativ häufigen Fehlstellungen zukommt

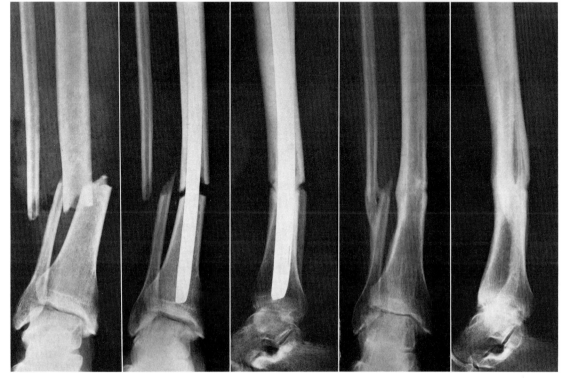

Wird die entstandene Nagelverformung und Fehlstellung noch intraoperativ bemerkt, so ist es am besten, den Nagel sofort wieder herauszuschlagen, die Markhöhle eine Nummer weiter aufzubohren und einen neuen, nächst stärkeren Nagel von einem etwas nach kranial erweiterten Eingang unter Beachtung der oben erwähnten Gesichtspunkte einzuschlagen. Wenn jedoch die Fehlstellung erst postoperativ festgestellt wird, ist bei stabilen Knochenverhältnissen und einfacher Bruchform ein vorsichtiger geschlossener Versuch in Narkose erlaubt, den Unterschenkel bzw. den Nagel über dem Knie des Operateurs vorsichtig gerade zu biegen. Hier ist aber besondere Vorsicht angezeigt, sonst kann es zum Auseinanderbrechen des Knochens kommen. Läßt sich so die Fehlstellung nicht beseitigen, ist eine rechtzeitige Umnagelung vor dem Einsetzen der Kallusbildung, am besten nach etwa 10–12 Tagen, angezeigt. In jedem Falle ist es sicher besser und gegenüber dem Patienten auch gut zu vertreten, die eingetretene Komplikation frühzeitig wieder zu beheben, als den Patienten auf eine spätere Korrekturosteotomie zu vertrösten (Abb. 1.**22** und 1.**23**).

Nervenläsionen

Im Bereich der Operationswunde an der Nageleinschlagstelle ist sowohl am Unterschenkel als auch am Oberschenkel eine direkte Verletzung von Nerven nicht möglich. Eine Läsion ist jedoch durch den an der Frakturstelle austretenden Bohrspieß besonders im Oberschenkelbereich denkbar, vor allem dann, wenn über den falsch liegenden Bohrdorn noch Markraumbohrer in die Weichteile drehend eindringen. Zur Verhütung ist es unbedingt erforderlich, daß der Bohrdorn im distalen Fragment sicher richtig liegt, was klinisch am festen Sitz in der Spongiosa bemerkt und durch einen kurzen Blick im Röntgenbildverstärker in zwei Ebenen bestätigt werden sollte. Um ein Herausziehen des Bohrdornes beim Wechseln der Bohrer zu vermeiden, wird der Bohrdorn am besten vorher kräftig in die distale Spongiosa eingeschlagen. Nervenschäden sind ferner gar nicht so selten zu beobachten, meist in Form von Peroneusparesen, sowohl nach Oberschenkel- als auch nach Unterschenkelmarknagelung. Ursache ist eine Dehnung der Nerven, die durch übermäßige Extension bei der Lagerung oder auch durch Distraktion der Fragmente während der Nagelung, wie es zuvor bei den Distraktionsfehlstellungen beschrieben wurde, verursacht wird. Durch Stauchung der Fraktur von außen bzw. nach dem früher beschriebenen Verfahren durch vorsichtiges Zurückschlagen des Nagels wird die Distraktion beseitigt. Die Prognose solcher Peroneusparesen ist, falls keine übermäßige Überdehnung vorgelegen hat, nach unseren Erfahrungen günstig. Postoperativ ist nach allen Marknagelungen der geeigneten Lagerung des Beines besondere Beachtung zu schenken, insbesondere zur Vermeidung von Druckschäden des N. peroneus am Wadenbeinköpfchen.

Hämatombildungen

Hämatome können sich sowohl an der Nageleinschlagstelle als auch im Frakturbereich entwickeln. Dem wird am besten durch Einlegen einer Drainage an der Nageleinschlagstelle, die mit ihrem Anfang noch im Nagelende liegt, begegnet. Bei größerem Hämatom im Frakturbereich hat sich auch bei der gedeckten Marknagelung das zusätzliche Einziehen einer transkutan eingebrachten Redon-Drainage bewährt (WELLER u. RENNÉ 1973). Gerade über dem Schienbein können Hämatome zu sekundärer Hautnekrose und Perforation, konsekutiver Fistelbildung mit der Gefahr der Infektion führen. Sammeln sich später, nach regulärer Entfernung der Redon-Drainage am 3. postoperativen Tag, noch größere Hämatome an, so sollten auch diese rechtzeitig operativ unter sterilen Operationsbedingungen ausgeräumt und mit Redon-Saugdrainagen versorgt werden.

Metallentfernungen

Prinzipielle Probleme

Nicht nur die Marknagelung selbst, sondern auch die Entfernung von Marknägeln kann von erheblichen Schwierigkeiten und besonders von intraoperativen Zwischenfällen begleitet sein. Nicht selten ist es so, daß die Nagelentfernung einen ungleich größeren und traumatischeren Eingriff darstellt als die Nagelung, und die Operation eine Eskalation von Schwierigkeiten und Komplikationen wird oder gar völlig scheitert. Oft zählt gerade die Metallentfernung zu den Tätigkeiten junger, noch unerfahrener Ärzte, und primär klein erscheinende technische Mängel oder operationstaktische Fehler können sich zu echten intraoperativen Problemen auswachsen. Wenn bekanntermaßen die Marknagelentfernung mit solchen Schwierigkeiten behaftet ist, stellt sich zuerst die Frage, ob eine Nagelentfernung überhaupt notwendig ist:
Aus prinzipiellen Gründen sollte zumindest bei

jüngeren Menschen ein eingebrachtes Metall nach Erfüllung seiner Aufgabe wieder entfernt werden. Lokale Störungen an der Einschlagstelle, insbesondere wenn ein zu langer Nagel an der Tuberositas tibiae oder am Trochanter major herausragt, sind naturgemäß klare Indikationen. Ein weiterer Gesichtspunkt, der für eine Entfernung des Marknagels spricht, ist die statistisch zunehmende Wahrscheinlichkeit, daß ein Patient im Laufe seines weiteren Lebens neue Unfälle oder Verletzungen erleidet, wobei dann bei noch liegendem Metall atypische und schwerere Verletzungen auftreten können.

Andererseits spielen bei den heute verwendeten guten Metallegierungen Korrosionserscheinungen keine Rolle mehr. Biomechanisch hat ein lange liegender Marknagel nur relativ geringen negativen Einfluß auf den Knochen, so daß wesentliche Abbau- oder Umbauvorgänge, wie wir sie nach den Plattenosteosynthesen sehen, praktisch nicht vorkommen. Da der Marknagel in der neutralen Zone im Knochenrohr liegt und der axiale Kraftfluß weitgehend ungestört über den Knochen verläuft, hat ein durch den Marknagel geschienter Knochen einen weitgehend vollwertigen Aufbau. Dies ist auch der Grund, warum es nach zum richtigen Zeitpunkt entfernten Marknägeln im Gegensatz zu den Plattenosteosynthesen praktisch keine Refrakturen gibt. Aus diesen Gesichtspunkten und Erfahrungen wird deutlich, daß die Entfernung eines Marknagels fast immer nur eine relative Indikation darstellt. Bei älteren Menschen über 60 Jahren kann praktisch immer auf die Metallentfernung verzichtet werden (REHN u. HIERHOLZER 1971, HEMPEL u. FISCHER 1980).

Prinzipiell muß gerade unter dem Gesichtspunkt der nur relativen Indikation festgestellt werden: Treten intraoperativ wesentliche Zwischenfälle und Probleme auf, so ist es im Zweifelsfalle besser, die Operation rechtzeitig abzubrechen, die Zugangswunde zu verschließen und sich entweder das notwendige spezielle Instrumentarium zu besorgen oder den Patienten in eine mit diesen Problemen besonders befaßte Klinik zu überweisen. Die Metallentfernung darf als nicht dringliche Operation nicht zu einem zu großen Risiko werden.

Die am weitesten verbreiteten Nägel, der Original-Küntscher-Marknagel und der AO-Marknagel, haben nicht nur bei der Operation ihre speziellen Vor- und Nachteile, sondern auch bei der Metallentfernung ihre speziellen Probleme. Grundsätzlich kann die Extraktion von Unterschenkelmarknägeln wesentlich häufiger zu entscheidenden Problemen führen. Der Nagel liegt oft sehr langstreckig außerordentlich fest verklemmt im Knochenrohr. Außerdem muß der Nagel bei der Extraktion wie beim Einschlagen erheblich um die Kurve laufen, da die Extraktionsstelle oberhalb der Tuberositas tibiae ja nicht in Verlängerung der Markhöhle liegt. Um diesen Extraktionsweg zu erzwingen, ist eine erhebliche Gewaltanwendung erforderlich, die sich in einer praktisch bei jedem extrahierten Unterschenkelnagel sichtbaren bleibenden Verformung im Sinne der Rekurvation demonstriert. Am Oberschenkelmarknagel sind schwerwiegende Probleme bei der Nagelentfernung wesentlich seltener, hier liegt ein gerader, in Verlängerung der Markhöhle liegender Ausschlagweg vor. Die Markhöhle ist in der distalen Hälfte auf weiter Strecke trichterförmig, so daß eine wirklich feste Verklemmung im Markrohr meist nur eine wesentlich kürzere Strecke als beim Unterschenkel betrifft. Bei tief in den Knochen eingeschlagenem Marknagel kann jedoch gerade dem Unerfahrenen schon das Aufsuchen des Nagelendes erhebliche Schwierigkeiten bereiten und so Anlaß zu ausgedehnten Knochenaufmeißelungen geben. Prinzipiell zeigt die Erfahrung, daß die Marknagelentfernung besonders dann schwierig werden kann, wenn der Nagel über viele Jahre liegt. Dann ist häufig der Nagel durch den über den Längsschlitz in den Hohlraum des Nagels eingewachsenen Knochen regelrecht eingemauert. Als optimaler Zeitpunkt für die Metallentfernung gilt daher auch beim Marknagel der Zeitraum von 1½–3 Jahren post operationem.

Küntscher-Nagel und AO-Nagel haben ihre spezielle Problematik. Die typischen intraoperativen Komplikationen und Zwischenfälle sollen daher gesondert besprochen werden.

Spezielle Probleme des Küntscher-Marknagels

Abreißen des Extraktionshakens

Den entscheidenden Schwachpunkt bei der Extraktion festsitzender Küntscher-Nägel stellt der Extraktionshaken dar, der bei der möglichen Dimensionierung den notwendigen kräftigen Schlägen des Schlitzhammers manchmal nicht gewachsen ist und abreißt. Zur Vermeidung dieser Komplikation sollte in jedem Falle der größtmögliche Haken angewandt werden, wobei der Qualität des einzelnen Fabrikates ebenfalls entscheidende Bedeutung zukommt.

Ausreißen des Extraktionsschlitzes

Hält der Extraktionshaken den Belastungen stand, so kann der Extraktionsschlitz im Nagel selbst schrittweise mit jedem Schlag eingeschnitten werden, bis der Nagel völlig nach oben aufgerissen ist. In diesen Fällen ist dann eine Extraktion mit dem normalen Instrumentarium nicht mehr möglich, der Nagel muß durch Aufmeißeln des Knochens ein Stück weiter nach distal freigelegt werden. Mit Hilfe eines HSS-Metallspiralbohrers wird dann ein neues Loch gebohrt, was je nach Metallegierung des Nagels aber ebenfalls sehr schwierig sein kann. In dieses neue Loch wird dann erneut ein kräftiger Extraktionshaken eingesetzt und so, wenn möglich, die Nagelentfernung abgeschlossen. Beim Unterschenkelnagel sollte während des Ausschlagens ständig ein kräftiger Druck mit dem Extraktionshaken nach vorne ausgeübt werden, um dem Nagel den bogigen Weg um die Herzog-Krümmung zu erleichtern. Für die problematischen Fälle solcher Marknagelextraktionen gibt es eine ganze Reihe mehr oder weniger guter Extraktionshaken, Extraktionszangen und Aufschraubbuchsen (Abb. 1.24). Stehen diese nicht zur Verfügung, so ist es besser, die Operation abzubrechen, als durch stundenlange frustrane Versuche insbesondere das Infektionsrisiko unverantwortlich hoch werden zu lassen. Ist der Nagel schon ein Stück extrahiert und scheitert dann die weitere Extraktion, so kann der Nagel entweder wieder zurückgeschlagen werden oder er muß ggf. mit einer Metallsäge abgetrennt werden. Dann kann im Einzelfalle immer noch entschieden werden, ob später mit speziellem Instrumentarium ein erneuter Versuch gestartet oder überhaupt auf die Metallentfernung verzichtet werden sollte. Die endgültige Nagelextraktion kann jedoch besonders dann noch nötig werden, wenn es infolge stundenlanger Versuche zu einer Infektion gekommen ist, die dann meist nur mit der Metallentfernung endgültig geheilt werden kann. Hier ist dann aber die durch den Infekt eintretende Lockerung zwischen Knochen und Metall dem Operateur behilflich.

Entfernung abgebrochener Nägel

Der Bruch eines Marknagels kommt praktisch nur vor, wenn eine verzögerte Knochenbruchheilung vorgelegen hat. Es handelt sich immer um einen Ermüdungsbruch des Metalls. Meist sitzen gebrochene Nägel nicht so fest in der Markhöhle, daß sie Schwierigkeiten bei der Extraktion machen, da es ja in der Phase der verzögerten Frakturheilung zu erheblichen Bewegungen zwischen Knochen und Nagel gekommen ist. Sehr fest sitzen können die abgebrochenen Nagelenden nur dann, wenn die Metallentfernung erst Jahre später stattfindet. In den meisten Fällen dürfte ein Nagelbruch bereits präoperativ auf dem Röntgenbild diagnostiziert worden sein. Aber es kommt auch vor, daß dies erst intraoperativ erkannt wird, wenn bei der Extraktion nur die proximale Hälfte des Nagels erscheint. Während der obere Teil des Nagels mit Hilfe der üblichen Extraktionsvorrichtung meist leicht entfernt werden kann, bereitet die Extraktion des distalen Nagelendes oft erhebliche Schwierigkeiten, da beim Unterschenkel die Herzog-Krümmung, beim Oberschenkel die physiologische Antekurvation die Entfernung behindern. In diesen Fällen ist folgendermaßen vorzugehen: Nach Extraktion des oberen Stückes wird ein Bohrdorn eingeführt und die Markhöhle im oberen Schaftanteil bis zur Bruchstelle des Nagels mit dem üblichen Nagelinstrumentarium um etwa 1,5 mm weiter aufgebohrt, als es dem Durchmesser des entfernten Nagelendes entspricht. Über einen speziellen Extraktionshaken, der über den Hohlraum im Nagel vorgeschoben wird und sich an der

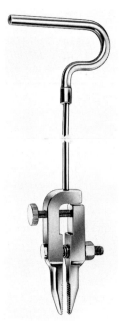

Abb. 1.24 Spezielle Schraubzwinge zur Extraktion von Küntscher-Marknägeln, die mit den üblichen Extraktionshaken nicht entfernt werden können. Der Nagel wird durch die Zwinge von außen gefaßt und komprimiert. Die hierdurch bewirkte Verkleinerung des Nagelquerschnitts erleichtert die Extraktion (Hersteller: Aesculap)

Spitze des Nagels verhakt, läßt sich dann meist der Nagelrest entfernen. Falls diese Technik nicht zum Erfolg führt, da z. B. der Hohlraum im Nagel voll von hartem Knochen ausgewachsen ist, sollte man ernsthaft überlegen, ob man nicht besser den Nagelrest beläßt. Ein zusätzliches distales Freilegen der Nagelspitze durch Knochenfensterung und Herausschlagen von unten bedeutet doch eine wesentliche Erweiterung des operativen Eingriffs.

Spezielle Probleme des AO-Marknagels

Zerstörung des Gewindeansatzes

Die Einführung des konischen Gewindeansatzes im AO-Marknagel stellte ohne Zweifel einen ganz wesentlichen Fortschritt dar. Insbesondere kommt es schon beim Einschlagen des Nagels nicht zur Verformung des Nagelendes, wie es beim Küntscher-Nagel durch den direkten Hammerschlag möglich ist. In der großen Mehrzahl der Fälle ist auch über dieses konische Gewinde eine komplikationsfreie Extraktion des Marknagels gewährleistet. Voraussetzung ist allerdings, daß das Innengewinde des Nagels vor dem ersten Extraktionsversuch vollständig sauber geputzt wird. Wenn etwas Weichgewebe sich zwischen Konus und Nagel interponiert, so reißt der Konus aus, die dünnen Gewindegänge im Nagelende werden beschädigt, und nach mehreren solchen Fehlversuchen kann dann die Extraktion des Marknagels mit dem normalen Instrumentarium völlig unmöglich werden. Eine wesentliche Verbesserung stellt daher der neue Gewindekonus des AO-Instrumentariums dar, der entsprechend einem Gewindeschneider drei Aussparungen besitzt, die im Gewinde noch sitzendes Weichgewebe oder Knochenreste aufnehmen (Abb. 1.**25**). Die Anwendung dieses Konus sollte nach unseren bisherigen Erfahrungen jedoch auf die Extraktion von Marknägeln beschränkt bleiben; denn wir haben mit diesem Konus beim Einschlagen von Marknägeln wiederum spezifische Zwischenfälle erlebt, in der Form, daß sich der Konus derartig im Nagelende festgesetzt hatte, daß ein Herausdrehen nicht mehr möglich war, das Nagelende bei den Versuchen torquiert wurde und schließlich der Nagel wieder völlig herausgeschlagen und ein neuer Nagel eingeführt werden mußte.

Zum Einschlagen sollte daher besser der alte AO-Konus beibehalten werden (Abb. 1.**25**). Gelingt primär die Extraktion mit dem normalen Instrumentarium nicht, so dürfen keinesfalls die üblichen Küntscher-Haken in die am AO-Marknagel vorhandenen vorderen oder hinteren Schlitze eingesetzt werden. Im Gegensatz zum Küntscher-Nagel besteht der AO-Marknagel aus einem sehr dünnwandigen Material. Jeder Extraktionshaken schneidet hier sofort ein und vollendet so die Zerstörung des Nagelendes, und eine Extraktion wird immer problematischer, so daß als letzter Ausweg die Längsspaltung der ganzen Tibia empfohlen wird (SEQUIN u. TEXHAMMER 1980). In seltenen Fällen haben wir bei sehr fest sitzenden Unterschenkelnägeln auch erlebt, daß das Nagelende dicht oberhalb der Herzog-Krümmung abgerissen wurde.

Extraktion mit Spezialinstrumentarium

Für die Entfernung festsitzender AO-Marknägel, die mit dem üblichen Ausschlaggerät nicht entfernt werden konnten, speziell solcher Nägel, bei denen durch vorangegangene frustrane Ausschlagversuche das Innengewinde zerstört, das Nagelende längs gespalten oder auch abgebrochen ist, haben sich eine vom Autor entwickelte Operationstechnik und ein spezielles Instrumentarium außerordentlich gut bewährt, mit dem bisher die Extraktion eines jeden, auch hoffnungslos zerstörten AO-Marknagels auf relativ atraumatische Weise gelungen ist. Wie beim Küntscher-Nagel so kann auch beim AO-Nagel nur dringend empfohlen werden, beim Auftreten schwerwiegender intraoperativer Probleme besser die Versuche rechtzeitg abzubrechen, als z. B. durch Aufsägen des ganzen Knochenrohres eine große Traumatisierung mit hohem Risiko einzugehen. Nach Besorgung eines geeigneten Instrumentariums oder Überweisung in eine entsprechend erfahrene und ausgestattete Klinik kann dann besser in einer zweiten Sitzung die Operation erfolgreich durchgeführt werden (Abb. 1.**26**).

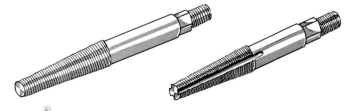

Abb. 1.**25** Gewindekonus des AO-Nagel-Instrumentariums. Die linke, ältere Ausführung sollte weiterhin nur für das Einschlagen, die rechte, neue Ausführung mit Längsnuten nur für die Extraktion angewandt werden

1. Intra- und postoperative Zwischenfälle bei Osteosynthesen

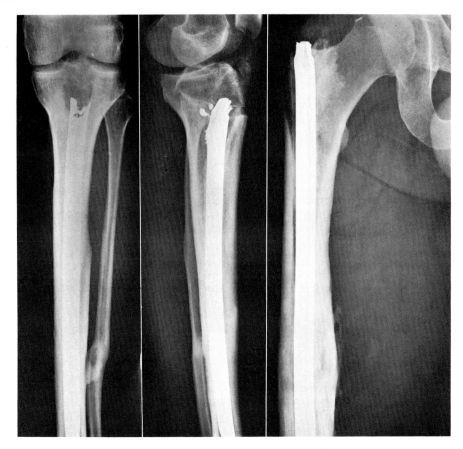

Abb. 1.**26** Beispiele stark zerstörter Enden von AO-Marknägeln nach mehrfachen frustranen Ausschlagversuchen. Problemlose Entfernung mit dem in den Abb. 27 bis 29 gezeigten Spezialinstrumentarium

Anwendung des Spezialinstrumentariums und Operationstechnik

(Abb. 1.**27** bis 1.**29**)

Prinzip: In den Hohlraum des Nagels wird ein kräftiger, an die Ausschlagstange des AO-Instrumentariums anschraubbarer Bolzen gesteckt, der an seinem im Nagel liegenden Ende eine quere Bohrung besitzt. Durch diese und eine in gleicher Höhe durch den Nagel anzulegende Querbohrung wird ein 5 mm ⌀ starker Querbolzen eingeführt, der eine außerordentlich feste Verbindung zwischen Nagel und Ausschlaggerät herstellt. Ein mit dem Ausschlagbolzen verbundenes Zielgerät ermöglicht das Anfertigen des exakt mit dem Ausschlaggerät übereinstimmenden Bohrloches durch den Marknagel. Die Operationsschritte sind, beschrieben für den Tibiamarknagel, für den Femur-Marknagel in Klammern, folgende:

1. Hautlängsschnitt über der Tuberositas tibiae (Trochanterspitze), der nach distal 4 cm verlängert wird. Freilegen des Nagelendes. Sorgfälti-

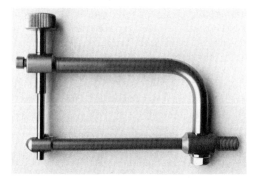

Abb. 1.**27** Spezialinstrumentarium zur Entfernung von AO-Marknägeln mit zerstörtem oder abgebrochenem Gewindeansatz (nach *Ritter*, Hersteller: Hug)

Spezieller Teil

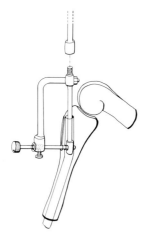

Abb. 1.**28** Lage und Anwendung des Spezialinstrumentariums zur Entfernung von AO-Marknägeln mit zerstörtem Gewindeansatz am Unterschenkel

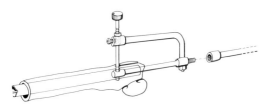

Abb. 1.**29** Lage und Anwendung des Spezialinstrumentariums zur Entfernung von AO-Marknägeln mit zerstörtem Gewindeansatz am Oberschenkel

ges Ausputzen des Nagelinnenraumes möglichst bis zur Herzog-Krümmung (auf 3–4 cm Länge).
2. Herrichten des Instrumentariums: Je nach vorliegendem Nageldurchmesser wird der passende Ausschlagbolzen gewählt und mit dem Zielgerät verbunden.
3. Einführen des Instrumentariums in den Nagel bis zur Herzog-Krümmung (je nach Ausmaß der Zerstörung 3 cm oder mehr). Auf das Instrument kann ggf. der Schlagknopf des üblichen AO-Einschlaginstrumentariums aufgedreht und das Gerät mit leichten Hammerschlägen eingetrieben werden. Ausrichten des Zielgerätes exakt nach ventral (nach lateral). Ausnahme: Unterhalb der Herzog-Krümmung abgebrochene Unterschenkelnägel; hier muß wegen des dorsalen Längsschlitzes im Nagel das Zielgerät senkrecht hierzu, d.h. nach medial, ausgerichtet werden.
4. Einführen der Bohrbuchse durch das Zielgerät und Aufpressen auf den Knochen. Bohren eines Querloches durch ventrale (laterale) Knochenkortikalis und Nagel mit zugehörigem 5 mm-⌀-HSS-Bohrer. Entfernung von Bohrer und Bohrbuchse. Einführen des Querbolzens bis zu der angebrachten Markierung und Festklemmung mit der entsprechenden Schraube.
5. Mit der oszillierenden Säge oder einem dünnen Osteotomiemeißel wird zwischen Querbolzen und freigelegtem Nagelende ein bis auf den Nagel reichender Längsspalt in der Tuberositas tibiae (dem Trochanter major) angelegt. Dieser Spalt ermöglicht beim späteren Ausschlagen des Nagels den Durchtritt des Querbolzens nach proximal, wobei der Spalt vom Querbolzen selbst etwas aufgespreizt wird und nach der Nagelextraktion wieder zusammenklappt.
6. Aufschrauben der AO-Ausschlagstange und Herausschlagen des Nagels mit dem Schlaghammer in üblicher Weise.

Entfernung abgebrochener Nägel

Hier gilt das gleiche Vorgehen, wie es beim Küntscher-Nagel ausführlich besprochen wurde. Entscheidend ist, nach Entfernung des proximalen Nagelteiles die Markhöhle in diesem Bereich ausreichend aufzubohren, um dem distalen Nagelende das Herausgleiten nach oben zu erleichtern. Da der AO-Marknagel sehr dünnwandig ist, darf das Herausschlagen über einen an der Spitze eingeklinkten Spezialhaken nur mit sehr behutsamen Schlägen erfolgen (SEQUIN u. TEXHAMMER 1980). Sonst krempelt sich die Nagelspitze um, oder der Haken schneidet in den Nagel ein.

Osteosynthesen mit Schrauben und Platten

An den Osteosyntheseverfahren mit Schrauben und Platten wird besonders deutlich, daß es sich bei den modernen Operationstechniken um hochentwickelte Verfahren handelt, bei denen viele Arbeitsgänge – es sei nur an das Gewindeschneiden erinnert – aus der Technik übernommen wurden. Die Osteosynthesen setzen im besonderen Maße auch handwerkliches Geschick, technische Kenntnisse und gutes, standardisiertes Werkzeug voraus (MÜLLER u. Mitarb. 1977). Ein stumpfer Bohrer kann nicht nur einen Hitzeschaden am Knochen erzeugen, sondern durch hohen Druck auch rasch abbrechen; ein stumpfer oder verbogener Gewindeschneider wird schlechte Gewinde verursachen und damit den Halt der Schrauben in Frage stellen (GÖRLICH u. BRUG 1979). Die modernen Osteosyntheseverfahren erfordern auch ein erhebliches Verständnis für die Biomechanik, für die an einer gebrochenen Extremität auftretenden Beanspruchungen: Mit einer bestimmten Platte, an der richtigen Stelle angebracht, kann einmal ein vorzügliches Ergebnis erzielt werden; die gleiche Platte an der falschen Stelle angeschraubt, kann zu einem völligen Mißerfolg mit Komplikationen, wie Refrakturen oder Pseudarthrosen führen.

Unter diesen Voraussetzungen wird verständlich, daß es kaum echte osteosynthesespezifische, vitale Komplikationen sind, denen die Hauptbedeutung bei den intra- und postoperativen Zwischenfällen zukommt, sondern es sind vorwiegend technische, im einzelnen vielleicht geringfügig erscheinende Probleme. Wenn der Operateur jedoch solche oft nicht zu vermeidende technische Komplikationen nicht beherrscht, können sich über die mögliche große Traumatisierung des Knochens, über den durch lange Operationszeiten verursachten Infekt, über die Instabilität der Osteosynthese später schwerwiegende Komplikationen entwickeln. Die fachgerechte zügige Behebung technischer Zwischenfälle sowie deren primäre Verhütung ist daher von größter Wichtigkeit. In einer Klinik, in der viele Osteosynthesen durchgeführt werden, ist daher auch das Vorhandensein von speziellem Instrumentarium für solche Problemfälle unerläßlich. Sonst muß in jedem Einzelfalle sorgfältig abgewogen werden, ob es nicht besser ist, den Patienten in eine geeignete Klinik zu überweisen oder nach Beschaffung des Spezialinstrumentariums in einer zweiten Sitzung die Operation erfolgreich abzuschließen. Für alle Phasen der Osteosynthesen mit Platten und Schrauben gibt es spezifische technische Komplikationen, deren Ursachen und Behebung in der Reihenfolge des Operationsablaufes abgehandelt werden sollen.

Abbrechen des Bohrers

Dieser Zwischenfall ist vor allem dann möglich, wenn der Bohrer stumpf ist, und der Operateur versucht, diesen Mangel durch hohen Druck auf die Bohrmaschine auszugleichen. Abgesehen von der Hitzeschädigung des Knochens durch den Bohrer kann bei schrägem Druck der Bohrer schnell abbrechen. Grundsätzlich sollten daher nur scharfe Bohrer benutzt werden. Es lohnt sich sicher nicht, mehrfach Bohrer immer wieder nachzuschleifen, da auch an die Materialermüdung gedacht werden muß. Bohrer sollten, ebenso wie die Gewindeschneider, aus Sicherheitsgründen häufig genug gewechselt werden.

Aufwand und möglicher Schaden stehen sonst in keinem Verhältnis.

Eine weitere häufige Ursache für das Abbrechen des Bohrers liegt darin begründet, daß es bei schräger oder exzentrischer Lage des Bohrers, wie es auf Abb. 1.**30** dargestellt ist, zum Abgleiten der Bohrerspitze, zur Verbiegung und damit zum Abbrechen des Bohrers kommt. Vermieden werden kann diese Komplikation dadurch, daß, sobald der Bohrer auf die zweite Kortikalis kommt, zuerst nur ganz vorsichtig mit geringem Druck gebohrt wird, bis sich die Bohrerspitze an der Kortikalis ein Loch angebohrt hat und dann nicht mehr abrutschen kann. Ist der Bohrer abgebrochen, und liegt die Bohrerspitze im Knochen, so muß im Einzelfall entschieden werden, ob der abgebrochene Bohrer entfernt werden soll oder ohne Schaden verbleiben kann. Prinzipiell ist festzuhalten, daß die heutigen Werkzeuge führender Hersteller aus weitgehend korrosionsfreien Metallegierungen bestehen, so daß sie auch bei längerem Verbleib für den Patienten keinen Schaden bedeuten (FRANK u. ZITTER 1971, RÜEDI u. Mitarb. 1975). Bricht der Bohrer zu Beginn einer Osteosynthese, so wird man im allgemeinen zuerst ohne zu großen Aufwand das abgebrochene Stück entfernen können. Geschieht das Mißgeschick aber gegen Ende einer aufwendigeren Osteosynthese, so wäre es nicht sinnvoll, die ganze Osteosynthese wieder zu demontieren, das Repositionsergebnis zu verlieren und durch erheblich verlängerte Operationszeit das Infektrisiko zu steigern. In solchen Fällen ist es sinnvoller, den abgebrochenen Bohrer später nach erfolgter Frakturheilung zusammen mit dem übrigen Osteosynthesematerial zu entfernen. Der Patient sollte durch ein entsprechendes Gespräch sachlich informiert und aufgeklärt werden.

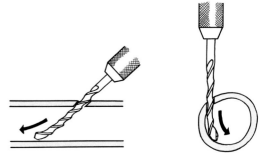

Abb. 1.**30** Abbrechen des Bohrers bei sehr schräger oder exzentrischer Bohrrichtung. Der mit Druck vorgeschobene Bohrer gleitet bei schrägem Auftreffen auf der Gegenkortikalis ab

Abbrechen des Gewindeschneiders

Die häufigste Ursache für das Abbrechen des Gewindeschneiders liegt darin begründet, daß der Gewindeschneider bei exzentrisch im Knochenrohr liegenden Bohrungen oder bei schräg zur Knochenachse liegendem Bohrkanal die zweite Kortikalisbohrung nicht trifft, dadurch plötzlich abgebremst, verbogen und dann abgedreht wird (Abb. 1.**31**). Diesen Schadensfall beobachtet man besonders häufig bei Osteosynthesen am Schenkelhals, wo der Gewindeschneider auf der bogigen medialen Kortikalis nach oben in den Schenkelhals abgleitet und dann abbrechen muß.

Verhütet werden kann dieser Zwischenfall dadurch, daß bei schrägem oder exzentrischem Verlauf des Bohrloches möglichst nicht nur mit der Bohrmaschine, sondern auch mit Hand und Gefühl das Gewinde geschnitten wird. Bei der Anwendung von breiten Platten sollte man beachten, daß die Richtung der Schrauben ins Knochenzentrum zielt, was in idealer Weise bei den dynamischen Kompressionsplatten (DCP) möglich ist (ALLGÖWER u. Mitarb. 1973). Tangential am äußeren Rand der Kortikalis verlaufende Schrauben schwächen das Knochenrohr ganz erheblich und können Ursache für eine erneute Fraktur am Plattenende aus relativ geringfügiger Ursache sein.

Ist ein Gewindebohrer abgebrochen, und liegt das abgebrochene Stück von außen nicht mehr faßbar im Knochen, so muß wie bei dem Bohrer im Einzelfall entschieden werden, ob eine sofortige Entfernung ohne zu großen Aufwand möglich und sinnvoll ist, oder ob der Gewindeschneider ebenfalls für immer belassen oder bei der späteren Metallentfernung mitentfernt wird. Zur Entfernung eines abgebrochenen Gewindebohrers sind eine spezielle linksdrehende Hohlfräse und ein Schraubenausdreher erforderlich. Die operative Technik ist die gleiche, wie sie später für die abgebrochenen Schrauben ausführlich besprochen wird.

Mangelhafter Halt der Schraubengewinde im Knochen

Während bei jüngeren Menschen die für eine Plattenosteosynthese notwendigen Schrauben in ihren Gewinden im kortikalen Knochenrohr immer einen außerordentlich festen Halt finden, kann bei alten Menschen die Kortikalis so dünn und osteoporotisch verändert sein, daß ein normales, für die Stabilität unerläßliches Anziehen der Schrauben nicht möglich ist. Um trotzdem die Plattenosteosynthese erfolgreich abschließen zu können, hat sich uns in diesen Fällen eine modifizierte Form der Verbundosteosynthese außerordentlich bewährt (Abb. 1.**32**):

Über das vorgebohrte Schraubenloch wird mittels einer üblichen Einmalspritze eine kleine Menge (2–3 ml) Knochenzement in die Markhöhle gedrückt. Nach Aushärten des Zementes wird dann eine neue Bohrung durch den Zement hindurch angelegt und das Gewinde geschnitten. Der Knochenzement wirkt hier als eine im Knochenrohr liegende stabile Schraubenmutter, die wieder ein festes Anziehen der Schrauben ermöglicht. Experimentell konnte für diese Operationstechnik eine Festigkeit des Schraubengewindes von mehreren 100 kp nachgewiesen werden (GRÜNERT u. Mitarb. 1976). Da das Hilfsmittel Knochenzement nur bei alten Menschen erforderlich ist, kommt auch der Frage um den dauerhaften Verbleib des Knochenzementes im Knochenrohr keine wesentliche Bedeutung zu.

Intraartikuläre Lage von Schrauben

Diese Gefahr besteht prinzipiell bei Osteosynthesen von Gelenkbrüchen oder gelenknahen Brü-

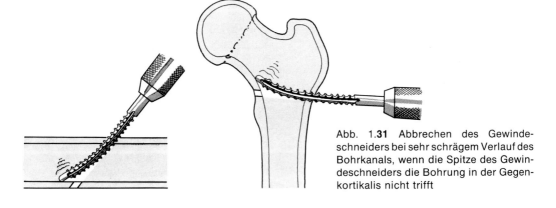

Abb. 1.**31** Abbrechen des Gewindeschneiders bei sehr schrägem Verlauf des Bohrkanals, wenn die Spitze des Gewindeschneiders die Bohrung in der Gegenkortikalis nicht trifft

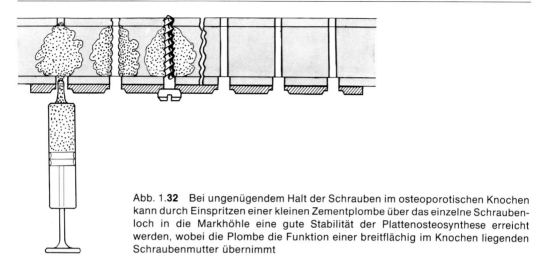

Abb. 1.32 Bei ungenügendem Halt der Schrauben im osteoporotischen Knochen kann durch Einspritzen einer kleinen Zementplombe über das einzelne Schraubenloch in die Markhöhle eine gute Stabilität der Plattenosteosynthese erreicht werden, wobei die Plombe die Funktion einer breitflächig im Knochen liegenden Schraubenmutter übernimmt

chen und läßt sich auch bei aller Sorgfalt nie völlig ausschließen. Besonders leicht ist dieser Fehler möglich bei den untersten Schrauben zur Versorgung einer Außenknöchelfraktur, bei den großen Spongiosaschrauben bei der Versorgung eines Schienbeinkopfbruches oder am Olecranon. Zur der Verhütung kommt der intraoperativen Markierung der Gelenkebene mittels eines Spickdrahtes, ggf. unter Bildwandlerkontrolle wichtige Bedeutung zu. Im Zweifelsfalle sollte intraoperativ eine Kontrolle mit dem Bildwandler erfolgen. Wird die intraartikuläre Lage einer Schraube erst beim postoperativen Röntgenbild festgestellt, so ist ein sofortiger Schraubenwechsel durchzuführen. Die angesprochenen Komplikationen unterstreichen die Forderung, daß nach jeder Osteosynthese unmittelbar postoperativ Röntgenaufnahmen durchgeführt werden sollten. Nur die unmittelbare postoperative Kontrolle ermöglicht die Behebung des Schadens ohne größeren Aufwand (gleiche Narkose).

Akute postoperative Schadensereignisse durch Instabilität der Schrauben- oder Plattenosteosynthese

Alleinige Schraubenosteosynthese

Eine ganz wesentliche postoperative Komplikation der alleinigen Schraubenosteosynthese stellt die sich akut manifestierende Instabilität dar. Wurde durch die gewählte Osteosynthese eine zu geringe Stabilität erzielt, so kann unter der krankengymnastischen Übungsbehandlung oder unter den ersten Belastungsversuchen und bei ungünstigen zusätzlichen Voraussetzungen (osteoporotischer Knochen alter Menschen) die ganze Osteosynthese auseinanderbrechen. Nach den heutigen Erfahrungen muß berücksichtigt werden, daß eine alleinige Schraubenosteosynthese im Schaftbereich, wie sie früher am häufigsten als sog. Rundumverschraubung bei Spiralfrakturen der Tibia zur Anwendung kam, in vielen Fällen nicht ausreichend funktionsstabil ist. Der primären Kombination mit einer Neutralisationsplatte ist daher der Vorzug zu geben. Einzelverschraubungen am Schaft von Oberschenkel, Oberarm oder Unterarm sind immer unzureichend und bergen eine hohe Rate von postoperativen Komplikationen in sich. Die alleinige Schraubenosteosynthese hat ihre Hauptindikation zur Befestigung kleinerer Fragmente und im Gelenkbereich.

Behebung der Instabilität

Ist es aus oben geschilderten Gründen zu einer Instabilität der Schraubenosteosynthese gekommen, so muß im Einzelfall abgewogen werden, ob zusätzliche konservative Maßnahmen, wie ein Gipsverband, oder eine erneute Osteosynthese indiziert sind. Völlig ausgelockerte Schrauben üben eine Sperrwirkung auf die Fraktur aus und müssen entfernt werden. Erscheint eine neue Osteosynthese erfolgversprechender, so muß je nach Gegebenheiten das günstigste Osteosyntheseverfahren zwischen Platte (Stückbrüche, gute Weichteilverhältnisse), Nagel (Quer- und kurze Schrägbrüche im mittleren Schaftbereich) oder Fixateur externe (schlechte Weichteilverhältnisse, Trümmerfrakturen, Infekte) gewählt werden.

Plattenosteosynthese am Schaft

Bei Plattenosteosynthesen am Schaft sind akute Schadensereignisse mit Verbiegung der Platte am Ober- oder Unterschenkel besonders dann möglich, wenn es sich um Stückbrüche gehandelt hat und auf der der Platte gegenüberliegenden Seite die knöcherne Abstützung fehlt. Dann kann die Platte nicht mehr als Zuggurt wirken, sie muß alle an der Extremität auftretenden Belastungen, insbesondere auch die Biegekräfte, übernehmen. Wenn Patienten mit solch ungünstigen Frakturen nun aus den verschiedensten Gründen, sei es aus Versehen, sei es wegen fehlender Disziplin oder fehlender Kontrolle besonders bei alten Menschen, die Extremitäten stark belasten, so kann es zu erheblicher Verbiegung der Platte und damit zu nicht tolerierbaren Fehlstellungen der Extremität kommen. Die Versorgung solcher akuter Zwischenfälle hat nach den allgemeinen Grundsätzen der stabilen Osteosynthese zu erfolgen (MÜLLER u. Mitarb. 1977). Für das spezielle Vorgehen besonders für solche Fälle, bei denen schlechte Weichteilverhältnisse eine erneute offene Osteosynthese und sofortige Knochenspanplastik nicht erlauben, hat sich uns mehrfach folgendes einfache, geschlossene Vorgehen am Unterschenkel bewährt, das mit geringem Aufwand eine vollwertige Reparatur des Schadens erlaubt:

Die Platte wird in situ über dem Knie des Operateurs vorsichtig geradegebogen und es wird dann auf der Gegenseite (also je nach Plattenlage entweder innen oder außen) ein einseitiger Fixateur externe angelegt. Hierzu ist der Wagner-Apparat (WAGNER 1972) als einfach zu handhabendes und sehr vielseitiges Gerät hervorragend geeignet. Ober- und unterhalb des Frakturbereiches ist nur eine einzige Schanzsche Schraube notwendig. Die exakte Länge und damit auch die Knochenachse sind besonders leicht einstellbar. Der Wagner-Apparat wird so lange belassen, bis der Knochen spontan oder nach einer eventuellen späteren Spongiosaplastik stabil genug und eine Abstützung auf der der Platte gegenüberliegenden Seite gewährleistet ist (Abb. 1.**33** und 1.**34**). Am Oberschenkel ist eine Verbiegung der Platte als akutes Ereignis besonders dann möglich, wenn auf der

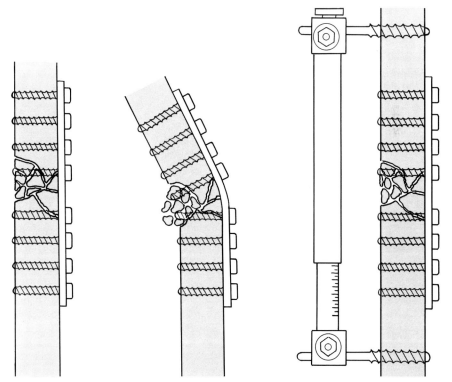

Abb. 1.**33** Behebung eines akuten Schadens mit Verbiegung der Platte bei Trümmerbruch am Unterschenkel mit fehlender kortikaler Abstützung auf der Gegenseite. Nach geschlossenem Geradebiegen der Platte wird auf der Gegenseite ein Wagner-Apparat im Sinne eines Klammerfixateurs montiert, der so lange verbleibt, bis eine ausreichende knöcherne Abstützung eingetreten ist

46   1. Intra- und postoperative Zwischenfälle bei Osteosynthesen

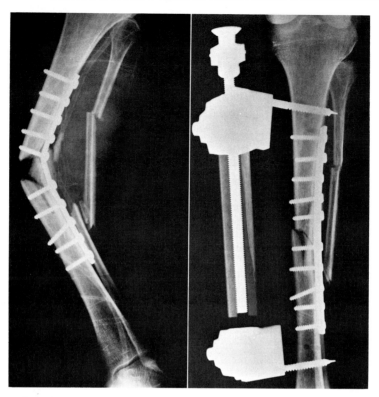

Abb. 1.**34**   Akutes Schadensereignis mit extremer Verbiegung der Platte bei einer 74jährigen Patientin, die in geistiger Verwirrung in der ersten postoperativen Nacht aufgestanden war und das Bein voll belastet hatte. Behebung des Schadens durch geschlossenes Geradebiegen der Platte und Anlegen eines Wagner-Apparates als Klammerfixateur auf der der Platte gegenüberliegenden Seite als wenig aufwendige, aber doch effektive Maßnahme

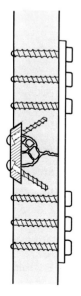

Abb. 1.**35**   Behebung eines akuten Schadens mit Verbiegung der Platte am Oberschenkel bei Trümmerbruch. Die fehlende mediale Abstützung wird durch Einpassen und Anschrauben eines kräftigen kortikospongiösen Spanes wiederhergestellt

medialen Seite die knöcherne Abstützung fehlt. In diesen Fällen ist die Anwendung eines zusätzlichen Fixateur externe wie beim Unterschenkel schlecht möglich. Eine erneute offene Operation ist nicht zu umgehen. Die Platte muß gewechselt werden. Auf der Medialseite wird ein kräftiger kortikospongiöser Knochenspan aus dem Beckenkamm eingepaßt, wobei eine zusätzliche, reichliche Spongiosaanlagerung die knöcherne Konsolidierung beschleunigt. Bei richtiger Vorbereitung des Spanlagers und Formung des Spanes ist die Fixierung mit nur zwei Kleinfragment-Kortikalisschrauben völlig ausreichend (Abb. 1.35 und 1.36).

Ein Zusammenbrechen des Osteosynthesesystems nicht unter Verbiegung der Platte, sondern durch Ausreißen der Schrauben ist als akutes Ereignis und, falls nach üblich geltenden Regeln eine ausreichende Zahl von Schrauben verwendet wurde (mindestens 3–4 beidseits der Fraktur), nur bei hochgradig osteoporotischen Knochen

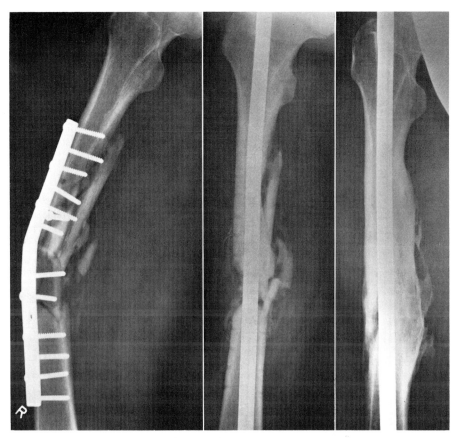

Abb. 1.**36** Die Metallentfernung und das Überwechseln auf einen Marknagel stellen in Ergänzung zu dem in Abb. 1.35 dargestellten Verfahren eine weitere gute Möglichkeit zur Behebung eines akuten postoperativen Schadens mit Verbiegung der Platte am Oberschenkel dar, die in diesem Beispiel durch eine mangelhafte primäre Osteosynthese und die fehlende mediale Abstützung bei Trümmerbruch bedingt war

alter Menschen oder beim Vorliegen eines Infektes möglich. Bei normalen Knochen ist der Halt mehrerer Schrauben in der Kortikalis des Schaftes besonders am Oberschenkel außerordentlich hoch (DIEHL u. Mitarb. 1974, NUNEMAKER u. PERREN 1976, HÜTTER u. Mitarb. 1980).

Zur Behebung eines solchen Schadens eignet sich in besonderer Weise die Verbundosteosynthese, wobei der in die Markhöhle eingebrachte Knochenzement einmal als breitflächige Schraubenmutter ein festes Anziehen der Schrauben ermöglicht, zum anderen gleichzeitig eine eventuell fehlende knöcherne Abstützung auf der der Platte gegenüberliegenden Seite ergänzt. Eine zusätzliche äußere Spongiosaanlagerung fördert die knöcherne Konsolidierung.

Finden bei der Osteosynthese nur einzelne Schrauben – es sind meist die in Gelenknähe plazierten – keinen ausreichenden Halt in der Kortikalis, so muß keineswegs die ganze Markhöhle im Plattenbereich mit Knochenzement aufgefüllt werden; es ist völlig ausreichend, über das entsprechende Bohrloch in den Knochen wenige Milliliter Knochenzement mittels einer kleinen Spritze einzuführen. Wenn diese kleine Zementplombe ausgehärtet ist, wird das neue Bohrloch angelegt und ein Gewinde geschnitten (GRÜNERT u. Mitarb. 1976).

Ein schrittweises Ausreißen von Schrauben bei einer Plattenosteosynthese an primär normalem Knochen, allerdings nicht mehr in der unmittelbaren postoperativen Phase, sondern später, muß immer den hochgradigen Verdacht auf das Vorliegen eines Infektes wecken und erfordert dann eine entsprechende lokale Sanierung und neue Osteosynthese, meist mit dem Fixateur externe.

Osteosynthesen am Schenkelhals

Die häufigsten akuten Schadensfälle betreffen ohne Frage Osteosynthesen nach Schenkelhalsfrakturen, wobei es schon unter den ersten Belastungen zu einem völligen Zusammenbrechen der Osteosynthese kommen kann. Diese akuten Ereignisse werden am häufigsten bei solchen per- und subtrochanteren Stückbrüchen gesehen, bei denen die mediale knöcherne Abstützung fehlt. Bei kritischer Analyse solcher Schadensfälle wird jedoch deutlich, daß meist gewichtige operationstechnische Mängel der Primärosteosynthese nachweisbar sind, so vor allem Fixation in Varusfehlstellung oder in zu starker Antetorsion des Schenkelhalses. Nach der Versorgung von medialen Schenkelhalsfrakturen mit Nagel oder Winkelplatte werden wesentliche Mängel oft nur im axialen Röntgenbild sichtbar. Am häufigsten findet sich eine erhebliche Abkippung des Kopfes nach hinten mit einer entsprechenden exzentrischen unkorrekten Lage der Metallklinge im Kopf. Bestehen solche primären Mängel, so kann die Osteosynthese den auftretenden Belastungen nicht standhalten, es kommt z. B. zum Ausbrechen des Kopfes aus der Klinge, zur Perforation der Plattenklinge durch den Kopf bis ins Becken, zum Zusammensintern eines Stückbruches, zu zunehmender Varusstellung oder gar zum völligen Zusammenbrechen des ganzen Osteosynthesesystems.

Bei der Behebung solcher Schäden stellt heute die mediale Schenkelhalsfraktur den günstigsten Fall dar. Größere Reparaturversuche mit Erhaltung des Kopfes sind hier bei älteren Menschen kaum sinnvoll. Die Schadensfälle sind naturgemäß besonders bei solchen biomechanisch besonders ungünstigen Frakturen häufig, die man nach heutiger Erkenntnis schon primär besser nicht mit einer Osteosynthese, sondern mit einem totalprothetischen Hüftgelenkersatz versorgt hätte. So wird man sich bei älteren Menschen und ungünstigen Frakturformen heute immer zur Totalprothese entschließen, während erneute Osteosynthesen ggf. unter gleichzeitiger valgisierender Umstellung zur Besserung der biomechanischen Voraussetzungen nur jüngeren Patienten vorbehalten bleiben sollten.

Bei den pertrochanteren Schenkelhalsfrakturen gestaltet sich die Reparatur eines Schadens oft schwieriger.

Einen relativ geringen Schaden stellt die postoperative Dislokation des primär abgebrochenen oder sekundär abgerissenen Trochanter major dar, wie er gerade bei Stückbrüchen nach den ersten Belastungen nicht selten vorkommt. Hierbei wird der Trochanter major durch die Muskelzüge nach oben erheblich disloziert. Sicher stellt dieses keine ernste Komplikation dar und ist zumindest bei alten Menschen kein Grund zur erneuten Operation. Der Trochanter heilt jedoch nach oben verschoben an, was zu einer entsprechenden Muskelinsuffizienz mit Gehbehinderung und Hinken führt. Eine Wiederbefestigung mit einer kräftigen Drahtzuggurtung ist möglich. Die Erfahrungen zeigen jedoch, daß selbst dicke Drähte als Hinweis für die hier wirkenden großen Muskelkräfte abreißen und in seltenen Fällen Pseudarthrosen entstehen können. Der sekundäre, d. h. postoperative Abriß des Trochanter major ist jedoch in den meisten Fällen unnötig und kann verhindert werden, denn er resultiert aus einem Mangel der heute allgemein gebräuchlichen Operationstechnik bei der Versorgung von Schenkelhalsfrakturen mit Winkelplatten oder Laschennägeln:

Zur Darstellung des proximalen Femurabschnittes in dem Bereich, in dem das Knochenfenster zur Einführung der Winkelplatte oder des Laschennagels angelegt werden soll, wird üblicherweise der Ansatz des M. vastus lateralis L-förmig abgetrennt, d. h. hinten an der Fascia lata in Längsrichtung und oben am Trochanter major senkrecht zum Muskelansatz von hinten nach vorn. Anschließend wird der Muskel mit Hohmann-Hebeln nach vorne weggehalten. Die spätere Wiederbefestigung des Muskelansatzes am Trochanter durch Nähte kann naturgemäß nicht sehr stabil sein und ist den auftretenden Muskelkräften oft nicht gewachsen. Bei abgebrochenem Trochanter major werden hier an der Wiederbefestigungsstelle nicht nur die Kräfte des M. vastus lateralis selbst, sondern auch noch die entgegengesetzt wirkenden Muskelkräfte der Glutealmuskulatur wirksam. So ist es verständlich, daß dann bei den Gehversuchen der Trochanter major nach oben abgerissen werden kann. Das quere Abtrennen (kurzer Schenkel des L) des Vastusansatzes ist jedoch völlig unnötig, denn das Knochenfenster zur Einführung einer 130°-Winkelplatte liegt bei normalen anatomischen Verhältnissen ca. 15–20 mm unterhalb des Muskelansatzes. Zur Darstellung dieses Knochenabschnittes ist es daher ausreichend, den Vastusansatz nur in Längsrichtung hinten abzulösen und höchstens um eine ganz kurze Strecke nach vorne einzukerben und dann den Muskel mit Hohmann-Hebeln nach vorne wegzuhalten. Durch dieses Vorgehen kann bei den meisten Bruchformen, bei denen der

Trochanter major mitabgebrochen ist, auf dessen zusätzliche Fixierung verzichtet werden, und eine sekundäre Dislokation ist kaum zu befürchten. Anders liegen die Verhältnisse naturgemäß, wenn eine 95°-Kondylenplatte benutzt wird. Dann muß der Vastusansatz L-förmig in üblicher Technik abgelöst werden, da die Eintrittsstelle für die Klinge etwa 15 mm oberhalb des Muskelansatzes liegt. Bei dieser Form der Osteosynthese wirkt die Kondylenplatte aber selbst dann als stabiler Zuggurt am Trochanter major.

Ist die Osteosynthese bei einer per- bis subtrochanteren Stückfraktur völlig in sich zusammengebrochen, so kommen prinzipiell drei Möglichkeiten zur Behebung des Schadens in Frage, wobei im Einzelfall je nach Vorliegen der Bruchform, nach Lebensalter u.a. die geeigneteste Form auszuwählen ist: Einmal kann eine erneute Osteosynthese mit einer Winkelplatte unter gleichzeitiger Valgisierung der Fraktur durchgeführt werden, eventuell unter zusätzlicher lateraler Keilentnahme im Sinne einer Y-förmigen Umlagerungsosteotomie nach Pauwels (PAUWELS 1973, MÜLLER u. Mitarb. 1977). Hierbei kann praktisch kaum zu viel valgisiert werden. Durch Änderung der biomechanischen Verhältnisse sind so selbst schwierigste Stückbrüche und Schadensfälle gut auszuheilen.

Die zweite Möglichkeit stellt die Verbundosteosynthese dar, die insbesondere bei alten Menschen zur Anwendung kommen sollte, wo die Forderung nach einer sofortigen Belastbarkeit vordringlich ist. Besonders gute Erfahrungen haben wir hier mit der Kombination einer 95°-Kondylenplatte und Knochenzement gemacht. Diese Anordnung ist aus biomechanischen Gründen der Verbundosteosynthese mit einer 130°-Winkelplatte überlegen. Der Knochenzement übernimmt hier die mediale Druckabstützung, während die Kondylenplatte neben der Schienung der Fraktur auf der lateralen Seite als Zuggurt wirkt. In den meisten Fällen läßt sich so selbst bei Stückbrüchen eine ausreichende primäre Belastungsstabilität erzielen (RITTER u. GRÜNERT 1974). Bei der Anwendung des Knochenzementes sollte darauf geachtet werden, daß der Zement nicht die Frakturspalten ausfüllt und so die knöcherne Konsolidierung verhindert, die letztlich das Ziel jeder Osteosynthese bleibt (Abb. 1.**37**). Die dritte Möglichkeit zur Reparatur eines Schadensfalles nach einer Schenkelhalsfraktur stellt der Ersatz durch die Totalprothese auch bei der pertrochanteren Schenkelhalsfraktur dar. Nach unseren früheren Erfahrungen sollte man jedoch nicht die sogenannte Krückstock- oder Tumorprothese benutzen, da hier eine richtige und dauerhafte Befestigung der am Trochanter ansetzenden kräftigen Muskulatur naturgemäß kaum möglich ist. Wesentlich bessere Resultate sind erzielbar, wenn eine normale Langschaftprothese benutzt wird. Die im proximalen Anteil dann herumgelegten kleineren Fragmente und Trochanterstücke haben meist nach kurzer Zeit wieder knöcherne Verbindung, und insbesondere die funktionellen Resultate sind nach diesem prothetischen Ersatz deutlich besser. Zum prothetischen Ersatz der zerstörten Osteosynthese sollte man naturgemäß vorwiegend bei älteren Menschen greifen, sonst nur, wenn wirklich keine sinnvollen Möglichkeiten der knöchernen Rekonstruktion mehr bestehen.

Metallentfernung

Auch hier gibt es eine ganze Reihe intraoperativer Komplikationen, die sich vorwiegend auf technische Probleme im Bereich der Schrauben konzentrieren: Ein beschädigter Innensechskant im Schraubenkopf kann das Herausdrehen der Schraube und damit auch die Entfernung einer Platte unmöglich machen, ein abgebrochener Schraubenkopf verhindert das Herausdrehen des Schraubengewindeteils, oder die Schraube ist im Schaftbereich abgebrochen, so daß sie nur teilweise entfernt werden kann. Damit aus diesen rein technischen Zwischenfällen keine klinischen Komplikationen entstehen, sollte man mit den speziellen Techniken und dem speziellen Instrumentarium für diese Problemfälle vertraut sein. Durch ungeeignete Maßnahmen wird der Knochen in seiner Stabilität wesentlich geschwächt, lange Operationszeiten provozieren die Entwicklung eines Infektes.

Zerstörter Innensechskant im Schraubenkopf

Sitzt eine Schraube sehr fest im Knochen, so kann beim Versuch, die Schraube zu lockern, der Innensechskant zerstört werden, so daß mit normalem Werkzeug eine Schrauben- bzw. Plattenentfernung nicht möglich ist. Hier gibt es grundsätzlich drei Möglichkeiten:

Einmal kann der Schraubenkopf durch ständiges Hin- und Herbewegen mit eingestecktem Schraubenzieher abgebrochen werden. Danach muß allerdings mit der später beschriebenen, relativ aufwendigen Technik der Rest der Schraube noch extrahiert werden. Während das so geschilderte

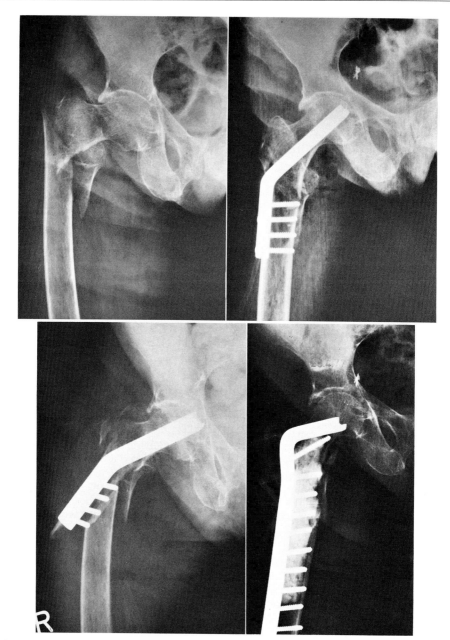

Abb. 1.37 Akutes postoperatives Schadensereignis bei mit 130-Grad-Winkelplatte versorgter pertrochanterer Oberschenkelfraktur. Behebung des Schadens bei der 85jährigen Patientin durch Verbundosteosynthese mit einer 95-Grad-Kondylenplatte

Abbrechen bei Einzelschrauben oder bei Schrauben in den ovalen Löchern der DC-Platten relativ einfach ist, ist dies bei den Rundlochplatten sehr viel schwieriger. Als zweite Möglichkeit kann in diesen Fällen der Schraubenkopf mit dem zerstörten Innensechskant mit einem 5-mm-∅-Spezialbohrer weggebohrt werden (SEQUIN u. TEXHAMMER 1980). Dies ist jedoch nicht ganz einfach, da die üblichen pneumatischen Bohrmaschinen zu schnell drehen. Anschließend muß ebenfalls der abgebrochene Schraubenteil mit der später geschilderten Technik entfernt werden.

Am besten gelingt die Entfernung einer Schraube mit zerstörtem Innensechskant mit einem Spezialinstrument: Der Schraubenauszieher besitzt, wie die in der Technik gebräuchlichen Bolzenausdreher, ein feines konisches Linksgewinde, das sich beim Linksdrehen in den defekten Innensechskant der Schraube festzieht und somit ein Herausdrehen der Schraube ermöglicht (Abb. 1.38).

Abgebrochene Schrauben

Schrauben können bei Instabilität der früheren Osteosynthese und verzögerter Frakturheilung abgebrochen sein, sie können jedoch auch so fest im Knochen sitzen, daß sie beim Ausdrehversuch abgedreht werden. Die Entfernung einer fest im Knochenrohr sitzenden Gewindeschraube erfordert einen erheblichen Aufwand, so daß im Einzelfalle sorgfältig abgewogen werden muß, ob dieser Aufwand gerechtfertigt ist oder besser die Schraube belassen wird. Eine einzelne, im Knochen liegende Schraube stört Stabilität und Biomechanik des Knochens sehr wenig. Das Ausfräsen einer abgebrochenen Schraube erzeugt einen relativ großen Kanal im Knochen mit entsprechendem Stabilitätsverlust und der Gefahr der Frakturentstehung in diesem Bereich. Abgebrochene Schrauben müssen naturgemäß dann entfernt werden, wenn sie eine zweite vorgesehene Osteosynthese, z.B. Marknagelung, behindern würden.

Für die Entfernung abgebrochener Schrauben gibt es z.B. im Rahmen des AO-Instrumentariums (SEQUIN u. TEXHAMMER 1980) ein spezielles Instrumentarium. Technisch wird zusammengefaßt folgendermaßen vorgegangen:

Mit einer der Schraubengröße entsprechenden linksschneidenden Hohlfräse wird um den Schraubenstumpf ein etwa 10 mm langer Kanal gefräst. Über das nun zugängliche Schraubenstück wird eine Extraktionsbuchse aufgesetzt, die in ihrem Innern ein konisches feines Linksgewinde hat. Wird nun unter gleichzeitigem Druck diese Extraktionsbuchse linksherum gedreht, so klemmt sich die Schaube hierin fest und kann so herausgedreht werden (Abb. 1.39). Durch Anwendung dieser speziellen Extraktionsbuchse ist es nicht mehr erforderlich, die Schraube in ganzer Länge auszufräsen, was hinsichtlich der Knochenstabilität von wesentlichem Vorteil ist. Nach einer solchen Metallentfernung muß der Patient darauf hingewiesen werden, daß er die operierte Extremität in den nächsten 2–3 Monaten nur vermin-

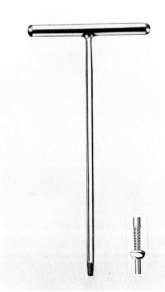

Abb. 1.38 Spezialinstrument mit konischem Linksgewinde zum Ausdrehen von Knochenschrauben mit zerstörtem Innensechskant (Hersteller: Aesculap)

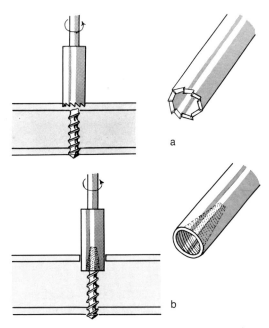

Abb. 1.39 Operationstechnik und Instrumentarium zur Entfernung abgebrochener Schrauben
a) Mit einer linksdrehenden Hohlfräse wird ein kurzer Kanal um das Schraubenende gefräst
b) Herausdrehen der abgebrochenen Schrauben mit Extraktionsbuchse, die einen Innenkonus mit feinem Gewinde besitzt

dert belasten darf, damit es nicht zu einer Fraktur in dem vorübergehend geschwächten Knochenbereich kommen kann (MATTER u. Mitarb. 1972 und 1975).

Refrakturen nach Metallentfernung

Nach Entfernung von Platten am Ober- und Unterschenkelschaft kann es gelegentlich zu Refrakturen im früheren Plattenbereich kommen (MATTER u. Mitarb. 1972 und 1975; DIETSCHI u. ZENKER 1974; LEHMANN u. Mitarb. 1977). Ursächlich verantwortlich dafür ist die Tatsache, daß der Knochen im Bereich der Platte in seiner mechanischen Qualität erheblich herabgesetzt ist (JÄGER u. Mitarb. 1974). An dieser Erscheinung wird ein wesentlicher biomechanischer Mangel von Plattenosteosynthesen im Bereich des Schaftes deutlich: Ein erheblicher Teil des Kraftflusses läuft über das starre Metall, so daß es durch Fehlen des normalen biomechanischen Belastungsreizes zu einem negativen Ab- und Umbau der unter der Platte liegenden Kortikalis kommt. Wird nun nach Metallentfernung der Knochen gleich wieder voll belastet, so ist dieser den Beanspruchungen nicht gewachsen und es kann zu einer Fraktur kommen. Der Bruchverlauf ist meist einfach quer entsprechend einem Ermüdungsbruch und nimmt fast immer seinen Verlauf (bzw. seinen Ausgang?) durch einen Schraubenkanal.

Für die Verhütung dieser Komplikation kommt dem richtig gewählten Zeitpunkt der Metallentfernung entscheidende Bedeutung zu (REHN u. HIERHOLZER 1971, RUEFF u. WILHELM 1972):

Nach unseren bisherigen Erfahrungen sollten Platten am Schaft am besten etwa 1½ Jahre nach erfolgter Frakturheilung entfernt werden. Bei früherer Metallentfernung nimmt die Gefahr der Refraktur erheblich zu. Längeres Abwarten bringt jedoch ebenfalls keinen Vorteil. So haben wir Refrakturen selbst bei jungen Menschen nach vieljähriger Verweildauer der Platte gesehen, wie das Beispiel eines jungen Mannes mit Refraktur drei Wochen nach Entfernung einer sieben Jahre verbliebenen Oberschenkelplatte demonstrieren soll (Abb. 1.**40**).

Bei Refrakturen am Oberschenkel wird am besten eine Marknagelung durchgeführt. Dabei sollte die Markhöhle nur relativ wenig aufgebohrt werden, um die Durchblutung des Knochens, der durch das Anlegen der Platte und das Freilegen bei der Metallentfernung in seiner Durchblutung schon beeinträchtigt ist, nicht weiter zu gefährden. Da es sich praktisch immer um einen queren Ermüdungsbruch handelt, kann der Patient nach der Nagelung von Anfang an wieder weitgehend belasten.

Eine Refraktur am Unterschenkel kann konservativ durch Anlegen eines Gehgipsverbandes behandelt werden. Da es sich immer um einen Querbruch handelt, besteht keine Gefahr des Abrutschens. Unter der funktionellen Beanspruchung baut die Fraktur meist rasch durch, und es kommt zum funktionellen Auf- und Umbau der Kortikalis im früheren Plattenbereich. Wenn zusätzliche Faktoren gegen eine Gipsbehandlung sprechen, wird die Marknagelung durchgeführt. In allen Fällen wäre es dagegen wenig sinnvoll, eine Refraktur nach Entfernung einer Platte erneut mit einer Plattenosteosynthese zu versorgen. Die prinzipiellen biomechanischen Mängel blieben erhalten. Natürlich würde auch diese Fraktur wieder fest, das Problem der Metallentfernung würde man jedoch nur vor sich herschieben.

Verbundosteosynthesen

Unter Verbundosteosynthesen verstehen wir Osteosyntheseverfahren, bei denen eine Kombination von Metallimplantaten (meist Platten) und einem autopolymerisierenden Kunststoff, dem sog. Knochenzement, zur Anwendung kommt (daher auch Kombinationsosteosynthesen genannt). Die Indikation für den Einsatz der Verbundosteosynthese ist dann gegeben, wenn mit herkömmlichen Mitteln allein keine ausreichende Stabilität der Osteosynthese erzielbar ist, wenn also z. B. die Schrauben keinen Halt in der dünnen osteoporotischen Kortikalis alter Menschen, besonders in Gelenknähe, finden. Hier kann der in die Markhöhle eingebrachte Zement als kräftige Schraubenmutter dienen, die die außen angelegte Metallplatte über eine breite Fläche fest mit dem Knochen verbindet. Wesentliches Anwendungsgebiet ist ferner die per- und subtrochantere Schenkelhalsfraktur alter Menschen, bei denen aufgrund fehlender medialer Abstützung sonst keine primär ausreichende Belastungsstabilität erzielbar ist (MÜLLER 1963, TSCHERNE u. SZYSZKOWITZ 1969). Hauptindikationsgebiet für die Verbundosteosynthese sind drohende oder bereits erfolgte pathologische Frakturen, wie sie insbesondere durch Metastasen maligner Geschwülste oder durch primäre Knochentumoren verursacht werden. Weiter kann der Knochenzement zur vorübergehenden Auffüllung eines Knochendefektes, z. B. nach Entfernung eines benignen oder semimalignen Knochentumors, dienen, wobei er

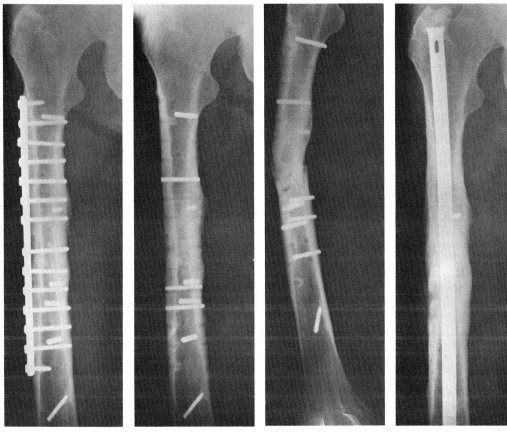

Abb. 1.40 Refraktur des Oberschenkels 3 Wochen nach Plattenentfernung bei einer seit 7 Jahren röntgenologisch knöchern fest durchgebauten Fraktur. Die rasche Konsolidierung der Fraktur nach anschließender Marknagelung zu einem voll belastungsfähigen Knochen demonstriert die prinzipielle biomechanische Überlegenheit des Marknagels

später wieder entfernt und durch eine Spongiosaknochenplastik ersetzt wird.

Intraoperative Zwischenfälle

Bei der Verwendung von Knochenzement anläßlich einer Verbundosteosynthese kann es prinzipiell zu den gleichen bedrohlichen Herz-Kreislauf-Reaktionen, insbesondere mit Blutdruckabfall, Herzrhythmusstörungen und Störung des Gasaustausches in der Lunge kommen, wie sie im Rahmen der Implantation von Totalendoprothesen besonders bekannt geworden sind. Für die Entstehung dieser bis zur vitalen Gefährdung möglichen Komplikationen kommt sicher der massiven Einschwemmung von Markrauminhalt im Sinne einer Fettembolie die wesentlichste Bedeutung zu (SCHULITZ u. DUSTMANN 1976, LIPECZ u. Mitarb. 1973, RINECKER 1980, SCHLAG u. Mitarb. 1976), während direkte Reaktionen auf die mögliche Ausschwemmung von Restmonomeren aus dem Knochenzement (EGGERT u. Mitarb. 1975), Allergisierungsvorgänge (MONTENY u. Mitarb. 1978) oder nerval-reflektorische Mechanismen wahrscheinlich nur eine zusätzliche, aber untergeordnete Rolle spielen (PELLING u. BUTTERWORTH 1973, SCHLAG u. Mitarb. 1976, RUDIGIER u. GRÜNERT 1978).

Bei der Verhütung der intraoperativen Zwischenfälle sind daher die Maßnahmen entscheidend wichtig, die eine Ausschwemmung von Marksubstanz in die Blutbahn verhindern. Dies ist in erster Linie eine ausreichende Druckentlastung der Markhöhle, da beim Einpressen von Knochenzement in die geschlossene Markhöhle Überdrücke von mehreren bar auftreten können (OHNSORGE u. OHNSORGE 1974). Dünne Redon-Drainagen sind nicht ausreichend, da sie, wie experimentelle Untersuchungen gezeigt haben, schon durch kleinste Markraumbröckel verstopfen. Am geeignetsten für die Entlüfung ist ein ausreichend großes (4,5 mm im Durchmesser) Bohrloch dicht neben dem Schaftbereich, der später mit Zement aufgefüllt wird (v. ISSENDORF u. RITTER 1977). Bei den Verbundosteosynthesen wird jedoch nur in selteneren Fällen der Knochenzement in das intakte und geschlossene Knochenrohr eingepreßt, viel häufiger wird ein größerer Knochendefekt von außen mit Zement aufgefüllt, so daß eine Druckerhöhung im Markraum nicht eintritt und so ernste intraoperative Zwischenfälle eine wesentliche geringere Bedeutung haben als bei der Implantation von Totalendoprothesen.

Akute postoperative Schadensereignisse durch Instabilität der Verbundosteosynthese

Grundsätzlich lassen sich durch das Prinzip der Verbundosteosynthese hohe Stabilitäten des Osteosynthesesystems erzielen. Klinisch werden jedoch nicht ganz selten akute Zwischenfälle in der Form gesehen, daß es bei voller Belastung der operierten Extremität plötzlich zum Zusammenbrechen der Osteosynthese kommt, wobei entweder das ganze Osteosynthesematerial aus dem Knochen ausbricht oder es zu einer erneuten Fraktur im Übergangsbereich zwischen normalem Knochen und Verbundosteosynthese oder gar zum Bruch einer eingebrachten Metallplatte kommen kann. Bei der Beurteilung solcher akuter Zwischenfälle ist folgendes zu berücksichtigen: Hauptanwendungsbereich für die Verbundosteosynthesen sind neben den pathologischen Frakturen in erster Linie die per- und subtrochanteren Schenkelhalsfrakturen alter Menschen mit sehr osteoporotischen Knochen, wobei durch die Verbundosteosynthese wohl eine relativ gute Belastungsfähigkeit erzielt werden soll, postoperativ aber nicht sichergestellt werden kann, daß der Patient die operierte Extremität nur teilweise belastet. Bei der Anwendung des Knochenzementes muß, um Mißerfolgen vorzubeugen, beachtet werden, daß der Knochenzement in seinen mechanischen Eigenschaften nicht nur den Metallimplantaten um ein Vielfaches, sondern auch der Knochenkortikalis erheblich unterlegen ist. Keinesfalls darf daher erwartet werden, daß in die Markhöhle eingebrachter Knochenzement allein in der Lage ist, eine Fraktur ausreichend zu stabilisieren. Der Knochenzement muß bei relativ guter Druckfestigkeit daher stets zusammen mit einem Metallimplantat so eingesetzt werden, daß der Zement nur Druckkräfte, das Metallimplantat dagegen die am Osteosynthesesystem auftretenden Zug- und Biegekräfte übernimmt. Bei den per- und subtrochanteren Schenkelhalsfrakturen bedeutet dies, daß der Knochenzement vorwiegend die hier bei Stückfrakturen meist fehlende wichtige mediale Knochenabstützung ersetzen muß. Die früher häufig angewandte Verbundosteosynthese mit 130°-Winkelplatte und Knochenzement ist aus biomechanischen Gründen nicht so günstig. Hier haben wir als akutes Ereignis ein Zusammenbrechen des Osteosynthesesystems, ausgelöst durch einen Ermüdungsbruch der Winkelplatte, schon nach wenigen Wochen Belastung gesehen. Entscheidend bessere Stabilität wird durch die kombinierte Anwendung von 95°-Kondylenplatte und Knochenzement erzielt (RITTER u. GRÜNERT 1974). Auch für die Verbundosteosynthese kniegelenknaher Oberschenkelfrakturen ist die 95°-Kondylenplatte das geeignetste Implantat (RITTER 1973).

Ist es zum Zusammenbrechen einer Verbundosteosynthese am Schenkelhals gekommen, so muß im Einzelfall entschieden werden, ob auf eine erneute Verbundosteosynthese, z. B. mit 95°-Kondylenplatte und gleichzeitiger Valgisierung, übergegangen werden kann, oder ob der Hüftkopf entfernt und eine Endoprothese eingebaut wird. Hier kann unter Benutzung einer normalen Langschaftprothese unter Auffädeln bzw. Anlagern von Knochenstücken oft ein wesentlich besseres Ergebnis erzielt werden als mit den früher häufiger angewandten sogenannten Krückstockprothesen.

Ein besonders kritischer Punkt bei den Verbundosteosynthesen ist der Übergang zwischen Verbundosteosynthese und normalem Knochenrohr. Da der Knochen im Bereich von Metallimplantat und Knochenzement extrem starr ist, kann es am Übergang zum normalen Knochenrohr schon aus geringfügigem Anlaß zu einer neuen Fraktur kommen, gerade wenn der Knochen stark osteoporotisch ist.

Dieser Komplikation kann am besten dadurch vorgebeugt werden, daß der Übergang zwischen Verbundosteosynthese und angrenzendem Knochen allmählich gestaltet wird, und zwar in der Form, daß der in der Markhöhle liegende Knochenzement etwa 2 cm weiter nach peripher reicht, als es der Länge der Osteosyntheseplatte entspricht, und in das letzte Loch der Platte nur noch eine kurze Schraube eingebracht wird. Ist eine solche erneute Fraktur aufgetreten, so gibt es im allgemeinen keine andere Möglichkeit, als eine zusätzliche Osteosynthese mit einer zweiten Platte durchzuführen oder aber die primär eingebrachte Platte gegen eine entsprechende längere auszuwechseln.

Osteosynthesen mit dem Fixateur externe

Osteosynthesen mit dem Fixateur externe haben in den letzten Jahren eine regelrechte Renaissance erlebt, obwohl das Prinzip bereits alt ist und schon vor vielen Jahren, insbesondere von HOFFMANN, für alle Anwendungsbereiche zu erheblicher technischer Reife gebracht wurde (HOFFMANN 1959). Hauptindikationen für die Anwendung des Fixateur externe sind heute überwiegend die offenen Frakturen im Bereich des Unterschenkels, bei denen der schwere Weichteilschaden in Form von offenen Wunden, Quetschungen, Hautnekrosen oder auch Gefäßschäden ganz im Vordergrund steht. Ferner findet diese Form der äußeren Knochenstabilisierung Anwendung bei infizierten Pseudarthrosen oder überhaupt dann, wenn schlechte Haut- und Weichteilverhältnisse eine innere Stabilisierung durch Platten oder Marknagel nicht zulassen. Einen speziellen Anwendungsbereich stellen die Arthrodesen an Knie- und Sprunggelenk dar. Besondere Konstruktionsformen des Fixateur externe, die eine kontinuierliche Längenänderung erlauben, finden Anwendung bei der operativen Beinlängenkorrektur (WAGNER 1972).

Hauptziel bei der Anwendung der Fixateur-externe-Osteosynthese ist, einmal die prinzipiell großen und unbestrittenen Vorteile einer stabilen Osteosynthese gerade bei Frakturen mit schwerer Weichteilschädigung zu nutzen, gleichzeitig aber entscheidende Nachteile und Komplikationen anderer, offener Osteosyntheseverfahren mit Platten und Marknägeln zu vermeiden. Der wesentliche Vorteil des Fixateur externe liegt darin, daß die zur Stabilisierung notwendigen Steinmann-Nägel oder Schanzschen Schrauben fernab der eigentlichen Fraktur und des geschädigten Weichteilbereiches eingebracht werden und somit eine zusätzliche operative Freilegung des Frakturgebietes mit ihren Nachteilen der Devastierung der Knochenfragmente und der zusätzlichen Schädigung der Weichteildurchblutung vermieden wird. Denn ohne Frage zeigen Plattenosteosynthesen gerade bei breit offenen Frakturen im Bereich des Unterschenkels besonders in weniger geübter Hand eine recht hohe Rate von Komplikationen in Form von Haut- und Weichteilnekrosen, Infekten, avitalen Knochenfragmenten und daraus resultierenden Problemen der späteren Infektsanierung und plastischen Weichteildeckung (SZYSZKOWITZ u. Mitarb. 1981). Ein weiterer entscheidender Vorteil des Fixateur externe ist ferner, daß im Gegensatz zu konservativen Behandlungsmaßnahmen mit Extensionen und Gipsverbänden Wundpflege und Hochlagerung des Beines durch Aufhängen am Fixateur externe außerordentlich erleichtert werden (CLAUDI u. Mitarb. 1976).

Unbestrittener Hauptindikationsbereich für den Fixateur externe ist der Unterschenkel, während am Oberschenkel das Ziel einer ausreichenden Stabilität bei gleichzeitiger Vermeidung wichtiger Nachteile und Komplikationen wesentlich schwerer zu erreichen ist und bei den am Oberschenkel viel geringeren Weichteilproblemen oft mit den entsprechenden Platten bessere Ergebnisse erzielbar sind.

Ausnahmeindikationen für den Fixateur externe stellen Frakturen, Pseudarthrosen oder Infekte an Ober- und Unterarm dar, da hier aus anatomischen Gründen die Beeinträchtigung der Muskulatur und die Gefährdung von Nerven und Gefäßen wesentliche Nachteile des Fixateur externe darstellen. Deshalb wird hier die zweidimensionale Montage als Klammerfixateur zum Beispiel in Form des Wagner-Apparates (WAGNER 1972) verwendet.

Die klinischen Beobachtungen haben gezeigt, daß eine primäre Osteosynthese mit dem Fixateur externe gerade bei dem Hauptanwendungsbereich der breit offenen Frakturen im Vergleich zur Plattenosteosynthese sicher eine geringere Rate der Primärkomplikationen hat. Andererseits kann nicht übersehen werden, daß rein aus der Sicht der Knochenstabilisierung und der Biomechanik der Fixateur externe gegenüber dem Marknagel und auch der Plattenosteosynthese doch entscheidende Nachteile aufweist, die sich nach unseren Erfahrungen in einer oft verzögerten Frakturheilung dokumentieren. Entscheidender Vorteil ist aber, daß man nach Abheilung der Weichteilverletzungen im allgemeinen ohne Probleme auf ein anderes Osteosyntheseverfahren, wie die Platte oder, bei sicher aseptischen Verhältnissen, den Marknagel, überwechseln kann. Bei allen prinzipiellen Vorteilen, die der Fixateur externe bei richtiger Indikation bietet, darf nicht übersehen werden, daß auch er spezifische intra- und postoperative Komplikationen hat, die bei der heute rasch zunehmenden Zahl der mit ihm durchgeführten Osteosynthesen unbedingt beachtet bzw. vermieden werden müssen.

Fixierung von Muskeln und Sehnen

Wesentlicher Nachteil der Fixateur-externe-Osteosynthese kann sein, daß die für die Stabilisierung in den Knochen eingebrachten Steinmann-Nägel oder Schanzschen Schrauben die umgebenden Weichteile perforieren und bei längerfristigem Verbleib auch zu bleibenden Verlötungen zwischen Muskulatur und Knochen und damit zur Bewegungseinschränkung führen können. Besonders deutlich werden diese Nachteile am Oberschenkel, wenn hier durch ventral eingebrachte Schanzsche Schrauben die Streckmuskulatur fixiert wird. Dies führt schon primär zu einer wesentlichen Einschränkung der Streckfähigkeit. Am Oberschenkel sollten daher, wenn irgend möglich, keine Schanzschen Schrauben in der Sagittalebene, sondern nur von der Seite eingebracht werden, da hier die Fixierung der Muskulatur eine praktisch unbedeutende Beeinträchtigung hervorruft. Aber auch am Unterschenkel werden entscheidende Nachteile des Fixateur externe bei der üblichen Rahmenanordnung mit von lateral nach medial verlaufenden Steinmann-Nägeln deutlich, die immer die vordere und laterale Muskelgruppe perforieren und deren Beweglichkeit naturgemäß einschränken. Bei den distalen Steinmann-Nägeln muß besonders die direkte Perforation und Fixierung der Tibialis-anterior-Sehne vermieden werden. Dies geschieht am besten dadurch, daß die Steinmann-Nägel prinzipiell von außen nach innen gebohrt werden. Dabei sollte der Steinmann-Nagel nicht direkt durch die Haut geschoben und dann durch den Knochen gebohrt, sondern es sollte ein etwa 2 cm langer Hautschnitt angelegt werden. Hierdurch ist man in der Lage, unter Sicht des Auges die großen Sehnen zur Seite zu halten. Werden die Steinmann-Nägel dagegen von medial nach lateral gebohrt, hat man kaum einen Einfluß darauf, ob lateral Sehnen fixiert werden. Zur Vermeidung unnötiger Muskel-, Nerven- und Gefäßläsionen sollte man außerdem unbedingt eine Bohrbuchse benutzen, in der ein entsprechend gut abgerundeter Bolzen beim Einführen durch die Weichteile solange verbleibt, bis die Bohrbuchse fest auf dem Knochen aufsitzt (BOLTZE 1976, SEQUIN u. TEXHAMMER 1980). Im Einzelfalle wird gerade bei der typischen Indikation zum Fixateur externe, der offenen Fraktur mit schwerer Weichteilbeteiligung, nachträglich kaum zu unterscheiden sein, welche Einschränkung der Beweglichkeit auf die Perforation der Muskulatur, die Fixierung von Sehnen oder auf eine mögliche Nervenläsion im Bereich der Muskulatur zurückzuführen sind, und welcher Stellenwert der primären Weichteilverletzung zukommt. Diesen Gesichtspunkt sollte man unbedingt im Auge behalten, wo heute zur Erzielung höherer Stabilität Steinmann-Nägel in immer größerer Zahl eingesetzt werden.

Am Unterschenkel kann jedoch die Beeinträchtigung der Muskulatur und der Sehnen wie auch die Verletzung von Gefäßen und Nerven dann sicher vermieden werden, wenn entsprechend dem Vorschlag von BURRI u. CLAES (1981) eine dreieckförmige räumliche Anordnung des Fixateur benutzt wird, bei der am Unterschenkel die Schanzschen Schrauben im rechten Winkel zueinander nur von vorne und von medial eingebracht werden. Diese Montageform stellt unserer Meinung nach einen günstigen Kompromiß zwischen erzielbarer Stabilität und höchstmöglicher Weichteilschonung dar. Die gegenüber anderen räumlichen Anordnungen (HIERHOLZER u. Mitarb. 1977, KLEINING 1981) theoretisch etwas geringere Stabilität wird in der Praxis durch andere Vorteile kompensiert. Auf der muskelfreien medialen und ventralen Seite des Schienbeines kann der Fixateur externe sehr nahe an den Knochen herangebracht werden. Dadurch ist es möglich, die Schanzschen Schrauben sehr kurz zu wählen, wodurch deren Durchbiegung eine ungleich geringere Rolle spielt. Bei vielen anderen Montageformen begrenzt diese Durchbiegung entscheidend die Stabilität des Systems.

Wird eine funktionseinschränkende Fixierung postoperativ vor allem in Form eingeschränkter Fußhebung bemerkt, so sollten baldigst die hierfür verantwortlichen Steinmann-Nägel gewechselt werden. Hierbei müssen über eine genügend große Inzision unter Sicht des Auges die Sehnen beiseitegehalten werden. Gegebenenfalls ist zu entscheiden, ob nicht besser auf eine andere Montageform übergegangen wird.

Verletzung von Nerven und Gefäßen

Bei jeder Fixateur-externe-Montage muß bedacht werden, daß prinzipiell durch die pfeilscharfen Spitzen der Steinmann-Nägel und der Schanzschen Schrauben mit ihrem selbstschneidenden Gewinde eine Verletzung von Gefäßen und Nerven möglich ist. Deshalb muß unter Berücksichtigung der anatomischen Gegebenheiten die Positionierung der durchgehenden Steinmann-Nägel mit besonderer Sorgfalt erfolgen. Bei Verwendung von Schanzschen Schrauben muß darauf geachtet werden, daß die Spitze der Schrauben die der Eintrittsstelle gegenüberliegende Knochenkortikalis nur wenig überragt. Grundsätzlich ist die außerordentlich scharfe Ausbildung der Spitzen von heute gebräuchlichen Steinmann-Nägeln und Schanzschen Schrauben zu beanstanden, wodurch die Gefahr von Gefäßverletzungen geradezu provoziert wird. Da zumindest im Schaftbereich zur Vermeidung eines Hitzeschadens immer mit einem Spiralbohrer vorgebohrt werden soll, könnte die Spitze von Steinmann-Nägeln und Schanzschen Schrauben ohne Nachteile gut abgerundet sein.

Besonders zu warnen ist vor Fixateur-externe-Montagen mit quer von lateral nach medial verlaufenden Steinmann-Nägeln am Übergang vom mittleren zum unteren Drittel des Oberschenkels, wie sie auf nicht wenigen Abbildungen und Firmenprospekten demonstriert werden. Uns sind zwei Fälle von Verletzung der A. femoralis im Bereich des Adduktorenkanales bekannt geworden (Abb. 1.**41**). Am Oberschenkel, der wie oben dargelegt, nur seltener eine dringliche Indikation für den Fixateur externe bietet und an dem insbesondere im gelenknahen Bereich mit Kondylenplatten beste Ergebnisse erzielbar sind, sollte auch unter Inkaufnahme geringerer Stabilität die einseitige laterale Montage vorgenommen werden, wie sie sich mit dem Wagner-Gerät (WAGNER 1972) einfach und doch effektiv bewerkstelligen läßt. Im gefährdeten Bereich des Adduktorenkanales muß jedoch auch hier darauf geachtet werden, daß die Schanzschen Schrauben nur wenig auf der Medialseite den Knochen überragen.

Nervenverletzungen sind bei seitlicher Montage des Fixateur externe am Oberschenkel praktisch nicht zu befürchten.

Am Unterschenkel ist eine Gefäßverletzung vor allem bei von vorn nach hinten eingebrachten Schanzschen Schrauben dann möglich, wenn diese den Knochen hinten wesentlich überragen. Schon die Verletzung kleinerer Muskelgefäße, die nie auszuschließen ist, kann zur Zunahme des Hämatoms und des bei Unterschenkelfrakturen mit schwerer Weichteilkontusion ohnehin drohenden Compartment-Syndroms führen. Wenn auch für solche, operativ bedingte Verletzungen in den meisten Fällen der sichere objektive und direkte Nachweis fehlt, sollte auch aus diesen Gründen an der Tibia eine Montageform bevorzugt werden, die die Wadenmuskulatur möglichst nicht perforiert. Für quer durchgehende Steinmann-Nägel beim Rahmenfixateur ist dies praktisch nur knie- und sprunggelenknah möglich.

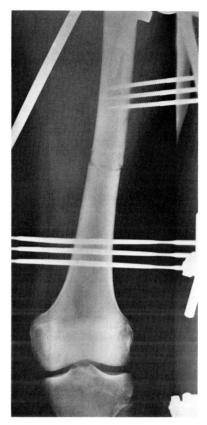

Abb. 1.**41** Bei der Anwendung des Fixateur externe mit quer durch den ganzen Oberschenkel verlaufenden Steinmann-Nägeln besteht die Gefahr einer Gefäßverletzung. Im dargestellten Beispiel kam es zur Verletzung der A. femoralis im Bereich des Adduktorenkanals

Am Unterschenkel ist bei der Fixateur-externe-Osteosynthese die Gefahr einer Nervenverletzung nicht ganz unerheblich. Proximal am Schienbeinkopf hinten eingebrachte Steinmann-Nägel können eine Verletzung des Stammes des N. peronaeus verursachen. Aber auch weiter distal muß bei der weiten Aufzweigung der Peronaeusanteile bei allen die Muskulatur perforierenden Nägeln und Schrauben mit einer Läsion von Nervenästen gerechnet werden, wenn auch hier im Einzelfalle später kaum noch zu entscheiden ist, welcher Schaden primär unfall- oder sekundär osteosynthesebedingt ist. Vermieden können die Nervenverletzungen am Unterschenkel dadurch werden, daß proximal im Tibiakopf eingebrachte Nägel immer vorne in Verlängerung der Schaftachse liegen und auf die Wadenmuskulatur perforierende Steinmann-Nägel durch Anwendung der dreieckförmigen Montage (BURRI 1981) nach Möglichkeit verzichtet wird.

Infektionen an Steinmann-Nägeln und Schanzschen Schrauben

Prinzipiell besteht bei der Fixateur-externe-Osteosynthese durch die bleibende Hautwunde die Möglichkeit einer Infektentwicklung entlang des Nagelkanals. Nach den bisherigen jahrelangen Erfahrungen muß man jedoch sagen, daß diese Gefahr bei Beachtung der notwendigen Asepsis erstaunlich gering ist. Es ist selbstverständlich, daß die Montage auch dieser Osteosynthese, ebenso wie schon das Einbringen eines Extensionsdrahtes, unter streng aseptischen Operationsbedingungen erfolgen muß. Entscheidende Bedeutung kommt sicher der Stabilität zu. Ist die gesamte Fixateur-externe-Montage instabil geworden, so daß die Steinmann-Nägel im Knochen und in den Weichteilen hin- und herrutschen, so ist die Entwicklung eines Infektes nicht verwunderlich. Die Verspannung der in einem Fragment liegenden Steinmann-Nägel gegeneinander und die Verwendung von Steinmann-Nägeln mit Gewinde-Mittelteil kann die seitliche Verschiebbarkeit verhindern. Die Gefahr der Bewegung im Knochen ist naturgemäß bei den Schanzschen Schrauben sehr viel geringer. Ist aber die Montage nicht stabil, so werden sich auch die Schanzschen Schrauben in ihrem Knochengewinde bald auslockern. Dies geschieht besonders leicht beim Vorliegen einer Osteoporose, sei sie nun durch fortgeschrittenes Alter der Patienten oder durch die traumatisch bedingte Inaktivität verursacht. Wesentliche Bedeutung kommt ferner der Vermeidung schwerwiegender Fehler beim Anlegen des Fixateur externe zu: Im Schaftbereich muß unbedingt der Knochen mit einem Spiralbohrer vorgebohrt werden, da nach direktem Bohren des Loches mit dem Steinmann-Nagel durch den auftretenden schweren Hitzeschaden oft Ringsequester entstehen, die Instabilität und Infektentwicklung zur Folge haben können.

Als lokale prophylaktische Maßnahme hat sich uns zur Infektverhütung der tägliche Anstrich der die Steinmann-Nägel umgebenden Haut mit einem üblichen Hautdesinfektionsmittel (z.B. PVP-Jod-Lösung) bewährt. Ist es zu einem Infekt an der Nageleintrittsstelle gekommen, so muß frühzeitig der entsprechende Steinmann-Nagel entfernt und ein neuer an anderer Stelle eingebracht werden, falls nicht nach genauer Überprüfung die ganze Fixateur-externe-Montage geändert werden muß.

Instabilität der Osteosynthese

Die früher häufig angewandte Montage des Fixateur externe in Form eines einfachen Rahmens zeigt zwar bei kurzstreckiger Anwendung, z.B. bei Arthrodesen oder Frakturen in Gelenknähe, ausreichende Stabilität, zur Überbrückung langstreckiger Defekte ist die Stabilität jedoch meist ungenügend. Durch Erweiterung dieser einfachen Montageform zu einer räumlichen Anordnung und Verspannung des ganzen Systems in mehreren Ebenen läßt sich jedoch heute in der Regel auch über einen ausreichend langen Zeitraum eine gute Stabilisierung erzielen (BOLTZE 1976, HIERHOLZER u. Mitarb. 1977, CLAES u. Mitarb. 1979, BURRI u. CLAES 1981, KLEINING 1981). Probleme bereiten vorwiegend langstreckige Trümmerbrüche, bei denen distal und proximal kaum noch die Mindestzahl von zwei Steinmann-Nägeln bzw. Schanzschen Schrauben eingebracht werden kann, die zudem nur eine kurze Distanz voneinander haben können. Durch die räumliche Anordnung des Fixateur externe kann auch in derartigen Fällen eine ausreichende Stabilität erreicht werden. Kann auch mit der zeltförmigen, räumlichen Anordnung keine ausreichende Stabilität erzielt werden, so ist in Ausnahmefällen eine gelenküberbrückende Fixierung unumgänglich. Bei primär nicht zerstörtem Gelenk ist jedoch darauf zu achten, daß kein stärkerer Druck oder Zug auf die Gelenkflächen einwirkt. Diese Montageform sollte möglichst nur kurzfristig zur Anwendung kommen (MÜLLER u. DECKER 1981). Bei einfachen Frakturformen mit kurzem schrägen Frakturverlauf kann ohne wesentlichen zusätzlichen Aufwand bei der Primärversorgung einer offenen Fraktur durch eine zusätzliche interfragmentäre Verschraubung mit ein oder zwei Zugschrauben die Stabilität des ganzen Systems ohne Inkaufnahme besonderer Nachteile erheblich erhöht werden (CLAES u. Mitarb. 1979).

Durch die modernen Montageformen des Fixateur externe läßt sich also in fast allen Fällen primär oder ggf. auch sekundär eine ausreichende Stabilität für die erste, für die Abheilung bzw. Sanierung der Weichteilschäden entscheidende Phase erzielen. Längerfristig kommt es jedoch häufiger mit zunehmender Atrophie des Knochens zur Auslockerung der Steinmann-Nägel oder Schanzschen Schrauben. Oft kann dann aber problemlos unter guten Weichteilbedingungen auf ein anderes Osteosyntheseverfahren (Platte oder Marknagel) übergewechselt und so eine endgültige Ausheilung der Fraktur erzielt werden.

Literatur

Allgöwer, M., Th. Rüedi, H. Kolbow: Erfahrungen mit der dynamischen Kompressionsplatte (DCP) bei 418 frischen Unterschenkelschaftbrüchen. Arch. orthop. Unfall-Chir. 82 (1975) 247

Allgöwer, M., L. Kinzl, P. Matter, S.M. Perren, Th. Rüedi: Die dynamische Kompressionsplatte DCP. Springer, Berlin 1973

Asche, G., K. Klemm: Frühintervention bei infizierten Osteosynthesen unter Verwendung von Gentamycin-PMMA-Kugelketten. Akt. Traumatol. 8 (1978) 387

Biemer, E., W. Duspiva: Rekonstruktive Mikrogefäßchirurgie. Springer, Berlin 1980

Böhler, J.: Osteosynthese. In: Intra- und postoperative Zwischenfälle, hrsg. von G. Brandt u. a., Stuttgart 1970

Böttger, G., W. Strick, J. Mahmoudi: Über osteosynthesebedingte Achsenfehlstellungen bei der Versorgung von Unterschenkelbrüchen durch Küntscher-Nagelung. Mschr. Unfallheilk. 70 (1967) 337

Boltze, W.-H.: Der Fixateur externe (Rohrsystem). Bulletin der Schweizerischen Arbeitsgemeinschaft für Osteosynthesefragen 1976

Burri, C.: Posttraumatische Osteitis, 2. Aufl. Huber, Bern 1979

Burri, C., L. Claes: Indikation und Formen der Anwendung des Fixateur externe am Unterschenkel. Unfallheilkunde 84 (1981) 177

Buttermann, G., I. Haluszczynski, W. Theisinger, H.W. Pabst: Postoperative Thromboembolie-Prophylaxe mit reduziertem low-dose-Heparin-Anteil und Dihydroergotamin in fixer Kombination. Münch. med.Wschr. 123 (1981) 1213

Claes, L., C. Burri, G. Heckmann, A. Rüter: Biomechanische Untersuchungen zur Stabilität von Tibiaosteosynthesen mit dem Fixateur externe und eine Minimalosteosynthese. Akt. Traumatol. 9 (1979) 185

Claudi, B., W. Rittmann, Th. Rüedi: Anwendung des Fixateur externe bei der Primärversorgung offener Frakturen. Helv. Chir. Acta 43 (1976) 469

DeBakey, M.E., F. A. Simeone: Battle injuries of the arteries in World War II. Ann. Surg. 123 (1946) 534

Denck, H.: Gefäßverletzungen bei Frakturen und Luxationen. Chirurg 44 (1973) 207

Dialer, S.: Die Goetze-Drahtnaht bei Unterschenkelbrüchen. Hefte Unfallheilk. 89 (1965) 109

Diehl, K., U. Hanser, W. Hort, H. Mittelmeier: Biomechanische Untersuchungen über die maximalen Vorspannkräfte der Knochenschrauben in verschiedenen Knochenabschnitten. Arch. orthop.Unfall-Chir. 80 (1974) 89

Dietschi, L., H. Zenker: Refrakturen und neue Frakturen der Tibia nach AO-Platten- und Schrauben-Osteosynthesen. Arch. orthop. Unfall-Chir 76 (1974) 54

Eggert, A., H. Huland, J. Ruhnke, W. Seidel: Der Einfluß der Anrührzeit des Knochenzements auf hypotone Kreislaufreaktionen b. Hüftgelenkersatzoperationen. Chirurg 46 (1975) 236

Eitel, F., L. Dambe, F. Klapp, L. Schweiberer: Vaskularisation der Diaphyse langer Röhrenknochen unter Cerclagen. Unfallheilkunde 79 (1976) 41

Fischer, M., D. Maroske: Der Drahtbruch als Komplikation der transartikulären Spickung bei der kindlichen Radiushalsfraktur. Unfallheilkunde 79 (1976) 277

Frank, E., H. Zitter: Metallische Implantate in der Knochenchirurgie. Maudrich, Wien 1971

Friedrich, B.: Biomechanische Stabilität und posttraumatische Osteitis. Hefte Unfallheilk. 122 (1975)

Garaguly, G.: zit. nach Denck. H. (1973)

Görlich, W., E. Brug: Vermeiden häufiger Fehler beim Gewindeschneiden bei Osteosynthesen. Unfallheilk. 82 (1979) 369

Gruber, U.F., T. Saldeen, T. Brokop, B. Eklöf, I. Eriksson, I. Goldie, L. Gran, T. Hohl, T. Jonsson, S. Kristersson, K.G. Ljungström, T. Lund, H. Maartman Moe, E. Svensjö, D. Thomson, J. Torhorst, A. Trippestad, M. Ulstein: Incidences of fatal postoperative pulmonary embolism after prophylaxis with dextran 70 and low-dose heparin: an international multicentre study. Brit. med. J. 1980/II, 69

Grünert, A., G. Ritter, H.-J. Walde: Spezielle Verbundosteosynthese für den Oberarm. Hefte Unfallheilk. 126 (1976) 360

Hackethal, K.H.: Die Bündel-Nagelung. Springer, Berlin 1961

Heberer, G.: Verletzungen der Gliedmaßenschlagadern. Langenbecks Arch. Chir. 332 (1972) 307

Hempel, D., S. Fischer: Marknagelungspraxis nach Küntscher. Thieme, Stuttgart 1980

Hierholzer, G., J. Rehn: Eingriffe bei Osteomyelitis. In: Breitner, Chirurgische Operationslehre, Bd. VI, hrsg. von F. Gschnitzer, E. Kern, L. Schweiberer. Urban & Schwarzenberg, München 1975

Hierholzer, G., G. Lob: Antibioticatherapie in der Unfallchirurgie. Unfallheilkunde 81 (1978) 64

Hierholzer, G., R. Kleining, G. Hörster: Pathogenese und Therapie der akuten posttraumatischen Osteomyelitis. Unfallheilkunde 79 (1976) 133

Hierholzer, G., R. Kleining, G. Hörster: Osteosynthese mit dem Fixateur externe. Unfallchirurgie 3 (1977) 209

Hoffmann, R.: Osteotaxis. Enke, Stuttgart 1959

Hütter, J., L. Gotzen, N. Haas, W. Keller: Biomechanische Untersuchungen über die 4,5-mm-AO-Corticalisschraube als Zugschraube. Unfallheilkunde 83 (1980) 60

Kallenberger, A.: Experimentelle Untersuchungen zur Gewebsverträglichkeit von Desinfektionslösungen. In: Lokalbehandlung chirurgischer Infektionen. Aktuelle Probleme in Chirurgie und Orthopädie, Bd. 12, hrsg. von C. Burri, A. Rüter. Huber, Bern 1979 (S. 87)

Kleining, R.: Der Fixateur externe an der Tibia. Hefte Unfallheilk. 151 (1981)

Klemm, K.: Die Behandlung abszedierender Knochen- und Weichteilinfektionen. In: Chirurgie der Gegenwart, Bd. 4a, Unfallchirurgie (II. Teil) Kap. 56, hrsg. von R. Zenker, F. Deucher, W. Schink. Urban & Schwarzenberg, München 1980

Klemm, K., W. Schellmann: Dynamische und statische Verriegelung des Marknagels. Mschr. Unfallheilk. 75 (1972) 568

Koppenhagen, K., R. Häring: Vergleichende Untersuchung zwischen Heparin-Dihydergot 2500 und low-dose-Heparin. Klinikarzt 10 (1981) 782

Kretschmer, G., H. Vagacs: Über Behandlung und Behandlungsergebnisse von Unterschenkelbrüchen mit der subcutanen Drahtcerclage. Arch. orthop. Unfall-Chir. 72 (1972) 192

Küntscher, G.: Das Aufweiten der Markhöhle bei der Behandlung von Pseudarthrosen und der frischen Fraktur. Chirurg 5 (1954) 209

Küntscher, G.: Das Kallus-Problem. Enke, Stuttgart 1970

Lehmann, L., H.-K. Kaufner, B. Friedrich: Zur Problematik der Sekundärfrakturen nach Entfernung des Osteosynthesematerials. Unfallheilkunde 80 (1977) 449

Leitz, K.: Zugangswege Gefäßchirurgie. Springer, Berlin 1981

Linder, F., J. Vollmar: Die chirurgische Behandlung akuter Arterienverletzungen und ihrer Folgezustände. Hefte Unfallheilk. 81 (1965) 38

Martinek, H., J. Obiditsch-Mayer, L. Schmid: Untersuchungen zur verzögerten Bruchheilung nach subkutaner Drahtcerclage der Tibia. Akt. Traumatol. 9 (1979) 111

Matter, P.: Die Heilung der Knochendefekte nach Entfernung von Osteosyntheseschrauben. Z. Unfallmed. Berufskr. 68 (1975) 104

Matter, P., J. Brennwald, A. Rüter, S.M. Perren: Die knöcherne Heilung von Schraubenlöchern nach Metallentfernung. Z. Orthop. 110 (1972) 920

Matsen, F.A., R.A. Winquist, R.B. Krugmire: Diagnosis and Management of Compartmental Syndromes. J. Bone Jt. Surg. 62-A (1980) 286

Matsen, F.A., K.A. Majo, R.B. Krugmire, G.W. Sheridan, G.H. Kraft: A Model Compartmental Syndrome in Man with Particular Reference to the Quantification of Nerve Function. J. Bone Jt. Surg. 59-A (1977) 648

Meissner, K., O. Rother, Hj. Schmoller, N. Suwandschieff: Gefäßvarietät – Drahtumschlingung nach Goetze-Ischämie. Mschr. Unfallheilk. 78 (1975) 174

Müller, H.A.: Eine kombinierte lokale Verschiebelappenplastik zum Verschluß prätibialer Weichteildefekte. Chir. Prax. 28 (1981) 651

Müller, K.H., S. Decker: Die gelenküberbrückende Fixateur-externe-Ruhigstellung – Möglichkeiten des Gelenkerhaltes bei aseptischen und septischen Problemfällen. Hefte Unfallheilk. 153 (1981) 184

Müller, M.E., M. Allgöwer, R. Schneider, H. Willenegger: Manual der Osteosynthese. Springer, Berlin 1977

Muhr, G., H. Tscherne, O. Trentz, N. Haas: Die Osteosynthese mit Marknagel und zusätzlicher Drahtumschlingung bei Oberschenkelschaftbrüchen. Akt. Traumatol. 6 (1976) 387

Naumann, P.: Antibiotikaprophylaxe in der Traumatologie. Unfallheilkunde 82 (1979) 270

Nunemaker, D., S.M. Perren: Force measurements in screw fixation. J. Biomech. 9 (1976) 669

Ohnsorge, P., J. Ohnsorge: Änderungen des Oberschenkelmarkraumdruckes beim Einzementieren von Hüftendoprothesen. Med.-orthop.-Techn. 94 (1974) 9

Pallesen, J.: Falsche Indikationen, falsche Technik bei Markagelungen der unteren Gliedmaße. Unfallheilk. 80 (1977) 107

Pelling, D., K.R. Butterworth: Cardiovascular Effects of Acrylic Bone Cement in Rabbits and Cats. Brit. med. J. 1973/II, 638

Pfister, U.: Komplikationen bei der Marknagelung. Akt. Traumatol. 6 (1976) 393

Pfister, U., B. Rahn, S. Perren, S. Weller: Vascularität und Knochenumbau nach Marknagelung langer Röhrenknochen. Akt. Traumatol. 9 (1979) 191

Rehn, J., G. Hierholzer: Zeitpunkt der Entfernung von Osteosynthesematerial. Chirurg 42 (1971) 257

Rinecker, H.: New Clinico-pathophysiological Studies on the Bone Cement Implantation Syndrome. Arch. Orthop.Traumat. Surg. 97 (1980) 263

Ritter, G.: Stabile Kombinationsosteosynthesen in der geriatrischen Unfallchirurgie. Akt. Traumatol. 3 (1973) 141

Ritter, G., A. Grünert: Biomechanische Untersuchungen zur Stabilität von Schenkelhalsfrakturen mit Verbundosteosynthesen. Arch. Orthop. Unfall-Chir. 79 (1974) 153

Rittmann, W.W., Perren, S.: Corticale Knochenheilung nach Osteosynthesen und Infektion. Springer, Berlin 1974

Rudigier, J., A. Grünert: Tierexperimentelle Untersuchungen zur Pathogenese intraoperativer Kreislauf- und Atmungsreaktionen bei der Implantation sogenannter Knochenzemente in die Markhöhle eines Röhrenknochens. Arch. Orthop. Traumat. Surg. 91 (1978) 85

Rudigier, J., H.-J. Walde: Sekundäre Rekonstruktion nach schweren Handverletzungen durch kombinierte Anwendung mikrochirurgischer und herkömmlich plastischer Operationsverfahren. In: Plastische und Wiederherstellungschirurgie, hrsg. von H. Scheunemann u.a. Springer, Berlin 1982

Rüedi, Th., P. Matter, M. Allgöwer: Titan und Stahl in der Knochenchirurgie. Hefte Unfallheilk. 123 (1975)

Rueff, F., K. Wilhelm: Der Zeitwahl der Implantatentnahme nach Osteosynthese. Arch. orthop. Unfall-Chir. 73 (1972) 201

Samii, M.: Die Versorgung offener Nervenverletzungen (technisches Vorgehen, Prognose, Ergebnisse). Hefte Unfallheilk. 138 (1979) 68

Sequin, F., R. Texhammer: Das AO-Instrumentarium. Springer, Berlin 1980

Szyszkowitz, R., R. Reschauer, W. Seggl: Gefahren der Plattenosteosynthese und Möglichkeiten des Fixateur externe in der Frakturerstversorgung. Hefte Unfallheilk. 153 (1981) 179

Schauwecker, F.: Osteosynthesepraxis. Thieme, Stuttgart 1981

Schlag, G., H.-J. Schliepp, E. Dingeldein, A. Grieben, W. Ringsdorf: Sind intraoperative Kreislaufkomplikationen bei Alloarthroplastiken des Hüftgelenkes durch Methylmetacrylat bedingt? Anaesthesist 25 (1976) 60

Schneiders, H., J. Medrano, J. Boettcher: Zur Diagnostik und Behandlung von Gefäßverletzungen. Unfallheilkunde 79 (1976) 241

Schulitz, K., H. Dustmann: Komplikationen nach Totalendoprothesen. Arch. orthop. Unfall-Chir. 85 (1976) 33

Schweiberer, L.: Nekrosepseudarthrose. Unfallheilkunde 81 (1978) 228

Schweiberer, L., M. Lindemann: Infektion nach Marknagelung. Chirurg 44 (1973) 542

Schweiberer, L., R. Schenk: Histomorphologie und Vaskularisation der sekundären Knochenbruchheilung unter besonderer Berücksichtigung der Tibiaschaftfrakturen. Unfallheilkunde 80 (1977) 275

Schweikert, C.-H.: Die Asepsis in der Knochenchirurgie. Akt. Traumatol. 2 (1972) 53

Starke, W., H. Schilling: Kirschnerdrahtwanderung nach Osteosynthesen. Akt.Traumatol. 11 (1981) 126

Stöhr, M.: Iatrogene Nervenläsionen. Thieme, Stuttgart 1980

Stolle, D. u.a.: Antibiotica-Prophylaxe in der Traumatologie. Hefte Unfallheilk. 143 (1980)

Stolle, D., P. Naumann, K. Kremer, D.A. Loose: Antibiotica-Prophylaxe in der Traumatologie. Hefte Unfallheilk. 143 (1980)

Straube, K., K. Hofmann: Ungewöhnliche Komplikation nach Verwendung von Kirschner-Drähten zur Behandlung der Luxatio sterno-clavicularis. Mschr. Unfallheilk. 74 (1971) 325

Tscherne, H., R. Syszkowitz: Zur Behandlung pertrochanterer Frakturen im hohen Alter: Osteosynthese mit AO-Winkelplatte und Palacos. Acta chir. Austr. 1 (1969) 142

Viernstein, K., M. Weigert: Zwischenfälle bei orthopädischen Eingriffen. In: Intra- und postoperative Zwischenfälle, hrsg. von G. Brandt, H. Kunz, R. Nissen. Thieme, Stuttgart 1970

Vogt, B.: Gefäßverletzungen mit besonderer Berücksichtigung der peripheren Arterientraumatologie. Aktuelle Probleme in der Angiologie, Bd. 27, hrsg. von A. Kappert, A. Senn, P. Waibel, L.K. Widmer. Huber, Bern 1975

Wagner, H.: Technik und Indikation der operativen Verkürzung und Verlängerung von Ober- und Unterschenkel. Orthopäde 1 (1972) 59

Weller, S., F. Schauwecker: Für und wider die Indikation zur Drahtumschlingung bei Schaftbrüchen. Akt. Traumatol. 1 (1971) 43

Weller, S., J. Renné: Grundsätzliche Fehler und Komplikationsmöglichkeiten der Marknagelung. Chirurg 44 (1973) 533

Weller, S., U. Knapp: Die Marknagelung, gute und relative Indikationen. Ergebnisse. Chirurg 46 (1975) 152

Willenegger, H.: Klinik und Therapie der pyogenen Knocheninfektion. Chirurg 41 (1970) 215

Willenegger, H.: Therapie der traumatischen Osteomyelitis. Langenbecks Arch.Chir. 334 (1973) 529

Willenegger, H.: Indikation, Wirkungsweise und Technik der Spül-Saugdrainage. In: Lokalbehandlung chirurgischer Infektionen. Aktuelle Probleme in Chirurgie und Orthopädie, Bd. 12, hrsg. von C. Burri, A. Rüter. Huber, Bern 1979 (S. 68)

Willenegger, H., W. Roth: Die antibakterielle Spüldrainage chirurgischer Infektionen. Dtsch. med.Wschr. 87 (1962) 1485

2. Zwischenfälle bei orthopädischen Operationen

K.-P. Schulitz und M. G. Steinhaus

Allgemeine Komplikationen

Die Orthopädie hat speziell in den letzten beiden Jahrzehnten eine bedeutende Weiterentwicklung auf dem operativen Sektor gezeigt. Die Veröffentlichungen über die Ergebnisse alter und neuer Operationsverfahren orientieren sich immer mehr an den Komplikationen. Nicht nur in der orthopädischen Chirurgie müssen bereits bei der Planung des Vorgehens der erfolgreiche Eingriff und die Möglichkeit des komplizierten Verlaufs einer Operation miteinander in Relation gesetzt und mit den Patienten besprochen werden. Bei den Komplikationen handelt es sich um Abweichungen des normalen Heilungsverlaufs, die selbst nach einer fachgerechten Durchführung der Operation auftreten können und damit häufig außerhalb des Einflußbereiches des Operationsteams stehen, wie z.B. die Infektion, Ischämien, Pseudarthrosen, die Phlebothrombosen, Allgemeinerkrankungen usw.

Die Mitteilung von Komplikationen in den wissenschaftlichen Publikationen bietet dem Operateur Gelegenheit, aus den Erfahrungen anderer zu lernen. Gerade der orthopädische Chirurg hat, da es sich in der Regel nicht um notfallmäßige Eingriffe handelt, Zeit und Gelegenheit, die Operation in der Planung und Durchführung vorzubereiten. Andererseits haben die Orthopäden durch die arthroplastischen Eingriffe an degenerativen Gelenken ein überaltertes Patientenkollektiv, das allein deshalb ein nicht zu unterschätzendes Risiko mitbringt (Schöning u. Mitarb. 1980). Viele Patienten leiden unter kardiovaskulären Erkrankungen, Stoffwechselstörungen usw., die den Ausgang der Operation beeinflussen können. Andererseits können auch bei jüngeren Patienten Durchblutungsstörungen vorliegen, die den Heilungsprozeß erschweren oder verzögern. Der an einer rheumatoiden Arthritis erkrankte Patient ist von den Komplikationen häufig betroffen. Gschwend u. Munzinger (1977) fanden bei 3347 Eingriffen an Polyarthritikern eine Störung des postoperativen Verlaufs in 23,5%, die vor allen Dingen die unteren Extremitäten betraf. Das bedeutet, daß neben der wichtigen Indikation für die orthopädischen Operationen eine optimale allgemeine medizinische Ausgangslage zu fordern ist. Hierzu gehören insbesondere bei älteren Patienten die präoperative Allgemeindiagnostik und Vorbehandlung durch den Internisten (Digitalisierung, Normalisierung des Blutzuckerspiegels und der Nierenfunktion). Hierdurch kann das Operationsrisiko reduziert werden. Die präoperative Anästhesievisite gehört zu jeder Vorbereitung einer Operation. Die Narkosefähigkeit muß von dem Anästhesisten in Absprache mit dem Internisten und Orthopäden abgeklärt sein.

Bereits die *Lagerung des Patienten* zur Operation kann bei unsachgemäßer Ausführung nachteilige Folgen haben. Hier sind besonders Druckläsionen der Nn. fibularis und ulnaris sowie des Plexus brachialis bei unzureichender Abpolsterung und Überstreckung der Gliedmaße zu nennen.

Komplikationen können durch die *Blutleere* am Bein und Arm hervorgerufen werden. Der Druck der Manschette soll nicht über 500 mm am Oberschenkel, 400 mm am Unterschenkel und 300 mm am Oberarm betragen, bei dünnen Patienten und Kindern weniger. Nicht nur der Ort der Anlage, sondern auch die Breite der Manschette ist mit zu berücksichtigen, sonst kann es zu langanhaltenden Taubheitsgefühlen und Lähmungen kommen, die auf ein periaxonales Ödem und lokale Schwellung des Myelin zurückzuführen sind. Die Dauer der Blutleere sollte 1½–2 Stunden nicht überschreiten. Verätzungen können vorkommen, wenn das Hautreinigungsmittel unter die Blutdruckmanschette läuft.

Verbrennungen entstehen durch den *Elektrokauter,* wenn die Platte unsachgemäß angelegt wird.

Der *operative Zugang* mit dem kürzesten Weg und dem geringsten Risiko der Verletzung von Nerven und Gefäßen ist ebenso anzustreben wie ein atraumatisches Operieren. Ein zu kleiner Operationssitus stört die Übersichtlichkeit und die Handlungsfähigkeit des Operateurs, der für die Position von Haken und für die Kontrolle der Assistenten verantwortlich ist.

In der *postoperativen Phase* ist eine konsequente Beobachtung des Patienten und Kontrolle der vitalen Funktionen durch eine erfahrene Schwester und den behandelnden Arzt unbedingt und ohne Verzug erforderlich. Störungen der Atmung, des Kreislaufs und des Magen-Darm-Traktes können lebensbedrohliche Komplikationen bewirken, die sofort behandelt werden müssen. Vom Anästhesisten und Operateur muß entschieden werden, ob der Patient auf einer Überwachungsstation aufgenommen wird.

Hämatome und rezidivierende Ergüsse führen besonders in der postoperativen Phase gelegentlich zu verzögerten Heilungen und disponieren zur Infektion; BIRRER (1977) berichtete über 3,5% Hämatome, die in einem orthopädischen Krankengut von 1357 Eingriffen vorkamen.

Die *Phlebothrombose* bzw. tiefe Venenthrombose spielt gerade bei den orthopädischen Eingriffen eine große Rolle und stellt eine gravierende Komplikation dar. Die Häufigkeit wird unterschiedlich angegeben; dies erklärt sich aus der Tatsache, daß die Phlebothrombose entweder nur klinisch oder mit verschiedenen invasiven oder nichtinvasiven Techniken nachgewiesen wurde. Die meisten Phlebothrombosen entziehen sich der Diagnostik, wenn sie mit den üblichen klinischen Thrombosezeichen (Schmerzen, Druckschmerzhaftigkeit, Überwärmung, Hohmannsches Zeichen, Schwellung, Temperatur, Tachykardie usw.) diagnostiziert werden sollen. Man kann davon ausgehen, daß in 50-60% der Fälle eine tiefe Venenthrombose übersehen wird, es sei denn, daß man ihr mit der Plethysmographie, dem Jodfibrinogentest, der Ultraschalluntersuchung oder der Phlebographie gezielt nachgeht. Durchschnittlich haben 25-30% der über Vierzigjährigen nach orthopädischen Eingriffen mit einer Venenthrombose zu rechnen, falls keine Prophylaxe betrieben wird. Von MCKENNA u. Mitarb. (1976) wissen wir z.B., daß ohne Prophylaxe bei Knieallarthroplastiken die Häufigkeit der Thrombosebildung in 88% vorhanden ist. COHEN u. Mitarb. (1973) konnten unter 35 Patienten ohne Prophylaxe eine frische Thrombose postoperativ im operierten Bein mit der Venographie in 20 Fällen nachweisen. Eine Verschleppung von Thromben in die Lunge kann letale Folgen haben. Bei nachgewiesener Thrombose kommt es in 60-65% der Fälle zu Lungenembolien. Man kann annehmen, daß jährlich 20000 Menschen in der Bundesrepublik an den Folgen einer Phlebothrombose sterben.

Der beste Weg, Thrombembolien zu verhüten, ist die sog. *Thromboseprophylaxe.* Marcumar, Heparin, Dextran und Aspirin sind zur Prophylaxe gewählt worden. Die präoperative Gabe von niedrig dosiertem Liquemin und die Fortsetzung dieser Therapie in der postoperativen Phase haben bei allen Fällen mit erhöhtem Thromboserisiko die Zahl der postoperativen Komplikationen deutlich senken können. Die Komplikationen von seiten der Heparinisierung stehen in keinem Verhältnis zu den häufig schweren allgemeinen Komplikationen. Über die Kontraindikationen muß sich der behandelnde Arzt im klaren sein: Wir zählen u.a. dazu: Blutungen, Apoplex, frisches Ulkus, Hypertonie (>180/120). Als relative Kontraindikationen gelten: Erkrankungen der Leber, Niereninsuffizienz und Thrombozytopenie. Neben der Heparinisierung ist zur Verhütung der Thrombose die Verordnung von Kompressionsstrümpfen, eine frühe Mobilisation und krankengymnastische Behandlung erforderlich. Patienten, die das Bett über längere Zeit nicht verlassen können und z.B. in einem Beckenbeinfußgips immobilisiert sind, bedürfen einer Marcumarisierung. Ist eine tiefe Venenthrombose oder Lungenembolie eingetreten, sind eine sofortige Heparinisierung und anschließende Marcumarisierung erforderlich; Thrombektomien und Thrombolysen müssen in Betracht gezogen werden. Die Heparinisierung beginnt mit 5000 Einheiten Heparin, gefolgt von einer kontinuierlichen intravenösen Dauergabe von 20000-50000 Einheiten über den Perfusor oder in 1000 l Flüssigkeit pro 24 Stunden. Blutungs- und Gerinnungszeiten sollten regelmäßig bestimmt werden.

Die *Infektionshäufigkeit* orthopädischer Operationen und das Erregerspektrum unterscheiden sich von Klinik zu Klinik und sind auch im Laufe der Jahre einem Wandel unterworfen. Oberflächliche und tiefe Infektionen müssen getrennt werden. Tiefe Infektionen umfassen den subfaszialen Wundbezirk bis zum Knochen; die Osteomyelitis ist eine der schwerwiegendsten Komplikationen. Wir kennen exogene und endogene Entstehungsursachen. Zu den exogenen Quellen gehört die Kontamination durch Instrumente, Implantate, durch das Operationsteam einschließlich seiner Schutzkleidung. Eine Rolle spielt auch die Kontamination der Wunde aus der Luft. Im Hämatom vermehren sich die Keime besonders und unterstützen die Infektionsausbreitung. WILLENEGGER u. Mitarb. (1977) hatten in 23% der Hämatome Keime nachweisen können, die noch keine klinischen Zeichen einer Infektion aufwiesen. Ein frühzeitiges aktives therapeutisches Vorgehen mit Ausräumung des Hämatoms führt zur Beschleunigung der Heilungsdauer und zur Reduzierung der Infektionsquote. Als endogene Quelle ist der Patient selbst anzusehen.

Möglichkeiten, einer Infektion zu begegnen, sind neben einem zügigen atraumatischen Operieren die Reinraumtechnik und die *prophylaktische Gabe von Antibiotika*. Beide Verfahren haben Befürworter und Gegner. Bis heute gibt es nur wenige einwandfreie statistische prospektive Studien, die die Wirksamkeit der prophylaktischen Antibiotikatherapie, und zwar für den Hüftgelenkersatz, nachgewiesen haben (LINDBERG u. Mitarb. 1977, SCHULITZ u. Mitarb. 1980). Wichtig ist vor allen Dingen, abzuklären, ob und inwieweit bei einem Patienten, der zur Operation ansteht, ein erhöhtes Infektionsrisiko vorliegt. Das bedeutet, daß hier Infektionsquellen aufgedeckt, behandelt und Operationen – wenn möglich – aufgeschoben werden müssen.

Kommt es zu einer Infektion, muß eine sofortige adäquate Antibiotikatherapie eingeleitet werden. Wichtig ist, daß man das Erregerspektrum in seiner Klinik und die Empfindlichkeit der Antibiotika kennt, wenn noch kein Abstrich genommen werden kann. Hämatome müssen eröffnet, Saugspüldrainagen oder Gentamycin-Kugelketten, je nach Befund, eingelegt werden. Das Vorliegen eines ausgedehnten Knochen- oder Gelenkinfektes mit seinen gravierenden Folgezuständen, wie infizierter Pseudarthrose, chronischer Osteomyelitis, Sequestrierung und Ausbildung von Fistelgängen, verlangt ein erneutes operatives Vorgehen mit Reinigung des Knochenbettes, worauf hier nicht eingegangen werden kann. Osteosynthesematerial darf nur solange belassen werden, wie dieses Stabilität garantiert; Gelenkimplantate müssen einschließlich des Knochenzementes entfernt werden.

Die Letalität bei *Gasbrandinfektion* beträgt 50%. Gasbrand wird durch das Clostridium welchii perfringens verursacht. Nicht jede Kontamination führt zu einer Erkrankung. Man unterscheidet die Kontamination von der Clostridien-Gewebe- und Muskelnekrose. Die Kontamination ist häufig; bei Gewebenekrosen kommt es zum schnellen Umgreifen der Infektion mit allen Zeichen der schweren Erkrankung. Die Erkrankung beginnt in weniger als 72 Stunden; sie wird erkannt durch die lokale Schwellung, Schmerzen, Gasproduktion und Absonderung bräunlicher, typisch süßlich riechender Flüssigkeit. Daneben finden wir Fieber, Tachykardie, Somnolenz, Schock und Koma. Die Therapie muß sofort einsetzen. Die Wunden werden weit eröffnet, alle Nekrosen werden ausgeschnitten, die Anästhesie muß hierzu bereitstehen. Flüssigkeit und Blutersatz sind exakt zu überwachen. Antibiotika müssen in entsprechender Dosierung hoch gegeben werden. Die Wirkung eines polyvalenten Gas-Gangrän-Antitoxins bleibt unklar; unter Umständen muß hyperbarer Sauerstoff eingesetzt werden; die Amputation ist manchmal nicht zu umgehen.

Die Zunahme der *Allergien* hat auch in den letzten Jahren Probleme in der Orthopädie aufgeworfen. Chrom- oder Nickelallergien sollen vor Implantation eines Osteosynthesematerials erfragt werden. GSCHWEND u. Mitarb. (1977) hatten eine Dominanz der Nickelallergie bei Frauen gegenüber der Chromallergie bei Männern beobachtet. Allergologische Hauttests haben in 2,3% eine Sensibilität auf Chrom und in 1,7% eine Sensibilität auf Nickel gezeigt (s. auch unter Alloarthroplastik).

Auf die Verhütung von Komplikationen, die durch *Gipsverbände* auftreten können, muß besonders hingewiesen werden. Neben der langen Immobilisation mit Atrophie und Gefahr der Thromboseentstehung bewirkt die Gipsbehandlung im Bereich der Extremitäten und des Rumpfes eine Reihe von Komplikationen, die gravierende Folgen haben können. Durch unsachgemäße Gipstechnik und Lagerung entstehen Druckstellen an der Ferse, dem Fußrücken, der Kniekehle, dem Wadenbeinköpfchen, am Condylus medialis des Oberarmes, an den Beckenkämmen, dem Kreuzbein und einem Rippenbuckel. An diesen Stellen müssen der Knochen und die Haut abgepolstert werden. Das Gipsen ist eine Kunst, die nicht dem Pfleger überlassen werden sollte. Schon eine Unebenheit im Gips, erzeugt durch den Druck eines Fingers, kann zu Ulzerationen der Haut führen. Wenn der Gipsverband schnürt und der Blutumlauf gestört ist, können Schwellungen, Ischämien und neurovaskuläre Störungen eintreten. Regelmäßige Kontrollen durch das Pflege- und Arztpersonal, Hochlagern von Arm oder Bein und ggf. das Spalten des Gipses können diese Art Schäden verhindern. Trophisch gestörte Gliedmaßen bei Lähmungen, wie bei der Poliomyelitis, Spina bifida usw., müssen vermehrt mit Watte abgepolstert werden, da sich hier besonders leicht Druckstellen ausbilden. Dasselbe gilt auch für die infantilen Zerebralparesen. Es empfiehlt sich, Fensterkappen über den Fersen auszusägen.

Das Fensterödem wird beobachtet, wenn ausgeschnittene Gipsdeckel nicht wieder eingepaßt wurden. Wichtig ist auch, die Zeichen eines beginnenden Sudeck-Syndroms (s. S. 98) zu kennen und an eine Volkmannsche Kontraktur zu denken (s. S. 98).

Erwähnt sei in diesem Zusammenhang auch das Cast-Syndrom, das vor allen Dingen bei zu eng angelegtem Becken-, Bein-, Fuß- oder Rumpfgips auftritt, wie sie u. a. im Rahmen der Skoliosebehandlung verwendet werden. Neben einer rein mechanischen Entstehung infolge Spannung des Lig. hepatoduodenale und Abklemmung des Duodenums, die durch eine verstärkte Lendenlordose unterstützt wird, kann es in Extensionsgipsen zu einer Dehnung des N. splanchnicus und des Truncus vagalis posterior kommen, über die ebenfalls eine Störung der Magen-Darm-Tätigkeit mit Dilatation des Magens hervorgerufen wird (s. auch S. 79). Der Verdacht auf ein Cast-Syndrom sollte aufkommen, wenn ein Patient in einem Körpergips über Übelkeit klagt und erbricht. Umlagerungen des Patienten, Aufhebung der Lendenlordose, Bilanzierung des Flüssigkeitshaushaltes und Absaugen des Magens können notwendig werden. Die Eröffnung des Gipses allein genügt gewöhnlich nicht; man muß ihn meistens entfernen. In fortgeschrittenen Fällen sind die Spaltung des Treitzschen Bandes und evtl. eine Duodenojejunostomie der letzte Ausweg.

Pflasterextensionen an Armen und Beinen können zu Hautschäden führen. Nervenläsionen und Kompartmentsyndrome sind Folge einer direkten Verletzung von Gefäßen und Nerven oder entstehen durch Stauungen.

Drahtextensionen, die in die Nähe von Wachstumsfugen gelegt werden, können das Wachstum beeinflussen (im Kniegelenkbereich z. B. das Genu recurvatum), rufen durch Überdehnung der Gelenke Kontrakturen hervor oder werden unter anderem durch Bohrdrahtinfektionen und Osteomyelitis kompliziert.

Der Schienenlagerung von Extremitäten ist ein besonderes Augenmerk zu widmen. Wir kennen alle die Schäden, die durch unsachgemäße Lagerung hervorgerufen werden: Neben den Läsionen exponierter Nerven (N. peronaeus usw.) entstehen Beugekontrakturen, Streckkontrakturen, iatrogene Spitzfüße, Druckstellen an den Schienenbegrenzungen und Fersen. Jede Schiene muß ausreichend breit und der ganze Ober- und Unterschenkel innen und außen abgepolstert sein. Man muß darauf achten, daß die Ferse freiliegt, daß kein Druck auf das Fibulaköpfchen zustande kommt und daß der Fuß in Mittelstellung steht usw.

Darüber hinaus ist eine sachgemäße Physio- und Ergotherapie für das Ergebnis der Operation äußerst wichtig. Voraussetzung für eine sinnvolle krankengymnastische Nachbehandlung nach Osteotomien ist die übungsstabile und belastungsstabile Osteosynthese. Wird dieses Prinzip der Knochenchirurgie intraoperativ nicht erreicht, so kann mit Komplikationen (Fehlstellungen, Heilungsverzögerungen, Pseudarthrosen) im Rahmen der Nachbehandlung gerechnet werden.

Eine Statistik von Birrer (1977) gibt einen Überblick über die zu erwartenden Komplikationen. In einem orthopädischen Krankengut von 1357 Eingriffen beliefen sich die Komplikationen auf 3,6%. Oberflächliche Infekte wurden in 0,8% und tiefe Infekte, die den Knochen betrafen, in 0,5% gefunden. Bei bestimmten Eingriffen liegen die Infekte wesentlich höher, so z. B. bei der Hüft-Alloarthroplastik mit etwa 1–5% und den Knieprothesen bis um 2–8%. Intraoperative Nervenschädigungen traten in diesem Kollektiv in 3,3% auf, wobei hauptsächlich der N. femoralis im Rahmen von Hüftoperationen verletzt wurde und der N. peronaeus in 2,4% beteiligt war. Pseudarthrosen wurden in 7 Fällen gefunden. Metallbrüche und Refrakturen waren Einzelbeobachtungen. Unter den allgemeinen medizinischen Komplikationen dominierten die Phlebothrombosen mit 1,6% der Fälle; 12 Patienten hatten eine Embolie, 6 davon verliefen tödlich.

Muskulärer Schiefhals

Allgemeines

Der M. sternocleidomastoideus läßt sich in den meisten Fällen gut tasten, es sei denn, daß bereits Voroperationen stattgefunden haben oder daß verschiedene Varianten am distalen Ansatz bestehen (Caput claviculare accessorium). Voraussetzung ist, daß der Kopf dorsal flektiert ist, zur gesunden Seite gedreht und zur kranken Seite geneigt wird. Die Durchtrennung wird direkt am knöchernen Ansatz vorgenommen.

Komplikationen

Die Komplikationen am klavikulären Ende des M. sternocleidomastoideus ergeben sich aus seiner Nähe zur *V. jugularis externa*, insbesondere, wenn die Durchtrennung hier subkutan erfolgt. Die zusätzliche Entfernung des sternalen Anteils ergibt ein unschönes Halsdreieck und hinterläßt häufig auch eine häßliche Narbe. Die Durchtrennung des oberen Ansatzes kann nur offen erfolgen und bei unübersichtlichem Arbeiten zur Verletzung des *N. facialis* und des *N. accessorius* führen. Der Ansatz sollte daher unter Sicht nach vorheriger elektrischer Reizung und nach und nach durchtrennt werden. Die elektrische Reizung und die Beobachtung des Gesichts durch den Anästhesisten beugen einer Durchtrennung des N. facialis vor. Wird der M. sternocleidomastoideus mehr als 2 cm auseinandergezogen, so muß man damit rechnen, daß es auch zu einer Überdehnung des N. accessorius kommt. Dieser kann bei atypischem Verlauf verletzt werden.

Rezidiven kann entgegengearbeitet werden, wenn der Muskel nicht nur quer durchtrennt wird, sondern eine Resektion auf ½ cm erfolgt. Trotz korrigierender Kopf-Thorax-Gipse sind Rezidive nicht selten.

Skalenokostalsyndrome

Allgemeines

Zur Sicherung der Diagnose des Skalenussyndroms oder einer störenden Halsrippe empfehlen sich neben einer ausführlichen klinischen Prüfung die Phonographie, die Gefäßdarstellung und das Oszillogramm im Seitenvergleich in der Funktionshaltung (DUNANT u. HEHNE 1976).

Zugänge

Der Zugang im seitlichen unteren Halsdreieck (Abb. 2.1) wird von der V. jugularis externa gekreuzt; bei einer Verletzung kann sie ohne Folgen ligiert werden. Der sich über den M. scalenus anterior ziehende *N. phrenicus* muß geschont werden. Seine Verletzung führt zum Zwerchfellhochstand mit möglicher Einschränkung der Lungenfunktion.

Verletzungen der *A. subclavia* verlangen eine sofortige Versorgung. Die A. subclavia wird temporär abgeklemmt. Nach einer Osteotomie der Klavikula kann die gefäßplastische Versorgung der *A. subclavia* durchgeführt werden. Ein evtl. notwendiger Venen-patch ist aus der V. jugularis externa zu entnehmen. Ein zu starker Hakendruck beim Abdrängen des *Plexus brachialis* kann postoperativ zu Zeichen der Schädigung führen. DUNANT u. HEHNE (1976) hatten von ihren 112 Patienten 35 über den supraklavikulären Zugang operiert, 77 transaxillär. Von den supraklavikulär Operierten zeigten sechs postoperativ länger anhaltende *Sensibilitätsstörungen* als Zeichen der Kompression. Treten postoperativ Parästhesien und Schädigungen des Plexus brachialis auf, so erfordert dies das Hinzuziehen eines Fachkollegen, die Lagerung der Arme in Abduktion (Entlastungshaltung) sowie eine intensive krankengymnastische Nachbehandlung mit elektrischen Reizströmen.

Störende Adhäsionen der Pleura bei der Resektion einer Halsrippe können zu Verletzungen der Lunge führen. Die Pleura wird verschlossen. Postoperativ ist der Patient wegen der Enwicklung eines möglichen *Ventilpneumothorax* streng zu überwachen.

Halswirbelsäulenoperationen

Vordere Zugänge

Die Wahl des Zugangs wird bestimmt durch das Krankheitsgeschehen. Der Zugang von vorn gibt eine gute Übersicht über die Wirbelkörper, über die A. vertebralis und über die Querfortsätze. Das

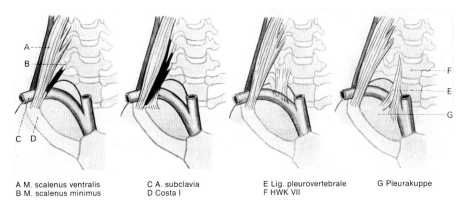

A M. scalenus ventralis
B M. scalenus minimus
C A. subclavia
D Costa I
E Lig. pleurovertebrale
F HWK VII
G Pleurakuppe

Abb. 2.1 Anatomie der Gefäße und Varianten der Mm. scaleni (nach *Lanz-Wachsmuth*)

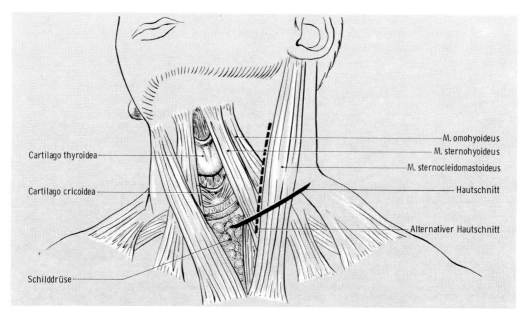

Abb. 2.2 Vorderer Zugang zur mittleren und unteren Halswirbelsäule nach *Southwick* u. *Robinson* (aus: J. Bone Joint Surg. 39A [1957] 634)

bedeutet, daß durch diesen Zugang eine gute Dekompression des Rückenmarks beim Vorliegen von Osteophyten und Bandscheibenprotrusionen erfolgen kann. Der Zugang ist auch indiziert, wenn Wirbelkörper bei Tumoren oder Infektionen ausgeräumt werden sollen. Eine Einschränkung erfährt der vordere Zugang dadurch, daß die Stabilität insbesondere bei Wirbelluxationsfrakturen postoperativ zu wünschen übrig läßt, so daß gerade in vielen posttraumatischen Krankheitsgeschehnissen eine zusätzliche äußere Stabilisierung der Halswirbelsäule notwendig wird.

Die Komplikationsrate kann bereits durch eine strenge Auswahl der Zugänge je nach Indikation gesenkt werden. Das *anterolaterale* Eingehen ist als Standardzugang für die Halswirbelsäule von C3–C7 zu betrachten (Abb. 2.2). Das Vorgehen kann Schwierigkeiten bereiten, wenn es gilt, pathologische Prozesse in Höhe C7/Th1 zu erreichen. Dasselbe gilt auch für den Kopf-Hals-Bereich. Der Zugang ist hier durch die A. carotis interna und durch die Kopfnerven beeinträchtigt, die an der Basis des Schädels fixiert sind und durch Beiseitehalten mit dem Haken wesentlich geschädigt werden können. DE ANDRADE u. MACNAB (1969) hatten hierfür einen Zugang beschrieben, der an der vorderen Begrenzung des M. sternocleidomastoideus beginnt und vor der A. carotis eingeht, praktisch als Erweiterung des Standardzuganges von SOUTHWICK u. ROBINSON. Der Kopf-Hals-Übergang kann aber auch durch einen *transoralen Zugang* erreichbar sein. Hier sind der weiche und der harte Gaumen teilweise zu durchtrennen, wenn der oberste Halswirbel dargestellt werden muß. Der erste und der zweite Wirbel können aber auch über den anterolateralen Zugang aufgefunden werden, wenn man nach HENRY (1957) bzw. WHITESIDES u. KELLY (1966) vorgeht, wobei man hinter der A. carotis vorstößt. Dieser Zugang eignet sich nur bis in eine Höhe des vorderen Ringes von C1; wegen des geringen Überblickes sind die Komplikationen reichlich. Demgegenüber ist die Freilegung der obersten drei Wirbel, wenn es um die Fusion geht, von dorsal relativ einfach. Sie sollte bei dieser Indikation den Vorzug gegenüber dem anterolateralen Zugang finden.

Bei dem *vorderen Zugang unterhalb C2/3* nach SOUTHWICK u. ROBINSON (1957) werden nach Eingang am vorderen Rand des M. sternocleidomastoideus die A. carotis communis und die V. jugularis interna nach lateral abgedrängt und die Trachea, der Ösophagus und die Schilddrüse nach medial beiseite gehalten (Abb. 2.3). Es gibt hier eine Reihe von Komplikationen. Es kann zu einer Verletzung des *Ösophagus* kommen, insbesondere wenn es Schwierigkeiten gibt, ihn zu finden. Es empfiehlt sich daher, zur besseren Orientierung eine Magensonde einzulegen; diese sollte jedoch

Halswirbelsäulenoperationen

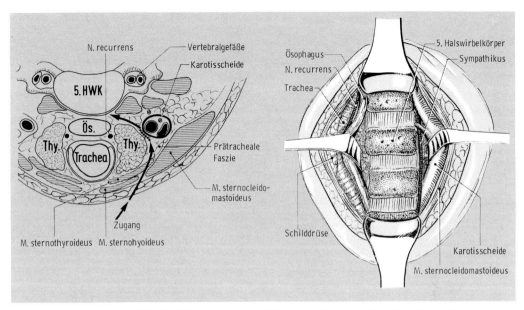

Abb. 2.3 Vorderer Zugang für die mittlere und untere Halswirbelsäule nach *Southwick* u. *Robinson* (aus: J. Bone Joint Surg. 39A [1957] 634)

entfernt werden, bevor der Ösophagus durch den Haken beiseitegehalten wird. Durch die kräftige Retraktion können Nekrosen eintreten. Bei offenen Verletzungen wird der Defekt ohne Verzug durch dichtgestochene Allschichtenknopfnähte verschlossen, sonst können in der postoperativen Phase Fisteln und Infektionen auftreten.

Der *N. recurrens* leidet häufig bei dieser Operation, weniger als Folge der Durchtrennung, als vielmehr durch Hakendruck. Der N. recurrens tritt auf der linken Seite, die vorzugsweise als Zugang gewählt wird, mit der A. carotis aus dem Thorax aus. Die Gefahr auf der rechten Seite besteht darin, daß der Verlauf des N. reccurens nicht konstant ist. Eine Verletzung des Nervs läßt sich postoperativ durch Heiserkeit feststellen. SIMEONE u. ROTHMANN (1975) sahen sie als häufigste Komplikation, und sie betraf fast die Hälfte ihrer Patienten.

Der *Sympathikus* liegt auf dem M. longus capitis und kann hier durch einen starren Selbsthalter geschädigt werden, d.h., daß ein Horner-Syndrom resultiert. Diese Art Haken ist nicht angebracht. Es empfiehlt sich vielmehr, Haken zu verwenden, die von dem Assistenten sorgsam und weich eingesetzt werden. Eine Ausdehnung des Übersichtsfeldes über den Wirbelkörper hinaus ist möglichst zu vermeiden.

Die *A. vertebralis* kann außerhalb der Foramina verletzt werden. Kann die Blutung nicht durch Fibrinschaum zum Stehen kommen, sollte sie u. U. mit einem Clip versorgt werden. Die Verletzung der A. vertebralis kann besonders bei der Unkoforaminektomie nach Jung vorkommen. Dies geschieht bei der Eröffnung des Foramen oder bei der Präparation weiter nach kranial. JUNG u. Mitarb. (1974) berichteten in ihrem Kollektiv von 132 Patienten, allerdings über keinen Fall einer Verletzung der Arterie. Die Zerreißung einer A. oder der V. thyreoidea hat, solange sie nur auf einer Seite erfolgt, keine Schäden zur Folge. Die obere A. thyreoidea ist der zweite Ast der A. carotis externa und sollte bei der Präparation dargestellt und sorgsam beiseite gehalten werden. Bei der Verletzung der A. carotis communis muß eine sofortige Versorgung, wenn möglich zusammen mit einem Gefäßchirurgen, erfolgen.

Plexus- und isolierte *Deltamuskellähmung* können als Folge einer unzureichenden Lagerung beider Arme, z.B. anläßlich der Clowardschen Operation, eintreten. PEZESHIKI u. Mitarb. (1977) führten diese Schädigung auf eine übermäßige Streckung des Plexus zurück, die besonders bei abgespreiztem Arm und der Seit- und Drehlage des Kopfes resultiert. Bei drei Fällen einer Plexuslähmung kam es zu einer spontanen Remission innerhalb von zwei Wochen. Neurologische Komplikationen sahen SIMEONE u. ROTHMANN (1975) in 1% ihrer Fälle.

68   2. Zwischenfälle bei orthopädischen Operationen

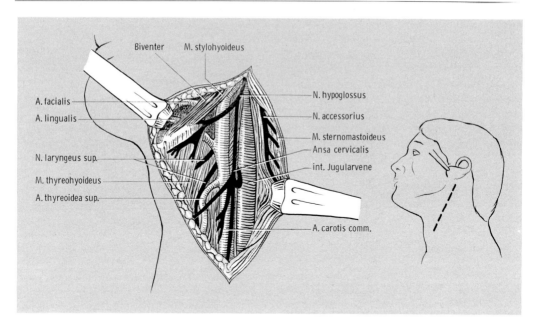

Abb. 2.4 Zugang für die obere Halswirbelsäule. Der M. sternocleidomastoideus wird zurückgehalten, die tiefen Strukturen der Karotis-Dreiecks werden dargestellt (aus: *Rothman-Simeone:* The Spine Bd.1 [1975] 106)

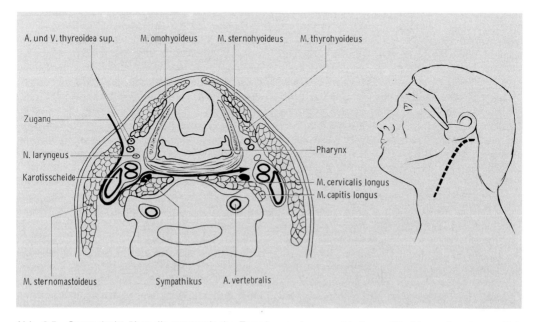

Abb. 2.5 Querschnitt über die anatomische Zuordnung der verschiedenen Strukturen im oberen Halswirbelsäulenbereich und Zugangswege (aus: *Rothman-Simeone:* The Spine Bd. 1 [1975] 110)

Der *transorale Zugang* für den oberen Halswirbelsäulenabschnitt empfiehlt sich vor allen Dingen für die einfache Resektion und Probeexzisionen bzw. für die Ausräumung von Abszessen in diesem Bereich. Wegen der postoperativen Infektion bei primär aseptischen Operationen sollte nach vorheriger Austestung aus dem Nasen-Rachen-Raum eine prophylaktische Antibiotikagabe erfolgen. Der Hypopharynx ist auszutamponieren, damit keine Aspiration von Blut und Flüssigkeiten erfolgt; die Trendelenburgsche Lage hat sich hier bewährt. Bei proliferierten Lymphknoten und Polypen muß man auf eine vermehrte Blutungsneigung achten. Postoperativ muß dafür Sorge getragen werden, daß die Atemwege nicht aufgrund von Ödemen, Blutungen bzw. Bluterguß verlegt sind. Es sollte daher immer eine Tracheotomie in Betracht gezogen werden.

Der *anterolaterale Zugang* für die obere Halswirbelsäule (DE ANDRADE u. MACNAB 1969) ist durch die störende Mandibula, die Karotisscheide, durch Kopfnerven und durch den Pharynx in der Tiefe kompliziert (Abb. 2.**4**). Der Indikationsbereich sollte strikt begrenzt werden für die Fälle, die keine anderen Zugänge zulassen (Tumoren, Infektionen). Liegen Instabilitäten vor, muß man, um eine Kompression des Rückenmarks zu vermeiden, eine Halo-Extension anbringen. Der Zugang sollte von der linken Seite vorgenommen werden, um einen aberrierenden N. recurrens auf der rechten Seite zu schonen. Komplikationen von seiten des *Pharynx*, des *N. glossopharyngeus* und des *Vagus* kommen vor allem durch Hakendruck oder infolge einer Durchtrennung der Nerven vor. Man sollte die Patienten darüber aufklären, daß u.a. Schwierigkeiten beim Sprechen auftreten können. Postoperativ findet man Heiserkeit und Unfähigkeit, in hoher Tonlage zu sprechen. Besonders die *Venenplexus* im Bereich des M. longus colli können Anlaß zu diffusen und reichhaltigen Blutungen geben, die die Übersicht sehr stören. Bei unbeherrschbarer Verletzung der A. carotis und V. jugularis und ihrer Abgänge können in der Folge eine zerebrale Ischämie oder eine Luftembolie eintreten.

Die gleichen Schwierigkeiten ergeben sich auch bei dem *vorderen Zugang*, den SOUTHWICK u. ROBINSON (1957) für die obere Halswirbelsäule angegeben haben. Auch hier wird vor der A. carotis eingegangen; die Durchtrennung der Äste der *A. carotis externa*, der *Jugularisvene* sowie der Pharynx- und Larynxnerven können erhebliche Ausfälle zur Folge haben. Gefährdet sind vor allen Dingen der *N. accessorius* und der *Sympathikus*. Besser ist daher der Zugang hinter der A. carotis (WHITESIDES u. KELLY 1966). Die Äste der Carotis externa stören hier nicht. Die Karotisloge wird nach vorn gezogen (Abb. 2.**5**). Es wird dann entlang der Querfortsätze auf die Wirbelkörper eingegangen. Hierbei kann der Sympathikus sehr leicht geschädigt werden, woraus ein Horner-Syndrom resultiert. Der Stamm des Sympathikus und das obere zervikale Ganglion über dem M. capitis longus in Höhe des zweiten und dritten Wirbelkörpers sollten daher dargestellt werden. Gefahr droht vor allen Dingen auch von der dominierenden linken *Vertebralarterie*, die bei ihrem Ausfall entsprechende Störungen nach sich ziehen kann.

Fusionsoperation (Cloward u. Robinson)

Die Komplikationen aus dem Zugang sind oben beschrieben. Besondere Vorsicht muß man walten lassen, wenn es an das Resezieren der Bandscheibe bzw. Ausbohren des betreffenden Bandscheibenraumes mit dem Cloward-Instrumentarium geht. Hierbei kann es nach Durchbrechen des hinteren Längsbandes zu *Verletzungen der Dura* und des *Rückenmarks* kommen, sei es durch das Instrumentarium oder durch Vorschieben von Knochenmaterial. Verletzungen können insbesondere bei der transdiskalen Resektion dorsaler Osteophyten eintreten. Man muß bedenken, daß die Abtragung der Osteophyten aufgrund der Verwachsungen mit dem hinteren Längsband das Verletzungsrisiko erhöhen kann.

GOYMANN u. SCHLEGEL (1977) berichteten unter ihren 86 ventralen Fusionen über einen Fall einer doppelseitigen *Parese der Schultermuskulatur*, die vermutlich jedoch nicht durch Irritation des Rückenmarks, sondern durch Hakendruck ausgelöst wurde. Es kam innerhalb von vier Wochen zu einer Normalisierung.

Die postoperativen Komplikationen sind besonders gekennzeichnet von einer *Lockerung* des eingebrachten intervertebralen *Verblockungsmaterials*. Bei nicht sorgsamer postoperativer Ruhigstellung ist damit zu rechnen, daß es zu einem *Spaneinbruch* oder zum *Vorwandern des Spanes* mit nachträglicher Kyphosierung kommt. Die Robinson-Technik mit einem „Horse-Shoe"-Span aus dem Beckenkamm hat gegenüber der Cloward-Technik den Vorteil, daß die primäre sofortige Stabilität besser ist (WHITE u. HIRSCH 1971), während die Cloward-Technik einen besseren Zugang für die Entfernung der Osteophyten gibt.

Die primäre Kompressibilität des Hufeisenspanes aus dem Becken, der dreiseitig von Kortikalis umgeben ist, ist geringer als die Verformungsmöglichkeit des Cloward-Dübels. Wichtig ist, um ein Herausschlüpfen des Spanes zu verhindern, daß der Span möglichst hinter die Knochenlippe des Randwulstes an der Deckplatte angebracht wird.

Um eine *Pseudarthrose* zu vermeiden, ist es notwendig, den Bandscheibenknorpel vollständig zu entfernen. Dies betrifft besonders die Technik nach ROBINSON (1957).

Der Raum zwischen zwei Wirbelkörpern darf anläßlich der Spaneinbringung nicht zu stark auseinandergezogen werden; sonst kommt es zu einem vermehrten Druck auf die der Bandscheibe anliegenden Bewegungssegmente.

KEVALRAMINI u. Mitarb. (1977) hatten die Komplikationen an 41 Patienten analysiert, die wegen frischer traumatischer Läsionen der Halswirbelsäule (Luxationsfrakturen) einer vorderen Spondylodese unterzogen wurden. Sie kommen zu dem Ergebnis, daß die Rehabilitation bei Patienten mit Tetraplegie keinerlei Unterschied aufwies zu denjenigen Patienten, die keiner Operation unterzogen wurden. In 12 von 41 Fällen kam es hier zu einem teilweisen oder vollständigen Herauswandern des Knochenspanes und zu *postoperativen Instabilitäten*. Bei einer hinteren Instabilität – wie z. B. nach einer Luxationsfraktur, bedingt durch ein Hyperflexions-Rotations-Trauma, werden durch eine versteifende Operation von vorn die letzten stabilisierenden Bänder zerstört (Abb. 2.**6**). Es ist in diesen Fällen keine volle Stabilität zu erwarten (SCHULITZ u. WINKELMANN 1981), so daß man für eine zusätzliche äußere Stütze Sorge zu tragen hat; sonst kann es zu Spanluxationen, Re-Luxationen und erneut zu Instabilitäten kommen.

Komplikationen können auftreten, wenn sich Knochenzement nach Ausräumen von Tumoren nicht solide in der knöchernen Umgebung verankern läßt. Das bedeutet, daß alle Tumormassen eines Wirbelkörpers voll ausgeräumt werden müssen, um eine gesunde Verankerung zu gewährleisten. Sonst ist damit zu rechnen, daß eine Kyphosierung der Halswirbelsäule aufgrund der Instabilität eintritt. In vier von neun Fällen, die DUNN (1977) wegen Tumoren operierte, trat eine Lockerung des Interpositionsmaterials auf.

Selbst das Einbringen von Palacosplomben in den bandscheibenresezierten Raum unter Entfernung der Deck- und Bodenplatten gibt keine primäre Stabilität. Bereits bei 2 kg Extension reißt im

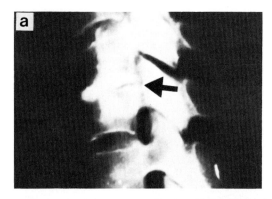

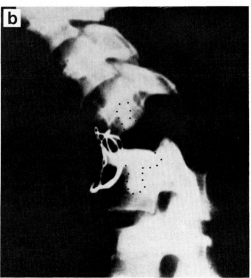

Abb. 2.**6** Experimentell erzeugte hintere Instabilität. Von vorn mit Kragenknopf-Zementplombe (a) sowie mit zusätzlicher vorderer Zuggurtung (b) stabilisiert.
a) Gelockerte Plombe nach einmaliger Flexionsbelastung mit 2 kp.
b) Vollständige Luxation mit Abbruch des oberen Zementzapfens bei Flexionsbelastung mit 4 kp

Experiment die Palacos-Knochenverbindung wieder auf (SCHULITZ u. WINKELMANN 1981). Hier empfiehlt sich eine äußere Stütze zur Sicherung des postoperativen Ergebnisses.

Dorsaler Zugang

Der hintere Zugang gewährleistet einen Überblick über die Dornfortsätze, die Facetten und die Laminae. Angezeigt ist er für eine Stabilisierung der Wirbelsäule bei Gefügelockerungen, unter Umständen für eine Dekompression des Rückenmarks bei zervikalen Bandscheibenvorfällen oder als Palliativmaßnahme bei Tumoren. Verwendet wird er bei Frakturen der Halswirbelsäule oder Pseudarthrosen des Dens, bei Rupturen des Lig. transversum und Entzündungen mit atlanto-axialer Dislokation.

Bei der Freilegung des Bogens des ersten Wirbels muß man Vorsicht walten lassen, um nicht die *A. vertebralis* und *venöse Plexus* zu zerstören, die bereits 2 cm außerhalb der Mittellinie beginnen. Schwierigkeiten und Komplikationen ergeben sich im Rahmen von Fusionsoperationen, wenn Löcher in das Okziput gebohrt werden. Hier ist eine Verletzung des *Gehirns* möglich. Wird eine Versteifung von C1/C2 mit einem kortikospongiösen Span nach der Technik von MERLE D'AUBIGNÉ (1969) oder McGRAW u. RUSCH (1973) durchgeführt, so kann der Daht, der unter dem Bogen von C1 durchgezogen wird, Läsionen an der *Dura* oder an der *neurologischen Matrix* hervorrufen. Manche Autoren empfehlen, wegen des posttraumatischen und postoperativen Ödems eine Fusionsoperation erst nach Ablauf von drei bis sechs Wochen vorzunehmen – insbesondere, wenn sie ohne Laminektomie einhergeht –, um das Rückenmark komprimierende Schwellungen zu reduzieren. In seltenen Fällen können hintere Fusionen ohne Dekompression der Lamina aufgrund eines oppositionellen Dickenwachstums des Bogens zu einer Stenose des Spinalkanales führen. Die Verletzung einer dominierenden *A. vertebralis* oder die Ligation der Arterie bei älteren Patienten mit vorbestehender Arteriosklerose kann zu ischämischen Symptomen (Wallenberg-Syndrom) führen.

DUBOUSSET u. Mitarb. (1969) hatten bei Arthrodesen an der oberen Kopfregion anhand von 47 Fällen zweimal eine Verschlimmerung der neurologischen Symptomatik gesehen. Bei einem Patienten mit einer Atlas-Axis-Luxation und vorbestehender Wallenberg-Symptomatik ist es nach der Operation zu erheblichen *Paresen der unteren und oberen Extremitäten* gekommen. Die Lähmung hatte sich im Laufe eines Jahres unter funktioneller Beeinträchtigung eines Armes weitgehend erholt. In dem anderen Fall trat bei vorbestehender Tetraparese nach Fraktur des Dens eine vollständige *Tetraplegie* und Tod nach 28 Tagen ein. Diese Komplikationen ergeben sich leicht, wenn fusioniert und reponiert wird. Sie hatten niemals dekomprimiert, da sie im Gegenteil die zur Resektion des hinteren Bogens notwendigen Manöver für gefährlicher als nützlich halten.

Eine der Spätkomplikationen ist die *Pseudarthrose* im Versteifungsbezirk, die zu erneuten Beschwerden und/oder zu einer Achsendeviation führen kann. Eine ausreichende Ruhigstellung in Form einer Extension oder äußerer abstützender Maßnahmen (Rumpf-Kopf-Gipse, abstützende Apparate) ist daher dringend notwendig. DUBOUSSET u. Mitarb. (1969) sahen unter 29 Operationen im Okziputbereich zweimal eine Pseudarthrose und in der Atlas-Axis-Region zwei Pseudarthrosen auf 18 Arthrodesen. Die einfache Drahtfixation verhindert die Flexion und die horizontale Verschiebung eines Winkels nach vorn; sie beseitigt jedoch keine Rotation, keine Extension und keine hintere oder laterale horizontale Verschiebung. Man muß daher mit einer höheren Pseudarthrosenrate rechnen, wenn versucht wird, zwei oder mehrere Segmente lediglich mit Draht, evtl. auch unter Anlagerung von Spongiosa, zu stabilisieren. Die Brook-Technik, die zwei kortikospongiöse Späne neben dem Dornfortsatz unter Zuhilfenahme von jeweils einer Drahtschlinge in jedem Segment verwendet, hat den festen Durchbau von 67% mit anderen Techniken auf 97% erhöhen können (JOHNSON u. SOUTHWICK 1979). Es ist damit zu rechnen, daß die Rotation der Halswirbelsäule nach der Fusion von C1/C2 wesentlich beeinträchtigt ist. Nach der Arthrodese dieses Bezirkes ist nur noch eine Rotation von 45 Grad nach beiden Seiten zu erwarten. Der Verlust der *Flexion und Extension* wird nach Versteifung des Kopf-Hals-Überganges meist durch die darunterliegenden Abschnitte kompensiert.

Eine Bandscheibenhernie kann durch die hintere partielle Laminektomie entfernt werden. Rückenmark und zervikale Wurzeln lassen sich gut darstellen. *Blutungen aus epiduralen Venen* können nach Erweiterung des Situs gut beherrscht werden. *Duraverletzungen* müssen mit 6–0-Nähten fortlaufend verschlossen werden. Ein zu fester Hakendruck auf das zervikale Rückenmark kann schwere Schädigungen zur Folge haben. Die Enge des Spinalkanales macht das Beiseitehalten der *zervikalen Nervenwurzel* bei der Präparation eines lateralen Prolaps sehr schwierig. Die Entfernung der Spondylophyten von dorsal ist gefährlich, da sie unübersichtlich und wegen ihrer Verwachsungen mit der *A. vertebralis* mit einem Blutungsrisiko verbunden ist (JUNG u. KEHR 1977). Weiterhin besteht bei dieser Art Operation die Gefahr von *Arachnitiden* und Adhäsionen der Wurzeln und der Dura im Rahmen der Wundverheilung.

Eine Laminektomie über ein Segment wird die Stabilität der Halswirbelsäule nicht beeinträchtigen; Instabilität droht erst, wenn sie über mehrere Etagen unter Entfernung der Facetten vorgenommen wurde.

Brustwirbelsäulenoperationen

Vorderer Zugang

Der vordere transthorakale Zugang gibt eine Übersicht über die Wirbelkörper der Brustwirbelsäule; dabei bleiben die obersten und der unterste Wirbelkörper schwer zugänglich. Der hintere Zugang eröffnet im ganzen Brustwirbelsäulenbereich lediglich eine gute Übersicht über die Bögen und einen beschränkten Zugang zu den Wirbelkörpern. Operationen, die eine gute Übersicht über den thorakolumbalen Übergang notwendig machen, erfordern einen thorakoabdominalen Zugang unter Ablösung des Diaphragmas. Wenn es sich um die isolierte Darstellung des 12. Brustwirbelkörpers oder ersten Lendenwirbelkörpers handelt, muß man sich entscheiden, ob man einen transthorakalen Zugang oder einen Flankenschnitt unterhalb des Brustkorbes wählt. Evtl. kommt man mit dem Ablösen des linken Zwerchfellschenkels vom subdiaphragmatischen Zugang aus, obwohl die Übersicht hier nur gering ist. Für den Übergang HWS/BWS sind verschiedene komplikationsreiche Zugänge von vorn beschrieben worden, teilweise durch eine obere Thorakotomie, teilweise durch einen Zugang mit Spaltung des Sternums.

Der *vordere transthorakale Zugang* hat sich für die Wirbelkörper C2 bis Th 11 gut bewährt, sei es bei tuberkulösen Abszessen, sei es zur Beseitigung von Kyphosen mit eingetretener oder zu erwartender neurologischer Schädigung am Rückenmark (bei denen eine Dekompression des Spinalkanales notwendig ist oder bei denen man eine zunehmende Kyphosierung durch ein hinteres Vorgehen nicht aufheben kann), sei es zur Ausräumung von Wirbelkörpertumoren oder zur vorderen Fusion der Wirbelsäule nach Dwyer oder Zielke. Bei diesem Zugang fügen sich die Komplikationen aus dem transthorakalen Vorgehen mit dem Risiko der Operationen in Rückenmarksnähe zusammen. Ohne eine Überwachungsstation mit dem ganzen Rüstzeug der Intensivmedizin sind diese Operationen nicht durchführbar.

Es kann hier zu *Atelektasen, Pneumonien, bronchopleuralen Zysten und Verlegung der Luftwege* kommen (HODGSON u. Mitarb. 1960).

Die Schwierigkeiten bei der Präparation und Ausräumung von Wirbelkörpern sind Ursache von *Rückenmarksverletzungen,* insbesondere beim Vorliegen eines Gibbus, meist aufgrund fehlender Orientierung. Bei unübersichtlichen Zugängen zum Rückenmark kann der Weg über die Identifikation der Nervenwurzel gefunden werden.

Ein besonderes Risiko besteht dann, wenn Ligaturen zahlreicher segmentaler Vertebralarterien, der sog. Interkostalgefäße, vorgenommen werden. Das bedeutet, daß eine arterielle Mangelversorgung, d.h. eine Ischämie des Rückenmarks, eintreten kann. Wenn auch die Gefahr für eine *Paraplegie* in verschiedenen Statistiken als gering angesehen wird, kann sie bei ungünstigen Zirkulationsverhältnissen der A. spinalis jedoch immer wieder vorkommen. Besonders die Beeinträchtigung der Adamkiewiczschen Arterie, die zu 80% auf der linken Seite zwischen Th7 bis L5 – mit einer Prädilektion von Th9–Th11 – vorkommt, kann eine Nekrose des Rückenmarks herbeiführen (DOMMISSE 1974). Bei den Operationen betrifft die kritische Zone des Rückenmarks nach DOMMISSE (1974) die Segmente Th4–Th9. Er berichtete über drei Querschnittslähmungen zwischen Th5–Th9 unter 18 transthorakalen Skolioseoperationen.

Komplikationen können sich bei der Mobilisierung der *Aorta* ergeben und *interkostale Gefäße* stammnah einreißen. Es ist dafür Sorge zu tragen, daß man die Durchtrennung und Unterbindung der Gefäßabgänge nicht zu nahe an die Aorta legt, da die Ligaturen aufgehen können und die kurzen Stümpfe schwer zu fassen sind.

Adhäsionen zwischen der viszeralen und parietalen Pleura müssen stumpf getrennt werden. *Einrisse der Lunge* müssen vernäht werden. Die Gefahr stellt sich hier vor allem bei infektiösen Prozessen.

Nach vollständiger Ausräumung eines Wirbelkörpers ist das *Rückenmark* durch Instabilität der Wirbelsäule gefährdet. Verschiebungen der Wirbel gegeneinander können verständlicherweise durch Kompression des Rückenmarks zur Paraplegie führen. Jegliche Umlagerungen müssen daher – auch nach Auffüllen und Stabilisierung des entstandenen Defektes mit Knochenspänen – äußerst vorsichtig vorgenommen werden.

Der *thorako-abdominale Zugang* wird gewählt, wenn es gilt, Brustwirbelsäule und Lendenwirbelsäule gleichzeitig zu erreichen. Bei Zwei-Höhlen-Eingriffen können zu den beschriebenen Komplikationen aus dem transthorakalen Zugang Verletzungen von *Ureter, Milz und Niere* und *Sympathi-*

kus hinzukommen. Es wird ein linksseitiger Zugang empfohlen, da die V. cava auf der rechten Seite das Vorgehen komplizieren kann und außerdem die Leber schwer beiseite zu halten ist. Das Diaphragma wird nahe des Rippenbogenansatzes durch einen bogenförmigen Schnitt, der bis zum Lig. arcuatum laterale reicht, abgetrennt. Der N. phrenicus teilt sich peripher nach vorn, hinten oder lateral. Wenn viele dieser Äste beim Ablösen der Zwerchfellschenkel durchtrennt werden, muß man mit einer Zwerchfellähmung rechnen. Der N. sympathicus erstreckt sich über die anterolaterale Seite der Wirbelkörper entlang dem Psoasmuskel; er wird durch die Ganglionverdikkungen identifiziert. Seine Verletzung ist ohne nennenswerte Folgen. *Gastrointestinale* Komplikationen in Form eines Ileus sind möglich. Für diese Patienten ist eine Überwachung auf der Intensivstation erforderlich.

Posterolateraler Zugang

Der posterolaterale Zugang mit einer Kostotransversektomie gibt eine Übersicht über den vorderen und seitlichen Anteil des Wirbelkörpers. Er ist gewöhnlich für eine Biopsie und für die Eröffnung eines Abszesses ausreichend sowie für die Möglichkeit, den Wirbelkörper teilweise auszuräumen. Das Risiko ist gegenüber dem vorderen Zugang relativ gering, kann aber dennoch bedeutende Komplikationen nach sich ziehen, die sich aus der *Verletzung des Rückenmarkes*, der *Pleura* und der *Lunge* ergeben. Gerade die geringe Übersicht macht das Vorgehen schwierig, wenn es gilt, die Dekompression des Rückenmarkes herbeizuführen. Man geht am besten von einer Laminektomie und Bogenwurzelresektion aus, wodurch man die Dura ständig im Auge behalten kann. Es kann hier zu *Einrissen in der Dura* kommen, die – wenn sie übersehen werden – zu *Liquorfisteln* führen können. Dies ist insofern gefährlich, weil diese Eingriffe häufig wegen infektiöser Prozesse durchgeführt werden, so daß hier ein Übergreifen der *Infektion* nicht auszuschließen ist. Es können häufig gerade bei Tumoren *Blutungen* aus den Wirbelkörpern auftreten, die das übersichtliche Arbeiten erschweren. Bei Sickerblutungen sind ungezielte Elektrokoagulationen zu vermeiden. Ausräumen und Auffüllen des Wirbelkörpers mit Knochenchips birgt die Gefahr der direkten *Kompression des Rückenmarkes*, so daß eine Auffüllung und Kürettage unter vollständiger Sicht des Auges durchgeführt werden müssen. In diesen Fällen sollte eine Kostotransversektomie über 3–4 Segmente vorgenommen werden. Daher wird empfohlen, die Dura darzustellen, um eine Schädigung des Rückenmarkes zu umgehen.

Ist es zu einem *Pneumothorax* gekommen, muß die Pleura genäht und eine Drainage eingelegt werden. Diesbezüglich sind postoperativ Röntgenbilder notwendig.

Es ist auch daran zu denken, daß die großzügige Ausräumung eines Wirbels zu einer vermehrten *Instabilität* führen kann, die besonders bei Tumoren und Infektionen gegeben ist. Postoperativ ist daher bei Umlagerungen des Patienten sorgsam zu verfahren. Evtl. sind postoperativ dorsale Liegeschalen anzufertigen, in denen der Patient gedreht werden kann. Die Röntgenschichtaufnahme muß entscheiden, ob der verbleibende Wirbelkörper ausreichend stabil ist, um auf eine äußere Stütze verzichten zu können.

Postoperativ ist eine gute Überwachung mit regelmäßiger Kontrolle des Patienten angezeigt, um rechtzeitig Komplikationen seitens der *Atemwege* und des Rückenmarkes abzufangen.

Lendenwirbelsäulenoperationen

Anterolateraler Zugang

Der anterolaterale Zugang gibt eine gute Übersicht über die Wirbelkörper der Lendenwirbelsäule; er bietet sich an, wenn es um die Ausräumung eines Wirbelkörpers und um wiederherstellende Maßnahmen mit Spanauffüllungen geht. Sie ist der Blindbiopsie (mögliche Verletzungen der V. cava!) vorzuziehen. Wegen ihrer Verletzbarkeit wird der linke laterale Zugang empfohlen, insbesondere auch, weil von rechts die Leber den Zugang etwas behindert. Um eine gute Übersicht zu gewährleisten, ist die Unterbindung der Abgänge von Aorta und V. cava notwendig, woraus sich evtl. präparative Komplikationen mit vermehrter Blutungsneigung ergeben können. Es sollte darauf geachtet werden, daß nicht der *N. genitofemoralis*, der auf dem Psoasmuskel verläuft, und der *N. sympathicus*, der der Wirbelsäule anliegt, verletzt werden, obwohl die Schädigung des Sympathikusnervs nur den Effekt einer Sympathektomie hervorruft. Bei Operationen im unteren Lendenwirbelsäulenbereich sollte der *hypogastrische Nervenplexus* geschont werden, um postoperative Komplikationen, wie *Impotenz* und Sterilität beim Manne, zu vermeiden.

Die *Perforation* der V. cava oder V. iliaca kann zu gefährlichen Blutungen führen. Beim Ausräumen von Wirbelkörpern kann der Periduralraum eröffnet werden; eine direkte Naht ist anzuschließen. Auch bei diesem Zugang sind postoperativ ileusartige Erscheinungen mit in Betracht zu ziehen.

Posterolateraler Zugang

Der posterolaterale Zugang bietet auch nach Resektion des Querfortsatzes nur einen geringen Überblick über den Lendenwirbel. Er dient gleichermaßen unter Belassung der Querfortsätze der Fusion der Lendenwirbelsäule. Gewöhnlich entstehen hier keine ernsthaften Komplikationen. Theoretisch kann es aufgrund der geringen Übersicht zu *Verletzungen* von *Nerven* und *Gefäßen* kommen. Wichtig ist, dafür zu sorgen, die V. cava oder die Aorta nicht zu verletzen. Dies kann dadurch eintreten, daß aufgrund einer gedeckten Arrosion – wie sie bei Abszessen vorkommt – der sich vortastende Löffel zum Einreißen der Gefäße

führt. Bei größerer Verletzung der V. cava oder Aorta ist nach Tamponade der Patient sofort halbschräg auf die rechte Seite zu lagern und von einem Flankenschnitt entlang der 12. Rippe retroperitoneal weiter auf die großen Gefäße einzugehen.

Lumbale Fusionsoperationen

Kreuzschmerzen bei Gefügelockerungen des lumbalen Überganges können mit einer posterolateralen oder mit einer interkorporalen Fusion erfolgreich behandelt werden. Die Komplikationen aus dem vorderen oder anterolateralen Zugang überwiegen verständlicherweise die des dorsalen Vorgehens. Bei den Bandscheibenexzisionen und Fusionen von vorn kommt es zu *Spanverschiebungen*, *Spanlockerungen* und *Pseudarthrosen*; die Pseudarthrosenquote überwiegt hier die bei posterolateraler Versteifung (Abb. 2.7). *Potenzstörungen* ergeben sich durch Schädigung des autonomen Nervenplexus, der zwischen Aortenga-

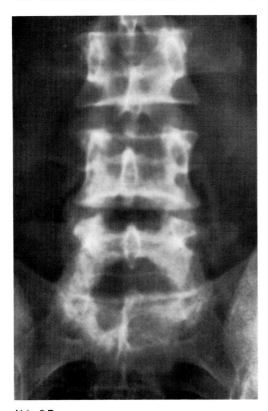

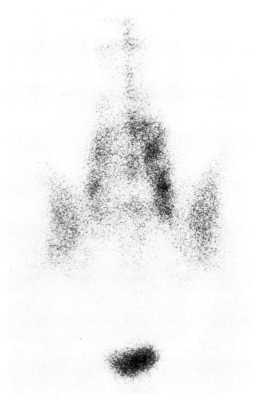

Abb. 2.7
a) S. G., 43 Jahre. Pseudarthrose nach posterolateraler Fusion L4-S1 beiderseits. Zustand 11 Monate nach der Operation.

b) S. G., 43 Jahre. Szintigraphie. Mehrspeicherung in Höhe L4-S1 linksseitig läßt eine Pseudarthrose nach posterolateraler Fusion annehmen bel und der linken V. iliaca communis zu finden ist. Besonders beim Zugang L5/S1 ist hier mit seiner Verletzung zu rechnen.

Beim *dorsalen Zugang* ist das minutiöse Abpräparieren aller Muskelfasern, Ligamente und von Periost einschließlich des Anfrischens der Querfortsätze sowie das Darstellen und Ausräumen der kleinen Wirbelgelenke wichtig. Dabei ist zu beachten, daß die Querfortsätze nicht brechen, was sich häufig ereignet, wenn die volle Kortikalis abgetragen wird; ist die posterolaterale Loge dicht und voll mit Knochenchips ausgefüllt, so wird sich der knöcherne Durchbau trotz abgebrochener Querfortsätze allerdings nicht wesentlich verzögern. Der Kontakt zwischen angelagerter Spongiosa, Querfortsätzen und Bogenwurzel muß gewährleistet sein, und es ist darauf zu sehen, daß er nicht durch Weichteilgewebe verhindert wird. Außerdem ist darauf zu achten, daß die Anfrischung der kleinen Wirbelgelenke streng auf die zu versteifenden Segmente beschränkt bleibt; häufig ergeben sich Schwierigkeiten bei der Zuordnung der kleinen Wirbelgelenke zu den entsprechenden Wirbeln. In diesen Fällen ist damit zu rechnen, daß aufgrund eines fehlenden Durchbaues von den angefrischten Wirbelgelenken der benachbarten Segmente Schmerzen ausgehen.

Die Operationen sind meist sehr blutreich; bei dem schrittweisen Abschieben der Muskulatur werden die reichlich vorhandenen Lumbalarterien verletzt (MACNAB u. DALL 1971).

Häufig wird über Beschwerden geklagt, die von der Spanentnahmestelle ausgehen. Im Bereiche des Beckenkammes werden häufig die *Glutealnerven* verletzt. Nerven, die in die Narbe eingewachsen sind, können eine Beschwerdequelle darstellen. Im Bereiche der Spina iliaca dorsalis sollte das Periost subperiostal abgeschoben werden, um die Nerven zu schonen. Bei der Spanentnahme aus dem Beckenkamm wird die Wunde unterhalb des Kammes gesetzt und die Haut dann zur Entnahme des Spanes nach oben verzogen. Beim Wundverschluß sollten Muskeln an Ort und Stelle wieder fixiert werden, um eine *adhärente Narbenbildung* zu vermeiden. Wegen der erheblichen Nachblutung aus dem Entnahmebezirk empfiehlt sich hier die Anwendung von Knochenwachs und Redon-Drains.

Die postoperative *Stenose des Spinalkanales* ist das Ergebnis der angefrischten Lamina, die sich im Zuge der Anpassung verdickt und den Kanal verengt. Sie stellt damit eine weitere Komplikationsmöglichkeit dar. Der Verlauf ist schleichend; die Symptome der Claudicatio intermittens der Wirbelsäule entwickeln sich langsam. Es ist daher angebracht, keine Versteifungen über die Wirbelbögen zu vollziehen; sollte einmal eine Spinalstenose zustande gekommen sein, muß eine Dekompression durchgeführt werden.

In seltenen Fällen kommt es oberhalb des Versteifungsbezirkes zu einer erworbenen *Spondylolyse* infolge der erheblichen Lastwechsel. HARRIS u. WILEY (1963) hatten über eine Reihe von Ermüdungsfrakturen an der Interartikularportion nach Fusionsoperationen des lumbosakralen Überganges berichtet.

Spondylolyse und Spondylolisthese

Die Laminaresektion mit Entfernung des Füllgewebes (Operation nach Gill) gibt bei der Spondylolyse in 75–80% ausreichende Ergebnisse. Sie sind zum Teil abhängig von den bereits bestehenden degenerativen Veränderungen der Bandscheiben, so daß nach dem 45. Lebensjahr aufgrund der Bandscheibenlockerung häufiger mit schlechteren Resultaten zu rechnen ist.

Die postoperative *Zunahme des Wirbelgleitens* ist eine der bekanntesten Komplikationen nach der Entfernung der Lamina. Sie wird beeinflußt von der Stabilität der darunterliegenden Bandscheibe; dies bedeutet, daß der Gleitvorgang bei den degenerierten Bandscheiben dreimal höher ist. Gerade bei Kindern und Jugendlichen nimmt das Abgleiten des Wirbelkörpers vermehrt zu, besonders wenn die Verschiebung bereits 30% betragen hat. Bei Kindern stellt das Wirbelgleiten nach der Gillschen Operation die größte Komplikation dar, weswegen sie in diesem Alter immer mit einer zusätzlichen posterolateralen Fusion verbunden wird. Auch bei festem Durchbau muß noch mit einer Verschiebung eines Wirbelkörpers gerechnet werden. Bei den Operationen von LAURENT u. OSTERMANN (1976) wurden 14 von 78 Patienten gefunden, die aufgrund der Ermüdung der Fusionsmasse eine Zunahme der Verschiebung hatten.

Die *Pseudarthrosen* weisen bei den Versteifungsoperationen immer noch die höchste Komplikationsrate auf; so berichteten LAURENT u. OSTERMANN (1976) über 19,5% Pseudarthrosen bei verschiedenen Fusionstechniken. In diesen Fällen sind Nachoperationen erforderlich.

Eine Reihe von Komplikationen verbindet sich mit der Aufrichtung des abgeglittenen Wirbelkörpers. Sie sind abhängig von der Art des Vorgehens. Die Aufrichtung kann von einem dorsalen,

von einem ventralen oder von einem kombinierten vorderen und hinteren Zugang durchgeführt werden. Der transabdominelle Zugang kann Verletzungen der *Bauchorgane, Peritonitiden* und *Verletzungen der präsakralen Gefäße* zur Folge haben. MARISCA (1974) beschrieb u. a. Verletzungen des Plexus sacralis mit *Potenz- und Blasenentleerungsstörunen*. Bei den Aufrichtungsoperationen ist die 5. Nervenwurzel durch Überdehnung und Einklemmung besonders gefährdet. BRADFORD (1979) berichtet über drei Fälle, in denen es zu einer Schädigung der 5. Nervenwurzel gekommen ist. *Pseudarthrosen* nach interkorporeller und dorsaler Fusion kommen vor.
Eine lange Immobilisierungszeit nach Segmentverriegelung mit Beckenspänen erhöht das *Thromboserisiko* (GRUBER u. Mitarb. 1977).

Bandscheibenoperationen

Verletzungen der Dura und Nerven gehören zu den häufigsten Komplikationen. Einer *Verletzung der Dura* wird vorgebeugt, wenn der Scaglietti oder eine Sonde nach Eröffnen des Lig. flavum zur Absicherung eingelegt und danach das Lig. flavum vollständig entfernt wird. Verklebungen und Adhärenzen zwischen Lig. flavum, Dura und Nervenwurzeln müssen sorgsam gelöst werden, um Einrisse der Dura zu vermeiden. Sollte es zu einer größeren Verletzung der Dura mit Austritt von Liquor kommen, so wird dem vorerst mit Kopftieflage begegnet, während die Verletzung selber fortlaufend genäht wird. Sonst muß unter Umständen mit einer Liquorfistel gerechnet werden.
Voroperationen oder Verwachsungen der Nervenwurzeln können die Präparation erschweren. Sie können bereits durch unsanftes Zurückhalten oder bei der Elektrokoagulation verletzt werden. In seltenen Fällen wird durch das unvorsichtige Vorschieben der Stanze eine Wurzel mitverletzt. Schwierigkeiten ergeben sich auch dann, wenn die Nervenwurzel über einem prallen Bandscheibenvorfall stark gespannt und abgeflacht ist, so daß diese schlecht von dem umgebenden Gewebe abgegrenzt und abgetrennt werden kann. In diesen Fällen muß die Wurzel auch mit stärkerem Zug beiseite gehalten werden, was zu einem Funktionsausfall führen kann. Der Anulus sollte niemals inzidiert werden, wenn die Nervenwurzel nicht vollständig identifiziert ist und beiseite gehalten wurde.
Blutungen aus den *epiduralen Venen und Arterien* erschweren das Arbeiten und verschlechtern die Übersicht. Die Blutung allein stellt noch keine ernstzunehmende primäre Komplikation dar. Sie steht nach Verschluß der Wunde. Vermieden wird die vermehrte Blutungsneigung aus den epiduralen Venen einmal durch das schonende Operieren, zum anderen durch die Lagerung des Patienten in Knie-Ellenbogen-Lage, um den abdominellen Druck zu verhindern. Jede Blutung aus dem Intervertebralraum sollte an eine Verletzung größerer Gefäße denken lassen. Bei dem Bemühen, die Bandscheibe auszuräumen, kann es zu Verletzungen der großen Gefäße einschl. *Aorta und V. cava inferior* oder der *Iliakalgefäße* kommen. In diesen Fällen durchstößt die Faßzange das vordere Längsband. Die Letalitätsrate wird mit über 50% angegeben (HARBISON 1954, DE SAUSSURE 1959, GRUMME u. BINGAS 1971, BINGAS u. GRUMME 1973). Die Verletzungen treten aufgrund einer falschen Einschätzung der Tiefe des Zwischenwirbelbelraumes auf. Die Blutung erfolgt in den Bauchraum, so daß sie erst vom Anästhesisten durch den Blutdruckabfall bemerkt wird. Es ist eine sofortige Umlagerung unter Hinzuziehen eines Gefäßchirurgen zur transabdominellen Versorgung geboten. Werden Arterie und Vene verletzt, so kann als Spätkomplikation eine arteriovenöse Fistel auftreten.
An postoperativen Komplikationen finden wir vorübergehendes *Harnverhalten, Ileus* und *Pneumonien*. Sie stellen keine spezifischen Zwischenfälle dar. *Wundinfektionen* sind relativ selten. *Blutergüsse* und infizierte Hämatome sollten eröffnet werden.
Nach der Operation bestehen häufig weiter *Beschwerden*. Die Ursachen können hier vielfältig sein, wobei man unterscheiden muß, ob die Schmerzen in gleicher oder nur ähnlicher Form sofort nach der Operation nachweisbar sind oder ob diese erst nach einer schmerzfreien Periode auftreten. In diesem Zusammenhang ist es wichtig, daß man die durch den Vorfall entstandene Symptomatik klar gegen Beschwerden abgrenzt, die zwar ähnlichen Charakter haben, aber lediglich durch den *Verschleiß der kleinen Wirbelgelenke* und der Bandscheiben ausgelöst werden und nicht auf dem Vorfall beruhen (LENZ u. SCHULITZ 1980).
Persistierende Beschwerden machen häufig erneute Operationen notwendig. Die Quote wird mit 5,1% (SPANGFORT 1972), 5,9% (CAUCHOIX u. Mitarb. 1978) und höher angegeben. Auch die Mikrochirurgie hat ihre Fehlergebnisse; WILLIAMS (1978) berichtete, daß über 9,1% der Patienten erneut operiert werden mußten.

Lendenwirbelsäulenoperationen

Tabelle 2.1 Prozentuale Aufschlüsselung der Faktoren, die für das Weiterbestehen von Lumboischialgien nach Bandscheibenoperation in Frage kamen. Zugrunde liegt dieser Tabelle eine Aufschlüsselung von über 1000 fehlgeschlagenen Bandscheibenoperationen (aus *Ch. Burton:* Spine 6 [1981] 291).

Laterale Spinalstenose	50–60%
Zentrale Stenose	5–15%
Arachnoiditis	5–15%
Bandscheibenvorfall	10–15%
Epidurale Fibrose	5–10%
Nervenverletzung während der Chirurgie	
Pseudarthrose	
Fremdkörper	< 5%
Operation in falscher Höhe oder Seite	
Unklare Ursachen	

Manchmal wird erst bei der Revision die richtige Ursache fortbestehender Beschwerden erkannt, wenn ein Bandscheibensequester oder eine *Spinalstenose* übersehen wurde. MACNAB (1971) hatte auf den Bandscheibenvorfall in der sog. „Hidden zone" sowie auf das „Pedicular kinking", auf die *intraforaminalen Prolapse* sowie auf die extrakorporalen Bandscheibenaustritte hingewiesen, die leicht übersehen werden können. Wichtig ist vor allen Dingen auch, den Vorfall unter dem Längsband aufzuspüren oder den unter die Dura verschleppten Sequester nachzuweisen.

Häufigste Ursache erneuter Beschwerden ist eine laterale Spinalstenose bzw. Einklemmung der Nervenwurzel (Tab. 2.1).

Es kann zu *neuen wahren Bandscheibenhernien* kommen; WILLIAMS (1978) berichtete darüber, daß, nachdem die Patienten total beschwerdefrei waren, in 1,5% der Fälle aufgrund eines neuen Vorfalles 4 Wochen bis 3 Monate später wieder Beschwerden vorhanden waren. In 0,8% traten die Bandscheibenvorfälle auf der gegenüberliegenden Seite der voroperierten Ebene auf.

Narbenbildung und *Adhäsionen der Nervenwurzeln*, ausgehend von vorwachsendem Narbengewebe, führen zum sog. Postdiskotomiesyndrom. Wichtig erscheint, daß atraumatisch operiert wird und daß vor allen Dingen die Nervenwurzeln nicht

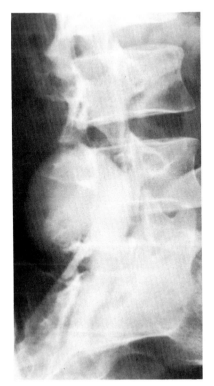

Abb. 2.8 Z. W., 33 Jahre. Liquorfistel und Meningozele nach Bandscheibenoperation, dargestellt durch Kontrastmittelinjektion

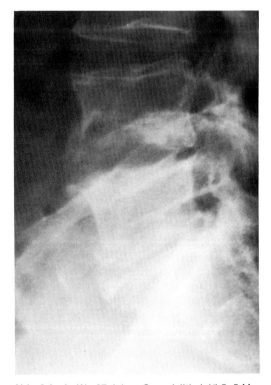

Abb. 2.9 L. W., 67 Jahre. Spondylitis L4/L5, 5 Monate nach Bandscheibenoperation

ihrer Fetthüllen beraubt werden. Die von LA ROCCA u. MACNAB (1974) empfohlene Gelfoam-Membran hat nicht die gewünschten Ergebnisse erbracht; sie sollte heute nicht mehr verwendet werden. Auch die peroperative Anwendung von Kortikoiden bringt eher Mißergebnisse als Vorteile. Die Fettlappenplastik kann beim eingetretenen Postdiskotomiesyndrom weiterhelfen (KRÄMER u. KLEIN 1980, SCHULITZ u. WINKELMANN 1983).

An Spätkomplikationen wurden *Liquorfisteln* und *Meningozelen* (WATANABE u. AKAHOSHI 1977) beobachtet, die in einer Reihe von Fällen zu Rezidivoperationen geführt haben (Abb. 2.**8**).
Infektionen des Bandscheibenraumes (Abb. 2.**9**) können vorkommen; an sie sollte immer gedacht werden, wenn nach beschwerdefreier Periode neue Schmerzen auftreten.

Skolioseoperationen

Die operative Behandlung der Skoliose einschließlich der Vor- und Nachbehandlung weist von allen orthopädischen Eingriffen die vielfältigsten und schwerwiegendsten Komplikationen auf. Hier sind vor allem neurologische Komplikationen zu nennen; daneben sind aber auch Distraktions- und Immobilisationsschäden, operationstechnische Fehler, Heilungsverzögerungen und Allgemeinerkrankungen erwähnenswert.

Vorbehandlung

Bei allen Skoliosen sollte man einen exakten neurologischen Status erheben, um u. a. gegenüber späteren Ansprüchen gewappnet zu sein. Wichtig ist, das Ausmaß der Lähmung bei den poliomyelitischen Skoliosen zu kennen; man sollte wissen, daß neurologische Schäden vor der Operation auch bei der Neurofibromatose und der Diastematomyelie vorliegen können. Die Skoliosen, die von vornherein eine Halo-Extension oder umkrümmende Maßnahmen erfordern, sind auch diejenigen, die stärker ausgebildet und kontrakter sind und dementsprechend auch eher zu neurologischen Komplikationen neigen.
Der mit vier Schrauben befestigte Halo-Ring wird heute in Verbindung mit einer Extension (sog. *Halo-Extension*) bevorzugt, da die Komplikationsrate der *Halopelvic-* und halofemoralen *Traktion* sehr hoch ist. Auch hier kommen gleichartige Komplikationen vor, wenn auch in geringerer Zahl. Ein Teil der Komplikationen ist auf die Halo-Schrauben bezogen. Es kommt zu *Infektio-*

Tabelle 2.**2** Komplikationen nach Anlegen eines Halo-Pelvic-Distraktionsapparates anhand von 150 Patienten (aus *A. Kalamchi* u. Mitarb. J. Bone Jt. Surg. 58A [1976] 1119).

Komplikationen am Halo-Ring	
Phlegmone	2
Herausrutschen des Halo-Ringes	8
Lockerung infolge von Infektion	21
Komplikationen an den Beckenstäben	
Infektion	20
Reinsertion	1
Gebrochener Stab	2
Peritoneale Verletzung	1
Infekt und Lockerung	6
Hüftkontraktur	4
Neurologische Komplikationen	
6. Nerv	2
10. Nerv	5
12. Nerv	6
Vorübergehende Paraplegie	9
Dauernde Paraplegie	2
Plexusläsionen	5
Periphere Nervenläsionen	6
Mesenterial-Syndrom	6
Komplikationen an der Halswirbelsäule (siehe Text)	
Allgemeine Komplikationen	
Tod	5
Thorakale Komplikationen	3
Druckgeschwüre	3
Hämolytische Anämie und Hepatitis	2
Fehlgeschlagener Anlageversuch	2
Zerebrospinale Fisteln	4
Infektionen	6
Psychische Störungen	1

nen an den Schraubenlöchern. In diesem Fall sollen die Schrauben entfernt und an einem anderen Ort angebracht werden. Die Gefahr der Infektion besteht um so mehr, je länger der Halo belassen werden muß. Fortgeleitete subdurale Infektionen, *Hirnabszesse* (VIKTOR u. Mitarb. 1973) wie auch Hämatome sind bekannt geworden. Beim Auftreten von neurologischen Komplikationen ist ebenfalls hieran zu denken. Zu nennen ist außerdem das *Herausrutschen der Schrauben*, solange diese die Schädelkortikalis nicht vollständig gefaßt haben. BEYELER u. Mitarb. (1976) konnten dies in 0,3% der Fälle beobachten.
Bei der Korrektur der Skoliose oder Kyphoskoliose über eine Halo-Extension, und vor allem über eine Halopelvic- oder Halofemoral-Traktion sind die *Hirnnerven* und das *Rückenmark* gefährdet. Dies ist besonders der Fall, wenn Rückenmark oder Dura innerhalb des Spinalkanales ad-

härent sind, wie das z. B. bei der Diastematomyelie der Fall sein kann (KEIM u. GREEN 1973, BANNIZA VON BAZAN u. Mitarb. 1976). Deshalb ist bei Patienten mit abgelaufener Spondylitis, bei Meningomyelozelen und der genannten Diastematomyelie bei Streckung des Rumpfes Vorsicht geboten.
KALAMCHI u. Mitarb. (1976) hatten anhand von 150 Halopelvic-Traktionen ihre Komplikationsraten angeführt (Tab. 2.**2**). Die Halopelvic-Traktion wurde von ihnen bei tuberkulösen, paralytischen und idiopathischen Skoliosen sowie der kongenitalen Skoliose und Kyphoskoliose durchgeführt. Sie weisen darauf hin, daß vor allem der 6., 9., 10. und 12. Hirnnerv eine Überdehnung erfahren kann. Regelmäßige Kontrollen, die täglich vorgenommen werden müssen, können eine Neurapraxie frühzeitig erkennen lassen. Eine Parese des M. rectus lateralis, das Auftreten einer nasalen Stimme, das Abweichen der Zunge zur gelähmten Seite weisen auf das Befallensein des 6., 10. und 11. Hirnnerven hin. Durch Nachlassen der Extension konnte eine vollständige Remission erreicht werden.
Auch bei Doppelbildern, Parästhesien, Schwächegefühl in Armen oder Beinen, Schluckbeschwerden, Kloßgefühl, Salivations- oder Blasenfunktionsstörungen wird sofort ein Zurückgehen in der Extension notwendig, da bei diesen Symptomen eine Läsion des Rückenmarks oder der Hirnnerven befürchtet werden muß.
Weitere Komplikationen des Nervensystems bilden Läsionen des Armplexus (ZIELKE u. PELLIN 1972). KALAMCHI u. Mitarb. (1976) berichteten über 5 Patienten, bei denen es zu Parästhesien und Taubheit der oberen Extremität gekommen war. Der *N. femoris cutaneus lateralis* des Oberschenkels kann durch die Nägel des Beckenringes irritiert werden. Hier muß evtl. dann an die Versetzung eines Beckenstabes gedacht werden.
Verletzungen der Kreuzdarmbeinfuge und der Eingeweide durch den Beckenstab der Halopelvic-Traktion mit anschließender Peritonitis und Sepsis können zum Tode des Patienten führen.
Die Halopelvic-Traktion wie auch die Halo-Extension allein kann bei rigider Immobilisation zu spezifischen Komplikationen an der Halswirbelsäule führen. Hierzu gehören die avaskuläre *Nekrose des proximalen Pols des Dens epistropheus* und die Subluxation des 1. über dem 2. Halswirbel. O'BRIEN u. Mitarb. (1971) berichten über 13 Nekrosen des Dens unter 104 Patienten. In demselben Kollektiv kam es durch die Distraktion in der Hälfte der Fälle zu *degenerativen Veränderungen an der Halswirbelsäule*. Die Häufigkeit dieser Alterationen steht zum Alter des Patienten, zur Distraktionskraft (mehr als 45% des Körpergewichts) und zur Dauer der Immobilisation in einem direkten Verhältnis.
Umkrümmende wie auch extendierende Gipse erfordern eine regelmäßige Kontrolle, um *Druckstellen und Dekubitalgeschwüre* zu vermeiden. Diese treten vorwiegend über den Darmbeinkämmen und dem Rippenbuckel auf.
Im Rahmen einer übermäßigen Skoliosekorrektur, sei es präoperativ durch das Anlegen von Extensionsgipsen, sei es intraoperativ durch das Aufdehnen der Wirbelsäule mit Hilfe von Harrington-Stäben, kann es zum sogenannten *Cast-Syndrom oder oberen Mesenterialsyndrom* kommen. Dabei handelt es sich um eine Magendarmatonie, deren Ursache unterschiedlich dargestellt wird. EVARTS u. Mitarb. (1971) hatten 30 Fälle des Cast-Syndroms nachuntersucht. In 18 Fällen entstand das Cast-Syndrom durch die starke Aufdehnung anläßlich der Skolioseoperation; in 12 Fällen lag die Ursache im Anlegen eines sehr engen Rumpfgipses. Die Häufigkeit der Magenatonie wurde von BEYELER u. Mitarb. (1976) im Rahmen einer multizentrischen Studie mit 0,6% der operierten Skoliosen angegeben. MEZNIK u. Mitarb. (1975) führten aus, daß über die exzessive Streckung der Skoliose einerseits eine Vagusdehnung, andererseits eine Reizung des in unmittelbarer Nachbarschaft der Wirbelsäule verlaufenden Splanchnikus eintreten kann. WERNER u. Mitarb. (1974) erklärten sie über eine mechanisch entstandene Obstruktion der V. mesenterica superior. Primär beginnt das Krankheitsbild mit Übelkeit und Völlegefühl sowie mit Spannungsgefühl im Oberbauch. Die genannten Autoren sprechen sich für eine weitgehend konservative Therapie aus; Operationen können jedoch notwendig werden. Es sollte nach jeder Aufdehnung der Wirbelsäule eine ausschließlich parenterale Ernährung gewährleistet sein; Medikamente, die die Darmmotilität herabsetzen, sollen vermieden werden. Wenn erbrochen wird, sollen sofort eine Magensonde eingelegt und eine Flüssigkeits- und Elektrolytbilanz durchgeführt werden.
Untersuchungen STAGNARAS (1974) hatten gezeigt, daß das zu enge Anlegen eines EDF-Gipses eine *Einschränkung* der *Vitalkapazität* bis zu 40–50% nach sich ziehen kann. Darauf sollte geachtet werden, da nur eine vorübergehende Einschränkung der Vitalkapazität von etwa 20% je nach vorbestehender Kapazität der Skoliosepatienten toleriert werden kann.

Skolioseoperation mit hinterem Zugang

Die Fusionsoperationen, besonders die Operationen nach Harrington sind durch eine Reihe allgemeiner und örtlicher Komplikationen belastet. Zu den allgemeinen Zwischenfällen rechnen wir *kardiovaskuläre Komplikationen*, Komplikationen von seiten der Lunge einschließlich des Hämatopneumothorax und gastrointestinale Störungen, z. T. mit letalem Ausgang. So verstarben aus kardiopulmonalen Gründen nach Angaben der American Scoliosis Research Society (1976) bei 15189 Skolioseoperationen (ventrale Eingriffe miteinbezogen) 0,599% der Patienten. Die medullären Komplikationen gehören zu den fatalsten Nebenwirkungen der operativen Skoliosebehandlung. Zu den radikulären Komplikationen rechnen wir die Lähmung des Armplexus durch Lagerungsfehler und Überdehnung der Schulter sowie Irritationen des N. ischiadicus. Durch operationstechnische Fehler entstehen Pseudarthrosen, Korrekturverluste, Duraverletzungen, Stabbrüche, Hakenausrisse usw.

Im Durchschnitt muß man mit 10–15% kleineren oder schwerwiegenderen Zwischenfällen rechnen. Unter bestimmten Gegebenheiten steigt die Komplikationsrate. Hierzu gehören z. B. Erkrankungen wie die Neurofibromatose, die Diastematomyelie und das Marfan-Syndrom. CHAGLASSIAN u. Mitarb. (1976) berichteten bei der Neurofibromatose über 36% Komplikationen (Pseudarthrosen, Infekte, Hämatothorax, Stabbrüche). Auch die Erwachsenenskoliosen haben erfahrungsgemäß vermehrt Komplikationen. Die Ursache liegt in der Zunahme von Rigidität und Krümmung im Alter. KOSTUIK u. HALL (1973) sahen bei den Erwachsenenskoliosen in 8,4% einen Pneumothorax, in 2,8% Hakenausrisse, in 0,7% Nervenlähmungen und 0,7% endeten tödlich. Die Pseudarthrosenrate bzw. der Korrekturverlust ist hier ebenfalls relativ hoch. STAGNARA u. Mitarb. (1975) berichteten über die Erwachsenenskoliose mit Krümmungen über 100°. Unter 183 Operationen hatten sie 4 medulläre Komplikationen und 8 tödliche Ausgänge.

Die *Paraplegie* wurde im Rahmen der Sammelstatistik der DGOT (1976) bei 1681 operierten Skoliosen in durchschnittlich 0,8% der Fälle beobachtet. Die Analyse ergab, daß vorwiegend Skoliosen mit einem Winkel von mehr als 90° und einem Alter über 16 Jahren betroffen waren. Als Ursache wird die Überdehnung des Rückenmarkes (VAUZELLE u. Mitarb. 1973, GÖTZE 1973, ZIELKE u. PELLIN 1975, SCHEIER 1977), eine Drosselung der das Rückenmark ernährenden Gefäße durch ihre Überdehnung (KEIM u. HILAL 1971, DOMISSE 1974) bzw. eine Minderung des Blutdurchflusses nach direkter Verletzung eines ernährenden Gefäßes angegeben. Von diesen Komplikationen sind vor allem kongenitale Skoliosen, die Diastematomyelie und voroperierte Skoliosen durch Adhärenzen betroffen. Die Erhaltung eines normalen Blutdrucks ist intra- wie postoperativ für die Durchflußgröße der Spinalarterie und damit für die Vermeidung des sog. Arteria-spinalis-anterior-Syndroms mit Querschnittslähmung von Bedeutung. Selten ist es ein direkter Druck auf das Rückenmark, der zu einer Schädigung führt, wenn dieses über ein Hypomochlion gespannt wird.

Die gute Steuerbarkeit der Neuroleptanalgesie wird heute für die Überwachung der Rückenmarksfunktion genutzt. Nach maximaler Korrektur, die möglichst nicht wesentlich über die präoperative Korrektur und eine maximale Distraktionskraft von 40 kp hinausgehen sollte, werden die Patienten nach Abflachung der Narkose (15 Min.) aufgefordert, die Füße willkürlich zu bewegen. Dieses Vorgehen wird mit dem Patienten vor der Operation abgesprochen. Eine Distraktion über 40 kp ist nicht sinnvoll, da das Korrekturergebnis nicht mehr im Verhältnis zu den zu erwartenden Komplikationen steht. Außerdem empfiehlt es sich, das Kompressionssystem mit einzusetzen, um einer möglichen Überdehnung des Rückenmarkes entgegenzuwirken. Auch wenn die Patienten 15–20 Min. nach maximaler Korrektur ihre Füße auf Zuruf bewegen konnten, scheint darauf keine Gewähr für das Ausbleiben einer Paraplegie gegeben zu sein; auch spätere Lähmungen sind möglich. Postoperativ muß der Patient daher 36 Stunden lang stündlich und in den ersten 6 Stunden viertelstündlich auf Willkür, Sensibilität und Reflexe hin kontrolliert werden. Bei den geringsten Zeichen einer Rückenmarksschädigung ist die Entlastung durch Entfernung des Harrington-Instrumentariums angezeigt.

Bei der Präparation der Laminae und der Wirbelgelenke kann es auch zu *stumpfen Verletzungen der Dura* und des Rückenmarkes kommen. SCHEIER (1977) hatte über insgesamt 4 Fälle berichtet. Speziell bei osteogenen Skoliosen, Neurofibromatosen, der Diastematomyelie und bei der Meningomyelozele ist mit Anomalien der Bögen und der Wirbelgelenke zu rechnen. Offenliegende Verletzungen der Dura sollen genäht werden. Ein

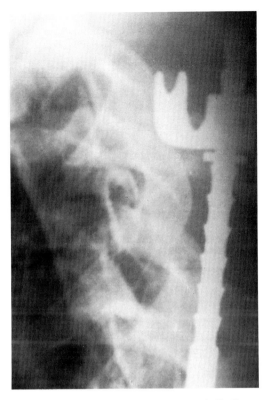 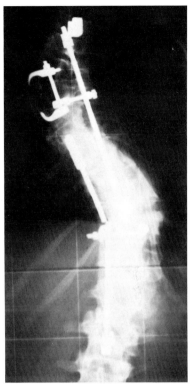

Abb. 2.10 S. R., 17 Jahre. Zustand nach Skolioseoperation nach Harrington. Ausriß des Hakens 14 Tage nach der Operation

Abb. 2.11 F. R., 12 Jahre. Zustand nach Spondylodese mit einem Kinder-Harrington-Instrumentarium. Materialbruch bei multiplen Pseudarthrosen 1 Jahr nach der Operation. Dieses Instrumentarium sollte nicht mehr verwendet werden

Verschluß der Dura ist auf jeden Fall erforderlich, um *Liquorfisteln* zu vermeiden.
Ein störendes „Chevalet-Costal" wird durch Biegung des Harrington-Stabes und durch Resektion der störenden Rippen im proximalen Anteil überwunden. Hierbei ist auf Verletzungen der A. intercostalis und des N. intercostalis zu achten. Ein *Hämatothorax* wurde in 1,2% der Fälle im Rahmen der Sammelstatistik der DGOT beobachtet (Beyeler 1976).
Sollte es trotz Anwendung des Federdynamometers oder bei nachlassender externer Distraktion auf dem Operationstisch zu einem *Ausriß des oberen Hakens* kommen (3,8%), so empfiehlt es sich, den Haken unter die Facette der nächst tieferen Etage zu setzen. Die Aufarbeitung dieses Wirbelgelenks sollte daher zuletzt erfolgen. Zum Abschluß der Operation kann sich der Operateur durch Zug am Harrington-Stab und dem Kompressionssystem über die sichere Fixierung orientieren.

Hat die Aufdehnung durch den Harrington-Distraktionsstab zu einer wohldosierten Spannung geführt, ist bei schonendem postoperativen Lagewechsel nicht mit einem Hakenausriß zu rechnen. Wird dennoch nach der Operation ein Hakenausriß (Abb. 2.10) beobachtet oder verschiebt sich der Stab wegen fehlender Sicherungsscheibe, bleibt es dem behandelnden Arzt überlassen, ob er eine Revision vornimmt oder versucht, mit externen Maßnahmen (Rumpfgips) die Korrektur zu halten.
Eine *Verletzung der Kreuzdarmbeinfuge* anläßlich der Entnahme von Spongiosa aus der Spina iliaca posterior führt zu belastungsabhängigen Beschwerden in der postoperativen Phase. Neben der Schonung der Kreuzdarmbeinfuge ist auf die Incisura ischiadica zu achten, da hier Verletzungen der A. glutea superior eintreten können. Postoperative Hämatome werden am besten durch eine Verwendung von Knochenwachs und einer sorgfältigen Drainage verhindert.

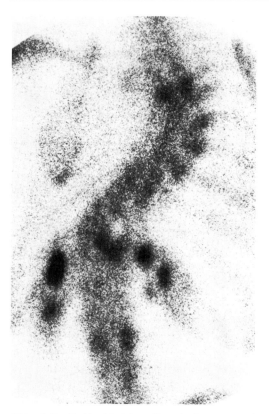

Abb. 2.**12** P. U., 12 Jahre. Pseudarthrosen nach Spondylodese. Die Lokalisation einer Pseudarthrose ist evtl. mit Hilfe eines Szintigramms lokalisierbar. Mehranreicherungen im thorakolumbalen Übergang. Auch im Bereich der einliegenden Haken kann es zu einer vermehrten Speicherung kommen

Ein *Stabbruch* zu späterer Zeit ist in 4,2% der Fälle beobachtet worden (Abb. 2.**11**). Durch eine Verbesserung der Legierung wurde diese wenig ins Gewicht fallende Komplikationsrate reduziert; Ermüdungsbrüche kommen nach Biegung des Harrington-Stabes zur verbesserten Anpassung jedoch häufiger vor. Bei Stabbrüchen sollte einer Pseudarthrose (Abb. 2.**11**) nachgegangen werden.

Die Lungenfunktion ist gewöhnlich nach der Operation nicht beeinträchtigt, obwohl in der Literatur unterschiedliche Ansichten über die *Lungenkapazität* geäußert werden (MEZNIK 1971, MEISTER u. HEINE 1973, WESTGATE u. MOE 1969).

Eine der häufigsten Komplikationen stellen die *Pseudarthrosen* dar (Abb. 2.**11**, 2.**12**), die allerdings in der Literatur für die Harrington-Operation sehr unterschiedlich angegeben werden.

Die Pseudarthrosenrate schwankt je nach Art der Skoliose (hohe Pseudarthrosenrate bei paralytischen Skoliosen), Lokalisation (vermehrte Pseudarthrosen im Lendenwirbelsäulenbereich) und der Stärke der Krümmung und wird von dem Alter des Patienten sowie von der Operationstechnik beeinflußt. HALL (1968) gab 7,0% der Fälle, GÖTZE (1973) 3,3% und BONNET u. Mitarb. (1975) 29% ihrer operierten Skoliosen an. PONDER u. Mitarb. (1975) berichteten über 17 sichere und 20 wahrscheinliche Pseudarthrosen unter 113 Patienten, die in einem Alter über 20 Jahre operiert wurden.

Skolioseoperationen mit vorderem Zugang

Die Operation nach Dwyer findet vorwiegend ihre Anwendung bei Meningomyelozelen und paralytischen Skoliosen mit Beckenschiefstand, soweit sie sich auf den lumbalen oder dorsolumbalen Bereich beziehen. Die Komplikationen, die sich aus dem thorakoabdominalen Zugang ergeben, sind oben beschrieben. MICHEL u. Mitarb. (1977) hatten über die Ergebnisse und Komplikationen anhand von 50 Skoliosen berichtet, die nach der Dwyer-Methode operiert wurden. Sie sind im großen und ganzen geringer als bei der Operationsmethode nach Harrington.

In der genannten Serie kam es zweimal zu einer *Verletzung der Dura* ohne Konsequenzen. Einmal fanden sie eine beträchtliche *venöse Blutung*, die gestillt werden konnte. Dreimal riß peroperativ der Haken aus; der Wirbelkörper brach. Ein Patient verstarb am dritten Tag an einer Anurie. Einmal kam es am fünften Tag zu einer Hämatemesis. In keinem Fall trat eine *tiefe Infektion* ein. Die Infektion wird bei diesem Operationsverfahren besonders gefürchtet, da ihr schwer beizukommen ist (DWYER u. Mitarb. 1976). Die Rate *neurologischer Komplikationen* war sehr niedrig; einmal resultierte aufgrund einer schlechten Lagerung eine Radialisparese. Eine Überdehnung der Wirbelsäule und des Rückenmarks ist bei diesem Operationsverfahren kaum möglich, da durch die keilförmige Resektion der Bandscheiben die Wirbelkörperreihe eher verkürzt wird. Der sympathische Grenzstrang wird bei sämtlichen Patienten auf der Konvexseite durchtrennt, so daß häufig mindestens 1 Jahr danach *Symptome der Sympathektomie* mit verstärkter Durchblutung bestehen (STAGNARA 1974, MICHEL u. Mitarb. 1977). Von manchen Autoren wird wegen der Gefahr der Impotenz – insbesondere bei Knaben – die Operation nicht tiefer als L4 durchgeführt.

Der *Korrekturverlust* ist ebenfalls sehr hoch. Besonders sind hiervon die inkompletten Schrägbekken mit Rotationsverkippung von L5 betroffen. Sie gehen häufig mit Pseudarthrosen einher. Die größte Komplikationsrate ist in der *Pseudarthrose* zu sehen. MICHEL u. Mitarb. (1977) berichteten über Pseudarthrosen in 50% der Fälle mit einem mittleren Korrekturverlust von 10°. Häufig ist die Pseudarthrose nur an einer vorderen Ossifikation im Röntgenbild erkennbar. Stärker ins Gewicht fallende Pseudarthrosen werden mit 15–20% angegeben und liegen damit wesentlich höher als bei der Harrington-Operation. Die Verwendung von Beckenspongiosa statt der resezierten Rippe zur Fusion der Wirbelkörper verspricht eine bessere Überbauung. Änderung des Instrumentariums und die Verwendung zweier Systeme, d. h. die Kombination von Harrington und Dwyer, führen zu einer besseren Stabilisierung und zu einer geringeren Pseudarthrosenrate. Auch nach Abschluß der externen Fixation kommt es noch zu *Schraubenbrüchen* und *Kabelrissen*. Die Wirbelsäule unterhalb des Fusionsblocks kann besonders bei neurogenen Skoliosen abkippen, so daß der ganze Rumpf aus dem Lot gerät. Zu besseren Ergebnissen und zu weniger Komplikationen hat die ventrale Derotations-Spondylodese nach ZIELKE geführt.

Rippenbuckelresektion

Die Rippenbuckelresektion ist lediglich eine Ergänzung der Skolioseoperation. Nach Resektion der gratförmigen Rippenanteile werden die Rippenstümpfe von einer auf die andere Etage verschoben (SCHÖLLNER u. HOHMANN 1973, SCHÖLLNER 1976). An intraoperativen Komplikationen wurden Verletzungen der *interkostalen Gefäßnervenbündel* sowie Verletzungen der Pleura mit Ausbildung eines *Pneumothorax* beobachtet (HORST u. DAHMEN 1976). Gelegentlich kann es zur Bildung eines *Hämatothorax* kommen, der eine Bülau-Drainage notwendig macht. GRÜNBERG u. BAAKE (1972) berichteten über eine *Plexus-brachialis-Parese* nach operativer Rippenbuckelresektion. Durch die Etagenverschiebung der Rippen kam es zur Einklemmung des Plexus zwischen Klavikula und 1. Rippe. In diesem Fall konnte durch die Resektion der 1. Rippe die Lähmung behoben werden.

Columnotomie

Schwere Flektionsdeformitäten der Wirbelsäule, die – wie beim Morbus Bechterew – den Funktionsraum des Patienten sehr beeinträchtigen, machen eine operative Korrektur notwendig. SMITH-PETERSEN u. Mitarb. (1945) haben die Aufrichtung der Wirbelsäule durch eine keilförmige Knochenstückentnahme aus der verknöcherten Bogenleiste ermöglicht. MCMASTER (1975) hatte unter 40 Osteotomien 2 *tödliche Ausgänge* und eine *zerebrale Anoxie* sowie einen akuten Herzstillstand gehabt. Die Indikation stellt sich daher immer nur bei jüngeren Patienten; Patienten mit schlechterem Allgemeinzustand sollten von der Operation ausgeschlossen werden.
Bei der Präparation ist aufgrund der fibrösen oder ossären Proliferationen eine *Verletzung der Nervenwurzel* denkbar. Beim Aufrichten der Wirbelsäule kann eine Überdehnung und Quetschung von Nervenwurzeln sowie eine *Verletzung des Rückenmarks* eintreten. Man muß daher mit peripheren Lähmungen, insbesondere mit *Peronaeuslähmungen*, rechnen. Eine schwere Komplikation stellt die Luxation der Wirbelkörper gegeneinander dar. Schlimmstenfalls kann es zu einer *Paraplegie* kommen, die eine Laminektomie oder eine Rückführung der Wirbelsäule in ihre Ausgangsstellung notwendig macht. Durch Streckung der Mesenterialwurzel ist auch mit einer Störung der Magen-Darm-Funktion, d. h. mit einem *Ileus* zu rechnen. Bei nicht ausreichender Anlagerung von Knochenspongiosa ist in manchen Fällen trotz Anlage einer Zuggurtung oder einer Osteosyntheseplatte mit *Pseudarthrosen* zu rechnen.
Die Aufrichtung der Brustwirbelsäule beim Morbus Scheuermann kann zu Komplikationen Anlaß geben, die sich aus der hinteren oder beim gleichzeitigen Ausräumen der Bandscheibe aus dem vorderen Zugang ergeben (siehe dort).
Die Indikation zur Columnotomie bei ausgeprägten Kyphosen im Rahmen einer Meningomyelozele stellt sich immer dann, wenn Funktionsbeeinträchtigungen, Lagerungsprobleme und Druckstellen über dem Gibbus auftreten (PARSCH u. SCHULITZ 1973). Es kommt hier bei der Entfernung der Wirbelkörper von dorsal zur *Eröffnung des Duralsackes*, aus der sich jedoch keine Komplikationen ergeben. Eine sichere Verhütung einer Infektion muß gewährleistet sein. *Wundheilungsstörungen* sind häufig, wenn bereits Voroperationen (Celenentfernung, abgeheilte Dekubitalulzera) stattgefunden haben. Man sollte sich präoperativ von der Lage der prävertebralen Gefäße überzeugen, selten folgen die Iliakalgefäße der Krümmung. Auch bereits die Verletzung der segmentalen Lumbalgefäße kann zu bedrohlichen *Blutungen* führen. Kann der Gibbus nicht

vollständig beseitigt werden, muß mit einer Zunahme der Kyphose bzw. des Gibbus trotz Anlage von Platten, Zuggurtungen und Schrauben gerechnet werden.

Kyphosen aufgrund segmentaler Enwicklungsstörungen oder nach Infektionen bedürfen zur Aufrichtung eines vorderen und hinteren Zuganges. Die Komplikationen sind dort beschrieben.

Operationen am Schultergelenk

Operativer Zugang

Der operative Zugang zum Schultergelenk wird meistens durch den Sulcus deltoideo-pectoralis (Abb. 2.13) gewählt, kann auch von dorsal (Abb. 2.14) geführt werden. Dieser Zugang gibt häufig unschöne, sichtbare Narben, so daß man einen Hautschnitt in Richtung auf die Axilla wählen kann. Auf dem weiteren Weg in die Tiefe soll, wenn möglich, die V. cephalica geschont werden; sie kann aber auch ohne Folgen unterbunden werden. Bei der Ablösung der Muskulatur am Processus coracoideus ist der N. musculocutaneus zu schonen. Er mündet drei bis vier Querfinger unterhalb des Processus in den Coracobrachialis ein. Er kann bereits durch Druck geschädigt werden. Eine *Lähmung des M. bizeps und des M. brachialis* ist die Folge. Der M. subscapularis muß bei seiner Durchtrennung armiert werden, damit er nicht zurückschlüpft. Soll das proximale Humerusdrittel mit Hohmann-Hebeln unterfahren werden, so achte man auf den *N. axillaris* und die *A. circumflexa humeri posterior*. Der N. axillaris versorgt den Deltamuskel. Er kann ebenfalls durch Druck geschädigt werden, wenn Hohmann-Hebel bei Adduktion des Armes den Muskel anheben sollen. Eine Abduktion des Armes ist deswegen erforderlich. Wird der Oberarm im Schultergelenk zu stark abduziert und extensiert, ist mit einer Überdehnung des *Plexus brachialis* zu rechnen. Auch der Druck durch Instrumente kann hier zu einer Lähmung führen. Wird die *A. axillaris* verletzt, so kann diese freigelegt werden, wenn der Hautschnitt nach oben erweitert wird, der Deltamuskel am Schlüsselbein und die Muskulatur vom Korakoid abgetrennt werden. Eine Naht ist anzustreben; gelingt sie nicht, so muß die Arterie unterbunden werden. Durchblutungsstörungen sind selten zu erwarten, wenn dies im Verlauf der A. axillaris bis zum Abgang der A. circumflexa humeri geschieht.

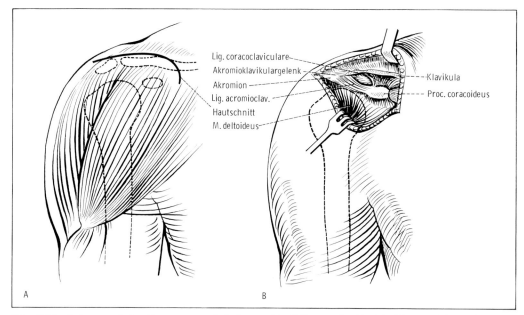

Abb. 2.**13** Anteromedialer Zugang zum Schultergelenk.
a) Hautinzision im Sulcus deltoideus pectoralis und entlang der vorderen Schlüsselbeinbegrenzung.
b) Ablösung des M. deltoideus und Darstellung des vorderen Aspektes des Schultergelenks (aus: Campbell's Operative Orthopaedics, Mosby, St. Louis 1963, S. 109)

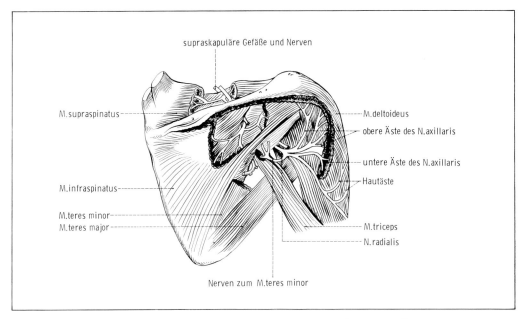

Abb. 2.14 Anatomie des hinteren Aspekts des Schultergelenks (aus Campbell's Operative Orthopaedics, Mosby, St. Louis 1963, S. 113)

Habituelle Schulterluxation

Es sind über 50 verschiedene Verfahren angegeben. Intraoperative Komplikationen ergeben sich beim Vorgehen in die Tiefe, wie beim operativen Zugang von vorn geschildert. Der Normalverlauf des *N. musculocutaneus* trifft nur etwa für ⅓ der Fälle zu, Varianten sind häufig; trotzdem ist eine Schädigung selten, wenn man den M. coracobrachialis dicht am Korakoid abtrennt (WEIDMANN u. HUGGLER 1978). In der Phase der Abduktion und Außenrotation des Armes muß infolge Anspannung des *Plexus brachialis* an eine Druckschädigung durch den Haken gedacht werden. Der Schaden ist meist reversibel, die Remission kann länger als ein Jahr dauern.

Nach Ablösen des M. subscapularis von der Gelenkkapsel müssen unter Umständen die Venen unterbunden werden, die am unteren Rand des Muskels am Ansatz verlaufen, da es sonst zu erheblichen *Hämatomen* kommt.

Beim *Vorgehen nach M. Lange oder Hybinette* macht das Auffinden der Einschlagstelle für den Span Schwierigkeiten. Wenn der Meißel nicht sicher geführt wird, können A. und V. axillaris sowie Nerven geschädigt werden. Beim Einschlagen des Meißels wird dieser etwas nach außen gekippt und ein ganz scharf geschliffener Span allmählich unter Herausziehung des Meißels in die Tiefe getrieben. Dabei muß gewährleistet sein, daß Meißel oder Span die Pfanne nicht durchschlagen. *Ausreißen des Limbus* ist möglich, wenn der Span zu weit lateral eingefügt wurde. Es ist zu prüfen, ob der Span festsitzt, da er sonst bereits beim Umlagern des Patienten herausgleiten kann. Er bricht ab, wenn er zu dünn gewählt wird. Der Span soll im vorderen unteren Bereich des Pfannenrandes sitzen, um den Pfannenrand anzuheben und ein ausreichendes Widerlager gegen den Oberarmkopf zu bilden.

Bei der *Operation nach Putti-Platt* darf die Inzision der Kapsel nicht zu weit nach lateral erfolgen, da sonst die Vernähung des lateralen Gelenkkapselanteiles mit dem zentralen Stumpf bzw. dem Labrum glenoidale eine zu starke Innenrotation erforderlich macht. Ein vollständig abgerissener und eingeschlagener Limbus muß entfernt werden. Auch der M. subscapularis darf nicht unter zu großer Spannung vernäht werden, da sonst mit einer Innenrotationskontraktur zu rechnen ist.

Postoperativ muß sofort die Durchblutung der Hand und die Motilität der Finger und der Oberarmmuskulatur geprüft werden. Ist der *N. musculocutaneus* betroffen und ist eine Schädigung des *N. axillaris* eingetreten, muß die Muskulatur vor Überdehnung geschützt werden. In diesen Fällen empfiehlt es sich, eine Oberarmschiene in Rechtwinkelstellung des Ellenbogengelenkes

bzw. eine Thoraxabduktionsschiene mit leichter Vorhaltung des Armes anzulegen.
Komplikationen, die in der postoperativen Phase eintreten oder sich nach der Entfernung des Stützverbandes bemerkbar machen, sind *Wundheilungsstörungen, Hämatome, Reluxationen* und die oben erwähnten Innendrehkontrakturen. Kontrakturen und insbesondere die *Innenrotationskontraktur* ergeben sich hauptsächlich aus einer zu starken Raffung der Kapsel bzw. einer zu weiten Verlagerung des M. subscapularis nach lateral. Hier ist die postoperative Nachbehandlung gezielt durchzuführen; evtl. muß sogar eine Rückverlagerung des M. subscapularis vorgenommen werden.
Reluxationen stellen die größte Komplikation bei den verschiedenen Operationen dar. Sie sind bei den Verfahren nach Lange (Hybinette), Putti-Platt und bei der Derotationsosteotomie noch am geringsten. MORREY u. JANES (1976) berichteten allerdings bei Langzeituntersuchungen über 10 Jahre nach dem Verfahren von Putti-Platt über Rezidive in 11% der Fälle. Wichtige Faktoren für ein Luxationsrezidiv waren das jugendliche Alter, inadäquate Immobilisation, doppelseitige Schulterluxationen und familiäre Belastungen. Die Rezidivquote erhöht sich, wenn eine Hill-Sachs- oder Bankart-Läsion vorliegt. Nach einer multizentrischen Studie (MÜLLER 1978) beträgt die Reluxation bei der Operation nach Putti-Platt einschließlich Limbusverschraubung 5,1%, nach Lange-Hybinette 10,5% und nach der Derotationsosteotomie 9,2%.

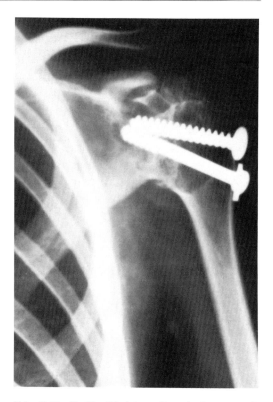

Abb. 2.15 K. M., 22 Jahre. Pseudarthrose nach Schulterarthrodese, die mit Hilfe von zwei Schrauben durchgeführt wurde

Arthrodese des Schultergelenkes

Voraussetzung für eine Schulterarthrodese ist, daß eine stabile, muskulär gut geführte Skapula vorhanden ist, da erhebliche Kräfte von einem langen Hebelarm übertragen werden. Das bedeutet, daß die führende Muskulatur, insbesondere der M. trapezius und der M. pectoralis, funktionstüchtig sein müssen, da sonst mit einer beschränkten Einsatzfähigkeit des Armes gerechnet werden muß. Bestehen präoperativ Adduktionskontrakturen, die durch Narbenkontrakturen bedingt sind, so müssen diese durch Hautplastiken beseitigt werden, da die Überführung des Armes bei der Operation in Abduktionsstellung nicht gewährleistet ist.
Der größte Teil der intraoperativen Komplikationen ergibt sich aus der Freilegung des Schultergelenkes (s. dort). Beachtet werden muß insbesondere das *Gefäßnervenbündel*, das bei Adduktion des Armes in nahen Kontakt mit dem Oberarmschaft kommt, sowie die A. circumflexa humeri posterior am Unterrand des M. teres minor, wenn das Schultergelenk luxiert werden soll.
Die optimale Stellung des Armes wird von verschiedenen Autoren unterschiedlich angegeben. Für das funktionstüchtige Schultergelenk wird eine Stellung von 50° Abspreizung, 30° Vorhalte und 10° Außenrotation empfohlen. Diese Winkelangaben beziehen sich auf den vertebralen Rand der Skapula. Bei fehlerhafter Einstellung des Schultergelenkes kann es zu *eingeschränktem Funktionsradius*, abstehendem Schulterblatt, Abstehen des Oberarmes und Schwierigkeiten bei der täglichen Hygiene kommen. Bei gravierenden Stellungsfehlern ist eine subkapitale Osteotomie in Erwägung zu ziehen.
Die Pseudarthrose ist als wesentlichste postoperative Komplikation anzusehen. Eine vollständige Entknorpelung von Kopf und Pfanne sowie die

sorgsame Dekortikalisierung sind Voraussetzung für die knöcherne Heilung. Es sind verschiedene Techniken eingeführt worden mit dem Ziel, den Durchbau zu beschleunigen. Je nach Technik tritt die Pseudarthrose in 0–20% der Fälle auf (Abb. 2.**15**). Einen Durchbau in allen Fällen haben nur Statistiken mit wenigen Patienten. BARR u. Mitarb. gaben 1952 (mit verschiedenen Techniken) einen fehlenden Durchbau sogar in 23% der Fälle an. Heute scheinen die besseren und moderneren Operationstechniken die Pseudarthrosenrate deutlich zu senken. So hatten WEIGERT u. GRONERT (1974) mit der Plattenanlagerung an Spina und Oberarmschaft (AO-Technik) in allen Fällen eine knöcherne Heilung. Mitbestimmt wird die Knochenheilung durch das Alter des Patienten und den Zustand des knöchernen Skelettes. Bei stark zerstörtem Schultergelenk, postinfektiösen Zuständen und Kopfnekrosen muß mit einer Heilungsverzögerung gerechnet werden. Bei fehlendem Durchbau ist eine nochmalige Anfrischung des Hauptgelenkes, das Herunterklappen von Korakoid und Akromion, Spongiosaanlagerung oder eine Plattenosteosynthese mit in Betracht zu ziehen.

Jüngere Kinder sollten von der Arthrodese ausgenommen werden, da die Verletzung der Epiphyse zu Störungen im Wachstum führt. Das Alter zwischen 12 und 15 Jahren erscheint hinsichtlich der Fusion am besten, weil hier bereits eine ausreichende Größe von Kopf und Pfanne vorhanden und auch nicht mehr mit bemerkenswerten *Wachstumsstörungen* nach der Fusion zu rechnen ist.

Arthroplastik der Schulter

Die intraoperativen Komplikationen, die sich aus dem Zugang zum Schultergelenk ergeben, sind dort beschrieben. Voraussetzung für eine Schultergelenkplastik ist, daß sie frei von Weichteilkontrakturen ist, daß Skapulahals und Pfanne ausreichend Platz zur Verankerung der Pfanne geben und nicht zu stark zerstört sind, daß die Muskulatur, die die Skapula stabilisiert, in Ordnung ist und daß auch der Deltamuskel und die Rotatorenmanschette gut funktionieren. Bei vorhergehenden Infektionen und schlaffen Lähmungen muß mit schlechten Ergebnissen gerechnet werden. Man sollte den Patienten mitteilen, daß sie keine vollständig freie aktive *Beweglichkeit* des betroffenen Schultergelenks nach einer Arthroplastik wie auf der Gegenseite erwarten können. Wenn es darum geht, nur die Beschwerden zu lindern, ist der Ersatz des Schultergelenks auch bei schwacher Deltamuskulatur oder fehlender Funktion des M. supraspinatus indiziert. Praktisch immer wird auch die Entfernung eines Tumors am proximalen Oberarm zu einer beschränkten Funktion des Schultergelenkes führen.

Eine fehlerhafte Orientierung und Einstellung der Prothese kann zu einer *Gebrauchsminderung des Schultergelenks* und Armes führen.

An Frühkomplikationen seien Infektion und die Luxation genannt. NEER (1970) berichtete über eine *Infektion* unter 43 Patienten. Das Infektionsproblem scheint an der Schulter von geringerer Bedeutung als am Knie- und Hüftgelenk zu sein. Bei einer guten Blutstillung und bei Anwendung von Antibiotika bzw. beim Einbringen von Gentamycin-Palacos ist die Infektionsgefahr relativ gering.

Das Schultergelenk wird vornehmlich nur von der Muskulatur geführt. Das alloplastisch ersetzte Gelenk ist daher postoperativ instabil, und es kommt zu *Luxationen*, wenn es sich um eine Hemiprothese oder keine luxationssichere Prothese handelt. Eine Ruhigstellung bis zur Verklebung der Muskelmanschette ist daher angebracht. Die Subluxation ist meistens vorübergehend und verschwindet mit zunehmender Kräftigung der Muskulatur. Nur bei luxationssicheren Vollprothesen kann sofort mit der Mobilisation begonnen werden, wenn die Rotatorenmanschette nicht an der Prothese fixiert werden mußte.

Unter den späteren Komplikationen ist vor allem eine *Lockerung der Prothese* (Abb. 2.**16**) zu finden. Hiervon scheinen die luxationssicheren Totalprothesen besonders betroffen zu sein. Die Diagnose der Lockerung ist hier ebenso schwierig wie an der Hüfte. Die Arthrographie wird hier nicht immer weiterhelfen; die Szintigraphie ist in ihrer Deutung ebenfalls umstritten.

Brüche des Prothesenhalses oder des Prothesenschaftes sind – je nach Beschaffenheit der Prothese – möglich. Ist eine Austauschoperation bei Lockerung oder Bruch einer Prothese nicht mehr möglich, so gibt die Entfernung der Prothese annehmbare Ergebnisse.

Wie am gesunden Schultergelenk, kann es auch am operierten zu *subakromialen Einklemmungen* des Prothesenkopfes während der Abduktionsphase des Armes kommen. Dies ist vor allem möglich, wenn die Pfanne nicht zentral genug eingesetzt wurde. Umgehen kann man die Einklemmungen häufig durch eine Außenrotationsbewegung des Armes bei Abduktion (POST u. HACKEL 1978).

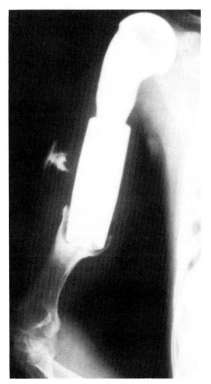

Abb. 2.16 B. M., 10 Jahre. Lockerung einer Keramikprothese nach Salzer nach Tumorresektion wegen eines osteogenen Sarkoms. Die Prothese wird auf das zugeformte Ende des Oberarmschafts aufgeschraubt. Infektion und Fisteldarstellung

Luxationen des Akromioklavikulargelenkes

Luxationen oder Subluxationen des Akromioklavikulargelenkes machen selten Beschwerden. Nur bei Schwerarbeitern oder bei bestimmten Sportarten können eine Leistungsminderung oder Schmerzen eine Fesselung des Gelenkes notwendig machen. Auch aus kosmetischen Gründen ist die Reposition durchgeführt worden.
Die Freilegung dieses Gelenkes erbringt keine wesentlichen Komplikationen; Schwierigkeiten kann einmal die Reposition des Gelenkes mit sich bringen, wenn die Verletzung bereits längere Zeit zurückliegt und sich der zerrissene Meniskus, Granulations- und Narbengewebe störend bemerkbar machen. Es ist bis heute noch nicht bewiesen, daß die Belassung des Meniskus die *Arthrosenentstehung* im Akromioklavikulargelenk fördert. Andererseits kann der Meniskus ohne Schaden entfernt werden.

Einige Risiken können bei der Fesselung der Klavikula eintreten, die von einer Verletzung der *V. subclavia*, der *Pleura*, des *Nervengeflechts* bis zum Einreißen eingebrachter Schrauben und Schädigung des N. musculocutaneus reichen können, je nachdem, welches Verfahren man anwendet.
Vorteilhaft zur zusätzlichen Sicherung des Akromioklavikulargelenkes ist das Anbringen einer Zuggurtung mit Hilfe von Drahtcerclagen und Kirschner-Drähten, die nur eine mäßige Schädigung des arthrosebedrohten Gelenkes herbeiführt. Ein Kirschner-Draht sollte nie eingebracht werden, ohne daß er später umgebogen wird, da *Wanderungen des Drahtes* in das Mediastinum bekanntgeworden sind.
Als Spätkomplikationen sind das *Ausreißen von Schrauben* aus dem Korakoid und dem Akromioklavikulargelenk sowie das *Brechen von Kirschner-Drähten* zu nennen. Das Osteosynthesematerial muß daher nach Beendigung der äußeren Fixationsperiode entfernt werden.

Luxationen des Sternoklavikulargelenkes

Die spontane Sternoklavikulargelenksluxation wird aus kosmetischen Gründen oder wegen Schmerzen bzw. Bewegungseinschränkungen im Schultergürtel operiert. Komplikationen ergeben sich aus der Nähe der Pleura, des Mediastinums sowie der *großen Gefäße und Nerven* (V. subclavia, V. jugularis, A. carotis). Komplikationen von diesen Strukturen her sind jedoch äußerst selten. Es wird berichtet, daß die Entfernung des Meniskus, die manchmal zur Reposition nötig ist, eine Arthrose des Gelenkes nach sich zieht; häufig ist der Meniskus bereits stark lädiert und das Gelenk aufgebraucht.
Reluxationen bringen die Hauptkomplikation. Am vorteilhaftesten ist die Fixierung des Gelenkes mit Hilfe des M. subclavius und einer zusätzlichen Faszienplastik. Auf eine Sicherung mit einem Kirschner-Draht kann unter diesen Umständen verzichtet werden. Wenn man einen Draht verwendet, sollte er durch das Zentrum des Gelenkes geführt werden, um den Schaden dort gering zu halten. Der *Draht* sollte auch am Ende umgebogen werden, um sein *Vorwandern in das Mediastinum* oder in Richtung auf die Aorta zu verhindern. Er ist unbedingt nach Entfernung des äußeren stabilen Verbandes zu ziehen, da er brechen kann, sobald der Arm frei bewegt wird.

Operationen am Oberarm

Operative Zugänge

Aus den operativen Zugängen bzw. der Freilegung des Oberarmschaftes ergeben sich eine Reihe von Komplikationen und Risiken. Der *Zugang zum proximalen Drittel* erfolgt zwischen Deltamuskel und M. pectoralis, ggf. unter Abtrennung des vorderen Anteiles des Deltamuskels von der Klavikula. Unter Umständen muß auch der Ansatz des M. pectoralis eingekerbt werden. Beim Einführen der Hohmann-Hebel vergewissere man sich, daß es nicht zu einer Verletzung der *Hauptnerven und Gefäße* an der Innenseite oder zu einer Schädigung des *N. axillaris* durch ein zu starkes Anheben des Deltamuskels kommt.

Den *mittleren Schaftanteil* kann man von vorn, von hinten und von der Seite erreichen (Abb. 2.**17**, 2.**18**). Beim Freilegen des mittleren Schaftanteils sind auch der N. radialis und der N. musculocutaneus gefährdet. Besonders der *N. radialis* kann aufgrund von Voroperationen im Narbengewebe verwachsen sein und sich schlecht darstellen lassen. Der schraubenförmig um den Schaft verlaufende N. radialis kann beim Durchgehen zwischen dem lateralen und langen Kopf des M. triceps ebenso verletzt werden wie bei der Längsspaltung des M. brachialis. Es empfiehlt sich, den Nerv in diesem Bereich immer darzustellen und schonend beiseite zu halten. Es ist darauf zu achten, daß der Nerv nicht auf Kanten von eingebrachtem Osteosynthesematerial oder Knochenspänen zu liegen kommt. Wird die A. bra-

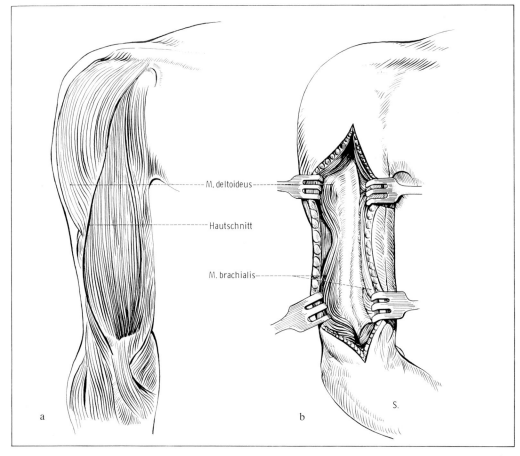

Abb. 2.**17** Anterolateraler Zugang zum Oberarmschaft.
a) Hautschnitt
b) M. deltoideus und biceps sind beiseite gehalten und der M. brachialis in der Länge gespalten (aus Campbell's Operative Orthopaedics, Mosby, St. Louis 1963, S. 118)

2. Zwischenfälle bei orthopädischen Operationen

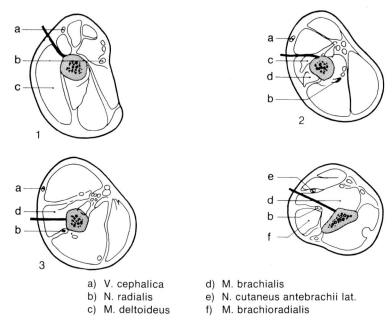

a) V. cephalica
b) N. radialis
c) M. deltoideus
d) M. brachialis
e) N. cutaneus antebrachii lat.
f) M. brachioradialis

Abb. 2.18 Zugänge zum Humerus in verschiedenen Höhen (nach *T. Nicola*)

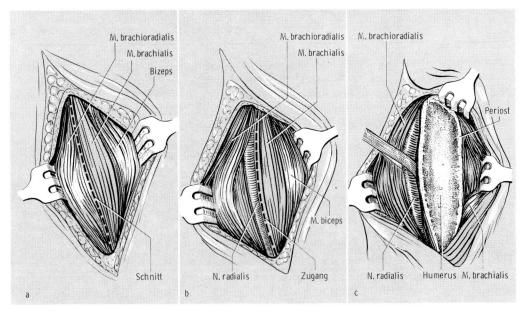

Abb. 2.19 Anterolateraler Zugangsweg zum Oberarm im distalen Drittel.
a) Interstitium zwischen Bizeps- und Brachialismuskel medial und Brachioradialis lateral.
b) Der N. radialis ist dargestellt.
c) Der Nerv ist angeschlungen, der Brachioradialis und der Brachialis werden beiseite gehalten, um den Schaft darzustellen (aus Campbell's Operative Orthopaedics, Mosby, St. Louis 1963, S. 119)

chialis verletzt, muß sie genäht werden. Ihre Unterbindung zwischen A. circumflexa humeri und der A. profunda brachii kann zum Verlust des Armes führen.
Der distale Schaftanteil wird zwischen Brachioradialis und Bizeps (Abb. 2.19) unter Spaltung des M. triceps aufgesucht. Beachtet werden muß in diesem Bereich nicht nur der N. radialis, sondern auch der N. ulnaris, der häufig durch Hakendruck leiden kann. Ist es zu einer Lähmung gekommen, so muß dafür Sorge getragen werden, daß keine Überdehnung der von der Versorgung abhängigen Muskulatur zustande kommt, daß keine Hautläsionen oder gar Ulzerationen aufgrund von trophischen Störungen auftreten und daß keine Gelenkkontrakturen entstehen. Die Schienen- und Schalenlagerung muß ständig überwacht werden.

Operationen am Ellenbogengelenk und Unterarm

Operative Zugänge

Der Standardzugang zum Ellenbogengelenk ist von radial und ulnar her. Es kann aber auch von vorn oder hinten ins Gelenk eingegangen werden.

Es sind *N. radialis* und *N. ulnaris* sowie die *A. brachialis*, die geschädigt werden können. Beim lateralen Zugang (Abb. 2.20) besteht hauptsächlich Gefahr für den N. radialis, wenn der Hautschnitt über die laterale Kante des Humerus zu weit nach proximal gezogen wird. Hier wird er leicht in seinem schraubenförmigen Verlauf verletzt. Distal ist die Verletzung des Ramus profundus des N. radialis eher durch Hakendruck als durch eine scharfe Durchtrennung mit dem Messer möglich. Bei dem Zugang nach Kocher muß man darauf sehen, daß das laterale Seitenband nicht verletzt bzw. beim Gelenkverschluß wieder genäht wird. Beim Zugang von ulnar her (Abb. 2.21) muß auf den N. ulnaris geachtet werden; er verläuft dorsal des Epicondylus ulnaris. Der Nerv gibt distal Äste an die Unterarmbeugemuskulatur ab, so daß auch hier bei der Präparation eine Läsion der Muskeläste eintreten kann. Wenn beim dorsalen Zugang die Trizepssehne gespalten wird, ist auf den N. ulnaris und N. radialis zu achten. Es empfiehlt sich, die Nerven darzustellen. Der komplikationsreichste Zugang ist von vorn (Abb. 2.22), da man hier mit den großen Gefäßen, mit dem N. medianus und vor allem mit dem N. radialis in Konflikt geraten kann.
Am Unterarm ergeben sich Komplikationen vor allem aus den operativen Zugängen (Abb. 2.23).

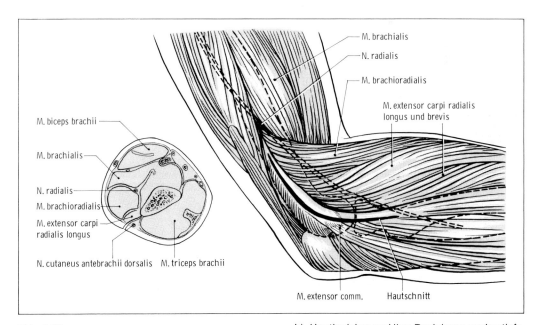

Abb. 2.20
a) Querschnitt an der oberen Begrenzung der Oberarmrolle

b) Hautinzision und ihre Beziehung zu den tieferen Strukturen (aus Campbell's Operative Orthopaedics, Mosby, St. Louis 1963, S. 122)

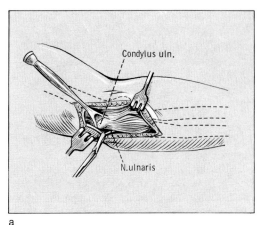

Abb. 2.21 Medialer Zugang zum Ellenbogengelenk.
a) Der N. ulnaris ist dargestellt und nach hinten weggehalten. Der mediale Epikondylus ist sichtbar.
b) Der Epicondylus medialis wurde abgetrennt mit dem gemeinsamen Ursprung der Beugemuskeln (aus Campbell's Operative Orthopaedics, Mosby, St. Louis 1963, S. 123)

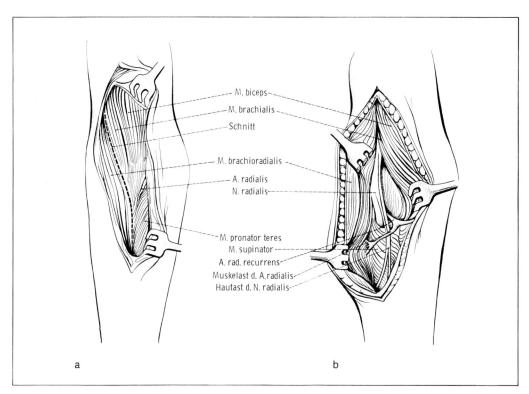

Abb. 2.22 Zugang von vorn auf das Ellenbogengelenk.
a) Die Faszie wurde inzidiert, der M. brachioradialis lateral und der Bizeps und der Brachialis medial wurden dargestellt.
b) Eingehen in die Tiefe zwischen den genannten Muskeln, um den N. radialis darzustellen. Geachtet werden muß auf den Hauptstamm, auf seinen sensorischen Ast und auf die A. radialis recurrens (aus: Campbell's Operative Orthopaedics, Mosby, St. Louis 1963, S. 125)

Operationen am Ellenbogengelenk und Unterarm 93

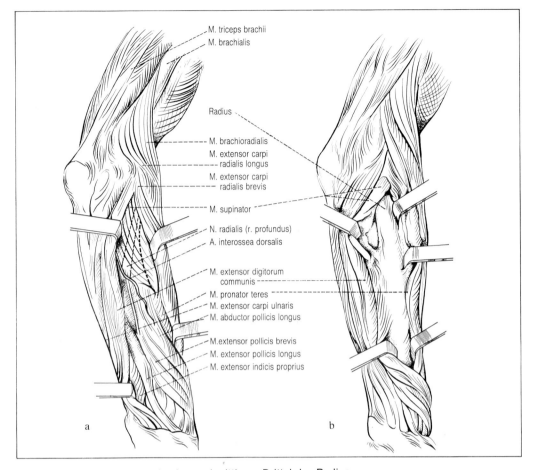

Abb. 2.23 Zugang zum proximalen und mittleren Drittel des Radius.
a) Beziehungen des M. supinator zum tiefen Ast des N. radialis. Inzision durch den M. supinator.
b) Nach Spalten des M. supinator Freilegen des Radius (aus: Campbell's Operative Orthopaedics, Mosby, St. Louis 1963, S. 127)

Arthrotomie des Ellenbogengelenkes

Eröffnungen des Ellenbogengelenkes werden vornehmlich bei der Arthrose, der Chondromatose, bei freien Gelenkkörpern, bei einer Osteochondritis dissecans, der rheumatoiden Arthritis und bei Radiusköpfchenluxationen vorgenommen. Schwierigkeiten ergeben sich hier bei einer zu geringen Übersicht und einem nur kleinen Zugangsfeld, so daß schon mal ein freier Gelenkkörper übersehen wird, kein ausreichendes Debridement oder nur eine unvollständige Synovektomie ausgeführt wurde. Die Synovektomie des Ellenbogengelenkes erfordert wegen der räumlichen Enge in fast allen Fällen einen Eingriff von ulnar und radial. Von diesen beiden Schnitten aus ist es möglich, das Gelenk total zu synovektomieren. Die Resektion des Radiusköpfchens solltte immer mit in Betracht gezogen werden.

INGLIS u. Mitarb. (1971) berichteten über eine *Radialisparese* bei Synovektomie. BONTEMPS u. Mitarb. (1975) hatten bei 47 Synovektomien des Ellenbogengelenkes einmal eine Läsion des *N. ulnaris* beobachtet, die nach Nervennaht folgenlos ausheilte. Ein weiteres Mal kam es zu einem Ulnariskompressionssyndrom, das durch eine Neurolyse behoben werden konnte.

Suprakondyläre Osteotomie

Die Korrektur eines Cubitus varus oder valgus wird häufig eher aus kosmetischen als aus funktionellen Gründen durchgeführt. Er ist meistens eine Folge einer epiphysären Wachstumsschädigung. Aus diesen Gründen sollte die Korrektur erst dann vorgenommen werden, wenn das weitere Wachstum übersehen werden kann, da sonst evtl. mit einem Rezidiv zu rechnen ist. Intraoperativ ist eine Schädigung des *N. radialis* bei lateralem Zugang möglich, insbesondere wenn eine Plattenosteosynthese durchgeführt wird und sich der Zugang proximal ausdehnt. Theoretisch sind *Ulnaris- und Medianusparesen* und eine Schädigung des Gefäßbündels denkbar. Über- und Unterkorrekturen sind durch exakte Berechnung des zu entnehmenden Keils vermeidbar.

Soll zusätzlich eine Rekurvation oder eine Beugekontraktur ausgeglichen werden, so kann durch die Entnahme eines Keiles in 2 Ebenen bzw. eines Trapezoids ein planer Kontakt der Osteotomieflächen ausbleiben. *Pseudarthrosen* sind im Jugendalter selten, müssen hin und wieder beim Erwachsenen jedoch in Kauf genommen werden. Wie bei allen Operationen im Bereich des Ellenbogengelenkes droht auch hier die *Volkmannsche Kontraktur* (s. dort).

Arthrodese des Ellenbogengelenkes

Die Arthrodese des Ellenbogengelenkes ist eine seltene Operation geworden. Die intraoperativen Komplikationen ergeben sich aus dem operativen Zugang; der *N. ulnaris* und der *N. radialis* sind die gefährdetsten Strukturen. Der Grundstein für eine *Pseudarthrose* wird gelegt durch eine unsachgemäße Entknorpelung oder durch eine nicht ausreichende Adaptationsfläche minderwertigen Knochens, wie man diese ab und zu bei posttraumatischen Zuständen des Ellenbogengelenks findet. Hier werden Span- bzw. Spongiosaanlagerungen notwendig. Statistiken über die Häufigkeit von Pseudarthrosen liegen wegen der geringen Fallzahl kaum vor; man muß jedoch zu einem hohen Prozentsatz mit einer Falschgelenkbildung rechnen. Nach manchen Aufstellungen liegt sie bei 15%.

Die *Gebrauchsfähigkeit* des Armes kann durch eine falsche Einstellung des Ellenbogengelenks wesentlich beeinträchtigt werden. Die entsprechende Position ist daher mit dem Patienten und mit der Hilfe von Beschäftigungstherapeuten eingehend zu prüfen. Empfohlen wird eine Beugestellung von 90° als optimale Stellung bei einseitiger und einer den Bedürfnissen des jeweiligen Patienten entsprechenden Stellung des Ellenbogengelenks bei doppelseitiger Arthrodese. Diese Fälle sind jedoch eine Rarität, wobei die Möglichkeit einer Arthroplastik des einen Gelenkes zu diskutieren ist. Die *Behinderung der Umwendebewegungen* ist ein häufig auftretendes Problem, dessen Ursache in der Grunderkrankung zu suchen ist. Die Radiusköpfchenresektion kann hier weiterhelfen und sollte im Rahmen der Arthrodese durchgeführt werden.

Arthroplastik des Ellenbogengelenks

Die Arthroplastik des Ellenbogengelenks ist ein seit Jahrzehnten durchgeführter Eingriff, früher besonders bei Tuberkulose und heute bei der rheumatoiden Arthritis, weniger bei posttraumatischen Veränderungen oder Arthrose. Eine Versteifung des Ellenbogengelenks zieht große funktionelle Nachteile nach sich. Dem Patienten kann durch die Resektionsarthroplastik mit und ohne Interponaten oder durch den Ersatz des Ellenbogengelenks mit einer Prothese geholfen werden. Diese Operationen sollten durchgeführt werden bei knöcherner oder fibröser Ankylose in ungünstiger Streckstellung oder bei Schmerzen infolge erheblicher Zerstörung des Gelenkes, die konservativ nicht beherrschbar sind. Voraussetzung für eine Operation ist eine funktionstüchtige Beuge- und Streckmuskulatur; es sollten keine Lähmungen bestehen. Es versteht sich von selbst, daß die Hautverhältnisse intakt sind und keine Narben und Kontrakturen vorliegen. Der Patient muß darüber aufgeklärt werden, daß er nach der Arthroplastik keine großen Kraftleistungen vollbringen kann. Der Eingriff sollte auch nicht durchgeführt werden, wenn die Mitarbeit des Patienten nicht gewährleistet ist. Er empfiehlt sich nicht bei Kindern unter 14 Jahren oder wenn Schulter- und Handgelenk nicht einsetzbar sind.

Die intraoperativen Komplikationen ergeben sich aus dem Zugang insofern um so mehr, als hier zur Resektion des Gelenkes eine großzügige Freilegung notwendig ist. *N. radialis* und *ulnaris* und die *A. cubitalis* sind gefährdet, da alle Verwachsungen entfernt und gelöst werden müssen. Man muß bedenken, daß bei lang vorbestehender Beugefehlstellung des Ellenbogengelenks durch die intraoperative Streckung eine Überdehnung von Gefäßen und Nerven möglich ist.

Operationen am Ellenbogengelenk und Unterarm 95

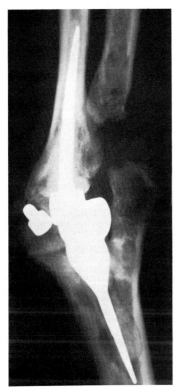

Abb. 2.24 G. A., 43 Jahre. Lockerung einer GSB-Prothese. Erhebliche Osteolysen und Schraubenlockerung

Instabilität, Kontrakturen und Schmerzen sind als postoperative Komplikationen zu nennen. RAUNIO u. JAKOB (1973) berichteten im Rahmen von 208 Resektionsarthroplastiken über eine bessere Stabilität nach der Methode von Haas und über eine bessere Extensionskraft nach der Technik von Herbert. Durchschnittlich 6 Jahre nach der Operation gaben bereits 13 bis 19% der Patienten zeitweise und 10 bzw. 14% nach den genannten Verfahren ständige Schmerzen an. Fortschreitende Knochenresorptionen kommen vor bei Inaktivitätsatrophie oder wenn die Synovitis, wie bei der rheumatoiden Arthritis, weiterbesteht. Dadurch wird auch die Gefahr einer *Kondylenfraktur* heraufbeschworen. Die Instabilität führt zu einer sekundären Schädigung des *N. ulnaris*. RAUNIO u. JAKOB (1973) mußten aus diesen Gründen in 18 von ihren 208 Arthroplastiken zu einem späteren Zeitpunkt eine Neurolyse durchführen. In ihrem Patientengut war die *Funktion* in 17 Fällen erheblich beeinträchtigt und führte zu Schwierigkeiten beim Essen und Haarekämmen.

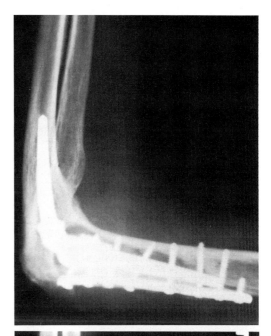

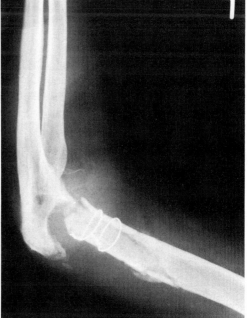

Abb. 2.25 H. W., 66 Jahre.
a) Lockerung der Prothese und Bruch des Oberarmschafts nach Sturz. Die Prothese mußte erneut einzementiert und die Fraktur durch eine AO-Platte versorgt werden. Nach vorübergehender guter Funktion kam es zur erneuten Lockerung.
b) Aus diesem Grund mußte die Prothese entfernt und eine Orthese für den Arm angelegt werden

Für die Totalplastiken eignet sich der hintere Zugang unter Umfahren des Olekranons. Man hat von hier aus eine gute Übersicht. Bewährt hat sich das Herumführen des Schnittes an die radiale Seite, um den Kontakt der späteren Narben an der Ellenseite mit der Auflagefläche zu vermeiden. Wichtig ist, den N. ulnaris bei der Operation darzustellen, da er im Risikofeld liegt. Während der N. radialis selten gefährdet ist, kann der *N. posterior interosseus* besonders dort, wo er in Kontakt mit dem Radiushals liegt, bei der Radiusköpfchenresektion beschädigt werden.

Die intraoperativen Komplikationen beinhalten vor allem die *Perforation der Ulna*, seltener des Oberarmschaftes. So kann auch ein *Ausbruch der Kortikalis* beim Einbolzen der Prothese am Oberarmschaft stattfinden.

Bekannt wurde der *innere Dekubitus* durch den Olekranonstumpf. Der Hämatombildung wird durch eine gute Blutstillung und das Einlegen von zwei Drains vorgebeugt. Die *Heilungsverzögerung* kann den postoperativen Verlauf komplizieren.

An Spätkomplikationen sind an erster Stelle die *Lockerungen* der Prothese (Abb. 2.**24** u. 2.**25**) und demzufolge Schmerzen zu nennen. SOUTER (1973) berichtete über eine Lockerungsrate von 25% nach 3 Jahren. DEE (1973) gibt eine gleich hohe Quote nach 5 Jahren an. Die hohe Lockerung ist darauf zurückzuführen, daß die Rotationskräfte bei Pro- und Supination direkt auf den Verbund zwischen Akrylzement und Knochen übertragen werden.

Die *Infektion* ist an dem Ellenbogengelenk im Vergleich zur Totalprothese des Hüftgelenkes seltener. RAUNIO u. JAKOB (1973) berichteten, daß es häufiger zu unliebsamen *Knochenresorptionen* auch ohne Infektion kommt, denen dadurch vorgebeugt werden kann, daß die Fossa olecrani mit gut einheilenden Spongiosachips aufgefüllt wird. DEE (1972) berichtete über eine Ruptur der Trizepssehne, die er auf eine avaskuläre Nekrose des Olekranons zurückführte.

An *neurologischen Spätkomplikationen* sind Parästhesien im Ulnaris- und Radialisbereich sowie Einklemmungen des N. posterior interosseus zu nennen.

Radiusköpfchenluxation

Normalerweise führt die Luxation des Radiusköpfchens im täglichen Leben zu keiner wesentlichen Behinderung. Es droht jedoch ein Cubitus valgus. Bei der veralteten posttraumatischen Radiusköpfchenluxation im Kindesalter wird die Indikation zur operativen Reposition von der seit dem Unfall vergangenen Zeit abhängig gemacht. Nach SCHULTZ (1975) kann ein befriedigendes Resultat nur erwartet werden, wenn der operative Eingriff innerhalb der Zehnmonatsgrenze durch-

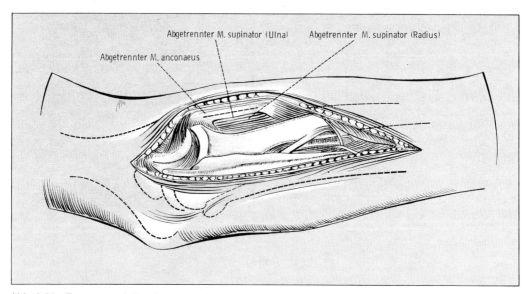

Abb. 2.**26** Zugang nach Boyd zum proximalen Drittel der Ulna und Radius. Nach Hautschnitt entlang der ulnaren Kante Eingehen in die Tiefe. Der Situs nach Abtrennen des M. supinator ist dargestellt (aus: Campbell's Operative Orthopaedics, Mosby, St. Louis 1963, S. 131)

geführt wird. RETTIG (1957) und EHALT (1961) sprachen von einer Dreimonatsgrenze. Die Deformität des Radius, die Retraktion der Membrana interossea und die muskuläre Kontraktur machen bei lang zurückliegenden Luxationen (Zustand nach Monteggia-Frakturen) einen aufwendigen und risikoreichen Eingriff notwendig.

Als Folge der Operation kann es zu einer *verminderten Umwendebewegung* des Unterarmes und *Kontrakturen* des Ellenbogengelenkes kommen. SCHULITZ (1975) berichtete über 9 operierte Radiusköpfchenluxationen, von denen in einem Fall die Radiusköpfchenluxation nicht beseitigt wurde, worauf eine *Cubitus-valgus-Stellung* im Laufe des Wachstums eintrat. Die Verkürzungsosteotomie, die zur Beseitigung der Luxation notwendig werden kann, sollte im oberen/mittleren Radiusdrittel vorgenommen werden, da hier durch eine Plattenanlagerung eine stabile Osteosynthese erreicht wird und andererseits die Gefahr einer *aseptischen Nekrose des Radiusköpfchens* beseitigt ist. Den Ästen des *N. radialis* droht besonders Gefahr, da sie bei der Freilegung des proximalen Radiusanteiles beim Präparieren oder durch Hakendruck geschädigt werden können. Es empfiehlt sich hier der Zugang nach BOYD, um der Nähe des N. radialis zu entgehen (Abb. 2.**26**).

Radiusköpfchenresektion

Eine Radiusköpfchenresektion nach Frakturen und Luxationen wird hauptsächlich aufgrund einer Bewegungseinschränkung im Ellenbogengelenk und wegen Schmerzen notwendig. Der Eingriff ist erst nach Wachstumsabschluß vorzunehmen, da es sonst zu *Wachstumsstörungen*, u. a. zu einem erheblichen Cubitus valgus kommen kann. Der Patient ist darüber aufzuklären, daß die funktionelle Besserung in manchen Fällen ausbleiben kann, insbesondere was die Umwendebewegungen des Unterarms anbelangt. Komplikationen ergeben sich vor allem aus dem Zugang zum Radiusköpfchen; das bedeutet, daß hier der *N. radialis* gefährdet ist.

Die Grenze der Radiusköpfchenresektion wird in der Literatur unterschiedlich beurteilt; auf der einen Seite können bei zu großzügiger Resektion ein *Ulnavorschub* am Handgelenk und ein *Cubitus valgus* eintreten, auf der anderen Seite kommt es bei einer zu geringen Resektion zu einer erneuten Funktionsbehinderung und wiederum zu Schmerzen (Abb. 2.**27**).

In einigen Fällen entsteht am proximalen Stumpf ein knöchernes Regenerat, das von neuem eine *Funktionsbehinderung* einleitet. Daher muß dar-

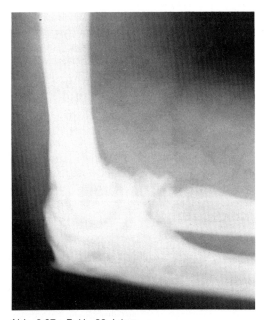
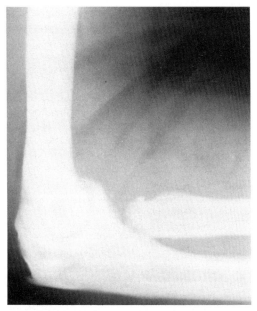

Abb. 2.**27** F. H., 39 Jahre.
a) Zustand nach Radiusköpfchenfraktur, schmerzhafte Umwendebewegungen des Unterarmes und Arthrose.

b) Zustand nach Resektion des Radiusköpfchens. Aufgrund der zu kurzen Resektion und des radioulnaren Kontakts bestanden weiterhin Schmerzen und deutliche Funktionsbehinderungen auf geachtet werden, daß Knochenreste und Periostreifen mit entfernt werden.

Ein stärkerer Cubitus valgus kann eine *Ulnarisschädigung* nach sich ziehen, die zweitweise sogar eine Verlagerung des Nervs notwendig macht. Hin und wieder klagen die operierten Patienten über einen gewissen *Verlust des Kraftschlusses* im Handgelenk.

Volkmannsche Kontraktur

Die Volkmannsche Kontraktur ist infolge der verbesserten operativen Techniken im Laufe der Jahre immer mehr zurückgegangen. Sie war früher eine der gefürchtetsten Komplikationen bei suprakondylären Frakturen. Ihre Ursache liegt in der Ischämie der Muskulatur, der eine erhöhte Kapillarpermeabilität und ein intramuskuläres Ödem folgt. Dies führt zu einem allgemeinen Gewebedruck und zu einer venösen Stauung in dem von der Unterarmfaszie und der Membrana interossea gebildeten Raum. Zirkuläre Gipsverbände können an diesem pathophysiologischen Mechanismus teilhaben. Druckrezeptoren innerhalb des Kompartments und der Muskulatur führen zu einem reflektorisch ausgelösten Spasmus der Gefäße und setzen damit einen Circulus vitiosus in Gang. Später wird die Muskulatur nekrotisch und dann allmählich durch Narbengewebe ersetzt. Die volaren Unterarmnerven werden mit in den Schädigungsprozeß einbezogen, so daß neben den sich entwickelnden Kontrakturen auch Lähmungen besonders des N. medianus und ulnaris möglich sind.

An eine Volkmannsche Kontraktur sollte immer gedacht werden, wenn trotz ruhigstellender Verbände zunehmende Schmerzen im Ellenbogen- und Unterarmbereich auftreten. Das passive Strecken der Finger führt zu einem charakteristischen Schmerz. Schwellung und Taubheitsgefühl entwickeln sich innerhalb von 6–12 Stunden. Dazu kommt der Pulsverlust der A. radialis, der jedoch nicht immer vorhanden zu sein braucht. Parästhesien weisen auf eine Mitbeteiligung der Nerven hin.

Der Vorbeugung einer Volkmannschen Kontraktur sollte die größte Aufmerksamkeit geschenkt werden. Eine subtile Blutstillung, das Einlegen von Redondrains und die Vermeidung von schnürenden Verbänden können hier schon Wesentliches leisten. Jede Unterarm- und Ellenbogengelenksoperation sollte diesbezüglich streng überwacht und nach den Zeichen von Schmerz, Pulslosigkeit, Parästhesien, Lähmungen und Blässe überprüft werden. Entwickelt sich die Volkmannsche Ischämie, muß ein einschnürender Verband entfernt und das Ellenbogengelenk gestreckt werden.

Tritt nicht innerhalb von einer halben Stunde eine Verbesserung der Zirkulation ein, so führt man eine Fasziotomie durch. Der Zugang erfolgt medial der Bizepssehne an der Beugeseite des Unterarmes entlang bis zum Handgelenk, evtl. unter Ausnutzung vorangegangener Hautinzisionen. Das Subkutangewebe und die Unterarmfaszie werden in Längsrichtung bis zum Handgelenk gespalten. Auch die Faszienumhüllung jedes Muskels wird von oben bis unten durchtrennt. Die A. brachialis wird dargestellt. Die Faszie wird anschließend nicht verschlossen. Ist ein Hautverschluß nicht möglich, muß die Wunde offengelassen werden, er kann nach 2–3 Tagen nachgeholt werden, wenn das Ödem nachgelassen hat. Entlastende Hautschnitte sind auf alle Fälle mit in Betracht zu ziehen. Ist eine primäre Stabilisierung notwendig, so muß ein Fixateur externe mit in Betracht gezogen werden; erlaubt es die Situation, kann der stabilisierende Verband auch wenige Tage später angelegt werden.

Zur Beseitigung einer vollentwickelten Volkmannschen Kontraktur stehen verschiedene Verfahren mit Sehnenverlängerung, En-bloc-Verschiebung von Muskeln, Ausschneiden fibrosierter Muskeln sowie Transplantationen von Nerven und Sehnen zur Verfügung. Die En-bloc-Verschiebung nach Gosset ist der Verlängerung von Sehnen vorzuziehen, da die Funktion der Hand wegen des fehlenden Kontraktionsvermögens der Muskulatur sonst in den meisten Fällen nur kosmetisch, aber nicht wesentlich funktionell gebessert wird. Auch im Rahmen dieser Operationen sind ischämische Krisen, vermehrte Infektionsgefahr, Wundheilungsstörungen sowie intraoperative Komplikationen von seiten der beugeseitigen Nerven möglich. Verwachsungen verlängerter Sehnen können das funktionelle Endergebnis stören.

Sudeck-Syndrom

Operationen an Hand, Arm und Kniegelenk – und hier besonders bei Meniskusoperationen – können zum Sudeck-Syndrom führen. Es handelt sich um ein dystrophisches Geschehen an einem Gliedmaßenabschnitt als Antwort auf eine endogene oder exogene Noxe (Operation, Trauma). Wir finden Schmerz, Ödem, Hyperämie, Hyperhidrosis, später Zyanose, Muskelatrophie und die Zeichen der Defektheilung. Als erstes Zeichen des schon beginnenden Sudeck-Syndroms gilt der Spontanschmerz. Er hat einen brennenden Charakter und ist nach wenigen Tagen, spätestens nach einer Woche nach der Operation vorhanden. Röntgenologisch ist das akute Stadium durch eine klare Aufhellung der Epiphysen, durch eine scheckig-fleckige unscharfe Entkalkung gekennzeichnet.

Soweit das Sudeck-Syndrom als Komplikation einer Operation erkannt wird, ist die Ruhigstellung im Gipsverband und die Hochlagerung des Armes bzw. Beines einzuhalten. Wichtig ist auch die seelische Führung des Kranken. In der letzten Zeit hat sich die Kalzitoninbehandlung als wertvolle Bereicherung im therapeutischen Spektrum des Sudeck-Syndroms bewiesen, soweit es sich um das akute Stadium handelt. Eispackungen, Stellatumblockaden, Antiphlogistika, Hydergin und Sedativa gehören zum Repertoire der Behandlung des Sudeck-Syndroms. Aktive und geführte Bewegungen sollten dann Anwendung finden, wenn die Schmerzen vorüber sind. Die physikalischen Behandlungsmaßnahmen haben in den späteren Phasen ihre Berechtigung. Leichte aktive Bewegungsübungen der Finger sind erlaubt.

Beckenosteotomien

Beckenosteotomien, die mit Durchtrennung des Beckens einhergehen (CHIARI, SALTER), haben naturgemäß eine größere Komplikationsrate als die Pfannenrekonstruktionen ohne Durchmeißelung (LANCE, PEMBERTON usw.). Durch Vorsorgemaßnahmen während der Operation sind viele Komplikationen zu vermeiden. Trotzdem müssen Verletzungen von N. femoralis, N. ischiadicus, A. glutaea superior sowie in der postoperativen Phase Reluxationen des Hüftkopfes, Kopfnekrosen und Kontrakturen des Hüftgelenkes genannt werden. Dazu kommen die Komplikationsmöglichkeiten aus dem Zugang zum Hüftgelenk.

Die schwerwiegendste Komplikation liegt in der Verletzung der *Glutealgefäße*. Die V. und A. glutaea superior treten an der Incisura ischiadica major aus dem kleinen Becken heraus und liegen direkt dem Periost der Inzisur an. Bei unvorsichtigem Abschieben des Periosts kann die Vene oder Arterie mit dem Raspatorium verletzt werden. Man muß sich vor allem vor der Arterie bei den Subluxationen hüten, sobald hier eine hohe Durchtrennung des Beckens durchgeführt werden muß. Auch bei den ansteigenden Osteotomien kann man mit einer Verletzung dieser Gefäße rechnen. Ist ein Truncus glutaeus vorhanden, der durch das Foramen suprapiriforme verläuft und sich dann erst in die obere und untere Glutealarterie teilt, kann eine besonders bedrohliche Blutung auftreten. In diesen Fällen muß die A. iliaca aufgesucht und unterbunden werden. Dazu muß der Hautschnitt nach medial verlängert und über dem M. iliacus oberhalb des Leistenbandes bis ins kleine Becken vorgegangen werden. Bei dem Aufsuchen sind der Ureter, der N. femoralis und die V. und A. iliaca externa zu schonen.

Größere Blutungen führen zum *akuten Abdomen* (Pulsanstieg, Blutdruckabfall, Bauchsymptomatik). Eine Blutung aus der A. glutaea superior wird in der Regel jedoch schon während der Operation bemerkt. Ileusartige Erscheinungen können die Folge geringer Hämatome oder Reizungen des Peritoneums sein. Diese abdominellen Erscheinungen klingen unter konservativer Therapie ab.

Die Osteotomie sollte bei der *Salter-Operation* mit der Gigli-Säge vorgenommen werden. Sie wird mit einer gebogenen Zange in das Foramen ischiadicum von medial her eingelegt. Eine Verletzung der A. glutaea superior – wie oben beschrieben – ist dadurch eher zu vermeiden. EULERT (1974) berichtete von insgesamt 98 Salter-Osteotomien, bei denen zweimal eine Verletzung der *A. glutaea superior* sowie einmal eine Schädigung des N. ischiadicus eingetreten ist.

Bei der Salter-Operation muß streng darauf geachtet werden, daß das distale Fragment nach vorn unten außen gezogen wird und nicht etwa – um den Span in den Osteotomiespalt zu bringen – der proximale Anteil nach oben verschoben wird, was den Überdachungseffekt vermissen ließe.

Auch bei der *Chiari-Operation* sollte die Incisura ischiadica übersichtlich dargestellt und mit den Hohmann-Hebeln abgesichert werden, um die *Gefäße und Nerven* zu *schonen*. Eine zu hoch angelegte Osteotomie, die in die Kreuzdarmbeinfuge reicht, kann eine vermehrte Blutung aus den *Kreuzdarmbeingefäßen* nach sich ziehen. CHIARI (1974) hatte unter 600 Chiari-Operationen 2 Todesfälle; seitdem die Gefäße streng abgesichert wurden, kam es zu keiner Gefäßverletzung mehr. Er berichtete weiterhin über acht Nervenläsionen, die den *Ischiadikusnerv* und den *Femoralisnerv* in je einem sowie den *Peronaeusnerv* in 6 Fällen betrafen. 3 Peronaeusläsionen heilten spontan nach 3 Monaten bis 1 Jahr. Er nahm in einem Fall eine Überstreckung des N. ischiadicus

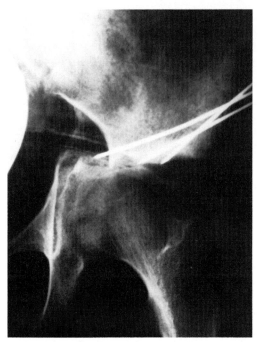

Abb. 2.28 H. G., 34 Jahre.
Abrutschen der Chiari-Osteotomie durch unzureichende Fixierung mit Kirschner-Drähten. Die Osteotomie weist kein dachförmiges Gefälle auf und liegt zu weit kaudal. Das Umbiegen der freien Enden der Kirschner-Drähte verhindert ihr Wandern in das kleine Becken

an, die bei der Verschiebung des distalen Fragmentes nach dorsal aufgetreten war.

Hin und wieder sieht man *Kontrakturen* des Hüftgelenks, wenn die Gelenkkapsel eröffnet und die Osteotomie zu tief gelegt wurde und ein zu hoher Andruck entstanden ist. Die Osteotomie sollte daher eher etwas höher als zu tief liegen. Inkongruenzen zwischen Gelenkkapsel und Osteotomie füllen sich durch Granulationsgewebe auf und bilden sich durch die Beanspruchung in ein belastungsfähiges knorpelartiges Gewebe um. Bei zu tief angelegter Osteotomie sind *Kopfnekrosen* bekanntgeworden. In 2 der von CHIARI (1974) berichteten 600 Operationen kam es zu einer Schrumpfung des M. sartorius und M. tensor fasciae latae mit einer pronuncierten Beugekontraktur, die erst nach ihrer Durchtrennung zu beseitigen war.

Schwierigkeiten ergeben sich bei der Verschiebung der Osteotomiefragmente, wenn das Periost nicht voll durchtrennt ist oder infolge falscher Schnittebene die Flächen nicht aneinander vorbeigleiten können. In diesen Fällen klafft der Osteotomiespalt und ein *verzögerter Durchbau* der Osteotomie ist die Folge. Man sollte sich davor hüten, bei dem Versuch der Medialisierung des distalen Fragmentes den proximalen Beckenanteil türflügelartig im Kreuzdarmbeingelenk nach außen zu drehen, da dies ohne Medialverschiebung im distalen Anteil eine Medialisierung vortäuscht. Die Osteotomie sollte durch eine Schraube oder durch Kirschner-Drähte gesichert werden, da es zu einem *Verlust der Medialisierung* oder auch zu einem Abgleiten der Osteotomieflächen (Abb. 2.**28**) kommen kann, selbst wenn postoperativ ein Beckenbeinfußgips angelegt wurde. In der Literatur wurde darauf hingewiesen, daß selbst das vollständige Vorbeigleiten des proximalen Fragmentes nach außen meistens ohne Einfluß auf das Endergebnis ist, obwohl dieser Zustand immer mit einem erheblich verzögerten Durchbau des Gewebes einhergeht.

Bei der *inkompletten perikapsulären Osteotomie* des Beckens (PEMBERTON), bei der *Operation nach Lance* und ähnlich gelagerten pfannendachrekonstruierenden Maßnahmen sind die Komplikationen im großen und ganzen gering und können wie folgt aufgelistet werden: *Reluxationen des Hüftkopfes, Herausgleiten eines Spanes, Resorption des Spanes* und *Infektionen*. COLMAN (1974) beschrieb 5 Reluxationen bei 850 Patienten, die alle bei älteren Kindern auftraten. Mit der perikapsulären Osteotomie kann eine Überkorrektur des vorderen Pfannendachanteiles eintreten, so daß die Beugung bei 90° blockiert sein kann. *Gelenkkontrakturen* treten auf, wenn im Rahmen eines pfannendachrekonstruierenden Eingriffes zusätzlich offene Hüftgelenksrepositionen durchgeführt werden. In diesem Fall sind in einem gewissen Prozentsatz *Hüftkopfnekrosen* die Folge. Die Kopfnekrosenrate mit der Pemberton-Osteotomie lag bei 17,5% (MCKAY 1975). Wird die Osteotomie zu tief gesetzt, kann es zu Verletzungen des Gelenkknorpels und des Hüftkopfes kommen. Die Befürchtung, daß durch das Herunterhebeln des Pfannendaches (wie bei der Operation nach Lance) Inkongruenzen eintreten und damit zur Arthroseentwicklung des Hüftgelenkes beitragen, werden von Tönnis nicht geteilt.

Operationen am Hüftgelenk

Operative Zugänge

Gefäßverletzungen können zu Kopfnekrosen, unvollständiger Gelenkverschluß und verbleibende Valgusdeformitäten zu Reluxationen führen. Es

Operationen am Hüftgelenk 101

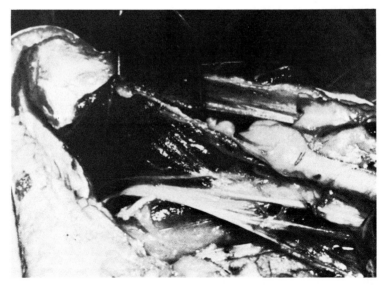

Abb. 2.29 Bei dem seitlichen Zugang besteht immer dann eine Gefahr für den N. femoralis, wenn dieser durch einen Hohmann-Hebel überstreckt wird. Im Vordergrund sieht man den überdehnten, sich peripher aufteilenden N. femoralis

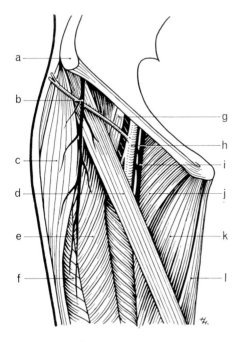

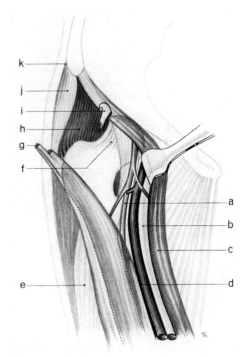

a) Spina i.a. superior
b) N. cut. fem. lat.
c) M. tensor fasciae latae
d) M. sartorius
e) M. rectus femoris
f) M. vastus lat.
g) N. femoralis
h) A. femoralis
i) V. femoralis
j) M. pectineus
k) M. add. longus
l) M. gracilis

a) N. femoralis, darunter M. iliopsoas
b) Vasa femoralia
c) M. sartorius
d) N. saphenus
e) M. vastus lateralis
f) Hüftgelenkskapsel
g) abgetrennte Rectus-Sehne
h) M. glut. medius
i) Spina i.a. inferior
j) M. tensor fasciae
k) Spina i.a. superior

Abb. 2.30 Zugang zum Hüftgelenk von vorn.
a) Oberflächliche Schichten (nach T. Nicola).
b) Tiefere Schichten. Abgelöster Rektusansatz (nach T. Nicola).

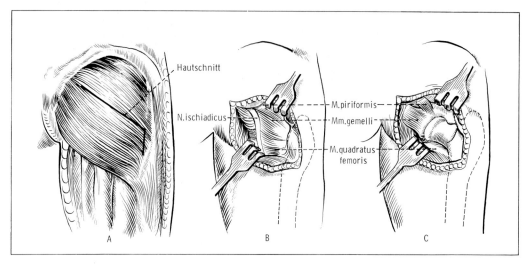

Abb. 2.31 Hinterer Zugang zum Hüftgelenk.
a) Die Schnittführung kann nach Osborne oder bogenförmig nach Moore ausgeführt werden.
b) Der Glutaeus maximus wird im Verlauf der Muskelfasern durchtrennt und zurückgehalten.
c) Der Piriformis, die Gemelli und der Obturator internus wurden an ihrer Insertion abgetrennt und zurückgehalten, um die hintere Gelenkkapsel darzustellen (aus: Campbell's Operative Diagnostics, Mosby, St. Louis 1963, S. 119)

können Einsteifungen und Infektionen resultieren.
Bei dem lateralen Zugang nach Watson-Jones ist die Komplikationsrate relativ gering. Hier muß vor allem auf den *N. femoralis* (Abb. 2.29) sowie auf die *Femoralisgefäße* geachtet werden. Beim Abschieben der Glutaealmuskulatur von der Beckenschaufel kann der *N. glutaeus superior* verletzt und damit die Versorgung der Glutaealmuskulatur in Frage gestellt werden.
Beim vorderen Zugang zum Hüftgelenk (Abb. 2.30) muß man sich vergewissern, daß neben den großen Gefäßen und Nerven der *N. cutaneus femoris lateralis*, der den M. sartorius 2,5 cm distal der Spina iliaca kreuzt, nicht lädiert wird. Nach Eingehen zwischen Tensor fascia latae und dem M. sartorius sowie dem M. rectus femoris stößt man auf die A. circumflexa lateralis, die isoliert zu unterbinden ist. Beim Eröffnen der Hüftgelenkskapsel sollte der untere Schnitt des T-Schenkels nur bis zur Umschlagsfalte gehen, um die dort eintretenden subperiostal verlaufenden Kopfgefäße nicht zu verletzen. Beim Eingehen zwischen den M. pectineus und den M. iliopsoas (Zugang nach Ludloff) muß auf die Hüftgefäße geachtet werden. Die Femoralisgefäße und der Femoralisnerv werden nach kranial – geschützt durch die Adduktoren – mit einem Haken beiseite gehalten. Oberflächliche Äste der A. circumflexa medialis werden vor dem M. pectineus ligiert; ein tiefer Ast der Arterie wird vor der Kapsel unterbunden, was keinen Einfluß auf die Nekroserate haben soll. Der vordere Ast des *N. obturatorius* sollte identifiziert und sein Verlauf unterhalb des M. pectineus beachtet werden.
Beim hinteren Zugang besteht Gefahr vor allem für den N. ischiadicus (Abb. 2.31).

Offene Hüftgelenkeinstellung

Reluxationen und *Kopfnekrosen* sind als häufigste Komplikation der offenen Reposition anzusehen. MAU u. Mitarb. (1971) berichteten über 2 Kopfnekrosen bei 46 nach der Ludloffschen Methode operierten Hüftgelenken. FERGUSON (1973) sah nach einer geringen Modifikation der Methode unter 32 operierten Hüftgelenken weder eine Luxation noch eine Kopfnekrose; demgegenüber berichteten aber WEINSTEIN u. PONSETI (1979) über 2 Subluxationen und 2 Kopfnekrosen bei 17 Hüftgelenken, die in gleicher Weise operiert wurden. Die Reluxationsrate und die Zahl der Kopfnekrosen scheint abhängig zu sein von dem Luxationsgrad und von der Art der Vorbehandlung. Man sollte sich immer befleißigen, eine entsprechende Vorextension des Hüftgelenks vorzunehmen. SALTER (1974) weist darauf hin, wie wichtig es ist, den Kopfkern auf die Höhe der Y-Fuge zu bringen. Die Fehlergebnisse nach der Ludloffschen Operation steigen an, wenn die Kinder wesentlich älter als 2 Jahre sind.

Bei der offenen Reposition der Distensionsluxation (nach abgeheilter Coxitis) ist die Komplikationsrate wesentlich größer; hier müssen vor allem Reluxationen in Kauf genommen werden. HALLEL u. SAVATI (1978) berichteten über 6 Redislokationen bei 8 offenen Repositionen.

SALTER (1974) gab bei seinem vorderen Zugang die Reluxationsquote ohne Raffung der Gelenkkapsel mit 5,6% an; Subluxationen waren in 14,3% aufgetreten. Er berichtete über eine Kopfnekrosenrate von 7,7%.

Wie bei allen Operationen wird auch bei offener Reposition die Quote der *Infektionen* durch Voreingriffe beeinflußt. SALTER (1974) sprach von 2,5% tiefen Infektionen, wenn bereits der Versuch einer offenen Reposition vorgenommen wurde.

Arthrodese des Hüftgelenkes

Wenn auch die Zahl der Arthrodesen in den letzten Jahren mit dem Fortschreiten der Hüft-Alloarthroplastik gesunken ist, hat die Arthrodese dennoch ihre Berechtigung. Die Komplikationsrate ist geringer als bei der Endoprothese; es muß jedoch mit in Betracht gezogen werden, daß neben intraoperativen Komplikationen und Funktionseinbußen die Gefahren für einen Stellungsfehler, für eine Infektion, für eine mangelnde Ausheilung, für einen Oberschenkelbruch unterhalb der Versteifung sowie Immobilisierungs- und Kompensationsschäden dennoch nicht zu unterschätzen sind. Bei den Resektionsarthrosen, die eine Luxation des Kopfes und eine Aufbereitung der Pfanne notwendig machen, können sich Komplikationen ereignen, wie sie auch bei der Hüft-Totalendoprothese möglich sind (s. dort).

Wird eine Beckenosteotomie durchgeführt, ist an Gefäßverletzung zu denken; besonders gefährdet ist die A. *glutaea superior*.

Es ergeben sich immer wieder Schwierigkeiten, das Hüftgelenk den Funktionsbedürfnissen entsprechend einzustellen. GÖRDES u. Mitarb. (1971) berichteten anhand von 64 Patienten über 5 Fälle mit einem *Stellungsfehler* (Abb. 2.32), bei denen eine Außenrotation über 30° und eine Innenrotationsstellung von 10° festgestellt wurde. DREYER u. PINGEL (1969) konstatierten in 17% (von 35 Fällen), eine postoperative Abduktionsfehlstellung über 10°. Die Abduktionsstellung des Hüftgelenkes ist eine Folge des Drehmoments, das durch die angelegte Kreuzplatte verursacht wird. Es ist deshalb notwendig, vor Anlegen der Kreuzplatte mindestens eine 10°-Adduktionsstellung des Beines vorzunehmen.

Nervenlähmungen werden besonders bei der Kreuzplattenarthrodese mit Beckenosteotomie beobachtet. LIECHTI u. GANZ (1976) gaben in 2% der Kranken Nervenlähmungen an. Hier waren der *N. ischiadicus* in 9 Fällen, der *N. cutaneus femoris lateralis* in 3 Fällen und der *N. fibularis* in 1 Fall unter 583 Arthrodesen vertreten. REICHELT (1976) sah bei 38 Arthrodesen 2 Peronaeusparesen. Der Ischiadicus ist besonders dann gefährdet, wenn eine extraartikuläre ischiofemorale Arthrodese nach der Methode von Trumbel oder Brittain durchgeführt wird. Wichtig ist, postoperativ sofort nach derartigen Komplikationen zu forschen. Bei liegendem Beckenbeinfußgips ist die Prüfung der Femoralisfunktion nicht immer ganz einfach; der Patient wird aufgefordert, das Knie im Gips hinunterzudrücken; die Hand des Untersuchers

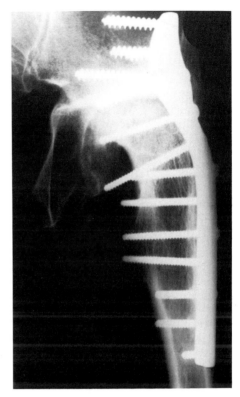

Abb. 2.32 I. T., 44 Jahre.
Zustand nach Kreuzplattenarthrodese. Es ist hier zu einer Abduktionsfehlstellung und Außenrotationsstellung des Femur gekommen, die durch den deutlich sichtbaren Trochanter minor erkenntlich wird

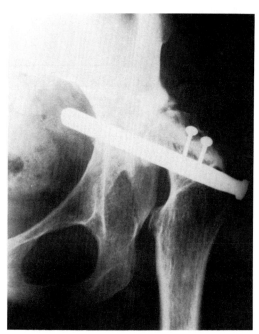

Abb. 2.**33** H. G., 29 Jahre.
Unzureichender Arthrodesenversuch mit einem Dreilamellennagel und Anlagerung mit einem Tibiaspan. Es konnte hierdurch keine Fusion erzielt werden. Die vorstehende Nagelspitze im kleinen Becken führte zu keiner Verletzung oder funktionsbeeinträchtigenden Irritation des Gewebes

kann durch ein Kniefenster im Gips die Funktion des Quadrizeps beurteilen. Eine Abgrenzung intraoperativ gesetzter Läsionen von denen durch Druck aufgetretenen postoperativen Komplikationen infolge Schienenlagerung oder Gipsverbänden ist vordringlich.
Thrombembolische Komplikationen sind bei der langen Immobilisierung, die bis zu 14 Monate dauern kann (SCHEWIOR u. PARSCH 1976), gehäuft zu erwarten. REICHELT (1976) beobachtete 3 Embolien nach 38 Operationen; LIECHTI u. GANZ (1976) gaben 0,5% Todesfälle an.
Hämatome und *Wundinfektionen* sind relativ häufige Komplikationen. Hämatome entwickeln sich unter verbesserten Kreislaufverhältnissen, wenn keine ausreichende Blutstillung vorgenommen wurde und die Saugdrainagen nicht vorschriftsmäßig arbeiten. Hämatome, von LIECHTI u. GANZ (1976) in 5% der Fälle beobachtet, führten zu einer Infektionsrate von insgesamt 4,1%. GÖRDES u. Mitarb. (1971) berichteten über 10 infizierte Fälle bei 64 Patienten. Insbesondere die ausgiebige Freilegung, die längere Operationsdauer und die voroperierten Hüftgelenke disponieren zu *Infektionen.* Die Verwendung von Implantaten erhöht das Infektionsrisiko. Ein sicherer Einfluß der Vaskularität (Kopfnekrose) auf die Infektionsrate scheint nicht gegeben zu sein. Hämatome müssen unbedingt ausgeräumt werden; ggf. sind sie weit zu eröffnen und Spüldrainagen einzulegen.
Verschiedene Arthrodeseformen verlangen nach der Operation eine Ruhigstellung im Beckenbeinfußgips; auch die Hüftplattenarthrodese hat vielfach eine Gipsfixation notwendig gemacht. Hier ist neben den Komplikationen, die durch unvorschriftsmäßige Gipsanordnungen vorkommen, das sogenannte Cast-Syndrom zu erwähnen (s. dort).
Die *Pseudarthrosen*rate wird in der Literatur zwischen 10 und 53% angegeben. SCHREIBER (1973) wies darauf hin, daß die Höhe der Durchbauungsrate im wesentlichen von der durchgeführten Operationstechnik abhängig ist (Abb. 2.33). Er gab sie mit 10,5% für die Kreuzplattentechnik an. SCHEWIOR u. PARSCH (1976) fanden, daß die Arthrodese mit der Kreuzplatte in 18% nicht ausheilte. GÖRDES u. Mitarb. (1971) berichteten über 64 Patienten, von denen nach der ersten Operation nur 50 und nach der zweiten Operation nur 2 weitere Fälle knöchern ausheilten. Pseudarthrosen werden vornehmlich bei den primären Coxarthrosen mit großen Detrituszysten, posttraumatischen Arthrosen sowie den symptomatischen und idiopathischen Kopfnekrosen gesehen. SCHEWIOR u. PARSCH (1976) konnten zeigen, daß die Dysplasiecoxarthrosen mit 11%, die primären Coxarthrosen mit 24%, die posttraumatischen Coxarthrosen mit 30% und die idiopathischen Hüftkopfnekrosen mit 38% unter den Pseudarthrosen vertreten waren. Die Heilungsdauer spielt für die Ätiologie der Coxarthrose keine Rolle. Die o.g. Autoren sahen bei jeder Grunderkrankung des Hüftgelenkes ebenso viele rasche wie langsame knöcherne Durchbauungen und führten die unterschiedliche Heilungsdauer vor allen Dingen auf die durchgeführte Technik der Kreuzplattenarthrodese zurück.
Es sei bemerkt, daß die Diagnose des knöchernen Durchbaues bzw. einer Pseudarthrose auf röntgenologischem Wege nicht immer ganz einfach ist und daß hierzu verschiedene Einsichts- und Schichtaufnahmen notwendig werden können. Die Szintigraphie hat sich hier nach der Operation als diagnostisches Hilfsmittel bewährt. Bei Pseudarthrosen und Schmerzen sollte eine Nachoperation mit Span- und Spongiosaanlagerung und Plattenwechsel mit oder ohne Anfrischung des Gelen-

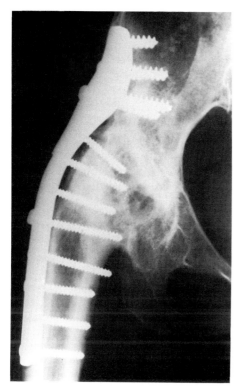

Abb. 2.**34** S. L., 46 Jahre. Kreuzplattenarthrodese mit Ermüdungsfraktur einer Schraube und der Platte selbst

kes vorgenommen werden. Ist der Patient nicht operationsfähig oder ist er nicht gewillt, einer erneuten Operation zuzustimmen, so kann ihm hier lediglich durch eine Apparateversorgung oder durch die Anlage einer Bandage geholfen werden. Zu sagen ist, daß ein Teil der Patienten auch mit einer fibrösen Versteifung der Hüfte zufrieden ist (GÖRDES u. Mitarb. 1971).
Femurfrakturen unterhalb der Fusion kommen mit regelmäßiger Häufigkeit vor und werden bis 10% angegeben. Bei der Nagelarthrodese treten Streßfrakturen auf, die ihren Ausgang von der Einschlagstelle des Nagels nehmen oder im subtrochanteren Bereich liegen. In 5 von 79 Kreuzplattenarthrodesen bei SCHEWIOR u. PARSCH (1976) brach der Femur unterhalb der Platte. Hierzu prädestiniert die abrupte Elastizitätsdifferenz am Metall-Knochenübergang. Auch nach der Entfernung einer Kreuzplatte treten Frakturen auf, die hier als Ermüdungsbrüche gelten. Die Ursache ist eine Spongiosierung des intertrochanteren Bereiches, da das Osteosynthesematerial bislang als Kraftträger diente und die Abnahme der Dicke und Anzahl der Knochenbälkchen begünstigte. Mitbeeinflussend ist sicherlich auch der Abstand des Körperschwerpunktes von der Femurlängsachse bei fehlender Zuggurtung durch die abduktorische Muskulatur. In diesen Fällen ist zu erwägen, ob nicht eine erneute Gipsbehandlung als Ausweg aus diesem Dilemma angelegt werden sollte, da bei der Versorgung mit einer Platte dem Knochenabbau weiter Vorschub geleistet wird. Die Ermüdungsfraktur wird von SCHEWIOR u. PARSCH (1976) mit 16% und von LIECHTI u. GANZ (1976) mit nur 1,28% angegeben.
Metallbrüche sind relativ häufig; sie betreffen Schraubenbrüche (Abb. 2.**34**) an der Kreuzplattenbefestigung im Pfannendach sowie den Bruch der Platte selber. SCHEWIOR u. PARSCH (1976) geben Schraubenbrüche mit 20% an. Eine Lockerung der Schraube bedeutet nicht immer eine Pseudarthrose (GÖRDES u. Mitarb. 1971).
In der Literatur wird eine Mehrbeanspruchung der benachbarten Gelenke nach Arthrodese des Hüftgelenkes diskutiert. ROMPE (1973) sah 14 Jahre nach der Arthrodese keine auffällige Beeinflussung der Kniegelenke durch eine Arthrose. Auch eine nennenswerte Fehlbeanspruchung des kontralateralen Kniegelenks ist bei Hüftarthrodesen nicht zu erwarten, solange im gesunden Gelenk ausreichende Kompensationsmöglichkeiten vorhanden sind. Demgegenüber fanden SEEWALD u. DEBRUNNER (1966) bei 55% ihrer Patienten röntgenologisch arthrotische Veränderungen am homolateralen Kniegelenk.

Totalendoprothesen des Hüftgelenkes

Mitteilungen über Komplikationen bei der Totalendoprothese des Hüftgelenkes sind in das Unermeßliche gestiegen; die Literatur diesbezüglich ist kaum noch zu überschauen. Faktoren, welche die intraoperativen Komplikationen bestimmen, liegen einmal in der Operation, in der *Anästhesie*, im *Personal*, aber auch beim *Patienten* selber (Tab. 2.3). Diese Komplikationen können nur beeinflußt werden durch eine solide Ausbildung und Erfahrung des Operateurs in der Gelenkchirurgie, durch eine gute instrumentelle und apparative Ausrüstung sowie nicht zuletzt durch ein gutes funktionell-biologisches Verständnis für die Nachbehandlung, ohne die ein gutes Ergebnis selbst bei subtiler Operationstechnik nicht erwartet werden kann. Voraussetzung ist vor allem natürlich die richtige Indikation zu dieser Operation. Die Tatsache, daß Chirurgie und Anästhesie

2. Zwischenfälle bei orthopädischen Operationen

Tabelle 2.3 Vermeidbare und nicht vermeidbare Faktoren in der orthopädischen Chirurgie, die zu peroperativen und/oder postoperativen Komplikationen führen können (aus B. Schöning u. Mitarb.: Arch. Orthop. Traumat. Surg. 97 [1980] 21).

Faktoren		Klassen
I	Patient	1. pränarkotisches Allgemeinrisiko
		2. Lebensalter ≥ 80 Jahre
II	Operation	3. Chirurgischer Eingriff per se
		4. Polymethylmethacrylat
III	Narkose	5. Narkosemittel
		6. Narkosetechnik
IV	Personal	7. Ausbildungsalter und Informatik bei Operateur und Anästhesist
		8. per- u./od. postoperative Überwachung durch Ärzte u./od. Pflegekräfte bei ausreichendem oder mangelhaftem Gerätepark

Die Literatur läßt erkennen, daß es eine Reihe spezifischer Komplikationen gibt, die sich aus den unterschiedlichen Zugängen und Prothesen ergeben. Es zählen hierzu die Luxationen, Trochanterprobleme nach Osteotomie, Ossifikationen, Probleme durch den Abrieb, das Auftreten von Granulationsgeweben, Lockerungen, Schaftfrakturen usw. Die Häufigkeit der Komplikationen wechselt stark; sie hängt jeweils von der Ausgangssituation und von den verwendeten Prothesen ab. Es gibt dazu eine Reihe von allgemeinen Komplikationen, die häufiger bei dieser Operation auftreten, sich aber von den Komplikationen bei anderen Operationen nicht zu unterscheiden brauchen, wie z.B. Infektionen, Embolien, Phlebothrombosen usw. (Tab. 2.4). Man muß davon ausgehen, daß die älteren Patienten, die operiert werden, nur zum Teil gesund und Träger von Risikofaktoren sind. Genaue Zahlenangaben hierzu siehe bei Schöning u. Mitarb. (1980).

für alte Leute zweifellos Erfolge errungen haben, darf nicht darüber hinwegtäuschen, daß die Sterblichkeit unter ihnen besonders hoch ist. Das macht sich besonders am Beispiel der Totalendoprothese bemerkbar (Tab. 2.4). Schöning u. Mitarb. (1980) haben hierfür verschiedene Risikofaktoren zusammengetragen.

Intraoperative Komplikationen

Obgleich die Alloarthroplastik heute als eine Routineoperation angesehen werden kann, stellen sich dem Operateur technische Schwierigkeiten, die unter Umständen den Ablauf komplizie-

Tabelle 2.4 Aufschlüsselung von Todesursachen nach 1322 Totalendoprothesen des Hüftgelenks.
I = Frühmortalität
II = Spätmortalität
   Σ_1 = postoperative Überlebenszeit (Tage)
   $\Sigma_{\bar{x}}$ = durchschnittliche postoperative Überlebenszeit (Tage)
(aus B. Schöning u. Mitarb.: Arch. Orthop. Traumat. Surg. 97 [1980] 21).

Letalitätsgruppe	Todesursache	n	Σ_1	$\Sigma_{\bar{x}}$
	Polymethylmethacrylat-Intoxikation	7	1	0,14
	Koma	2	19	10
I	Erkrankungen des Abdomens	5	57	11
	Lungenembolie	12	144	12
	Erkrankungen der Lunge	7	96	14
	Erkrankungen des Herzens	10	139	14
	Σ	43	456	10,6
	Lungenembolie	5	207	35
II	Erkrankungen des ZNS	2	116	58
	Marasmus-Syndrom	9	554	62
	Σ	17	877	51,6
	Gesamt	60	1 333	22,2

ren. Man kann feststellen, daß viele Komplikationen der postoperativen Phase ihre Ursache in den Vorgängen während der Operation haben. Wir möchten hierzu die Infektion nennen, die unter Umständen als eine peroperative Komplikation in Form einer Kontamination angesehen werden muß, deren Konsequenzen später in Erscheinung treten. Auch die Prothesenlockerung kann in manchen Fällen einer unzureichenden Aufbereitung und Fixation zugeschrieben werden. Das trifft vor allem für die Frühlockerungen zu. Die Prothesenluxation stellt in den meisten Fällen das Ergebnis einer ungünstigen Stellung der Pfanne und der Schaftprothese dar, unterstützt durch einen zu geringen Muskeltonus bei kurzer Schenkelhalslänge oder zu großem Resektionsausmaß. Viele Komplikationen können vermieden werden, einige ergeben sich jedoch aufgrund des schwierigen Operationssitus und der schlechten Vorbedingungen. Mit zunehmender Erfahrung vermindern sich die Komplikationen naturgemäß. Aber auch nach mehr als 10jährigem Umgang mit der Totalendroprothese des Hüftgelenkes liegen die peroperativen Komplikationen immer noch etwa bei 3%.

Operative Zugänge

Bereits die Zugänge zum Hüftgelenk werden hinsichtlich der Komplikationsrate in der Literatur unterschiedlich beurteilt. So soll bei dem *anterolateralen Zugang* nach Watson-Jones die Blutungsneigung und die Verkalkungs- und Ossifikationsneigung wesentlich größer sein als beim *dorsolateralen Zugang*, bei dem wiederum die Verletzung des N. ischiadicus größer ist. Im großen und ganzen hat sich die Freilegung des Hüftgelenkes ohne Trochanterosteotomie durchgesetzt, obwohl immerhin noch renommierte Autoren grundsätzlich eine Trochanterabmeißelung durchführen, aus der sich dann naturgemäß eine Reihe von Komplikationen ergeben können.

Narkosezwischenfälle und Fettembolien

Narkosezwischenfälle und insbesondere Fettembolien sind bei der Implantation der Totalendoprothese mit Akrylzement häufiger als allgemein angenommen wird. Sie können eine tödlich ausgehende Komplikation darstellen (SCHULTZ u. Mitarb. 1971). Auch in der Literatur nehmen in letzter Zeit Berichte über Kreislaufkomplikationen und Todesfälle bei der Verwendung von Polymethylmethacrylat zu (GRESHAM u. Mitarb. 1971, DUSTMANN u. Mitarb. 1972, FEARN u. Mitarb. 1972, KEPS u. Mitarb. 1972, ZICHNER 1972, HERNDON u. Mitarb. 1974, LIPECZ u. Mitarb. 1974, TRONZO u. Mitarb. 1974, DANOY 1978 u. a.). SCHULTZ u. DUSTMANN (1976) berichteten über Kreislaufzusammenbrüche von 4 Patienten, wovon 3 tödlich ausgingen. Es läßt sich zeigen, daß in der überwiegenden Zahl der Fälle während der Einzementierung der Prothese zum Teil erhebliche *Blutdruckabfälle* und Herzrhythmusstörungen auftreten (Abb. 2.**35**). Der charakteristische Blutdruckabfall zeigt sich sowohl bei der Implantation des Akrylzements in die Pfanne als auch beim Einbringen in den Femurschaft. Auffallend

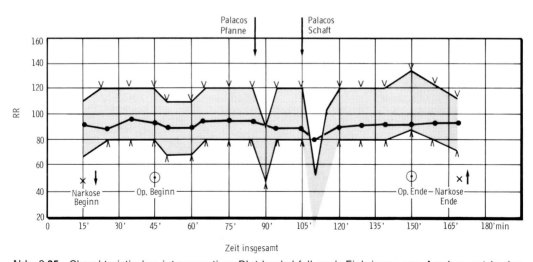

Abb. 2.**35** Charakteristischer intraoperativer Blutdruckabfall nach Einbringen von Acrylzement in den Femurschaft

ist, daß diese kardiovaskulären Sofortkomplikationen niemals bei vergleichbaren hüftchirurgischen Eingriffen, wie bei Osteotomien oder Arthrodesen, registriert wurden. In einem Fall von SCHULITZ u. DUSTMANN (1976) wurde bei einem verstorbenen Patienten durch eine Angiographie ein embolischer Verschluß multipler Lungenarterienäste nachgewiesen. Die Obduktion ergab als Todesursache eine massive *Fettembolie* der Lunge mit Dilatation des rechten Herzens. Bei einer erfolgreich wiederbelebten Patientin waren die später auftretenden Thermoregulationsstörungen, die zerebrale Verwirrtheit und ein Nierenversagen als typische Folgesymptome einer Fettembolie des großen Kreislaufs zu deuten. Die bei dem Polymerisationsvorgang des Knochenzements freiwerdenden Restmonomere gehen, begünstigt durch Hitze und Druckerhöhung, aus dem Femurschaft in das Blut über und stellen die Ursache für eine Desemulgierung der Fette dar. TRONZO u. Mitarb. (1974) fanden etwa 20 Fälle in der Literatur, von denen 13 tödlich endeten. Wichtig ist, daß zur Druckentlastung in den Femur ein Schlauch eingelegt wird. SCHEIER (1977) hielt ein zu frühes Einbringen des Knochenzements für einen wesentlichen Faktor. Erst nach kontrollierter Abbindungszeit mit der Stoppuhr wird der Knochenzement eingebracht.

Perforation des Pfannenbodens

Die *Perforation der Pfanne* ereignet sich vor allem dann, wenn der Knochen osteoporotisch ist oder eine Protrusio acetabuli vorliegt. Normalerweise hat dies keine weiteren Konsequenzen, kann aber bei größeren Schäden die sichere Verankerung der Prothese beeinträchtigen. Größere Löcher sollten daher mit einem Metallnetz abgedeckt werden.
In der Literatur wird wiederholt berichtet, daß der Bohrer den anteromedialen Teil der Pfanne durchbrochen und die A. und auch die V. iliaca verletzt hat. Jede osteoporotische Pfanne erfordert ein geschicktes Vorgehen mit dem motorgetriebenen Bohrer. MALLORY (1972) berichtete über eine massive Hämorrhagie aufgrund einer Verletzung der *A. oder V. iliaca interna*. In diesen Fällen mußten wegen der erheblichen Blutung sofort das Abdomen geöffnet und die Gefäße ligiert werden. In Ausnahmefällen kann auch der aushärtende Knochenzement durch Hitzeentwicklung Schäden im Bereich der *A. iliaca externa* verursachen, wobei spätere Adhäsionen mit der Arterie zu Komplikationen bei der Reoperation führen können (MITCHEL 1977, WOLF 1978). Normalerweise erschweren kragenknopfförmige Ausstülpungen des Knochenzements im kleinen Bekken lediglich einen späteren Prothesenwechsel und führen zu Zerreißungen des Pfannenbodens. Größere Vorwölbungen von Knochenzement irritieren die Muskulatur und deren Gleitmechanismus und beeinträchtigen damit die Funktion des Hüftgelenkes.
MITCHEL u. HASKELL (1977) berichten über einen Fall, in dem 6 Monate nach unkomplizierter Totalendoprothese ein *akutes Abdomen* mit Erbrechen eintrat. Die Laparotomie ergab Adhäsionen zwischen Ileum, der Blase und einer sich vorwölbenden Knochenspange.

Perforation der Schaftkortikalis

Die *Perforation der Kortikalis* tritt bei osteoporotischem Knochen und engem Femurschaft auf. Sie kommt häufig dadurch zustande, daß der Bohrer einem alten Nagelverlauf folgt (Abb. 2.36). Eine gute Übersicht über den Operationssitus und ein

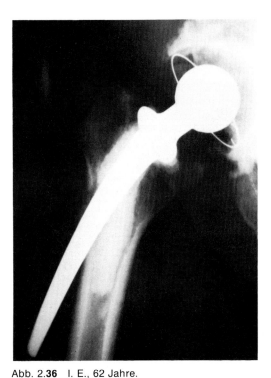

Abb. 2.36 I. E., 62 Jahre.
Via falsa eines Prothesenstiels, der in der a.-p.-Aufnahme durch die Überlagerung der Femurachse mit der Achse des Prothesenstiels nicht sofort zu erkennen war. Der N. ischiadicus war unverletzt. Die Patientin hatte lediglich Schmerzen im Sitzen. Stehen und Gehen erfolgten ohne Beschwerden

gesicherter Verlauf des Bohrführers können diese Komplikation vermeiden (Abb. 2.**37**). Durch das Austreten der Prothese aus dem Schaft wird nicht nur deren Haltbarkeit beeinträchtigt, sondern sie kann zur Irritation der Weichteile und zu Schmerzen beim Sitzen führen. Über eine Perforation sollte man sich vor Einzementieren der Prothese vergewissern, da die Entfernung von Knochenzement und Prothese in derselben Sitzung die Situation erschweren und die Operationsdauer erheblich verlängern kann. Nicht immer wird der Austritt der Prothese in der anteriorposterioren Ebene des Röntgenbildes erkannt. Aufnahmen in zwei Ebenen sind deshalb erforderlich. Bei dem Einbringen des Knochenzements muß die Perforationsstelle abgedichtet werden. Es empfiehlt sich hier, einen längeren Prothesenstiel zu wählen, der über die Perforationsstelle hinausgeht. Über *Frakturen des proximalen Femurdrittels* aufgrund eines Kortikalisdefektes wurde u. a. von McElfresh u. Conventry (1974), Scott u. Mitarb. (1975), Arbes (1976) sowie Wolf (1978) berichtet.

Komplikationen durch Knochenzementrückstände

Die Prothesenrandgebiete müssen frei von überstehenden *Knochenzementresten* sein; es muß unbedingt nach restlichen Zementpartikeln geforscht werden, da diese Einklemmungserscheinungen und vermehrten Abrieb bzw. Schmerzen und Funktionsbehinderungen des Hüftgelenkes bedeuten.

Fehlstellung der Prothese

Fehlstellungen von Prothesen beeinträchtigen das funktionelle Ergebnis. Häufig werden die Pfannen zu weit lateral (Abb. 2.**38**) und zu steil (Abb. 2.**39**) stehend eingesetzt, wenn der osteophytäre Pfannenboden nicht ausreichend aufgemeißelt bzw. ausgefräst wurde oder die entsprechende Übersicht fehlte. 45° Valgusstellung (bei manchen Hüftprothesen bis 30° Valgus) und eine Anteversion von 0–5° (bzw. bis 15°) erlauben ein gutes Gelenkspiel beim richtigen Sitz der Femurschaftprothese. Die Gefahr, daß eine Pfanne in Retroversion eingestellt wird, finden wir häufig bei dem hinteren Zugang, insbesondere, wenn es sich um alte Pfannenfrakturen mit unzureichender Reposition handelt. Die fehlerhafte Einstellung von Pfanne und Femurschaft führen zu einer *Beeinträchtigung der Funktion*, insbesondere der Innen- und Außenrotation, und lassen eine Luxation der Prothese befürchten. Die Überlastung der Aufsitzfläche und Prothesenbrüche bei einer Varuseinstellung der Femurschaftprothese werden diskutiert.

Femurfrakturen

Gewöhnlich wird eine Fraktur der Schaftdiaphyse dem Assistenten und nicht dem Operateur angelastet, der diesen jedoch wegen der schlechten Übersicht zu einer extremen Adduktion und Außenrotationsstellung des Beines veranlaßt hatte. Schulitz u. Gärtner (1976) berichteten über 5 *Schaftfrakturen*, eine davon während eines Prothesenwechsels, bei 902 Prothesenoperationen. In diesen Fällen ist es notwendig, daß in derselben Sitzung die Femurfraktur mit einer AO-Platte stabil versorgt wird. Bei der Osteoporose kann es auch bei extremen Positionen des Oberschenkels zu einer Abrißfraktur des Trochanter major kommen, die ebenso wie die Trochanterabtrennungen eine stabile Readaptation verlangt.

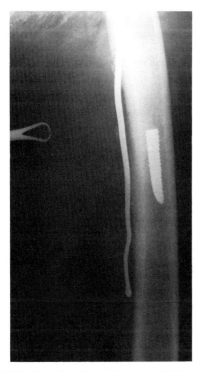

Abb. 2.**37** Eine Sonde markiert eine Via falsa, die bei zu steilem Einführen der Raspel unter Druck oder bei Aufbohrung entstehen kann. Die abgebrochene Fräsenspitze o. ä. kann im Knochen belassen werden, wenn das Material nicht ohne Schwierigkeiten entfernt werden kann oder das Operationsergebnis beeinträchtigt wird

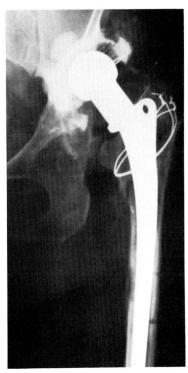 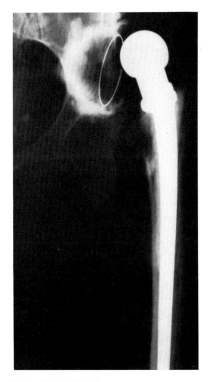

Abb. 2.**38** R. E., 49 Jahre.
„Vogelnestpfanne" bei sog. angeborener Hüftgelenksluxation. Die Einstellung der Prothesenpfanne in die Sekundärpfanne führte nur zu einer Teilfixation, es besteht keine Abstützung im kraniolateralen Drittel der Pfanne. Die Pfanne ist in höchstem Grade von der Lockerung bedroht

Abb. 2.**39** A. D., 50 Jahre.
Die Sekundärpfanne mit unzureichender Vertiefungsmöglichkeit führte zu einem zu steilen Einsetzen der Prothesenpfanne mit Luxation der Prothese

Paresen

Beim Einsetzen einer Totalendoprothese mit seitlichem Zugang ist eine direkte Nervenverletzung durch Skalpell oder Säge praktisch ausgeschlossen. Druckschädigungen durch Haken, insbesondere durch Hohmann-Hebel, sind möglich. Vor allem der *N. femoralis* kann durch einen über die Spina iliaca anterior eingesetzten Hohmann-Hebel irritiert werden. Die Schädigung geschieht jedoch kaum bei normal liegendem Bein, da der N. femoralis von dem dicken M. iliacus gesichert wird. Sie wird ausgelöst durch eine Überdehnung der Nerven, wenn das Bein adduziert und außenrotiert wird, so z. B., um die Prothese einzusetzen. Es ist bekannt, daß der N. femoralis wie auch der N. ischiadicus empfindlich auf eine Überdehnung reagieren, wenn z.B. nach der Kopfentfernung das Bein zur weiteren Präparation oder zur Reposition mehrere Zentimeter (wie bei den hohen Luxationen) heruntergezogen wird. Das wirkt sich besonders nachteilig bei einliegendem Hohmann-Hebel aus. LIU u. Mitarb. (1948) nahmen nur eine 6%ige Längenänderung und SUNDERLAND u. BRADLEY (1961) eine Verlängerung des Nerven von 20–32% bis zum Auftreten einer Neurapraxie oder Axonotmesis an.
Es sollte auch mit in Betracht gezogen werden, daß heftige Manipulationen des Beines, wie sie bei Adduktion und Außenrotation zur Implantation der Schaftprothese vorkommen, auch den M. iliacus schädigen können; die hämatombedingte Anschwellung des Muskels in der Psoasscheide führt zu einer Kompression des Nervs unterhalb der Leistenbeuge (Abb. 2.**40**). Femoralisparesen sind in der Literatur nach Rupturen der muskulotendinösen Verbindungen durch Traumata und Überstreckungen bekanntgeworden. Das Besondere ist, daß diese Art Lähmungen erst Stunden bis Tage postoperativ auftritt, was mit einer allmählich zunehmenden Raumforderung vereinbar

Abb. 2.40 Kompression und Überstreckung des N. femoralis durch ein Hämatom im M. iliacus

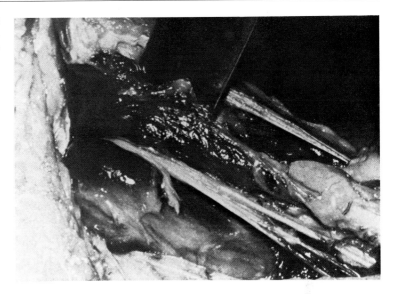

wäre. Diese Art Lähmungen ist im allgemeinen nur passagerer Natur.

Der *N. ischiadicus* ist allgemein weniger gefährdet; er kann besonders vom Dorsalzugang her verletzt werden. Beim seitlichen Zugang wird er nur durch einen sehr weit dorsal eingesetzten Hebel erreicht. In seltenen Fällen sind Druckschädigungen durch größere Mengen von Knochenzement, die sich beim Einsetzen der Pfanne nach dorsal drücken oder später nicht mehr beseitigt werden konnten, beobachtet worden. Auf die Möglichkeit der Überdehnung ist oben hingewiesen worden.

SCHULITZ u. GÄRTNER (1976) hatten unter 902 Totalprothesen 1,33% Paresen, davon eine Ischiadikuslähmung, 7 *Peronaeuslähmungen* und 5mal die Parese des N. femoralis. Es bildeten sich lediglich die Parese des N. ischiadicus, eine Lähmung des N. femoralis und zwei Lähmungen des N. peronaeus nicht zurück. COVENTRY u. Mitarb. (1974) berichteten über 12 Paresen des N. ischiadicus und 5 Paresen des N. femoralis bei 2012 Hüftgelenken. LUBINUS u. JACOBSEN (1973) gaben 24 Fälle mit einer Parese des Peronaeusnervs unter 852 Patienten an. SMITH u. Mitarb. (1975) fanden in 0,9% iatrogene Nervenläsionen, die den Ischiadicus und den N. peronaeus betrafen.

Postoperative Komplikationen

Prothesenluxationen

Luxationen des Hüftgelenkes sind meist Folge einer falschen Prothesenstellung (Abb. 2.39) oder eines zu geringen Muskeltonus. Sie treten auf bei Trochanterprothesen (Abb. 2.41), wenn eine Resektion des koxalen Femurendes und des proximalen Schaftanteils vorgenommen werden mußte. Die mangelnde Refixation der Glutaealmuskulatur und der Adduktoren führt zu einer unverhältnismäßig hohen Instabilität. KNAHR u. Mitarb. (1976) hatten 41 Fälle mit Tumoren des koxalen Femurendes nachuntersucht, die durch eine Trochanterprothese ersetzt wurden, und konnten hierbei 11 Luxationen beobachten. SCHULITZ u. Mitarb. (1974) hatten bei 16 ihrer Patienten mit alloarthroplastischem Ersatz des proximalen Oberschenkels jede vierte Hüfte luxieren sehen. Bei diesen Prothesen ist es notwendig, daß sie straff eingebracht werden, so daß der Tonus der Muskulatur die Prothese sichern kann. Besteht eine Luxationstendenz, so kann postoperativ durch eine Lagerung im Unterschenkelfußgips mit Abduktion und leichter Innenrotationsstellung Abhilfe geschaffen werden. Nach jeder Luxation sollte eine Ruhigstellung des Hüftgelenks in stabiler Stellung des Beines erfolgen, wenn sie auch zur wesentlichen Verzögerung des Rehabilitationsablaufs des Patienten beiträgt, dessen Alter häufig eine sofortige Mobilisation erfordert.

Hämatome

Postoperative Hämatome, wie sie STOCK (1976) in 4,5% und COVENTRY u. Mitarb. (1974) in 1% der Fälle beobachteten, erfordern ein aktives Vorgehen mit Ausräumung, da sie eine hohe Infektionsgefahr darstellen. Daraus ergibt sich, daß eine exakte intraoperative Blutstillung durchgeführt

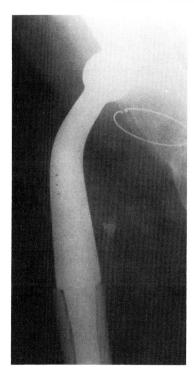

Abb. 2.41 H. K., 62 Jahre.
Luxation einer Krückstockprothese. Die Reposition kann u. U. ohne Narkose erfolgen. Anschließende Ruhigstellung für 3 Wochen in Abduktions- und Innenrotationsstellung des Beines

wird, mehrere Saugdrainagen eingelegt werden und ein Kompressionsverband angelegt wird.

Distorsion des Kniegelenks

Die Beanspruchung des Kniegelenks beim Einsetzen der Totalendoprothese, inbesondere bei bereits vorgeschädigtem Kniegelenk im Alter, führt dazu, daß in der postoperativen Phase Schmerzen und *Knieschwellungen* auftreten. Häufig wird gesehen, daß es außerdem aufgrund eines Reflexgeschehens zu einer eingeschränkten Beweglichkeit des Kniegelenks kommt. Eine Behandlungsbedürftigkeit hinsichtlich des Ergusses besteht in den meisten Fällen nicht; Antiphlogistika und lokale Verabreichungen sind hier angezeigt neben einer vorsichtigen krankengymnastischen Übungsbehandlung nach Abklingen des Reizzustandes.

Das *Tractus-iliotibialis-Syndrom* ist die Folge einer Überdehnung des gleichnamigen Tractus bei forcierter Adduktion und Außenrotation des Beines. Es kann sich in tagelangen Schmerzen an der Oberschenkelstreckseite äußern.

Neurologische Komplikationen

Wie oben bereits erwähnt, haben die meisten neurologischen Komplikationen, die nach Erwachen des Patienten aufgedeckt werden, eine intraoperative Ursache. Langsam zunehmende Hämatome, so insbesondere im Bereich des M. iliacus (s. oben), können u. U. postoperativ Paresen entstehen lassen. In diesen Fällen muß man jedoch auch an Lagerungsfehler durch Druckläsionen, ausgelöst durch Schalen und Schienen, denken. Wichtig ist die sofortige postoperative Kontrolle, bei Nervenlähmung die Lagerung des Beines in Entlastungsstellung sowie eine frühzeitige Schalenversorgung und Elektrotherapie, um Kontrakturen vorzubeugen.

WALKER (1978) berichtete über das Bild der *Cauda-equina-Querschnittslähmung* nach Totalendoprothese bei einem 67jährigen Patienten, der bereits vor Anlage der Prothese ischialgiforme Beschwerden angab. In der ersten Nacht nach der Operation bemerkte dieser Patient, daß er beide Füße nicht mehr bewegen und willkürlich keinen Harn mehr lassen konnte. Die Röntgenuntersuchung ergab einen subtotalen Stopp des Kontrastmittels am Zwischenwirbelraum L4/L5. Bei vorbestehenden Veränderungen der Lendenwirbelsäule mit engem Spinalkanal besteht die Gefahr einer Cauda-equina-Schädigung bei Hyperextension der Wirbelsäule, wenn – wie WALKER berichtete – besonders unter der Narkose antalgische Reflexmechanismen nicht mehr wirksam werden können. Über ähnliche Komplikationen berichteten BOHL u. STEFFEE (1979) anhand von 8 Patienten und geben an, daß nach ihren Erfahrungen etwa 10% der Patienten nach Totalendoprothese mit Komplikationen durch eine lumbale Spinalstenose rechnen müssen. 7 ihrer Patienten hatten Ischialgien, 4 Patienten Sensibilitätsverluste oder Parästhesien, 4 Patienten deutliche motorische Schwächen, 4 fehlende Sehnenreflexe auf der Seite der Totalendoprothese und 4 der 8 Patienten eine Claudicatio intermittens. Der Laségue war nur in einem Fall positiv. Alle 8 Patienten hatten degenerative Veränderungen der Lendenwirbelsäule; bei 2 Kranken war eine degenerative Spondylolisthese L4/L5 vorhanden. Die Autoren betonen, daß die Symptomatik gegenüber dem Vorbefund nach der Operation einen deutlich anderen Charakter hatte. Sie nehmen an, daß die Symptomatik der Patienten durch die geringe Aktivität vor der Operation lediglich demaskiert ist und durch die vermehrte Belastung nach der Operation dann zum Vorschein kommt. In allen diesen Fällen ist eine weite Dekompression angezeigt.

Thrombembolische Komplikationen

Die Vorschädigung der Gefäße, die lange Immobilisierung und die allgemeine Herz-Kreislauf-Insuffienz der Patienten tragen ihren Teil zur Erhöhung des Thromboserisikos bei. Die Häufigkeit der klinisch erkannten *thrombembolischen Komplikationen* schwankt sehr; sie wird ohne Antikoagulantienprophylaxe mit einer Häufigkeit von 0–3,4% tödlicher Lungenembolien angegeben. Man muß bedenken, daß die Zahl klinisch nicht sichtbarer Thrombosen nach Untersuchungen von FLANC u. Mitarb. (1968) mit dem Jodfibrinogentest mit 50% angegeben werden. In 60–65% der Patienten mit nachgewiesener Thrombose sind (szintigraphisch nachweisbare) Lungenembolien zu erwarten. SCHERRER (1976) gab insgesamt 6,6% Lungenembolien bei seinen Patienten und einer Totalprothese an. HARRIS u. Mitarb. (1974) berichteten, daß die Thromboseprophylaxe die Lungenemboliequote auf 0–1% senken konnte. Die Häufigkeit der klinisch nachweisbaren Thrombosen fiel bei ihren Kranken von 35 auf 7%, der durch Venographie nachgewiesenen von 56 auf 33% ab. Aus diesen Ergebnissen läßt sich erkennen, daß eine Thromboseprophylaxe durchgeführt werden sollte. Mit einer erhöhten intraoperativen wie auch postoperativen Blutungsneigung ist bei richtiger Dosierung nicht zu rechnen.

Paraartikuläre Verkalkungen

Die *paraartikulären Verkalkungen* machen kaum Beschwerden, sie können jedoch die Beweglichkeit des Hüftgelenks ganz erheblich beeinträchtigen. Die ersten Verkalkungen treten meistens schon innerhalb der ersten 6 Wochen auf; nach 3 Monaten ist der Verkalkungs- bzw. Verknöcherungsprozeß meistens abgeschlossen. Das Ossifikationsmuster zeigt keine Beziehung zum Prothesentyp, wenn auch der Zugang die Rate der Ossifikationen mitbeeinflussen soll. RITTER u. VAUGHN (1977) fanden von 507 operierten Hüftgelenken in 30% Knochenneubildungen, wobei 23% leichten Grades, 5% mittleren und 2% schweren Grades waren. STOCK (1976) gab paraartikuläre Verkalkungen in 34% und MAIER u. Mitarb. (1977) in 22% an. SCHULITZ u. DUSTMANN (1976) sahen die Verkalkungen vornehmlich in der abduktorischen Muskulatur (35%) (Abb. 2.**42**).

Ermüdungsbrüche

In den ersten Monaten nach der Operation beobachtet man aufgrund der veränderten statischen Situation gelegentlich *Ermüdungsbrüche* der angrenzenden Beckenteile (Abb. 2.**43**). MCELFRESH u. COVENTRY (1974) berichteten über 10 Patienten

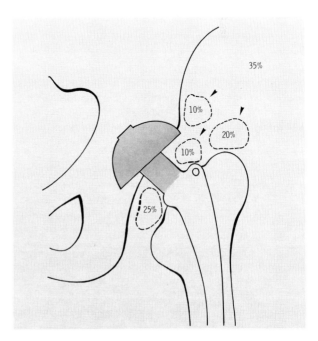

Abb. 2.**42** Verteilungsschema der periartikulären Verkalkungen nach Implantation einer Totalendoprothese. Die Verkalkungen treten hauptsächlich im Bereich der abduktorischen Muskulatur auf (aus: *Schulitz* u. *Dustmann*: Arch. Orthop. Unfall-Chir. 85 [1976] 33)

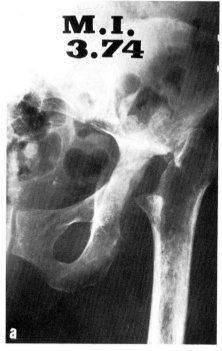 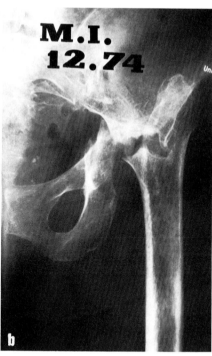

Abb. 2.**43** M. I., 64 Jahre.
a) Zustand nach Totalendoprothese und beginnende Ermüdungsfraktur des Pfannenbodens.
b) Monate später Ermüdungsfraktur des Beckenrings mit Verschiebung

unter 5400 Totalendoprothesen, die im Zeitraum von 3–20 Monaten nach der Operation 3 Frakturen des Os pubis, 6 Frakturen im proximalen Femurdrittel und 1 Fraktur des Acetabulums aufwiesen. Als Ursache wurden Vorschädigungen der statisch belasteten Zone, wie z. B. durch Schraubenlöcher, und ein erhöhter Lastwechsel am Knochen-Zement-Übergang angegeben. Diese Beobachtungen wurden von HUKE u. BREITENFELDER (1974) sowie ZSERNAVICZY u. Mitarb. (1975) bestätigt, die Ermüdungsbrüche des Os pubis und beider Sitzbeine nach doppelseitiger Totalendoprothese sahen. MCELFRESH u. COVENTRY (1974) waren der Meinung, daß die Ermüdungsfraktur des Schambeines keiner Therapie bedürfe.

Prothesenrandbrüche des Oberschenkelknochens sehen wir in geringer Zahl aufgrund der unterschiedlichen Spannungsverhältnisse zwischen Prothese und Knochen. Die Prothese muß entfernt, der Knochen reponiert und stabilisiert und anschließend die Schaftprothese erneut wieder einzementiert werden (Abb. 2.**44**).

Implantatbrüche

SCHUMACHER u. Mitarb. (1974) konnten an 18 *Implantatbrüchen* (Abb. 2.**45**) keine Materialfehler nachweisen. Es handelte sich vielmehr um operationstechnische Fehler, wobei die Prothese im Varussinne implantiert, keine rechte mediale Abstützung vorhanden und die Zementsicherung um den Schaft unzureichend waren. Diese Beobachtung wird von GALANTE u. Mitarb. (1975) in 6 Fällen bestätigt.

Frakturen der Trochanterprothesen ereignen sich am Übergang vom größeren zum kleineren Schaftdurchmesser dort, wo die Prothese im Oberschenkelschaft eingelassen ist und wo sie einem ganz erheblichen Lastwechsel unterliegt.

In Ausnahmefällen kommt es auch bei der Keramik-Totalendoprothese zu *Frakturen* im Bereich der *Pfanne*, insbesondere wenn diese stark in valgus eingestellt sind und diese Pfannen zu hohe Drücke aufnehmen müssen. Auch Brüche *keramischer Köpfe* kommen vor.

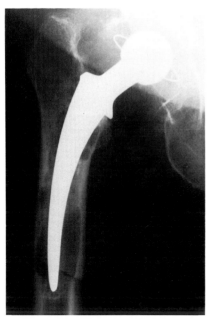

Abb. 2.**44** Z. B., 68 Jahre.
Fraktur des Oberschenkelknochens im Bereich der Prothesenspitze bei weiter Resorptionszone. Eine Infektion konnte nicht gesichert werden. Versorgung mit einer Langschaftprothese und Plattenstabilisierung

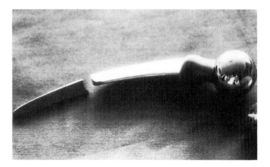

Abb. 2.**45** Bruch des Schaftes einer Totalendoprothese

Infektionen

Die *tiefe Infektion* bei der Totalendoprothese ist die schwerwiegendste Komplikation, da sie das erhoffte Operationsergebnis – eine schmerzfreie, bewegliche Hüfte – zunichte macht, die Patienten nach dem Eingriff durch eine meistens konsekutive Prothesenlockerung schlechter dran sind als vorher und neben dem lokalen Geschehen gelegentlich lebensbedrohliche Allgemeinerscheinungen infolge einer Sepsis auftreten können. Größere Fremdkörperimplantate disponieren zu Infektionen, insbesondere wenn sie einzementiert werden. Beim Auffräsen des Pfannenbodens und des Femurschaftes werden zwangsläufig Nekrosen des Knochens erzeugt, die zu einem nekrotischen Randsaum führen, in dem sich pathogene Keime ansiedeln, die entweder von außen in die Wunde eingebracht oder über den Blut- bzw. Lymphweg hierher transportiert wurden (BUCHHOLZ 1973). Es wird außerdem vermutet, daß das gewebstoxische Polymethylmethacrylat durch in Lösung gehende Restmonomere die Entwicklung bestimmter Antikörper in der Grenzzone zwischen Palacos und Knochen verhindert und somit die Ansiedlung von Bakterien begünstigt.

In die zahlreichen Poren und Kanälchen der unregelmäßig strukturierten Oberfläche des Akrylzements können pathogene Keime eindringen und sich den humoralen und zellulären Abwehrkräften des Körpers weitgehend entziehen. Durch diese speziellen lokalen Verhältnisse sind auch die häufig schleichend verlaufenden Spätinfektionen des Hüftgelenks zu erklären, die geradezu charakteristisch für den künstlichen Hüftgelenkersatz angesehen werden können (BUCHHOLZ 1973). Während ein massiver *Frühinfekt* u. a. vermutlich dadurch zu erklären ist, daß eine größere Anzahl von pathogenen Bakterien von außen bei der Operation in das Wundgebiet eindringen, ist anzunehmen, daß beim *Spätinfekt* der hämatogene Infektweg eine Rolle spielt. Ist die Diagnose beim Frühinfekt unproblematisch – wir erkennen sie an der lokalen Entzündung, Senkungsbeschleunigung, am Puls- und Temperaturanstieg, der schon nach Wochen auftretenden Fistelbildung –, so sind die ersten Escheinungen bei der Spätinfektion häufig uncharakteristisch. Senkungs- und Temperaturanstieg, Prothesenlockerung (Abb. 2.**46**) und Fistelbildung machen manchmal erst nach Monaten die Diagnose deutlich (Abb. 2.**47**). Eine mechanische Lockerung ohne Infekt kann differentialdiagnostisch Schwierigkeiten bereiten. Mancherorts wird auch angenommen, daß die Lockerung praktisch immer durch eine entzündliche Reaktion augelöst wird, sei sie nun bakteriell oder blande, wie sie in dem aggressiven Granulom durch Materialabrieb zum Ausdruck kommt.

Die *Infektionsrate* wird in der Literatur unterschiedlich angegeben. Es hat sich gezeigt, daß insbesondere die voroperierten Hüftgelenke zu Infektionen neigen. Während früher die Infektionsrate nicht voroperierter Patienten bei 11%,

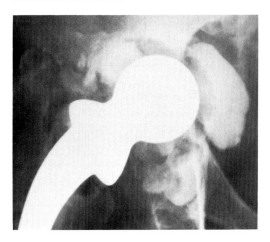

Abb. 2.46 G. E., 78 Jahre.
Infektion der Prothese und zentrale Luxation

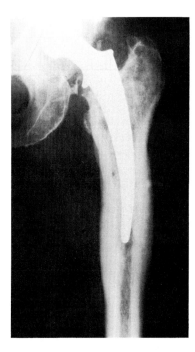

Abb. 2.47 H. E., 72 Jahre.
Infizierte Totalendoprothese mit Fisteldarstellung zum Markraum. Verdickung der Kortikalis als Zeichen der chronischen Entzündung

bei Voroperation sogar bis 17% lag, schwanken heute die Infektionsraten um etwa 5%.
Um die Gefahr der Infektion einzudämmen, werden heute folgende Wege beschritten: Es wird einmal die ultrasterile Operationsbox mit Laminarflow empfohlen, zum anderen wird die Infektionsverhütung durch Antibiotika im Knochenzement oder durch systemische Antibiotikagaben versucht. Während beim Eingriff im konventionellen Saal eine Kontamination in 50% der Operationsfälle vorliegt, sind unter dem Laminarflow nur noch 3% der Wundabstriche kontaminiert. Es kann zwar die Zahl der Frühinfekte durch Operationen in der Operationsbox gesenkt werden; leider trifft dies nicht für die Spätinfekte zu (WEIDMANN 1975). Die Anschauung über die Notwendigkeit und Wirksamkeit von Antibiotikagaben vor bzw. nach der Operation sind immer noch geteilt. LINDGREN u. Mitarb. (1976) sowie SCHULITZ u. WINKELMANN (1980) berichteten über die Wirksamkeit prophylaktischer Antibiotikagaben. Bei der tiefen Infektion kommen im wesentlichen drei therapeutische Möglichkeiten in Frage:
1. Belassen der Prothese und Anlegen einer Spüldrainage, wenn die Prothese nicht ausgelockert ist. Dieses Verfahren wird vor allem bei älteren Patienten mit vermindertem Allgemeinzustand angewendet, soweit sie beschwerdefrei sind.
2. Entfernung der Prothese (Abb. 2.**48** u. 2.**49**), wenn diese ausgelockert ist.
3. Austausch der Prothese, soweit es sich um jüngere Patienten handelt.

Prothesenlockerung
Eine Reihe von mechanischen Faktoren kann die *Lockerung der Prothese* in Gang setzen: unzureichende Aufbereitung des Pfannenbodens und insuffiziente Zementverankerung, falsche Lage des Implantats, hoher Reibungswiderstand zwischen Prothesenkopf und Pfanne, besondere mechanische Belastung bei hoher Aktivität des Patienten und großem Körpergewicht. Auch die biologische Reaktion auf das Ausfräsen der Pfanne und die Reizantwort auf den toxischen Knochenzement leistet einer Nekrose der zementanliegenden Partien und damit der Lockerung Vorschub. Die Auseinandersetzung des Gewebes mit den nicht immer inerten Abriebpartikeln der Prothese führt zur Bildung eines granulomatösen Gewebes, löst aufgrund der freigesetzten lysosomalen Enzyme eine weitere Schädigung des Gewebes mit Zell- und Knochennekrose aus und besiegelt damit die Lockerung der Prothese.

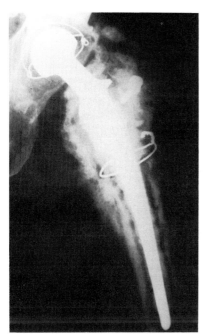 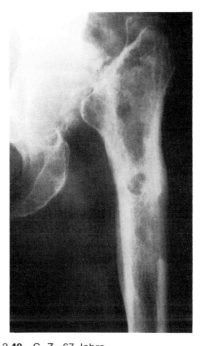

Abb. 2.**48** I. O., 68 Jahre.
Hypertrophe Gewebereaktionen nach Infektion einer Totalendoprothese des Hüftgelenks mit Einschmelzung der Kortikalis und periostalen Reaktionen. Ausgedehnte Sanierung mit Entfernung der Prothese, Reinigung des Wundbetts und Spülsaugdrainage sind hier unerläßlich

Abb. 2.**49** G. Z., 67 Jahre.
Zustand nach totaler Ausräumung des proximalen Femurs wegen einer tiefen Infektion einer Totalendoprothese. Fenestrierung des Schafts und Anlegen einer Saugspüldrainage brachten eine Beherrschung des Infekts in 4 Wochen. Die Patientin läuft mit nur geringen Beschwerden, deutlichem Schonhinken und 4 cm verkürztem Bein. Eine Beckenoberschenkelorthese wurde von der Patientin abgelehnt

Die *Lockerungsrate* aseptischer Hüften hängt von verschiedenen Gegebenheiten ab, zu denen in erster Linie die Verweildauer der Prothese im Hüftgelenk zählen. Die Übersicht von WITT u. HACKENBROCH (1976) zeigt im Durchschnitt eine Lockerung der Pfanne oder des Stiels nach 2–3 Jahren in 1–3%. COVENTRY u. Mitarb. (1974) fanden in einer Serie von 330 über 2 Jahre nachuntersuchten Hüftgelenken eine Pfannenlockerung in 2 Fällen und eine Lockerung des Schaftes in 4,2%. Bei den von SCHULITZ u. GÄRTNER (1976) nachuntersuchten Kranken mit 952 Prothesen wurde bei einer durchschnittlichen Nachuntersuchungszeit von 5 Jahren eine aseptische Lockerung in 5,2% nachgewiesen. HACKENBROCH u. Mitarb. (1976) sprechen sogar von einer Lockerungsquote von 17,8% bei einer Laufzeit von 6 Jahren.
Mitbestimmend sind vor allem auch das Prothesenmaterial und die Vorerkrankung. Die Lockerung ist bei der Protrusio acetabuli besonders hoch. Damit verbunden ist das Vordringen und Einbrechen der Pfanne in das kleine Becken (Abb. 2.**50**). Selbst bei Einbringen eines Stabilitätsnetzes ist dieser Vorgang nicht aufzuhalten. MÜNZENBERG u. DENNERT (1975) beobachteten Pfannenlockerungen besonders bei stärkerer Osteoporose. Die Autoren empfehlen daher, intraoperativ den spongiösen Raum des Acetabulums nicht zu eröffnen, sondern nur Verankerungslöcher zu schlagen.
Auch bereits ausgewechselte Prothesen lockern sich leicht. SUEZAWA u. DIETSCHI (1977) beobachteten bei 91 Prothesenwechseln und 97 Prothesenentfernungen insgesamt 42% isolierte Pfannenlockerungen, 19% isolierte Schaftlockerungen und in 39% Kombinationslockerungen.
Ob die *varische Implantation* des Prothesenstiels eher zu einer Lockerung führt, ist noch nicht geklärt. ARBES u. Mitarb. fanden, daß die Zahl

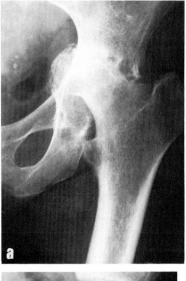
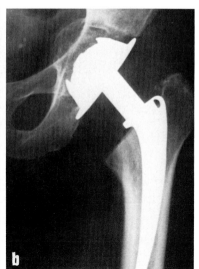
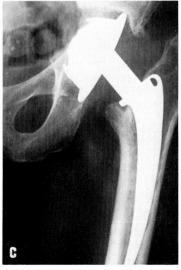

Abb. 2.50 L. T., 50 Jahre.
a) Protrusio acetabuli.
b) Zur stabileren Verankerung wird eine Totalendoprothese mit Eichler-Ring eingelegt.
c) Trotz Stabilisierungsring kommt es zum Vorwandern und Einbrechen der Pfanne in das kleine Becken

der Resorptionssäume an der Knochen-Zement-Grenze des femoralen Prothesenteiles bei varischer Schaftstellung dreimal so häufig auftrat wie in Valgusstellung. POLSTER u. Mitarb. (1976) konnten keine statistische Abhängigkeit zwischen diesen beiden Parametern feststellen. Dennoch erscheint es notwendig, den Prothesenschaft so weit wie möglich in eine Valgusposition zu bringen.

Wichtig ist, zu wissen, daß der Hof um die Zementplombe nicht immer Zeichen einer Lockerung ist. Patienten mit einem ausgesprochen weiten Saum können über Jahre beschwerdefrei sein, während bei schmaler Hofbildung anläßlich von Nachoperationen die Lockerung der Pfanne sicher festgestellt wurde (Abb. 2.51). Der röntgenologisch sichtbare Saum scheint also über die wirklichen Verhältnisse am Knochen und Zement hinwegzutäuschen. Den Hof um die Zementplombe im Pfannenbereich hatten SCHULITZ u. DUSTMANN (1973) bei großen kontrastgebenden Palacoszapfen in 80% der Fälle sofort nach der Operation nachweisen können. Auch SALVATI u. Mitarb. (1976) hatten in 100% ihrer Fälle gleich nach der Operation rund um die Pfannenkomponente einen Saum bis zu 2 mm, von denen 31% zunahmen, ohne eindeutige Lockerungszeichen darzustellen. In 59% der Fälle war ein Saum um die femorale Komponente vorhanden. Sicherstes Zeichen einer Lockerung im Röntgenbild ist die

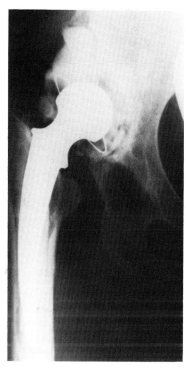

Abb. 2.**51** J. L., 64 Jahre.
Ausgeprägter Lysesaum an der Knochen/Zementgrenze von Stiel und Pfanne als Zeichen einer Lockerung der Endoprothese

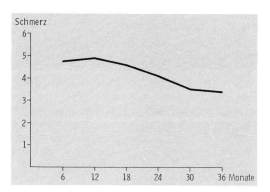

Abb. 2.**52** Die Bewertung von 45 Austauschhüften läßt erkennen, daß es im Laufe der Zeit nach dem Prothesenwechsel zu stetig zunehmenden Beschwerden kommt. Aufgetragen in dem Diagramm sind die Durchschnittswerte des Kriteriums Schmerz nach dem Prothesenwechsel im Laufe der Monate. Der Wert nach Merle d'Aubigné beträgt nach 3 Jahren 3,6; das bedeutet, daß die Beschwerden die Aktivität des Patienten begrenzen, diese in Ruhe jedoch noch nicht vorhanden sind

Wanderung des Prothesenschaftes nach distal, Varisierung der Prothese, Verkippung der Pfanne, das appositionelle Wachstum des Femurschaftes und die Sklerosierung an der Schaftspitze im Markraum. Als weitere diagnostische Hilfsmittel kommen die Arthrographie, die Szintigraphie und die schwingungsmechanische Methode (SCHULITZ u. Mitarb. 1977) in Frage.

Bei gelockerter Prothese sieht man sich genötigt, je nach Beschwerdegrad und Alter des Patienten sowie Allgemeinzustand, entweder einen Prothesenwechsel vorzunehmen oder die Prothese lediglich zu entfernen (Girdlestone-Operation). SCHULITZ u. Mitarb. (1977) haben zeigen können, daß die Funktionsfähigkeit einer neuen Prothese zeitlich noch geringere Aussichten hat als die Erstanlage. 3 Jahre nach dem Prothesenwechsel traten bereits wieder deutliche Beschwerden auf (Abb. 2.**52**). Vergleicht man die Ergebnisse von Prothesenwechsel und Girdlestone-Operationen, so fällt auf, daß hinsichtlich Schmerz und Beweglichkeit der Hüfte zwischen beiden Operationen keine großen Unterschiede bestehen, daß lediglich die Gehfähigkeit der Patienten, bei denen nur die Prothese entfernt wurde, gegenüber dem Prothesenwechsel leicht zu wünschen übrig läßt. Aus diesen Gründen sollte man sich überlegen, ob man den betagten Patienten einen Prothesenwechsel mit allen seinen Komplikationen zumuten sollte. Ein Prothesenwechsel sollte bei jüngeren Patienten sofort nach Beschwerdebeginn vorgenommen werden, um weitere Osteolysen zu vermeiden und die Stabilität einer neuen Hüftanlage zu verbessern.

Schalenendoprothese des Hüftgelenkes

Zu den Komplikationen der Schalenendoprothese rechnen wir die periartikulären Verknöcherungen, Schenkelhalsfrakturen und die besonders einschneidenden Lockerungen der Prothese.

Eine relativ häufige Komplikation, die das Endergebnis jedoch nicht immer beeinträchtigt, stellt die heterotopische *Ossifikation* dar. Sicherlich spielt der operative Zugang von vorn hier eine gewisse Rolle, obwohl dies nicht beweisend ist. Auch konstitutionelle Faktoren mögen hier von Bedeutung sein, so daß man trotz einer sorgsamen Operationstechnik und Schonung der Muskulatur die Verkalkungen bzw. Verknöcherungen nicht vermeiden kann. Vor allem bei Alkoholikern und besonderen Formen der hypertrophischen Osteopathien müssen wir mit periartikulären Verkalkungen rechnen. DUSTMANN u. GODOLIAS (1981) gaben in 36% eine periartikuläre Verkalkung an; unter diesen waren leichte Verkalkungen in 16%, eine mittelstarke Ossifikation in 15% und eine schwere, das Gelenk umgreifende Ossifikation in 5% der Fälle vorhanden. Die Verkalkungen haben nur bei den mittelstarken und schweren Formen einen Einfluß auf die Funktion des Hüftgelenks. Da das bradytrophe Gewebe besonders zu Ossifikationen neigt, sollte man bei Alkoholikern und hypertropher Osteopathie den Zugang nach Watson-Jones mit Abmeißelung des Trochanter major verwenden und bei der stoffwechselaktiven Coxitis rheumatica und auch bei Luxationsarthrosen den ventralen, iliofemoralen Zugang nach Smith-Petersen heranziehen. Vergleiche mit dem totalen Hüftgelenkersatz haben zeigen können, daß das funktionelle Ergebnis jedoch bei den Schalenprothesen insgesamt etwas zu wünschen übrig läßt.

Durch das Abfräsen der Zugtrajektoren des Schenkelhalses bei der Implantation einer zu kleinen Kopfschalenprothese können *Schenkelhalsfrakturen* (Abb. 2.53) auftreten. DUSTMANN (1981) berichtete über 2 derartige Fälle, bei denen bereits nach wenigen Wochen eine Schenkelhalsfraktur entstand. Die Frakturen des Schenkelhalses scheinen demnach Folge eines operationstechnischen Fehlers zu sein. WAGNER (1978) gab eine pathologische Spontanfraktur eines Schenkelhalses beim Morbus Bechterew an. FREEMAN u. Mitarb. (1978) beobachteten seit 1974 ebenfalls eine Schenkelhalsfraktur, und sie nehmen an, daß der Grund in einer zu starken Varuseinstellung der Hüftkopfkappe zu sehen war. Es ist daraus ersichtlich, daß die Kopfschale weder in eine zu starke Valgusposition gebracht werden darf, da hier die Gefahr des Anfräsens der Schenkelhalskortikalis besteht, noch eine Varusstellung erlaubt ist.

Während WAGNER (1978) nur 6 *Lockerungen* mit dem Oberflächenersatz (WAGNER) hatte (die Operationen lagen größtenteils bis 2 Jahre zurück), wird in der letzten Zeit bei einer Implantationsdauer über 2½ Jahre eine Lockerung von 11% der Fälle angegeben (DUSTMANN 1981). 1979 berichtete WAGNER bereits über 18 Hüftgelenke von insgesamt 659 Operationen, bei denen er gezwungen wurde, eine Schalenprothese auszuwechseln oder zu entfernen. Bei 12 dieser Gelenke bestand eine Lockerung, die vorwiegend im 2. und 3. postoperativen Jahr auftrat. Er berichtete außerdem, daß die idiopathischen Hüftkopfnekrosen nicht von der Kappenlockerung betroffen waren.

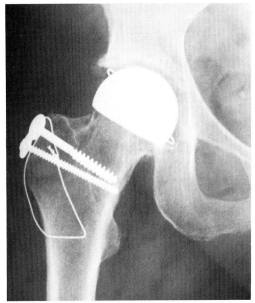

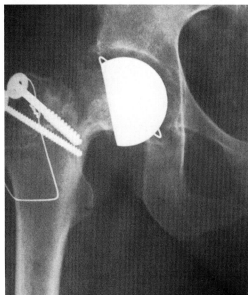

Abb. 2.53 B. Sch., 61 Jahre.
a) Bei Coxarthrose wurde eine Totalendoprothese (Wagner-Cup) vorgenommen.
b) Nach 6 Monaten kam es spontan zu einer Schenkelhalsfraktur

Wechsel der Hüftendoprothese

Die Reoperation der Hüft-Totalendoprothese kann erhebliche Schwierigkeiten bieten. Das Narbengewebe mit Ausbildung der Ersatzkapsel ist sehr straff, die Hüfte meistens sehr kontrakt. Hier können *A. und V. femoralis* leicht verletzt werden. Häufig sind sie durch Narbengewebe eingebacken. Bei der Entfernung des Knochenzements kann es zum *Einriß des Pfannenbodens* kommen, zum anderen sind Verletzungen der *A. iliaca* durch Adhäsionen mit dem Knochenzement möglich (BREITENFELDER u. SPRANGER 1973, SCHÖLLNER u. KLASEMANN 1975, HUKE u. Mitarb. 1976). Bei der Entfernung des Knochenzements aus dem Schaft setzt die manchmal papierdünne Kortikalis keinen Widerstand mehr entgegen, so daß bei den Manipulationen und bei dem Ausfräsen des Femur eine *Fraktur* möglich ist. Die Entfernung des Knochenzements aus dem Femur wird manchmal durch einen anterolateralen Schlitz oder durch eine anteromediale Fenestration unterhalb der alten Prothesenspitze erleichtert. Dieses Knochenfenster bedeutet jedoch einen Locus minoris resistentiae. Die Ecken sollten abgerundet sein, um Spannungsspitzen zu vermeiden. Außerdem empfiehlt sich die Verwendung eines längeren Prothesenstiels, der über das Fenster hinausgeht. Femurfrakturen nach Kortikalisfensterungen wurden von REICHELT u. RIEDEL (1974), KONERMANN (1975) und WOLF (1978) beobachtet.

Umstellungsosteotomien des Hüftgelenkes

Die Umstellungsosteotomie des Hüftgelenkes ist eine der am häufigsten durchgeführten Operationen in der Orthopädie. Ihre Komplikationen liegen hauptsächlich im technischen Bereich. Zu den seltenen Zwischenfällen gehören Peronaeuslähmungen, Wundheilungsstörungen und Pseudarthrosen; häufiger resultieren Fehlstellungen und Kontrakturen. Im Kindesalter kommt es unter gewissen Umständen zu Rezidiven.
Technische Fehler während der Operation bilden die Hauptkomplikationen für den weiteren Verlauf. Die Osteosynthese mit Hilfe von Winkelplatten mit und ohne Druck hat sich als das Verfahren der Wahl durchgesetzt. Manche Autoren bevorzugen jedoch auch heute die Küntscher-Nagelung, die Zuggurtung oder auch die Fixierung durch Kirschner-Drähte. Technisch richtig durchgeführt, ist die Kompressionsosteosynthese mit Winkelplatten bei Erwachsenen als stabil anzusehen und erlaubt eine sofortige funktionelle Behandlung.
Voraussetzung für einen zügigen Operationsverlauf ist, daß man sich über den Einschlagwinkel des Sitzinstrumentes bei gewählter Keilentnahme im klaren ist, wobei es sich unter Umständen empfiehlt, den Ablauf der Operation präoperativ in einer Zeichnung niederzulegen.
Eine plane *Adaptation der Osteotomieflächen* ist anzustreben, was gerade bei einer Umstellungsosteotomie in drei verschiedenen Ebenen Schwierigkeiten bereiten kann. Osteotomien in verschiedenen Raumebenen können sich aufheben bzw. ergänzen, so daß die plane Aufeinanderstellung von Osteotomieflächen unmöglich wird. Vor jeder Operation ist eine Antetorsionsaufnahme zur Messung der Antetorsion des Schenkelhalses und eine a.-p.-Aufnahme zur Messung des projizierten Schenkelhalsschaftwinkels notwendig. Für die Imhäuser-Osteotomie muß eine Lauenstein-Aufnahme, ggf. unter Kippung des Beckens, vorliegen. Werden die einschlägigen Operationsrichtlinien nicht bis in das letzte Detail verfolgt, so ist mit Mißergebnissen und Komplikationen zu rechnen.
Die Höhe und *Lage des Plattensitzinstrumentes* ist vor dem Einschlagen ggf. unter Bildwandler festzulegen; normalerweise wird das Tuberculum innominatum als Einschlagpunkt gewählt. Bei einer 90°-Winkelplatte sollte die Osteotomie planparallel zum Sitzinstrument und zum Oberschenkelschaft gewählt werden. Sie darf nicht zu hoch gelegt werden, da sonst der Schenkelhals mit durchtrennt wird; sie soll nicht zu tief liegen, da sonst der Trochanter minor mit abfällt (Abb. 2.54). Es ist darauf zu achten, daß die Platte nicht zu hoch eingeführt wird, da hierdurch die oberen Kopfgefäße mit durchtrennt werden. *Kopfnekrosen* bei einer derartigen Plattenlage sind mehrfach bekanntgeworden. Es ist Sorge darauf zu verwenden, daß das Sitzinstrument den Schenkelhals nicht nach vorn oder hinten verläßt.
Bei unvollständiger Osteotomie kann bei Manipulationen oder beim Hebeln an dem Sitzinstrument der Schenkelhals einbrechen. Unvollständiges subperiostales Freilegen des Schenkelhalses führt zu Schwierigkeiten bei der Keilentnahme. Ist die Osteotomiefläche nicht sauber durchtrennt, kommt es bei der Unterstellung des Schenkelhalsschaftes zu Behinderungen in der Aufeinanderstellung der Osteotomieflächen und dadurch zum *Aufklappen des Osteotomiespaltes*. Das Auswechseln des Sitzinstrumentes gegen die Winkelplatte kann zu Schwierigkeiten führen, wenn der Einschlagritz nicht ausreichend freipräpariert und das koxale Fragment nicht ordnungsgemäß fixiert wird. Osteotomieflächen müssen Kortikalis auf Kortikalis stehen, oder die Kortikalis muß sich

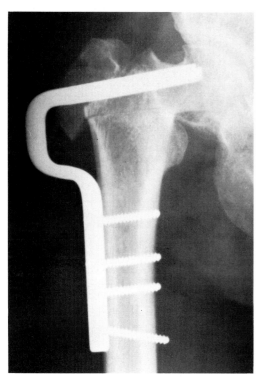

Abb. 2.54 B. C., 31 Jahre.
Zu hohe Osteotomie, die in den Schenkelhals geführt wurde. Hohe Klingenlage bei zu weit auskragender Winkelplatte, mit der der abgesägte Trochanter major aufgefädelt wurde. Mit der zu hohen Plattenlage ist eine Gefahr für die oberen Kopfgefäße verbunden, deren Durchtrennung zu einer Kopfnekrose führen kann.

zumindest im ventralen oder dorsalen Anteil berühren, da es sonst zum Einstauchen des distalen in das proximale Fragment unter *Beinverkürzung* und *Stabilitätsverlust* kommt. *Paresen* kommen hin und wieder vor. Fehler beim Einsetzen des Hohmann-Hebels, die sich nicht exakt an den Knochen halten, können zu einer Läsion des N. ischiadicus führen. Desgleichen sollte man sich davor hüten, ohne ausreichenden Schutz zu osteotomieren und zwecks Aufeinanderstellung der Fragmente einen zu starken Zug am Bein auszuüben. Der N. ischiadicus reagiert äußerst empfindlich auf eine Überstreckung.
Fehlerhafte Korrekturen und Fehlstellungen des Hüftgelenkes ergeben sich in vielen Fällen aus einer mangelhaften Planung und einer unzureichenden Vorbereitung des Operationsablaufes. Besonders bei Korrekturen in verschiedenen Ebenen (s. o.) muß daran gedacht werden, daß zusätzliche Osteotomien in der Sagittalebene – je nach Größe des entnommenen Knochenkeils – zu einer weiteren Verringerung des Schenkelhalsschaftwinkels führen können (GEKELER u. PASSERA 1973, BLAUTH u. RENNE 1973, ELSASSER u. Mitarb. 1976). Insbesondere bei vorbestehenden Kontrakturen können Fehlstellungen des Hüftgelenkes eintreten, wenn die Keilentnahme über den funktionell noch möglichen Spielraum hinausgegangen ist. Auch zu starke Derotationen, wie sie im Rahmen der Beseitigung der Antetorsion des Hüftgelenkes im Kindesalter vorgenommen werden, können ganz erheblich Außendrehfehlstellungen des Beines nach sich ziehen. Auch Beugekontrakturen entstehen bei Varisationsoperationen, wenn diese über das physiologische Streckausmaß bei Abduktionsstellung des Beines ausgeführt wurden.
Ist eine *Kontraktur* eingetreten, kann man versuchen, durch eine Laschenextension, durch eine krankengymnastische Übungsbehandlung und durch eine Schwimmtherapie eine Verbesserung des Beweglichkeitsausmaßes zu erzielen. Sind Korrekturen Folge eines Reizzustandes, sind im Gegenteil vorübergehende Ruhigstellung, Antiphlogistika und Priesnitz-Umschläge angezeigt. Bei Kontrakturen durch die Adduktorenmuskulatur kann eine Tenotomie weiterhelfen. Wenn eine Verbesserung der Funktionsfähigkeit des Hüftgelenks durch intensive konservative Therapie oder durch eine einfache Tenotomie nicht möglich ist, so muß daran gedacht werden, daß der Ausweg aus einer Funktionsbeeinträchtigung in einer erneuten Umstellung zu finden ist.
Bei unzureichender Lage der Platte oder intraoperativ gesetzten Frakturen kann es zu einem *Ausbrechen der Platte* und daher zu Instabilitäten und u. U. zu Fehlstellungen (Abb. 2.55) oder Pseudarthrosen im Osteotomiebereich kommen. Eine Röntgenkontrolle ist postoperativ sofort anzufertigen, um eine Aussage über die Stabilität der Osteotomie zu erhalten. Die postoperative Anlage eines Beckenbeinfußgipses liegt im Ermessungsbereich des Operateurs. Der Beginn der funktionellen Therapie muß evtl. verschoben werden.
Instabilitäten im Osteotomiebereich oder unzureichende Kontakte der Osteotomieflächen (s. o.) führen zu einer verzögerten Ausheilung. *Pseudarthrosen* kommen in einem geringen Prozentsatz vor; vermehrte Heilungsverzögerungen sind bei der idiopathischen Hüftkopfnekrose bekanntgeworden.

Operationen am Hüftgelenk

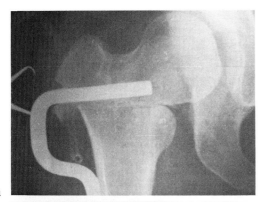

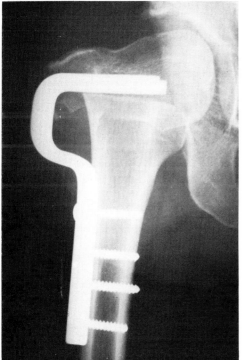

Abb. 2.55 S. G., 28 Jahre.
a) Zustand nach Varisierungsoperation. Die obere Osteotomie liegt zu sehr klingennah.
b) Zustand nach Varisierungsoperation. Ausbrechen der Klinge und Fehlstellung des koxalen Femurendes

Die *Revalgisierungstendenz* des kindlichen koxalen Femurendes bei der intertrochanteren Varisierungsoperation ist eine seit langem bekannte Tatsache. Sie soll besonders durch eine partielle Epiphyseodese der Trochanter-major-Epiphyse, durch Wachstumsschädigungen an der Kopfepiphyse und durch eine Flachpfanne unterstützt werden. Antetorsionsrezidive sind selten (KLEINE 1961, SCHNEIDER u. CIGALA 1966). MITTELMEIER u. JÄGER (1969) wiesen darauf hin, daß die bei der Operation nahezu vollständig ausgeglichene Antetorsion in etwa einem Drittel der Fälle rezidiviert. In 14% traten im Laufe des Wachstums erneut Antetorsionswinkel auf, die mit 40° eindeutig wieder im pathologischen Bereich lagen.

Epiphyseolysis capitis femoris

Hier drohen vor allem Epiphysennekrosen, Knorpeldystrophien und Infektionen. Eine Reposition der Epiphyse bis zum Kippungsgrad mit anschließender Nagelung oder Drahtfixation sollte immer nur dann vorgenommen werden, wenn die Epiphysenfugen bei einem Abrutsch stark aufgelockert sind und noch keine Kallusbrücke an der hinteren Metaphysenbegrenzung vorhanden ist. Manipulationen zum Zweck der Reposition über den Kippungsgrad hinaus sind mit einer hohen Kopfnekrosenrate verbunden. Unter 24 Repositionen kam es in 7 Fällen (SCHULITZ u. Mitarb. 1977) zu einer Hüftkopfnekrose, da man hier offensichtlich versucht hatte, über die Kippung hinaus zu reponieren. Die Nekrosen sind immer einer falschen Einschätzung des Krankheitsbildes zuzuschreiben.

Die Nagelungen bringen eine Reihe von Komplikationen mit sich, die jedoch größtenteils auf technische Fehler zurückzuführen sind, wie z. B. die *Verletzung des Gelenkknorpels* durch einen zu weit vorgeschobenen Nagel oder Draht (Abb. 2.**56**). Nicht regelrecht umgebogene Drähte können vorwandern und das Gelenk zerstören (Abb. 2.**57**). Das Herauswachsen des Nagels bei jüngeren Individuen weist auf eine noch aktive Leistungsfähigkeit des Fugenknorpels hin. *Abrutsch der Epiphyse* 5 Jahre nach prophylaktischer Nagelung des ehemals gesunden Hüftgelenkes bei Abgleiten der Epiphyse an der Gegenseite sind möglich. Es muß daher eine Auswechslung des Nagels vorgenommen werden, wenn dieser die Wachstumsfuge nicht mehr faßt. Regelmäßige Röntgenkontrollen sind aus diesem Grunde dringend notwendig. Ein *Herausgleiten* des nicht mehr festsitzenden *Nagels* ist ebenfalls möglich.

Infektionen (Abb. 2.**58**) sahen SCHULITZ u. Mitarb. (1977) dreimal unter 324 Nagelfixationen; zwei Hüftgelenke endeten in einer Ankylose, und ein Hüftgelenk erlitt eine schwere Arthrose.

In sehr vielen Fällen muß man mit einer *Knorpeldystrophie* rechnen, die in den ersten 18 Monaten nach Krankheitsbeginn auftritt und die in einem

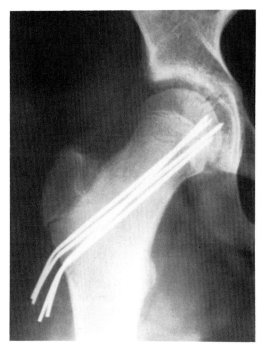
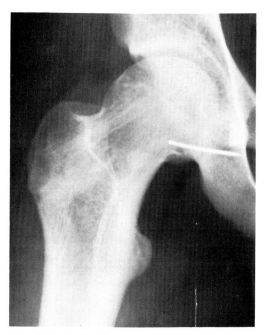

Abb. 2.56 J. P., 13 Jahre.
Prophylaktische Fixierung der Epiphyse durch Kirschner-Drähte bei Epiphyseolysis capitis femoris der Gegenseite. Die Spickdrähte zeigen keine ausreichende Divergenz und liegen im kaudalen Pol der Epiphyse. Ein Draht ist mit seiner Spitze im Gelenkspalt

Abb. 2.57 R. M., 17 Jahre.
Zustand nach Drahtspickung wegen Epiphyseolysis capitis femoris. Aufgrund der Verwendung von dünnen Kirschner-Drähten kam es zu einem Bruch und Vorwandern des Drahtes. Die übrigen Drähte wurden herausgezogen. Die Entfernung des Drahtrestes ist wegen Drahtwanderung erforderlich

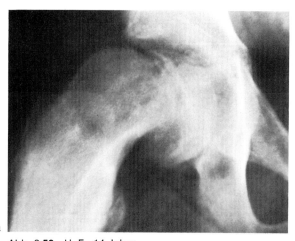
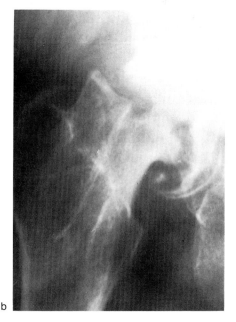

Abb. 2.58 H. F., 14 Jahre.
a) Epiphyseolysis capitis femoris rechts.
b) Es erfolgte eine Reposition über den Abkippungsgrad hinaus und Dreilammellennagelung. Schädigung der Gefäßversorgung und Infektion führten zu einer Kopfnekrose und erheblichen Destruktion des Hüftgelenks

hohen Prozentsatz der Anfang einer Arthrose sein kann. Hämarthrose und Inaktivität unterstützen die dystrophischen Vorgänge im Gelenkknorpel (SCHULITZ u. Mitarb. 1977).
Über die Kippung hinaus kann nur mit Entfernung eines metaphysären Keiles reponiert werden: REY u. CARLIOZ (1975) hatten unter 19 offenen Repositionen trotzdem noch zwei *Kopfnekrosen*. DAUBENSPECK (1973) berichtete nur über eine Nekrose bei 70 offen reponierten Epiphyseolysen.
Das Risiko von *Gefäßverletzungen* bei Halsosteotomien zum Zweck der Korrektur der Fehlstellung ist als sehr hoch anzusehen. CARLIOZ u. Mitarb. (1968) berichteten über eine Häufigkeit von 50% in ihrem Krankengut. HOWORTH (1961) fand 38%, MORSCHER (1961) jedoch nur eine Kopfnekrose auf 34 Fälle.
Die *Pseudarthrosenrate* bei Halsosteotomien spielt demgegenüber keine große Rolle. BADGLEY (1948) gab eine Pseudarthrose auf 34 Fälle und JACOBS u. WILSON (1964) 3 auf 53 Fälle an. Diesen Komplikationen kann man entgehen, wenn eine intertrochantere Umstellungsosteotomie nach Imhäuser angewendet wird.

Operationen am Oberschenkelschaft

Operative Zugänge

Zugänge von lateral bzw. posterolateral oder von medial bieten im großen und ganzen keine Schwierigkeiten. Beim Zugang von lateral sollte man sich dorsal des M. vastus lateralis halten. Eine Handbreit unterhalb des Tuberculum innominatum besteht die Gefahr größerer Blutungen, wenn man die *Vasa perforantia* durchtrennt. Eine exakte Blutstillung ist hier notwendig. Im distalen Bereich ist auf den *N. fibularis* zu achten, der mit dem Bizepsmuskel verläuft. Der Zugang von *medial* (Abb. 2.59, 2.60) eignet sich routinemäßig nur für den distalen Bereich. Wenn man zu weit hinaufgeht, können die *A. und V. femoralis* verletzt werden. Der Zugang von vorn (Abb. 2.61, 2.62) ist für die Darstellung des Oberschenkelschaftes wenig geeignet, da im proximalen Anteil die *A. und V. circumflexa femoris lateralis*, der *N. femoralis* und die A. und V. femoralis den Zugang erschweren. Schwierigkeiten ergeben sich vor al-

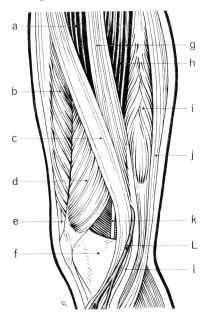

a) M. add. longus
b) M. rectus fem.
c) M. sartorius
d) M. vast. medialis
e) Quadrizepssehne
f) Epicond. fem. med.
g) M. gracilis.
h) M. add. magnus
i) M. semimembranatius
j) M. semitendinosus
k) Septum intermusculare
l) N. infrapatellaris

Abb. 2.**59** Zugang zum Oberschenkel von der medialen Seite her. Oberflächliche Schichten (nach *T. Nicola*)

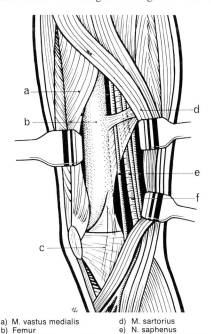

a) M. vastus medialis
b) Femur
c) Epicond. fem. medialis
d) M. sartorius
e) N. saphenus
f) Vv. poplitea et N. tibialis

Abb. 2.**60** Freilegung des Oberschenkels von medial, tiefere Strukturen (nach *T. Nicola*)

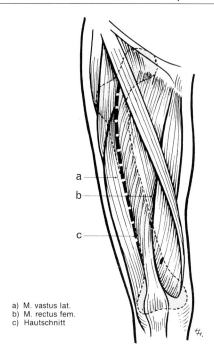

a) M. vastus lat.
b) M. rectus fem.
c) Hautschnitt

Abb. 2.61 Zugang zum Femur von vorn (nach T. Nicola)

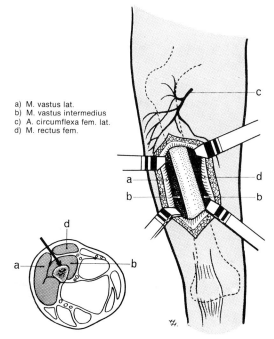

a) M. vastus lat.
b) M. vastus intermedius
c) A. circumflexa fem. lat.
d) M. rectus fem.

Abb. 2.62 Zugang auf den Oberschenkel nach Spaltung des M. intermedius. Bei zu weitem Ausdehnen des Operationsfeldes nach proximal werden Gefäße und Nerven für den M. vastus lateralis gefährdet (nach T. Nicola)

len Dingen nach Voroperationen. Hier ist eine vorsichtige Präparation angebracht. Der N. femoralis kann lädiert werden, wenn es z. B. bei der Psoastransposition nach Sharrard gilt, die Psoasmuskeln am Trochanter minor abzutrennen. Gefäße und Nerven sind in diesem Fall zu identifizieren, der Nerv mit einem Gummidrain zu umschlingen und zu schonen. Läsionen der Arterie und Vene müssen gefäßchirurgisch versorgt werden. Im distalen Bereich kann entlang der lateralen Begrenzung des M. quadriceps von vorn auf den Knochen eingegangen werden; dieses Vorgehen bietet jedoch gegenüber dem Zugang von außen keine Vorteile.

Markraumnagelungen

Markraumnagelungen wurden früher im Zusammenhang mit Oberschenkellängenausgleich (unter Entnahme oder Interposition eines röhrenförmigen Schaftstückes) und werden heute u. a. bei Pseudarthrosen und in der Tumorchirurgie durchgeführt. Voraussetzung ist eine Aufbohrung und ein ausreichend dicker rotationsstabiler Nagel, da es sonst zu *Pseudarthrosen* und *Fehlstellungen* kommt, unter denen vor allem die Rotationsfehler dominieren. MITTELMEIER u. Mitarb. (1977) haben 41 Mißerfolge der Nagelung, davon 24 am Oberschenkel, zusammengetragen. In 7 Fällen ist im Rahmen einer Verlängerungsoperation eine *Beinverkürzung* durch Resorption aufgetreten; in 15 Fällen trat eine *Osteomyelitis* auf. Weitere Komplikationen siehe unter Verkürzungs- und Verlängerungsosteotomien. Der Nageleinschlagpunkt muß im Trochanter liegen. Beim retrograden Zurückschlagen des Nagels besteht durchaus die Möglichkeit, daß eine *Kopfnekrose* resultiert, wenn die Kopf-Hals-Gefäße durch den zu weit medial austretenden Nagel im Schenkelhals verletzt werden.

Verkürzungs- und Verlängerungsoperationen

Verkürzungs- und Verlängerungsosteotomien sind mit einer hohen Komplikationsrate behaftet. Verkürzungsosteotomien am Oberschenkel sollten möglichst inter- oder subtrochanter in Form einer Z-förmigen Osteotomie durchgeführt werden, die man mit einer Winkelplatte fixiert. Die Verkürzungen in Oberschenkelschaftmitte – ganz gleich, ob sie mit einem Küntscher-Nagel oder durch eine AO-Platte stabilisiert werden – führen häufig zu *Pseudarthrosen*. Vor allem die Oberschenkelverkürzung mit der intramedullären Säge hat häufig technische Probleme, da es zum Abbrechen des Sägeblattes kommen kann. Auch hier war die Komplikationsrate besonders hoch durch die *Rotationsfehlstellungen*, da offensichtlich – wie in dem Material von WINQUIST u. Mitarb. (1978) geschildert – die verwendeten Küntscher-Nägel häufig zu dünn sind. In 2 Fällen unter 40 Patienten kam es zu einer Pseudarthrose.

Verlängerungsosteotomien in einer Sitzung

Bei Verlängerungsosteotomien werden *vaskuläre* und *nervale Komplikationen* bei einer übermäßigen Distraktion der Fragmente in einer Sitzung beobachtet, vor allem wenn die Verlängerung mehr als 5 cm beträgt. Dies ist besonders der Fall, wenn Gefäße und Nerven durch Voroperationen oder durch Osteomyeliditen in narbiges Gewebe eingebettet sind. MERLE D'AUBIGNE u. DEBOUSSET (1971) beobachteten unter 20 Patienten eine Ischämie. Eine vollständige Erholung trat nach sofortiger Freilegung und Revision der Arterie ein. Die Autoren verwenden während der Operation die Oszillometrie, die bei Distraktionen des Oberschenkels eine Minderdurchblutung anzeigt. Nervenlähmungen kann entgegengetreten werden, wenn das Knie während der Operation und auch in der postoperativen Heilungsphase für etwa weitere 14 Tage in Kniebeugung gehalten wird. MERLE D'AUBIGNE u. DEBOUSSET (1971) berichteten, daß bei 3 Patienten eine vorübergehende Ischiadikusparese eintrat, bei denen das Kniegelenk des Patienten während der Operation oder beim Umlagern unerlaubterweise gestreckt wurde. Es hatte sich um Beinverlängerungen von 4 cm und zweimal von 5 cm gehandelt. Außerdem verzeichneten sie 6 Paresen des N. fibularis, von denen ein Nerv dauernd geschädigt blieb.

Eine der Hauptkomplikationen bei den Verlängerungsosteotomien, die in einer Sitzung unter Einbringung von Interpositionsmaterial (wie Spongiosa bzw. röhrenförmiger Knochenstücke aus dem Schaft der Oberschenkelgegenseite) durchgeführt werden, sind die Pseudarthrosen. CAUCHOIX u. MOREL (1978) berichteten über 12 Pseudarthrosen unter 180 Verlängerungsosteotomien. Die sicherste Behandlungsmethode zur Beseitigung der Pseudarthrose sehen die Autoren in der Verwendung einer zweiten Osteosyntheseplatte am Oberschenkel unter Anlage von Spongiosa. 11 ihrer 12 Patienten heilten danach aus; der andere Patient bedurfte einer dritten Intervention.

Die Verlängerungsosteotomien sind vielfach von *Kontrakturen* des Hüft- und Kniegelenkes bedroht. CAUCHOIX u. MOREL (1978) berichteten, daß unter ihren 180 Patienten die Kniegelenkbeweglichkeit in 23 Fällen beeinträchtigt war. So trat ein Beugeverlust von 15–30° bei 12 Patienten und ein Streckverlust von 10–20° bei den übrigen Patienten auf. MERLE D'AUBIGNE u. DEBOUSSET (1971) gaben eine Hüftbeugekontraktur von 40° an, die eine Ablösung der Spinamuskulatur notwendig machte. Die Kniebeugekontrakturen sind häufig nur durch eine Verlängerung der ischiokruralen Muskulatur zu beseitigen.

An weiteren Komplikationen sind *Frakturen* des verlängerten Femurs, insbesondere nach Plattenentfernung und auch bei noch einliegender Platte, zu erwähnen. Die Frakturen treten im Verlängerungsbereich bzw. am Plattenübergang ein. CAUCHOIX u. MOREL (1978) berichteten über 8 derartige komplette bzw. inkomplette Frakturen am Plattenrand unter den 180 Patienten, bei denen eine Oberschenkelverlängerung in einer Sitzung durchgeführt wurde.

Die *Infektionsrate* ist bei derartigen Operationen relativ hoch. Bei MERLE D'AUBIGNE u. DEBOUSSET (1971) wurde sie in 3 Fällen unter 20 Patienten angegeben, bei CAUCHOIX u. MOREL (1978) lag sie bei 15 von 180 Patienten; 7mal war eine chirurgische Intervention notwendig.

Verlängerungsoperationen mit dem Distraktionsapparat

Bei der Verlängerungsoperation am Oberschenkel mit dem Distraktionsapparat (WAGNER) werden die subtrochanteren und suprakondylären Schrauben nach Vorbohrung mit der Hand eingedreht. Jedes maschinelle Einbringen von Steinmann-Nägeln und Schrauben ohne Vorbohren erzeugt Nekrosen und unterstützt *Wundheilungsstörungen*. Faszie und Muskulatur um die Schrauben herum müssen in Längsrichtung der Femurachse inzidiert werden, um Drucknekrosen und Infektionen zu vermeiden.

Kommt es nach Distraktion zu einem Druckkontakt zwischen Haut und Schraube, so muß die Haut in Lokalanästhesie weiter proximal geschlitzt werden. Nur so können Infektionen vermieden werden.

Die Durchtrennung des Oberschenkels geschieht von einem posterolateralen Schnitt aus; auf den Femur wird hinter dem intermuskulären Septum zwischen M. biceps femoris und vastus lateralis eingegangen. Der Oberschenkel wird dazu adduziert, innengedreht und leicht gebeugt, so daß man ohne Schwierigkeiten hinter dem Verlängerungsapparat eingehen kann.

Postoperative Komplikationen sind *Nervenläsionen, Infektionen, Gelenkkontrakturen, Ermüdungsbrüche* und *Hüftkopfluxationen* bzw. *-subluxationen*, insbesondere bei vorliegenden Dysplasien. Während des Distraktionsvorganges müssen Motilität des Fußes, Hautgefühl und Durchblutung ständig kontrolliert werden.

Bei jeglichen Zwischenfällen muß die Verlängerung um ein paar Umdrehungen rückgängig gemacht werden.

Wenn in der Distraktionsphase auch bei sofort eingeleiteter Bewegungstherapie die Kniebeugung weniger als 60° möglich ist, muß die tägliche Verlängerung unterbrochen werden. Wenn dann trotz intensiver Physiotherapie keine weitere Kniegelenksbeugung erreicht werden kann, sollte die Distraktion abgebrochen werden. Da sich Beugekontrakturen während der Distraktionsperiode verschlimmern, müssen sämtliche Kontrakturen vor der Operation beseitigt sein. Zwischenzeitlich sind Röntgenaufnahmen notwendig, um eine scheinbare Verlängerung des Beines durch Abweichen des Oberschenkels im O-Sinne aufzudecken.

Nach Beendigung der Distraktion wird unter Ausnutzung des vorbestehenden Hautschnittes von posterolateral eine spezielle AO-Platte von hinten an den Oberschenkelschaft angelegt, um eine Rekurvation zu vermeiden, und der Defekt mit Spongiosa aufgefüllt. Tritt nach Spongiosaanlagerung eine verzögerte Knochenbruchheilung ein, so müssen die Operation wiederholt und der Substanzverlust erneut mit Spongiosa ausgeglichen werden. WAGNER (1978) hatte unter 186 Verlängerungsosteotomien 7 Ermüdungsbrüche; außerdem waren bei ihm 3 Subluxationen des Hüftkopfes eingetreten. Er weist darauf hin, daß Hüftdysplasien vor Verlängerungsosteotomien korrigiert werden müssen. Darüber hinaus entstanden 4 tiefe *Infektionen*.

Operationen am Kniegelenk

Umstellungsosteotomien

Die Umstellungsosteotomien im Bereich des Kniegelenkes sind wirkungsvolle Operationen bei Achsenfehlstellungen und Gonarthrosen. Wichtig ist, durch gezielte Ganzaufnahmen des Beines und gehaltene Aufnahmen die Indikation zur Umstellungsoperation, insbesondere bei Gonarthrosen, zu überprüfen. Hier spielt die Bandinstabilität eine außerordentlich große Rolle, bei deren Nichtbeachtung das Ergebnis sehr in Frage gestellt werden muß. Insbesondere bei den Umstellungsosteotomien zur Beeinflussung der Gonarthrose scheint auch die Technik Einfluß auf das Ergebnis und das Risiko zu haben.

Im wachsenden Alter werden Kirschner-Drähte verwendet bzw. die Repositon ausschließlich mit Hilfe des Gipses aufrechterhalten. Daß Wachstumsfehlstellungen eintreten können, wenn die Wachstumszonen verletzt werden, bedarf kaum einer Erwähnung.

Im Erwachsenenalter werden heutzutage vornehmlich im suprakondylären Bereich AO-Winkelplatten verwendet, die ihren eigenen Komplikationsbereich haben. Infrakondylär hat sich im Erwachsenenalter hauptsächlich die infrakondyläre hohe Schienbeinkopfosteotomie durchgesetzt; es werden jedoch auch andere Osteotomieformen angewendet mit oder ohne Ruhigstellung bei Sicherung durch Klammern, Steinmann-Nägel oder Platten.

Suprakondyläre Osteotomien

BAACKE u. Mitarb. (1974) u. a. forderten für eine erfolgreiche Korrekturosteotomie in diesem Bereich, daß das Kniegelenk präoperativ einen Gesamtbewegungsausschlag von mindestens 90° besitzt und voll streckbar sein muß. Bei mehrfachem und fehlerhaftem Einschlagen des Sitzinstrumentes, bei zu hoher Lage der Winkelplatte oder bei Osteoporose ist damit zu rechnen, daß keine übungsstabile Osteosynthese erreicht wird bzw. daß es zu einem *Ausbrechen des Fixationsmaterials* kommt. Dementsprechend können postoperative Fehlstellung und *verzögerter Durchbau* der Osteotomie die Folge sein.

Verletzungen des N. fibularis durch Druck oder Überdehnung bei erheblicher Valgusstellung des Kniegelenks sind ebenso möglich wie eine Verletzung der Kniegelenksarterien. Eine Absicherung durch Hohmann-Hebel und eine Präparation bei Beugung des Kniegelenkes sind daher erforderlich. Auch bei Überführen des Kniegelenks aus extremer Beugestellung in die Streckstellung, sei es durch eine zweidimensionale Osteotomie allein oder nach vorhergehender Verlängerung der Kniebeuger, kann es zu einer *Überdehnung der Gefäße und Nerven* kommen, so daß in manchen Fällen sogar eine Verkürzungsosteotomie vorgenommen werden sollte bzw. nach weichteilmäßiger Verlängerung die Korrekturosteotomie in einer zweiten Sitzung angeschlossen werden muß. Nach der Korrektur sind sofort die Innervation und die Durchblutung von Unterschenkel und Fuß zu kontrollieren. Sollte eine intraoperative Schädigung von Nerv und Gefäß eingetreten sein, ist sofort eine Umlagerung des Kniegelenkes in Rechtwinkelstellung vorzunehmen.

Infrakondyläre Korrekturosteotomien

Die Osteotomien von *Fibula* und *Tibia* haben ihre eigenen Komplikationen. Bei der Freilegung der Fibula ist eine Schädigung des *N. fibularis superficialis* möglich. Der Zugang zur Fibula liegt in der hinteren Faszienloge; ein Durchgehen durch die Muskulatur ist nicht statthaft. Muskel und Weichteile sowie Periost werden vorsichtig ohne Überdehnung abgeschoben und der Knochen durch kleine Hohmann-Hebel abgesichert. Die Osteotomie sollte – je nach Varus- oder Valgusfehlstellung – schräg von oben oder von unten durchgeführt werden. Bei den Valgusfehlstellungen kommt man unter Umständen ohne Fibulaosteotomie aus, während man bei der Varusdeformität ein kleines Segment entfernen sollte, um eine Sperrwirkung auszuschließen.

Der *Schienbeinkopf* ist subperiostal freizulegen und die Umgebung mit Hebeln abzusichern, wobei diese keinen Druck auf empfindliche Nerven- und Gefäßstrukturen ausüben dürfen.

Von verschiedenen Autoren wird darauf hingewiesen, daß es gerade bei der für die schnelle Heilung günstigeren Tibiakopfosteotomie oberhalb der Tuberositas tibiae immer wieder zu *Frakturen* des gelenknahen Osteotomiefragmentes kommt. Die Ursache liegt hier allein in der zu hohen Durchtrennung der Tibia. BAUER u. Mitarb. (1969) beobachteten das Auftreten von vertikal verlaufenden Gelenkfrakturen des lateralen Tibiakondylus nach Varuskorrekturen. Es wird auch immer wieder gesehen, daß die Steinmann-Nägel zu nahe an die Osteotomiefläche gelegt werden, so daß die Nägel ausreißen, sobald sie unter Kompression kommen. RÖSCH (1973) berichtete über eine Fraktur im Bereich des Schraubenbettes nach Anwendung einer AO-Platte. Ein fehlerhaftes Einschlagen des Steinmann-Nagels ohne Vorbohren kann zur Spaltung von Schienbeinkopf oder -schaft führen (Abb. 2.63). Eine Beeinträchtigung des angestrebten Operationsresultates infolge intraoperativ aufgetretener Frakturen wurde von keinem der Autoren beschrieben, ist aber durchaus denkbar.

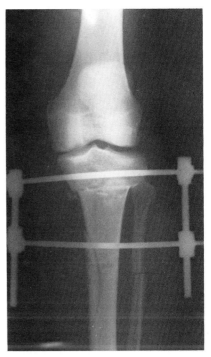

Abb. 2.**63** O. M., 61 Jahre.
Mediale Gonarthrose und Umstellungsosteotomie. Das Einschlagen des Steinmann-Nagels ohne ausreichende Bohrung führte zu einer Unterschenkelfraktur

Bei der Durchtrennung des Tibiakopfes drohen Komplikationen von seiten der *Gefäßnervenbündel* in der Kniekehle. Zur Osteotomie wird das Kniegelenk gebeugt, damit das dorsale Gefäßnervenbündel entsprechend entspannt ist. Der Kopf wird natürlich auch mit Hohmann-Hebeln abgesichert.

Die meisten Komplikationen beziehen sich auf den *N. fibularis*. SEYFARTH u. ANSORGE (1973) berichteten vom Auftreten einer passageren Peronaeusparese, die nach interoperativer Kompression des Nerven durch den lateral um den Tibiakopf eingesetzten Hohmann-Hebel hervorgerufen sein sollte. Nach wenigen Tagen hatte sich die Parese jedoch komplett zurückgebildet. Nach Literaturberichten tritt bei der Korrektur von Valgusdeformierungen eher eine Überdehnung des Fibularisnervs mit anschließender Peronaeusparese ein, die sich jedoch auch hier in den meisten Fällen spontan und vollständig zurückbildet (COVENTRY 1965, STARCK u. FRICK 1967, SHOJI u. INSALL 1973, SEYFARTH u. ANSORGE 1973). Bei starken Valgusfehlstellungen ist postoperativ die

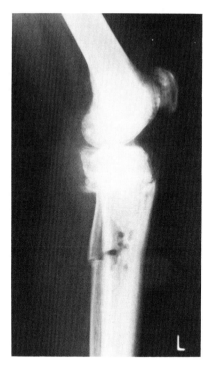

Abb. 2.**64** H. I., 52 Jahre.
Zustand nach Umstellungsosteotomie bei medialer Gonarthrose. Infektion von Osteotomie und Bohrkanälen. Pseudarthrose

Lagerung des Knies in 90°-Beugestellung geboten, um eine ggf. entstehende Überdehnung zu umgehen.
Viele postoperativ aufgetretenen Peronaeusparesen sind sicherlich richtigerweise als *Tibialis-anterior-Syndrom* zu deuten. Die Entwicklung dieser Komplikation ist nach Meinung mehrerer Autoren unabhängig von der Art des operativen Eingriffs und auch nicht auf ein fehlerhaftes Vorgehen zurückzuführen (MUMENTHALER u. Mitarb. 1969, GRETE 1972, RÖSCH 1973, JACKSON u. WAUGH 1974). Bei der Präparation ist unbedingt darauf zu achten, daß die Tibialis-anterior-Loge geschont wird. Die Verletzung von Gefäßen in der Loge zwischen Fibula und Tibia beim Abschieben der Muskulatur am Schienbeinkopf führt zu Blutungen, Ödem und damit zu Druckerhöhungen und Schädigung von Gefäßen und Nerven in der Loge. Die Entwicklung dieses Krankheitsbildes deuten STEEL u. Mitarb. (1971) anders. Sie meinen, daß es bei der Valguskorrektur zu einer Kompression der A. tibialis anterior an der Durchtrittsstelle durch die Membrana interossea und bei der Varuskorrektur zu einer Überdehnung des Gefäßes kommt. Die Folge ist eine Ischämie der Nervenfasern und eine arterielle Mangelversorgung der von der A. tibialis anterior ernährten Extensorenmuskulatur des Unterschenkels. Neben Paresen resultieren später Kontrakturen der betreffenden Muskulatur.
JUDET (1969) gab 8 Nervenkomplikationen bei 176 Osteotomien an. JACKSON u. WAUGH (1974) hatten 27 Patienten mit Nervenlähmungen (Fuß- oder Zehenheberparesen mit Sensibilitätsverlust) unter 226 Schienbeinkopfosteotomien. Sie sahen diese Komplikationen vor allem bei Operationen unterhalb der Tuberositas, in geringerem Grade in Höhe der Tuberositas, selten bei den hohen Schienbeinkopfosteotomien. HARRIS u. KOSTUIK (1976) fanden diese Komplikation in 2 Fällen ihrer 42 hohen Schienbeinkopfosteotomien.
Postoperativ ist daher sofort nach einem Sensibilitätsverlust auf dem Fußrücken zu forschen. Sollten nach einem freien Intervall Zehenheberparesen einsetzen, so ist operativ vorzugehen. Nach sofortiger Reoperation mit Reduzierung des Osteotomiewinkels bei Auftreten erster Ischämiezeichen oder Spaltung der Tibialisloge noch am selben Tag wurden meist sehr schnell die volle Sensibilität und motorische Funktion wiedererlangt. Verschiedene Autoren sind dazu übergegangen, prophylaktisch am Schluß der Operation die Faszienloge zu spalten.
JACKSON u. WAUGH (1974) gaben 25 oberflächliche *Infektionen* bei 226 Operationen und 6 tiefe Infektionen an. BAUER u. Mitarb. (1969) mußten bei einem tiefen Infekt das Gelenk anschließend arthrodesieren. Infektionen an den Nagelaustrittsstellen lassen sich durch Entfernen der Steinmann-Nägel beseitigen (Abb. 2.**64**).
Die *Pseudarthrose* spielt bei den Tibiakopfosteotomien eine große Rolle. Die Heilung der Osteotomie ist vor allen Dingen dann verzögert, wenn die Osteotomie in Höhe der Tuberositas oder tiefer angelegt wird. Bei einigen Patienten mußte das Kniegelenk wegen dieser Heilungsverzögerung bis über 12 Wochen postoperativ mittels Gips immobilisiert werden (JACKSON u. WAUGH 1974).
Der postoperative *Korrekturverlust* hängt besonders von der Festigkeit des Bandapparates ab. In einem Fall beobachteten SHOJI u. INSALL (1973) eine zunehmende Instabilität des Gelenkes durch Überdehnung des medialen Bandapparates als Folge eines sich postoperativ entwickelnden Valgusrezidivs. Bei der operativen Planung reicht es nicht, nur den femorotibialen Winkel auszumes-

sen; es geht vor allem auch um den Grad der verbleibenden medialen Abkippung der Schienbeinkopffläche. SHOJI u. INSALL (1973) fanden, daß, wenn die Kniegelenkebene mehr als 15° im Varussinne abgekippt ist, eine mediale Subluxation des Femurs auf der Tibia eintritt, insbesondere wenn eine ungenaue Korrektur des femorotibialen Winkels außerhalb 175 ± 5° vorlag. In diesen Fällen ist bei jüngeren eher eine suprakondyläre Osteotomie oder bei älteren Patienten ein Kniegelenkersatz vorzuziehen.

Arthrodese des Kniegelenkes

An intraoperativen Komplikationen müssen hauptsächlich eine Verletzung des Gefäß-Nerven-Bündels in der Kniekehle und eine Schädigung des Fibulanervs genannt werden. Der *N. fibularis communis* muß abgesichert werden. Eine Verletzung ist vor allem dann denkbar, wenn es um eine Resektion größerer Knochenanteile im Bereich des Schienbeinkopfes geht, d. h. also bei ausgeprägten Varus- oder Valgusfehlstellungen. Man erreicht dann mit der Resektionsfläche die Höhe des Fibulaköpfchens. Bei stärkeren Beugekontrakturen ist bei nicht ausreichendem Resektionsausmaß eine Überdehnung des Gefäß-Nerven-Bündels, d.h. also eine Überdehnung der *A. poplitea* und des *N. tibialis* (seltener des N. fibularis) möglich. Ist die A. poplitea stark sklerosiert, besteht die Möglichkeit des Einreißens. Es ist unbedingt notwendig, daß die hintere Kante des Schienbeinplateaus mit Hohmann-Hebeln abgesichert wird und daß postoperativ sofort die Fußpulse getastet und die Funktion der Nerven nach Ansprechbarkeit der Patienten geprüft werden. Erforderlich ist, eine physiologische Knieachse herzustellen, die nur dann gewährleistet wird, wenn der Operateur eine vollständige Übersicht über das Bein hat. Es wird daher empfohlen, daß das Bein hoch abgedeckt wird. Die Einstellung des Kniegelenks in falscher Position zieht erhebliche *funktionelle Einbußen* nach sich. Die optimale Stellung liegt etwa bei 10° Beugestellung mit leichter, 5–7° betragender Valgusstellung. Fehler ergeben sich auch bei der Rotationsstellung des Unterschenkels. Angestrebt wird etwa eine Außenrotation von 10°. Man muß sich hier an der queren Knöchelachse und am Knie sowie am Trochanter major orientieren. Orientierungshilfen stellen parallel eingeführte Kirschner-Drähte an Oberschenkelrolle und Schienbeinkopf dar. Wichtig ist, daß kongruente großflächige Spongiosaflächen geschaffen werden, damit sich der Durchbau der Arthrodese nicht verzögert. Nachkorrekturen nach Beendigung der Operation drohen den Durchbau der Arthrodese zu beeinträchtigen.

Die Arthodesenheilung wird jedoch in den seltensten Fällen wesentlich beeinträchtigt. *Pseudarthrosen* des Kniegelenks sind selten. Vor allem weisen die neuropathischen Gelenke hier Probleme auf. Bei ihnen muß ausreichend reseziert werden. DRENNAN u. Mitarb. (1971) gelang die Fusion in allen 9 Charcot-Gelenken.

Wenn Steinmann-Nägel zur Kompression verwendet werden, sollten diese von innen nach außen eingebracht werden, damit die Spitzen der Nägel keine Verletzung des anderen Beines verursachen. Es muß ausreichend vorgebohrt werden, da das Durchschlagen der Nägel sonst *Längsfrakturen der Tibia* mit sich bringen kann. Bei der Verwendung von 2 Paar Nägeln muß darauf gesehen werden, daß diese dorsal und ventral liegen, damit beim Anziehen der Schrauben kein Aufklappen der Resektionsflächen eintritt. Eine Abdeckung der Nagelspitzen ist unbedingt erforderlich.

Die Blutleere soll vor Adaption der Resektionsflächen geöffnet werden, um insbesondere auch Blutungsquellen im dorsalen Anteil aufsuchen zu können. Die Einlage einer Saugdrainage ist selbstverständlich. Da die Blutungen erheblich sein können, sollten die Saugdrains intermittierend unterbrochen werden. Postoperativ gehören *Hautrandnekrosen* und *Hämatome* zu den häufigsten regionalen Komplikationen. Bei der Anwendung eines Payr-Schnittes ist die Gefahr der Wundheilungsstörung gering. Sie ist höher beim Textor-Schnitt.

Paresen sind bereits abgehandelt worden (s. oben). Postoperativ kann sich ein *Tibialis-anterior-Syndrom* entwickeln. Stündliche Kontrollen am ersten Tag sind erforderlich, um ggf. rechtzeitig eingreifen zu können (s. oben).

Die Häufigkeit der *Infektionen* – oberflächliche und tiefe zusammengenommen – wird mit 5% angegeben (STEWART u. BLAND 1958, GREEN u. Mitarb. 1967, BRATTSTRÖM u. BRATTSTRÖM 1971). Wenn die Steinmann-Nägel zu lange belassen werden, sind Rötung und Infektion an Austrittsstellen keine Seltenheit. Um den Knochen beim Eindrehen der Steinmann-Nägel nicht zu verbrennen, was evtl. einer Infektion Vorschub leisten kann, soll vorgebohrt und die Steinmann-Nägel anschließend eingeschlagen werden. Die meisten Nagelinfektionen heilen, wenn die Nägel entfernt werden.

HAMACHER u. KOCH (1973) haben zeigen können, daß nach der Kniegelenksarthrodese häufig Beschwerden und Bewegungseinschränkungen sowie auch eine röntgenologisch nachweisbare *Arthrose* in den benachbarten Gelenken eintreten kann. Sie fanden in 68% eine Arthrose im Hüftgelenk, in 76% im oberen und in 57% in den unteren Sprunggelenken 5–25 Jahre nach der Kniegelenksarthrodese.

Arthroplastik des Kniegelenkes

WALLDIUS hatte als erster 1951 ein tibiofemorales Gelenk mit einer Scharnierprothese ersetzt. GUNSTON ersetzte 1968 erstmals die Oberfläche des Kniegelenkes. Seitdem gibt es mehr als 400 Prothesen, von denen sich viele ähneln, ein Großteil jedoch auf ganz unterschiedlichem Prinzip aufgebaut ist. Die Erfahrungen mit diesen Prothesen sind im großen und ganzen relativ gering, da bislang nur verhältnismäßig kurze Implantationszeiten von höchstens 1–8 Jahren (SHAW u. CHATTERGEE 1978, LETTIN und Mitarb. 1978, SHEEHAN 1978) vorliegen und Prothesenmodelle abgeändert werden (FREEMAN u. Mitarb. 1978). Wesentlich für das Ergebnis ist die richtige Wahl der Prothese. Der orthopädische Chirurg muß daher die verschiedenen Grundprinzipien der Mechanik einer Prothese in seiner operativen Planung mit berücksichtigen, ohne die ein Mißergebnis unausbleiblich sein wird.

Die unverbundenen oberflächenersetzenden Prothesen (Modular-Knie, Liverpool-Mark-II-Knie, Manchester-Knie, Schlittenprothese St. Georg), die halbgeführten schalenförmigen, jedoch nicht achsenverbundenen, oberflächenersetzenden Kniegelenke (ICLH, Total-Condylar, Geometric usw.), die verbundenen Prothesen ohne fixierende Achsen (Spherozentric, Stabilocondylar, Deane, Attenborough) und die Achsenprothesen (Walldius, Guepar, Shiers) haben ihre spezifischen Indikationen und dementsprechend auch unterschiedliche Komplikationen. Die verschiedenen alloarthroplastischen Systeme müssen nach subtiler klinischer Diagnostik und Röntgen-Stehaufnahmen den verschiedenen klinischen Zustandsbildern zugeordnet werden, um die Haltbarkeit der alloarthroplastischen Gelenke und damit die Funktionsfähigkeit der Kniegelenke zu garantieren. Die Bandführung, der Zustand der Knochenstrukturen einschließlich der Resorptionsvorgänge am inneren und äußeren Kompartment, die muskuläre Situation und Kontrakturen entscheiden über den Einsatz der Prothese.

Der *Indikationsbereich* für die Unicompartment-Prothesen liegt bei Achsen- und Beugedeformitäten unter 10–15°. Die halbgeführten, nicht achsenverbundenen Oberflächen können Beuge-, Varus- und Valgusdeformitäten über 20° korrigieren. So hatten sie INSALL u. Mitarb. (1979) bei Varusdeformitäten bis 55, Valgusdeformitäten bis 35 und Beugekontrakturen bis 60° mit gutem Ergebnis angewendet. Das vordere Kreuzband hat weniger Bedeutung für die Stabilität und wird von verschiedenen Autoren routinemäßig entfernt. Demgegenüber ist das hintere Kreuzband von fraglicher Bedeutung, was sich auch in dem Design und in der Wahl der Prothese niederschlägt

Intraoperativ können *technische Fehler*, die beim Einsetzen zu einer biomechanisch gesehen ungünstigen Ausrichtung der Prothese führen, eine Subluxation des Kniegelenks und Lockerung der Prothese nach sich ziehen. Hier ist vor allem darauf zu achten, daß die postoperative Winkelstellung zwischen Tibia und Femur der normalen mechanischen Achse entsprechen muß und daß die Prothese auch in der sagittalen Ebene nicht verkippt sein darf. INSALL u. Mitarb. (1976) wiesen darauf hin, daß man mit einer halbverbundenen Prothese Beugekontrakturen schlecht, jedoch Varus- und Valgusinstabilitäten gut korrigieren kann, vorausgesetzt, daß das Kniegelenk unter Anästhesie passiv in die normale Achse gebracht werden kann. Ist dies nicht der Fall, empfiehlt es sich, bei instabilen Gelenken mit Bandasymmetrie das feste Seitenband zu verlängern und die Höhe durch die entsprechende Prothese auszugleichen, um eine Überlastung eines Kompartments zu verhindern. MARMOR (1979) wies darauf hin, wie wichtig es ist, jegliche Unter- oder Überkorrektur zu vermeiden. DUCHEYNE u. Mitarb. (1978) forderten eine Korrektur der präoperativen Deformität auf die physiologische Valgusposition von 5–7°. Jede Überbeanspruchung eines Kompartments und jegliche postoperativ verbliebene Instabilität führen zur Knochenresorption, Bandlockerung und Subluxation des Gelenkes (s. u.). Häufig werden Außenrotationskontrakturen bei Valguskien nicht beachtet und eine zu starke Außendrehstellung des Unterschenkels hergestellt, die eine Subluxation der Kniescheibe zur Folge hat.

In einer gewissen, jedoch geringen Anzahl von Fällen ist insbesondere bei osteoporotischen Knochen und bereits vorbestehenden Substanzverlusten eine *Absprengung des Femurkondylus* (Abb. 2.**65**) oder *Einbrechen* der medialen oder lateralen *Kortikalisfläche* am Schienbeinkopf zu sehen. Das interkondyläre Einsetzen der Prothese erfordert eine ganz genaue Adjustierung, um die Knochenbrücke vom Femurkondylus zum Schaft nicht zu schmal zu halten, wie das beim Einsetzen der GSB-Prothese oder Sheehan-Prothese der Fall sein kann.

Ebenso sind *Schaftbrüche* bekannt geworden, die sich insbesondere beim Prothesenwechsel ereignen. In diesen Fällen muß zuerst die Fraktur anatomisch genau adaptiert und stabilisiert werden, um das Einbringen von Knochenzement in die Knochenspalte zu vermeiden, da er die Knochenheilung verzögert.

Perforationen des Prothesenschaftes können besonders bei den langstieligen Prothesen (Walldius, Shiers, Guepar) eintreten, weil der Prothesenschaft nicht der normalen Antekurvation folgt. Vor allem neigt der osteoporotische Knochen zu Perforationen. PHILLIPS (1973) berichtete über derartige Komplikationen mit der Shiers-Prothese. Auch SHIERS (1954, 1960) selber wies auf die Komplikationsmöglichkeit hin. Das Nachtasten mit der Sonde und intraoperative Röntgenaufnahmen werden bei Verdacht notwendig, um über eine Perforation zu entscheiden. Wichtig vor allem ist, überhaupt an eine derartige Möglichkeit zu denken.

Belassen des Zements im hinteren Recessus, der beim Einsetzen der Prothese hervorquillt, kann zu Reizerscheinungen, Bewegungsbehinderung und aufgrund eines schnellen Abriebs der Prothese zu Lockerungen der Prothesenkomponenten führen. Überstehende Zementpartikel können abbrechen und als freie Gelenkkörper Einklemmungen verursachen.

Komplikationen an Patellasehne und Tuberositas treten häufig dadurch auf, daß die reinserierte Tuberositas nicht ausreichend stabil fixiert wurde, oder dadurch, daß eine Fraktur in diesem Bereich eintrat. Sobald der Verdacht auf eine instabile Tuberositas vorliegt, kann eine geführte Bewegung des Kniegelenks nur etwa bis 30° verantwortet werden. Bei einem postoperativen Ausriß der Tuberositas sollte man sich überlegen, ob nicht eine frühmögliche Refixation der beste Weg ist. Bei Umgehung der Tuberositasausmeißelung lassen sich diese Komplikationen vermeiden; beim größten Teil der Fälle ist eine ausreichende Übersicht durch die parapatellaren Zugänge vorhanden. Manchmal kommt es bei erheblich kontrakten Kniegelenken zu Ausrissen des Lig. patellae, wie MAZAS (1973) berichtete, wenn versucht wird, die Kniescheibe bei gebeugtem Kniegelenk nach

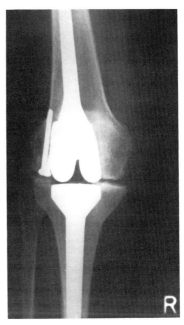

Abb. 2.**65** E. S., 61 Jahre.
Rechtsseitige Gonarthrose. Intraoperativ kam es bei zu lateral liegendem Femurprothesenteil zur Fraktur des lateralen Kondylus. Dieser wurde mit einer Schraube fixiert. Das Kniegelenk konnte funktionell bewegt, aber 6 Wochen lang nicht belastet werden. Das funktionelle Resultat war trotzdem gut

lateral zu dislozieren, um eine bessere Übersicht zu erhalten.

Gefäßverletzungen, so der A. poplitea oder der abfließenden Hauptvenen, stellen eine seltene Komplikation dar. Beim Freilegen der hinteren Partien ist eine Beugung des Kniegelenkes angezeigt; Hohmann-Hebel sollten die Weichteile absichern. Bei starken Beugekontrakturen kann es zur Überdehnung des Gefäß-Nerven-Bündels kommen; eine ausreichende Resektion verhindert Durchblutungsstörungen (HUKE u. Mitarb. 1976). Ischämien sind von ARDEN (1973) und von ROBSON u. Mitarb. (1975) geschildert worden. Die postoperative Umlagerung des Kniegelenkes in Beugung kann die Verlegung der Arterie vielfach aufheben. Zur Absicherung derartiger Verhältnisse ist eine Arteriographie angezeigt.

Die *Peronaeuslähmungen* sind bekannte Komplikationen. Manche Autoren bringen sie in Verbindung mit einer Überdehnung des Nervs bei der Korrektur von schweren Valgus- und Beugefehlstellungen (COVENTRY u. Mitarb. 1973, INSALL u.

Mitarb. 1976, SKOLNICK 1976). In den meisten Fällen sind sie nur vorübergehender Art. INSALL u. Mitarb. (1976) berichten über 4 Peronaeuslähmungen unter 175 Fällen und SHEEHAN (1978) über 3 unter 157 Patienten; SHAW u. CHATTERJEE (1978) sahen 1 Parese auf 48 Manchester-Prothesen, um nur einige Autoren zu nennen. Manchmal stellt man fest, daß sofort postoperativ die Motilität des Fußes in Ordnung ist, daß im Laufe des Abends aber Zehenheber- und Fußheberparesen eintreten. In diesen Fällen ist an ein *Tibialis-anterior-Syndrom* zu denken. Man sollte daher am Ende jeder Operation die Tibialisloge mit wenigen Scherenschlägen spalten, um dieser Komplikation vorzubeugen. Ist ein Tibialis-anterior-Syndrom gesichert, so muß noch am selben Tag eine Spaltung der Faszien durchgeführt werden (s. dort).

Hämatome entstehen durch unzureichende Blutstillung, frühzeitiges Herausziehen und ungünstige Lage eines Redondrains. Sie verzögern die Rehabilitation und leisten einer Infektion Vorschub. Vor Verschluß des Kniegelenks ist daher die Öffnung der Blutleere angezeigt, auch wenn die Hauptquelle der Blutung die Spongiosa ist.

Phlebothrombosen (MCKENNA u. Mitarb. 1976) stellen keine spezifischen Zwischenfälle dar. Sie sind häufiger als allgemein angenommen wird. INSALL u. Mitarb. (1976) gaben thrombembolische Komplikationen mit durchschnittlich 5% an, wobei allerdings keine routinemäßige Prophylaxe durchgeführt wurde. Antikoagulantien erhielten nur diejenigen Patienten, die in ihrer Vorgeschichte bereits Phlebothrombosen aufwiesen. ATTENBOROUGH (1978) berichtete über 2 Todesfälle durch Lungenembolie bei 245 Prothesen, SHEEHAN (1978) sah 9 tiefe Venenthrombosen unter 157 Kniegelenksoperationen. Man muß davon ausgehen, daß die Entstehung von Phlebothrombosen durch das Anlegen der Blutleere unterstützt wird. Sie können weitgehend vermieden werden, wenn eine exakte Prophylaxe betrieben wird.

Fettembolien gehören nicht zu den häufigen Zwischenfällen, obwohl ARDEN (1973) über 2 Fälle (davon einem mit letalem Ausgang), FREEMAN u. Mitarb. (1973) ebenfalls über 2 Patienten und BISLA u. Mitarb. (1976) über 1 Fall (bei dem in einer Sitzung zwei Guepar-Kniegelenke eingesetzt wurden) berichteten.

Viele Autoren sehen in dem medialen parapatellaren Hautschnitt eine Ursache der *Hauternährungsstörungen* und *Hautnekrosen*. Vielfach wird deswegen auch eine gerade Inzision über der Patella empfohlen. ARDEN (1973) berichtete über 9,5% Hauternährungstörunen bei der Shiers-Prothese. INSALL u. Mitarb. (1976) hatten unter 175 Operationen (vier verschiedene Modelle) 42mal Probleme mit der Wundheilung, und zwar waren die Wunden 33mal nicht infiziert und 9mal infiziert. 2 von ihnen erforderten einen sekundären Verschluß. Wichtig ist, daß die Haut nicht unterminiert wird. ATTENBOROUGH (1978) empfahl einen lateralen parapatellaren Hautschnitt, um diese Komplikationen zu vermeiden und glaubte, durch Schonung der Lymphabflußwege die Quote der Wundheilungsstörungen herabsetzen zu können. Auch kann bei sofortiger postoperativer Lagerung des Kniegelenks in zu starker Beugestellung die Haut überdehnt werden, was einer Ernährungsstörung Vorschub leisten könnte. Die Gefahr droht vor allem bei den großen Prothesenmodellen, insbesonders also bei den Achsenprothesen.

Die *Infektion* ist wohl die häufigste und auch meist gefürchtetste Komplikation. WALLDIUS (1957) hatte unter 51 Patienten noch 8 infizierte Prothesen; 1 Patient starb, 1 Bein wurde amputiert und 6 Kniegelenke wurden arthrodesiert. Die Berichte aus neuerer Zeit geben etwas geringere Quoten tiefer Infektionen an. BLUNDELL JONES (1973) berichtete über eine Infektionsrate von 7,5% mit der Walldius-Prothese und ARDEN (1973) über 3,5% Spätinfektionen mit der Shiers-Prothese. WITVOET u. Mitarb. (1974) hatten eine Infektionsrate von 5% mit dem Guepar-Knie (Abb. 2.66). ATTENBOROUGH (1978) gab 8 tiefe Infektionen auf 221 Nachuntersuchte mit seinem Prothesentyp an, LETTIN u. Mitarb. (1978) 3 auf 100 Stanmore-Prothesen und SHEEHAN sah mit seiner Prothese 1 Infektion auf 135 Eingriffe. Große voluminöse Totalplastiken haben eine größere Infektionsneigung als der Oberflächenersatz. Die Zeit der Nachuntersuchung spielt ebenfalls für die Höhe der Infektionsquote eine Rolle. INSALL u. Mitarb. (1979) berichteten über 3 tiefe Infektionen bei dem Total-Condylar-Knie unter 220 Operationen. ENGELBRECHT u. Mitarb. (1976) fanden in 1,02% der St.-Georg-Schlittenprothese eine tiefe Infektion, BRYAN u. Mitarb. (1973) eine Häufigkeit von 1,3% unter den ersten 450 polyzentrischen Kniegelenksarthroplastiken, eine Infektionsquote, die allerdings bei einer Nachuntersuchungsdauer über 1 Jahr schon auf 3,6% anstieg. SHAW und CHATTERJEE (1978) beobachteten eine tiefe Infektion unter 48 Manchester-Prothesen. FREEMAN u. Mitarb. (1978) berichteten, daß in ihrem ersten Kollektiv der ICLH-Prothese 32%

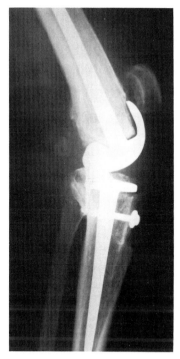 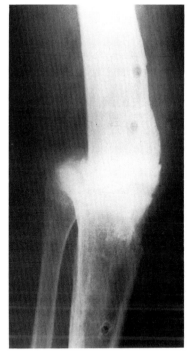

Abb. 2.**66** M. L., 74 Jahre. Gonarthrose.
a) Gescheiterte Guepar-Prothese mit Infektion und Lockerung der Prothese.
b) Die Prothese mußte entfernt werden. Es wurde eine Arthrodese mittels äußerem Spanner und Spongiosaanlagerung durchgeführt. Die anfänglich bestehende Pseudoarthrose baute sich nach längerer äußerer Stabilisierung mittels Gipsverband schließlich durch

sofort nach der Operation instabil waren bzw. fehlerhafte Achseneinstellungen aufwiesen und sich 24% später weiter verschlechterten. Das liegt gewöhnlich daran, daß kontrakte Bänder die Wiederherstellung normaler Achsenverhältnisse verhindern. Das konvexseitige Seitenband wird normalerweise überdehnt, das konkavseitige schrumpft und verhindert eine Achsenkorrektur. Nach dem Einsetzen eines sog. Spanngerätes (Tenser) konnten FREEMAN u. Mitarb. (1979) in einem zweiten Kollektiv die *Instabilität des Kniegelenks* postoperativ auf 6% herabsetzen. Außerdem war in keinem ihrer Fälle der Achsenfehler 5° außerhalb der Toleranz. Die Autoren weisen darauf hin, daß, um eine laterale Translokation der Gelenkflächen zu vermeiden, die Prothese im Stehen 100%ig horizontal eingestellt werden müsse. INSALL u. Mitarb. (1979) lösten die geschrumpften und zu kurzen Seitenbänder ab, um eine volle Achsenkorrektur des Beines erzielen zu können (s. o.).
Auch die Instabilität in der Sagittalebene kann das Ergebnis komplizieren. INSALL u. Mitarb. verweisen auf 2 Kniegelenke, in denen es zu einer vorderen Dislokation gekommen war. Die tibiale Komponente war in einem Fall leicht nach vorn verkippt, worauf eine vordere Subluxation des Femurs auf der Tibia eingetreten war. In einer späteren Arbeit hatten die Autoren (1979) außerdem 4 hintere Subluxationen unter 220 Kniegelenkprothesen vom Typ des Total-Condylar-Knies berichtet. Diese Kniegelenke wiesen präoperativ eine schwere Valgusdeformität mit Instabilität auf. In allen Fällen war die Operationstechnik fehlerhaft, da keine adäquate Stabilisierung des Kniegelenkes bei Beugung erreicht werden konnte. In einem Kniegelenk war die Subluxation bereits innerhalb von wenigen Wochen nach der Operation auffällig; in drei anderen Fällen trat die Subluxation 2 Jahre später auf.
Komplikationen von seiten der Patella liegen einmal in ihrer Subluxation bzw. Luxation und zum anderen darin, daß sich die Patella an der vorderen Prothesenrand-Knochen-Verbindung verhaken kann. DUCHEYNE u. Mitarb. (1978) hatten unter 100 UCI-Knieprothesen 15mal Beschwer-

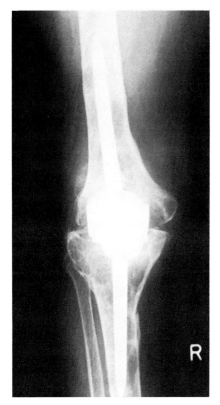 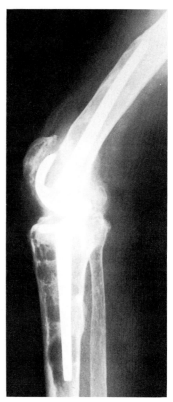

Abb. 2.**67** I. B., 64 Jahre.
Zustand nach Implantation einer Guepar-Prothese vor 5½ Jahren. Aseptische Lockerung der Prothese, großräumige Osteolysen im Bereich des Femurs und Tibiaschaftes

den von seiten des patellofemoralen Gelenkes gesehen. SHEEHAN (1978) beschrieb bei 135 Sheehan-Prothesen 15 Patienten mit leichten retropatellaren Schmerzen, die jedoch die Funktion des Kniegelenks nicht beeinträchtigen. Nur bei einem Patient kam es zu einem Verhaken am Prothesenrand. MARMOR (1979) sah das Phänomen des Hängenbleibens der Kniescheibe an dem vorderen Rand der femoralen Komponente 2mal unter 56 Patienten. Auch andere Autoren berichten über dieses Hindernis am Gleitweg der Patella.
Die Subluxation der Kniescheibe wird häufig bei Achsenprothesen gesehen, so von WITVOET u. Mitarb. (1974) in 7% der Fälle bei der Guepar-Prothese. Das Design einer Prothese, das die Valgusstellung des Kniegelenks mit unterstreicht, scheint besonders zu dieser Komplikation beizutragen. Wenn die Patella eine Tendenz zur Dislokation aufweist, ist eine Durchtrennung der lateralen Retinacula neben einer Straffung der media-

len Kapsel angebracht. MAZAS u. Mitarb. (1973) wiesen darauf hin, daß gerade die Valgusbeugekontrakturen häufig mit kontrakten lateralen Retinacula einhergehen. Wichtig erscheint auch, daß das Kniegelenk in mittlerer Rotationsstellung eingebracht wird, weil die lateral rotierte Tuberositas aufgrund des Kräfteparallelogramms zur Subluxation der Kniescheibe beiträgt.
Die exakte Definition, was Lockerung (Abb. 2.**67**) ist und was nicht, ist nie ganz einfach; zumindest ist die *Aufhellungszone* um den Knochenzement eine häufige Erscheinung und nicht notwendigerweise immer Ausdruck eines Versagens, wie bereits von RECKLING u. Mitarb. (1974) nachgewiesen wurde. Man sollte einen Unterschied machen zwischen den sofort postoperativ nach der Arthroplastik aufgetretenen Aufhellungszonen und denen, die Monate danach erscheinen. DUCHEYNE u. Mitarb. (1978) wiesen darauf hin, daß, wenn Aufhellungszonen um die tibiale Komponente bestehen, man annehmen

müsse, daß die Verzahnung sicherlich nicht hundertprozentig sei. Von ihren 7 gelockerten Prothesen war in allen, außer einem, dieses Saumphänomen vorhanden, während es in der Kontrollgruppe fest erscheinender Gelenke weniger als 20% betrug. RANAWAT u. SHINE (1979) fanden eine Aufhellungszone um das Tibiaplateau in 70% bei den unikondylären Systemen, in 50% der Fälle bei den duokondylären Prothesentypen und in 80% bei der Geometric-Prothese.

Sie betonen, daß die Zunahme des Spaltes, das Auftreten einer Instabilität und Schmerzen für eine *Lockerung* sprechen. Verkippungen der tibialen oder femoralen Komponente, die subarthroplastische Knochenresorption mit tiefwandernden Prothesenteilen sowie Brüche der Markierungsdrähte lassen an der Diagnose keinen Zweifel. Osteoporose, technische Fehler bei der Implantation, Rotationsstreß der Prothese, eine Überempfindlichkeit gegen Metall und natürlich eine Infektion können Ursache der Lockerung sein.

Bekanntermaßen haben die *Achsengelenke* die höchste aseptische Lockerungsrate. ARDEN (1973) fand 14mal bei 192 Shiers-Kniegelenken, d. h. in 7,3%, eine Lockerung; die durchschnittliche Nachuntersuchungszeit war 3,4 Jahre mit einem Zeitraum von 1–5 Jahren. WITVOET u. Mitarb. (1974) fanden in 4 Fällen eine aseptische Lockerung unter 210 Guepar-Prothesen. Die Lockerungsrate mit dieser Prothese war bei einer 2- bis 5-Jahres-Kontrolle von DEBURGE u. Mitarb. (1979) unter 150 Patienten mit 13% aseptischen Lockerungen angegeben. Unter 100 Stanmore-Prothesen waren 5 Lockerungen 1–8 Jahre postoperativ (LETTIN u. Mitarb. 1978) feststellbar. Die Lockerung betraf meistens den tibialen Anteil. Heute wissen wir, daß die Lockerungsrate mit den Achsenknien im Laufe der Jahre wesentlich höher liegt.

Bei den halb- und unverbundenen Knien und einem unicondylären Oberflächenersatz sind die Ergebnisse deutlich besser.

Bei einer 1- bis 5jährigen Nachkontrolle gab ATTENBOROUGH (1978) bei 221 Nachuntersuchten 2 Lockerungen an. In einem Fall brach die tibiale Komponente, in einem anderen kam es aufgrund einer 10°-Varusstellung zu einer Streßfraktur der medialen Tibiakondyle und Bruch der Prothese. SHEEHAN (1978) sah 1–5, 8 Jahre nach der Operation keine eigentliche Lockerung der Prothese, jedoch 4mal eine Lockerung des Plastikanteiles der Tibiakomponente und 2 Zapfenbrüche unter 135 nachuntersuchten Prothesen.

Das Manchester-Knie hatte eine Lockerung unter 48 Prothesen (SHAW u. CHATTERJEE 1978), das Freeman-Swanson-Knie (ICLH-Knie) eine Lockerung von 12,5% mit der alten tibialen Komponente, jedoch seit 1975 bis Juni 1977 keine Lockerung mit einer größeren, die ganze Schienbeinkopffläche deckenden Tibiaprothese (FREEMAN u. Mitarb. 1978); die St.-Georg-Schlittenprothese wies eine Lockerung von 3,06% auf (ENGELBRECHT u. Mitarb. 1976), um nur einige zu nennen. Hiergegen heben sich die Ergebnisse des Geometric-Knies deutlich ab. SKOLNICK u. Mitarb. (1976) untersuchten 119 Geometric-Prothesen mit einer minimalen Nachuntersuchungszeit von 2 Jahren und fanden, daß die tibialen Komponenten in 8,4% aufgelockert waren. Nachuntersuchungen haben ergeben, daß mit der dünnen 6-mm-Tibiakomponente des Modular-Knies häufiger Lockerungen als mit den dickeren Scheiben eingetreten sind. MARMOR (1979) gab eine Lockerung des tibialen Anteiles in 11 von 56 Kniegelenken an. 6mal konnte die Lockerung durch eine Reoperation bestätigt werden; röntgenologisch zeigten sich Brüche oder Verwindungen des Drahtes, Brüche des Zements oder eine Sklerose des angrenzenden Knochens.

Synovektomie, Arthrolyse

Die Synovektomie gilt als Präventiveingriff bei der rheumatoiden Arthritis, oder sie wird im Zusammenhang mit einem sog. Debridement bei der Arthrose zur Beseitigung von Schmerzen und Ergüssen durchgeführt. Bei einer Strecksteife kann die Funktion des Kniegelenks durch ein Debridement mit Verlängerung des Streckapparates verbessert werden.

Zu den postoperativen Komplikationen der Synovektomie gehören vor allen Dingen die *Nachblutungen, Wundrandnekrosen, Infektionen*. MOHING (1973) hat unter 581 Synovektomien des Kniegelenks 4 Nachblutungen, 3 Kapselinsuffizienzen, 4 Wundrandnekrosen, 6 Stichkanalinfektionen und 2 tiefe Infektionen gesehen.

Eine weitere Komplikation ist die postoperative *Instabilität*. Während GSCHWEND (1968) keine sicheren prä- oder postoperativen Unterschiede in der Stabilität erkennen konnte, wiesen 7% der Fälle bei Nachuntersuchungen von VAINIO (1966) eine Instabilität an vorher stabilen Gelenken auf. Der Autor gibt allerdings auch an, daß in der Hälfte der Fälle durch eine postoperative Fibrose eine Zunahme der Stabilität eingetreten sei.

An manchen Gelenken tritt ein *Funktionsverlust* nach der Synovektomie auf. PARADIES (1969) gab in 88% der Fälle eine Bewegungsverminderung des Kniegelenkes von durchschnittlich 30° an, SBARBARO (1969) sah in 80–90% der operierten Kniegelenke eine Bewegungsabnahme. Wenn diese Zahlen auch sehr hoch erscheinen, lassen Sammelstatistiken eine merkbare Bewegungsabnahme in etwa 35% der Fälle erkennen. MARMOR (1973) berichtete, daß es im Laufe der Zeit nach Synovektomie in 38% der Fälle zu einem Verlust an Streckfähigkeit und in 70% zu einem Verlust an Beugefähigkeit des Kniegelenks gekommen war. Es sei aber auch erwähnt, daß gleichermaßen eine Bewegungszunahme (Sammelstatistiken in etwa 36% der Fälle) eintritt. In den meisten Fällen schreitet die Regression des Knorpels auch nach der Synovektomie fort, und man muß damit rechnen, daß in etwa einem Drittel bis zur Hälfte die peripheren und subchondralen Erosionen am Gelenk zunehmen.

Bandinstabilitäten des Kniegelenkes

Aufgrund eines komplexen Verletzungsmechanismus sind selten einzelne, sondern meistens mehrfache Bandstruktureinheiten geschädigt. Die verschiedenen einfachen und komplexen Instabilitäten werden durch verschiedene Operationsverfahren (Nicholas, O'Donoghue, Hughston, Slocum, Ellison, Macintosh, Trillat) versorgt, die alle ihre ganz spezifischen Komplikationen haben können. Die Komplikationen entsprechen denen üblicher Weichteiloperationen am Kniegelenk und beziehen sich im großen und ganzen auf *Hauternährungsstörungen* bei zu groß angewendeten Hautlappen, auf *Sensibilitätsstörungen* durch die Verletzung des *N. saphenus*, auf Schädigung des *N. fibularis, Lockerungen des rekonstruierten Bandapparates, Wundinfektionen* und Einsteifungen des Kniegelenks. Beim Darstellen des Pes anserinus sollte man zunächst den N. saphenus beachten, der zwischen Sartorius und Gracilis zum Vorschein kommt. Theoretisch können auch die Gefäße und Nerven in der Kniekehle verletzt werden, wenn die hintere Kapselschale präpariert oder Sehnen durch die hintere Kapsel transponiert werden.

O'DONOGHUE (1973) beobachtete bei der Rekonstruktion der medialen Kniegelenksinstabilität unter 60 Operationsfällen 5 Patienten mit Hämatomen unter dem Hautlappen und lokaler Infektion, einen Patienten mit tiefer Infektion und 2 Patienten mit einer persistierenden Synovitis mit Ergußbildung, von denen einer wegen Einschränkung der Kniegelenksbeweglichkeit mobilisiert werden mußte, und einen weiteren Patienten mit einer Peronaeuslähmung, die sich von allein wieder erholte. NICHOLAS (1973) gab unter 52 operierten Patienten eine Komplikationshäufigkeit von 23% an. Zu diesen gehörten eine Lockerung von 5 Klammern, die zur Befestigung des oberen Seitenbandansatzes gedacht waren, 3 Wundinfektionen, die zu einer Lockerung des rekonstruierten Bandapparates führten, 2 Fälle mit einer Phlebothrombose, eine vorübergehende Peronaeuslähmung, 2 Fälle mit Ossifikationen um eine lose Klammer und 2 Patienten, die keine 90° Beweglichkeit im Kniegelenk erzielten.

Beuge- und Streckbehinderungen sind nicht ungewöhnlich, wenn man bedenkt, daß die Ruhigstellung des Knies über 6–8 Wochen erfolgt. Sie lösen sich jedoch meistens im Laufe von Monaten; häufig ist es schwierig, eine Streckbehinderung zu beseitigen. Man sollte sich davor hüten, die hintere Kapselschale zu weit nach vorn auf das Seitenband zu verlagern, da dadurch Streckbehinderungen eintreten, die auch durch die intensiven Rehabilitationsmaßnahmen nicht immer beseitigt werden können. Wichtig ist, daß die Nachbehandlung sorgsam durchgeführt wird, wobei es nicht darauf ankommt, möglichst rasch eine vollständig freie Beweglichkeit zu erzielen, da es sonst zu einer frühzeitigen Lockerung der Bänder und zu Reizergüssen kommen kann. Wichtig erscheint auch, daß die Kniegelenke bei Belastung durch einen rotationsstabilisierenden Apparat gesichert werden.

Bei dem Ellison-Vorgehen kann es dazu kommen, daß das kleine Fragment des Gerdy-Tuberkel zerbricht, wenn dieses später wieder fixiert wird. KENNEDY (1978) erwähnte in diesem Zusammenhang auch das *Tibialis-anterior-Syndrom*, das bei einem zu festen Faszienverschluß auftreten kann und eine Peronaeuslähmung nach sich zieht.

Meniskektomie

Es ist eine Reihe von Zugängen beschrieben. Durch geeignete Hautschnitte soll versucht werden, die Hautäste, insbesondere den *Ramus infrapatellaris* zu schonen. Bei der Meniskektomie sind Verletzungen des Bandapparates, der Synovialis, von Gefäßen und Nerven denkbar.

Beim Abtrennen des Innenmeniskus kann eine Verletzung oder *Durchtrennung des Innenbandes* zustande kommen, die vermieden wird, wenn das

Messer parallel zum Kollateralband gehalten wird. Einrisse des Innenbandes durch gewaltsames Aufklappen des Kniegelenks sind bekanntgeworden. Die Naht des Bandes ist unerläßlich. Schwierigkeiten ergeben sch auch beim Abtrennen des Hinterhorns, das schwer zu übersehen ist. Die präoperativ durchgeführte Arthroskopie kann Einrisse im Hinterhornbereich klären. Der Operateur darf sich nicht mit der Entfernung der vorderen Anteile des Meniskus zufriedengeben (s. unten) und sollte zur vollständigen Entfernung des Meniskus einen erneuten Zugang vom posteromedialen Schnitt aus in Erwägung ziehen.

Das blinde Abpräparieren des Meniskus im Bereich des Hinterhorns kann eine Verletzung der *A. und V. poplitea* nach sich ziehen. PATRICK (1969) hat 4 Fälle eines *Aneurysmas* nach Meniskektomie beschrieben. Schon 3 Monate nach der Operation kam es zu Schwellungen und Schmerzen im Bereich der Kniekehle. Die Arterie sollte bei einer Verletzung niemals ligiert, sondern immer genäht werden. In 2 Fällen kam es zu einer Volkmannschen Kontraktur und in 1 Fall zu einer Unterschenkelamputation.

Bei der Entfernung des lateralen Meniskus ist eine Verletzung des *N. fibularis* bei Präparation des Hinterhorns oder auch eine Verletzung der *A. genicularis lateralis* möglich. Die Arterie läuft in unmittelbarer Nähe der lateralen Begrenzung des Schienbeinkopfes und ist bei einer Verletzung hinter dem lateralen Kollateralligament aufzusuchen und zu unterbinden. Auch hier können sich Aneurysmen bilden, die zwischen der Kapsel und der Synovialmembran liegen und vor dem lateralen Seitenband zum Vorschein kommen. Sie dürfen nicht mit Zysten verwechselt werden.

Durch unsorgsames Vorgehen ist eine *Verletzung des Gelenkknorpels* möglich.

Die Verletzung der Synovialis im Bereich der medialen oder lateralen Umschlagfalte im Ansatzbereich der Seitenbänder sollte beim Eingehen in das Gelenk tunlichst vermieden werden, da es hier zu Verklebungen und damit zu *Bewegungssteifen*, insbesondere zu Streckbehinderung des Kniegelenkes kommen kann.

Bei jeder Operation blutet es mehr oder weniger in das Gelenk. Die *Blutung* entsteht besonders dann, wenn der Hoffasche Fettkörper oder die Synovialmembran zu stark verletzt werden, wenn der Meniskus zu weit nach lateral entfernt worden ist. Extraartikuläre Hämatome kommen durch die Verletzung der A. genicularis lateralis vor. Eine exakte Blutstillung und das Einlegen einer Drainage kann u.U. den Hämarthros vermindern. Ausgedehnte Blutungen beeinflussen die Lymphdrainage, führen zur intraartikulären Druckerhöhung und beeinträchtigen daher die postoperative Rehabilitation des Kniegelenks. Gelenkpunktionen werden seltener notwendig.

Jedes Kniegelenk braucht postoperativ Ruhe. Jedes forcierte Bewegen und eine zu frühe Belastung gehen mit *Reizzuständen* des Kniegelenkes und mit Ergußbildung einher. Obwohl die Funktion des Kniegelenks zur Resorption des Gelenkergusses beiträgt, sollte jedoch auf forcierte Übungen verzichtet werden. Bei höhergradigen Ergüssen sollte punktiert werden, sonst sind ein Kompressionsverband (Filzkreuz) und Eisbehandlung anzuordnen.

Instabilitäten, die sich nach den Meniskusentfernungen bemerkbar machen, sind meist Folge eines übersehenen und bereits präoperativ vorhandenen Komplexschadens. Nur selten werden sie durch die intraoperative Verletzung der dorsomedialen Kapselschale oder des Seitenbandes entstehen (s. oben).

Postoperative Arthroskopien bei Patienten, die im Verlauf der Meniskusentfernung nicht beschwerdefrei wurden, zeigten nach einer Aufstellung von BLAZINA u. JACKSON (1975) in 40% der Fälle degenerative Veränderungen im Bereich der Femurkondylen, in 13% war der Meniskus nicht ganz entfernt, in 14% war eine Chondromalazie und in 10% eine Verletzung der Seitenbänder vorhanden. Der Meniskus sollte daher immer vollständig entfernt werden, d. h., man sollte tunlichst darauf achten, auch das degenerierte und verletzte Hinterhorn mit zu beseitigen. SCHULITZ (1973) berichtete, daß zwei Drittel der Patienten, die im Kindes- oder Jugendalter wegen einer Meniskusverletzung operiert wurden und bei denen die Operation länger als 10 Jahre zurücklag, eine Arthrose hatten. Bei der Entfernung eines dysplastischen Meniskus zeigte sich bereits im Durchschnitt 8 Jahre nach der Operation in 32% eine Arthrose, soweit sie im 2. Lebensjahr operiert wurden.

Chondropathie und Patellaluxationen

Die Chondromalazie, die habituelle Patellaluxation und die Femoropatellararthrose machen eine entlastende Weichteiloperation (Viernstein, Ficat, Insall), Sehnentranspositionen (Krogius, Lanz), eine Anhebung bzw. Verlagerung der Tuberositas usw. notwendig. Für diese Erkrankun-

gen sind mehr als 100 verschiedene Operationen bzw. Modifikationen beschrieben worden.
Komplikationen ergeben sich hauptsächlich aus den knöchernen Operationen. Eingriffe an der Tuberositas tibiae sollten nur durchgeführt werden, wenn das Wachstum beendet ist, sonst treten *Wachstumsstörungen* am Tibiakopf ein. CROSBY u. INSALL (1976) berichten über 5 Genua recurvata aus einer Gruppe von 27 Kindern, die unterhalb von 14 Jahren an der Tuberositas tibiae operiert wurden.
Bei der Anhebung der Tuberositas tibiae nach Maquet-Bandi (1972) kann es zum Einbrechen der knöchernen Verbindung am distalen Pol und zur Ablösung des eingemeißelten Knochenspanes kommen, obwohl BANDI (1972, 1975) keine *Ausrisse* oder Lockerungen erlebte. HERTEL u. HEPP (1977) berichteten über 9 Komplikationen, meistens aufgrund technischer Fehler bei der Vorverlagerung von 77 Kniescheibenansätzen. Es kam u. a. 5mal zu Lockerungen, in 2 Fällen zeigte sich eine *Spanresorption* sowie eine Ermüdungsfraktur der proximalen Tibia, wie sie auch von KLEMS (1976) beobachtet wurde. Bei Verlagerung der Tuberositas ist die Zugfestigkeit jedoch zu prüfen; gewöhnlich wird die Tuberositas mit einer Schraube fixiert; es kann jedoch sein, daß keine Kompression ausgeübt werden kann, wenn die Schraube in der Spongiosa ausreißt oder die dorsale Kortikalis nicht ausreichend faßt. Eine Kirschner-Drahtfixation erscheint nicht ausreichend, wenn es darum geht, den Patienten sofort wieder funktionell zu behandeln.
Nachblutungen und *Hämatome* sind Folge der Eröffnung spongiöser Räume, besonders wenn keine Abdeckung der Entnahmestelle nach Umsetzung der Tuberositas durch einen entsprechenden Span erfolgt ist. Nachblutungen und Versagen der Saugdrainage sind Ursachen vermehrter Wundheilungsstörungen.
Hat sich das Hämatom infiziert, kann es zu einer tiefen *Infektion* kommen, wodurch das funktionelle Ergebnis in Frage gestellt wird. Hier kann die Ausräumung eines Osteomyelitisherdes notwendig werden. CROSBY u. INSALL (1976) berichteten über eine tiefe Infektion bei 81 operierten Kniegelenken, HERTEL u. HEPP (1977) über eine tiefe Infektion bei 77 Tuberositasverlagerungen.
Reluxationen traten bei CROSBY u. INSALL (1976) in 19% von 69 Operationen auf, bei denen die Tuberositas verlagert wurde und in 25% bei Weichteileingriffen (Krogius). HEPP (1977) sprach von 6 wiederaufgetretenen Luxationen der Kniescheibe bei 30 rezidivierenden oder habituellen Patellaluxationen, bei denen eine Versetzung nach Maquet-Blauth vorgenommen wurde. Wichtig ist, daß bei der Verlagerung der Tuberositas zusätzlich immer eine Durchtrennung der lateralen Retinacula bis hinunter zur Tuberositas tibiae durchgeführt wird.

Eine weitere Komplikation ist in der *Arthrosenentstehung* verlagerter Kniescheiben zu sehen. Man sollte sich davor hüten, die Tuberositas zu weit nach medial oder distal zu verlagern. Die Distalverlagerung sollte sich nach dem Hochstand der Patella richten. BLAZINA u. Mitarb. (1975) präsentierten 10 Fälle mit einer Patella baja bei 40 Tuberositasverlagerungen. Es muß angenommen werden, daß aufgrund eines erhöhten Preßdruckes bei einer zu weit distal verschobenen Patella einer Arthrose Vorschub geleistet wird. Die Distalisierung der Tuberositas sollte nie mehr als 5–10 mm betragen. CROSBY u. INSALL (1976) sind der Ansicht, daß die Medialverlagerung wie auch die Distalisierung der Arthrosebildung im Femoropatellargelenk Vorschub leisten, da es aufgrund der veränderten Zugrichtung zu Gleitwegstörungen und infolge einer Außenrotation der Tibia auch zur Arthrose im Hauptgelenk kommen kann. Radiologische Untersuchungen vom HAMSON u. HILL (1975) zeigten in 70% von 44 Kniegelenken eine Arthrose, in denen eine Verlagerung der Tuberositas vorgenommen wurde. Unter ihren 44 Kniegelenken war eine Femoropatellararthrose in 30 und eine Arthrose des tibiofemoralen Gelenkes in 20 Kniegelenken vorhanden. Die Arthroserate im Femoropatellargelenk nach Weichteileingriffen ist deutlich geringer, die Reluxationsgefährdung dafür jedoch etwas höher. Man sollte sich auch davor hüten, den Vastus medialis obliquus zu stark zu distalisieren und medial zu verlagern; es genügen hier wenige Millimeter, da sonst eine pathologische Patellarotation eintritt. Im großen und ganzen ist natürlich zu sagen, daß die Arthroserate schwer zu verifizieren ist, da viele Kniegelenke bereits vorgeschädigt sind oder eine Voroperation hinter sich haben, die zur Arthrosebildung beitragen. DEBURGE u. CHAMBAT (1980) sprachen davon, daß nach Tuberositasverlagerungen 10% der Patienten unzufrieden sind, wenn eine habituelle Luxation der Kniescheibe vorgelegen hatte; bei instabiler Kniescheibe waren es 26%.

Patellektomie

Die Entfernung der Patella sollte von einem Längsschnitt der Streckaponeurose vorgenommen werden. Anschließend muß der Defekt gerafft werden, da es sonst zu einem Streckdefizit des Kniegelenks kommt. Bei frühfunktioneller Behandlung ist leicht ein Ausreißen der Raffnähte möglich, insbesondere, wenn eine veraltete Querfraktur der Patella mit Dehiszenz der Fragmente vorgelegen hatte. Evtl. muß eine Umklapp-Plastik aus der Quadrizepssehne den Defekt überbrücken helfen. Die primäre Funktionsbehandlung des Kniegelenks kann daher vorerst nur unter einer Umlagerung und geführten Bewegung des Gelenkes bis etwa 30–40° erfolgen.

Operationen am Unterschenkel

Operative Zugänge

Die Routinezugänge am Unterschenkel führen selten zu Komplikationen, wenn nicht bereits Voroperationen stattgefunden hatten, Hautschädigungen und Narbenplatten vorlagen und wenn man sich an die Standardinzisionen hält, die Sehnen- und Gefäßlogen respektiert und die Tibialis-anterior-Loge (s. oben) sowie die Hautnerven nicht verletzt. Verletzungen und Druckschädigungen des N. fibularis, N. tibialis einschl. der großen Gefäße können bei Operationen im oberen Drittel und bei dorsalen Zugängen eintreten.

Verlängerungsoperationen am Unterschenkel

Für die Verlängerungsosteotomien am Unterschenkel müssen mehrere Voraussetzungen gegeben sein, zu denen die Stabilität des Fußes, des Sprung- und Kniegelenks genauso gegeben sein muß wie Fußdeformitäten fehlen sollten. Durch die Verlängerungsoperationen werden *Fußdeformitäten* und *-instabilitäten* akzentuiert. Es sollte zumindest die Möglichkeit bestehen, die Spitzfußstellung durch Achillessehnenverlängerung auszugleichen, was immer in Frage gestellt werden muß, wenn bereits in früheren Eingriffen der Versuch unternommen wurde. Liegt ein Elastizitätsverlust der Haut vor, wie wir ihn bei Narbenbildungen finden, so muß mit *Hauternährungsstörungen* gerechnet werden.
Verlängerungsoperationen am Unterschenkel bei Kindern unter 6 Jahren sind fragwürdig, da bei einer maximal möglichen 15%igen Unterschenkelverlängerung mit höherer Komplikationsrate gerechnet werden muß und der geringe Verlänge-

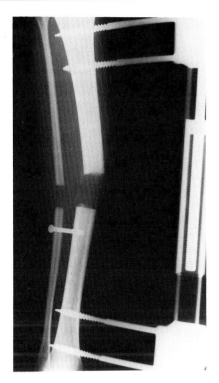

Abb. 2.**68** K. H., 16 Jahre.
Verlängerung des Unterschenkels bei Zustand nach Poliomyelitis. Wegen des beginnenden Durchbaus im Bereich des Distraktionsspalts und Aufdehnung mit dem Wagner-Apparat kommt es zur Achsenabweichung der Knochenfragmente

rungszuwachs den Aufwand kaum rechtfertigt. Eine Strecke von 4 cm sollte das Mindestmaß der angestrebten Verlängerung sein.
Das Vorgehen gestaltet sich ähnlich wie am Oberschenkel; wesentliche intraoperative Komplikationsmöglichkeiten ergeben sich hier nicht. Voraussetzung ist, daß die Fibula distal transfixiert wird. Von einigen Autoren wird prophylaktisch bereits eine vordere Kompartmentfasziotomie durchgeführt, um ein mögliches *Tibialis-anterior-Syndrom* zu verhindern. Sind bereits Spitzfußstellungen vorhanden oder spannt sich die Achillessehne straff an, so sollte man in gleicher Sitzung eine Verlängerung der Achillessehne vornehmen. Sollte sich während des Distraktionsprozesses eine Spitzfußstellung ergeben, so ist dieser Vorgang zu unterbrechen und ggf. die Achillessehne zwischenzeitlich zu verlängern.
Während des Distraktionsvorganges muß der Fuß täglich beobachtet werden. Wenn neurologische Komplikationen auftreten, z. B. *Hyperästhesien*,

Anästhesien oder Paresen, muß der Ursache nachgegangen werden. Der Verlängerungsvorgang wird vorübergehend eingestellt, die Verlängerung um ein paar Schraubenumdrehungen rückgängig gemacht und evtl. komprimierende Faszien inzidiert, damit sich der Nerv erholen kann. Die meisten Komplikationen bietet der *N. peronaeus communis*. Aus diesen Gründen empfiehlt WOLNER (1976) eine Teilung der täglichen Distraktionsstrecke auf je eine halbe Umdrehung der Schraube morgens und abends.

Größere *Gefäßkomplikationen* sind selten. Sie treten kaum ein, wenn die Tibialisfaszienloge eröffnet wurde. Puls- und Blutdruckverhalten müssen ständig kontrolliert werden, wenn der Distraktionsvorgang fortgeschritten ist.

Regelmäßige Röntgenkontrollen sind erforderlich, um ein Abweichen der Fragmente aufzudecken (Abb. 2.**68**). Bei fehlendem Durchbau der Verlängerungsstrecke wird nach Abschluß des Distraktionsvorganges eine Platte angelegt und der Defekt mit Spongiosa aufgefüllt. Andererseits kann es zu einem zu frühzeitigen Durchbau kommen, der sich in einem erhöhten Widerstand beim Drehen bemerkbar macht und röntgenologisch erkannt werden kann.

Weitere Komplikationen betreffen *Wundinfektionen*, *Frakturen* im Verlängerungsbereich und *Pseudarthrosen*. Bei drohenden Pseudarthrosen kann die Implantationsfestigkeit entweder durch das Anlegen von zwei Platten oder durch eine Spezialplatte verbessert werden. Bekanntgeworden sind Valgusdeformitäten der Tibia aufgrund von Spontanverformungen und Streßfrakturen (Abb. 2.**69**) im Verlängerungsbezirk nach Metallentfernung. Hier muß eine erneute Spongiosaanlagerung, evtl. unter Stabilisierung mit einer Platte oder einem Gips, vorgenommen werden. Ein zu langes Belassen der Metallplatte nach der primären Operation kann zu einer Spongiosierung führen und die Tragfähigkeit des Unterschenkels im Distraktionsbezirk herabsetzen.

Es kommt zu Ausbildungen von Spitz-, Klump- oder Knickfußstellungen, die durch eine Achillotenotomie oder Verlängerung der Tibialis- oder Peronaeussehnen korrigiert werden müssen (GROSS 1971, HUPFAUER 1975).

Als Zusammenfassung der Komplikationsmöglichkeiten mag ein Bericht von COLMAN u. STEVENS (1978) gelten, die unter 73 Unterschenkelverlängerungen 7 Heilungsverzögerungen, 9 Pseudarthrosen, 11 Abweichungen der Tibiaachse sowie 17 Streßfrakturen hatten. 5mal kam es zu Parästhesien und 11mal zu Kompartmentsyndromen. Die Autoren geben an, daß unter ihren 73 Patienten nur 19% keine substantiellen Probleme oder Komplikationen hatten, daß jedoch die meisten der restlichen 81% schließlich doch exzellente Ergebnisse aufwiesen, da den Komplikationen rechtzeitig begegnet bzw. diese beseitigt werden konnten.

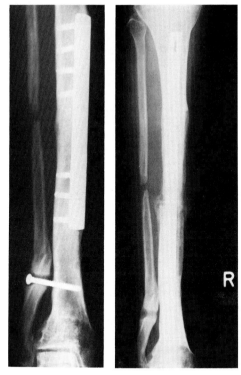

Abb. 2.**69** E. M., 16 Jahre.
a) Zustand nach Unterschenkelverlängerung im Wagner-Apparat. Spongiosaauffüllung und Verplattung.
b) Etwa 7 Monate nach der Plattenentfernung kam es zu einer Ermüdungsfraktur im ehemaligen Distraktionsbereich. Unterschenkelnagelung und Spongiosaanlagerung

Operationen am Fuß

Operatives Vorgehen

Die Operationen werden vorwiegend in *Blutleere* durchgeführt; Ausnahmen sollten z.B. bei alten Leuten mit Störungen der Blutzirkulation gemacht werden, da hier die Hautdurchblutung bzw. die Durchblutung des ganzen Beines gefährdet ist.

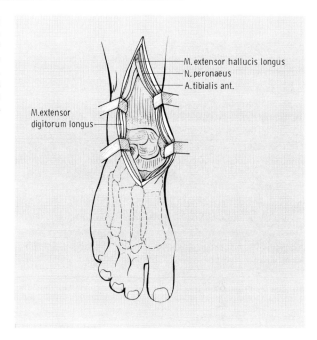

Abb. 2.**70** Vorderer Zugang zum oberen Sprunggelenk. Der Extensor hallucis longus und die Sehne des Tibialis anterior werden zusammen mit dem neurovaskulären Bündel nach medial zurückgehalten. Die Venen des Extensor digitorum longus werden nach lateral beiseite gehalten (aus: Campbell's Operative Orthopaedics, Mosby, St. Louis 1963, S. 67).

Der Operateur sollte sich einer atraumatischen *Operationstechnik* befleißigen und, wie bei der Handchirurgie, nur feine Pinzetten, Haken und Osteotome verwenden.

Die Hautschnitte sollten nach den Regeln der Kunst angelegt werden, um *Nekrosen der Haut* und Schäden der Nerven und damit unangenehme *Mißgefühle* sowie trophische Störungen zu vermeiden. Gerade bei den Hautschnitten am oberen Sprunggelenk ist auf die A. tibialis posterior und am Fußrücken auf die A. dorsalis pedis zu achten (Abb. 2.**70**). Vor allem die Unterbindung der A. tibialis posterior kann *Durchblutungsstörungen* des Fußes zur Folge haben. Von den Hautnerven kann u. a. der N. cutaneus dorsalis lateralis beim lateralen Zugang, wie er zur subtalaren Arthrodese gebräuchlich ist, verletzt werden.

Die Haut des Fußes ist besonders anfällig, und es sei in diesem Zusammenhang besonders auf den durchblutungsgestörten (Diabetes, Arteriosklerose) und an den rheumatischen Fuß erinnert. Die Haut sollte nicht von der ernährenden subkutanen Schicht getrennt werden, was besonders an der Fußaußenseite leider der Fall ist, wenn der Haken falsch eingesetzt wird. Jeder lange Hakendruck kann die Hauternährung stören. Ein Elektrokauter sollte nur sehr geschickt angewendet werden, um größere Nekrosen zu vermeiden. Vor jedem Hautverschluß ist die Eröffnung der Blutleere notwendig, um Blutungen zu kontrollieren und Hämatome zu verhindern; Drains sind einzulegen. Insbesondere bei Zweitoperationen nehmen die Wundheilungsstörungen zu.

Ein postoperativ angelegter Gips soll unter bestimmten Voraussetzungen bereits nach wenigen Tagen gewechselt werden. Es handelt sich hierbei vornehmlich um subtalare Arthrodesen bzw. Operationen, die mit der Eröffnung des spongiösen Raumes der Knochen verbunden sind. Hier kommt es zu Nachblutungen, die die Polsterung des Gipsverbandes durchtränken. Bereits nach wenigen Tagen kann der ausgetrocknete Verband zu Drucknekrosen an der Haut führen.

LAINE u. VAINIO (1969) hatten nach einer Statistik zum Ausdruck gebracht, daß die *Wundinfektion* am Fuß mit 3,6% – hier sind vor allem die rheumatischen Füße gemeint – fast dreimal so hoch wie an anderen Körperregionen liegt. Hier scheint die Minderdurchblutung des Fußes gegenüber anderen Regionen eine wesentliche Rolle zu spielen.

Arthrodese des oberen Sprunggelenkes

Die beste Stellung ist die Fusion des oberen Sprunggelenkes in 90° mit einer gewissen Varianz für Männer und Frauen; der Rückfuß soll in einer neutralen Position stehen und die Rotation dem

normalen Fuß entsprechen. Abweichungen führen zu Funktionsbehinderungen des Fußes.
Pseudarthrosen treten mit der Kompressionsarthrodese nur selten auf. Sie erreichen etwa 5%, sobald lediglich mit Kirschner-Drähten und im Gips fixiert wird. Die Charcot-Gelenke bieten diesbezüglich häufiger Probleme; ein Ausbleiben der Durchbauung wird mit 50% angegeben. Spätkomplikationen in Form von Überbelastung des Fußes, Ermüdungsfrakturen und Hallux rigidus sind bekanntgeworden, wobei nicht immer klar ist, wieweit Vorschädigungen zu diesen Komplikationen geführt haben.
Die Arthrodese wird vielfach in den benachbarten Gelenken kompensiert, so entweder im Chopart-Gelenk (ZIMMERMANN 1937) oder auffallenderweise auch im Talonavikular- bzw. im Talokalkaneargelenk (HOHMANN u. ECKHOFF 1973). Hier kann es zu Arthrosen kommen, die entsprechende Beschwerden machen.

Alloarthroplastik des oberen Sprunggelenks

Voraussetzung für eine Alloarthroplastik des oberen Sprunggelenks sind die erhaltene Funktion benachbarter Gelenke und eine einwandfreie Hautbeschaffenheit. Es dürfen keine Zirkulationsstörungen und Ödeme vorhanden sein. Füße mit Kontrakturen oder Fehlstellungen im oberen und unteren Sprunggelenk sollten von den Operationen ausgenommen werden.
Wundheilungsstörungen treten auf, wenn der Vorbefund des Fußes hinsichtlich seiner Hautbeschaffenheit nicht einwandfrei gewesen ist, wie das häufiger bei Verletzungen des Fußes vorkommt. Wichtig ist, daß eine exakte Blutstillung durchgeführt und die Blutleere vor Verschluß geöffnet wird. Die Verletzung des Saphenus-Hautnerven kann zu erheblichen Mißempfindungen führen.
Ein Teil der postoperativen Komplikationen ist Folge einer fehlerhaften Operationstechnik. Hierzu gehören *Instabilitäten* und *Funktionseinbußen* des Fußes. Das Gelenk kann instabil werden, wenn zuviel Knochen reseziert wurde. Dem kann durch die Verwendung von mehr Zement begegnet werden; primär sollte aber das Augenmerk auf die richtige Resektionshöhe gerichtet werden. Die Bandführung ist wieder zu sichern, indem der Außenknöchel exakt in seiner ursprünglichen Position fixiert wird. Wird die Taluskappe zu weit vorn oder hinten aufgebracht, so kann die Funktion des oberen Sprunggelenks leiden und ein Hacken- oder Spitzfuß resultieren. *Brüche des Innenknöchels* kommen vor, insbesondere wenn bereits intraoperativ Fissuren gesetzt oder die Stabilität durch zu großräumiges Resezieren beeinträchtigt wurde. *Lockerungen* der Prothesen sind verständlich.

Arthrodesen des Rück- und Mittelfußes

Wenn die Arthrodesen unter der richtigen Indikation und technisch richtig vorgenommen werden, sind die Komplikationen sehr gering. Der Hautschnitt sollte die Ausläufer des *N. cutaneus dorsalis* intermedius und lateralis umgehen. Eine Durchtrennung der Nerven führt zu einem gestörten Hautgefühl auf der äußeren Seite des Fußrückens. Die Hautränder müssen sehr geschont werden, da es insbesondere an der äußeren Fußseite leicht zu Nekrosen kommt, wenn die Haut durch Hakendruck geschädigt wurde.
Die Gelenke sind vollständig zu entknorpeln und das entsprechende knöcherne Resektionsausmaß richtig zu wählen. Häufig resultieren *unzureichende Korrekturen*, insbesondere bei den Klumpfüßen und Hohlfüßen, infolge zu geringer Resektionskeile. So bleiben häufig funktionsstörende Supinationsstellungen und Varusfehlstellungen der Ferse zurück. Es muß darauf geachtet werden, daß die Resektionsflächen parallel aufeinandergestellt werden und daß die Osteotomieflächen schachbrettartig aufgeschlagen werden, wenn eburnisierte Knochenflächen zurückbleiben. Die Fixation erfolgt entweder mit Kirschner-Drähten oder mit Klammern. Ein Redondrain ist einzulegen, da sich erfahrungsgemäß starke *Hämatome* bilden. Der Fuß muß in Gips gut abgepolstert sein und dieser nach wenigen Tagen gewechselt werden, damit nicht der hartwerdende Verband zusätzliche Schäden an der Haut hinterläßt.
An postoperativen Komplikationen fallen Hautnekrosen, anhaltende Schwellungen und hin und wieder eine mangelnde Durchbauung der Arthrodese ins Gewicht. Die Wundheilung ist ständig zu kontrollieren. Sind Hautnekrosen vorhanden, so müssen sie abgetragen und frische Granulationsflächen evtl. mit Reverdinläppchen oder Spalthautläppchen gedeckt werden. Bei größeren Nekroseflächen kann die Heilung sonst wochenlang vor sich gehen, wobei im Endeffekt eine wenig belastungsfähige Hautnarbe resultiert.
Eine verzögerte oder *ausbleibende Heilung der Osteotomie* (Abb. 2.**71**) ist in einer mangelnden Anfrischung und schlechten Adaptation der Re-

Abb. 2.71 T. H., 43 Jahre.
a) Subtalare Arthrodese nach Fersenbeinfraktur. Fehlerhaftes Einlegen von Steinmann-Nägeln. Das von kaudal her eingeschlagene Implantat verursachte im Bereich der Fußsohle erhebliche Belastungsbeschwerden. Die Durchbauung im Bereich des Talonavikulargelenks blieb aus.
b) Es wurde daher eine Verriegelungsarthrodese mit einem Span aus dem Becken mit schließlicher Durchbauung des Gelenks durchgeführt

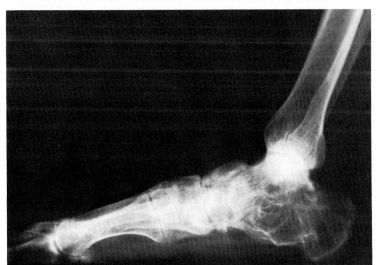

sektionsflächen zu sehen. Eine ungenügende Ruhigstellung, ein zu frühes und/oder ein fehlerhaftes Belasten durch einen zu weit vorn angebrachten Gehstollen können die Biegebeanspruchung erhöhen und damit Unruhe während des Heilungsprozesses hervorrufen.

Bei der subtalaren extraartikulären *Arthrodese nach Grice* sollte der mit Fett- und Bindegewebe ausgefüllte Sinus tarsi vollständig freigelegt und gesäubert sein. Die einzubringenden Späne sind senkrecht zur Bewegungsachse des unteren Sprunggelenks, d.h. bei Rechtwinkelstellung des Fußes senkrecht zur Tibia einzubringen. Es ist darauf zu achten, daß der Span in der subkortikalen Nute einen ausreichenden Halt findet und so weit nach medial eingebracht wird, daß er nicht luxieren kann.

Eine Ursache für Fehlergebnisse liegt in einer unzureichenden oder übermäßigen Korrektur. SMITH u. WESTIN (1968) hatten darauf hingewiesen, daß eine *Varusdeformität* nach Gricescher Operation beim Pes-calcaneo-valgus 2½mal häufiger als beim Pes-equino-valgus ist. Die Ursache ist darin zu suchen, daß sich mit dem Pes-calcaneo-valgus häufig eine Valgusstellung des oberen Sprunggelenkes verbindet, so daß durch die Gricesche Operation eine Subluxation im Talokalkaneargelenk erfolgt. Mit der Umstellung des

146   2. Zwischenfälle bei orthopädischen Operationen

Kalkaneus wird der vorher pronierte und abduzierte Fuß in eine fixierte Supination und Adduktion überführt. Es resultiert ein schmerzhaft beschwielter, druckempfindlicher und fehlgestellter Vorfuß.

An weiteren Komplikationen sehen wir die Resorption des Spanes und eine Pseudarthrose. Die *Resorption des Spanes* findet vornehmlich bei homologen Spänen statt. Eine sichere Fixation im Unterschenkelgips ist über 3–4 Monate zur Verhütung einer *Pseudarthrose* notwendig.

Fußdeformitäten

Komplikationen und Schwierigkeiten bei den jeweiligen Techniken zur Beseitigung von Plattfuß, Klumpfuß, Hackenfuß, Hohlfuß und Schaukelfuß ergeben sich vor allem aus einer falschen Indikationsstellung und Einschätzung des jeweiligen Krankheitsbildes.

An postoperativen Komplikationen kennen wir neben den oben geschilderten Zwischenfällen von seiten der Haut, Gefäße und Nerven die Nekrose des Taluskopfes nach Schädigung der in den Sinus tarsi eintretenden Gefäße, Pseudarthrosen bei Arthrodesen, Korrekturverluste durch unsachgemäß angelegte Gipsverbände oder unzureichende Operationstechnik, Brüche von fixierenden Kirschner-Drähten, Abrisse von transponierten Sehnen, Haut- und Zehennekrosen durch schnürende Verbände und Druckstellen im Gips.

Der *frühkindliche Klumpfuß* bringt häufig Rezidive und schlechte Ergebnisse mit sich. Nach Z-förmiger Durchtrennung der Achillessehne sind die hintere obere und untere Gelenkkapsel zu durchtrennen. Hierbei ist Sorge dafür zu tragen, daß die *Epiphysenfuge* nicht verletzt wird. Außenseitig wird das kalkaneofibulare und talofibulare Ligament durchtrennt, medial wird der hintere Anteil des Deltaligaments ebenfalls inzidiert. Dazu sind die Sehnen und Gefäße nach vorheriger Präparation sorgsam mit einem kleinen Hohmann-Hebel beiseite zu halten (Abb. 2.72). Eine Verletzung der Gefäße kann zu *Durchblutungsstörungen* führen. Kommt es nicht zu einer Korrektur der Sprung- und Fersenbeine, worüber das Röntgenbild eine Aussage macht, muß ein mediales und subtalares Release durchgeführt werden. Das bedeutet, daß das tibiokalkaneare und -navikulare Band sowie das talokalkaneare interossäre Ligament durchtrennt werden. Nach Reposition ist das Talonavikulargelenk durch einen Kirschner-Draht zu sichern. Man muß sich der Tatsache bewußt werden, daß es nicht möglich ist, die Spitzfußstellung der Ferse vollständig zu korrigieren, ohne die Varus- und Adduktionsstellung zu beseitigen und umgekehrt.

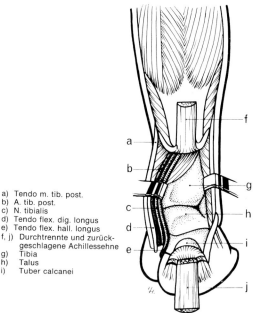

a) Tendo m. tib. post.
b) A. tib. post.
c) N. tibialis
d) Tendo flex. dig. longus
e) Tendo flex. hall. longus
f, j) Durchtrennte und zurückgeschlagene Achillessehne
g) Tibia
h) Talus
i) Tuber calcanei

Abb. 2.72 Zugang zu den Sprunggelenken beim kindlichen Fuß von dorsal. Bei den Operationen muß sorgsam auf die Schonung der Gefäßnervenbündel geachtet werden (nach T. Nicola)

Postoperative Schwellungen, *Wunddehiszenzen* und Hautnekrosen können den Verlauf komplizieren. Die Durchblutung ist ständig zu kontrollieren und bei *Schwellungen* der Gipsverband zu spalten. Auch *Nekrosen* können durch unsachgemäße postoperative Gipsverbände, insbesondere im Bereich der Streckseite des oberen Sprunggelenkes, auftreten, wenn während des Anlegens des Gipses versucht wird, die Korrektur gewaltsam zu erreichen. Ist es nicht zu einer ausreichenden Korrektur der Fußwurzelknochen gekommen, muß man mit einem Schaukelfuß rechnen, der immer dann entsteht, wenn die Ferse weiter hoch steht und man versucht, die Korrektur über den Vorfuß zu erreichen.

Deformierung und Rigidität des Fußes sind Folgen einer Knorpelschädigung des talonavikularen, subtalaren und des oberen Sprunggelenkes, die entweder durch die Operation oder während der prä- oder postoperativen Korrekturphase eintreten.

Treten *Rezidive* auf, so sollte durch eine Nachoperation versucht werden, die Deformität zu verbessern (Operation nach Evans, Operation nach Tur-

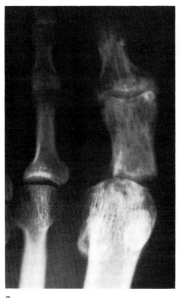 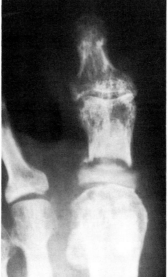 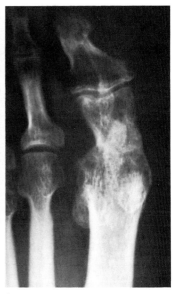

a b c

Abb. 2.73 S., K.-H., 42 Jahre.
a) Hallux rigidus. Es wurde eine Brandes-Operation mit zu geringer Resektion vorgenommen. Die Beschwerden bestanden weiterhin. Es entwikkelte sich eine Sudecksche Dystrophie.
b) Einlegen einer Swanson-Silastic-Prothese ohne Besserung der Beschwerden.
c) Es mußte deswegen eine Arthrodese des Großzehengrundgelenks mit einem Span aus dem Becken vorgenommen werden

co, Operation nach Dwyer usw.), später kann man dann die subtalare Arthrodese anschließen, wenn erforderlich. Ständige Gipsredressionen und krankengymnastische Übungen sowie Schalenlagerungen sind mit in Betracht zu ziehen.
Die *rigiden Plattfußdeformitäten*, insbesondere die angeborenen Schaukelfüße, bedürfen einer Rückfußentwicklung mit Tenotomie der Achillessehne, der Reposition der subtalaren Gelenke, einer Reposition des Navikulare und einer extraartikulären bzw. muskeldynamischen Stabilisierung. Konservative Maßnahmen allein führen selten zum Ziel. Diese Operationen haben aufgrund des ausgedehnten Eingriffs eine relativ hohe Quote an Komplikationen hinsichtlich der Hautverhältnisse und Rezidive. Mit schlechten Ergebnissen ist zu rechnen, wenn die Kinder älter als 4 Jahre sind.
Jede *Hallux-valgus-Operation* birgt eine Reihe von Komplikationen, wie Blutzirkulationsstörungen, Hautnekrosen, Hallux varus, rezidivierender Hallux valgus, Hallux hyperextensus, Fremdkörperreaktion auf Silastikprothesen, Metatarsalgien usw. in sich.
Fehlergebnisse können damit beginnen, daß die Resektion der Grundphalange zu großzügig oder zu schüchtern vorgenommen wurde (Abb. 2.73). Auf der einen Seite kommt es zu einem *Schlottergelenk* und auf der anderen Seite zu einem *Hallux rigidus*. Die von BRANDES angegebene Zweidrittelresektion sollte nicht über 15 mm betragen. Die Resektionsfläche muß senkrecht zur Achse der Grundphalange verlaufen und sie sollte glatt und frei von Knochenspornen sein. Wichtig ist auch, daß nach der Operation eine Distraktion des neugeschaffenen Grundgelenks für 3 Wochen aufrechterhalten wird, damit sich keine Kontrakturen ausbilden und sich der Raum mit Granulationsgewebe auffüllen kann.
Es muß darauf geachtet werden, daß die Sehne des *M. flexor hallucis longus* und die *Strecksehne* nicht verletzt werden. Beim Abmeißeln der Osteophyten am Metatarsalköpfchen kann es zum *Einbrechen des Knochens* kommen, wenn man die Meißelrichtung von distal nach proximal wählte. Sämtliche Osteophyten müssen im Bereich des Köpfchens abgetragen werden, um spätere Reizzustände zu vermeiden.
Die Fehlergebnisse nach Hallux-valgus-Operationen (Operation nach Brandes) sind operativ schwer zu beeinflussen. Man sollte sich davor hüten, eine Verkürzung des 1. Strahles vorzuneh-

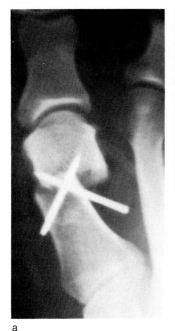 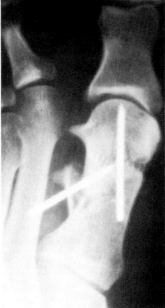

Abb. 2.**74** S. B., 29 Jahre.
a) u. b) Hallux valgus beiderseits. Die Osteotomien liegen zu tief. Rechtsseitig besteht keine ausreichende Verschiebung. Es ist hier zu einem Kortikaliseinbruch und zur Herauswanderung des ungenügend einliegenden Drahts gekommen

a b

men oder bei Beschwerden das laterale Sesambein zu entfernen. Das laterale Sesambein ist selten Ausdruck der Belastungsbeschwerden, es sei denn, daß sich hier eine Arthrose eingestellt hat. Eine Einklemmung des Sesambeines zwischen dem 1. und 2. Strahl ist nicht denkbar. Ist es zu einem Hallux rigidus oder zu einer grotesken Fehlstellung der Großzehe gekommen, ist entweder eine Nachresektion oder das Einfügen einer Silastikprothese in Erwägung zu ziehen. Evtl. sind auch Sehnentranspositionen (insbesondere Versetzung des langen Zehenstreckers) zu diskutieren. Den letzten Ausweg stellt die Arthrodese des Metatarsophalangealgelenkes dar, evtl. unter Zuhilfenahme von Beckenspongiosa.

Die Hallux valgus-Operation hat beim jüngeren Menschen (*subkapitale Osteotomie nach Hohmann*) geringere Komplikationen als die Operation nach Brandes. Es kann dabei zu Pseudarthrosen, Beschwerden aufgrund einer zu starken Plantarverlagerung des distalen Fragmentes und zu Infektionen kommen (Abb. 2.**74**).

Literatur

Arbes, H., P. Bösch, H. Kristen, K. Zweymüller: Komplikationen bei der Hüfttotalendoprothese. Orthop. Prax. 6/XII (1976) 563

Arden, G. P.: Total knee replacement. Clin. Orthop. 94 (1973) 92

Attenborough, C. G.: The Attenborough total knee replacement. J. Bone Jt. Surg. 60B (1978) 320

Baacke, M., H. Legal, R. Luther: Grenzindikation für die supracondyläre Femurosteotomie zur Behandlung der Gonarthrose. Z. Orthop. 112 (1974) 221

Bagdley, C. E., A. S. Isaacson, J. C. Wolgamot, J. W. Miller: Operative therapy for slipped upped femoral apiphysis. An result study. J. Bone Jt. Surg. 30A (1948) 19

Bandi, W.: Chondromalacia patellae und femoropatellare Arthrose. Helv. Chir. Acta Suppl. 11 (1972)

Bandi, W.: Vorverlagerung der Tub. tibiae bei Chondromalacia patellae und femoropatellarer Arthrose. Hefte Unfallheilk. 127 (1976) 175

Banniza v. Bazan, U. K., G. Rompe, A. Krastel, K. Martin: Diastematomyelie – ihre Bedeutung für die Behandlung von Mißbildungsskoliosen. Z. Orthop. 114 (1976) 881

Bauer, G. C. H., J. Insall, T. Koshino: Tibial Osteotomy in Gonarthrosis (Osteoarthritis of the knee). J. Bone Jt. Surg. 51A (1969) 1545

Beyeler, J., J. Peyer, M. v. Raven: Komplikationen bei von dorsal versteiften Skoliosen (Multizentrische Studie). Z. Orthop. 114 (1976) 567

Bingas, B., Th. Grumme: Postoperative Komplikationen bei Bandscheibenoperationen. Z. Orthop. 111 (1973) 565

Birrer, L.: Art, Häufigkeit und Bedeutung der Komplikationen in einem orthopädisch-traumatologischen Krankengut. Orthopäde 6 (1977) 180

Bisla, R. S., A. E. Inglia, R. J. Lewis: Fat embolism following bilateral total knee replacement with the Guepar Prothesis. A case report. Clin. Orthop. 115 (1976) 130

Blauth, W., J. Renné: Technische Fehler bei der intertrochanteren Adduktionsosteotomie mit AO-Winkelplatten. Z. Orthop. 111 (1973) 9

Blazina, M. E., J. R. Fox, A. J. Carlson, J. H. Jurgutis: Patella Baja. J. Bone Jt. Surg. 57A (1975) 1027

Blundell Jones, G.: Total knee replacement – The Walldius hinge. Clin. Orthop. 94 (1973) 50

Bohl, W. R., A. D. Steffee: Lumbar spinal stenosis. Spine 4 (1979) 168

Bontemps, G., G. Meier, K. Tillmann: Synovektomie und Arthroplastiken des Ellenbogengelenkes bei rheumatischer Arthritis. Orthop. Prax. 12/XI (1975)

Breitenfelder, J., M. Spranger: Komplikationen beim Entfernen oder Austauschen von totalen Hüftendoprothesen. Arch. orthop. Unfall-Chir. 76 (1973) 89

Bryan, R. S., L. F. A. Peterson, J. C. Combs: Polycentric knee arthroplasty: A review of 84 patients with more than one year follow-up. Clin. Orthop. 94 (1973a) 136

Bryan, R. S., L. F. A. Peterson, J. C. Combs: Polycentric knee arthroplasty: A preliminary report of postoperative complication in 450 knees. Clin. Orthop. 94 (1973b) 148

Buchholz, H. W.: Die tiefe Infektion bei der totalen Endoprothese. In: H. Cotta, K. P. Schultz: Der totale Hüftgelenkersatz. Thieme, Stuttgart 1973 (S. 153)

H. W. Buchholz, E. Engelbrecht, J. Röttger, A. Siegel: Erkenntnisse nach Wechsel von über 400 infizierten Hüftendoprothesen. Orthop. Prax. 12 (1976) 1117

Carlioz, H., J. G. Pons, J. C. Rey: Les épiphysiolyses femorales supérieures. Rev. Chir. Orthop. 54 (1968) 387

Cauchoix, J., B. Girard: Recurrent surgery after disc excision. Spine 3 (1978) 256

Cauchoix, J., G. Morel: One stage femoral lengthening. Clin. Orthop. 136 (1978) 66

Cavendish, M. E., J. T. M. Wright: The liverpool mark II knee prothesis. J. Bone Jt. Surg. 60B (1978) 315

Chaglassian, J. H., E. H. Riseborough, J. E. Hall: Neurofibromatous scoliosis. J. Bone Jt. Surg. 58A (1976) 695

Chiari, K.: Medial displacement osteotomy of the pelvis. Clin. Orthop. 98 (1974) 55

Cohen, S. H., G. E. Ehrlich, M. S. Kaufmann, C. Cope: Thrombophlebitis following knee surgery. J. Bone Jt. Surg. 55A (1973) 106

Coleman, S. S., P. M. Stephens: Tibial lengthering. Clin. Orthop. 136 (1978) 92

Coventry, M. B.: Osteotomy of the upper portion of the tibia for degenerative arthritis of the knee. A preliminary report. J. Bone Jt. Surg. 47A (1965) 984

Coventry, M. B.: Osteotomy about the knee for degenerative and rheumatoid arthritis. J. Bone Jt. Surg. 55A (1973) 23

Coventry, M. B., R. B. Beckenbaugh, D. Nolan, D. Ilstrup: 2.012 total hip arthroplasties: A study of postoperative course ans early complication. J. Bone Jt. Surg. 56A (1974) 273

Coventry, M. B., J. E. Upshaw, L. H. Riley, G. A. M. Finerman, R. H. Turner: The geometric total knee arthroplasty. I. Conception, design, indications and surgical technic. Clin. Orthop. 94 (1973a) 171

Coventry, M. B., J. E. Upshaw, L. H. Riley, G. A. M. Finerman, R. H. Turner: Geometric total knee arthroplasty. II. Patient data and complications. Clin. Orthop. 94 (1973b) 177

Crosby, E. B., J. Insall: Recurrent dislocation of the patella. J. Bone Jt. Surg. 58A (1976) 9

Danoy, D. J.: Fat embolism following prothetic replacement of femoral head. Anaesthesist 23 (1971) 85

Daubenspeck, K.: Diskussionsbemerkung. In: Vorsorge in der Orthopädie, hrsg. von E. Rausch, P. Otte. Vordruckverlag GmbH, Bruchsal 1973

De Andrade, J. R., J. Macnab: Anterior accipito-cervical fusion using an extra-pharyngeal exposure. J. Bone Jt. Surg. 51 (1969) 1621

Deburge, A., P. Chambat: La transposition de la tubérosité antérieure: In: Déséquilibres et chondropathies de la rotule. Rev. Chir. Orthop. 66 (1980) 203

Dee, R.: Total replacement of the elbow joint. Mod. Trends Orthop. 6 (1972) 250

De Saussure, R. L.: Vascular injury coincident to disc surgery. J. Trauma 16 (1959) 222

Domisse, G. F.: The blood supply of the spinal cord. A critical vascular zone in spinal surgery. J. Bone Jt. Surg. 56B (1974) 225

Donner, K., W. R. Hepp: Zur hohen Schienbeinkopfosteotomie nach Coventry. Orthop. Prax. 9 (1979) 765

O'Donoghue, D. H.: Reconstruction for medial instability of the knee. J. Bone Jt. Surg. 55A (1973) 941

Dreyer, J., P. Pingel: Unsere Erfahrungen bei der Hüftarthrodese mit Beckenosteotomie und Kreuzplatte. Arch. orthop. Unfall-Chir. 66 (1969) 310

Dubousset, J., R. Ramon-Soller, J. O. Ramadier: Les arthrodéses de la region cranio-rachidienne. Rev. Chir. Orthop. 55 (1969) 29

Ducheyne, P., K. Abbott, J. A. Lacey: Failure of total knee arthroplasty due to loosening and deformation of the tibial component. J. Bone Jt. Surg. 60A (1978) 384

Dunant, J. H., H. J. Hehne: Diagnostik und Operationstechnik beim kosto-klavikulären Kompressionssyndrom. Orthop. Prax. 8/XII (1976) 789

Dunn, D. M.: The treatment of adolescent slipping of the upper femoral epiphysis. J. Bone Jt. Surg. 46B (1964) 621

Dunn, E. J.: The role of methylmetacrylate in the stabilisation and replacement of tumors of the cervical spine. Spine 2 (1977) 15

Dustmann, H. O., G. Godolias: Periartikuläre Verkalkungen bei der Schalenendoprothese nach Wagner. Z. Orthop. 119 (1981) 789

Dustmann, H. O., K. P. Schultz, H. Koch: Fettembolie nach Anwendung von Knochenzement bei Hüftgelenksersatz. Tierexperimentelle Untersuchungen. Arch. orthop. Unfall-Chir. 72 (1972) 114

Dwyer, A. P., J. P. O'Brien. A. V. Seal, L. Hsu, A. C. M. Yau, A. R. Hodgson: Deep paravertebral infection following Dwyer's interior spinal instrumentation. J. Bone Jt. Surg. 58A (1976) 156

Elsasser, U., N. Walker, W. Winkler: Die Stellung des Femurkopfes bei der intertrochanteren Osteotomie. Z. Orthop. 114 (1976) 8

Engelbrecht, E., A. Siegel, J. Röttger, W. W. Buchholz: Statistics of total knee replacement; partial and total knee replacement, design St. Georg. Clin. Orthop. 120 (1976) 54

Ericson, D., L. Lidgren, L. Lindberg: Cloxacillin in the prophylaxis of postoperative infections of the hip. J. Bone Jt. Surg. 55A (1973) 808

Eulert, J.: Erfahrungen mit der Salter'schen Beckenosteotomie. Z. Orthop. 112 (1974) 1119

Evarts, Ch. M., R. B. Winter, J. Hall: Vascular compression of the duodenum associated with the treatment of scoliosis. J. Bone Jt. Surg. 53A (1971) 431

Fearn, B., H. C. Burbidge, G. Bentley: The effect oft methyl methacrylate dement on the blood pressure. Acta orthop. scand. 43 (1972) 318

Ferguson, A. B.: Primary open reduction of congenital dislocation of the hip. J. Bone Jt. Surg. 55A (1973) 671

Flanc, C., V. V. Kakkar, M. B. Clarke: The Detection of venous thrombosis of the legs using 125 J.-labelled fibrinogen. Brit. J. Surg. 55 (1968) 742

Freeman, M. A. R., H. U. Cameron, G. C. Brown: Cemented double cup arthroplasty of the hip. Clin. Orthop. 134 (1978) 45

Freeman, M. A. R., R. C. Todd, P. Bamert, W. Day: ICLH arthroplasty of the knee: 1968–1977. J. Bone Jt. Surg. 60B (1978) 339

Galante, J. O., W. Rostocker, J. M. Doyle: Failed femoral stems in total hip prostheses. J. Bone Jt. Surg. 57A (1975) 230

Gekeler, J., W. Passera: Beitrag zur Geometrie der Hüftepiphysendislokation und intertrochanteren Korrekturosteotomie. Z. Orthop. 111 (1973) 666

Gördes, W., K. Viernstein, J. Klement: Erfahrungen mit der Hüftarthrodese nach der AO-Technik. Arch. Orthop. Unfall-Chir. 70 (1971) 304

Götze, H. G.: Techniken der operativen Skoliosebehandlung und deren Komplikationen. Orthopäde I (1973) 250

Götze, H. G.: Die Techniken der dorsalen Versteifungsoperation ohne und mit Harringtonstäben. Z. Orthop. 114 (1976) 525

Goymann, V., K. F. Schlegel: Ventrale Fusionsoperation an der Halswirbelsäule – Indikationsstellung, Technik und Ergebnisse. Orthop. Prax. 12 (1977) 877

Green, D. P., J. C. Parkes, F. E. Stinchfield: Arthrodesis of the knee – a follow-up study. J. Bone Jt. Surg. 49A (1967) 1065

Gresham, G. A., A. Kuszynski, O. Rosborough: Fatal fat embolism following replacement arthroplasty for trancervical fractures of femur. Brit. Med. J. 1971 II, 617

Grete, W.: Das Tibialis anterior-Syndrom nach Osteosynthese am Unterschenkel. AO-Bulletin, Dissertation der Med. Fakultät Zürich 1972

Gross, R. H.: An evaluation of tibial lengthening procedures. J. Bone Jt. Surg. 53A (1971) 693

Gruber, U. F., M. Schnyder, R. v. Aarburg: Thrombembolische Komplikationen in der Chirurgie des Bewegungsapparates. Orthopäde 6 (1977) 186

Grünberg, U., M. Baake: Plexus brachialis-Parese nach operativer Skoliosenbehandlung mit Rippenbuckelresektion. Z. Orthop. 110 (1972) 538

Grumme, Th., B. Bingas: Complications following surgery for prolapsed intervertebral disc. Acta Neurochir. 24 (1971) 339

Gschwend, N.: Die operative Behandlung der progressiv chronischen Polyarthritis. Thieme, Stuttgart 1968

Gschwend, H.: Arthroplasty of the elbow with G. S. B. prosthesis. Proceedings of the twelfth congress of the International Society of Orthopaedic Surgery and Traumatology. Excerpta Medica, Amsterdam 1973 (S. 883)

Gschwend, N., U. Munzinger: „Spezifische" Komplikationen. Orthopäde 6 (1977) 219

Gschwend, N., H. Scherrer, R. Dybowski, H. Hohermuth, R. Razavi, A. Staubli, B. Wütherich, A. Scherrer: Allergologische Probleme in der Orthopädie. Orthopäde 6 (1977) 197

Hackenbroch, M. H., H. Bruns, R. Holbe, H. Lechleuthner: Unsere Ergebnisse mit der Totalprothese des Hüftgelenkes 3 bis 6 Jahre postoperativ. Orthop. Prax. 6 (1976) 586

Hall, J. E.: Harringtoninstrumentation and spine fusion, follow-up study in 157 cases. J. Bone Jt. Surg. 50A (1968) 848

Hallel, T., E. A. Salvati: Septic arthritis of the hip in infancy: End result study. Clin. Orthop. (1978) 115

Hamacher, P., F. G. Koch: Spätfolgen nach Kniearthrodese. Z. Orthop. 111 (1973) 441

Hampson, W. G. J., P. Hill: Late results of transfer of the tibial tubercle for recurrent dislocation oft the patella. J. Bone Jt. Surg. 57B (1975) 209

Harbison, S. P.: Major vascular complications of intervertebral disc surgery. Ann. Surg. 140 (1954) 342

Harrington, P. R.: Instrumentation in structural scoliosis. Mod. Trends Orthop. 95 (1972)

Harris, W. R., J. P. Kostuik: High tibial osteotomy for osteoarthritis of the knee. J. Bone Jt. Surg. 52A (1970) 330

Harris, R. G., J. J. Wiley: Acquired spondylolysis as a sequel to spine fusion. J. Bone Jt. Surg. 45A (1963) 1159

Hepp, W. R.: Behandlungsergebnisse nach Medialisierung der Kniescheibe. Orthop. Prax. 5 (1977) 309

Herndon, J. H., Ch. O. Bechtol, D. P. Crickenberger: Fat embolism during total hip replacement. J. Bone Jt. Surg. 56A (1974) 1350

Hertel, F., W. R. Hepp: Komplikationen nach Vorverlagerung des Kniescheibenansatzes (Maquetsche Operation). Orthop. Prax. 13 (1977) 315

Hodgson, A. R.: Correction of fixed spinal curves. J. Bone Jt. Surg. 47A (1965) 1221

Hodgson, A. R., F. E. Stock, H. S. J. Fang, G. B. Ong: Anterior spine fusion: The operative approach and pathologic findings. Brit. J. Surg. 48 (1960) 172

Hohmann, D., P. K. Eckhoff: Kompensationsbewegungen des Tarsus bei Versteifung des Talocruralgelenkes. Z. Orthop. 111 (1973) 444

Horst, M., G. Dahmen: Erweiterung der Rippenbogenresektion durch Doppelosteotomie. Z. Orthop. 114 (1976) 596

Huke, B.: Spezifische Komplikationen der Alloplastik des Kniegelenkes. Z. Orthop. 113 (1975) 543

Huke, B., J. Breitenfelder: Veränderte statisch-dynamische Beanspruchung des Beckenskelettes nach Implantation der Hüfttotalendoprothese. Z. Orthop. 112 (1974) 411

Huke, B., M. Sperling, M. Steinhäuser: Der Überdehnungsriß von Gefäßen als Komplikation alloarthroplastischer Operationen. Arch. orthop. Unfall-Chir. 85 (1976) 171

Hupfauer, W.: Komplikationen bei und nach Verlängerungsosteotomien. Orthop. Prax. 10/XI (1975) 779

Inglis, A. E., C. S. Ranawat, L. R. Straub: Synovectomy and Debridement of the elbow in rheumatoid arthritis. J. Bone Jt. Surg. 53A (1971) 652

Insall, J. N., W. N. Scott, C. S. Ranawat: The total condylar knee prosthesis. J. Bone Jt. Surg. 61A (1979) 173

Insall, J. N., C. S. Ranawat, P. Aglietti, J. Shine: A comparison of four models of total knee replacement prostheses. J. Bone Jt. Surg. 58A (1976) 754

Jackson, J. P., W. Waugh: Tibial osteotomy for osteoarthrotis of the knee. J. Bone Jt. Surg. 43B (1961) 746

Jackson, J. P., W. Waugh: The technique and complications of upper tibial osteotomy. A review of 226 operations. J. Bone Jt. Surg. 56B (1974) 236

Jackson, J. P., W. Waugh, J. P. Green: High tibial osteotomy for osteoarthritis of the knee. J. Bone Jt. Surg. 51B (1969) 88

Jacobs, B., P. D. Wilson: The treatment of slipping of the upper femoral epiphysis. A follow up study of 300 cases. Arch. orthop. Unfall-Chir. 56 (1964) 349

Johnson, R. M., W. O. Southwick: Surgical Approaches to the Spine. In: The Spine, ed. by Rothman, R. H., R. A. Simeone. Saunders, Philadelphia 1975

Judet, J.: Traitement de gonarthroses. 11e Congrès de la Société Internationale de Chirurgie Orthopédique et de Traumatologie. Imprimerie des Sciences, Brussels 1969 (S. 405)

Jung, A., P. Kehr: Die cervical bedingten Brachialgien. Z. Orthop. 1 (1972) 105

Jung, A., P. Kehr, M. Hamid: Die Uncoforaminektomie bei Läsionen der A. vertebralis und der Zervicalnervenwurzeln. Z. Orthop. 112 (1974) 736

Kalamchi, A., A. Yau, J. P. O'Brien, A. Hodgson: Halo-Pelvic distraction apparatus. J. Bone Jt. Surg. 58A (1976) 1119

Keim, H. A., A. F. Green: Diastematomyelia and scoliosis. J. Bone Jt. Surg. 55A (1973) 1425

Keim, H. A., S. K. Hilal: Spinal angiography in scoliosis patients. J. Bone Jt. Surg. 53A (1971) 904

Kennedy, J. E.: In: Late Reconstructions of Injured Ligaments of the Knee. Hrsg. von K. P. Schulitz, H. Krahl, W. H. Stein. Thieme, Stuttgart 1978

Keps, E. R., P. S. Underwood, L. Becsey: Intraoperative death associated with acrylic bone cement. J. Amer. med. Ass. 222 (1972) 576

Kewalramini, L. S., R. S. Riggins: Complications of anterior spondylodesis for traumatic lesions of the cervical spine. Spine 2 (1977) 25

Kleine, L.: Nachuntersuchungen von congenitalen Hüftdysplasien nach intertrochanterer Varisations- und Derotationsosteotomie. Z. Orthop. 94 (1961) 226

Klems, H.: Infrakondyläre Tibiaosteotomie-Stabilisierung mit äußerem Spanner – Indikation, Technik, Komplikationen. Z. Orthop. 114 (1976) 26

Knahr, K. u. Mitarb: Hüftendoprothesen bei Tumoren des coxalen Femurendes. Orthop. Prax. 6/XI (1976) 647

Konermann, H.: Die Oberschenkelfraktur als Komplikation des Prothesenwechsels. Orthop. Prax. 9/XI (1975) 682

Kostuik, J. P., J. Israel, J. E. Hall: Scoliosis surgery in adults. Clin. Orthop. 93 (1973) 225

Krämer, J., W. Klein: Das Postdiskotomiesyndrom. Orthop. Prax. 16 (1980) 20

La Rocca, H., J. Macnab: The laminectomy membrane. J. Bone Jt. Surg. 56B (1974) 545

Laurent, L. E., K. Osterman: Operative treatment of spondylolisthesis. Clin. Orthop. 117 (1976) 85

Lenz, G., K. P. Schulitz: Das Facettensyndrom als mögliche Ursache persistierender Schmerzen nach lumbaler Diskotomie – Aufzeigung therapeutischer Möglichkeiten. Orthop. Prax. 16 (1980) 14

Lettin, A. W. F., L. J. Deliss, J. S. Blackburne, J. T. Scales: The Stanmore hinged knee arthroplasty. J. Bone Jt. Surg. 60B (1978) 327

Liechti, R., R. Ganz: Ergebnisse nach Hüftarthrodesen. Orthop. Prax. 7/XII (1976) 720

Lipecz, J., C. Nemes, F. Baumann, V. Csernohorszky: Kreislaufkomplikationen bei Alloarthroplastiken des Hüftgelenkes. Anaesthesist 23 (1974) 382

Liu, C. T., C. E. Benda, F. H. Lewey: Tensile strength of human nerves. Arch. Neurol. Psych. 59 (1948) 322

Lubinus, H. H., U. Jacobsen: Erfahrungen mit dem totalen Gelenkersatz unter Verwendung des Systems Brunswik und eines dorsolateralen Zuganges. In: H. Cotta, K. P. Schulitz: Der totale Hüftgelenkersatz. Thieme, Stuttgart 1973

Macnab, J.: Negative disc exploration. J. Bone Jt. Surg. 53A (1971) 891

Macnab, J., D. Dall: The blood supply of the lumbar spine and its application to the technique of intertransverse lumbar fusion. J. Bone Jt. Surg. 53 (1971) 628

Maier, S., P. Griss, T. Rahmfeld, T. Dinkelacker: Nachuntersuchungsergebnisse der totalen Alloarthroplastik der Hüfte unter besonderer Berücksichtigung der Spätkomplikationen 4 bis 7 Jahre post operationem. Z. Orthop. 115 (1977) 274

Mallory, T. H.: Rupture of the common iliac vein from reaming the acetabulum during total hip replacement – A case report. J. Bone Jt. Surg. 54A (1972) 276

Maresca, C.: Contribution à l'Etude du Traitement chirurgical des spondylolyses et spondylolisthesis. Promotion Med. Fac. Marseille 1974

Marmor, L.: Synovectomy in rheumatoid arthritis. Clin. Orthop. 44 (1966) 151

Marmor, L.: Marmor modular knee in unicompartment disease. J. Bone Jt. Surg. 61A (1979) 347

Mau, H., W. M. Dörr, L. Henkel, J. Nitsche: Open reduction of congenital dislocation of the hip by Ludloff's method. J. Bone Jt. Surg. 53A (1971) 1281

Mazas, F. B., Guepar: Guepar total knee prosthesis. Clin. Orthop. 94 (1973) 211

McElfresh, E., M. Coventry: Femoral and pelvic fractures after total hip arthroplasty. J. Bone Jt. Surg. 56A (1974) 483

McGraw, R. W., R. M. Rusch: Atlanto-axial arthrodesis. J. Bone Jt. Surg. 55B (1973) 482

McKenna, R., F. Bachmann, S. P. Kauskal, J. O. Galante: Thromboembolic disease in patients undergoing total knee replacement. J. Bone Jt. Surg. 58A (1976) 928

Meister, R., J. Heine: Vergleichende Untersuchungen der Lungenfunktion bei jugendlichen Skoliosepatienten vor und nach der Operation nach Harrington. Z. Orthop. 111 (1973) 749

Merle d'Aubigné (1969) zit. bei Dubousset u. Mitarb. (1969)

Merle d'Aubigné, R., J. Dubousset: Surgical correction of large length discrepancies in the lower extremities of children and adults. J. Bone Jt. Surg. 53A (1971) 411

Meznik, F.: Zur Frage der Minderung des Blutverlustes bei Skolioseoperationen. Z. Orthop. 108 (1970) 390

Meznik, F., G. Pflüger, K. Zhuber, F. Zekert: Zur Entstehung und Behandlung des sogenannten „Cast-Syndroms" nach Skolioseoperationen. Z. Orthop. 113 (1975) 174

Michel, C. R., M. Onimus, R. Kohler: L'operation de Dwyer dans le traiement chirurgical des scolioses. Rev. Chir. Orthop. 64 (1977) 237

Mittelmeier, H., M. Jäger: Ergebnisse der Antetorsionskorrektur bei der intertrochanteren Femurosteotomie dysplastischer Hüften im Kindesalter. Arch. Orthop. Unfall-Chir. 65 (1969) 1

Mittelmeier, H., M. Nizard, C. Temme: Indikationen, Technik und Komplikationen der Marknagelung aus orthopädischer Sicht. Z. Orthop. 115 (1977) 790

Mohing, W.: Die Synovektomie des Kniegelenkes. Der Orthopäde 2 (1973) 75

Morrey, B. F., J. M. Jane: Recurrent anterior dislocation of the shoulder. J. Bone Jt. Surg. 58A (1976) 252

Morscher, E.: Die operative Therapie der Epiphyseolysis capitis femoris. Z. Orthop. 92 (1960) 153

Morscher, E.: Zur Pathogenese der Epiphyseolysis capitis femoris. Arch. Orthop. Unfall-Chir. 53 (1961) 331

Mumenthaler, M., A. Mumenthaler, U. Medici: Das Tibialis-anterior-Syndrom nach Operationen am Unterschenkel (seine Fehldiagnose als Peronaeusparese). Arch. Orthop. Unfall-Chir. 66 (1969) 201

Münzenberg, K. J., R. Dennert: Pfannenlockerung bei Hüfttotalendoprothesen infolge altersabhängigen Knochensubstanzverlustes. Z. Orthop. 113 (1975) 947

Neer, C. S. II: Displaced proximal humeral fracture. II. Treatment. J. Bone Jt. Surg. 52 (1970) 1090

O'Brien, J. P., A. C. M. Yau, T. K. Smith, A. R. Hodgson: Halo pelvic traction. J. Bone Jt. Surg. 53B (1971) 217

Paradies, L.: Synovectomy of the knee. In: Early Synovectomy in Rheumatoid Arthritis. Excerpta Medica Foundation, Amsterdam 1969

Paradies, L.: Synovectomy for rheumatoid arthritis of the knee. J. Bone Jt. Surg. 57A (1975) 95

Parsch, K., K. P. Schulitz: Das Spina bifida-Kind. Thieme, Stuttgart 1972

Patrick, J. Aneurysm of the popliteal vessels after meniscectomy. J. Bone Jt. Surg. 45B (1963) 570

Pemberton, P. A.: Pericapsular osteotomy of the ilium for the treatment of congenitally dislocated hips. Clin. Orthop. 89 (1974) 41

Pezewski, C., A. F. Brooker, C. H. Riley: Brachial plexus palsy and isolated deltoid muscle paralysis as positional complication of anterior cervical fusion. Spine 2 (1977) 248

Phillips, R. S.: Shier's Alloplasty of the knee. Clin. Orthop. 94 (1973) 122

Polster, J., H. Hoefert, P. Brinckmann, A. Blömer: Implantatwechsel und Stellungsfehler der Implantate. Orthop. Praxis 12 (1976) 1110

Ponder, R. C., J. H. Dickson, P. R. Harrington, W. D. Erwin: Results of Harrington instrumentation and fusion in the adult idiopathic scoliotic patient. J. Bone Jt. Surg. 57A (1975) 797

Post, M., S. S. Haskell: Total shoulder replacement. In: The Shoulder, ed. by M. Post. Lea & Febiger, Philadelphia 1978

Ranawat, C. S., J. Insall, J. Shine: Duo condylar knee arthroplasty. Clin. Orthop. 120 (1976) 76

Raunio, P., R. Jakob: Die Ellenbogenarthroplastik in der rheumatoiden Arthritis. Orthopäde 2 (1973) 102

Reckling, F. W.: Details of studies of an ex-vivo geometric total knee prosthesis. J. Bone Jt. Surg. 56A (1974) 1302

Reichelt, A.: Vorteile und Grenzen der Kreuzplattenarthrodese des Hüftgelenkes. Orthop. Prax. 9/XII (1976)

Reichelt, A., K. Friedl: Mehrfachoperationen nach Totalalloarthroplastiken des Hüftgelenkes. Ach. Orthop. Unfall-Chir. 79 (1974) 29

Rettig, H.: Frakturen im Kinderalter. Bermann, München 1957

Rey, J. C., H. Carlioz: Epiphysiolyses à grand déplacement reduction sanglante par la technique de D. Dunn. Rev. Chir. Orthop. 61 (1975) 261

Riseborough, E. J.: The anterior approach to the axial skeleton. Clin. Orthop. 93 (1973) 207

Ritter, M., R. B. Vaughan: Ectopic ossification after total hip replacement. Predisposing factors, frequency and effect on results. J. Bone Jt. Surg. 59A (1977) 345

Robinson, R. A., W. O. Southwick: Surgical approaches to the vertebral bodies in the cervical and lumbar region. J. Bone Jt. Surg. 39A (1957) 631

Robson, L. J., C. E. Walls, A. B. Swanson: Popliteal artery obstruction following Shiers total knee replacement. Clin. Orthop. 109 (1975) 130

Robson, P.: The prevalence of scoliosis in adolecents and young adults with cerebral palsy. Develop. Mot. Child. Neurol. 10 (1968) 447

Rompe, G.: Spätschäden benachbarter Gelenke nach Hüftarthrodese. Z. Orthop. 111 (1973) 435

Salter, R. B.: The first 15 years personal experience with innominate osteotomy. Clin. Orthop. 98 (1974) 72

Salvati, E. A., R. H. Freiberger, P. D. Wilson: Arthrography for complications of total hip replacement. J. Bone Jt. Surg. 53A (1971) 701

Salvati, E. A., V. Chuem Im, P. Aglietti, P. D. Wilson: Radiology of total hip replacements. Clin. Orthop. 121 (1976) 74

Sbarbaro, J. C.: Diskussionsbeitrag in: Early Synovectomy in Rheumatoid Arthritis. Excerpta Media, Amsterdam 1969

Scheier, H. J. G.: Spezifische Komplikationen der operativen Skoliose- und Kyphosebehandlung. Orthopäde 6 (1977a) 228

Scheier, H. J. G.: Spezifische Komplikationen des Totalersatzes im Kniegelenk. Orthopäde 6 (1977b) 233

Scherrer, U.: Pfannenfrakturen bei den alten Charnley-Prothesen. Z. Orthop. 114 (1976) 949

Schewior, Th., K. Parsch: Langzeitbeobachtung bei der Hüftgelenksarthrodese mit Kreuzplatte und Beckenosteotomie unter besonderer Berücksichtigung der Spätkomplikationen. Z. Orthop. 114 (1974) 1

Schneider P. G., Cigala: Behandlungsergebnisse der intertrochanteren Osteotomie bei Luxationshüften im Kleinkindesalter. Z. Orthop. 101 (1966) 47

Schöllner, D., P. H. Krasemann: Akute Iliacaverschlüsse nach Austauschoperationen von Hüftendoprothesen. Arch. Orthop. Unfall-Chir. 83 (1975) 305

Schöning, B., K. P. Schulitz, T. Pfluger: Statistical analysis of perioperative and postoperative mortality of patients with prosthetic replacement of the hip joint. Arch. Orthop. Traumat. Surg. 97 (1980) 21

Schreiber, A.: Die Hüftarthrodese mit der Kreuzplattentechnik. Z. Orthop. 111 (1973) 426

Schulitz, K. P.: Meniskusverletzungen im Kindes- und Jugendalter. Arch. Orthop. Unfall-Chir. 76 (1973) 195

Schulitz, K. P.: Operative Behandlung der veralteten Radiusköpfchenluxation im Kindesalter. Arch. Orthop. Unfall-Chir. 81 (1975) 225

Schulitz, K. P., H. O. Dustmann: Komplikationen der Totalendoprothese. Arch. Orthop. Unfall-Chir. 85 (1976) 33

Schulitz, K. P., B. Gärtner: Peroperative complications of the total endoprosthesis. In: Artificial Hip and Knee Joint Technology. Engineering in Medicine 2. Springer, Berlin 1976 (S. 117)

Schulitz, K. P., H. Geldhäuser: Der Aufbrauchschaden am Kniegelenk nach Entfernung dysplastischer Menisken. Z. Orthop. 111 (1973) 127

Schulitz, K. P., W. Winkelmann: How bad is the conventional treatment of nonunious in long bones. In: Pseudarthrose and their treatment. Thieme, Stuttgart 1979 (S. 157)

Schulitz, K. P., W. Winkelmann: Biomechanische Untersuchungen zur Festigkeit der durch Knochenzement stabilisierten Halswirbelsäule. Z. Orthop. 119 (1981) 717

Schulitz, K. P., W. Winkelmann: Die Fettlappenplastik bei fehlgeschlagener Bandscheibenoperation und als primärer Eingriff. Z. Orthop. 1983 (im Druck)

Schulitz, K. P., H. O. Dustmann, H. Koch: Fettembolie beim Einsetzen von Totalendoprothesen mit Acrylzement. In: H. Cotta, K. P. Schulitz: Der totale Hüftgelenkersatz. Thieme, Stuttgart 1973 (S. 145)

Schulitz, K. P., B. Gärtner, R. Hüwel: Schwingungsmechanische Methode zur Erfassung einer Prothesenlockerung. Orthop. Prax. 13 (1977) 42

Schulitz, K. P., P. Hamacher, F. Spier: Beitrag zur Epiphysiolysis capitits femoris. Eine Retrospektive der Jahre 1948–1973 anhand von 373 Fällen. Z. Orthop. 115 (1977) 133

Schulitz, K. P., R. Hüwel, B. Gärtner: Die Erfolgsaussichten nach Prothesenwechsel aseptischer Hüften – Probleme der Osteolyse. Orthop. Prax. 13 (1977) 12

Schulitz, K. P., H. Koch, H. O. Dustmann: Lebensbedrohliche Sofortkomplikationen durch Fettembolie nach Einsetzen von Totalendoprothesen mit Polymethylmethacrylat. Arch. Orthop. Unfall-Chir. 71 (1973) 307

Schulitz, K. P., R. Plaue, J. Städtler: Alloarthroplastischer Ersatz nach Segmentresektion von Tumoren des proximalen Oberschenkelendes. Z. Orthop. 112 (1974) 1086

Schulitz, K. P., W. Winkelmann, B. Schöning: The prophylactic antibiotics in alloarthroplasty of the hip joint. Ach. Orthop. Unfall-Chir. 96 (1980) 79

Schumacher, G., H. Roesler, K. Parsch: Implantatbrüche. Z. Orthop. 112 (1974) 1319

Scott, R. D., R. H. Turner, S. M. Leitzes, O. E. Aufranc: Femoral fractures in conjunction with total hip replacement. J. Bone Jt. Surg. 57A (1975) 494

Seewald, K., A. Debrunner: Untersuchungen über die Veränderungen des nicht erkrankten Hüftgelenkes bei Hüftankylosierten. Z. Orthop. 98 (1964) 288

Shaw, N. E., R. K. Chatterjee: Manchester knee arthroplasty. J. Bone Jt. Surg. 60B (1978) 310

Sheehan, J. M.: Arthroplasty of the knee. J. Bone Jt. Surg. 60B (1978) 333

Shoji, H., J. Insall: High tibial osteotomy for osteoarthritis of the knee with valgus deformity. J. Bone Jt. Surg. 55A (1973) 963

Simeone, F. A., R. H. Rothman: Cervical disease. In: The spine, ed. by Rothman, R. H., R. A. Simeone. Saunders, Philadelphia 1975

Skolnick, M. D., M. B. Coventry, D. M.: Geometric total knee arthroplasty, a 2-year follow-up study. J. Bone Jt. Surg. 58A (1976) 749

Skolnick, M. D., R. Bryan, L. Peterson, J. Combs. D. I. Ilstrup: Polycentric total knee arthroplasty. J. Bone Jt. Surg. 58A (1976) 743

Smith, D. M., H. Oliver, Ch. Ryder, F. Stinchfield: Complications of Austin Moore arthroplasty. J. Bone Jt. Surg. 57A (1975) 31

Smith, J. B., G. W. Westin: Subtalar extra-articular arthrodeses. J. Bone Jt. Surg. 50A (1968) 1027

Souter, W. A.: Arthroplasty of the elbow. Orthop. Clin. N. Amer. 4 (1973) 395

Southwick, W. O., R. A. Robinson: Surgical approaches to the vertebral bodies in the cervical and lumbar region. J. Bone Jt. Surg. 39A (1957) 631

Southwick, W. O., R. A. Robinson: Recent advances in surgery of the cervical spine. Surg. Clin. N. Amer. 41 (1961) 1661

Spangfort, E. V.: The lumbar disc herniation. Acta orthop. scand. (Suppl) 142 (1972)

Stagnara, P., J. Gounot, R. Fauchet, P. Jouvinroux: Les greffes anterieures par voie thoracique dans le traitement des déformations et dislocations vértébrales en cyphose et cyphoscoliose. Rev. Chir. Orthop. 60 (1974) 39

Stagnara, P., D. Fleury, R. Fauchet, Mazoyer, B. Biot, C. Vauzelle, P. Jouvinroux: Scolioses majeures de l'adulte supérieures a 100°. Rev. Chir. Orthop. 61 (1975) 101

Steel, H. H., R. E. Sandrow, P. D. Sullivan: Complications of tibial osteotomy in children for genu varum or valgum. J. Bone Jt. Surg. 53A (1971) 1629

Stewart, M. J., W. G. Bland: Compression in arthrodesis. J. Bone Jt. Surg. 40A (1958) 585

Stock, D., K. Schmidt-Ullrich: Ergebnisse und Komplikationen der totalen Hüftendoprothesenoperationen. Orthop. Prax. 6/XII (1976) 592

Suezawa, Y., C. Dietschi: Prothesenwechsel am Hüftgelenk. Orthop. Prax. 12 (1976) 1129

Suezawa, Y., C. Dietschi: Prothesenwechsel am Hüftgelenk. Z. Orthop. 115 (1977) 159

Sunderland, S., K. C. Bradley: Stress-strain phenomena in human peripheral nerve trunks. Brain 84 (1961) 102

Tronzo, R. G., T. Kallos, M. Q. Wyche: Elevation of intramedullary pressure when methylmethacrylate is inserted in total hip arthroplasty. J. Bone Jt. Surg. 56A (1974) 714

Vainio, K.: In: Early synovectomy in rheumatoid arthritis. Excerpta Medica, Amsterdam 1969

Vauzelle, C. P., P. Stagnara, P. Jouvinroux: Functional monitoring of spinal cord activity during spinal surgery. Clin. Orthop. 93 (1973) 173

Victor, D. M., M. J. Bresnan, R. B. Keller: Brain abscess complicating the use of halo-traction. J. Bone Jt. Surg. 55A (1973) 635

Wagner, H.: Operative lengthening of the femur. Clin. Orthop. 136 (1978a) 125

Wagner, H.: Surface replacement arthroplasty of the hip. Clin. Orthop. 145 (1978b) 102

Wagner, H.: Die Schalenprothese des Hüftgelenkes – Oberflächenersatz als Gelenkerhaltung. Orthopäde 8 (1979) 276

Walldius, B.: Arthroplasty of the knee using an endoprosthesis. Acta orthop. scand. 24 (1957) 43

Watanabe, R., Y. Akahoshi: Postoperative Wirbelkanalstenose. Z. Orthop. 115 (1977) 386

Waugh, T. R., R. C. Smith, C. F. Orofino, S. M. Anzel: Total knee replacement operative technic and preliminary results. Clin. Orthop. 94 (1973) 196

Weidmann, E.: Luftkeimzahlbestimmungen in Operationssälen. Z. Orthop. 113 (1975) 29

Weigert, M., H. J. Gronert: Zur Technik der Schultergelenkarthrodese. Z. Orthop. 112 (1974) 1281

Weinstein, S. L., I. V. Ponseti: Congenital dislocation of the hip. J. Bone Jt. Surg. 61A (1979) 119

Westgate, H. D., J. H. Moe: Pulmonary function in kyphoscoliosis before and after correction by the Harringtoninstrumentation method. J. Bone Jt. Surg. 51A (1969) 935

White, A., C. Hirsch: An experimental study of the immediate load bearing capacity of some commonly used iliac bone grafts Acta orthop. scand. 42 (1971) 482

Whitesides, T. E., R. P. Kelly: Lateral approach to the upper cervical spine for anterior fusion. South Med. J. 59 (1966) 879

Willenegger, H., J. Müller, B. Roth: Zur Behandlung der postoperativen Wundinfektion nach Osteosynthese, Zielsetzung und Bewährtes. Orthopäde 6 (1977) 208

Williams, R. W.: Micro lumbar Discectomy. Spine 3 (1978) 175

Wilson, F. C., G. C. Venters: Results of knee replacement with the Walldius prosthesis. An interim report. Clin. Orthop. 120 (1976) 39

Winquist, R. A., S. T. Hansen, R. E. Pearson: Closed intramedullary shortening of the femur. Clin. Orthop. 136 (1978) 54

Witvoet, J., Guepar: Guepar total knee prosthesis. In: The Knee Joint. Intern. Congr. Ser. 324. Excerpta Medica, Amsterdam 1974 (S. 305)

Wolf, L.: Erfahrungen bei 77 Hüftgelenksprothesenwechseln. Z. Orthop. 116 (1978) 248

Wolner, Ch.: Erfahrungen mit der operativen Beinverlängerung. Arch. Orthop. Unfall-Chir. 85 (1976) 363

Zichner, L.: Embolien aus dem Knochenmarkskanal als Ursache von Sofort- und Spätkomplikationen nach Einsetzen von intramedullären Femurkopfendoprothesen mit Polymethylmethacrylat. Helv. Chir. Acta 39 (1972) 717

Zielke, K., B. Pellin: Halo-Palvic-Traction – Minderung ihrer Gefahren durch Vereinfachung der Anwendung. Z. Orthop. 112 (1974) 351

Zielke, K., B. Pellin: Das neurologische Risiko der Harringtonoperation. Arch. Orthop. Unfall-Chir. 83 (1975a) 311

Zielke, K., B. Pellin: Ergebnisse operativer Skoliosen- und Kyphoskoliosenbehandlung beim Adoleszenten über 18 Jahre und beim Erwachsenen. Z. Orthop. 113 (1975b) 157

Zimmermann, M.: Die Bedeutung des Chopartschen Gelenkes für die Dorsal- und Plantarflexion bei Versteifung des oberen Sprunggelenkes. Z. Orthop. 66 (1937) 20

Zsernaviczky, J., C. H. Siemsen, G. Dahmen: Ermüdungsbrüche im vorderen Beckenbereich nach Hüftendoprothesen aus statisch-dynamischer Sicht. Z. Orthop. 113 (1975) 367

3. Handchirurgie

E. Scharizer

Einleitung

Moderne Handchirurgie ist mehr als Verletzungschirurgie. Zu ihr zählen auch Mißbildungen, Tumoren, entzündliche Erkrankungen der Gelenke und Sehnengleitlager, spezifische und unspezifische Infektionen. Nur selten ist ein Eingriff unverzüglich erforderlich, z. B. bei Spritzpistolenverletzungen. Im allgemeinen hat der untersuchende Arzt, der die Weichen für die weitere operative Behandlung stellt, ausreichend Zeit, eine sorgfältige Diagnostik zu betreiben und sich eventuell bei einem in Handchirurgie erfahrenen Kollegen Rat zu holen.

Denn intraoperative Zwischenfälle in der Handchirurgie lassen sich oft vermeiden, wenn dem Operateur die funktionelle Anatomie der Hand, die sich von der deskriptiven Anatomie der Lehrbücher nicht unwesentlich unterscheidet, vertraut ist, wenn er auch seltenere Krankheitsbilder kennt, und wenn er die atraumatische Operationstechnik zumindest mit der Lupenbrille beherrscht. Daß Zeit, Assistenz, gute Anästhesie, passendes Instrumentarium und Blutleere sowie zweckmäßige Vorbereitung des Operationsfeldes zwingend erforderlich sind, sollte eine Selbstverständlichkeit sein. Sind diese Voraussetzungen nicht gegeben oder zweifelhaft, dann sollte letztlich zu eigenem Nutzen und zu dem des Patienten dieser weiter an einen erfahreneren und/oder besser eingerichteten Kollegen überwiesen werden.

Verstöße gegen diese chirurgischen Grundsätze, die sicherlich kein Spezifikum der Handchirurgie sind, provozieren vermeidbare Zwischenfälle, „vermeidbare Behandlungsfolgen", wie Lorenz Böhler es nannte.

Es soll versucht werden, typische intraoperative Gefahren und Schwierigkeiten sowie postoperative Komplikationen, aber auch ihre Vermeidung durch differentialdiagnostische Überlegungen und ihre Behandlung knapp darzustellen. Die Kürze des verfügbaren Raumes zwingt, auf andere Darstellungen, z.B. Operationslehren, zu verweisen. Im Literaturverzeichnis sind aus Platzgründen überwiegend deutschsprachige, leicht erreichbare und zusammenfassende Veröffentlichungen angeführt. Es kann keine vollständige Liste aller auf den einzelnen Gebieten verfaßten Arbeiten sein.

Anästhesie, Blutleere und Blutsperre

Auf die Kapitel „Narkose" und „Lokalanästhesie" dieses Werkes wird verwiesen. Eine Vollnarkose ist bei Eingriffen an der Hand nur erforderlich, wenn langdauernde Rekonstruktionen und Entnahme von autologem Gewebe an anderen Körperstellen geplant sind. Sonst reichen Leitungsbetäubungen aus. Eine Prämedikation soll auch bei dieser nicht unterlassen werden. *Kontraindikationen* zur Leitungsbetäubung sind: Operationsangst, jugendliches Alter (obwohl auch bei Kindern nach Prämedikation und sorgsamer psychischer Führung häufig eine Leitungsbetäubung möglich ist), bekannte Allergien gegen Lokalanästhetika (evtl. Intrakutantest erforderlich). Über die Beherrschung von Zwischenfällen durch allergische Reaktionen oder Überdosierung s. „Lokalanästhesie".

Anästhesie des Plexus brachialis nach Kulenkampff

Kontraindikationen stellen ambulante Eingriffe (Pneumothoraxgefahr), Ateminsuffizienz jeder Art, Einschränkung der Lungenfunktion auch auf der kontralateralen Seite, Lungenerkrankungen, schwere Herzmuskelschäden, sehr weit fortgeschrittene Arteriosklerose und Kinder dar. Doppelseitig darf die Plexusanästhesie nie angelegt oder auch nur versucht werden. Folgende Details sind bei der Injektionstechnik wichtig: liegender Patient, Höherlagerung der entsprechenden Schulter durch Kissen unter dem Schulterblatt, Drehung des dorsalflektierten Kopfes auf die Gegenseite, Zug am ausgestreckten Arm fußwärts. Die Einstichstelle liegt 1 cm oberhalb der

Schlüsselbeinmitte laterodorsal vom Puls der A. subclavia in Fortsetzung der meist gut sichtbaren V. jugularis superficialis dorsalis. Die Nadel zeigt in mediodorsokaudale Richtung. Je nach Adipositas findet man in 1–5 cm Tiefe den Widerstand der 1. Rippe, der kooperative Patient meldet Elektrisieren im Arm. Vor jeder Injektion muß aspiriert werden, die 3–5 Injektionen erfolgen fächerförmig.

Das häufig auftretende Hornersche Syndrom ist bedeutungslos. Ca. 25% der Patienten zeigen eine temporäre Phrenikuslähmung. Diese verursacht Störungen bei latenter Ateminsuffizienz. Zur Behandlung genügt die Zufuhr reinen Sauerstoffes. Schluck- und Sprachstörunen sind selten.

Die wichtigste *Komplikation* ist der Pneumothorax. Seine Häufigkeit wird zwischen 0,32 und 6,1% angegeben. Er läßt sich bei richtiger Injektionstechnik vermeiden. Bei einem kleinen Mantelpneumothorax genügt Bettruhe bis zur Resorption (Röntgenkontrolle); größere Luftansammlungen werden abgesaugt.

Seltener sind Hämatothorax, Mediastinal- und Hautemphysem oder Spannungspneumothorax. Hämatome an der Einstichstelle werden komprimiert. Manchmal bleiben neurologische Störungen für Tage oder Wochen zurück. HAAS u. Mitarb. (1977) berichteten über Neuropathien, die nach einem beschwerdefreien Intervall von 2–8 Tagen begannen und 1–2 Wochen anhielten. Diese unangenehmen Beschwerden scheinen unabhängig von der Art des Anästhetikums zu sein.

Subaxilläre Leitungsbetäubung
(Abb. 3.1)

Nachteile sind ein verzögerter Wirkungseintritt (der durch organisatorische Maßnahmen kompensiert werden kann), nicht sicher abschätzbare Dauer der Schmerzbefreiung (die durch Wahl eines Langzeitanästhetikums gestreckt werden kann), nicht immer sichere Ausschaltung aller Armnerven (z.B. des N. musculocutaneus) und manchmal Beschwerden durch die Oberarmblutleere.

Die Injektion erfolgt in der Senke zwischen Bizepswulst und Pektoralisansatz etwa in Höhe des Deltoideusansatzes in Richtung auf die tastbare A. brachialis. Nach Elektrisieren an der Hand werden 20–30 ml einer 2%igen Lösung injiziert. Der N. radialis muß im Trizepsschlitz an der Dorsalseite aufgesucht werden. Ist die Injektionsnadel am Humerus angestoßen, kann sich die Spitze wie ein Widerhaken verbiegen und dann beim Zurückziehen eine Nervenverletzung verursachen. Daher soll Knochenberührung vermieden werden. Bei intravasaler Injektion können zentrale Krämpfe auftreten. Eine Sickerblutung kann bei arteriosklerotischer Gefäßwand oder bei einem unter Antikoagulantienwirkung stehenden Patienten eintreten und zur operativen Freilegung des Gefäßes mit Nervendekompression zwingen. Wird dies unterlassen, ist eine Dauerschädigung des Nervs möglich.

Die axilläre Plexusanästhesie (Injektion 2–3 cm weiter zentral am Schnittpunkt des Randes des M. pectoralis major mit der gut palpablen A. axillaris) nach Montag verspricht einen schnelleren Wirkungseintritt. Bei mehrfacher, fächerförmiger

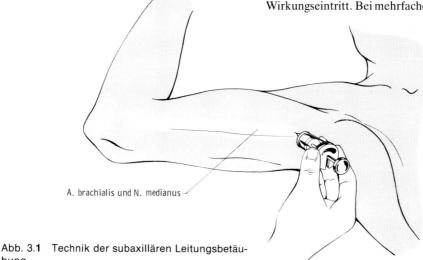

Abb. 3.1 Technik der subaxillären Leitungsbetäubung

A. brachialis und N. medianus

Durchstechung des Axillarraumes kann ein unangenehmer, bis zur Ellenbeuge sich ausdehnender Bluterguß verursacht werden. Nach wiederholter Durchspießung der Nerven (Angabe von Elektrisieren bei der Injektion) beobachtet man über mehrere Wochen anhaltende Sensibilitätsstörungen an Hand und Arm. Dieses Elektrisieren sollte daher nicht gesucht werden. Isolierte Blockaden einzelner Nervenstämme sind nur selten zweckmäßig, weil sie keine Oberarmblutleere zulassen.

Intravenöse Regionalanästhesie

Ihre Wirkung beruht auf Diffusion des Lokalanästhetikums in das Gewebe aus dem kapillären Netz. Sie klingt nach Öffnen der Blutleere rasch ab und eignet sich daher nicht für Eingriffe, bei welchen eine exakte Blutstillung nach Abnahme der pneumatischen Manschette erfolgen soll. Die Prämedikation ist wichtig.

Kontraindikationen stellen Kinder, bekannte Unverträglichkeit gegen ein Lokalanästhetikum, periphere Durchblutungsstörungen, neurologische Erkrankungen und infektiöse Prozesse dar, ferner Operationen von voraussichtlich mehr als 2 Stunden Dauer.

Bei leichter Stauung wird eine Injektionsnadel i.v. am Unterarm oder Handrücken gelegt und fixiert. Die Stauung wird gelöst, der hochgehobene Arm ausgestrichen, zur Blutleere ausgewickelt und eine möglichst weit proximal angelegte pneumatische Manschette aufgeblasen. Dann werden 40–50 ml einer 0,5%igen Lösung Lokalanästhetikum rasch injiziert. Knapp peripher des Tourniquets wird eine zweite Manschette angelegt und auf 240–300 mm Hg aufgeblasen, darauf wird die proximale Manschette entfernt. Die Anästhesie setzt nach 5–8 Minuten ein. Leichte subtoxische bis schwere toxische Erscheinungen (Schwindel, Ohrensausen, Parästhesien an der Zunge, Desorientiertheit, Hypotonie, Krämpfe der Gesichtsmuskulatur, Bewußtlosigkeit, Atemstillstand) können auftreten, wenn die pneumatische Blutleere unbemerkt aufgeht oder geöffnet wird, bevor das Lokalanästhetikum im Gewebe in größerer Menge abgebaut ist, d.h. vor 20–30 Minuten Dauer. Toxische Symptome sind abhängig vom Blutspiegel und daher von der Ausgangsdosis (nicht mehr als 3 mg/kg Körpergewicht). Eine Kontrolle auf der Wachstation über eine Stunde lang ist erforderlich.

Leitungsanästhesie an Mittelhand und Fingern

Die Mittelhandanästhesie besitzt die Vorteile geringerer Schmerzen bei der Injektion, seltenerer Komplikationen, nachteilig ist die schwierige Blockade der palmaren Fingernerven.

Die Fingerleitungsbetäubung nach Oberst ist ungefährlich, wenn nicht mehr als 2–4 ml Lokalanästhetikum ohne Adrenalinzusatz verwendet werden. Die gefürchtete Fingernekrose ist in erster Linie auf zu große Flüssigkeitsmengen zurückzuführen.

Entzündliche Prozesse und Durchblutungsstörungen sind Kontraindikationen für beide Verfahren.

Blutleere und Blutsperre

Die den Arm auswickelnde Gummibinde soll nicht zu fest angezogen werden, weil dadurch eine Scherwirkung ausgeübt wird, die z.B. bei dünner seniler Haut schädigen kann (Hämatom). Wird die Blutdruckmanschette fehlerhaft nur lose um den Oberarm gelegt und dann aufgeblasen, entstehen durch Druck längsgerichtete streifenförmige Blutungen in der Haut. Daher soll die Manschette korrekt straff dem Arm angelegt werden. Eine Esmarchsche Gummibinde darf anstelle der pneumatischen Manschette nicht verwendet werden, weil der durch sie entstehende Druck nicht kontrolliert werden kann.

Der Manschettendruck muß überwacht werden. Nichts ist intraoperativ unangenehmer als ein Absinken des Druckes mit auftretender Stauung des Armes. Gelingt es nicht, neu aufzublasen, dann ist die vollständige Entfernung der Manschette besser. Die Blutleere soll durch organisatorische Planung so kurz wie möglich gehalten werden und nicht länger als 2 Stunden dauern. Eine azidotische Gewebeschädigung bleibt bis zu 2½ Stunden reversibel.

Lähmungen nach Tourniquet-Druck sind bekannt, wobei die Breite der Manschette (nicht unter 10 cm), ferner die Höhe des Druckes und seine Dauer eine Rolle spielen können. Ein pneumatisches Tourniquet soll nicht auf mehr als 240 bis 300 mm Hg aufgepumpt werden bzw. soll sein Druck 70 mm Hg über dem gemessenen systolischen Blutdruck liegen. Das Manometer muß geeicht sein. Meist bildet sich die Lähmung spontan in Monaten zurück.

Bei einer vorhandenen Infektion darf nicht ausgewickelt werden, um keine Ausbreitung zu provozieren. Der Arm wird 2–3 Minuten senkrecht hochgehalten und dann die pneumatische Manschette aufgeblasen (Blutsperre).

Grundregeln vor, während und nach handchirurgischen Eingriffen

Fehldiagnose bei Verletzungen

Bei frischen sauberen Handverletzungen, aber auch vor rekonstruktiven Eingriffen kann die Angiographie bei der Entscheidung über den einzuschlagenden Weg nützlich sein (BRÜCHLE 1970, RAHMEL 1970). Unter Antikoagulantienwirkung kann die Arterienpunktion Komplikationen, wie Hämatom, Neuropathie und sogar Muskelischämie verursachen.

Streck- und Beugesehnen

Da die Stellung der Hand bei der Verletzung fast immer eine andere war als bei der Untersuchung, decken sich Sehnenwunde und Hautwunde fast nie. Eine Sehnenverletzung kann daher in der Regel nur klinisch oder nach Erweiterung der Wunde diagnostiziert werden.
Bei Durchtrennung einer Fingerstrecksehne am Handrücken zentral der Junctura tendinum besteht der Funktionsausfall nur in einer Streckbehinderung im Grundgelenk um wenige Grade. Die Strecksehnenverletzung wird daher oft primär übersehen.
Die Durchtrennung beider Beugesehnen des dreigliedrigen Fingers (Unmöglichkeit der Fingerbeugung im Mittel- und Endgelenk) und die der tiefen Beugesehne allein (fehlende Beugung im Endgelenk) werden in der Regel erkannt. Die isolierte Durchtrennung der oberflächlichen Beugesehne bereitet Schwierigkeiten. Zu ihrer Diagnose dient ein Test: Die unverletzten Finger werden in Streckstellung festgehalten. Der Block der tiefen Beugesehne in der Gegend des Karpalkanals (Quadrigasyndrom, Verdan) behindert die Funktion der tiefen Beugesehne auch des verletzten Fingers. Seine Beugung wäre jetzt nur durch die Sublimissehne möglich. Gelingt die Beugung im Mittelgelenk, dann ist die Sublimissehne intakt, bei fehlender Beugung ist sie durchtrennt.

Nerven

Die frische Verletzung eines Nervs an der Hand läßt sich nur durch Prüfung der Sensibilität erkennen. Nach ihrer Störung muß gesucht werden. Dies ist bei Kindern, aufgeregten und schockierten Verletzten schwierig, bei Bewußtlosen unmöglich. Der Ninhydrintest nach Moberg, der allerdings nur die Schweißsekretion und nicht das Hautgefühl prüft, kann weiterhelfen. Schon etwa 30 Minuten nach der Verletzung sistiert die Schweißsekretion, die Fingerkuppe ist trocken, im Ninhydrintest fehlen die Schweißpunkte. Auf jeden Fall muß ein Nerv intraoperativ innerhalb des Operationsfeldes inspiziert werden.

Knochen und Gelenke

Die Diagnostik von Verletzungen an Knochen und Gelenken steht und fällt mit einer einwandfreien röntgenologischen Darstellung.
Bei Fingerverletzungen wird häufig anstelle einer exakt radioulnaren eine in schrägem Strahlengang eingestellte Aufnahme gemacht. Dann jedoch ist die Basis des Mittelgliedes nicht genau zu beurteilen. Ein kleiner knöcherner Abriß an der Beugeseite oder eine Impressionsfraktur der Mittelgliedbasis mit oder ohne Subluxation nach dorsal oder palmar können daher nicht oder nur schwer erkannt werden. Das Ausmaß von Achsenknickungen an den Metakarpalknochen und Grundphalangen ist ebenfalls nur in einer exakt seitlichen Aufnahme (trotz Überschneidung) zu beurteilen. Den 5. Mittelhandknochen soll man nicht in einer Pronationsstellung der Hand, sondern besser in Supination von 10 Grad röntgenologisch darstellen. Beim Basisbruch des 5. Mittelhandknochens wird die Subluxationsstellung im Karpometakarpalgelenk oft übersehen.
Die ulnare Bandzerreißung am Daumengrundgelenk wird häufig als Distorsion fehlbeurteilt, weshalb Fixation und/oder operative Behandlung unterbleiben.
Die palmare Luxation des Mittelgelenkes eines dreigliedrigen Fingers führt oft zur gedeckten Zerreißung des mittleren Zügels der Streckaponeurose. Wird sie nicht erkannt und operiert, entwickelt sich in Tagen bis Wochen ein oft fixierter Knopflochmechanismus.
Auch die perilunäre Verrenkung der Handwurzel zählt zu den häufig übersehenen Verletzungen.

Operationsplanung und ärztliche Aufklärungspflicht

Bei Wiederherstellungsoperationen nach Verletzungen sowie bei Eingriffen wegen Erkrankungen muß der Behandlungsplan Alter, Beruf, persönli-

Grundregeln vor, während und nach handchirurgischen Eingriffen

che Verhältnisse und den Kooperationswillen des Patienten berücksichtigen. Er muß über die eventuell notwendige Vorbehandlung, die Art und auch die Zahl der Eingriffe, die Dauer der stationären Behandlung und die insgesamt etwa zu erwartende Arbeitsunfähigkeit sowie die Chancen des zu erhoffenden Ergebnisses unterrichtet werden. Die Behandlungsdauer wird meist zu kurz geschätzt. Nur wenn der Patient offen darüber unterrichtet wurde, was ihn erwartet, ist mit seiner unbedingt notwendigen Mitarbeit zu rechnen. Die Operation selbst stellt im Rahmen dieses Behandlungsplanes nur einen, wenn auch wichtigen Akt dar, das Ergebnis wird von der postoperativen Therapie entscheidend geprägt. An dieses Gespräch werden im Rahmen der ärztlichen Aufklärungspflicht zunehmend strengere juristische Maßstäbe gelegt.

Intraoperative Maßnahmen

Die Hand muß wie jedes andere Operationsfeld vorbereitet werden: Rasieren, Nägel schneiden, Waschen der Haut, insbesondere in der Umgebung einer Wunde mit Seife und warmem Wasser. Die Hand wird nach Anästhesie und Wickeln der Blutleere unmittelbar vor der Operation mit 70%igem Alkohol gewaschen. Andere Desinfektionsmittel verursachen zunehmend häufig Hautreizerscheinungen. Die Lagerung erfolgt auf einem speziellen Handoperationstisch. Operateur, Assistenz und Schwester sitzen. Auch bei Handoperation kann es durch falsche Lagerung zur Drucklähmung des N. radialis kommen.

Schnittführung

Die Durchtrennung unversehrter Haut an der Hand muß die spätere Bildung schrumpfender Narben berücksichtigen (Abb. 3.2a). Narbenkontrakturen sind vermeidbar. Fehlerhaft ist jede Inzision an der Palmarseite der Hand, welche eine Beugefalte am Finger, in der Hohlhand und an der Thenarbegrenzung senkrecht quert, weil dies zur Beugekontraktur führen muß.

Der mediolaterale Längsschnitt an der Fingerseite, von dem aus man dorsal des Gefäßnervenbündels zur Beugesehne vordringt, bietet keine sehr gute Übersicht. Er schädigt außerdem die zu

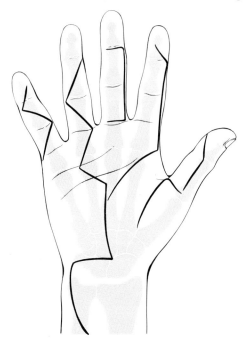 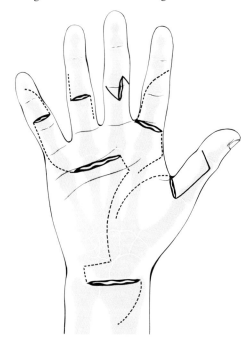

Abb. 3.2
a) Richtige Schnittführung an der Greifseite der Hand und der Finger (nach *Pieper* 1972). Am Ringfinger ist die W-förmige Schnittführung nach *Bruner* und ihre Verlängerung bis auf den Unterarm dargestellt.

b) Erweiterungsschnitte von Verletzungswunden und Änderung ihrer Verlaufsrichtung (nach *Pieper* 1972) den Vincula der Beugesehnen ziehenden zarten arteriellen Arkaden. Beläßt man das Gefäßnervenbündel jedoch dorsal, dann treten Sensibilitätsstörungen an der Greiffläche des Fingers auf.

Sehr gut bewährt hat sich die W-förmige Schnittführung nach Bruner. Sie legt das Operationsfeld übersichtlich frei, vermeidet Mitverletzungen an Gefäßen und Nerven, ist gewebeschonend, kann leicht über die Hohlhand bis zur Beugeseite des Unterarmes verlängert werden und hinterläßt keine Gefühlsstörungen oder Narbenkontrakturen.

Bei der Durchführung einer Z-Plastik (Gewinn an Länge auf Kosten der Breite) sind kleinere Lappen günstiger als größere. Die seitlich-schräge Inzision soll in einem Winkel von 60 Grad angesetzt werden. Dies hilft Lappenspitzennekrosen zu vermeiden.

Müssen frische Verletzungswunden erweitert werden, dann sind diese Inzisionen im Hinblick auf die spätere Narbenbildung zu planen (Abb. 3.2b). Eine Gelegenheitswunde, welche die Beugefalte eines Gelenkes quert, soll gleich bei der Wundversorgung durch Lappenverschiebung in eine quer zur Fingerachse verlaufende Narbe verwandelt werden.

An Handrücken und an der Fingerstreckseite darf die Inzision nicht in Längsrichtung über Strecksehnen liegen, weil es sonst zu narbigen Adhäsionen kommt. Quere, abgewinkelte, bogenförmige oder s-förmige Schnitte vermeiden sie. Ist die Osteosynthese mehrerer Mittelhandknochen geplant, dann führt ein Querschnitt zu so starken Vernarbungen, daß bei der späteren Metallentfernung die Darstellung und Schonung von Venen und dorsalen Hautnerven sehr schwierig ist. PFEIFFER (1976) rät daher in dieser Situation zu mehreren Längsinzisionen am Handrücken zwischen den Metakarpalknochen.

Daß jede Wunde gerade an der Hand nur spannungsfrei verschlossen werden soll, ist eine Forderung, gegen welche nicht gesündigt werden darf, soll es nicht zur Nekrose, darauffolgend zu Granulationsbildung und daher ausgedehnten Narben kommen. Gelingt der Wundverschluß nicht spannungsfrei, dann muß zu plastischen Verfahren gegriffen werden. Am Unterarm bewähren sich nach Entnahme eines Vollhauttransplantates die scherengitterförmigen Entspannungsschnitte (TITZE 1955). Narben am Handrücken behindern die Beugung der Fingergrundgelenke. Kontrakturgefährdet sind ferner die Zwischenfingerfalten. Jede dort querverlaufende Narbe von einem Finger zum benachbarten muß in eine längsgestellte durch Lappenverschiebung oder Z-Plastik mit Deckung der Entnahmestelle durch ein Spalt- oder Vollhauttransplantat verwandelt werden.

Blutstillung

Die schrittweise Blutstillung mit einem punktförmig wirkenden Mikrokoagulator mit Bipol-Pinzette hat sich bewährt. Diese umschriebene Blutstillung vermeidet Hitzeschäden im umgebenden Gewebe, vor allem an den empfindlichen Nerven. Bei bestimmten Operationen, z. B. wegen Dupuytrenscher Kontraktur, muß die Blutleere vor Wundverschluß geöffnet und eine sorgfältige Blutstillung vorgenommen werden.

Sind Sickerblutungen zu erwarten, z. B. bei Osteosynthesen der Mittelhand, bei ausgedehnten Synovektomien in der Rheumachirurgie, dann empfiehlt sich eine Saugdrainage. Es muß kontrolliert werden, ob Unterdruck im System besteht. Die Drainage wird nach 24–48 Stunden entfernt.

Naht und Verband

Resorbierbares Nahtmaterial bewirkt in der Tiefe der Hand meist stärkere Narbenbildung. Die Haut wird mit Einzelknopfnähten spannungsfrei geschlossen. Ausstülpende Rückstichnähte verkürzen die Haut, sind schwer zu entfernen und daher ungünstig. Eine fortlaufende Naht ist, weil keine längere Narbe an der Hand gerade verläuft, nicht möglich. Die Nähte sollen wegen der Gefahr der Wunddehiszenz nicht zu früh, d. h. nicht vor 10 Tagen, entfernt werden. Man kann sie auch gefahrlos bis zu mehreren Wochen belassen.

Draht darf als Nahtmaterial für Sehnen nur in Form der Ausziehdrahtnaht verwendet werden (pull out-wire, Lengemann-Naht). Versenkte Einzelnähte bereiten Schmerzen wegen der unnachgiebigen Drahtenden und vermehren die Narbenbildung.

Der Verband wird noch auf dem Operationstisch vom Operateur angelegt. Bewährt hat sich für viele Eingriffe an der Beugeseite der Finger und in der Hohlhand der Kompressionsverband unter einer elastischen Binde mit Stahlwolle oder synthetischer Watte, die bei Blutverkrustung nicht hart werden dürfen. Eine Gipsschiene sichert die Ruhigstellung bei Dorsalflexion des Handgelenkes von 15–20 Grad, Beugung der Langfingergrundgelenke von etwa 70 Grad, der Mittelgelenke von 20 Grad und der Endgelenke von 10 Grad. Die korrekte Beugestellung der Grundgelenke ist im Verband schwer zu beurteilen und soll im

Zweifelsfall durch eine seitliche Röntgenaufnahme kontrolliert werden. Jeder schnürende Bindengang muß sorgfältig vermieden werden, weil er die Ursache einer ischämischen Kontraktur der Handbinnenmuskeln werden kann. In die Zwischenfingerräume sollten Kompressen gelegt werden, um eine Mazeration der Haut durch Schweißsekretion zu verhindern.

Der Spatelverband führt wegen der Fixierung in Streckstellung zur Strecksteife von Grund- und Mittelgelenk.

Postoperative Maßnahmen

Die postoperative Hochlagerung verhütet die Entstehung eines Ödems. Das Ellbogengelenk ist etwa rechtwinklig gebeugt, die Hand liegt höher als das Herz. Bei ambulanter Behandlung muß der Patient über die Art der Hochlagerung besonders genau unterrichtet werden (Abb. 3.**3**). Bei Schmerzen und Schwellung der Finger muß der Verband rasch und vollständig bis auf den letzten Faden gespalten werden.

Das funktionelle Ergebnis nach einer Handoperation hängt entscheidend von einer exakt geplanten und durchgeführten krankengymnastischen Behandlung ab.

Zwischenfälle in der Behandlung von Handverletzungen

Das geschlossene Quetschtrauma

Kehren normale zirkulatorische Verhältnisse nicht rasch zurück, dann drohen bindegewebige Induration der Haut und ischämische Kontraktur der Handbinnenmuskeln. Daher muß bei ausgedehnter bzw. zunehmender Schwellung dem Hämatom Abfluß verschafft werden: Operation ohne Blutleere, Inzisionen am Handrücken in Längsrichtung (zur Schonung von Lymphbahnen und Venen), in der Hohlhand parallel zur Thenarfalte. Quetschmarken und Hautnekrosen müssen primär exzidiert und plastisch gedeckt werden. Blutende Gefäße werden koaguliert, zertrümmerte Muskulatur entfernt. Häufig ist die Spaltung des Karpalkanals und der Guyonschen Loge (Verlauf von A. und N. ulnaris) erforderlich (RAHMEL 1969). Wichtig ist die Eröffnung der Faszienloge des M. adductor pollicis, sowohl von der Beugeseite als auch von der Streckseite zwischen ihm und dem M. interosseus dorsalis I zur Dekompression und Vermeidung einer Anspreizkontraktur des Daumens. Es folgen Saugdrainagen, Wundnaht, Kompressionsverband, Hochlagerung. GADZALY (1969) führt noch 5 Tage lang eine Infusionsbehandlung mit Trasylol und Panthesin-Hydergin fort. Nach Abschwellung kann mit krankengymnastischer Übungsbehandlung begonnen werden.

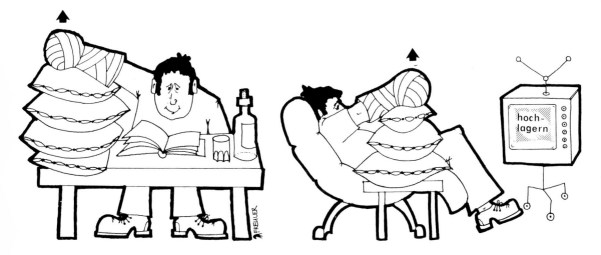

Merke: auch Ellbogen höher als Nase

Abb. 3.3 Hochlagerung des Armes nach ambulant durchgeführten Eingriffen (nach *Segmüller*)

Verletzungen mit Fett- und Schmierölpressen

(grease gun injuries)

Die Gefahr dieser meist punktförmigen Verletzungen ist in Betrieben und bei Ärzten viel zu wenig bekannt. Das unter hohem Druck in den Finger oder in die Hohlhand eingepreßte Mittel (Öl, Schmierfett, Waschbenzin, auch Farben) breitet sich in präformierten Hohlräumen und in lockerem Bindegewebe oft bis auf den Unterarm aus (ENDER u. Mitarb. 1956, FRANK 1955, HENTSCHEL 1970). Die durch Drucksteigerung besonders in den Sehnenscheiden entstehende Kompression der Gefäße, die bis zur Finger- und Handgangrän führen kann, muß so rasch wie nur möglich zur Rettung der Zirkulation durch ausgiebige Inzision von Sehnenscheiden, evtl. Eröffnung der Hohlhand, Spaltung des Karpaltunnels, Entfernung des eingepreßten Mittels und Nekrosenabtragung beseitigt werden. Spüldrainage, evtl. Antikoagulantien und Antibiotika sind bis zur Schmerzfreiheit notwendig.

Hautdefekte

Bei tiefem, bis auf den Knochen reichenden Weichteildefekt der Fingerkuppe ist eine Lappenplastik angezeigt. Die lokalen Verschiebelappen nach Tranquilli-Lealy (ein palmarer V-förmiger Lappen wird nach distal verschoben und Y-förmig vernäht) und Kutler (zwei laterale Verschiebelappen) können nur verwendet werden, wenn der Defekt quer und nicht weiter proximal als in Nagelmitte verläuft. Ihre Gefäßversorgung muß geschont werden, um einer Lappennekrose vorzubeugen. Beim Lappen nach Tranquilli-Lealy darf die Spitze der Inzision die Beugefalte des Endgliedes nicht nach proximal überschreiten, weil sonst eine narbig bedingte Beugekontraktur des Endgelenkes entsteht. Die Kürzung des Endgliedknochens ist ungünstig, weil dadurch das Nagelbett seine Abstützung verliert und ein krallenförmig nach palmar verbogener, meist verdickter Nagel entsteht.

Ausgedehntere Weichteildefekte am Fingerendglied mit Freilegung des Knochens erfordern einen größeren plastischen Eingriff. Der Verschiebelappen nach Moberg (Distalverschiebung der ganzen palmaren Hautbedeckung eines Fingers, evtl. neurovaskulär gestielt und nach querer Inzision in Grundgelenkhöhe) erfordert exakte mikrochirurgische Technik zur Erhaltung der Gefäße und Nerven. Das Nagelbett darf nicht nach palmar verzogen, der distale Rand des Verschiebelappens muß exakt und spannungsfrei an das Nagelbett herangeführt werden (GASSMANN u. SEGMÜLLER 1976). Gestielte Lappenbildungen aus dem Thenar auf die Fingerkuppe haben den Nachteil empfindlicher Narben an der Spendestelle und evtl. auch einer Streckbehinderung des Fingers. Alle gestielten Nah- oder Fernlappen werden nach Durchtrennung des Stiels gefühllos. Dies kann durch einen neurovaskulär versorgten Stiellappen vermieden werden. Aus einem sensibel weniger wichtigen Handabschnitt auf ein sensibel entscheidendes, aber präoperativ narbig verändertes oder gefühlloses Gebiet verlagert, führt er nicht selten zu einer hypersensiblen Narbe; auch wird leichte Berührung vom Patienten in das Spendegebiet lokalisiert. Diese ungünstigen Begleiterscheinungen sollen durch mikrochirurgischen Anschluß an den ortsständigen Fingernerv vermieden werden. Bei gestielter oder freier Hauttransplantation wird neuerdings die Verpflanzung des dazugehörigen Nervs des Spendegebietes von Finger oder Zehe zum mikrochirurgischen Anschluß im Empfängergebiet empfohlen (BERGER u. MEISSL 1975).

Bei einer Nahlappenplastik durch Verschiebelappen muß der Lappen größer gewählt werden als der zu deckende Defekt. Der Drehpunkt des Lappenstiels liegt dem Wundrand gegenüber. Beachtet man dies nicht, entsteht eine die Durchblutung gefährdende Diagonalspannung. Ein Modell aus Stofflappen kann nützlich sein. Länge und Breite eines Flachstiellappens sollen ein Verhältnis wie 3 : 2 möglichst nicht unterschreiten. Bei Planung und auch bei Verbandanlegung muß streng darauf geachtet werden, daß eine Knickung oder Verdrehung des Stiels vermieden wird.

Beugesehnen

Die häufigste Komplikation ist die Verwachsung der Nahtstellen mit der Umgebung und damit der Verlust der Gleitfähigkeit der Sehne. Das Risiko läßt sich vermindern durch ängstliche Vermeidung jeder weiteren iatrogenen Schädigung der Sehnenoberfläche über die unvermeidbare unfallbedingte Traumatisierung hinaus. Dem dient eine verfeinerte atraumatische Operationstechnik unter Einsatz mikrochirurgischer Methoden. Ihre Beachtung hat in Verbindung mit neuen Kenntnissen über die Blutgefäßversorgung auch die primäre Naht im Niemandsland an einer oder sogar beiden Beugesehnen wieder in den Vorder-

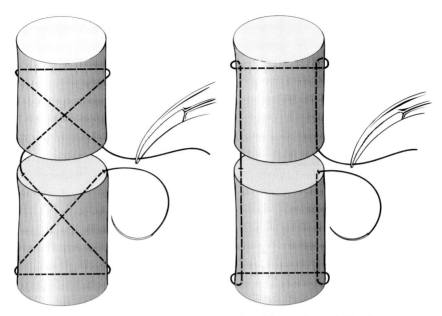

Abb. 3.4 links: Durchflechtungsnaht nach *Bunnell;* rechts: Längsnaht nach *Kessler*

grund gerückt. Sie sollte aber nur dort vorgenommen werden, wo alle Voraussetzungen dafür vorhanden sind. Sorgfältige, schrittweise Blutstillung mit Mikrothermokauter verringert die Gefahr eines postoperativen Hämatoms.

Primäre Beugesehnennaht

Nur Verletzungen ohne stärkere Weichteilschädigung und ohne Infektionsgefahr sind geeignet. Die Sehnenscheide wird so weit wie möglich erhalten. Das aufgesuchte zentrale Sehnenende darf nicht durch eine Klemme gequetscht werden. Eventuell ist ein Hilfsschnitt erforderlich. Die Sehne wird mit einem Haltefaden fixiert. Nach temporärer Blockierung des oder der zentralen Sehnenstümpfe kann die Naht ohne Spannung erfolgen. Die Sehne wird nicht kreuzweise durchflochten, um die längsverlaufenden Gefäße nicht zu komprimieren. Vielmehr umschlingt die Naht nur wenige Sehnenbündel und verläuft im übrigen in Längsrichtung (Abb. 3.**4**). Feinste Decknähte sorgen für eine möglichst glatte Sehnenoberfläche (Kessler-Mason-Allen). Die längsverlaufende Naht streckt sich auch nicht wie die schräge kreuzweise Durchflechtungsnaht, wodurch das Risiko einer Dehiszenz gemindert wird.

Diese Naht hat nur Sinn in Verbindung mit der Verbandanordnung nach Kleinert (Abb. 3.**5**): Beugestellung des Handgelenks und der Langfingergrundgelenke schalten den Muskelzug an der Nahtstelle aus. Der operierte Finger wird durch einen Gummizügel passiv in Flexion gezogen,

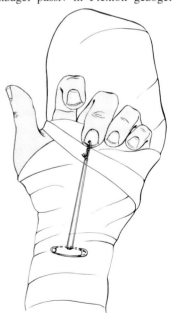

Abb. 3.**5** Verbandanordnung nach *Kleinert* nach primärer Beugesehnennaht: Beugestellung des Handgelenkes und Gummizügel durch den Fingernagel verhindern aktiven Muskelzug an der Nahtstelle

kann aber aktiv gegen diesen Zügel bis zum Anschlag an den Gipsverband gestreckt werden. Diese sofort nach der Operation einsetzenden Bewegungen gefährden die Nahtstellen nicht und vermindern die auftretenden Adhäsionen (KLEINERT u. Mitarb. 1975, LISTER u. Mitarb. 1977, BUCK-GRAMCKO 1977). Die Entlastung der Naht von Muskelzug verringert auch die Gefahr einer späteren Ruptur.

Falsch ist nach den neuen Kenntnissen über die Blutversorgung der Beugesehnen die weitgehende Resektion des distalen Stumpfes der Superfizialissehne, weil diese Methode durch Verletzung der Vincula und Störung der Ernährung der Profundussehne zu deren Teilnekrose und damit zu ausgedehnten Verwachsungen führen kann. Falls nur die Profundussehne in der Hohlhand genäht wird, soll die Resektion der oberflächlichen Beugesehne an beiden Enden nur je 10–15 mm betragen.

Jede Beugesehnennaht mit dickem Nahtmaterial, kreuzweiser mehrfacher Durchflechtungstechnik oder nicht ausgeschaltetem Zug an der Nahtstelle durch die Muskulatur ist unabhängig vom Handabschnitt durch Nahtdehiszenz oder Verwachsungen funktionell gefährdet. Als Nahtmaterial eignet sich ein monofiler Kunststoff-Faden 4–5 × 0. Die Naht von Beugesehnen mit versenktem Draht ist gefährlich, weil die spitzen Drahtenden Verletzungen der Umgebung verursachen können (z. B. Aneurysma des tiefen Hohlhandbogens).

Sekundäre Beugesehnenplastik

Die sekundäre freie Beugesehnenplastik ist angezeigt, wenn die lokalen Verhältnisse an der Hand (offene Frakturen, stark infektionsgefährdete Verschmutzung, Hautdefekte, Gefäß- und Nervenverletzungen) sowie ungünstige personelle und instrumentelle Vorbedingungen die primäre Naht unmöglich machen. Primäre Wundheilung, Stabilisierung des Skelettes, Bewahrung oder Wiederherstellung der passiven freien Gelenkbeweglichkeit versprechen dann das beste erreichbare Resultat. Eine Beugesehnenplastik darf aber nur vorgenommen werden, wenn die passive Beweglichkeit des Fingers nahezu oder ganz frei ist und der Finger über ausreichende Sensibilität verfügt.

Auch bei der sekundären Beugesehnenplastik stellt die Verwachsung des Transplantates mit der Umgebung die häufigste Komplikation dar. Daher soll vom unversehrten Gleitlager der Beugesehnenscheide soviel wie nur möglich erhalten bleiben. Dies gilt speziell für die Ringbänder. Um einer Schwanenhalsdeformität vorzubeugen, darf der distale Stumpf der Superfizialissehne nicht vollständig, sondern nur bis auf einen Rest von etwa 5 mm Länge an jedem Zügel reseziert werden. Als Sehnentransplantat eignet sich am besten eine Beugesehne selbst oder die Palmaris- bzw. Plantarissehne mit möglichst wenig Peritendineum. Die distale Verankerung am Endgliedknochen soll vor der proximalen Naht ausgeführt werden. So läßt sich nach durchgeführtem Verschluß der Fingerwunde die notwendige Länge des Transplantats besser bestimmen. Es soll so lang sein, daß auch der operierte Finger bei lose auf dem Operationstisch mit der Dorsalseite aufliegender Hand in Funktionsstellung oder sich in darüber hinaus ganz gering vermehrter Beugestellung befindet und sich bei passiver Beugung im Handgelenk ausreichend streckt. Die proximale Naht erfolgt in der Hohlhand nach Resektion der Superfizialissehne mit dem zentralen Profundusstumpf distal des Ursprungs des M. lumbricalis in einer versenkten Nahttechnik, welche die unterschiedlich großen Sehnenquerschnitte berücksichtigt und die Anastomose möglichst mit entfaltetem Sehnengewebe deckt. Will man eine Nahtstelle in der Hohlhand vermeiden, wird als freies Transplantat die Plantarissehne verwendet, die zentrale Naht erfolgt proximal des Karpalkanals mit der Superfizialissehne.

Bei einem zu langen Sehnentransplantat kann das Phänomen des „Lumbricalis-plus-Fingers" auftreten. Beim Versuch der Fingerbeugung kommt es zur paradoxen aktiven Streckung des proximalen Interphalangealgelenkes. Ihre Ursache ist eine streckende Wirkung der Profundussehne über den von ihr entspringenden M. lumbricalis, der in die Strecksehnenplatte einstrahlt. Sie tritt dann in Erscheinung, wenn der Ursprung des M. lumbricalis – wie bei einem zu langen Transplantat mit Naht in der Hohlhand – zu weit nach proximal verlagert ist. Das Phänomen kann mit Durchtrennung des M. lumbricalis beseitigt werden.

Nach Durchtrennung der langen Daumenbeugesehne eignet sich zur sekundären Plastik am besten die Sehne selbst durch Z-förmige Verlängerung am Unterarm. Dies ist nur möglich, wenn die Verletzung nicht zu lange zurückliegt und der Muskel nicht zu stark geschrumpft ist. Die Nahtstelle am Unterarm darf sich bei passiver Fingerstreckung nicht bis in den Karpalkanal verlagern. Die *Ruhigstellung* nach einer Beugesehnenplastik soll 3 Wochen betragen. Eine kürzere Fixationszeit führt nicht zu geringerer, sondern zu verstärkter Narbenbildung mit der Umgebung und erhöht die Gefahr einer Nahtruptur.

Ist das Gleitlager der zu ersetzenden Beugesehne infolge ausgedehnter Verletzungen, trophischen Störungen oder nach Infektionen zerstört, dann verspricht ein *zweizeitiges operatives Vorgehen* ein besseres Resultat (zweizeitige Beugesehnenplastik). Im ersten Operationsakt werden der Narbenblock entfernt, Ringbänder belassen oder wiederhergestellt und evtl. ein Fingernerv rekonstruiert. Doch darf die Narbenentfernung nicht so radikal erfolgen, daß das Mittelgelenk überstreckbar wird (Schwanenhalsdeformität). Dann wird ein Silastikstab vom Fingerendglied bis zur Hohlhand oder besser durch den Karpalkanal bis zum distalen Unterarmdrittel eingelagert. Schwierig ist es, das distale Ende dieses Stabes unter dem etwa 0,5 cm langen Stumpf der tiefen Beugesehne und durch diesen gedeckt so zu verankern, daß es nicht zu einer Nekrose der Haut durch Druck von innen her und zur Infektion kommt. Löst sich diese Verankerung, dann kann der Silastikstab nach zentral wandern und am Unterarm perforieren. Eine Drucknekrose droht auch am Fingergrundglied, wenn der Silastikstab nicht durch Ringbänder gut geführt wird. Der Stab muß ungehindert in seinem Bett gleiten und darf keine Falten werfen. Gleitet er nicht locker, dann ist er zu dick und soll sofort durch einen dünneren Stab ersetzt werden. Der Silastikstab kann eine Druckschädigung des N. medianus wie beim Karpaltunnelsyndrom bewirken. Die Gefahr einer Infektion ist hoch, sie steigt bei schlechten Durchblutungsverhältnissen am schwer geschädigten Finger.

Der zweite Akt folgt etwa nach 3 Monaten oder später, wenn der Finger passiv frei beweglich ist. Der Silastikstab wird gegen ein autologes Sehnentransplantat (Plantarissehne) ausgewechselt, das am Endgliedknochen transossär verankert und mit der Superfizialissehne zentral des Karpalkanals vereinigt wird. Risse des Transplantates sind nicht selten.

Die krankengymnastische Übungsbehandlung nach Beugesehnenoperation bedarf bei der Fingerbeugung gegen Widerstand größter Vorsicht und Sorgfalt, um einen Riß der Sehnennaht, insbesondere bei einem Transplantat, zu vermeiden.

Die häufigste Zweitoperation ist die Tendolyse, um bewegungsbehindernde Sehnenverwachsungen zu lösen. Sie soll nach einer Beugesehnennaht nicht vor 3 Monaten, nach einer Beugesehnenplastik nicht vor 6 Monaten und nur bei Fällen mit kurzen, umschriebenen Verwachsungen vorgenommen werden. Bei ausgedehnten Verwachsungen ist die zweizeitige Beugesehnenplastik günstiger. Jede ausgedehnte Tendolyse schädigt die Blutversorgung der Sehne zu sehr und führt daher wieder zu Verwachsungen. Nach einer Tendolyse muß möglichst rasch mit Bewegungsübungen begonnen werden.

Strecksehnen

Der subkutane Riß über dem Endgelenk

Weit überwiegend kann diese gedeckte Verletzung konservativ behandelt werden. Nur bei jüngeren Verletzten, nach starker Gewalteinwirkung, z. B. beim Basketball, und natürlich nach scharfer offener Durchtrennung ist die Operation zu empfehlen (REILL 1978). Die Naht ist technisch nicht leicht. Die temporäre Transfixation des Endgelenkes mit Draht in Überstreckungsstellung soll *schräg und nicht in Längsachse* ausgeführt werden. Der Draht muß gut subkutan versenkt werden, die Infektionsgefahr ist nicht gering.

Bei größeren knöchernen Strecksehnenausrissen aus der Endgliedbasis von ⅓ der Gelenkfläche und mehr empfiehlt sich die operative Reinsertion. Bei der Bohrdrahtfixation bricht das Fragment oft. Uns hat sich die Durchflechtungsnaht der Strecksehne mit Draht bewährt, die am Endglied vorbei nach palmar distal geführt und extrakutan mit Knopf und Bleikugel fixiert wird. Das Endgelenk darf nicht überstreckt werden, weil es sonst zu einer Teilverrenkung nach palmar kommt.

Der Knopflochmechanismus

Diese Fingerdeformität mit Beugestellung des Mittelgelenkes und Überstreckung des Endgelenkes darf nur dann operativ korrigiert werden, wenn das Mittelgelenk passiv frei zu strecken ist. Der Knopflochmechanismus entsteht bei Durchtrennung oder Riß des mittleren Zügels der Streckaponeurose, worauf die seitlichen Zügel nach palmar abgleiten und nach Verlagerung palmar von der Achse des Mittelgelenkes aus Streckern zu Beugern des PIP-Gelenkes werden. Durch ihre Schrumpfung kommt es zur kontrakten Fixierung in Beugestellung. Es sind viele Operationsmethoden beschrieben worden (A. WILHELM 1969), die entweder einen plastischen Ersatz der Strecksehnenplatte oder die Verbindung ihres Tractus intermedius mit Dorsalverlagerung der Tractus laterales bezwecken. Von dieser Rückverlagerung hängt das Ergebnis entscheidend ab.

Strecksehnenverletzungen am Handrücken und den Fingergrundgliedern

Die Naht soll, um ausgedehnten Verwachsungen vorzubeugen, nicht mit versenktem Material, sondern nach der Draht-Ausziehdraht-Technik nach Bunnell (pull out-wire) oder mit einer Lengemann-Drahtnaht erfolgen. Nach Sehnenheilung kann so alles Fremdmaterial vollständig entfernt werden.

Riß der langen Daumenstrecksehne

Nach der offenen Durchtrennung der langen Daumenstrecksehne, meist in Höhe der Tabatière gelegen, gleitet der zentrale Stumpf sehr weit zurück, ist daher nicht in der Wunde zu sehen und oft erst durch Hilfsschnitt am Unterarm aufzufinden.

Der gedeckte Riß der langen Daumenstrecksehne nach typischem Speichenbruch oder im Rahmen einer Polyarthritis und Synovitis soll durch eine Sehnentransposition behandelt werden. Die Naht der zerschlissenen Strecksehne im 3. Strecksehnenscheidenfach ist technisch nicht möglich, ein freies Sehnentransplantat als Zwischenschaltung aufwendig. Bei der subkutanen Verlagerung der Sehne des M. extensor indicis proprius auf die Strecksehnenplatte des Daumens soll nach deren Abtrennung über dem Köpfchen des 2. Mittelhandknochens, um einer Sehnenluxation nach radial vorzubeugen, der distale Stumpf der Propriussehne mit dem Teil des Extensor digitorum communis vernäht werden. Die Verlagerung der Sehne nach dem Daumen hin muß unter den Hautästen des N. radialis erfolgen, um diese nicht zu komprimieren. Die Durchflechtung mit der Strecksehnenplatte des Daumens erfolgt in mittlerer Abspreizung im Sattelgelenk, Streckstellung im Grund- und Endgelenk und mittlerer Dorsalflexion im Handgelenk.

Nervenverletzungen

Auf die Vor- und Nachteile der primären und der frühsekundären Nervennaht, die Indikation zur Nerventransplantation und das Vorgehen bei gleichzeitiger Verletzung des Knochens und von Beugesehnen haben MILLESI (1975) und HAAS (1978) hingewiesen.

Wichtigste Voraussetzungen sind gewebeschonendes Operieren, exakte Blutstillung und sparsame Freilegung der Nerven (sonst wird seine Blutversorgung gefährdet). Die Präparation der Nervenstümpfe erfolgt vom Gesunden her. Ein vorhandenes Neurom wird in Scheiben vom freien Ende her reseziert, die einzelnen Faszikelgruppen werden in unterschiedlicher Höhe durchtrennt; Operationsmikroskop oder Lupenbrille erleichtern die Präparation.

Nach jeder Nervendurchschneidung quellen die Faszikel über die Resektionsstelle. Sie werden bei der epineuralen Naht gestaucht (Abb. 3.6) und finden keinen richtigen Kontakt, der das Auswachsen regenerierender Axone ermöglicht. Vom Epineurium entsteht auch die zwischen die Nervenfasern einwachsende bindegewebige Narbe. Daher soll das Epineurium bei Nerven mit größerem Querschnitt in etwa 1 cm Breite von

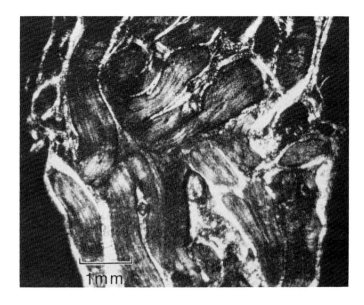

Abb. 3.6 Verwerfung und Stauchung der Nervenfaszikel nach epineuraler Naht (N. medianus, nach *Edshage* 1964)

Abb. 3.7 Epineurale Nervennaht (oben) und perineurale Faszikelnaht (unten)

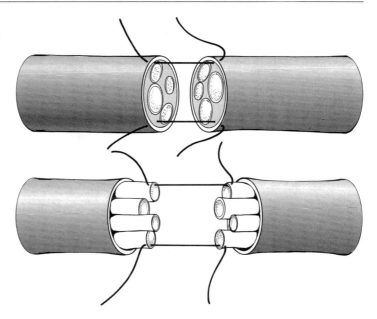

jedem Nervenstumpf reseziert und eine perineurale Naht ausgeführt werden (Abb. 3.7). Dabei müssen gleiche Gruppen entsprechend ihrer Lage im Nervenquerschnitt vereinigt werden. Man orientiert sich an den intranervalen Gefäßen. Bei Verdrehung eines Stumpfes treffen die in der Handgelenkgegend bereits separierten motorischen und sensiblen Faszikel nicht aufeinander. Kunststoffkleber und die Einscheidung von Nervennähten haben sich nicht bewährt. Die Überbrückung eines Nervendefektes von 1–1,5 cm am Handgelenk soll nicht durch ausgiebige Mobilisierung der Nerven und Beugestellung der Gelenke erzwungen werden. Die Naht muß spannungsfrei und in normaler Stellung der Gelenke erfolgen. Nach Abnahme der Fixation und Auflassen der Entspannungsstellung wird die Narbe gedehnt. Dadurch werden auch bereits in den distalen Nervenstumpf vorgewachsene Axone sekundär geschädigt. Die spannungsfreie Defektüberbrückung mit einzelnen, nebeneinander gelagerten Transplantaten (aus N. suralis, N. cutaneus antebrachii lateralis, N. cutaneus femoris lateralis) ist dem autologen geschlossenen Kabeltransplantat überlegen. Die Verwendung frischer homologer Nerventransplantate ist mit immunologischen Problemen belastet, die von konservierten homologen oder heterologen Nerven hat die Erwartungen nicht erfüllt (KUHLENDAHL u. Mitarb. 1972). Ist 4–6 Monate nach einer primären Nervennaht kein Regenerationszeichen vorhanden und bleibt das Tinel-Hoffmannsche Zeichen an der Nahtstelle konstant, wandert es also nicht nach peripher, empfiehlt sich die Freilegung, Resektion und nochmalige Naht oder eine Nerventransplantation. Muskulatur und Gelenke müssen in einem gebrauchsfähigen Zustand sein. Das gleiche gilt, wenn nach einer Nerventransplantation das Tinel-Hoffmannsche Zeichen zuerst nach peripher wandert, aber an der distalen Nahtstelle stehenbleibt. Anatomischer Unkenntnis, unzureichender Freilegung des Verletzungsgebietes und fehlender Blutleere ist es anzulasten, wenn man immer wieder fehlerhafte Vereinigungen zwischen Nerven- und Sehnenenden in der Handgelenkgegend sekundär operieren muß.

Es ist bisher nicht gelungen, die Entstehung eines Neuroms, wie es sich nach jeder unversorgten Nervendurchschneidung bildet, zu verhindern. Deshalb soll bereits bei der Erstversorgung eines Fingerstumpfes das zu erwartende Neurom an eine ungefährdete Stelle außerhalb der schrumpfenden Narbe verlagert werden. Die Resektion eines Amputationsneuroms muß weit im Gesunden und außerhalb der Narbe erfolgen. Ein Neuromknoten in der Mittelhand kann tief in die Interosseusmuskulatur bis nahe an die Streckseite der Hand versenkt werden.

Frakturen und Luxationen

Osteosynthesen

Hinsichtlich Indikationsstellung und Durchführung einer Osteosynthese wird auf die Literatur

verwiesen (L. BÖHLER 1951, J. BÖHLER 1972, BUCK-GRAMCKO 1975, HEIM u. PFEIFFER 1972, PANNIKE 1972, SCHARIZER 1975, SEGMÜLLER 1973, K. WILHELM 1971).
Eine primäre Osteosynthese mit Platte und Schrauben muß unterbleiben, wenn sie nach dem Röntgenbild wahrscheinlich nicht übungsstabil erfolgen kann, wenn das oder die Fragmente für einen sicheren Sitz der Schrauben zu klein sind, wenn die Durchblutung des Fingers gefährdet ist und/oder zu erwarten ist, daß der Patient nur mangelhaft mitarbeitet.

Kahnbeinverletzungen

Beim frischen Kahnbeinbruch ist die Verschraubung bei den seltenen pseudarthrosegefährdeten vertikalen Schrägbrüchen zu überlegen. Eine Operation ist ferner angezeigt bei einer primären Diastase und bei Brüchen mit Verschiebung. Die Ursache der Diastase ist eine Interposition des Lig. stylocapitatum und findet sich sehr häufig nach der Reposition eines transskaphoperilunären Verrenkungsbruches nach de Quervain.
Bei Freilegung von radial muß sorgfältig auf die Hautäste des N. radialis geachtet werden.
Eine Bandinterposition muß selbstverständlich vor der Verschraubung beseitigt werden. Das Gewinde der Kahnbeinschraube darf nur im zentralen Fragment liegen, im peripheren muß der glatte Schraubenteil gleiten können. Nur so wird eine Kompression der Fragmente erzielt. Die Schraubenspitze darf über den zentralen Pol des Kahnbeines nicht vorragen. Im zentralen Fragment muß das Schraubengewinde vorgeschnitten werden, sonst sprengt man es bei der Einbohrung der Schraube. Fälle von Schraubenlockerung sind bekannt (KOOB 1972). Nicht frische Brüche mit posttraumatischer Höhlenbildung können ebenfalls verschraubt werden. Bei abgedeckelten Pseudarthrosen führt die Verschraubung allein aber nicht zur knöchernen Festigung. Zur Operation einer posttraumatischen Höhlenbildung und einer Pseudarthrose steht ferner die Spongiosaverpflanzung nach Matti-Russe zur Wahl. Das proximale, oft kalkdichte und sehr harte Fragment kann bei der Ausfräsung brechen. Es darf nur körpereigene Spongiosa aus dem Darmbeinkamm oder dem distalen Speichenende verwendet werden. Die „Kieler" Fremdspongiosa wird nicht eingebaut. Die Spongiosa muß fest in die ausreichend groß vorgebildete Höhle gestopft und damit verdichtet werden. Nach Anfrischung und Spongiosaplombe kann zusätzlich eine Schraube verwendet werden. Ein autologer Bolzungsspan darf nicht zu klein und zu dünn sein, sonst bricht er. Doch findet ein dicker oder heterologer Kortikalisspan keinen Anschluß an die Blutversorgung. Es können dann tumorartige Granulationsbildungen entstehen.

Sind bei einer Kahnbeinpseudarthrose die formverbildenden Veränderungen weit fortgeschritten oder will der Patient die Zeit für eine monatelange Ruhigstellung nicht aufwenden, kommt die Denervierung des Handgelenkes in Frage (A. WILHELM 1966). Das Verfahren ist kontraindiziert, wenn bei gezielter Blockade der bekannten schmerzleitenden Nerven keine Beschwerdefreiheit erreicht wird.

Schwierig ist die Diagnose der traumatischen Subluxation des Kahnbeins (NIGST u. BUCK-GRAMCKO 1975). Gelingt die Reposition unblutig nicht oder kommt es sofort zu erneuter Verrenkung, dann muß offen vorgegangen werden: Zugang vorwiegend von dorsal, Entfernung interponierter Bandteile oder kleiner Knochenabsprengungen, Naht des Bandapparates und der Kapsel, Drahtfixation, Gipsverband für 6 Wochen. Bei veralteten Verrenkungen ist meist eine Sehnentransplantation notwendig.

Bennettscher Verrenkungsbruch

Es stehen für die frische Verletzung die perkutane Drahtfixation und die operative Freilegung zur Verschraubung zur Wahl. Der bogenförmige radiopalmare Zugang (Gedda-Moberg) gibt die bessere Übersicht, schädigt aber die Weichteile mehr als der radiodorsale Zugang entlang der radialen Kante des 1. Mittelhandknochens, der eine schlechtere Übersicht bietet. Die Verschraubung, die immer von dorsal erfolgt, ist schwierig. Sie kann unmöglich werden, wenn das kleine Fragment in sich gebrochen ist oder bei der Manipulation bricht. Ein Leitdraht verhindert die Rotation des kleinen Fragmentes und wird erst nach Anziehen der Schraube entfernt. Wesentlich ist die sichere Behebung der Subluxation, nicht so wichtig scheint ein stufenloses Repositionsergebnis.
Für die perkutane Fixation muß ein ausreichend dicker Bohrdraht (mindestens 1,2 mm Durchmesser) verwendet werden. Ein dünnerer Draht kann trotz Gipsfixation brechen.

Mittelhand und Phalangen

Jede insuffiziente Osteosynthese vergrößert den Schaden (GELDMACHER 1971). Vor jeder Osteosynthese muß eine Achsenknickung oder Subluxationsstellung sorgfältig beseitigt werden. Gekreuzte Drähte dürfen nur bei gutem Knochenkontakt verwendet werden. Sonst verzögert oder verhindert eine Diastase zwischen den Fragmenten die knöcherne Heilung. Ein einziger in Längsrichtung eingebohrter Draht sichert nicht gegen Rotationsverdrehung. Drähte, die die Haut von innen durchspießen, sind wegen Infektion gefährlich.

Bei der Zuggurtung einer Mittelhandfraktur muß darauf geachtet werden, ob die palmare Kortikalis erhalten ist. Wenn sie defekt oder ausgebrochen ist, dann entsteht unter der Wirkung der Zuggurtung eine palmare Abknickung. Auf die Schnittführung zur Freilegung mehrerer Mittelhandbrüche wurde schon früher verwiesen.

Die Verplattung von Grundgliedbrüchen ist wegen der zweimaligen Eröffnung des Gleitlagers des Streckapparates (zur Osteosynthese und zur Metallentfernung) und des relativ großen Metallvolumens oft mit einer deutlichen Funktionseinbuße belastet. Die Entfernung des Metalls ist häufig schwieriger als seine Einbringung. Sie kann auch technische Probleme aufwerfen, wenn die Osteosynthese in einem anderen Krankenhaus gemacht wurde und der passende Schraubenschlüssel fehlt.

Bei Brüchen der Basis oder der Rolle der Phalangen soll die anatomisch exakte Wiederherstellung der Gelenkfläche angestrebt werden. Die Fragmente dürfen nur so weit wie notwendig freigelegt werden, um ihre Durchblutung nicht zu gefährden. Es muß ferner vermieden werden, daß ein Fragment bei der Osteosynthese nochmals bricht. Dieser Gesichtspunkt entscheidet über die Wahl zwischen der größeren Schraube und dem schonenderen Draht. Der unstabile Verrenkungsbruch des Mittelgelenkes zählt zu den schwierigsten Frakturen der Hand. Die sichere Beseitigung der Subluxation ist wichtiger als die Wiederherstellung der Gelenkfläche. Dies kann durch eine perkutane Bohrdrahtfixation erfolgen (TROJAN 1977).

Die Drehfehlstellungen eines Fingers sollen nicht durch Osteotomie an der ehemaligen Bruchstelle, sondern im spongiösen Anteil der Grundgliedbasis oder im Schaft des zugehörigen Metakarpale beseitigt werden. Ein Rotationsfehler kann nur klinisch, nicht aber röntgenologisch erkannt werden.

Arthrodese von Fingergelenken

Auf die Versteifungsoperation des Sattelgelenkes des 1. Strahles wird später eingegangen.

Das Daumengrundgelenk soll nahezu in Streckstellung und in Pronationsverdrehung um 10 Grad versteift werden. So wird der Spitzgriff erleichtert. Die Fixation mit gekreuzten Drähten oder die Verplattung sind technisch leichter als die Verschraubung in gestreckter Stellung. Das Daumenendgelenk soll in nicht mehr als 10 Grad Beugung versteift werden.

An den Mittelgelenken der Langfinger nimmt die Beugestellung in der Ruhehaltung der Hand von radial nach ulnar zu. Dies soll auch bei der Versteifungsoperation beachtet werden (Zeigefinger 30 Grad bis Kleinfinger 50 Grad). Doch entscheidet immer der Gesamtzustand einer schwergeschädigten Hand und die noch erhaltenen oder wiederherzustellenden Greifmöglichkeiten über operative Einzelheiten. Das Langfingerendgelenk soll in nicht mehr als 10–15 Grad Beugung versteift werden.

Bohrt man bei der Schraubenarthrodese eines Fingergelenkes von proximal in die distale Phalange in falscher Richtung oder fräst man das Kopfwiderlager zu weit aus, dann wird die Arthrodese nicht übungsstabil, und jede andere Form der Versteifung wird unmöglich (PFEIFFER u. NIGST 1970, SEGMÜLLER u. SCHÖNENBERGER 1970). Eine weitere Komplikation ist eine intraoperativ gesetzte Fraktur, die vom Ausbruch der Schraube gefolgt ist. Dies kann besonders am Endgelenk beim Versuch der Verschraubung von zentral her eintreten. Man kann dieses Risiko durch Verwendung einer dünneren Schraube oder die Methode der Zuggurtung vermeiden. Eine Wundrandnekrose (besonders nach Brandverletzungen) mit Freilegung des Schraubenkopfes läßt sich durch eine bogenförmige Schnittführung anstelle einer Längsinzision vermeiden, wodurch die Schraube sicher gut mit Weichteilen gedeckt wird.

Nach der Arthrodese des Endgelenkes kann es zur Schwanenhalsdeformität des Fingers (Überstreckung im Mittelgelenk bei Beugestellung im Endgelenk) infolge Störung des Sehnengleichgewichtes kommen. Sie tritt oft erst mehrere Monate nach der Versteifungsoperation auf. Durch exakte Insertion der Strecksehnenplatte über dem versteiften Endgelenk kann diese Komplikation vermieden werden. Ihre spätere Korrektur ist durch eine Tenodese des Mittelgelenkes möglich. Die Alloarthroplastik traumatisch geschädigter Fingergelenke ist nicht angezeigt bei gestörter Sehnengleitfunktion, stärkerer Vernarbung der Haut und entzündlichen Veränderungen.

Fingeramputation

Am Daumen und bei Verletzung mehrerer Finger sind plastische Verfahren zur Erhaltung der Fingerlänge angezeigt.
Der häufigste Fehler bei der Amputation eines Langfingers ist die zu geringe Bemessung der Weichteildeckung des Stumpfes. Die Weichteile retrahieren sich, daher müssen der streck- und beugeseitig gelegene Lappen jeder für sich breiter als der Durchmesser des Fingerstumpfes gewählt werden. Die Fingergefäße dürfen nicht unterbunden werden, um nicht den neben ihnen verlaufenden Fingernerv mit der Ligatur zu fassen. Die Fingerarterie wird mit einer Klemme gefaßt und abgedreht, der Nerv vorgezogen und weit proximal gekürzt, damit der sich immer bildende Neuromknoten nicht im Narbenbereich liegt und nicht Stoß und Narbendruck ausgesetzt ist. Nagelbettreste sollen sorgfältig ausgerottet werden. Die Streck- und Beugesehnen dürfen über dem Knochenstumpf nicht vernäht werden, sonst wird die Beweglichkeit auch der unverletzten Finger wegen des gemeinsamen Blocks der tiefen Beugesehnen im Karpalbereich (Quadriga-Syndrom nach Verdan) erheblich behindert.

Unstabile und irreponible Luxationen

Bei der perilunären Verrenkung kann das um seine Längsachse rotierte Mondbein sperren. Die Einrichtung kann bei zusätzlichen Frakturen an anderen Handwurzelknochen (z.B. Abscherung einer Kalotte vom Kapitatum, Verdrehung des proximalen Kahnbeinfragmentes beim de Quervainschen Verrenkungsbruch) schwierig sein. Dann muß evtl. blutig eingerichtet werden.
Am Grundgelenk des Daumens können interponiert sein: die palmare Faserknorpelplatte, Teile des ulnaren Seitenbandes bei Abriß am proximalen Ansatz, die Sehne des M. flexor pollicis longus und der M. flexor pollicis brevis. An den Grund- und Mittelgelenken der Langfinger ist meist die Fibrocartilago palmaris eingeschlagen. Gelingt an einem Fingergelenk die unblutige Reposition nicht leicht und rasch und zeigt das Röntgenbild keine ganz exakte Kongruenz der Gelenkflächen, dann soll unverzüglich offen vorgegangen werden: meist dorsaler, am Daumengrundgelenk auch ulnarer Zugang und Vorziehen des die Reposition behindernden Gebildes. Manchmal muß die Fibrokartilago längsgespalten werden.
Die palmare Luxation des Fingermittelgelenkes kann wegen der Zerreißung des mittleren Zügels der Streckaponeurose sowohl irreponibel als auch unstabil sein. Die operative Wiederherstellung der Strecksehnenplatte ist notwendig.
Die transartikuläre Drahtfixation eines Fingergelenkes nach Reposition einer Luxation sollte nicht länger als 3 Wochen belassen bleiben. Bereits nach dieser Zeit sind deutliche Knorpelschäden als Folge einer Ernährungsstörung zu befürchten (Titze 1970).

Bandzerreißungen

Bei der Operation einer ulnaren Bandzerreißung am Daumengrundgelenk findet man nicht selten, daß die Sehnenplatte des M. adductor pollicis zwischen das meist distal abgerissene Band und die Abrißstelle interponiert ist. Sie muß sorgfältig gespalten und nach der Reinsertion des Bandapparates wieder vernäht werden. Diese Einstrahlung ist für die vollständige Streckung des Daumenendgelenkes wichtig.

Verbrennungen

Hier wird nur auf die tiefe totale Hautschädigung eingegangen, die einen plastischen Hautersatz erforderlich macht.
Der günstigste Zeitpunkt zur chirurgischen Exzision liegt um den 3. Tag, abhängig vom Allgemeinzustand des Verletzten. Die Deckung erfolgt evtl. einen Tag später mit dünner Spalthaut nach Entfernung aller Nekrosen und exakter Blutstillung durch Koagulation. Vollhauttransplantationen sind wegen ihres hohen Anspruchs an den Wundgrund als Sofortmaßnahme ungeeignet.
Bei der Exzision an der Streckseite der Hand, die am häufigsten betroffen ist, sollen das subkutane Venennetz, die Hautnervenäste und das Paratenon der Strecksehnen sorgfältig geschont werden. Das Einnähen des Spalthauttransplantates muß bei nahezu rechtwinkliger Beugestellung der Grundgelenke der Langfinger erfolgen, die zu diesem Zweck auch mit einem Draht temporär transartikulär fixiert werden können. Sonst wird das Transplantat zu kurz. Keine Narbe darf am Kamm einer Zwischenfingerfalte liegen, sie muß evtl. nach palmar übergreifen. Die Ruhigstellung muß die Beugung der Fingergrundgelenke erhalten. Auch bei Kindern gelten die gleichen Regeln. Bei sorgfältiger Lagerung in einem Handkäfig und genauer stationärer Überwachung bietet die verbandlose Behandlung manchen Vorteil.
Tiefere Gewebeschädigung, wie dies z.B. bei Heißmangelverletzungen der Fall ist, erzwingen ausgedehnte Hautplastiken und evtl. spätere Ersatzoperationen.

Narbenkeloide sind nach unzureichender Primärbehandlung nicht selten, wenn die Abstoßung der nekrotischen Haut abgewartet wurde, Granulationen aufgetreten sind und die Wundfläche zu spät plastisch versorgt wurde. Es kommt zur Streckkontraktur der Fingergrundgelenke. Keloide können unter Schonung des subkutanen Venennetzes ausgeschnitten und der Defekt durch Vollhaut gedeckt werden. Dabei ist auf die Regeln der Schnittführung an der Hand sorgfältig zu achten, um späteren Kontrakturen, vor allem in den Zwischenfingerfalten vorzubeugen. Bei arthrogener Kontraktur kann eine Kapsulektomie erforderlich werden. Beugeseitig gelegene Narben an den Fingern werden quer bis weit auf die seitliche Mittellinie inzidiert und der bei Fingerstreckung entstehende Defekt durch Vollhaut verschlossen. An den Fingermittelgelenken können Arthrodesen erforderlich werden.

Mikrovaskuläre Chirurgie

Die freie Verpflanzung von größeren Hautfettlappen mit mikrovaskulärem Anschluß (McGregor 1977) und die Replantationen abgetrennter Gliedmaßenanteile erfordern einen hohen personellen und zeitlichen Aufwand. Ständige Übung der mikrochirurgischen Methode am Versuchstier ist notwendig.
Fehler können bei der Vorbehandlung eines Amputates auftreten. Dieses wird ohne Reinigung und ohne Zusätze in einen mit Gaze gefüllten Plastikbeutel verpackt, dieser in einen zweiten gebunden und beide in Eisbröckel gekühlt. Das Amputat darf mit Eis oder Eiswasser keinen direkten Kontakt haben. Der Gliedmaßenstumpf wird mit einem Druckverband versorgt. Unterbindungen oder Klemmen sind verboten. Die Dauer der Ischämie des Amputates soll 4–6 Stunden nicht überschreiten.
Die besten Voraussetzungen für eine Replantation bilden die glatten Schnittverletzungen. Bei breiten Quetschzonen und Ausrissen werden meist Veneninterponate zur Defektüberbrückung an Gefäßen notwendig. Die Wertigkeit des Fingers (Daumen), aber auch Alter und Beruf beeinflussen die Indikationsstellung. Die Osteosynthese mit Draht und die Naht der tiefen Beugesehne gehen der Anastomose der Fingerarterien (wenn möglich beider) voraus. Nicht selten wird das Skelett verkürzt. Dann folgen Nerven, Strecksehne und die dorsalen Venen. Mehrfachamputationen machen bei dieser Reihenfolge Bluttransfusionen nötig. Auf Heparinisierung wird meist verzichtet. Infektionsprophylaxe ist nötig. Der Verband (Hochlagerung!) muß die Kontrolle von Temperatur, Farbe und Kapillarfüllung des Replantates zulassen. Die häufigste Komplikation ist die Venenthrombose: bläulich-fleckige Verfärbung, kühle Haut, Anschwellung. Die arterielle Thrombose ist schwerer zu erkennen: Absinken der Hauttemperatur um mehr als 5 Grad zur Vergleichsseite. Kann eine Schädigung durch den Verband ausgeschlossen werden und führt ein gefäßerweiterndes Mittel nicht zum Erfolg, muß operativ revidiert werden, evtl. mit Venentransplantat. Weitere Gefahren stellen Infektionen (Gasbrand!) und Niereninsuffizienz dar.

Tintenstiftverletzung und Flußsäureverätzung

Der Anilinfarbstoff der abgebrochenen Tintenstiftspitze diffundiert in das Gewebe. Handbäder fördern diesen Prozeß. Um ausgedehnten Nekrosen vorzubeugen, muß die Mine und alles verfärbte Gewebe wie ein Tumor ausgeschnitten werden. Eventuell ist plastische Defektdeckung notwendig.
Die Verätzung mit Flußsäure zeichnet sich durch ihre ungehemmt fortschreitende Kolliquationsnekrose aus, die zu tiefen Ulzerationen führt. An Hand und Fingern ist die frühe Exzision und plastische Deckung anzustreben, doch scheitert sie manchmal an der Uneinsichtigkeit des Patienten. Die Unterspritzung mit Kalziumglukonat ist in ihrer Wirkung umstritten und am Finger gefährlich (Fingernekrosen).

Infektionen der Hand

Die Inzision in ausreichender Anästhesie erfolgt in Blutsperre. Die Haut um eine kleine Wunde wird wetzsteinförmig exzidiert und ein Abstrich zur Keim- und Resistenzbestimmung entnommen. Gegeninzisionen müssen nach den Regeln der Schnittführung an der Hand angelegt werden. Beuge- und Zwischenfingerfalten dürfen nicht quer durchtrennt werden. Der Froschmaulschnitt an der Fingerkuppe führt häufig zur Dystrophie der Fingerbeere und damit zum funktionell und kosmetisch schlechten Ergebnis (Brug 1977, Brug u. Geldmacher 1973). Nekrosen in der Tiefe werden, vor allem am Finger, wie ein Tumor entfernt. Bei der Spaltung einer Nagelwallentzündung darf der Schnitt nicht zu nahe am freien Rand erfolgen, sonst entsteht eine narbige Hautbrücke. Das *Kragenknopfpanaritium* kann nicht übersehen werden, wenn nach Abtragung einer

Eiterblase deren Grund sorgfältig inspiziert wird. Bei der *tiefen Hohlhandphlegmone* muß die Palmaraponeurose gefenstert werden. Die Inzisionswunden werden durch eine weiche Gummilasche offengehalten, ein runder Drain darf nicht verwendet werden.

Die *eitrige Sehnenscheidenphlegmone* muß spätestens nach der ersten schlaflosen Nacht operiert werden, bevor Ödem und Drucksteigerung im osteofibrösen Kanal zur Beugesehnennekrose führen. Die Spülung mit Ringer-Lösung und Zusatz eines (getesteten) Antibiotikums durch zwei in die Sehnenscheide von proximal (Sehnenscheidenblindsack) bzw. von distal (Verletzungsstelle oder über dem Endgelenk) eingeführte dünne Drains verspricht bei rechtzeitigem Behandlungsbeginn ein gutes Ergebnis. Die Inzision erfolgt wförmig nach Bruner und darf nach Einlegung einer Lasche und bei sicherer stationärer Kontrolle locker vernäht werden.

Nur einwandfrei *devitalisierter Knochen* darf entfernt werden. Atrophischer, kalksalzarmer Knochen erholt sich in der Regel. *Gelenkinfektionen* werden von dorsal her eröffnet. Sie führen häufig zur Arthrodese. Bei septischen Amputationen müssen ausreichend lange Weichteillappen gebildet werden, die Wunde wird sekundär am 4.–5. Tag genäht.

Nirgends in der Handchirurgie sind Inkonsequenz, Zaudern und eine unzureichende Inzision verhängnisvoller als bei Infektionen der Hand.

Zwischenfälle in der Behandlung angeborener und erworbener Erkrankungen der Hand

Mißbildungen

Es ist unmöglich, die für jede Mißbildung und jede individuelle Situation des Patienten geeignete und notwendige Schnittführung sowie die wichtigen operativen Details hier darzustellen: amniotische Schnürfurchen, Kamptodaktylie, Fünffingerhand, Daumenverdoppelung, Daumenaplasie oder -hypoplasie, radiale Klumphand, Symbrachydaktyle. Literatur hierüber findet sich u. a. bei BLAUTH 1970, BLAUTH u. SCHNEIDER-SICKERT (1976), LÖSCH (1970), MILLESI (1971), SCHÖLLNER (1972), WITT u. Mitarb. (1966). In der Monographie von BLAUTH u. SCHNEIDER-SICKERT (1976) werden als die häufigsten Fehler bei der operativen Behandlung von Mißbildungen genannt:

Unterschätzung der Schwere der Fehlbildung, die nicht in allen Komponenten erkannt und falsch klassifiziert wird, daher falsche Operationsindikation und technische Schwierigkeiten;
mangelhafte krankengymnastische Vorbehandlung;
Verzicht auf Vorgehen in mehreren kleinen Schritten;
fehlende operationstechnische Voraussetzung und Erfahrung;
Operation nicht in Blutleere;
fehlerhafte Schnittführung und Hautlappenplastik;
mangelhafte Blutstillung und fehlende Saugdrainage;
Wundverschluß unter Spannung;
statt dicker Spalthaut Verwendung zu dünner Spalthauttransplantate, welche stärker schrumpfen;
ungeeigneter Kompressionsverband;
Unterlassung der postoperativen Hochlagerung;
ungeeignete oder zu kurze Ruhigstellung;
Durchspießung von Drähten;
fehlende oder ungenügende Weiterbehandlung mit Nachtschienen;
mangelhafte Nachbehandlung und Nachsorge.

Hier kann nur die häufigste Handmißbildung, die *häutige Syndaktylie*, erwähnt werden. Jede geradlinige Spaltung führt zur Beugekontraktur der Finger. Sie wird durch eine weit ausladende z-förmige Inzision an der Streck- und Beugeseite, Austausch der Zipfel zur Deckung von Teilen der seitlichen Wundflächen mit ortsständiger Haut und Verschluß der Restflächen mit Vollhaut vermieden. Eine narbig veränderte Kommissur schiebt sich im Wachstum nach distal vor, es entsteht ein Narbenrezidiv. Um dies zu verhindern, darf die Schwimmhautfalte nur durch eine Lappenverschiebung gebildet werden: Verwendung je eines Lappens von der Streck- und Beugeseite oder eines blattförmigen Lappens von der Palmarseite. Sich distal teilende Fingernerven werden stumpf bis in die Hohlhand getrennt, eine periphere Gefäßgabel zwingt zur Unterbindung der Arterie zu dem weniger geschädigten Finger. Unterbleibt diese Präparation nach zentral, entsteht ebenfalls ein Rezidiv durch Distalverschiebung der Kommissur. Nie darf bei Befall von drei und mehr Fingern die Syndaktyliespaltung an einem Finger beidseitig zur gleichen Zeit erfolgen. Es muß dann mehrzeitig vorgegangen werden. Ganz besondere Bedeutung kommt der Schnittführung beim Syndaktylierezidiv zu.

Nervenkompressionssyndrome

Karpaltunnelsyndrom

Die Ursachen des Karpaltunnelsyndroms (Brachialgia paraesthetica nocturna) sind vielfältig (BENINI 1975). Anatomische Varianten betreffen einen atypischen M. palmaris longus, einen akzessorischen M. flexor digitorum superficialis, der sogar den N. medianus durchsetzen kann, oder abnormen Gefäßverlauf (Thrombose einer A. mediana).

Die Schnittführung muß auf den sensiblen R. palmaris des N. medianus Rücksicht nehmen, sonst treten Gefühlsstörungen in der Hohlhand auf. Die Inzision soll nicht zu weit nach distal reichen und sich in der Handgelenkgegend nicht zu weit nach radial erstrecken. Intraoperative Schwierigkeiten bereiten vor allem die zahlreichen Varianten des R. motoricus n. medianus. Um ihn sicher zu schonen, soll man das Retinaculum flexorum weit ulnar spalten. Der motorische Medianusast kann verdoppelt, auch verdreifacht sein, er kann zentral des Retinakulums, im Karpalkanal selbst und distal des Retinakulums abgehen sowie das Retinakulum in einer kürzeren oder langen Verlaufsstrecke schräg durchsetzen, er kann den Nervenstamm radial, median und sogar ulnar verlassen. Die Spaltung des Retinakulums darf nicht blind mit der Schere erfolgen, um Verletzungen des motorischen Astes zu vermeiden. Der R. motoricus muß intraoperativ sicher identifiziert und auch dekomprimiert werden.

Es ist eigentlich unvorstellbar, aber tatsächlich beobachtet worden, daß bei Reoperationen gelegentlich ein vollständig unversehrtes Retinaculum flexorum gefunden wird. Dann war von einem Querschnitt über dem distalen Speichenende operiert worden.

Die intraneurale Neurolyse des N. medianus mit Spaltung des verdickten Epineuriums in Längsrichtung als mikrochirurgischer Eingriff scheint die Ergebnisse zu verbessern (SAMII 1976). Dabei darf der Nerv aber nicht zirkulär und zu gründlich freigelegt werden, weil dies die Ernährung der Faszikel gefährdet.

Ulnariskompressionssyndrom

Am häufigsten ist die Ursache einer chronischen Ulnarisparese der Hand in einem Sulcus-ulnaris-Syndrom der Ellbogengegend zu finden. Fehler bei der Verlagerung des Ellennerven können eine nicht ausgeführte Spaltung des straffen Septum intermusculare ulnare oder erneute Knickbildung des N. ulnaris durch ungenügend lange subkutane Tunnelbildung sein.

Bei Kompression des Ellennerven am Handgelenk läßt sich durch exakte Untersuchung präoperativ feststellen, ob der Schaden proximal der Guyonschen Loge (kombinierte Lähmung) oder am Ausgang dieser Verlaufsstrecke nur den motorischen oder nur den sensiblen Ast des N. ulnaris trifft. Ursache einer motorischen Lähmung können ein akzessorischer M. abductor digiti minimi, ein Lipom der Guyonschen Loge, eine anatomische Variante des Nervenverlaufs sein, ferner Ganglien, Neurome oder eine Thrombose der A. ulnaris.

Dupuytrensche Kontraktur

Nicht jede Dupuytrensche Kontraktur muß operiert werden.

Als Methoden der Wahl gelten die begrenzte und die totale Fasziektomie. Blutleere ist unumgänglich. Die Schnittführung muß sich nach dem Operationsziel und den lokalen Gegebenheiten richten. Bewährt haben sich bei nur geringer Fingerkontraktur in der Hohlhand der Y-Schnitt nach Millesi oder eine w-förmige abgewinkelte Schnittführung, bei stärkerer Kontraktur die Z-Plastik nach Längsinzision. Die Z-Lappen dürfen an der Basis nicht zu schmal sein und nicht zu spitzwinklig geschnitten werden, um Hautnekrosen zu vermeiden. Sorgfältig müssen oft durch Faserzüge verlagerte Blutgefäße und Nerven isoliert werden. Mit Seitenkreuzung von Gefäß und Nerv muß man immer rechnen. Da die senkrecht aus der Tiefe kommenden, die Palmaraponeurose durchziehenden und in die Haut einstrahlenden Gefäßchen meist durchtrennt werden müssen, darf die Blutversorgung der Hohlhandlappen am Rand von Thenar und Hypothenar und im Bereich der Monticuli nicht geschädigt werden. Dünne Kontraktursstränge um diese Gefäße sollen isoliert durchtrennt werden. Ein irrtümlich durchtrennter Fingernerv soll sofort mikrochirurgisch genäht werden. Bei unbemerkt gebliebenen Gefäßverletzungen kann ein falsches Aneurysma entstehen. Nicht selten sind zur vollständigen passiven Fingerstreckung weitere plastische Eingriffe an der Haut (z. B. Lappenverschiebung von der Fingerstreckseite, gekreuzter Hautlappen vom Nachbarfinger) oder an den Gelenken (Kapsulektomie) erforderlich. Bei der „open-palm"-Technik darf nur eine quere Wunde in der Hohlhand offen gelassen werden, nie eine längs- oder schrägverlaufende, die zur Narbenkontraktur führt. Diese

Methode ist vor allem angezeigt bei nekrosegefährdeter dünner Haut. Sorgfältige Blutstillung nach Lösen der Blutleere, Redon-Saug-Drainage für 24–48 Stunden, Kompressionsverband und Hochlagerung schließen die Operation ab. Die gefährlichste Komplikation ist ein Hämatom der Hohlhand, es folgen Wundrandnekrosen und Wundranddehiszenz. Ein Hämatom soll nach Lösung von 1–2 Nähten vorsichtig ausgedrückt werden.

In der Nachbehandlungsphase bereitet oft ein derbes Handödem Sorgen. Es darf nicht mit einer Sudeckschen Dystrophie verwechselt werden: die Hand ist kalt und nicht überwärmt. Durch dieses Ödem wird die Behandlungszeit verzögert, doch wird das funktionelle Ergebnis bei konsequenter Durchführung von Krankengymnastik und Behandlung mit dynamischen Schienen meist zufriedenstellend.

Arthrosen

Rhizarthrose

Die Arthrodese des Sattelgelenks soll nicht vorgenommen werden, wenn auch das Gelenk zwischen Trapezium und Navikulare arthrotisch verändert ist, weil dieses Gelenk einen Teil der Funktion des Sattelgelenkes übernehmen soll. Die Versteifung erfolgt in 40 Grad palmarer Abduktion (Antepulsion) und 20 Grad radialer Abspreizung (Abduktion). Diese Stellung ist die günstigste zur Erzielung eines kräftigen Spitzgriffes. Die angefrischten Gelenkflächen werden mit gekreuzten Drähten oder Zuggurtung fixiert. Die Prognose einer knöchernen Festigung kann durch einen Verriegelungsspan verbessert werden.

Die Interpositionsplastik besteht in der Entfernung des Trapeziums und Auffüllung der entstandenen Höhle. Meist muß man das Trapezium zerteilen. Es läßt sich mit einer eingebohrten Spongiosaschraube besser dirigieren. In der Tiefe und Höhle liegt, dem Operationsgebiet nahe, die A. radialis. Es kann zu Blutungen aus diesem Gefäß kommen. Die Interposition kann mit autologem Material (eingerollter Teil der Sehne des M. flexor carpi radialis, evtl. auch des M. palmaris longus) erfolgen. Die Auffüllung der Höhle mit lyophilisierter Dura hat sich nicht bewährt, es entstehen starke postoperative Reizerscheinungen. Der Ersatz des entfernten Trapeziums durch eine Silastikprothese ist technisch schwieriger, der Platzhalter neigt zur Subluxation. Eventuell ist erforderlich, um seinen Kontakt mit der distalen Kahnbeingelenkfläche zu verbessern, auch einen Teil des Os trapezoideum zu resezieren. Die Gelenkkapsel muß exakt vernäht und durch Sehnenverlagerungen verstärkt werden. Der erste Mittelhandknochen soll durch einen Draht für zwei Wochen und durch Gipsverband für 5–6 Wochen insgesamt fixiert werden. Eine vorbestehende Adduktionsstellung des 1. Strahles durch Kontraktur der Mm. adductor pollicis und interosseus dorsalis I soll mit deren zusätzlicher Spaltung unter Schonung der Hautäste des N. radialis beseitigt werden. Oft ist eine Z-Plastik der Haut der 1. Zwischenfingerfalte erforderlich.

Aseptische Mondbeinnekrose

Bei der Korrektur der Minusvariante der Elle ist eine Verkürzung der Speiche mit weniger Schwierigkeiten und Komplikationen belastet als die Verlängerung der Elle.

Die Exstirpation des Mondbeines ist oft mühsam und kann nur in Stücken erfolgen (STEINHÄUSER 1969 hat dafür eine kräftige Faßzange beschrieben). Die Verankerung einer Silastikprothese, die in verschiedenen Größen vorhanden sein und evtl. zugerichtet werden muß, bereitet Schwierigkeiten. Entweder wird ein Stiel in das Kahnbein eingepaßt, oder es wird die gelochte Prothese mit der Gelenkkapsel vernäht. Eine transartikuläre Drahtfixation für 2 Wochen und Gipsverband für 5–6 Wochen sind notwendig. Subluxation oder Luxation der Prothese treten nicht selten auf. Bei der interkarpalen Arthrodese nach Graner wird das sklerotische Mondbein entfernt und durch den Kopf des Kapitatums nach dessen querer Osteotomie ersetzt. Die Gelenkflächen werden angefrischt und die Höhle sowie die Gelenkspalten mit autologer Spongiosa ausgestopft. Fremdspongiosa wird oft nicht vollständig eingebaut, die erwünschte Verblockung der Karpalia bleibt dann aus. Die Transplantation des Os pisiforme an seinem Gefäßteil nach BECK (1971) kann nur bei im wesentlichen erhaltener Form des Mondbeines ausgeführt werden und setzt mikrochirurgische Möglichkeiten voraus.

Die rheumatische Hand

Ausführliche Literatur findet sich bei GSCHWEND (1977) u. STELLBRINK (1972). Operative Eingriffe sollen zuerst an proximalen Gelenken und erst später weiter distal ausgeführt werden.

Synovektomie

Die dorsale Synovektomie des Handgelenks wird häufig kombiniert mit der Resektion des Ellenköpfchens und Synovektomie der Strecksehnenfächer. Die erkrankte Synovia muß aus den Gelenktaschen so weit wie möglich entfernt werden. Die Naht der rupturierten Strecksehnen ist unzuverlässig. Sie werden am besten mit einer weniger veränderten Nachbarsehne vereinigt. Die Strecksehnen werden nach subkutan verlagert, das durchtrennte Retinaculum extensorum wird zur Verstärkung der Gelenkkapsel verwendet. Die Fingerstreckung kehrt nur langsam zurück. Bei Ruptur einer Beugesehne kann ein freies Transplantat notwendig sein.

Die Arthrodese des Sattelgelenkes sollte bei einem Rheumatiker vermieden werden, weil der Bewegungsverlust nicht in anderen Gelenken kompensiert werden kann. Die Interpositionsplastik ist günstiger.

Bei der Synovektomie der Fingergrund- und -mittelgelenke muß das pannusartige Gewebe besonders aus den Taschen zwischen Köpfchen und Seitenbändern und palmar aus der Nische unter der Rolle und über der Fibrocartilago palmaris sorgfältig entfernt werden. Dazu ist am besten ein ganz feiner gebogener Luer geeignet. Der Streckapparat über dem Grundgelenk darf nur radial vernäht werden und bleibt ulnar offen, um einer ulnaren Subluxation vorzubeugen. Die Synovektomie des Mittelgelenkes ist sowohl vom Zugang (dorsaler Lappenschnitt oder seitlich ulnar mit Durchtrennung des Seitenbandes) her wie auch im Hinblick auf die Gelenktoilette schwierig.

Die Resektionsarthroplastik der Grundgelenke wurde weitgehend zugunsten der Gelenkprothesen verlassen. Die Silastik-Platzhalter nach Swanson werden nicht einzementiert. Die St. Georg-Prothesen müssen gut im Metakarpale versenkt werden, so daß eine dorsale Knochenlamelle sie deckt. Dies vermeidet starke narbige Proliferation. Komplikationen können eintreten durch Materialbruch und Infektion, vor allem bei den Swanson-Platzhaltern. Die Metallprothesen nach Flatt haben sich wegen Metallose nicht bewährt.

Sehnenscheidenstenosen

Tendovaginitis stenosans de Quervain

Im 1. Strecksehnenscheidenfach, das die Sehnen des M. abduct. poll. long. und M. extensor poll. brevis enthält, gibt es Verdoppelungen und sogar Verdreifachungen der Sehnen, so daß bis zu fünf Sehnen darin gelegen sein können, die wenigstens streckenweise in gesonderten Kanälen verlaufen. Nur die sorgfältige Spaltung aller Teile des 1. Faches führt zur Beschwerdefreiheit. Bei der Inzision muß auf die Hautäste des N. radialis besonders geachtet werden. Subkutane Nähte sollen unterbleiben, weil sie häufig mit Ligatur eines Nervenastes verbunden sind.

Schnellender Finger

Am Daumen wird die Inzision quer in der Grundgliedfalte angelegt. Die Gefäßnervenbündel liegen sehr oberflächlich und können leicht verletzt werden. Die Spaltung der Beugesehnenscheide muß weit nach peripher geführt werden, um ein Rezidiv zu verhüten.

An den dreigliedrigen Fingern ist, wenn nur ein Finger operiert wird, ein Winkelschnitt besser als ein Querschnitt, der beim Eingriff an mehreren Fingern vorzuziehen ist. Längsschnitte sind mit dem Risiko einer narbigen Beugekontraktur verbunden. Die sorgfältige Darstellung der Fingernerven und Gefäße ist zwingend notwendig. Die Spaltung der Sehnenscheide muß weit nach distal reichen. Ein Sehnenknoten wird nur dann entfernt, wenn er der Sehne aufsitzt. Das Bild des schnellenden Fingers kann auch beim fibrösen Histiozytom (Xanthom) oder nach Beugesehnenteilverletzung auftreten.

Cave: Wiederholte Kortisoninjektionen in Sehnen! Rupturgefahr!

Tumoren und tumorähnliche Veränderungen

(„tumorlike lesions" [GELDMACHER u. Mitarb. 1977])

Jeder entfernte Tumor muß histologisch untersucht werden.

Ganglien

Der Hautschnitt soll beim dorsalen Handgelenksganglion quer und nicht in Längsrichtung erfolgen (Keloidbildung). Die Rezidivquote ist hoch und beträgt in der Literatur etwa 20–25% (STELLBRINK u. ENGLERT 1970). Dies ist weit überwiegend auf eine zu wenig radikale Operation zurückzuführen. Sehr häufig findet man bei Reoperationen Narbengewebe nur in der Schicht zwischen Haut und Strecksehnen, und darunter liegt ein Ganglion. Ganglien sitzen meist breitbasig der Gelenkkapsel auf und erstrecken sich weit nach radial unter die Sehnen der Mm. extensores carpi radialis und brevis. Hier muß in der Tiefe auf die A. radialis geachtet werden. Ulnar liegt der N. interosseus dorsalis, dessen Verletzung starke Neurombeschwerden nach sich ziehen kann.

Ein akzessorischer Fingerstrecker kann ein dorsales Handgelenkganglion imitieren. Es verschiebt sich aber bei Fingerstreckung und -beugung. Seine Entfernung ist nicht notwendig.

Das palmar-radiale Handgelenkganglion hat sehr häufig unangenehme Beziehungen zur A. radialis (die sogar durch den Gangliensack hindurchziehen kann) und ihren Begleitgefäßen. Blutungen lassen sich nur vermeiden, wenn in Blutleere exakt präpariert und nach Lösen der Blutleere sorgfältig koaguliert wird. Im Zweifelsfall soll eine Drainage eingelegt werden.

Die Entfernung eines Annularligamentganglion an der Beugeseite des Grundgelenkes oder -gliedes, das beim Zugreifen druckschmerzhaft ist, gelingt meist nur mit einer Fensterung der Beugesehnenscheide.

Andere gutartige Weichteilgeschwülste

Die *Epidermoidzyste* rezidiviert, wenn der zwiebelschalenartig aufgebaute Pseudotumor nicht vollständig entfernt wird. Blutleere!

Myxomatöse Zysten, meist an den Fingerendgelenken älterer Frauen, müssen evtl. mit der verdünnten Haut entfernt, Osteophyten abgetragen, das Endgelenk synovektomiert und der Defekt durch freies Hauttransplantat oder Schwenklappen verschlossen werden.

Der häufige *xanthofibromatöse Tumor (Riesenzelltumor)* geht von der Synovia der Beugesehnenscheiden oder der Gelenke aus. Ein Rezidiv läßt sich nur vermeiden, wenn sorgfältig in Blutleere auch das kleinste Läppchen entfernt wird.

Der *Glomustumor* ist in Blutleere oft schwer zu erkennen. Nach deren Lösung schwillt er dunkelrot an. Bei subungualer Lokalisation soll der entfernte Nagel replantiert werden, doch ist nicht jeder Glomustumor subungual gelegen.

Vor der Operation eines *Hämangioms* soll angiographiert werden, um Ausmaß und Gefäßreichtum des Tumors beurteilen zu können. Die Entfernung kann sehr schwierig sein. Bei durchblutungsgestörten Hautbezirken sind plastische Maßnahmen erforderlich. Bei Säuglingen ist eine Spontanremission möglich.

Die *lipofibromatöse Hypertrophie* der Armnerven mit Riesenwuchs eines oder mehrerer Finger ist gelegentlich auch Neurologen nicht bekannt. Jeder Versuch der radikalen Tumorentfernung führt unweigerlich zu schweren Nervenschäden. Daher darf man in der Regel nur eine druckentlastende Operation vornehmen.

Gutartige Knochentumoren

Der Zugang zu einem *Enchondrom* erfolgt am Finger seitlich und an der röntgenologisch dünnsten Stelle der Knochenwand. Die Knochenhöhle soll mit autologer Spongiosa fest ausgestopft werden. Heterologer Knochen heilt (oft) nicht ein. Ist der Knochen stark aufgetrieben, soll man ihn vorsichtig durch Fingerdruck verschmälern. Eine *aneurysmatische Knochenzyste* kann ein Enchondrom klinisch vortäuschen, besonders bei Kindern, und durch das rasche Wachstum auffallen.

Das *Osteoid-Osteom* ist am häufigsten in einem kleinen Handwurzelknochen gelegen, kann aber auch in einer Phalanx vorkommen. Der Leidensweg der Patienten bis zur Diagnose dauert oft Jahre. Das Röntgenbild zeigt häufig keine sicheren Veränderungen, und auch das Schichtbild läßt sich nicht immer klar deuten. Im Zweifelsfall darf man daher probeweise freilegen und Knochenmaterial entnehmen. Ob die Höhle mit Spongiosa ausgestopft werden muß, hängt von ihrer Größe ab (PIEPER 1970, SEGMÜLLER 1975).

Maligne Tumoren

Die Schwierigkeit bei *primären Hautkarzinomen* liegt in der Diagnose. Das Plattenepithelkarzinom kann auch am Nagelbett auftreten. Malignome müssen radikal im Gesunden entfernt werden. Der Defekt kann in der Regel nur durch plastisch-chirurgische Maßnahmen verschlossen werden.

Ferner sind an primären malignen Tumoren bekannt geworden: *Lymphoma racemosum, Ewing-Sarkom, Leiomyosarkom, Rhabdomyosarkom, epitheliales Weichteilsarkom, Myxochondrosarkom.* Die Diagnose des *malignen Synovialoms* ist am Anfang schwierig. Oft ist eine verstümmelnde Operation nicht zu vermeiden. Dies gilt auch für *Fibrosarkome.*

Metastasen an der Hand sind bekannt von: Mammakarzinom, Hypernephrom, Prostatakarzinom, Bronchialkarzinom, Kehlkopfkarzinom, Schilddrüsenkarzinom, osteogenem Sarkom des gleichseitigen Humerus.

Literatur

Beck, E.: Die Verpflanzung des Os pisiforme am Gefäßstiel zur Behandlung der Lunatummalazie. Handchirurgie 3 (1971) 64–67
Benini, A.: Das Karpaltunnelsyndrom. Thieme, Stuttgart 1975
Berger, A., G. Meissl: Wiederherstellung der sensiblen Qualitäten der Endphalangen durch gestielte und frei sensible Transplantation. Handchirurgie 7 (1975) 169–171
Blauth, W.: Das Syndaktylie-Rezidiv. Handchirurgie 2 (1970) 95–101
Blauth, W., F. Schneider-Sickert: Handfehlbildungen. Atlas ihrer operativen Behandlung. Springer, Berlin 1976
Böhler, J.: Die Eingriffe an Knochen und Gelenken. In: Allgemeine und spezielle Chirurgische Operationslehre, Band X, Teil III; hrsg. von W. Wachsmuth, A. Wilhelm, Springer, Berlin 1972
Böhler, L.: Die Technik der Knochenbruchbehandlung, 12.–13. Auflage, 1. Band, Maudrich, Wien 1951
Brüchle, H.: Untersuchungen über die Blutversorgung der Hand nach Verletzungen. Handchirurgie 2 (1970) 147–148
Brug, E.: Die pyogenen Infektionen der Hand und ihre Behandlung. Perimed Verlag Dr. med. Straube, Erlangen 1977
Brug, E., J. Geldmacher: Negative Spätergebnisse nach unsachgemäß behandelten pyogenen Hand- und Fingerinfektionen. Chir. Praxis 17 (1973) 669–676
Buck-Gramcko, D.: Eingriffe an der Hand, 1. Teil. In: Chirurgische Operationslehre, hrsg. von B. Breitner; 6. Band. Urban & Schwarzenberg, München 1975
Buck-Gramcko, D.: Erstbehandlung von Beugesehnendurchtrennungen an der Hand. Unfallheilk. 80 (1977) 57–60
Edshage, S.: Peripheral Nerve Suture. Acta chir. scand. Suppl. 331 (1964)
Ender, J., H. Krotscheck, R. Simon-Weidner: Die Chirurgie der Handverletzungen. Springer, Wien 1956
Frank, E.: Hand- und Fingerverletzungen nach Schmieröl unter hohem Druck. Wien. klin. Wschr. 67 (1955) 23
Gadzaly, D.: Die frische Mittelhandquetschung ohne Begleitfraktur. Handchirurgie 1 (1969) 121–125
Gassmann, N., G. Segmüller: Der neurovaskulär gestielte palmare Verschiebelappen nach Moberg. Analyse unbefriedigender Resultate. Handchirurgie 8 (1976) 77–80
Geldmacher, J.: Frakturen im Handbereich. Vermeidung von Mißerfolgen. Chirurg 43 (1972) 111–113
Geldmacher, J., M. Flügel: Tumoren und „tumorlike lesions" an der Hand. Handchirurgie 9 (1977) 97–103
Gschwend, N.: Die operative Behandlung der progressiv chronischen Polyarthritis, 2. Aufl. Thieme, Stuttgart 1977
Haas, H. G.: Nervenverletzungen im Bereich der Hand. Akt. Traumatol. 8 (1978) 13–21
Haas, H., Th. Gürtner, C. H. Meyer: Neuropathien nach handchirurgischen Eingriffen in supraklavikularer Plexusanästhesie. Handchirurgie 9 (1977) 15–16
Heim, U., K. M. Pfeiffer: Periphere Osteosynthesen. Springer, Berlin 1972
Hentschel, M.: Verletzungen der Hand durch Fettpressen und Spritzpistolen. Handchirurgie 2 (1970) 171–174
Kleinert, H. E., J. E. Kutz, M. J. Cohen: Primary Repair of Zone 2 Flexor Tendon Lacerations. In: American Academy of Orthopaedic Surgeons: Symposium on Tendon Surgery in the Hand. Mosby, St. Louis 1975
Koob, E.: Möglichkeiten und Fehler bei der Verschraubung des Kahnbeinbruches der Hand. Handchirurgie 4 (1972) 67–70
Kuhlendahl, H., M. Mumenthaler, H. Penzholz, P. Röttgen, H. Schliack, A. Struppler: Behandlung peripherer Nervenverletzungen mit homologen Nerventransplantaten. Arch. orthop. Unfall-Chir. 74 (1972) 265–268

Lister, G. D., H. E. Kleinert, J. E. Kutz, E. Atasoy: Primary flexor tendon repair followed by immediate controlled mobilisation. J. Hand Surg. 2 (1977) 441–451
Lösch, G. M.: Syndaktylien. In: Normale und pathologische Anatomie, hrsg. von W. Bargmann, W. Doerr, Heft 23. Thieme, Stuttgart 1970
McGregor, I. A.: Deckung von Hautdefekten im Bereich der oberen Extremität. Handchirurgie 9 (1977) 85–95
Millesi, H.: Plastische Chirurgie bei Fehlbildungen der Hand. Chirurg 42 (1971) 60–67
Millesi, H.: Unfallschäden peripherer Nerven. In: Chirurgie der Gegenwart, Band IV, hrsg. von R. Zenker, F. Deucher, W. Schink. Urban & Schwarzenberg, München 1975
Millesi, H.: Chirurgische Erkrankung peripherer Nerven. In: Chirurgie der Gegenwart, Band V, hrsg. von R. Zenker, F. Deucher, W. Schink. Urban & Schwarzenberg, München 1978
Nigst, H., D. Buck-Gramcko: Luxationen und Subluxationen des Kahnbeines. Handchirurgie 7 (1975) 81–90
Pannike, A.: Osteosynthesen in der Handchirurgie. Springer, Berlin 1972
Pfeiffer, K. M.: Fortschritte in der Osteosynthese von Handfrakturen. Handchirurgie 8 (1976) 17–22
Pfeiffer, K. M., H. Nigst: Schraubenarthrodese von Fingergelenken. Handchirurgie 2 (1970) 149–151
Pieper, W.: Osteofibrom eines Handwurzelknochens. Handchirurgie 2 (1970) 161–163
Pieper, W.: Die Eingriffe am Hautmantel. In: Allgemeine und spezielle Operationslehre, Band X, Teil III: Die Operationen an der Hand; hrsg. v. W. Wachsmuth, A. Wilhelm. Springer, Berlin 1972
Rahmel, R.: Das schwere Quetschtrauma der Hand. Chir. plast. reconstr. 6 (1969) 37–40
Rahmel, R.: Angiographie der oberen Extremität. Handchirurgie 2 (1970) 91–94
Reill, P.: Die operative Behandlung der Streck- und Beugesehnenverletzungen der Hand. Akt. Traumatol. 8 (1978) 1–11
Samii, M.: Intraneurale Neurolyse des Nervus medianus beim Karpaltunnelsyndrom. Handchirurgie 8 (1976) 117–119
Scharizer, E.: Eingriffe an der Hand, 2. Teil. In: Chirurgische Operationslehre, hrsg. von B. Breitner, 6. Band. Urban & Schwarzenberg, München 1975
Schöllner, D.: Die Klumphand bei Radiusaplasie. In: Aktuelle Orthopädie, Heft 5. Thieme, Stuttgart 1972
Segmüller, G.: Operative Stabilisierung am Handskelett. Huber, Bern 1973
Segmüller, G.: Osteoid-Osteom am Handskelett. Handchirurgie 7 (1975) 149–152
Segmüller, G., F. Schönenberger: Technik der Kompressionsarthrodese am Finger mittels Zugschraube. Handchirurgie 2 (1970) 218–221
Steinhäuser, J.: Ein Mehrzweckinstrument zur Entfernung des Mondbeines bei schwerer Lunatummalazie und veralteten Handwurzelverletzungen. Arch. orthop. Unfall-Chir. 66 (1969) 110–113
Stellbrink, G.: Eingriffe bei der Polyarthritis rheumatica. In: Allgemeine und spezielle Operationslehre, Band X, Teil III: Die Operationen an der Hand; hrsg. von W. Wachsmuth, A. Wilhelm, Springer, Berlin 1972
Stellbrink, G., M. Englert: Die ganglioplastischen Tumoren der Hand. Handchirurgie 2 (1970) 152–158
Swanson, A. B.: Flexible Implant Arthroplasty for arthritic Finger Joints. J. Bone Jt Surg. 54-A (1972) 435–455
Titze, A.: Zur plastischen Deckung von Zufallswunden. Chirurg 26 (1955) 546–547
Titze, A.: Gelenkschäden durch die transartikuläre Metallimplantation. Handchirurgie 2 (1970) 3–7

Trojan, E.: Knochenbrüche und Verrenkungen im Bereich der Hand. In: Chirurgie der Gegenwart, Band IVa, hrsg. von R. Zenker, F. Deucher, W. Schink. Urban & Schwarzenberg, München 1977

Wilhelm, A.: Die Gelenkdenervation und ihre anatomischen Grundlagen. Heft 86 der Hefte zur Unfallheilkunde. Springer, Berlin 1966

Wilhelm, A.: Neue Operationstechniken in der Strecksehnenchirurgie. Chir. plast. reonstr. 6 (1969) 23–36

Wilhelm, K.: Die stabile Osteosynthese bei Frakturen des Handskelettes. Arch. orthop. Unfall-Chir. 70 (1971a) 275–282

Wilhelm, K.: Die stabile Osteosynthese (AO) bei offenen Handskelettfrakturen. Arch. orthop. Unfall-Chir. 71 (1971b) 6–13

Witt, A. N., H. Cotta, M. Jäger: Die angeborenen Fehlbildungen der Hand. Thieme, Stuttgart 1966

4. Intra- und postoperative Zwischenfälle in der Arterienchirurgie

K. Kremer und W. Sandmann

Einleitung

Das Spektrum der Wiederherstellungsoperationen am Arteriensystem hat in den letzten Jahren eine wesentliche Erweiterung erfahren, welche durch moderne nichtinvasive Diagnostik, verbesserte Operationstechnik und aufgrund von Fortschritten in Anästhesie, Transfusionswesen und Intensivmedizin möglich wurde. Gleichzeitig ist damit der Katalog intra- und postoperativer Komplikationsmöglichkeiten umfangreicher geworden, so daß deren Darstellung in einem eigenen Kapitel dieses Buches sinnvoll erscheint. Eine Vielzahl von Publikationen zum Thema der Vorbeugung, Diagnostik und Therapie von Komplikationen in der Arterienchirurgie ist in neuerer Zeit erschienen, welche neben eigenen Erfahrungen die Basis für diesen Beitrag darstellen. Grundsätzlich haben Komplikationen in der Arterienchirurgie mit jenen anderer operativer Fächer gemeinsam, daß dadurch die Aussichten auf eine erfolgreiche Behandlung deutlich schlechter werden. Entsprechend muß der Schwerpunkt unserer Bemühungen auf der Vorbeugung und Vermeidung liegen.

Es gibt jedoch Komplikationen, welche kaum zu verhindern sind, besonders dann, wenn die Primäroperation notfallmäßig und ohne umfangreiche Diagnostik vorgenommen werden muß. Andererseits treten Komplikationen völlig unerwartet auf und erfordern speziell auf dem Gebiet der Arterienchirurgie rasches Handeln und Versorgen durch einen auf diesem Gebiet besonders erfahrenen Chirurgen. Intraoperative Komplikationen haben häufig einen unmittelbaren Bezug zur Indikationsstellung und zur Erfahrung des Operateurs, während postoperative Komplikationen neben der operativen Technik auch von der Grunderkrankung mitgeprägt werden. Verfahrenstypische Komplikationen müssen bei der Operationsplanung und bei der Aufklärung des Patienten in das Operationsrisiko einbezogen werden (Carstensen 1982). Es ist außerdem notwendig, daß die präoperative Diagnostik nicht nur das Ausmaß und die Operabilität des lokalen Krankheitsbefundes an der Schlagader abklärt, sondern auch auf die Erfassung von intra- und postoperativen Komplikationsmöglichkeiten im Operationsbereich und außerhalb davon ausgerichtet ist. Gerade anhand der Komplikationen in der Arterienchirurgie wird deutlich, daß Gefäßchirurgie zwar eine spezielle Chirurgie ist, deren Verbindungen zu anderen Bereichen der operativen und nichtoperativen Medizin jedoch ziemlich weitreichend sind. Dadurch ergibt sich einerseits, daß Gefäßchirurgie erst nach einer langjährigen umfangreichen allgemein- und thoraxchirurgischen Ausbildung erlernt und betrieben werden sollte und andererseits die Inanspruchnahme konsiliarischer Beratung und Behandlung eine „conditio sine qua non" ist. Da die Pionierzeit der Gefäßchirurgie vorbei ist, empfiehlt sich eine Aus- und Weiterbildung dort, wo dieses Teilgebiet schwerpunktmäßig versorgt wird. Bei fehlender Erfahrung im Umgang mit Komplikationen sollte man sich nicht scheuen, das Problem mit »spezialisierten« Chirurgen zu beraten, um die bestmögliche Behandlung für die Patienten zu erreichen.

Allgemeine Organkomplikationen

Neurologische Komplikationen

Die Regionalanästhesie ist eine zunehmend angewandte Methode zur Schmerz- und Streßausschaltung bei Arterienrekonstruktionen und in der Shunt-Chirurgie. Neurologische Komplikationen werden in diesem Zusammenhang bei Arterieneingriffen erwähnt, da periphere neurologische Ausfälle auch auf Punktionsprobleme zurückzuführen sind (Selander 1978). Unbeabsichtigte Punktion der Dura mater bei der Epiduralanästhesie führt infolge eines Liquorverlustes zu Druckänderungen im Liquorraum mit unter Umständen tagelang anhaltenden Kopfschmerzen. Ausreichende Flüssigkeitszufuhr und Bettruhe sind für mindestens 24 Stunden erforderlich, um ein Verkleben der Perforation zu erreichen. Invasive radiologische und anästhesiologische Technik muß diesen Umstand berücksichtigen. Eine Punktion des Spinal- und Epiduralraumes sollte nicht bei Gerinnungsstörungen bzw. unterhalb eines Quickwertes von 50% vorgenommen werden. Die Halbwertszeit der Thrombozytenaggregationshemmer beträgt etwa 6 bis 8 Tage. Bei Dosierung von mindestens 1 Gramm Azetylsalizylsäure pro die kann eine Epidural- und Spinalpunktion nicht vor Ablauf einer Woche durchgeführt werden, soweit keine Notfallbedingungen vorliegen. Quickwert, partielle Thrombinzeit und Thrombinzeit sowie Thrombozytenaggregationstest sind geeignete Untersuchungen, um die Blutgerinnung vor Arterieneingriffen zu überprüfen. Obwohl von unserer Anästhesie bei mehr als 30 000 spinalen und epiduralen Leitungsanästhesien eine periphere Parese nicht beobachtet wurde, ist diese als Folge eines Epiduralhämatoms mit Kompression beschrieben worden. Kontrolle von Motorik und Sensibilität nach diagnostischen und therapeutischen arteriellen Eingriffen ist wichtig, um durch Hämatomausräumung eine bleibende Parese zu verhindern. Differentialdiagnostisch ist an eine Querschnittslähmung bei akuter spinaler Ischämie zu denken. Peripher ischämische Nervenschäden sind ebenfalls abzuklären.

Uncharakteristische Schmerzzustände nach Regionalanästhesie sind keineswegs selten. Sie gehen auf Nervenirritationen während der Punktion zurück und verschwinden nach Stunden bis Tagen. Bleibende Schäden sind selten. Antiphlogistika sind wirksam.

Neurologische Komplikationen im Zusammenhang mit der Arterienrekonstruktion entstehen entweder durch mechanische Schädigung oder durch Ischämie.

Mechanische Schäden sind wegen der allfälligen Nachbarschaft von Gefäßen und Nerven im Bereich der Extremitäten in 5% aller Eingriffe zu beobachten. Hakendruck und Wundspreizer sowie die scharfe Präparation im Narbengewebe bei Rezidiveingriffen sind die häufigsten Ursachen. Glücklicherweise sind die neurologischen Ausfälle meistens passager. Der endgültige Schaden ist frühestens nach einem Jahr zu konstatieren. Durch adäquate Präparationstechnik, großzügige Schnittführung und Auswahl der geeigneten Wundhaken und Wundspreizer läßt sich die Häufigkeit solcher Schäden auf etwa 2% reduzieren. Völlig vermeidbar sind solche passageren Läsionen allerdings nicht, da der anatomischen Exposition der Schlagader durch den Nervenverlauf Grenzen gesetzt sind. So können hochsitzende Karotisläsionen meist nicht ohne Durchtrennung der Ansa cervicalis profunda rekonstruiert werden, während der N. hypoglossus nach Durchtrennung der Vasa sternocleidomastoidae nahezu immer geschont werden kann. Zug- und Präparationsschäden am 5. und 9. Hirnnerven sind bei schädelbasisnahen Karotisläsionen in etwa 20% zu beobachten und können durch unumgängliche Durchtrennung auch irreparabel sein. Mit vorübergehenden Rekurrensschäden bei Karotiseingriffen ist in etwa 5% (GROBE u. RAITHEL 1978) der Patienten zu rechnen. Gleiches gilt für Lähmungen des N. vagus und des N. phrenicus bei anderen transzervikalen Rekonstruktionen. Ihrer Natur nach sind die meisten Schäden durch Zug oder Druck bedingt, die Anzahl von Dauerschäden liegt unter 1,5%. Während vorübergehend einseitige Ausfälle der Hirn-Hals-Nerven keine Gefährdung darstellen, können doppelseitige lebensbedrohlich sein (z. B. doppelseitige Rekurrens- oder Hypoglossusparese). Entsprechend sollten bilaterale Karotisläsionen zweizeitig behandelt werden. Postoperative neurologische Kontroll- und Verlaufsbeobachtung ist erforderlich.

Partielle Ausfälle des N. femoralis und N. saphenus sind bei Eingriffen in der Leistenbeuge und am Oberschenkel in einer Häufigkeit von 2 bis 5% zu registrieren. Bei Präparation der V. saphena magna und der Femoralisgabel kann der N. saphenus häufig nicht geschont werden, vor allem, wenn eine langstreckige Profundaplastik durchgeführt wird.

Operationen im Retroperitoneum können zu einer Schädigung der segmentären, auf dem M. iliopsoas verlaufenden Nerven führen, durch vorsichtige Präparation und Vermeidung von Hakendruck kann ein Dauerschaden immer umgangen werden.

Vorübergehende Plexusschäden sind bei Eingriffen am 2. und 3. Segment der A. subclavia und an der A. axillaris dann zu beobachten, wenn der Armplexus die A. subclavia/axillaris regelrecht einscheidet. Ähnliche Ausfälle sind bei Operationen des „thoracic outlet" Syndroms zu erwarten. Grundsätzlich ist bei anatomiegerechter Exposition die Gefahr der dauerhaften peripheren Nervenschädigung unter 2% und damit wesentlich niedriger, als aufgrund der engen anatomischen Nachbarschaft zwischen Gefäß und Nerven manchmal zu erwarten.

Lagerungsbedingte periphere Nervenschädigungen sind nicht gerade typisch für die Arterienchirurgie, obwohl die Operationszeit durchschnittlich länger ist als in anderen operativen Disziplinen. Durch Anlegen der Arme an den Rumpf oder durch Abduktion der Arme mit Außenrotation und Beugung in der Ellenbeuge sind lagerungsbedingte Arm-Plexus-Schäden vermeidbar.

Die Peroneusparese ist ein typisches Beispiel für einen postischämischen Druckschaden. Langdauernde komplette Ischämie einerseits und Kompressionsödem nach später Revaskularisation andererseits führen innerhalb weniger Stunden zum definitiven Nervenschaden. Fortlaufende subfasziale Druckmessungen wurden vorgeschlagen (Abb. 4.**1**), um bei Überschreiten eines Grenzwertes von 40 mm Hg die Faszien zu spalten (WHITSIDES u. Mitarb. 1975). Empfehlenswert ist eine prophylaktische subkutane halbgeschlossene Fasziotomie der anterioren und dorsalen Loge bei verspäteten Rekonstruktionen sowie bei ungewöhnlich langer Ischämiezeit. Bei erheblichem postischämischem Ödem wird die komplette Fasziotomie mit Eröffnung aller drei Unterschenkellogen erforderlich (Abb. 4.**2**). Die Dokumentation der Ischämiezeit sowie des prä- und postrekonstruktiven neurologischen Befundes ist anzuraten.

Zerebrovaskuläre Rekonstruktionen können zu ischämischen Hirnschäden führen. Die Wahrscheinlichkeit und das Ausmaß des ischämischen Schadens sind von der Kollateralversorgung des Gehirns während der Abklemmung abhängig. Besonders gefährdet sind ischämiegeschädigte Hirnareale, wenn die Restperfusion nach Abklemmung nicht mehr ausreicht, um den Strukturstoffwechsel im Randgebiet zu ermöglichen. Tatsächlich ist der ischämische Hirnschaden durch operationsbedingte Abklemmung aber sehr selten, wenn der präoperative Blutdruck erhalten oder leicht angehoben wird und die Abklemmung 30 Minuten nicht überschreitet. Nach unserer Erfahrung sind postischämische Hirnläsionen vorwiegend auf peri- oder postoperative Embolisation aus dem Operationsgebiet und auf eine technische unzureichende Rekonstruktion mit Stenosierung und Thrombosierung zurückzuführen. Um diesen Schaden vom Patienten abzuwenden, muß das Operationsergebnis noch auf dem Operationstisch in Narkose bezüglich technischer Mängel kontrolliert werden (SANDMANN u. Mitarb. 1980). Radiologische und hämodynamische Verfahren stehen zur Zeit zur Verfügung (s. auch S. 199).

30% der Patienten mit stenosierender Arteriensklerose der Aorta, des Beckens und der Beine haben einen signifikanten zerebrovaskulären Gefäßprozeß. Ein Schlaganfall nach Eingriffen außerhalb des Karotisstromgebietes ist entsprechend auf Embolisierung oder Thrombosierung der A. carotis interna auf dem Boden einer Karotisstenose zurückzuführen. Es ist deshalb erforderlich, hämodynamisch signifikante Stenosen

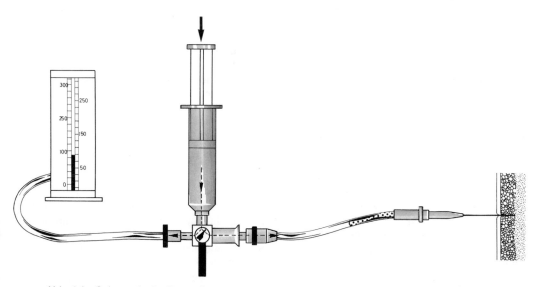

Abb. 4.1 Schematische Darstellung der Gewebedruckmessung (nach *Whitsides* u. Mitarb.)

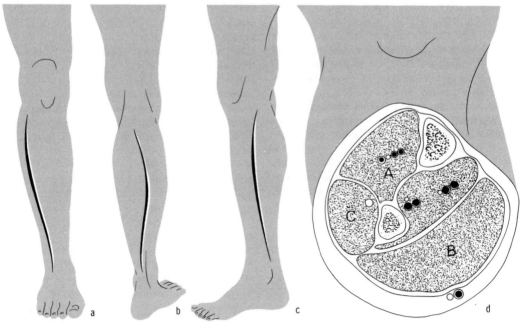

Abb. 4.2 Faszienlogen und Schnittführung für die komplette Fasziotomie

(Querschnittseinengung mehr als 70%) präoperativ aufzufinden, ggf. prophylaktisch eine asymptomatische Karotisstenose zu beseitigen. Diese „Screening"-Untersuchung kann mit der Ultraschall-Doppler-Methode oder mit der Ophthalmoplethysmographie erfolgen (KARTCHNER u. Mitarb. 1973, REUTERN u. Mitarb. 1976).

Eingriffe an der thorakoabdominalen Aorta im Zwerchfellbereich bergen in sich die Gefahr der ischämischen Rückenmarkschädigung mit Paraplegie. Das diesbezügliche Risiko bei elektiven Eingriffen an der Aorta abdominalis beträgt 1‰ und kann praktisch nur bei Variation der A. radicularis magna mit dem Eingriff in Verbindung gebracht werden (ELLIOTT u. Mitarb. 1980). Es muß betont werden, daß es sich bei dieser katastrophalen Komplikation nicht ursächlich um fehlerhafte chirurgische Technik handelt (SZILAGY u. Mitarb. 1978). Einerseits gibt es zur Zeit keine komplikationsarme Routinemethode, welche zum Nachweis der Rückenmarksversorgung und zur Abschätzung des Paraplegierisikos herangezogen werden kann, andererseits steht zur Zeit ebenfalls keine wirksame Methode zur Vermeidung dieser ischämischen Rückenmarksschädigung zur Verfügung. Ursächlich kommt auch eine Spontanthrombose bei stenosierter A. radicularis magna in Betracht, wenn intra- und postoperativ über längere Zeit Hypotension besteht. Auch Gerinnungsveränderungen können wirksam sein. Prothetischer Ersatz der Aorta thoracoabdominalis ist mit einer dauerhaften ischämischen Rückenmarksschädigung bis zu 20% belastet, wenn die gesamte Aorta thoracalis descendens mit ersetzt wird (CRAWFORD u. SCHUESSLER 1980). Die Durchführung der Rekonstruktion mit Hilfe der extrakorporalen Zirkulation hat daran ebensowenig ändern können wie ein Shunt. Implantation von Interkostalarterien in die Aortenprothese und Aufrechterhaltung des normalen Blutdrucks haben die Häufigkeit der Paraplegie unter 10% gesenkt (s. auch S. 202). Bei Operationen wegen rupturiertem Bauchaortenaneurysma, welche häufig eine zwerchfellnahe notfallmäßige Blutungskontrolle erfordern, beträgt die Häufigkeit ischämischer Rückenmarksstörungen 1,9%.

Kardiale Komplikationen

Bei der überwiegenden Anzahl der arteriellen Wiederherstellungsoperation ist die Arteriosklerose nicht nur auf den symptomatischen Gefäßbezirk beschränkt, sondern ist vielmehr morphologisch und hämodynamisch multilokulär zu finden. Signifikante Koronararteriosklerose findet sich bei 30% der Patienten mit Verschlußerkrankung im Beckenbeinbereich. Patienten mit Bauchaortenaneurysma leiden in 20% der Fälle an einer symptomatischen koronaren Herzerkrankung. Nierenarterienstenose und Hypertonus einerseits sowie koronare Herzerkrankung andererseits korrelieren in 30 bis 40%. Etwa 10% der Patienten mit peripherer arterieller Verschlußerkrankung hatten bereits einen oder mehrere Herzinfarkte durchgemacht oder weisen Rhythmusstörungen auf. Konsequenterweise ist zur Vermeidung von kardialen Komplikationen nach größeren Arterieneingriffen heute zu fordern, daß Patienten mit hämodynamisch signifikanter, symptomatischer, koronarer Herzerkrankung mittels aortokoronarem Bypass versorgt werden (McCollum u. Mitarb. 1977). Die individuelle Indikationsstellung zur prophylaktischen Revaskularisation am Koronarsystem bereitet allerdings noch allgemein Schwierigkeiten (Forelicher u. Mitarb. 1974). Ein Ruhe- und Belastungs-EKG sollte zumindest bei jedem Patienten vor größeren Wiederherstellungsoperationen durchgeführt werden. Erfahrungsgemäß ist im fortgeschrittenen Stadium der peripheren Durchblutungsstörung auch der Befund an den Koronararterien ausgeprägter. Treten unter Belastung koronarischämische Veränderungen auf oder besteht eine nitroabhängige koronare Herzerkrankung, so ist nur anhand von Koronarographie eine weitere Aussage über das Operationsrisiko der peripheren Gefäßrekonstruktion zu erhalten. Ist eine koronare Revaskularisation indiziert, aber nach angiographischen Kriterien nicht mehr möglich, sollten Indikation und Umfang der ursprünglich geplanten Arterienrekonstruktion neu überdacht werden.

Fällt die Herzfrequenz therapierefraktär unter 50/Min. ab, was meistens schon bei Narkoseeinleitung festzustellen ist, so sollte bei ausgeprägter Blockbildung im EKG ein Demand-Schrittmacher implantiert werden. Bradykarde Reizleitungsstörungen sprechen häufig gut an auf Alupent. Tachykardie und Rhythmusstörungen werden durch Blutverlust, Blutdruckänderungen, Elektrolytstörungen, durch Abfall der Körpertemperatur und durch Veränderung der Blutgase ausgelöst oder verstärkt. Entsprechend ist eine kontinuierliche und regelmäßige Überwachung intra- und postoperativ erforderlich. Der Umfang der Überwachungsmaßnahmen richtet sich nach dem präoperativen Zustand des Patienten sowie nach der Art des Eingriffs und möglicher Komplikationen. Die Elektroden zur EKG-Ableitung müssen so angebracht sein, daß eine notfallmäßige Thorakotomie nicht behindert wird. Venöse Zugänge für schnellstmöglichen Volumenersatz müssen ausreichend vorhanden sein und nicht erst gesucht werden, wenn es dem Patienten schlecht geht. Der zentralvenöse Druck ist auch bei sehr peripheren Arterienrekonstruktionen zu überwachen. Für schnell- und hochwirksame Medikamente (Kaliumlösung, Natrium-Nitroprussid, Katecholamine und ähnliches), sollte ein kurzer zentralvenöser Zugang gelegt sein. Bei Unterbrechung bzw. Freigabe des Aortenblutstromes (vor allem bei suprarenaler Abklemmung) sollten die Veränderungen der Hämodynamik besonders langsam gesteuert werden. Bei Patienten mit Bauchaortenaneurysma sowie bei allen Patienten mit kardialer Insuffizienz besteht die Gefahr erheblicher Blutdruckschwankungen („Clamping"; „Declamping-Syndrom") mit nachfolgendem Herzversagen. Diese Maßnahmen müssen druckadaptiert in Zusammenarbeit mit dem Anästhesisten vorgenommen werden und erfordern invasive kontinuierliche Überwachung (direkte Druckmessung, Pulmonaliskatheter, Natrium-Nitroprussid) (Saleh 1980). Im Zusammenhang mit Gefäßeingriffen im Thorax (li. A. subclavia, Aorta thoracica descendens) kann es durch Abdrängen der Lungen auf das Mediastinum sowie durch Haken und Spatel zur Beeinträchtigung der Herzfunktion mit Auslösung von Rhythmusstörungen kommen. Um diese Komplikation zu vermeiden, empfiehlt sich die Intubation mit einem doppelläufigen, einseitig abblockbaren Beatmungstubus (Carlens-Tubus), falls der Eingriff eine längerdauernde Lungenkompression erfordert (s. auch S. 203).

Reflektorisch bedingter Puls- und Blutdruckabfall kann bei Eingriffen an der A. carotis interna wegen der Nachbarschaft von N. vagus und Glomus caroticum eintreten. Entsprechende Operationstechnik kann diese meist nur vorübergehenden Veränderungen vermeiden. Alupent- und Vasopressor-Medikamente sollten bereitliegen; sie sind allerdings selten notwendig.

Nach lange dauernder Extremitätenischämie mit erfolgreicher Rekonstruktion kann es zur Membranschädigung von Muskelzellen mit Austritt von Kalium in die Strombahn und Herzrhythmusstörungen kommen (Tourniquet-Syndrom). Gleichzeitiges Nierenversagen läßt das Serumkalium weiter ansteigen. Ionenaustauscher über rektale Tropfinfusionen mildern die Hyperkaliämie, falls nicht hämodialysiert werden muß.

Die Arbeitstemperatur klimatisierter Operationsräume führt bei längerdauernden Gefäßrekonstruktionen zum Absinken der Körpertemperatur, vor allem, wenn die großen Körperhöhlen eröffnet sind. Damit besteht die Gefahr des Blutdruckabfalls infolge myokardialer Insuffizienz und als Folge von tachykarden Rhythmusstörungen. Wird die Blutdruckregulation über die Verringerung der Narkosetiefe vorgenommen, so ist eine vermehrte Katecholaminausschüttung (Streßnarkose) die Folge. Das Herzinfarktrisiko wird durch extern applizierte Katecholamine, z. B. bei Karotisoperationen um den Faktor 10 erhöht, der gleiche Mechanismus ist für den Zusammenhang von Streßnarkose und postoperativem Herzinfarkt anzunehmen (RILLS u. Mitarb. 1979). Die Konstanz der Körpertemperatur kann durch Lagerung auf thermostatregulierte Wärmematten in Verbindung mit Anwärmung von Blut und Blutersatzflüssigkeiten erhalten werden. Zusätzliche Möglichkeiten sind die Anwärmung der Atemluft, das Anlegen der Arme sowie die Verwendung warmer Tücher.

Der Zusammenhang ungenügenden Gasaustausches bzw. gestörter Beatmung und kardialer Komplikationen ist im Zusammenhang mit Arterienoperationen insofern zu erwähnen, als ein Großteil dieser Patienten zu bronchopneumonischen Erkrankungen neigt („Raucheranamnese").

Die Gefahr intra- und postoperativer kardialer Komplikationen wird wesentlich und überwiegend durch lokale, operationstechnische Komplikationen mit Blutverlust erhöht. Bei ansonsten normalem anästhesiologischem und chirurgischem Ablauf und bei ausreichender Vorbereitung des Patienten sind kardiale Komplikationen sehr selten. Letale Rhythmusstörungen sowie intra- und postoperativer Herzinfarkt nach großen Arterienrekonstruktionen betragen zusammen etwa 4% (SANDMANN u. LERUT 1981).

Nach kardiologischer Ansicht ist das Auffinden von Risikopatienten mit Hilfe von Ruhe-EKG, Belastungs-EKG und Koronarographie sowie Myokardszintigramm möglich. Die Indikation zur Behandlung mit Herzglykosiden bei großen Arterienoperationen ist nur bei manifester Herzinsuffizienz gegeben. Eine prophylaktische Digitalisgabe vor operativen Eingriffen wird überwiegend nicht empfohlen (GAHL u. LICHTLEN 1976). Nach unserer Erfahrung sollte individuell vorgegangen werden. Unter Kenntnis möglicher intraoperativ technischer Komplikationen empfiehlt es sich, in Einzelfällen durch prophylaktische Digitalisgabe aufzusättigen, soweit keine Kontraindikationen vorliegen. Eine durch chirurgische Komplikationen ausgelöste Herzinsuffizienz dürfte damit eine bessere Behandlungschance haben.

Pulmonale Komplikationen

Narkosetechnik, Schnittführung, postoperative Analgesie und präoperativer kardiopulmonaler Zustand beeinflussen das Risiko pulmonaler Komplikationen. Der überwiegende Teil der Rekonstruktionen im Becken- und Beinbereich läßt sich heute in kontinuierlicher Epiduralanästhesie vornehmen und vermeidet eine Intubation. Eingriffe mit Relaxation und Intubation können zusätzlich mit der kontinuierlichen Leitungsanästhesie kombiniert werden, um postoperativ durch Schmerzausschaltung eine bessere Atemmechanik zu ermöglichen. Wir selbst haben die Erfahrung gemacht, daß durch extraperitonealen Zugang zur Aorta und den Beckengefäßen in Verbindung mit Epiduralanästhesie schwere Komplikationen, wie Bronchopneumonie und Langzeitbeatmung, vermindert registriert wurden.

Nach Untersuchungen von WÜST u. Mitarb. (1980) wurden in einer randomisierten Studie bei Patienten mit transperitonealem Zugang zur Aorta in Intubationsnarkose mit zusätzlicher intra- und postoperativer Leitungsanästhesie weniger pulmonale Komplikationen gefunden, als in Neuroleptanalgesie oder Halothan-Narkose. Die Ergebnisse sind allerdings wegen der kleinen Fallzahl und wegen der wechselnden Anästhesietechnik in den Vergleichsgruppen umstritten. Allerdings sind auch Verbesserungen von Indikationsstellung, operativer Technik, Verringerung von Blutverlust und andere chirurgische Faktoren als Ursache geringerer pulmonaler Komplikationen nicht von der Hand zu weisen. Da andererseits eine zunehmende Anzahl von Notfallpatienten (z. B. rupturiertes Aortenaneurysma) durch Verbesserung pulmonaler Behandlung (PEEP, CPAP) einen günstigen postoperativen Verlauf hat, würden wir die Indikation zur Durchführung der Rekonstruktion in (oder mit) Leitungsanästhesie individuell sehen und nur solchen Patienten vorbehalten, welche durch Intubation und Beatmung erheblich gefährdet sind. Gleiches gilt für die postoperative Schmerzausschaltung nach thorakalen, abdominalen oder Extremitäteninzisionen. Es ist auch zu beachten, daß die sympathikolytische Wirkung der Leitungsanästhesie zum Abfall des arteriellen Blutdrucks führt, welcher vielfach mit reichlicher Volumengabe aufgefangen wird. Schon bei geringer Herzinsuffizienz findet man dieses Wasser am Abend oder am nächsten Tag postoperativ in der Lunge. Wir haben gesehen, daß diese Volumenüberbelastung besonders gravierend ist, wenn die Leitungsanästhesie aus technischen Gründen oder wegen Verdacht auf Katheterkontamination plötzlich nicht mehr fortgeführt werden kann. Forcierte Diurese und Hämofiltration können die Herzinsuffizienz in solchen Fällen beheben helfen.

Grundsätzlich ist nach Arterieneingriffen eine frühe Mobilisation anzustreben, um eine Bronchopneumonie zu vermeiden. Bei stabilen Kreislaufverhältnissen können und müssen vor allem Patienten nach großen Eingriffen am 1. postoperativen Tag aus dem Bett genommen werden. Der Slogan „Ein Gefäß braucht Ruhe, um zu heilen" ist genausowenig zutreffend wie die Aussage, daß ein Patient mit operiertem Leistenbruch mindestens 12 Tage Bettruhe zur Rezidivverhütung einhalten muß.

Pneumothorax und Hämatothorax finden sich unbeabsichtigt bei Punktionen der V. subclavia und proximalen V. jugularis in etwa 1% der Patienten. Deshalb wird vielfach für den zentralvenösen Zugang die distale V. jugularis interna bevorzugt. Das Röntgenthoraxbild nach Legen des Katheters bzw. am Ende des operativen Eingriffs ist obligat (ROSEN u. Mitarb. 1981). Bei Pneumothorax wird die Thoraxdrainage dorsolateral im 7.–8. Interkostalraum angelegt und die Lage röntgenologisch kontrolliert.

Atelektasen sind auf Viskositätsänderungen und Schleimretention bei intraoperativ schlechter Lungenbelüftung zurückzuführen und werden gezielt bronchoskopisch abgesaugt, falls Lagerung, Atemgymnastik, endobronchiale Absaugung und CPAP keine Besserung bringen (KIRCHNER 1976, LEWIS 1981).

Gastrointestinale Komplikationen

Transabdominale Arterieneingriffe können, wie jeder Baucheingriff, zum mechanischen Ileus durch Verwachsung führen. Mobilisierung und Erhaltung des großen Netzes, Übernähung von Serosadefekten und Beseitigung von Briden bei Reeingriffen sind geeignet, diese Komplikationen weitgehend zu vermeiden. Postoperative Atonie und paralytischer Ileus können Hinweise auf ein ausgedehntes retroperitoneales Hämatom sein. Bei absoluter Bluttrockenheit, fortlaufendem Nahtverschluß des Retroperitoneums und Vermeidung von Antikoagulantien sind diese Komplikationen äußerst selten (<1%). Atonischer Magen/Duodenalsaft wird bis zur Wiederkehr normaler Peristaltik abgeleitet. Streßulkus und Blutung sind durch Verbesserung der Narkosemethoden bei ansonsten chirurgisch komplikationslosem Verlauf äußerst selten geworden (<0,5%). Bei bekannter Ulkus/Gastritis-Anamnese wird vor großen Eingriffen die gastroduodenoskopische Untersuchung vorgenommen. Floride Ulzera und Gastritis müssen vorher konservativ oder operativ behandelt sein. Ist bei bekannter Ulkusanamnese ein Arterieneingriff notfallmäßig erforderlich, so wird mit H-Ionenantagonisten (z. B. 6×200 mg Tagamet oder Perfusor-Applikation) sowie säurebindenden Basen per Magensonde behandelt. Bei Patienten mit symptomatischem Bauchaortenaneurysma sowie nach Implantation von Bifurkationsprothesen muß bei gastrointestinaler Blutung an eine aortointestinale Fistel (meist duodenale Fistel) gedacht werden (ERNST 1982). Die Diagnose wird durch Gastroduodenoskopie gesichert, die duodenale Arrosionsstelle befindet sich meist in der Pars horizontalis inferior bzw. an der Umschlagstelle zum Jejunum. Der Nachweis gleichzeitiger Protheseninfektionen kann mit markierten Leukozyten szintigraphisch sowie computertomographisch und bei stärkerer Blutung angiographisch erbracht werden (s. auch Infektionen). Ischämische gastrointestinale Komplikationen treten gelegentlich nach Revaskularisation von Intestinalarterien, nach Aortenrekonstruktion durch Ausschaltung der Kollateralversorgung, nach mehrstündiger Hypotension mit kritischer Reduzierung des kollateralen Blutstroms auf (auch bei erfolgreich operierter Nierenarterienstenose) oder sind embolisch bedingt. Dünnflüssige, typisch übelriechende häufige Stühle mit Schleimhautfetzen sind ein erster postoperativer Hinweis, bei schwerer Ischämie sind Blutbeimengungen festzustellen. Die abdominelle Symptomatik ist meistens nur subakut, bis die Perforation eintritt. Bei ischämischer Kolitis mit Restperfusion ist die Darmwand ödematös, entzündlich gerötet, ohne wesentliche Peristaltik oder arterielle Pulsation. Falls reparable Verschlüsse der Eingeweidearterien bestehen, wird die Revaskularisation mit autologem Material zunächst vorgenommen, bevor Darm reseziert wird. Da das Ausmaß des ischämischen Schadens selten genau bestimmt werden kann, sollte je nach Befund eine Vorlagerung oder Resektion des ischämischen Darmabschnitts mit distaler und proximaler Anusanlage vorgenommen werden. In Zweifelsfällen ist eine „second look"-Operation nach 6 Stunden anzuschließen. Das Rektum kann auch nach Hartmann versorgt werden. Nach Notfalleingriffen ohne angiographische Kenntnis der Viszeralarterien muß vor Verschluß der Bauchdecken der linke Dickdarmanteil und das Sigma auf Zirkulationsstörungen kontrolliert werden. Die Ligatur der A. mesenterica inferior darf nur aortennah erfolgen, um die Sigmadurchblutung über die Riolansche Anastomose zu erhalten. Ein zweiter wichtiger Kollateralkreislauf wird aus der A. iliaca interna versorgt, weshalb die Rekonstruktion bei Aortenaneurysmen möglichst mit einem Interponat unter Erhaltung der inneren Beckenschlagadern durchgeführt werden sollte (STOLZE u. SANDMANN 1982). Bei aorto-iliakaler Verschlußerkrankung besteht häufig ein Kollateralkreislauf über Äste der A. profunda femoris. Auch bei Dünndarmgangrän sollte nur bei klaren bestimmbaren Ischämiegrenzen eine Enteroanastomose nach Resektion vorgenommen werden, ansonsten empfiehlt sich die Dünndarmfistel und spätere Nachresektion. Die Letalität der ischämischen Dünndarmkomplikation ist erheblich, da die Diagnose wegen der anfangs nur geringen abdominellen Symptome häufig zu spät gestellt wird und der dünnflüssige Stuhlgang fälschlicherweise der Wirkung des präoperativen Abführmittels zugeschrieben wird. Die Überprüfung der Darmzirkulation nach Abschluß der aortalen oder intestinalen Rekonstruktion ist deshalb besonders wichtig. Eine kaliberstarke A. mesenterica inferior kann ein indirekter Hinweis auf eine Minderversorgung durch die A. mesenterica superior sein. In diesen Fällen empfiehlt sich die Erhaltung oder Reimplantation der unteren Darmarterie (s. auch S. 205). Kommt es bei Aorteneingriffen zur Milzexstirpation, so ist auf die Erhaltung der A. colica sinistra zu achten.

Rektoskopie und Sigmoidoskopie verbieten sich bei schweren ischämischen Komplikationen, da durch Luftinsufflation die Perforation provoziert werden kann.

Renale Komplikationen

Störungen der Nierenfunktion im Zusammenhang mit Arterieneingriffen sind meistens Folge von Ischämie. Unter normotermen Bedingungen beträgt die Ischämietoleranzzeit der Niere 30 Minuten, obwohl Eingriffe an der thorakalen und supraaortalen Aorta gezeigt haben, daß unter günstigen Kreislauf- und Kollateralbedingungen Abklemmzeiten bis zu 60 Minuten problemlos toleriert werden (MICHAL u. Mitarb. 1966). Die Häufigkeit des akuten Nierenversagens nach elektiven Aortaeingriffen wurde mit 1 bis 2% angegeben. Langdauernder Volumenmangelschock und supraaortale Aortenabklemmung, meistens bei rupturierten Aortenaneurysmen, lassen mit einem Ausfall der Nierenfunktion und passagerer Dialysepflichtigkeit rechnen. Die Letalität des Nierenversagens ist hoch und betrug noch vor 10 Jahren im Zusammenhang mit rupturierten Bauchaortenaneurysmen 70% (9). Die Häufigkeit des aortalen Nierenversagens nach elektiven Aorteneingriffen wird mit 8 bis 46% angegeben (*Abbott* 1980).

Hämodialyse, Hämofiltration, Volumen-, Kalorien- und Elektrolytbilanzierung haben eine geringe Verbesserung der Prognose gebracht, soweit nachfolgende Organkomplikationen vermieden werden können („Sequential organ failure"). Die Bemühungen konzentrieren sich deshalb auf die Prophylaxe der Nierenischämie. Herzinsuffizienz, Blutverlust, Volumenmangel und Blutdruckabfall nach Freigabe des Aortenblutstromes müssen vermieden werden. Bei längerdauernder Ausschaltung beider Nieren aus dem Kreislauf ist die Katheterperfusion der Nierenarterien mit Blut oder mit gekühlter Elektrolytlösung unter Zusatz von Mannitol und Heparin geeignet, die Nierenfunktion zu bewahren. Hochkonzentrierte Glukose-Elektrolyt-Lösung ist wegen des hohen Kaliumanteils der Lösung zur Nierenperfusion nur zu verwenden, wenn das Nierenvenenblut nicht in den Kreislauf zurückgelangt. Auch lokale Kälteapplikation (Eis, Eiswasser) der freigelegten oder ex situ vorgelagerten Nieren kann eine mehrstündige Ischämietoleranz ermöglichen. Bei elektiven Eingriffen an der Aorta und den Nierenarterien kommt der kontinuierlichen Kreislaufüberwachung und Regulierung intra- und postoperativer Blutdruckschwankungen die größte Bedeutung für die Prophylaxe des Nierenversagens zu. Das Monitoring erfaßt EKG, direkte arterielle und zentralvenöse Druckmessung, regelmäßige Kontrolle der Blutgase sowie fortlaufende Registrierung von Volumenverlust und Urinausscheidung mit entsprechender Bilanzierung. Die Beurteilung der Herzfunktion ist wesentlich exakter mittels Swan-Ganz-Katheter durch Messung von peripherem und zentralem Pulmonalarteriendruck sowie durch Bestimmung des Herzzeitvolumens möglich und erlaubt bei großen Eingriffen an der Aorta und den Viszeral-renal-Arterien eine deutlich bessere Kontrolle der Hämodynamik in Zusammenarbeit mit der Anästhesie.

Ausreichende Hydrierung sowie normale bis forcierte Diurese gehören zu den Maßnahmen, welche eine renale Ischämie eher reversibel machen. Nach Kontrastmittelinjektionen, vor allem nach Aortoarteriographie und Renovasographie sollte bei eingeschränkter Nierenfunktion die Wasser-

diurese forciert werden und einige Tage bis zur Aortenrekonstruktion vergehen.
Ausreichende Diurese und Hydrierung sind ebenfalls geeignet, das im Rahmen des Tourniquet-Syndroms auftretende Nierenversagen günstig zu beeinflussen. Aus dem ischämischen Muskel freiwerdendes Myoglobin, welches nach glomerulärer Filtration in die Nierentubuli gelangt, ist im akalischen Milieu besser wasserlöslich, weshalb die Infusion von Natriumbikarbonat vor Freigabe der peripheren Zirkulation günstig wirkt.
Mannitol scheint nach Untersuchungen von ABBOTT geeignet zu sein, die offenbar reflektorisch ausgelöste Nierenparenchymischämie zu verhindern. ABBOTT konnte zeigen, daß nach einfacher infrarenaler Aortenabklemmung eine erhebliche Drosselung des Nierenblutstromes auftritt, welche wesentlich durch Renin-Angiotensin ausgelöst wird. Der genaue Wirkungsmechanismus ist unklar, jedenfalls läßt sich diese reflektorische Nierenblutstromdrosselung durch Mannitinfusion vor der Abklemmung und vor der Freigabe der Strombahn verhindern.
Es ist offensichtlich, daß wirklich therapeutische Maßnahmen des Nierenversagens noch nicht verfügbar sind, so daß nur die zwischenzeitlich apparative Übernahme der Nierenfunktion bis zur Wiederkehr derselben möglich ist. Fortschritte sind deshalb nur hinsichtlich der Prophylaxe zu erwarten, und hier spielt die Auswahl des geeigneten Patienten und das geeignete Rekonstruktionsverfahren bei elektiven Arterieneingriffen die wichtigste Rolle.
Indigokarmin ist ein Farbstoff, welcher über die Tubulusepithelien rasch unverändert ausgeschieden wird. In der Routine ist nach längerer Ausklemmung beider Nierenarterien die intravenöse Injektion von Indigokarmin hilfreich, die Wiederkehr oder das Ausbleiben der Nierenfunktion rechtzeitig zu bemerken und ggf. nach chirurgischen oder technischen Ursachen zu suchen.

Allgemeine Arterienkomplikationen

Blutungskomplikationen

Blutungskomplikationen in der Gefäßchirurgie haben eine mechanische oder koagulatorische Ursache. Sie sind abhängig von der Art der Arterienerkrankung, dem Operationsverfahren, der Erfahrung des Operateurs und des Anästhesisten sowie vom plasmatischen und zellulären Gerinnungspotential. Obwohl Arterienrekonstruktionen Wiederherstellungsoperationen am Gefäßsystem sind, gehören Blutungskomplikationen keineswegs zum Kennzeichen dieser Chirurgie.
Blutungen können nach unbeabsichtigter Durchtrennung oder Eröffnung von Nachbargefäßen auftreten. Typisches Beispiel sind Venenverletzungen bei aorto-iliakalen Aneurysmaoperationen. Der intraluminale Transplantatanschluß und entsprechende Blutungskontrollen mit Klemmen und Ballonokklusion haben diese Komplikationen selten werden lassen (Abb. 4.3; CREACH 1966). Blutungen aus dem Aneurysma als Folge der Präparation sind bei dieser Technik nicht zu erwarten, da bis zur Herstellung proximaler und distaler Blutungskontrolle die eigentliche Freilegung des Aneurysmas unterbleibt (Abb. 4.4, 4.5). Zur besseren Einheilung der Prothese sowie als Schutz gegen Darmschlingen wird nach Interposition der Aneurysmasack um die Prothese vernäht. Während die Unterbrechung des arteriellen Blutstroms in der Regel mit atraumatischen Gefäßklemmen durchgeführt wird, sollte die Anwendung von Klemmen bei Venenverletzung möglichst unterbleiben. Bei kleineren Verletzungen, auch an der Hohlvene, reichen zwei Stieltupfer für die distale und proximale Kompression, ein zeitsparender Verschluß kleinerer Venenäste ist mit Hämoclip möglich. Eine andere Möglichkeit ist der Verschluß mit Silikon-Tourniquet-Zügeln und Gummimuffe. Der Verlust durch Blutung aus großen Venen ist oft erheblich und wird leicht unterschätzt. Fingerkompression ist die beste Maßnahme bis zur definitiven Blutungskontrolle mit intraluminalen Ballonkathetern. Nach ausgedehnten Venenverletzungen ist eine Heparinisierung postoperativ meistens nicht zu umgehen.
Bei Verwendung von porösen Kunststofftransplantaten sollte eine Abdichtung der Prothesenmaschen vor dem Anschluß erfolgt sein. Die Vorgerinnung (Preclotting) wird je nach Prothesengröße mit 50–200 ml heparinfreien Blutes durchgeführt. Die Prothese läßt sich auch mit Frischplasma oder Humanalbumin durchtränken und anschließend autoklavieren. Durch die Hitzekoagulation kann eine gute Abdichtung erreicht werden, so daß auch mit Vollheparinisierung operiert werden kann. Falls im Notfall keine Vorgerinnung möglich ist, muß eine weniger poröse, gewebte Prothese oder eine mit Kollagen abgedichtete Prothese implantiert werden. Fibrinkleber wird neuerdings bei Implantation hochporöser Prothesen zum Ersatz der herznahen Aorta benutzt. In der Gefäßchirurgie außerhalb des Aor-

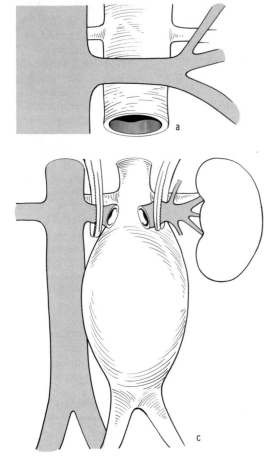

Abb. 4.3 Herstellung proximaler Blutungskontrolle bei tiefkreuzender linker Nierenvene
a) Kreuzende linke Nierenvene weit distal der Nierenarterien
b) Nach Durchtrennung der Aorta kann der Aortenstumpf für die Anastomosierung vor die Nierenvenen mobilisiert werden
c) Kavanahe Durchtrennung der linken V. renalis zur proximalen Blutungskontrolle beim hohen Aortenaneurysma. Soweit die extrarenalen Nierenvenenzuflüsse geschont wurden, kann die A. renalis auch definitiv ligiert werden (nach *Fox* u. *Taylor* 1979)

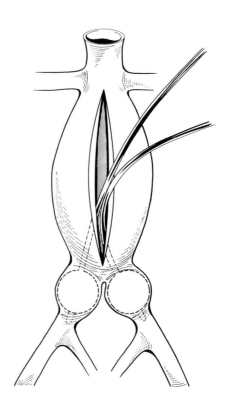

Abb. 4.4 Intraluminale Ballonblockade als Alternative zur Klemmenokklusion beim Aortenaneurysma

Allgemeine Arterienkomplikationen 189

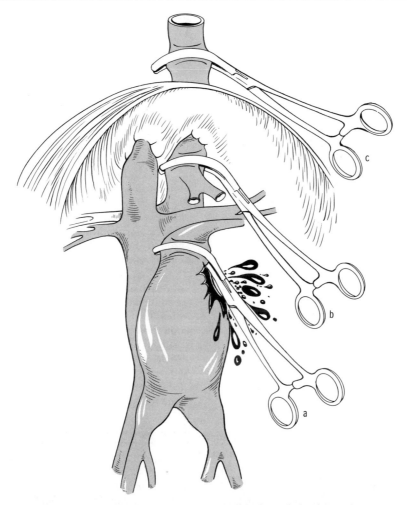

Abb. 4.5 Möglichkeiten der Aortenblutstromunterbrechung beim Aortenaneurysma
a) Infrarenale Abklemmung (bei Aneurysmaruptur selten angebracht)
b) Subhepatische oder subdiaphragmale Abklemmung (geeignet bei Aneurysmaruptur)
c) Thorakale Aortenabklemmung (geeignet bei suprarenaler Aneurysmaausdehnung)

tenbogens sehen wir für dieses Präparat keine routinemäßige Verwendung (WALTERBUSCH u. Mitarb. 1982). Kommt es zunächst nach Vorgerinnung zur Abdichtung der Gefäßprothese und im weiteren Operationsverlauf zu diffusen Blutungen aus den Maschen durch Auflösung der Thromben, so liegt eine Gerinnungsstörung, meist mit erheblichem Thrombozytenverlust vor. In solchen Fällen kann eine neuerliche Ausklemmung der Prothese und ihrer Abdichtung mit Fibrinkleber hilfreich sein. Eine weitere Möglichkeit ist die Umhüllung des Transplantats mit einer 2. Prothese, welche bei gleichzeitiger Korrektur der plasmatischen und zellulären Gerinnung sofort abdichtet.

Eine langstreckige Ausschälplastik geht häufiger mit großem Blutverlust einher als die Bypaßrekonstruktion. Die Auswahl des geeigneten Operationsverfahrens muß auch unter dem Gesichtspunkt von Blutungskomplikationen getroffen werden. Falls ein poröser Dacron-Patch benutzt wird, kann der Blutverlust durch Vorgerinnung erheblich vermindert werden.

Die schematische Stichrichtung an der Arterie von innen nach außen muß flexibel den lokalen Gegebenheiten angepaßt werden (Abb. 4.6).

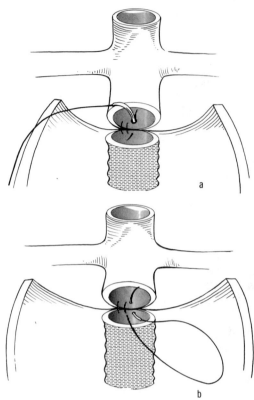

Abb. 4.6 Vereinfachung der Nahttechnik an der proximalen Anastomose bei Aortenaneurysma
a) Stichrichtung von proximal nach distal im Lumen erzeugt leicht einen Einriß in der Aortenwand
b) Umgekehrte Stichrichtung entspricht zwar nicht dem schematischen Vorgehen an der Arterie, vermeidet dennoch Einrisse an der Aortenwand und ist wesentlich schneller durchzuführen

Fortlaufende Gefäßnähte bedeuten bei ungenügender Anspannung Blutverlust. Die Benutzung monofilen Nahtmaterials macht es möglich, eine fortlaufende Naht nach partieller oder kompletter Freigabe des Blutstroms zu verknoten, um einerseits größtmögliche Dichtigkeit zu erreichen und andererseits eine Stenose zu vermeiden. Durch Auflegung von hämostyptischer Watte, Gaze oder Filz (Thrombin), läßt sich nach 5- bis 10minütiger Kompression meistens eine Blutung aus Stichkanälen stillen. Durchschneidende Nähte an dünnen und brüchigen Gefäßwänden (Aneurysma) werden durch Widerlager mit Kunststoff-Filz gesichert.
Der weitverbreitete Einsatz von Antikoagulantien in der Gefäßchirurgie führt notwendigerweise auch zu einem erhöhten Blutverlust. DE BAKEY hat schon 1967 gezeigt, daß es möglich ist, aortoiliakale Transplantatrekonstruktionen ohne Gefahr von Thrombosierung oder Embolisierung ohne Heparin durchzuführen, vorausgesetzt, es besteht eine ausreichende Kollateralzirkulation. Thromben, welche sich im Operationsfeld bilden, werden mit Heparinlösung ausgewaschen, Thromben an der Anastomosenstelle werden durch ortho- bzw. retrograden Blutstrom herausgepreßt. Bei entsprechender „Flush-Technik" läßt sich das Operationsprinzip ohne systemische Heparingabe auf alle arteriellen Gefäßprovinzen übertragen (Abb. 4.**7**). Nach unserer Erfahrung ist die systemische Heparingabe in der Arterienchirurgie nur dann notwendig, wenn bei akuten Thrombosen/Embolien und bei sehr peripheren Rekonstruktionen sowie bei Operationen an Endarterien ein entsprechender kollateraler Blutstrom nicht gegeben ist. Bei Benutzung temporärer Blutleiter (Shunt) ist Heparinisierung erforderlich. Heparinapplikation bei erheblicher Hämodilution im Blutungsschock vergrößert die intra- und postoperative Blutungsgefahr durch Verbrauchskoagulopathie erheblich. Damit ist die Abdichtung einer porösen Prothese erschwert. Die bis zum Ausgleich des Blutverlustes wirksame Hämodilution gestattet nach unserer Erfahrung, die Arterienrekonstruktion auch ohne Heparin erfolgreich durchzuführen.
Arterieneingriffe bei Patienten, die mit Vitamin-K-Antagonisten behandelt werden, sollten bis zu einem Quickwert von 50% aufgeschoben werden. Bei Blutungskomplikationen sind ausreichende Mengen Frischplasma während des Eingriffs zuzuführen. Mit der zunehmenden Verbreitung von Thrombozytenaggregationshemmern sind zwar die arteriellen Gefäßverschlüsse keineswegs seltener geworden, allerdings fehlen durch Verhinderung peripherer Embolisation die natürlichen Warnsymptome von Stenosen. So kommt der Gefäßchirurg häufig in die Verlegenheit, Patienten unter Nachwirkung von azetylsalizylsäurehaltigen Medikamenten zu operieren. Intraoperativ zeigt sich eine hartnäckige, diffuse Blutungsneigung, welche postoperativ durchaus zum vitalbedrohlichen Hämatom (Infektion, Kompressionshämatom am Hals) führen kann. Hier bleibt nichts anderes übrig, als thrombozytenreiches Plasma zu verabreichen und (entgegen unserem sonstigen Vorgehen) die Wunde zu drainieren.
Postoperative Blutungen aus dem Operationsgebiet sind technischer oder septischer Natur. Ihre Versorgung richtet sich nach den Prinzipien der

Allgemeine Arterienkomplikationen 191

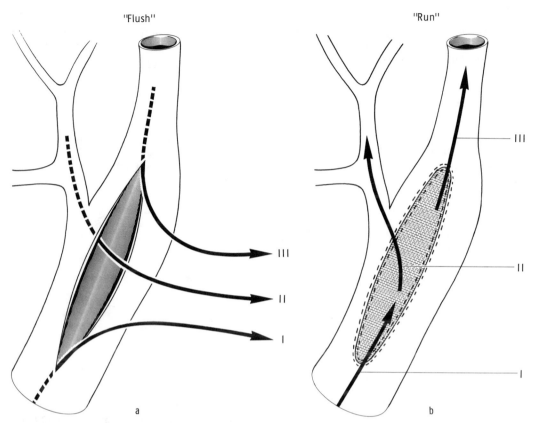

Abb. 4.7 Vermeidung von Embolisation bei Rekonstruktion an einer Bifurkation (z. B. Karotisbifurkation)
a) Reihenfolge der Blutstromfreigabe zur Ausspülung der Thromben (I, II, III)
b) Reihenfolge der Blutstromfreigabe nach Wiederherstellung (I, II, III)
Grundsätzlich erfolgt die Blutstromfreigabe in das „wichtigste" Gefäßgebiet zum Schluß

kontaminierten oder septischen Wunde und erfordert prophylaktische antibiotische Behandlung (s. auch S. 193).

Bei den modernen Nahtmaterialien trägt die glatte Oberfläche keineswegs zum sicheren Sitz der Knoten bei. Fadenbruch ist möglich, wenn der Faden intraoperativ beschädigt wird.

Selten, aber in früheren Jahren immer wieder vorkommend, haben wir Blutungen gesehen, welche auch durch die Wunddrainage hervorgerufen wurden. Anspießung eines Gefäßes, Weichteilperforation oder Absaugen von Thromben waren bei der Saugdrainage die häufigsten Ursachen. Vermeidung oder ausreichende Neutralisation intraoperativ gegebenen Heparins macht die Einlage von Wunddrainagen regelmäßig überflüssig. Die Hämatombildung ist dadurch keineswegs häufiger geworden.

Große Blutverluste in der Aneurysmachirurgie können mittels Autotransfusion aufgefangen werden. Zwei Prinzipien stehen zur Verfügung (KLAUE 1979, MATTOX 1978). Heparinisiertes Blut wird über einen speziellen Sauger mit geringer Hämolyse in ein Reservoir aufgefangen und über mehrere Filter mittels Rollerpumpe nach dem Prinzip der extrakorporalen Zirkulation zurückgegeben. Das Verfahren hat mehrere Nachteile. Luftembolie ist nicht völlig vermeidbar, die Hämolyserate ist relativ groß, und das rücktransfundierte Blut ist heparinhaltig. Vorteilhaft ist, daß Plasmabestandteile mehr oder weniger vollständig zurückgegeben werden. Das 2. Verfahren ist eine Autotransfusion von Blutzellen und bedarf keiner systemischen Heparinisierung. Das Blut wird aus dem Situs in einen doppellumigen Schlauch gesogen und mit Heparin versetzt, zentrifugiert, gewaschen und kommt als heparin- und plasmafreies Zellkonzentrat aus einem Auffangbeutel zurück, welche auch zur Überdrucktransfusion geeignet ist. Das letztere Verfahren eignet sich besonders bei der Operation von großen thorako-abdominalen und rupturierten Aortenaneurysmen sowie bei intra- und postoperativen, revisionsbedürftigen Blutungen.

Ischämische Komplikationen

Ein Verschluß der rekonstruierten Schlagader auf dem Operationstisch oder frühpostoperativ gefährdet das Erfolgsorgan und letztlich den Patienten, da der erforderliche Zweiteingriff mit einer erheblich höheren Infektionsrate und Amputationsrate bzw. Organverlust belastet ist. Bis auf die ganz wenigen Ausnahmen, in denen eine proximale Emboliequelle den plötzlichen Arterien-/Transplantatverschluß hervorruft, haben Sofort- und Frühverschlüsse eine fehlerhafte gefäßchirurgische Technik oder eine für die Rekonstruktion ungeeignete Gefäßperipherie als Ursache. Nahtstenosen, Knick- und Kinkingbildungen, Transplantattorsionen, Stufenbildung durch Intima und Plaques, Thrombusbildung durch ungenügende Spültechnik, sind die wichtigsten Faktoren der ersten Gruppe; falsche oder sehr weite Indikationsstellung, Progression der Arterienerkrankung seit der Angiographie, Verlegung der Peripherie durch Embolien und Thrombose vor und während des Eingriffs sowie Spätstadien nach akuten und alten peripheren Thrombosen gehören in die zweite Gruppe. Die Vermeidung techni-

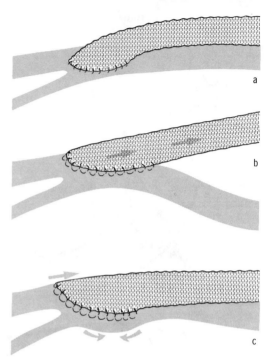

Abb. 4.9 Schematische Darstellung überhöhter Transplantatspannung an der femoralen Anastomose
a) Optimale Anastomose
b) Der Transplantatschenkel ist zu kurz und führt zur Spannung auf die distal abgehenden Gefäße (Anastomosenaneurysma)
c) Zugspannung durch die Naht führt zur Abknikkung an der Anastomose

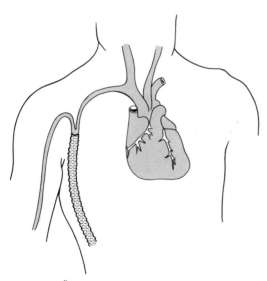

Abb. 4.8 Überhöhte Transplantatspannung beim axillo-femoralen Bypass führt zur V-förmigen Knickbildung an der axillären Anastomose

scher Fehler ergibt sich durch Anwendung der geeigneten Nahttechnik, Überprüfung von anatomischer Lage, Spannung und Länge des Transplantats (Abb. 4.8, 4.9), Anheftung von Intimastufen, Ausschälung von Restplaques und durch die gründliche, lokale Spülung mit Heparinlösung. Technische Fehler können je nach Operationsverfahren auf dem Operationstisch vor Abschluß des Eingriffs durch Angiographie oder durch hämodynamische Kontrolle (elektromagnetisches Verfahren, Doppler-Ultraschall-Verfahren) sowie an großlumigen Gefäßen nach Ausschälplastik mittels Arterioskopie aufgedeckt werden. Die beste Beurteilung bei kompromittierter Abstrombahn ergibt sich im intraoperativen Angiogramm. Von einer Angiographie bei akutverschlossener Strombahn ist keine wesentliche Hilfe zu erwarten. Es ist besser, die akuten Gerinnsel instrumentell zu entfernen und bei Verdacht auf Abstromhindernisse in der Peripherie anschließend intraoperativ eine Angiographie anzufertigen. Nach Verwendung von Kunststofftransplantaten reicht zunächst die Inspektion der distalen Anastomose. Ist der Zustrom nach Thrombektomie der Prothese unzureichend, so muß der proximale Transplantatanschluß und der Transplantatverlauf freigelegt werden. Nach Verwendung von klappentragenden Venensegmenten empfiehlt sich die Wiedereröffnung der proximalen Anastomose, um unter Beachtung der Venenklappen in Blutstromrichtung sondieren zu können. Nach Ausschälplastiken kann zunächst durch eine Patchinzision der Thrombus entfernt und das Gefäß inspiziert und ausgetastet werden, sofern nicht eine bestimmte Verschlußursache offensichtlich ist oder vermutet wird. Grundsätzlich gilt, daß eine postoperative Antikoagulantientherapie einen Frühverschluß wegen technischer Mängel vielleicht verzögert eintreten läßt, aber nicht verhindert, so daß wir mit ROB der Meinung sind, daß eine gute Rekonstruktion keiner Antikoagulation bedarf, während eine unzureichende Rekonstruktion auch nicht mit Antikoagulantien zu halten ist. Die Frage der Spätprogression und Antikoagulantientherapie bleibt hiervon unberührt.

Infektion

Die Wundinfektion in der Gefäßchirurgie wird nach SZILAGY u. Mitarb. (1972) in drei Schweregrade eingeteilt:
1. Subkutaninfektion, 2. tiefe Infektion, 3. tiefe Infektion mit Gefäßbeteiligung.
Die Grad-3-Infektion (Gefäßinfektion) führt unbehandelt durch Blutung, Sepsis und aufeinanderfolgendes Organversagen zum Tode. Das Infektionsrisiko ist bei Kunststoffimplantation etwa zehnmal größer als bei autogenem Gefäßersatz. Zwei Drittel aller Transplantatinfektionen treten innerhalb von 6 Wochen postoperativ auf (Frühinfektion), während ein Drittel bis zu 8 Jahren später beobachtet wurde (Spätinfektion). Frühinfektionen treten überwiegend als Abszeß- oder Fistelbildung in Erscheinung, während Spätinfektionen auch ohne Fieber als falsche Aneurysmen imponieren können. Spätinfektionen werden nur nach künstlichem Gefäßersatz gesehen. Neben Maßnahmen zur Verbesserung der Hospitalhygiene, Unterstützung der körpereigenen Abwehr und direkter intraoperativer Keimbekämpfung mit Antibiotika und Antiseptika, kommt der Vorbereitung und Durchführung des operativen Eingriffs die größte Bedeutung zu (SANDMANN 1976). Die antiseptische Vorbereitung des rasierten Operationsfeldes muß eine evtl. anatomische Ausweitung des Eingriffs für die Schnittführung berücksichtigen. Vermeidung des Kontaktes zwischen Arterie bzw. zwischen Prothese und Haut durch Inzisionsfolie, Abdecken von Tüchern oder Auftragen von Polyvinylpyrrolidon-Jod-Paste erscheint uns besonders wichtig. Punktionen im Operationsgebiet (Angiographie) sollten möglichst vermieden werden. Wundspreizer sind so zu wählen, daß keine längerdauernde Ischämie und Wundnekrosen entstehen können. Subtile Blutstillung und normale Blutgerinnung helfen die Infektion ebenso zu vermeiden, wie atraumatischer, fortlaufender Wundverschluß. Die kontroverse Auseinandersetzung über die prophylaktische Anwendung von Antibiotika ist noch nicht abgeschlossen. In der angloamerikanischen Literatur werden Antibiotika von den meisten Fachleuten in Form der Kurzzeitprophylaxe empfohlen. Dabei soll eine einmalige Injektion eines Breitbandantibiotikums ebenso wirksam sein wie eine Behandlung über mehrere Tage (DASCHNER 1981). Nach unseren Erfahrungen ist es hinsichtlich des Infektionsrisikos sinnvoll, zwischen primärer und sekundärer Infektion zu unterscheiden. Tritt die Infektion bei ansonsten ungestörter Heilung auf, so bezeichnen wir diese Komplikation als primär. Kommt es nach Re-Eingriffen wegen Nachblutung, Hämatom oder Ischämie zur Infektion, so ist diese sekundär. Die primäre Infektionsrate betrug in unserem Krankengut ohne Antibiotika bei autogenen Rekonstruktionen, auch wenn ein Dacronpatch verwandt wurde, 0,2%; bei elektiven Eingriffen mit langstreckigem Kunststoffgefäßersatz 0,5‰ (z. B. aortobifemoraler Bypass). Unseres Erachtens ist damit eine prophylaktische Antibiotikagabe nicht zu rechtfertigen, da Infektionsraten mit prophylaktischer Antibiotikagabe diese Zahlen keineswegs unterschreiten (SANDMANN u. Mitarb. 1981). Die sekundäre Infektionsrate (Früh- und Spätinfektionen) betrug entsprechend 4,1% bzw. 34%. Es erscheint deshalb angebracht, vor Rezidiveingriffen ein Breitbandantibiotikum zu verabreichen, welches die wesentlichen Hospitalkeime erfaßt, und die Behandlung für 3 bis 4 Tage fortzusetzen. Die Behandlung der Gefäßinfektionen muß weiterhin berücksichtigen, daß jedes Transplantatmaterial die Infektion unterhält und sich die Infektion entlang der Prothese ausbreitet. Ist eine Anastomose in die Infektion einbezogen, so besteht die Gefahr von septischem Nahtaneurysma und Blu-

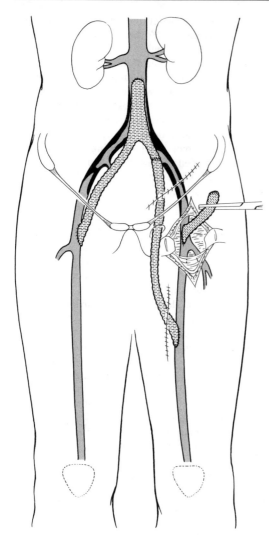

Abb. 4.**10** Obturatorbypass bei Infektion an der femoralen Anastomose. Nach Herstellung der extraanatomischen Umleitung und Verschluß der Operationswunden wird das infizierte Prothesenmaterial entfernt

duzierten die Letalität auf 14% (Abb. 4.**10**). Der Eingriff gliedert sich in drei Abschnitte: Zunächst wird der extraanatomische Bypass angelegt, anschließend die infizierte Prothese im Gesunden durchtrennt und schließlich der Infektionsbereich eröffnet und der betroffene Prothesenanteil entfernt. Bei Spätinfektion ist die gesamte Prothese einbezogen, so daß diese in toto entfernt werden muß (Abb. 4.**11**). Bei Anschluß an die Aorta wird diese doppelt ligiert, übernäht und mit großem Netz gedeckt (van Dongen 1976). Eine antiseptische Spüldrainage wird für drei bis vier Tage angelegt. Ist Patchmaterial infiziert, so wird es entfernt und das Gefäß bis zum entzündungsfreien Bereich reseziert. Sind die umliegenden Weichteile nach gründlichem Debridement gut durchblutet, so kann in situ mit autologem Ersatzmaterial (V. saphena magna, A. iliaca interna) der Defekt überbrückt werden. Gleiches gilt bei Infektionen nach autogener Rekonstruktion. Insgesamt läßt sich durch frühzeitige Entfernung des infizierten Materials und andersartige Wiederherstellung der Strombahnen unter lokaler antiseptischer sowie systemischer antibiotischer Behandlung eine dauerhafte Heilung in drei Viertel der betroffenen Patienten erreichen.

Nahtaneurysma

Das Nahtaneurysma im Bereich der Gefäßnaht ist ein falsches Aneurysma, d. h., die Struktur der Aneurysmawand entspricht nicht dem Schichtenbau der normalen Arterienwand (pulsierendes Hämatom!). Es kann überall dort entstehen, wo die mechanische Stabilität der Gefäßwand verringert ist. Dies erklärt die relativ hohe Anzahl von Anastomosenaneurysmen bei Patienten mit dilatierender Arteriopathie. Wird durch Prothese oder Patch das Arterienlumen erheblich erweitert, nimmt der Wanddruck entsprechend zu. Gestörte Blutversorgung in der Adventitia, ausgiebige lokale Desobliteration, Nahttechnik und Nahtmaterial sowie Art und Kaliber des Gefäßersatzes haben ebenfalls pathogenetische Bedeutung. Infektion und Wandnekrose sind weitere Faktoren. Früher wurde das Nahtmaterial als der wesentliche Faktor angesehen, da sich bei Spätaneurysmen häufig gebrochene Seidenfäden im Gewebe fanden (Starr u. Mitarb. 1979). Die Anzahl dieser Art von Aneurysmen ist möglicherweise zurückgegangen, Nahtaneurysmen kommen aber gleichermaßen seit allgemeiner Verwendung von dauerhaften Polyester- und Polypropylen-Fäden vor (Courbier u. Carranga 1982). Nahtan-

tung. Die Lokalbehandlung hat nur in sehr frühen Stadien der Infektion Aussicht auf Erfolg, wenn die Wunde komplett geöffnet und antiseptisch nach Debridement behandelt wird. Wir selbst hatten mit dieser Behandlungsmöglichkeit allerdings ebensowenig Erfolg wie mit alleiniger Ligatur und Teilexzision eines Prothesensegmentes. Entsprechend betrug die Letalität bei infiziertem aortofemoralem Bypasstransplantat 84%. Erst die extraanatomische Rekonstruktion und die Entfernung des infizierten Prothesenmaterials re-

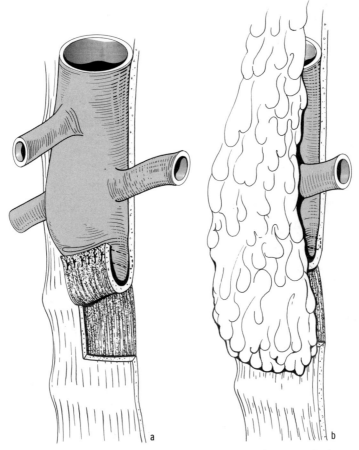

Abb. 4.11 Überdeckung des aortalen Stumpfes nach Prothesenentfernung mittels paravertebraler Faszie (a) und Omentum majus (b)

eurysmen innerhalb der ersten Monate nach dem Eingriff sind auf fehlerhafte Naht- und bzw. Anastomosentechnik, auf Prothesen- oder Patcheinpflanzung in eine primär erheblich instabile Gefäßwand oder auf Infektionen zurückzuführen. Spätaneurysmen sind im wesentlichen durch das Fortschreiten einer dilatierenden Grunderkrankung sowie durch Traktionen der Prothese im gelenknahen bzw. gelenküberbrückenden Anastomosenbereich bedingt. Die Methoden zum Nachweis eines Nahtaneurysmas unterscheiden sich nicht von der üblichen Aneurysmadiagnostik. Nicht selten haben sich die Abflußverhältnisse während der Progression des Aneurysmas verschlechtert, so daß in jedem Fall eine Angiographie zur Darstellung der Gefäßperipherie durchgeführt werden sollte, wenn eine eindeutige klinische Beurteilung nicht möglich ist. In der Achselhöhle sowie im iliofemoralen Bereich ist diffe-

rentialdiagnostisch eine Lymphzyste auszuschließen. Auch Schenkelhernie, Lymphome und Tumoren wurden bei Zustand nach Arterienoperation schon für Nahtaneurysmen gehalten, so daß die klinische Untersuchung evtl. durch Computertomographie und durch Angiographie ergänzt werden muß.

Die Indikation zur chirurgischen Therapie ergibt sich durch diese Progression sowie durch die Embolisations- und Rupturgefahr. Seltener ist mit einer Penetration in Nachbarorgane oder einer Dissektion an der Transplantatanastomose zu rechnen. Sekundäre Infektion auf hämatogenem Wege sowie lokal nach Penetration wurde beobachtet.

Zur Prophylaxe von Nahtaneurysmen ist es manchmal ratsam, den Anschluß einer Gefäßprothese an sehr dünne oder dilatierte Arterienwand mittels Dacronmanschette zu versorgen. Die Si-

Abb. 4.12 Sicherung der Anastomose an brüchigen Aortenwänden mittels Dacronflicken (oder Dacronfilz)

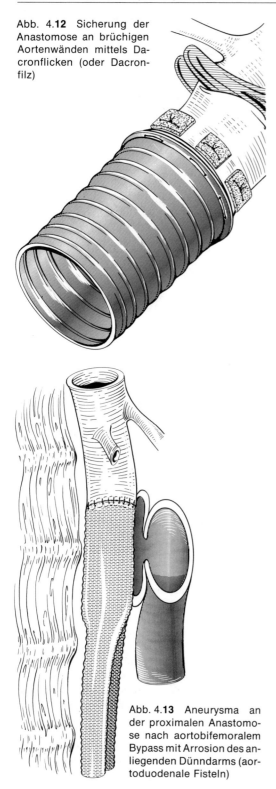

Abb. 4.13 Aneurysma an der proximalen Anastomose nach aortobifemoralem Bypass mit Arrosion des anliegenden Dünndarms (aortoduodenale Fisteln)

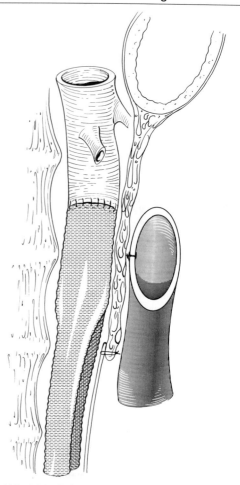

Abb. 4.14 Schutz des Duodenums vor Kontakt mit der Dacron-Prothese durch Omentum majus. Das Prinzip kann auch zur Behandlung der aortoduodenalen Fistel verwendet werden

cherung der Gefäßnaht mittels Dacronflicken verfolgt den gleichen Zweck (Abb. 4.12). Obwohl die Progression einer dilatierenden oder dissezierenden Grunderkrankung dadurch nicht gehindert wird, ist eine bessere lokale Heilung sowie Vermeidung von Blutungskomplikationen möglich. Bei ungenügender Weichteildeckung nach Behandlung von Anastomosenaneurysmen soll die Omentumplastik gute Dienste leisten (VAN DONGEN 1976; Abb. 4.13 u. 4.14).

Die Behandlung des Anastomosenaneurysma besteht in Resektion und Gefäßersatz (Abb. 4.15). Prophylaktische Antibiotikagabe und intraoperativ antiseptische Wundbehandlung sind nach unserer Erfahrung empfehlenswert. Zunächst wird proximal und distal des Aneurysmas eine sichere

Allgemeine Arterienkomplikationen 197

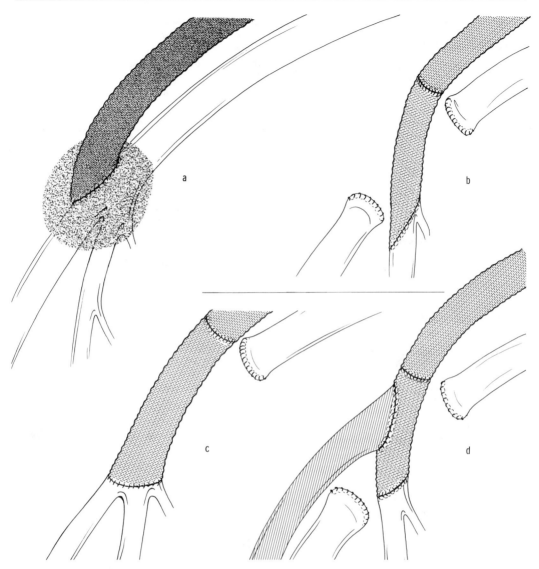

Abb. 4.15 Rekonstruktionsmöglichkeiten beim femoralen Anastomosenaneurysma bzw. Verschluß des femoralen Transplantatschenkels
a) Anastomosenaneurysma bzw. Prothesenschenkelverschluß
b) Resektion der Anastomose und Protheseninterponat mit Profundaplastik
c) End-zu-End-Anastomose auf den Gefäßtrichter
d) Komplette Wiederherstellung der Bifurkation mit Profundaplastik

Blutungskontrolle hergestellt, bevor das Aneurysma freigelegt und eröffnet wird. An der Hinterwand des Aneurysmas abgehende Gefäße, deren Präparation nicht selten zu Verletzungen benachbarter Strukturen und vor allem von Venen führen kann, werden nach Eröffnung des Aneurysmas mit ein- oder doppelläufigem Ballonkatheter blockiert. Soweit keine Infektion als Aneurysmaursache vorliegt, kann die Rekonstruktion in situ mit einer Dacron-Velour-Prothese erfolgen. Soweit durch das Lumen des Aneurysmas distal und proximal normale Arterienwand zu erreichen ist, kann die „In graft technique" bevorzugt angewendet werden, um Blutungskomplikationen zu vermeiden und eine bessere Einheilung der Prothese zu erreichen.

Spezielle Arterienkomplikationen

Hirn- und armversorgende Arterien

Die schwerwiegendste Komplikation bei Eingriffen an den Hirnarterien ist der ischämische Insult. Theoretisch kann eine längere Unterbrechung des Karotis- oder Vertebralisblutstroms bei fehlender Kollateralisationsmöglichkeit die Ursache sein. In der Praxis dürfte dieser Umstand aber extrem selten vorkommen, da selbst bei Mehrgefäßerkrankungen der hemisphärische kollaterale Blutfluß nach Abklemmung ausreichend ist, wenn Kreislauf- und Atembedingungen angepaßt sind.

Weniger gesichert ist der fokale Blutfluß bei vorgeschädigtem Gehirn. Stumpfdruck und EEG

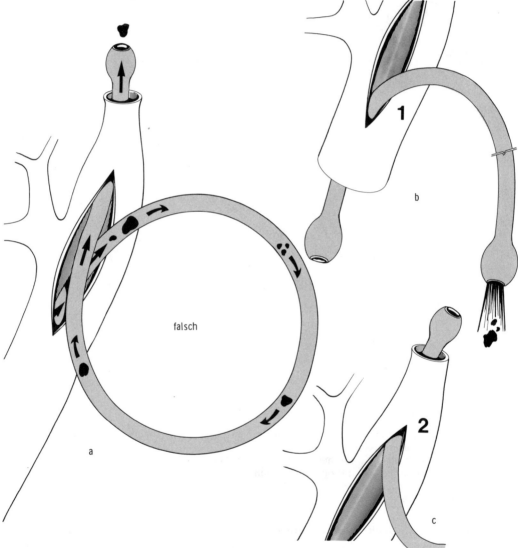

Abb. 4.**16**   Technik des intraluminalen Shunts bei Karotisrekonstruktion
a) Wird der Shunt zunächst distal und dann proximal eingeführt, so besteht die Gefahr, daß bei proximaler Einführung losgelöste wandständige Thromben durch den Shunt in die Hirnstrombahn embolisiert werden
b) Richtig wird zunächst der Shunt nach proximal vorgeführt, der Blutstrom freigegeben, um Thromben auszuschwemmen und sodann
c) nach distal (hirnwärts) vorgeschoben

Spezielle Arterienkomplikationen

sind deshalb auch keine geeigneten quantitativen Parameter, über die Notwendigkeit eines intraluminären Shunts zu bestimmen. Der retrograde Blutdruck der A. carotis ist abhängig vom Gesamtkreislauf und vom peripheren Widerstand der Hirnstrombahn und korreliert nicht mit der Hirndurchblutung (McKay u. Mitarb. 1976). Das EEG informiert über eine Oberflächenaktivität des Gehirns, Aussagen über Durchblutung tieferer Hirnschichten, z. B. Hirnstamm, fehlen. EEG-Veränderungen während der Abklemmung korrelieren unzureichend mit bleibendem ischämischen Defizit. Die Indikation zur Shuntverwendung stellt sich u. E. nach dem neurologischen und kardialen Befund. Bei Rekonstruktion wegen fluktuierender oder progressiver neurologischer Symptomatik wird sofort nach der Abklemmung ein Shunt eingelegt. Patienten mit instabilem Kreislauf können ebenfalls einen Shunt benötigen, welcher ggf. während der Rekonstruktion bei Kreislaufverschlechterung eingelegt werden kann. Nach unserer Meinung ist der nützliche Effekt des Shunts bei routinemäßiger Verwendung eher in einer Platzhalterfunktion zur Vermeidung einer distalen Nahtstenose und nicht so sehr in der Ischämieprotektion zu sehen.

Bei Patienten mit guter Rückbildung eines präoperativen Infarktes ist mit und ohne Shunt gelegentlich zu beobachten, daß nach Karotisausschälplastik der „alte Herd" für ein bis zwei Tage nach dem Eingriff wieder symptomatisch wird, um dann ohne Residuen zu verschwinden.

Das Einschieben des Shunts muß zunächst proximalwärts erfolgen, anschließend wird der Shunt durchgespült. Nach Überprüfung der Rückblutung aus der A. carotis interna wird der Shunt vorsichtig nach distal vorgeschoben (Abb. 4.**16**). Der Shuntdurchmesser muß dem Arterienvolumen angepaßt sein. Zur Vermeidung einer Wandbeschädigung wird statt Javid-Klemmen der Shunt mit Silikon-Tourniquet-Zügeln und Gummimuffe gehalten und abgedichtet. Kommt es durch Shunteinlegen zur Dissektion, so muß diese durch Naht oder durch Nachdesobliteration korrigiert werden. Die Desobliteration darf die Gefäßwand nicht zu sehr ausdünnen oder zerreißen, wie dies bei Wandverkalkungen vorkommt und durch Naht repariert werden kann. Ausreichende Mobilisierung an der Hinterwand der Karotisgabel ist dazu meist nötig. Vor dem Gebrauch des Ringstrippers und anderer Küretten an der Karotisstrombahn ist wegen Gefahr der Thrombusablösung, wegen Dissektion und Perforationsgefahr (Sinus-cavernosus-Fistel) zu warnen. Aus gleichem Grunde ist es unsinnig und gefährlich, einen langstreckigen chronischen Verschluß der A. carotis interna aufbohren zu wollen.

Die häufigsten ischämischen Komplikationen in der Karotischirurgie sind bedingt durch Embolisation und Thrombose als Folgen unzureichender Wiederherstellung des Gefäßlumens (Abb. 4.**17**). Bei kleineren Gerinnseln ist das neurologische Defizit ähnlich wie bei transitorischen Attacken fokal, größere Thromben, hochgradige Stenosierung und akuter Verschluß bedingen meistens einen hemisphärischen Insult. Wenn die Gerinnsel bereits über den Karotissiphon hinausreichen, ist das neurologische Defizit kaum noch vermeidbar. Nach der Rekonstruktion muß deshalb die Strombahn unbedingt auf Unzulänglichkeiten untersucht werden. Dies kann angiographisch oder hämodynamisch geschehen. Die zur Zeit beste und empfindlichste Methode zum Auffinden technischer Mängel ist die Pertubationsmessung (Sandmann u. Mitarb. 1980), Druck- und Flußmessung sind zu wenig empfindlich, Stenosierung von weniger als 70% Querschnittseinengung wird nicht mit Sicherheit erfaßt. Ist der Patient am Ende des Eingriffs auf dem Operationstisch nicht wach und zeigt Halbseitensymptomatik, so muß sofort reinterveniert werden, soweit nicht mit anderen Methoden ausgeschlossen wurde, daß die Ursache außerhalb des Rekonstruktionsbereiches liegt. Postrekonstruktive Knickstenose, Restplaques, Intimastufe und Nahtstenosen sind die häufigsten Ursachen für den akuten postrekonstruktiven Karotisverschluß. Korrektur erfolgt entsprechend durch Kürzungsoperation (Abb. 4.**18**) bzw. Desobliteration, Intimafixierung und Patchverschluß nach Verlängerung der Arteriotomie (Overpatch). Ist die Katastrophe eingetreten, bleiben nur die üblichen konservativen Maßnahmen zur Behandlung des Hirnödems und seiner Folgen, um den Infarkt zu überwinden.

Zerebral und brachial ischämische Komplikationen nach extrathorakalen Eingriffen an der A. subclavia gehen auf Reststenosen und Embolisation zurück. Dies gilt sowohl für die transzervikale Desobliteration als auch für die Subklavia-Karotis-Transposition. Falls eine Ausdehnung der Desobliteration nach distal nicht möglich ist, empfiehlt sich die Rekonstruktion durch Karotis-Subklavia-Bypass oder durch das Einnähen eines Erweiterungsstreifens. Um ausreichende Mobilisation für die Subklaviatransposition zu erreichen, können im Einzelfall die A. thoracica interna und der Truncus thyreocervicalis durchtrennt werden.

4. Intra- und postoperative Zwischenfälle in der Arterienchirurgie

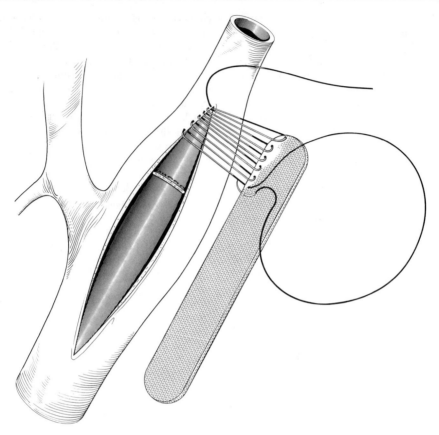

Abb. 4.17 Nahtfixierung bei distaler Stufe und Einnähen eines Erweiterungsstreifens, welcher über die Stufe nach distal hinausreicht. Die Stichtechnik für den Erweiterungsstreifen muß so gewählt werden, daß auch am apikalen Ende der Arterieninzision Erweiterung entsteht

Die Desobliteration von Abgangsstenosen und Verschlüssen der Aortenbogenarterien erfordert die tangentiale Ausklemmung des Aortenbogens.

Die Perfusion über eine Hirnhälfte ist sicherzustellen. Glatte Abtrennung des Thrombus gegen die verdickte Aortenintima ist erforderlich, um eine Embolie in das rekonstruierte oder in ein benachbartes Gefäß im Aortenbogen zu vermeiden. Bei Verkalkung des Aortenbogens ist die Ausschälplastik kontraindiziert. Prothesenbypass zwischen den supraaortalen Arterien oder von der Aorta ascendens sind die Methoden der Wahl.

Schwellungen im Halsbereich entstehen durch Blutungskomplikationen im Zusammenhang mit überreichlicher Heparingabe, Antiaggregantien oder Nahtinsuffizienz. Halshämatome verdrängen die Halsorgane, können die Trachea komprimieren und zum hypoxischen Herzstillstand führen. Sofortige Hämatomentleerung kann lebensrettend sein. Die Intubation ist durch die Verdrängung und durch das häufig vorhandene Begleitödem erschwert, so daß die chirurgische Hämatomentleerung zunächst vorgenommen und dann intubiert wird. Hämatome im supraaortischen Bereich sind auf der Röntgenthoraxaufnahme zu erkennen, welche routinemäßig am Ende der Operation angefertigt werden muß.

Blutungskomplikationen entstehen häufiger unter Restwirkung von Thrombozyten-Aggregationshemmern oder unter Antikoagulantien. Patienten mit Eingriffen an den hirnversorgenden Halsarterien sind ausdrücklich nach diesen Medikamenten präoperativ zu befragen, da aspirinhaltige Kopfschmerzmittel weit verbreitet sind. Um bei evtl. Halshämatom nicht noch zusätzlich eine Atemdepression durch Medikamente zu erzeugen, werden Schmerzmittel vom Morphintyp abgelehnt und statt dessen Pyrazolon-Derivate verabreicht.

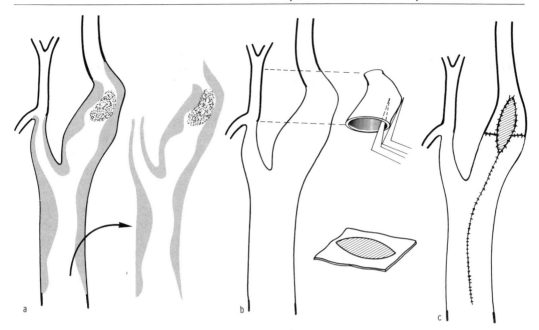

Abb. 4.**18** Kürzungsoperation nach Ausschälplastik bei Überlänge der desobliterierten Arterie. Das resezierte Arteriensegment wird als Erweiterungsstreifen verwendet. (Aus: *Sandmann, W., Peronneau, P., Kremer, K.:* Karotischirurgie und Pertubationsmessung. angio 2 [1980] 277)

Funktionsausfälle von Halsnerven sind nicht selten (10%) und führen zu Schluck- und Sprachstörungen. Meistens handelt es sich um intraoperative mechanische Schäden durch Zug und Druck mit guter Rückbildung innerhalb von Tagen und Wochen. Bleibende Rekurrens- und Hypoglossusschäden sind sehr selten (1%). Simultane beidseitige Karotiseingriffe sollten aus diesem Grunde besser unterbleiben, da doppelseitige Funktionsausfälle der Halsnerven u. U. längerfristig Intubation und Sondenernährung erfordern.

Blutdruckschwankungen nach Karotiseingriffen sind Folge gestörter Autoregulation. Im Zusammenhang mit koronarer Herzerkrankung können hypotone Zustände bei operierten Karotispatienten zum Problem werden. Ekzessive Blutdrucksteigerungen bergen hingegen in sich die Gefahr des Hirnödems. Die Behandlung des Hypertonus wird, wie sonst auch, mit Vasodilatantien und Antihypertensiva durchgeführt, Intensivüberwachung ist unbedingt erforderlich. Infektionen nach transzervikalen und transthorakalen Eingriffen an den hirnversorgenden Arterien sind extrem selten (0,2%). Infizierter, alloplastischer Gefäßersatz im Halsbereich wird entfernt und die Wiederherstellung in situ mit V. saphena magna oder autologer Arterie (Hypogastrica, Iliaca externa) durchgeführt. Ebenso wird im supraaortalen Bereich vorgegangen, nachdem die Hirnversorgung durch extraanatomische Rekonstruktion sichergestellt wurde.

Hirnblutung ist zu erwarten, wenn eine späte Rekonstruktion nach akutem Karotisverschluß durchgeführt wird. Rhexisblutung in den ischämischen „weichen" Herd ist die Folge. Klinisch tritt nach anfänglicher Halbseitensymptomatik eine erheblich zunehmende Bewußtlosigkeit bis zum Koma ein.

Kommt es zur Kreislaufstabilisierung mit neurologischer Besserung, kann das Hämatom im blutungsfreien Intervall neurochirurgisch versorgt werden. Die chirurgischen Möglichkeiten bei akutem Karotisverschluß sind deshalb auf die wenigen Patienten beschränkt, welche mehr fokale als hemisphärische Ausfallserscheinungen haben, klar bei Bewußtsein sind und Besserung oder zumindest Stabilisierung der neurologischen Symptome aufweisen. Die 6-Stunden-Grenze ist relativ. Nachweis von Ödem und Bluthirnschrankenstörung im Computertomogramm stellen eindeutige Kontraindikationen dar.

Thorako-abdominale Aorta

Als thorako-abdominale Aorta ist der Abschnitt zwischen linker A. subclavia und Aortenbifurkation definiert. Eingriffe betreffen dissezierende Aneurysmen (Typ IIIb nach De Bakey), arteriosklerotische, traumatische und mykotische Aneurysmen sowie angeborene Stenosen (Coarctatio aortae thoracalis et abdominalis) und arteriosklerotische Stenosierungen sowie ulzerative Läsionen, welche überwiegend zwischen Zwerchfell und Aortenbifurkation lokalisiert sind. Die Erhaltung der Gefäßversorgung des Rückenmarks ist das Hauptproblem. Die A. radicularis magna (Adamkiewicz) entspringt in über 75% der Fälle aus der 9. bis 12. Interkostalarterie links (Abb. 4.**19**). Weitere Zuflüsse zur A. spinalis anterior können die A. sacralis media, A. iliaca interna und die 5. und 6. Interkostalarterie liefern (Abb. 4.**20**). In 25% der Fälle findet sich eine große anatomische Variationsbreite von Ursprung und Verlauf der Adamkiewiczschen Arterie (EDMONSON u. GINDIN 1970). Die Rückenmarksarterie kann während thorakaler Aortenabklemmung aufrechterhalten werden, wenn der Eingriff den proximalen und mittleren Anteil der Aorta thoracica descendens betrifft. In solchen Fällen ist eine retrograde Maschinenperfusion über Leisten- oder Beckenarterien möglich, welche gleichermaßen Ischämieprotektion für Leber und Darm liefert. Auch bei Isthmusstenosen sind infolge Kollateralenbildung ischämische Rückenmarksschäden sehr selten. Aorteneingriffe, welche den thorako-abdominalen Übergang miterfassen, sowie Eingriffe, welche sich auf die gesamte Aorta thoracica descendens und Aorta abdominalis erstrecken, weisen die höchste Paraplegierate mit 25% auf. Dabei ist es völlig gleichgültig, ob extrakorporale Zirkulation, Hypothermie, temporärer Shunt oder keine Protektion angewendet werden. Im Gegenteil weisen die protektiven Maßnahmen eine hohe Letalität wegen Blutungskomplikationen auf (CRAWFORD u. Mitarb. 1978). Eine Therapie der Paraplegie ist nicht möglich, partielle oder komplette Rückbildung außerordentlich selten, wenn das neurologische Defizit länger als 24 Stunden komplett besteht. Verkürzung der Abklemmzeiten, Vereinfachung der Prothesenanastomosierung durch „Inclusion Technique", transluminärer Verschluß von rückblutenden Segmentarterien, Reimplantation und Teilerhaltung von Interkostal- und Lumbalarterienpaaren kann die Paraplegierate erheblich senken, wenn intra- und postoperativ langdauernde hypotensive Kreislaufsituationen vermieden werden können (Abb. 4.**21** u. 4.**22**). In ausgesuchten

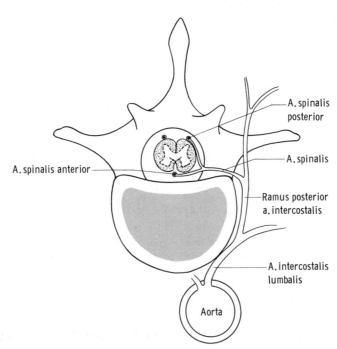

Abb. 4.**19** Versorgung der A. spinalis anterior und posterior aus der A. intercostalis / lumbalis (nach *Szilaby, Hageman* und *Smith*)

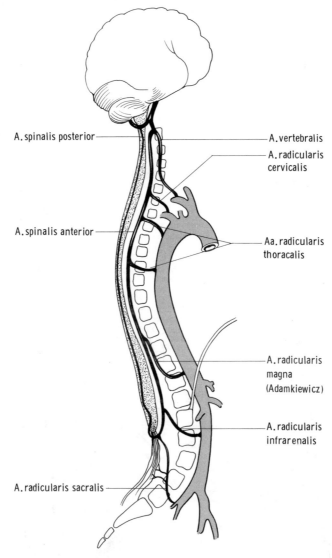

Abb. 4.20 Zuflüsse zur A. spinalis anterior aus verschiedenen Aortensegmenten und den Aortenbogenarterien (nach *Szilagy* u. Mitarb.)

Fällen mag es besser sein, den langstreckigen Aortenersatz in zwei Sitzungen durchzuführen, um eine Kollateralbildung für das Rückenmark zu erreichen.

Ischämische Funktionsstörungen von Leber, Darm und Nieren sind nach Eingriffen an der thorako-abdominalen Aorta zu beobachten. Bleibende Schäden sind selten, da meistens noch eine kollaterale Restzirkulation besteht. Der operative Zugang muß in jedem Fall die Beurteilung der intraluminal angeschlossenen Renal- und Viszeralarterien erlauben, so daß eine Miteröffnung des Bauchfells bei extraperitonealem Vorgehen zur Sicherheit erforderlich ist. Kann eine Ischämieprotektion der Nieren intraoperativ nicht durchgeführt werden, so ist mit passageren Nierenfunktionsstörungen regelmäßig zu rechnen (BREWSTER u. Mitarb. 1981). Die Hämodialyse wird zweckmäßigerweise durch einen externen Kunststoffshunt vorbereitet. Intraoperativ kann auch ein Peritonealkatheter (Tenkhoff-Katheter) bereits eingelegt werden.

Lungenfunktionsstörungen sind beim thorako-abdominalen Zugang regelmäßig zu beobachten. Wird das Zwerchfell zirkulär abgetrennt, statt radiär durchschnitten, so ist die postoperative Atemfunktion besser. Thorakale Regionalanästhesie (Epiduralanästhesie, interkostaler Block) kann die Atemmechanik postoperativ ebenfalls bessern.

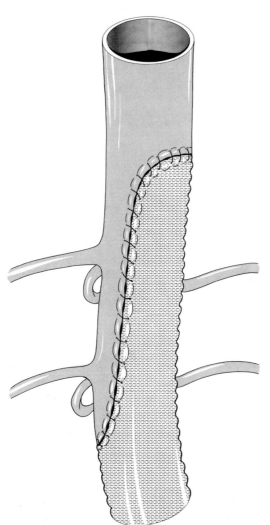
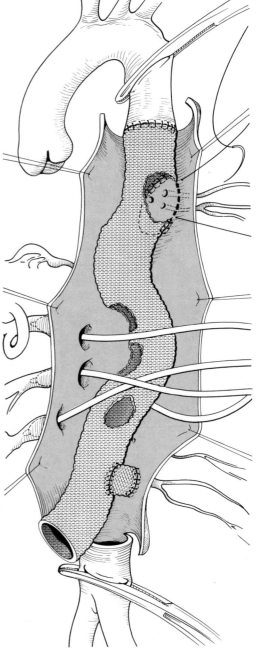

Abb. 4.**21** Patchförmige Aortenanastomose zur Einbeziehung der Interkostalarterien (nach *Crawford* u. Mitarb. 1978)

Abb. 4.**22** Intraluminale Replantationstechnik von Interkostal- und Viszeralarterien (nach *Crawford* u. *Schuessler* 1980)

Aorto-iliakale Strombahn

Häufigste Gefäßkomplikationen nach aorto-iliakaler Rekonstruktion sind periphere Ischämie durch Embolisation oder Thrombose sowie Reverschluß durch Dissektion und Stenose im Rekonstruktionsbereich. Bei Reverschluß wird zunächst distal mit dem Ballonkatheter exploriert, sofern nicht an eine bestimmte technische Komplikation gedacht wird. Bei Transplantatrekonstruktion kommen Knickung, Torsion, Appositionsthromben und aus der Aorta stammende Gerinnsel neben Nahtstenose und ungünstiger Transplantatlänge ursächlich in Frage. Technische Ursachen der mißglückten Ausschälplastik sind Dissektion und Restthromben sowie Perforation.

Bei proximalem End-zu-End-Prothesenanschluß kann eine Blutung aus dem distalen Gefäßstumpf vorkommen, wenn nicht durch Quetschligatur oder Übernähung ein sicherer Verschluß erreicht wurde.

Retrograde Blutung aus Lumbalarterien ist nach Transplantatanschluß zu erwarten, wenn ein Teil des Aortenlumens aus der Zirkulation genommen und extra/intraluminaler Verschluß von Segmentarterien nach Desobliteration unterblieben ist.

Venenverletzungen sind die häufigste Blutungsursache. Die Präparationstechnik von Aorta und Beckenarterien vermeidet deshalb die zirkuläre Freilegung. Neben großlumigen Lumbalarterien und der dorsolateral gelegenen V. cava ist auch an eine dorsal verlaufende, doppelt angelegte V. renalis zu denken. Eine doppelt angelegte linksseitige untere Hohlvene (persistierende Hohlvene) ist als Anomalie ebenfalls zu berücksichtigen. Aorto-iliakale Aneurysmen werden deshalb nach der „in graft" Technik versorgt. Kavaverletzungen entstehen nicht selten durch Einriß am Zufluß von Segmentvenen (Abb. 4.23). Nach stumpfem Kompressionsverschluß (Finger, Stieltupfer) wird die Vene schonend mobilisiert, mit Silikon-Tourniquet-Zügeln gedrosselt oder, falls der Defekt sehr groß ist, mit venösen Ballonkathetern geblockt. Der Blutverlust bei Venenverletzungen wird häufig unterschätzt. Falls der Venenwanddefekt dorsal der Arterie nicht zugänglich ist, kann die Schlagader temporär quer durchtrennt werden, um eine bessere Übersicht zu erreichen. Längseinriß von Venen ohne Wanddefekt läßt sich in Einzelfällen zunächst mit einem tangentialen Hämoclip verschließen. Größere Längseinrisse an der Hohlvene können notfalls mit einer Satinsky-Klemme tangential ausgeklemmt und

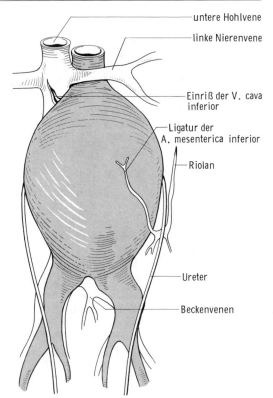

Abb. 4.23 Paraaortale Verletzungsmöglichkeiten beim ausgedehnten Aortenaneurysma

fortlaufend übernäht werden. Die Venenränder werden dafür mittels Naht oder Häkchenklemme (Allis) vorgezogen. Beim Entfernen der Thromben aus dem aortalen Aneurysmasack kann ebenfalls eine Kavaverletzung entstehen, welche, wie oben, mit Ballonkathetern versorgt wird. Die Beatmung sollte solange mit erhöhtem endexspiratorischem Druck (PEEP) zur Vermeidung einer Luftembolie erfolgen.

Ischämische Schäden am linken Kolon, Sigma und Rektum, sind zu erwarten, wenn bei Verschlußerkrankungen eines oder mehrerer Intestinalgefäße die iliakale Kollateralisation zusätzlich ausgeschaltet wird (Abb. 4.24). Ungenügender Rückfluß aus der A. mesenterica inferior (Stumpfdruck), abgeschwächter Puls in der Gekrösewurzel, Zyanose und Ischämie am rektosigmoidalen Übergang und fehlende Peristaltik sind klinische Hinweise auf Dickdarmischämie. Besonders in der Aneurysmachirurgie muß bei komplettem aorto-iliakalem Ersatz mit ischämischer Kolitis gerechnet werden. Erhaltung der linksseitigen A. iliaca interna und Reimplantation der A. mesenterica inferior unter Mitnahme eines Teils der

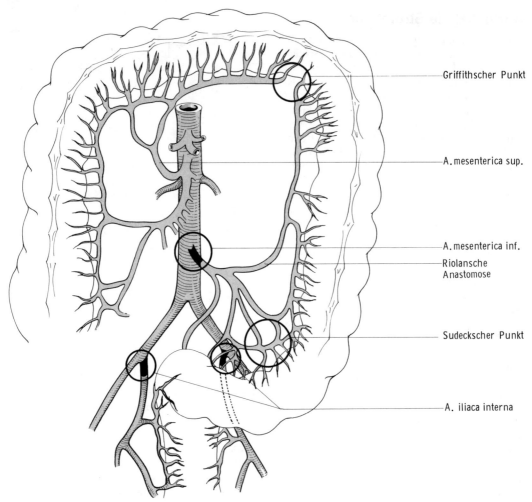

Abb. 4.**24** Kritische Stationen der Dickdarmzirkulation

Aortenwand (Abb. 4.**25**) sind geeignete Gegenmaßnahmen. Ungewöhnlich früher Stuhlabgang, dünnflüssige schleimige Stühle mit Blut- und Schleimhautfetzen sind ernste postoperative Zeichen einer schweren ischämischen Darmschädigung. Die übrige Symptomatik entspricht mehr einem subakuten als akuten Adomen. Darmgangrän und Peritonitis können folgen. Sofortige explorative Relaparotomie klärt, ob Darmerhaltung durch Revaskularisation noch möglich ist. Sigmanekrose und Dickdarmgangrän werden reseziert. Das aborale Darmende wird am besten nach Hartmann blind verschlossen und extraperitonealisiert, das orale Ende als endständiger Anus ausgeleitet. Bei zweifelhaftem Ergebnis ist „second look" nach 6 Stunden angezeigt.

Ureterkomplikationen entstehen durch falsche Prothesenführung, bei scharfer Präparation im retroperitonealen Narbengewebe, durch Elektrokoagulation und durch versehentliche Unterbindung. Während die Durchtrennung bei Urinaustritt meist bemerkt wird, bleiben Stenosen und Verschluß auch postoperativ häufig unerkannt. Unklare subfebrile Temperatur und leichte Rükkenschmerzen (Nierenlager) sollten Anlaß zur Abklärung einer Aufstausymptomatik sein. Die Uretermobilisierung muß grundsätzlich vorsichtig unter Schonung der Ureterbegleitgefäße erfolgen, im Narbengewebe wird der Ureter mit einem Zügel markiert. Bei Ureterdefekt und Durchtrennung wird die Harnableitung mittels Ureterschienung sichergestellt („pig tail" Katheter) und der

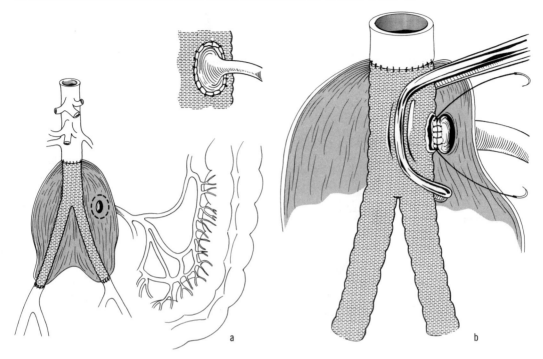

Abb. 4.**25** Replantationstechnik der Arteria mesenterica inferior a) Reimplantation mit Patch aus der Aorta (Carrel-Patch) b) Intraluminale Anastomosentechnik

Ureter mit atraumatischer resorbierbarer Naht verschlossen. Der Blasenkatheter wird bis zur Verklebung der Ureternaht (ca. 14 Tage) belassen, soweit die retroperitoneale Drainage trocken ist. Die Ureterschiene kann nach 6 Wochen entfernt werden. Harngängige Antibiotika sind angezeigt.
Gefäßersatz zur Leistenbeuge folgt dem originären Gefäßverlauf dorsal des Ureters (Abb. 4.**26**). Postoperative Aufstausymptomatik geht häufig auf falsche Prothesenlage zurück. Die Abklärung erfolgt durch ortho- und retrograde Ureterkontrastierung. Als Ausgangsbefund präoperativ empfiehlt sich ein Ablaufurogramm (z. B. nach Angiographie). Ureterverlauf und Funktion sollten vor Reeingriffen im kleinen Becken auf jeden Fall abgeklärt werden.
Verletzung der linken V. renalis im Dorsalbereich kommt meist nach Einriß der V. spermatica/ovarica-Mündung zustande. Zur Versorgung kann notfalls die V. renalis cavanah durchtrennt werden, ähnlich wie dies für einzelne Aneurysmafälle zur Herstellung der proximalen Anastomose bei suprarenalen Aortenaneurysmen angegeben wurde (Fox u. TAYLOR 1979). Bei querer Venendurchtrennung wird die Hinterwand mit fortlaufender Naht ohne Spannung angelegt, die Vorderwand mittels Einzelnähten rekonstruiert (SZILAGY u. Mitarb. 1969).
Bei Verletzung der V. mesenterica inferior kann diese gefahrlos ligiert werden. Eine dorsal verlaufende, doppelt angelegte V. renalis sowie eine paarige untere Hohlvene sind ebenfalls als Blutungsursache zu beachten. Seltene Anomalien der Nierenversorgung finden sich bei Hufeisenniere und bedürfen der Reimplantation. Paraaortale Lymphbahnen finden sich besonders gedrängt in Nierenarterienhöhe. Sorgfältige Ligatur schützt vor Lymphfluß in den Situs, welcher als Infektionsursache möglicherweise unterschätzt wird.
Darmverletzungen müssen sofort abgedeckt und verschlossen werden. Sofern Darminhalt in die Bauchhöhle austritt, muß die In-situ-Rekonstruktion zugunsten einer extraanatomischen Umleitung aufgegeben werden. Beim Bauchartenaneurysma findet man häufiger adhärenten Dünndarm, welcher bei scharfer Ablösung beschädigt wird. Es ist deshalb schonender, die Schnittführung im Aneurysma entsprechend einzurichten und die Adhäsion zu belassen. (Abb. 4.**28**).
Transplantat- und Arterieninfektion im aortoiliakalen Abschnitt bedingen nach unserer Erfah-

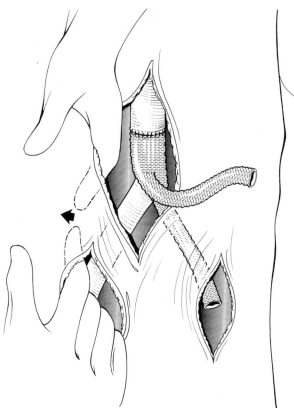

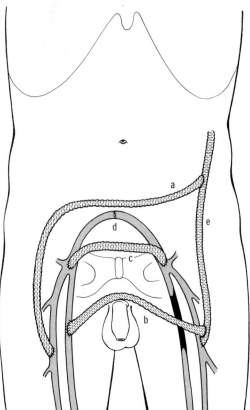

Abb. 4.**26** Iliakale Tunnelierung für den Prothesendurchzug zur Leistenbeuge
Die Tunnelierung erfolgt lateral der Beckenarterien und dorsal des Ureters

Abb. 4.**27** Transversale Umleitungsverfahren bei infizierter aorto-femoraler Prothese
a) axillobifemoraler Bypass
b) femorofemoraler transversaler Bypass
c) iliakoiliakaler transversaler Bypass
d) iliakoiliakale Anastomosierung

rung immer die Entfernung des infizierten Materials und die extraanatomische Sicherstellung der distalen Zirkulation, obwohl verschiedentlich mit lokalen Maßnahmen und Omentumplastik eine Transplantaterhaltung und Infektheilung erzielt wurde (VAN DONGEN 1976, VOLLMAR 1982). Unsere Erfahrungen zeigen, daß eine frühzeitige Entfernung des infizierten Materials meistens Erfolg auf Ausheilung der Infektion hat. Abwartende Maßnahmen erscheinen uns wegen der Gefahr für Organ und Leben des Patienten ungeeignet. Sind nach Entfernung einer infizierten aortoiliakalen Bifurkation oder Aortenprothese die distalen Beckenarterien durchgängig, so werden diese lokalisiert und end-zu-end miteinander anastomosiert (EHRENFELD u. Mitarb. 1979). Auf diese Weise entsteht ein querer Blutleiter, so daß über einen unilateralen Bypass, z. B. axillofemoral, die kontralaterale Seite mit versorgt werden kann (Abb. 4.**27**).

Nach aorto-iliakalen Rekonstruktionen kommt es in einem nicht genau bekannten Prozentsatz zu Störungen der männlichen Potenz. (MAY u. Mitarb. 1969). Durch Ausschaltung oder Verminderung des Iliaca-interna-Kreislaufs ist die Erektionsfähigkeit vermindert. Ursächlich wurde ungenügender arterieller Einstrom anhand von Druckmessungen nachgewiesen (QUERAL u. Mitarb. 1979). Ein erheblicher Anteil der Patienten mit aorto-iliakaler Verschlußerkrankung leidet jedoch präoperativ bereits an verminderter Erektionsfähigkeit. Auf der anderen Seite kann durch Präparation der Aorta lumbalis und der beiderseitigen Beckenarterien nicht vermieden werden, daß der Plexus mesentericus, welcher die Aorta und die proximalen Beckenarterien in Form eines Fasergeflechtes umgibt, mehr oder weniger ein-

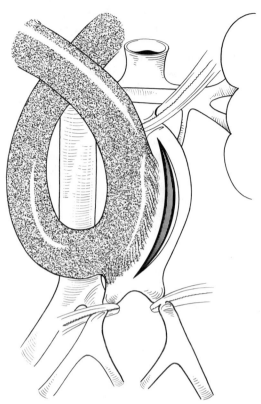

Abb. 4.28 Aortotomie bei inflammatorischem Aneurysma mit Adhäsion des Dünndarms

greifend zerstört wird. (HEISS u. Mitarb. 1982). Als Folge kommt es zur fehlenden oder retrograden Ejakulation. Prospektive Studien zum Ausmaß der vaskulären und nervalen Potenzstörung sind zur Zeit weniger aufschlußreich, inwieweit präoperative Potenzstörungen bereits vorhanden waren. Es ist unsere Erfahrung, daß objektive Aussagen nicht allein durch Eigenanamnese zu erhalten sind. Auf Potenzstörungen bei elektiven Eingriffen im aorto-iliakalen Abschnitt sollte jedoch in der Patientenaufklärung hingewiesen werden.

Nierenarterien

Nierenversagen in der renovaskulären Chirurgie ist gewöhnlich ischämisch bedingt. Langdauernde Abklemmung, Thrombembolie und technisch bedingte Stenosen sind die häufigsten Ursachen. Nach offener Desobliteration entsteht bei distaler Intimastufe eine Einengung, welche durch Erweiterungsstreifen langstreckig ausgeglichen werden muß. Nach transaortaler Desobliteration kann bei ungeeigneter Ausschälebene eine ringförmige distale Stufe zurückbleiben. Für die komplette Entfernung des Stenose/Verschlußzylinders ist die Mobilisierung der A. renalis zum Hilusbereich nötig, um die Ausschälung im Sinne einer Eversionsdesobliteration auszuführen. Für die Bypass- und Interponatrekonstruktion mit V. saphena magna ist auch bei kurzen Segmenten die Klappenrichtung zu berücksichtigen. Rekonstruktion mit autologer A. hypogastrica muß sicherstellen, daß die Wanderkrankung der Arteria renalis nicht auch im Transplantat vorhanden ist. Die Aorta ist bei Patienten mit renovaskulärem Hochdruck erheblich wandverdickt. Anastomosierung eines Saphenatransplantates mit fortlaufender Naht ist hier erheblich stenosegefährdet. Spitze Anastomosenwinkel und überlange Transplantate erzeugen Turbulenz, Plättchenthromben und thrombotischen Verschluß. Entsteht bei transaortaler, bilateraler Desobliteration der Nierenarterien eine proximale oder distale Stufe in der Aorta, so können die Wandschichten dissezieren und ein Aneurysma entstehen. Nahtfixierung der Stufe verhindert diese Komplikation, soweit eine günstigere Ausschälebene nicht gefunden werden kann.

Da einseitige renale Ischämie nicht an der Urinausscheidung erkannt werden kann, empfiehlt sich intraoperativ die hämodynamische oder angiographische Kontrolle nach der Rekonstruktion. Der Revisionseingriff beginnt immer mit Eröffnung der distalen Nierenarterie, Ausräumung der Gerinnsel und Spülung mit kalter (4 Grad Celsius) Heparinelektrolytlösung. Bei neuerlicher Aortenabklemmung muß eine Einschränkung der kontralateralen Nierenperfusion unbedingt vermieden werden. Nach mißglückter Ausschälplastik ist die Transplantatrekonstruktion vorzuziehen. Bei sehr peripheren Läsionen wird die Niere nach Durchtrennung von Arterie und Vene sowie Mobilisierung des Ureters vor die Bauchdecken auf Eis gelagert, perfusionsgekühlt und mittels Transplantat und Sichtoptimierung (Lupenbrille) rekonstruiert. Die Reimplantation der Nierengefäße erfolgt am besten in der Fossa iliaca, wie bei der Nierentransplantation.

Blutungskomplikationen in der renovaskulären Chirurgie sind immer technisch bedingt, sind bei sparsamer Verwendung von Heparin jedoch sehr selten. Während transaortaler Desobliteration kann aus rückblutenden Lumbalarterien ein erheblicher Blutverlust entstehen. Kontrollierte Hypotension und Ostienblockade mit Ballonkathetern sind adäquate Maßnahmen, wenn eine dorsale Aortenmobilisierung vermieden werden soll.

Eine Nierenvenenthrombose kann nach Versorgung von Defekten an der Nierenvene (V. ovarica, V. spermatica, V. suprarenalis) sowie bei Einengung durch die Retroperitonealnaht entstehen. Reanastomosierung durchtrennter Nierenvenenenden erfolgt fortlaufend an der Hinterwand und mit Einzelknopfnähten an der Vorderwand. Durch übergroßen Hakenzug kann die linke V. renalis an der V. cava inferior einreißen. Die Versorgung ist mit U-Nähten unter stumpfer Kompression am besten möglich.

Ureter- und Nierenbeckenbeschädigung sind auch bei peripheren Nierenarterienstenosen sehr selten und wurden bei uns nach mehr als 100 renalen Rekonstruktionen nicht beobachtet.

Thrombembolien im infrarenalen Abschnitt können als Folge der Aortenabklemmung vorkommen, sind jedoch bei tangentialer Aortenausklemmung bzw. bei Gebrauch von distaler und proximaler Aortenabklemmung und entsprechender Flush-Technik zu vermeiden. (LIBERTINO u. ZINMAN 1982).

Die Rekonstruktion von Nierenarterien geht meistens mit erheblichen Änderungen des arteriellen Blutdrucks einher. Abklemmung und Freigabe der Aorta, besonders im suprarenalen Bereich, muß druckadaptiert und schrittweise erfolgen, um unerwünschte kardiale Belastungen zu vermeiden („Clamping" und „Declamping"). In diesem Zusammenhang muß man heute fordern, daß Patienten mit arteriosklerotischer druckwirksamer Nierenarterienstenose vor der renalen Rekonstruktion hinsichtlich asymptomatischer signifikanter Stenosen in anderen Organarterienbereichen (cerebral, koronar, intestinal) untersucht werden, um Organinfarkte als Folge der erwünschten Drucksenkung zu vermeiden. Therapiemöglichkeiten solcher Komplikationen sind bekanntermaßen unverändert schlecht, und das Schwergewicht muß ganz entschieden auf der prophylaktischen Rekonstruktion von Organarterienstenosen liegen. Asymptomatische, chronische Verschlüsse stellen hingegen eine hämodynamisch stabile Situation dar und bedürfen im allgemeinen keiner prophylaktischen Therapie. Die Aufrechterhaltung eines möglichst konstanten Mindestblutdrucks ist auch für die frühe postoperative Phase anzustreben; der Begriff »Erfordernishochdruck« hat im Zusammenhang mit renovaskulärer Rekonstruktion unverändert Gültigkeit.

Nach Wiederherstellung normaler Nierenfunktionen kann es zur Polyurie und Elektrolytverschiebung kommen. Nierenversagen kann ebenfalls mit polyurischer Phase beginnen, bevor der Anstieg von Kalium und harnpflichtigen Substanzen registriert wird. Die Therapie der Elektrolytveränderungen muß sich deshalb nach fortlaufenden Kontrollen richten, langdauernde kaliumsparende Diuretika sind kontraindiziert. Hohe Kaliumkonzentration wird mit Ionenaustauscher per rektalem Einlauf behandelt, soweit Kreatinin- und Harnstoffanstieg nicht zur Hämodialyse zwingen. Indikation und Zeitpunkt der Dialyse richten sich weniger nach den absoluten Harnstoff/Kreatininwerten, sondern vielmehr nach dem Verlauf und müssen den jeweiligen Kreislaufzustand berücksichtigen. Kreatinin von 10 mg% und Harnstoff um 300 mg% gelten als Richtwerte (GROTELÜSCHEN u. Mitarb. 1976).

Falls während der Rekonstruktion, z. B. bei verspätet operierter aortorenaler Embolie/Thrombose/Dissektion/Verletzung eine nachfolgende ischämische Niereninsuffizienz befürchtet wird, ist die prophylaktische Einlage eines Tenkhoff-Katheters oder die Implantation eines externen Shunts in Betracht zu ziehen.

Hypertensive Krisen sind nach Nierengefäßrekonstruktion nicht so selten, wenn präoperativ exzessive Hochdruckwerte bestanden und der Hypertonus nicht durch die Nierenarterienstenose(n) unterhalten wurde. Für die Therapie der Drucksenkung haben sich Medikamente in der Reihenfolge Beta-Blocker, Nitroglyzerinpräparate, Nepresol, Catapresan, Natriumnitroprussid und Hypotonalum bewährt. Alpha-Blocker sind kontraindiziert, soweit keine volumenstabile Kreislaufsituation erreicht ist. Der Nachteil der Alphablocker ist überdies die wegen Langzeitwirkung schlechtere Steuerbarkeit. Der durch Volumengabe gemilderte Blutdruckabfall führt zu Einlagerung von Wasser im Gewebe, u. a. zum interstitiellen Lungenödem.

Für die Therapie des Nierenversagens stehen heute zwar externe supportative Maßnahmen zur Verfügung, bis sich die Funktion der ischämischgeschädigten Niere erholt hat. Prophylaktische Maßnahmen sind jedoch von großer Wichtigkeit, ausreichende Hydrierung, forcierte Diurese nach Kontrastmittelapplikation und Kreislaufstabilisierung sind die entsprechenden Maßnahmen.

Viszeralgefäße

Eine wesentliche Komplikation nach einem Eingriff an den Viszeralarterien ist die Ischämie von Darm und Bauchorganen. Bei aortaler- und viszeraler Rekonstruktion ist präoperativ anhand ausgebildeter Kollateralkreisläufe das ischämische Gefäßgebiet zu identifizieren. Eine notfallmäßige Mitrekonstruktion von Intestinalgefäßen ergibt sich eigentlich nur bei suprarenalen Aortenerkrankungen nach iatrogenen und traumatischen Läsionen, bei akutem Leriche-Syndrom und bei symptomatischem Bauchaortenaneurysma.

Je nach betroffenem Gefäßgebiet dominieren Komplikationen im Ober- oder Unterbauch. Schmerzhafter, geblähter Leib, dünnflüssige Stühle bei Darmatonie, Anstieg der Leberzellenzyme und geringer Ikterus sind erste Symptome bei Dünndarm- und Leberischämie. Im fortgeschrittenen Stadium kommt es zu schweren Eiweiß- und Zuckerstoffwechselstörungen sowie zu Abfall der leberabhängigen Gerinnungsfaktoren.

Da die drei Hauptgefäßstämme (Truncus coeliacus, A. mesenterica superior, A. mesenterica inferior) über reichliche Kollateralkreisläufe miteinander verbunden sind (pancreaticoduodenale Arkaden, Bühlersche Kollaterale, Riolansche Anastomose), sind schwere ischämische Schäden nur dann bei Verschluß einer Hauptarterie zu erwarten, wenn ein kollateraler Blutfluß infolge Mitverschluß des Empfängersegments nicht mehr möglich ist. Bei kurzstreckigen, abgangsnahen Verschlüssen mit Stenosen sind meistens zwei Gefäßgebiete betroffen, wenn akut eine Minderdurchblutung symptomatisch wird. Ausnahmen bilden embolisierende Läsionen, welche als Folge unzureichender Desobliteration entstanden sein können. Akute Ischämie im Bereich von A. mesenterica superior und inferior betrifft meistens den rektosigmoidalen Übergang, seltener das linke Kolon und den Ileumbereich (ERNST 1982). Druckschmerz im linken Unterbauch, wechselnder Befund von Atonie und Peristaltik, teilweise mit kolikartigen Schmerzen, frühzeitige dünnflüssig, übelriechende schleimige Stühle, Fieber, Leukozytose, und der allgemeine Eindruck, daß der abdominelle Untersuchungsbefund nicht recht zu dem Allgemeinbild von „schwerer Krankheit" paßt, sind typische Befunde. Der anfangs subakute Bauch erscheint zunehmend aufgetrieben und zunehmend schmerzhaft infolge von Gangrän und Peritonitis. Schleimhaut- und Blutbeimengung zum Stuhl, respiratorische Alkalose mit Übergang in metabolische Azidose und toxische Blutbildveränderung entsprechen diesem Spätstadium. Sofern nicht an die Möglichkeit der intestinalen Ischämie gedacht wird, kommen ähnlich wie bei der spontanen Mesenterialarterienthrombose therapeutische Maßnahmen zu spät. Vor allem kann die Schmerzausschaltung durch kontinuierliche postoperative Periduralanästhesie das klinische Bild verschleiern. Erfolgreiche Behandlung ist nur bei frühzeitiger Relaparotomie möglich. Kontrollangiographie ist hilfreich, jedoch nicht unbedingt erforderlich. Transanale Endoskopie ist infolge der Luftinsufflation bei gangränösem Darm wegen Perforationsgefahr nicht ungefährlich. Bei ausgedehnter Gangrän und Peritonitis ist eine Revaskularisation nicht mehr möglich. Betrifft der ischämische Darmschaden nur einen sehr umschriebenen Abschnitt, wird je nach Ischämieursache mittels Thrombektomie oder Bypass erneut rekonstruiert und nach wiederhergestellter Zirkulation die Resektion unter antiseptischer Behandlung angeschlossen. Bei fraglich ausreichender Darmdurchblutung nach der Revision empfiehlt es sich, zunächst auf eine Anastomose zu verzichten und die Darmenden auszuleiten. Bei kurzem Sigma-Rektumstumpf kann nach Hartmann verschlossen und retroperitonealisiert werden. Differentialdiagnostisch kommen bei Darmischämie mechanische und entzündliche Darmläsionen in Frage; die Diagnose ist ohne Frührelaparotomie kaum sicher zu stellen.

Wird eine ausgedehnte Dünn- und Dickdarmresektion überlebt, so kommt es zu Resorptionsstörungen mit Gewichtsverlust bei erhöhter Stuhlfrequenz (short-bowel-syndrom), welche besonderer diätetischer Betreuung bedürfen.

Die schwere ischämische Kolitis ohne Folgekomplikationen kann narbig ausheilen und erzeugt Passagestörungen durch langstreckige Stenosen. Die Peristaltik ist in diesem chronisch ischämischen Segment aufgehoben, endoskopische Passage und PE sind wegen des Wandumbaues nicht ungefährlich. Im histologischen Bild findet sich atrophisch/ischämische Schleimhaut mit Narbengewebe. Nach angiographischer Abklärung sollten arterielle Rekonstruktion und Darmresektion zweizeitig geplant werden.

Thrombotische Venenkomplikationen nach Eingriffen an den Intestinalarterien müssen bei unklarem Abdomen differentialdiagnostisch mitbeachtet werden, kommen aber praktisch nur im Zusammenhang mit Rekonstruktion von viszeralen Aneurysmen vor oder entstehen ähnlich wie Leber- und Milzverletzungen rein mechanisch.

Pankreatitis kann nach Revaskularisation im Oberbauchgebiet durch mechanische Pankreasschädigung (retropankreatische Tunnelierung, Mobilisierung der A. lienalis für die Lienalistransposition) oder ischämisch entstehen. Wegen der reichlichen Gefäßversorgung im Pankreas ist eine komplette ischämische Insuffizienz nach mißglückter Rekonstruktion von nur einer großen Darmarterie nicht zu erwarten. Ischämische Schäden am Magen kommen ebenfalls infolge reichhaltig angelegter Kollateralkreisläufe aus dem Truncus coeliacus und der A. mesenterica superior kaum vor, soweit nicht eine magennahe Präparation die mechanisch-ischämische Magennekrose verursacht (Aa. gastricae breves bei Milzexstirpation und Omentumplastik).

Kommt es während der Revaskularisation zur Eröffnung von Magen oder Darm, so verbietet sich die Verwendung von Kunststoff zur Rekonstruktion. Autologe intestinale Gefäßrekonstruktionen sind bei antiseptischer Technik dagegen kaum infektionsgefährdet (andere abdominelle Komplikationen s. auch aortoiliakale und renale Komplikationen).

Extremitäten

Lokale Komplikationen nach Arterienrekonstruktionen an Arm und Bein entstehen durch Sofort- und Frühverschluß sowie durch Infektion und Blutung. Ischämische Komplikationen nach Ausschälplastik gehen mit zu Lasten von Intimastufe, Restthromben und Dissektion. Nach Transplantatrekonstruktion stehen Anastomosenstenose, ungünstige Anastomosenwinkel, Transplantattorsion, falsche Transplantatlage und -länge, Stenosen durch Ligatur von Seitenästen und nach abgelaufener Thrombophlebitis im Transplantat im Vordergrund. Einengung durch Sehnen und Bänder (M. semitendinosus, semimembranosus, Adduktorensehne, Leistenband, Entrapment-Syndrom) ist ebenso zu berücksichtigen. Während vor der Beseitigung eines Sofort- oder Frühverschlusses die Arteriographie seltener weiterhilft, sollte nach Entfernung der frischen Gerinnsel immer eine Angiographie proximal der Rekonstruktion durchgeführt werden, sofern durch Austastung und Sondierung nicht ein technischer Fehler offensichtlich ist. Kardiale und arterielle Embolisation kommen als Verschlußursachen nur aunahmsweise in Betracht (FLINN u. Mitarb. 1981). Hämodynamische und morphologisch ideale Rekonstruktionen bleiben auch bei Verschlechterung des gesamten Kreislaufs funktionstüchtig, während technische Unzulänglichkeit nicht selten bei fehlender Vis a tergo durch Frühverschluß versagt. Meistenteils ist nach Frühverschluß der Schweregrad der Durchblutungsstörung wesentlich ausgeprägter als vor der Rekonstruktion, da auch vormals kollateralisierte Segmente in den Verschluß einbezogen sind. Vor allem gilt dies nach jeder langstreckigen Ausschälplastik. Prinzipiell muß jeder Frühverschluß sofort revidiert werden, sofern nicht bei ungenügendem peripheren Abstrom die Indikationsstellung primär extrem zu weit gewesen ist. Als Voraussetzung für eine noch mögliche Wiederherstellung sind eine offene Unterschenkel-/Unterarmarterie mit Anschluß an einen funktionstüchtigen Arcus plantaris/palmaris anzusehen (O'MARA u. Mitarb. 1981). Wird der Frühverschluß erst nach einigen Stunden entfernt, so bleiben immer wandständige Thromben im Transplantat oder in der desobliterierten Artie zurück. Angiographisch finden sich an diesen Orten schon nach einigen Monaten Stenosen, welche den Eindruck der progredienten Grunderkrankung erwecken und bald zum Reverschluß führen.

Vor Rezidiveingriffen sind die Möglichkeiten für neuerliche autologe Transpantatgewinnung zu bedenken. Gegenseitige V. saphena magna und Armvenen kommen als Zweittransplantate in Frage, bevor auf langstreckige Ausschälplastik, homologe und heterologe Transplantate zurückgegriffen wird. Kunststoffimplantate in wiedereröffnete Wunden während der Heilungsphase sind erheblich mehr infektionsgefährdet (FLINN u. Mitarb. 1982, SANDMANN u. Mitarb. 1981). Bei langstreckigem Reverschluß müssen meistens kombinierte Methoden angewendet werden. Die Beschreibung einzelner technischer Möglichkeiten betrifft das gesamte Spektrum der Extremitätenrekonstruktion und stellt nicht selten hohe technische und zeitliche Anforderungen an den Gefäßchirurgen.

Schweregrad und Dauer der Ischämie bestimmen nach erfolgreicher Revision das Ausmaß der postrekonstruktiven Extremitätenschwellung. Einschränkung von Sensibilität und Motorik sowie ischämischer Schmerz weisen auf eine hochgradige Ischämie hin. In diesem Fall ist nach Rezidiveingriff immer eine prophylaktische subkutane (halbgeschlossene) Fasziotomie unmittelbar anzuschließen, um Komplikationen der Muskelkompression im Rahmen des Tourniquet-Syndroms vorzubeugen (s. auch ischämische Komplikationen). Nach kompletter, mehrstündiger Ischämie sowie nach weit distal ausgedehnter Frührezidivoperation sollte die Fasziotomie primär offen und bis in den Fuß-Hand-Bereich ausgedehnt werden.

Venenverletzungen kommen bei Arterienrekonstruktionen im Extremitätenbereich selten vor. Es handelt sich meistens um Einrisse und Perforationen beim Anschlingen sowie bei scharfer Präparation im Narbengewebe und bei Aneurysmaexstirpation. Der distale Adduktorenkanal und die Kniekehlengrube sind hier besonders gefährdet. Der Blutverlust bis zur Nahtversorgung des Venenwanddefektes wird häufig unterschätzt und muß genau protokolliert werden (s. Blutungskomplikationen).

Über die tiefe Venenthrombose als Ursache postrekonstruktiver Weichteilschwellung ist wenig bekannt. Trotz Präparation in der anatomischen Nachbarschaft treten Venenthrombosen klinisch selten in Erscheinung, ebenso Lungenarterienembolien, soweit keine Venenverletzungen bestehen. Kommt es zur Ileofemoralvenenthrombose, so gelten die Indikations- und Behandlungsprinzipien der rekonstruktiven Venenchirurgie. Zu bedenken ist, daß die venöse Rekonstruktion einer temporären arteriovenösen Fistel bedarf, welche nur bei durchgängiger arterieller Strombahn angelegt werden kann.

Verwechslung von Arterie und Vene kann vorkommen, wenn die Venenwand durch thrombophlebitische Veränderungen derb ist und gleichzeitig anatomische Varianten bestehen. Versehentlicher Transplantatanschluß an die V. poplitea ist beschrieben worden. Die typische Vasa-vasorum-Struktur der Adventitia, die orthograde Sondierung und die Rückflußüberprüfung müssen den Irrtum erkennen lassen.

Verletzungen der Nervenhauptstämme kommen nur bei erheblich erschwerten Präparationsbedingungen im Narbengewebe sowie bei anatomischer Unkenntnis vor. Präparationsschäden an oberflächlich gelegenen, vorwiegend sensiblen Nerven und deren Äste, lassen sich im Rahmen der arteriellen Exposition und der Transplantatentnahme dagegen selten vermeiden.

Postrekonstruktive Extremitätenschwellung bedeutet auch verzögerten Lymphtransport. Lymphgefäße werden bei der Entnahme der V. saphena magna sowie bei der Arterienfreilegung in der Leistenbeuge und im Kniebereich immer lädiert. Vorsichtige Ligatur, Beachtung der anatomischen Lymphgefäßbündelung sowie Schonung der Lymphknoten vermeidet meistens einen Dauerschaden (SANDMANN u. Mitarb. 1976). Lymphzysten fibrosieren meistens nach Drainage oder mehrfacher Punktion. Letztere muß immer unter streng aseptischen Bedingungen durchgeführt werden, um eine Infektion mit Übergreifen auf den Rekonstruktionsbereich zu vermeiden. Falls Zweifel an der Diagnose bestehen, empfiehlt sich die interdigitale Patentblauinjektion (1 ml unter Zusatz von 1 ml Lokalanästhetikum). Revision mit Lymphgefäßligatur ist selten erforderlich, meistens versiegt der Lymphfluß mit zunehmender Narbenbildung.

Blutungskomplikationen entstehen durch Nahtin-

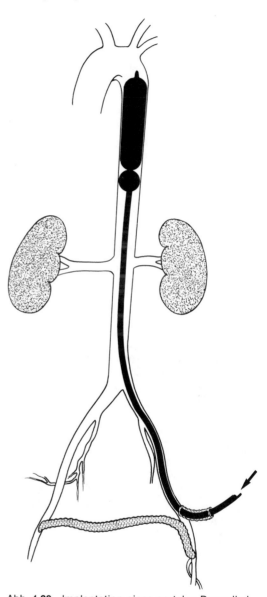

Abb. 4.29 Implantation eines aortalen Doppelballonkatheters zur Gegenpulsation bei Herzinsuffizienz. Der Katheter wird über eine separat anastomosierte Dacron-Prothese eingeführt. Durch Ligatur an der Dacron-Prothese wird der Ballonkatheter fixiert und gegen Blutung abgedichtet. Die Sicherstellung der peripheren Zirkulation erfolgt durch queren Bypass

suffizienz, Infektion, Perforation mit Katheter oder Ringstripper sowie aus technischen Gründen im Ligatur- oder Clipbereich. In seltenen Fällen kommt es nach mehrfachen Rezidiveingriffen zur Arterienwandnekrose und Blutung. Übernähung ist selten angebracht, Interponat und Ausschaltungsligatur mit autologem Bypass sind die wesentlichen Rekonstruktionsprinzipien. Die Infektion als Blutungsursache kommt meistens erst nach einigen Tagen in Betracht, die frühe Blutung ist mechanisch/technisch oder durch Gerinnungsstörung verursacht. Vor jedem Rezidiveingriff wegen Blutung ist die Blutgerinnung zu kontrollieren.

Wird wegen Frühverschluß mit Ballonkatheter oder Ringstripper gearbeitet, so ist die Gefahr instrumenteller Wandinsuffizienz mit Nachblutung erheblich größer als am intakten Gefäß. Exakte Kreislaufkontrolle während dieser Manöver ist unentbehrlich. Bei speziellen Techniken kann eine Ischämie durch prophylaktische Rekonstruktion verhindert werden (Abb. 4.29).

Literatur

Abbot, W. M.: Renal failure complicating vascular surgery. In: Bernhard, V. M., J. B. Towne: Complications in Vascular Surgery. Grune & Stratton, New York (1980) 363

Brewster, D. C., J. K. Davison, K. Ballentyne: Renal perfusion during complex aortic reconstruction. Use of a radial – renal artery shunt. Surgery 90 (1981) 823

Carstensen, G.: Aufklärung in der Gefäßchirurgie. Angio 4 (1982) 119

Courbier, R., J. Carranga: Natural history and management of anastomotic aneurysms. In: Bergan, J. J., J. T. Yao: Aneurysms. Grune & Stratton, New York (1982) 567

Crawford, E. S., D. M. Snyder, G. C. Cho, J. O. F. jr. Roehm: Progress in treatment of thoraco-abdominal and abdominal aortic aneurysms involving celiac, superior mesenteric and renal arteries. An. Surg 188 (1978) 404

Crawford, E. S., J. Schuessler: Thoracoabdominal and abdominal aortic aneurysms involving celiac, superior mesenteric and renal arteries. World J. Surg. 4 (1980) 643

Creech, O.: Endoaneurysmorrhaphy and treatment of aortic aneurysm. Ann. Surg. 164 (1966) 935

Daschner, F.: Antibiotikaprophylaxe – sinnvoll oder sinnlos? Dtsch. med. Wschr. 106 (1981) 1150

David, J. P., C. Marks, M. Boneval: A ten year institutional experience with abdominal aneurysm. Surg. Gyn. Obstet. 138 (1974) 591

Ehrenfeld, W. K., B. G. Wilbur, C. N. Olcott, R. J. Stoney: Autogenous tissue reconstruction in the management of infected prosthetic grafts. Surgery 85 (1979) 82

Elliott, J. P., D. E. Szilagy, J. H. Hageman, R. F. Smith: Spinal cord damage secondary to surgery of the abdominal aorta. In: Bernhard, V. M., J. B. Towne: Complications in Vascular Surgery. Grune & Stratton, New York (1980) 407

Edmonson, H. T., R. A. Gindin: Paraplegia as a complication of abdominal aortic resection. Amer. Surg. 36 (1970) 383

Engleman, R. M., J. M. Clements, J. B. Herman: Routine operative ateriography following vascular reconstruction. Surg. Gynec. Obstet. 128 (1969) 745

Ernst, C. B.: Aortoenteric fistulas. In: Haimovici, H.: Vascular Emergencies. Appleton-Century-Crofts, New York (1982) 365

Ernst, C. B.: Postoperative intestinal ischemia. In: Haimovici, H.: Vascular Emergencies. Appleton-Century-Crofts, New York (1982) 493

Flinn, W. R., J. P. Harris, N. D. Rudo, J. J. Bergan, J. T. Yao: Atheroembolism as cause of graft failure in femoral distal reconstruction. Surgery 90 (1981) 698

Flinn, W. R., J. P. Harris, N. D. Rudo, J. J. Bergan, J. T. Yao: Results of repetitive distal revascularisation. Surgery 91 (1982) 566

Forelicher, V. F. jr., M. M. Thomas, C. Pillow: Epidemiologic study of asymptomatic men screened by maximum treadmill testing for latent coronary artery disease. Amer. J. cardiol. 34 (1974) 770

Fox, N. D., R. S. Taylor: Left renal vein ligation in surgery for abdominal aortic aneurysm. Brit. J. Surg. 66 (1979) 432

Gahl, K., P. Lichtlen: Präoperative Störungen der Herzfunktion: Erkennung, Bedeutung und Behandlung im Hinblick auf allgemein-chirurgische Eingriffe. In: Pichlmayr, R.: Postoperative Komplikationen. Springer, Berlin (1976) 214

Grobe, Th., D. Raithel: Periphere Nervenschädigungen bei Operationen extrakranieller Gefäße. Thoraxchirurgie 26 (1978) 373

Grotelüschen, B., J. Bahlmann, R. Reschauer, H. Oelert, K. Hess: Indikation zur Dialysebehandlung bei postoperativer und posttraumatischer Niereninsuffizienz. In: Pichlmayr, R.: Postoperative Komplikationen. Springer, Berlin (1976) 313

Heiss, J., H. Lange, J. Dörrler, J. Adolf, P. C. Maurer: Sind Potenzstörungen nach Eingriffen an der Bauchaorta und den Beckenschlagadern zu vermeiden? angio archiv 3 (1982) 93

Kartchner, M. M., L. P. MacRae, F. D. Morrison: Non-invasive detection and evaluation of carotid occlusive disease. Arch. Surg. 106 (1973) 528

Kirchner, E.: Postoperative Störungen der Lungenfunktion. Verhütung und Behandlung. In: Pichlmayr, R.: Postoperative Komplikationen. Springer, Berlin (1976) 202

Klaue, P.: Die maschinelle Autotransfusion. Chirurg 50 (1979) 417

Lewis, F. R.: Management of atelectasis and pneumonia. Surg. clin. N. Amer. 60 (1981) 1391

Libertino, J. A., L. Zinman: Revascularisation of the poorly functioning kidney. In: Novick, A. C., R. A. Straffon: Vascular problems in urologic. Saunders, Philadelphia (1982) 173

Mattox, K. L.: Comparison of techniques of autotransfusion. Surgery 84 (1978) 700

May, A. G., J. A. DeWeese, C. G. Rob: Changes in sexual function following operation on the abdominal aorta. Surgery 65 (1969) 41

McCollum, C. H., R. Garcia-Rinaldi, J. M. Graham, M. E. DeBakey: Myocardial revascularisation prior to subsequent major surgery in patients with coronary artery disease. Surgery 81 (1977) 302

McKay, R. D., T. M. Sundt, J. D. Michenfelder, G. A. Gronert, J. M. Messick, F. W. Sharbrough, D. G. Piepgras: Internal carotid artery stump presure and cerebral blood flow during carotid endarterectomy. Anesthesiology 45 (1976) 390

Michal, V., J. Hejnal, L. Hejhal, P. Firt: Zeitweilige Shunts in der vaskulären Chirurgie. Thoraxchirurgie 14 (1966) 35

O'Mara, C. S., W. R. Flinn, H. L. Neumann, J. J. Bergan, J. T. Yao: Correlation of foot anatomy with early tibial bypass patency. Surgery 89 (1981) 743

Papadopoulos, C. D., H. W. Mancini, A. W. M. Marino: Ischemic necrosis of the colon following aortic aneurysmectomy. J. Cardiovasc. 15 (1974) 494

Queral, L. A., W. M. Whitehouse, W. R. Flinn, C. K. Zarins, J. Bergan, J. T. Yao: Pelvic hemodynamics after aortoiliac reconstruction. Sugery 86 (1979) 799

von Reutern, G. M., H. J. Büdingen, M. Hennerici, H. J. Freund: The diagnosis of stenoses and occlusions of the carotid arteries by means of directional Dopplersonography. Arch. Psychiat. Nervenkr. 222 (1976) 191

Riles, T. S., J. Kopelman, A. M. Imparato: Myocardial infarction following carotid endarterectomy: A review of 683 operations. Surgery 85 (1979) 249

Rosen, M., J. P. Latto, W. Shang: Handbook of Percutaneous Central Venous Catheterisations. Saunders, London (1981)

Saleh, S. A.: Anesthesia and monitoring for aortic aneurysm surgery. World J. Surgery 4 (1980) 689

Sandmann, W., K. Kremer, F. Kleinschmidt, D. Günther: Lymphabflußstörungen nach Arterienoperationen am Bein. Chirurg 47 (1976) 198

Sandmann, W.: Septische Komplikationen in der Gefäßchirurgie. Langenb. Arch. Chir. 342 (1976) 497

Sandmann, W.: Blutige und unblutige Flußmessung zur Qualitätskontrolle in der Arterienchirurgie. In: Hild, R., G. Spaan: Therapiekontrolle in der Angiologie. Witzstrock, Baden-Baden (1979) 49

Sandmann, W., P. Peronneau, K. Kremer: Carotischirurgie und Perturbationsmessung. angio 2 (1980) 277

Sandmann, W., J. Lerut, H. Nüllen, K. Kremer: Prophylaxis and therapy of graft infection in vascular surgery. In: Bircks, W., J. Ostermeyer, H. D. Schulte: Cardiovascular Surgery 1980. Springer, Berlin (1981) 600

Sandmann, W., J. Lerut: Indikation und Therapie der aortoiliacalen Verschlußerkrankung aus chirurgischer Sicht. Chirurg 57 (1981) 96

Selander, G.: Neural Complications of Regional Block. Nordestrøm and Hellgreen, Trychery A. B., Gøteborg 1978

Starr, D. S., S. C. Wheaterford, G. M Lawrie: Suture material as a factor in occurrence of anastomic false aneurysms. An analysis of 26 cases. Arch. Surg. 114 (1979) 412

Stolze, Th., W. Sandman: Nachweis chronischer intestinaler Ischämie durch Angiographie. Med. Welt 33 (1982) 917

Szilagy, D. E., J. H. Hageman, R. F. Smith: Spinal cord damage in surgery of the abdominal aorta. Surgery 83 (1978) 38

Szilagy, D. E., R. F. Smith, J. P. Elliott: Temporary transsection of the left renal vein. A technical aid in aortic surgery. Surgery 65 (1969) 32

Szilagy, D. E., R. F. Smith, J. P. Elliott, M. P. Vandecic: Infection in arterial reconstruction with synthetic grafts. Surgery 176 (1972) 321

Walterbusch, G., A. Haverich, H. G. Borst: Clinical experience with fibrin glue for local bleeding. Control and sealing of vascular prosthesis. Thorac. Cardiovasc. Surg. 4 (1982) 234

Whitsides, T. E., T. C. Haney, K. Morimoto, K. Harada: Tissue pressure measurements as a determinant for the need of fasciotomy. Clin. Ortop. 113 (1975) 43

Van Dongen, R. J. A. M.: Septische Komplikationen in der Gefäßchirurgie. Operative Behandlung und Ergebnisse. Langenbecks Arch. Chir. 342 (1976) 511

Vollmar, J.: Die Gefäßendoskopie. Ein neuer Weg der intraoperativen Gefäßdiagnostik. Endoscopy 1 (1969) 141

Vollmar, J.: Rekonstruktive Chirurgie der Arterien, 3. Auflage, Thieme, Stuttgart 1982

Wüst, H. J., E. Godehardt, D. Günther, W. Sandmann, L. Zumfelde: Modifying effects of anesthesia on the postoperative pulmonary function in patients undergoing aortofemoral bypass operation. In: Wüst, H. J., M. Zindler: Neue Aspekte in der Regionalanästhesie. Springer, Berlin (1980) 175

5. Eingriffe an Venen

G. Carstensen

Einführung

Venenoperationen weisen ein charakteristisches Merkmal auf, dem genügend Aufmerksamkeit gewidmet werden sollte, um unerwünschte Zwischenfälle zu vermeiden. Während etwa eine fehlerhaft angelegte Darmanastomose oder ein falsch eingebrachter Knochennagel in der Regel korrigiert werden können, ruft die irrtümliche Entfernung einer vermeintlichen Varikosis bei einer Thrombose der tiefen Venen einen Schaden hervor, der nicht wieder gutgemacht werden kann, somit einen Endzustand bedeutet. Die einwandfreie Operationsanzeige und damit als Prinzip die Verhütung von Komplikationen stehen also bei Veneneingriffen obenan, wenn sich der Chirurg Vorwürfe in einer anspruchsbewußten Zeit ersparen will; intra- und postoperative Zwischenfälle im engeren Sinne treten demgegenüber an Zahl und Gewicht zurück.

Die operative Behandlung einer Varikosis stellt die mit Abstand häufigste Venenoperation dar, die auch ambulant vorgenommen wird; sie besitzt ein beträchtliches Interesse in der chirurgischen Praxis. Rekonstruktionen an Venen sind hingegen an gefäßchirurgische Erfahrung gebunden.

Verhütung von Komplikationen

Anatomie

Um intraoperativen Zwischenfällen vorzubeugen, ist es vorteilhaft, die topographisch-anatomischen Grundlagen zu kennen, die sich in der Erkenntnis zusammenfassen lassen: Eine Regel gibt es nicht.

Die Phlebographie übernimmt den wichtigen Auftrag, die jeweils nicht vorhersehbaren anatomischen Varianten aufzudecken. In dieser Hinsicht haben die Erhebungen von May u. Nissl (1973) anhand großer Zahlen zu signifikanten Ergebnissen geführt. Die wesentlichen Befunde, die vor Irrtümern schützen sollen, seien aufgeführt:

1. Verlauf der tiefen Unterschenkelvenen
Höhe des Zusammenflusses
unterhalb des Kniegelenkspaltes 47,50%
in Höhe des Kniegelenkspaltes 8,35%
oberhalb des Kniegelenkspaltes 44,15%

2. Verlauf der Vena poplitea
V. poplitea einläufig 55,85%
V. poplitea doppelläufig in
V. femoralis übergehend 33,15%
V. poplitea doppelläufig in
doppelläufige V. femoralis übergehend 2,78%
V. poplitea dreiläufig 2,22%

3. Verlauf der Vena femoralis
V. femoralis einläufig 62,34%
V. femoralis doppelläufig, Wiedervereinigung unterhalb des Leistenbandes 21,16%
V. femoralis mehrfach aufgeteilt 13,72%
V. femoralis doppelläufig aus doppelläufiger V. poplitea hervorgehend,
Wiedervereinigung in Höhe des
Leistenbandes 2,78%

4. Verlauf der Vena saphena magna
am Oberschenkel einläufig 73,00%
am Oberschenkel doppelläufig 27,00%

5. Verlauf der Vena saphena parva
Einmündung in die V. poplitea
unterhalb des Kniegelenkspaltes 1,46%
in Höhe des Kniegelenkspaltes
bis 3 cm oberhalb 5,92%
3 cm bis 5 cm oberhalb
des Kniegelenkspaltes 78,73%
5 cm bis 14 cm oberhalb
des Kniegelenkspaltes 13,89%

6. Verlauf der Vena saphena parva
Durchtritt durch die Unterschenkelfaszie
im unteren Drittel 7,00%
im mittleren Drittel 51,50%
im oberen Drittel 32,50%
in der Kniekehle 9,00%
(nach Moosmann u. Hartwell 1964)

Eine doppelläufig angelegte V. saphena parva – 2 : 8000 nach May u. Nissl (1974) – und eine Einmündung der V. saphena parva in die V.

saphena magna – 3 : 102 in dem allerdings kleinen Beobachtungsgut von HELLERER u. Mitarb. (1979) – sind sehr selten anzutreffen.
Die Gefäßvariabilität im Bereich des Hiatus saphenus ist so reichhaltig, daß sie sich einer Klassifizierung entzieht. Zu beachten sind folgende Venen, deren Vorkommen und Verlauf alle möglichen Abweichungen aufweisen:
1. V. saphena accessoria medialis
2. V. saphena accessoria lateralis
3. V. circumflexa femoris medialis
4. V. circumflexa femoris lateralis
5. V. pudenda externa
6. V. epigastrica superficialis
7. V. circumflexa ilium superficialis

Die Beziehungen der V. saphena parva zur Unterschenkelfaszie haben insofern eine Bedeutung, als oft nur der außerhalb der Faszie gelegene Venenabschnitt varikös verändert ist.

Anamnese

Patienten führen nicht selten als Begründung dafür, daß sie einen Arzt aufsuchen, an, ihre Krampfadern würden ihnen nunmehr weh tun und es seien nächtliche Wadenschmerzen oder sogar -krämpfe aufgetreten. Diese Beschwerden werden vom Laien mit dem Befund in Zusammenhang gebracht, der ihm am meisten auffällt, nämlich der Varikosis. Der Arzt darf diese Angaben keinesfalls unwidersprochen lassen, falls eine Varizenoperation geplant ist. Sonst kann postoperativ der Vorwurf erhoben werden, es habe sich nichts gebessert. Krampfadern sind nicht schmerzhaft und lösen keine Wadenkrämpfe aus, können aber ein Schweregefühl und eine raschere Ermüdbarkeit der Beine herbeiführen.

Die geklagten Beschwerden sollten Veranlassung geben, ihnen nachzugehen. Meistens stellt sich als Ursache ein Lumbalsyndrom auf dem Boden von Verschleißerscheinungen der Lendenwirbelsäule heraus, gelegentlich ein Bandscheibenvorfall; ferner kommt eine gestörte Statik des Fußes (Knick-Senk-Spreiz-Fuß) oder Beines (Beinlänge messen, ggf. Röntgenaufnahmen der Lendenwirbelsäule in zwei Ebenen) in Betracht. Leiden, die in das Gebiet der Orthopädie und Neurologie fallen, sind also in erster Linie zu bedenken. Ein präoperatives Konsil ist in der Lage, postoperativen Enttäuschungen vorzubeugen.

Eine Schwellneigung der Beine, ein Ödem, kann Ausdruck einer Varikosis sein, muß es aber nicht. Ist ein Ödem eigentlich nicht zu erklären – weder nach dem Befund der Varikosis noch anderer, ursächlich in Betracht kommender Krankheiten, zum Beispiel renaler oder kardialer Genese –, sollte bei der Erhebung der Anamnese unbedingt nach vorausgegangenen Verödungen gefragt werden, damit nicht ein postoperativ anhaltendes Ödem der Varizenoperation zur Last gelegt wird. Sklerosierungen können irreversible Schädigungen der tiefen Venenklappen bewirken. Diese Gefahr besteht besonders bei dem untauglichen Versuch, Vv. perforantes zu veröden. NATALI u. BENHAMOU (1979) haben nach Verödungen 32 schwere Gefäßschäden bis zu Amputationen beobachtet, VOLLMAR (1968) ebenfalls.

Es ist empfehlenswert, Begleitkrankheiten, die Schmerzen in den Beinen verursachen, und erfolgte Verödungen in den Krankenunterlagen vor der Operation festzuhalten und somit zu dokumentieren. Es ist schon vorgekommen, daß es postoperativ Streit um „dicke" – gemeint angeschwollene – Beine gegeben hat. Der Chirurg befindet sich grundsätzlich in einer günstigeren Lage, wenn er solches Entlastungsmaterial zur Hand hat.

Kontrazeptiva bzw. Hormone vor allem in Verbindung mit Nikotin sind als Risikofaktor für die Operation anzusehen und müssen präoperativ etwa 2 bis 3 Monate vorher abgesetzt worden sein. Zu fahnden ist auch nach früheren Thrombophlebitiden und Thrombosen. Schließlich sollten die bei der Varizenoperation unvermeidlichen Blutungen bedacht und deswegen nach Leberkrankheiten, Blutgerinnungsstörungen sowie Einnahme von Aggregationshemmern oder Antikoagulantien gefragt werden.

Diagnostik

Fehlergebnisse in der peripheren Venenchirurgie sind in erster Linie auf eine unzureichende Diagnostik zurückzuführen, auf die sich eine fatale Indikation gegründet hat. Es kann nicht nachdrücklich genug betont werden, daß die primäre und die sekundäre Varikosis zweifelsfrei voneinander unterschieden werden müssen. Hierfür genügen die einst üblichen Venenfunktionstests nach Trendelenburg, Perthes, Mahorner-Ochsner, Mayo usw. nicht mehr, sie sind weder meßbar noch dokumentationsfähig.

Die Indikationsstellung hat früher an der diagnostischen Unsicherheit gelitten, eine entscheidende Wende ist erst mit der Einführung der Phlebographie (MAY u. NISSL 1959, 1973; HACH 1977) sowie von Meßmethoden (MAY 1971, MAY u. KRIESSMANN 1978) eingetreten.

Aus diagnostischer und operativer Sicht sind funktionell vier Arten von Beinvenen zu unterscheiden:
1. die tiefen Venen,
2. die oberflächlichen Venen,
3. die Muskelvenen,
4. die Vv. communicantes und Vv. perforantes.

Ob es sinnvoll ist, die Vv. communicantes und perforantes auseinanderzuhalten, sei dahingestellt. Beim Studium der Tiefenanastomosen trennte LINTON (1938) diese Venen aus folgender Erwägung: Vv. communicantes verlaufen mit einer direkten Tiefenanastomose unmittelbar zu den tiefen Venen, während Vv. perforantes eine indirekte Tiefenanastomose unterhalten, indem sie zunächst in eine Muskelvene einmünden, die sich dann in eine tiefe Vene ergießt. Eine nennenswerte Bedeutung hat diese Betrachtung nicht erlangt.

In der Diagnostik muß auf die ursächliche Klärung von zwei Befunden besonderer Wert gelegt werden:

1. Ein *Ulcus cruris* kann sowohl bei einer primären wie bei einer sekundären Varikosis oder auch ohne Varikosis vorkommen. Zugrunde liegt eine Insuffizienz der Vv. perforantes mit einem Rammeffekt (COCKETT 1955).

Ein Ulcus cruris kann aber ebensogut Ausdruck einer arteriellen Durchblutungsstörung sein, bevorzugt bei einer diabetischen Stoffwechsellage. Daher ist es unverzeihlich, eine Venenoperation ohne vorherige Prüfung der Leisten- und Fußpulse durchzuführen. Der Pulsstatus muß erhoben und im Krankenblatt vermerkt sein. In Zweifelsfällen sollte eine Arteriographie nicht unterbleiben. Als wertvolles Transplantat darf die V. saphena nicht leichtfertig aufs Spiel gesetzt werden. Sollte versehentlich die Operation einer primären Varikosis bei einer gleichzeitig bestehenden Arteriosclerosis obliterans der Beinarterien vorgenommen worden sein, muß man sich über Wundheilungsstörungen nicht wundern. Infekten wird eine Tür geöffnet. Die einfache diagnostische Maßnahme der Pulspalpation kann Unheil verhüten; sie zu unterlassen, ist unentschuldbar. Die Versorgung des Arterienverschlusses besitzt absoluten Vorrang.

2. *Ödeme* bedürfen einer differentialdiagnostischen Abklärung. Sie können, müssen aber nicht mit einer Venenklappeninsuffizienz zusammenhängen. Auf renale oder kardiale Ursachen sowie vorausgegangene Verödungen wurde schon hingewiesen. Zu bedenken ist außerdem ein essentielles Lymphödem, dessen Entstehung nicht selten unklar bleibt. Bemühungen, die Pathogenese zu ermitteln, lohnen; denn gelegentlich stellt sich als Urheber ein Tumor im kleinen Becken heraus. Es kommt auch vor, daß bereits ein Vorfußödem Zeichen einer sonst ziemlich stummen Beckenvenenthrombose mit teilweiser Rekanalisierung ist. Bei Beckenvenenthrombosen entstehen perivasale Verschwielungen, die auf die begleitenden Lymphbahnen übergreifen (Iliac compression syndrome von COCKETT u. THOMAS [1965]). Das Ausmaß des Ödems ist vom Grad der Verlegung der Lymphbahnen und nicht der Beckenvenen abhängig (MAY 1974).

Wird eine an sich berechtigte Varizenoperation ausgeführt, könnte der Patient postoperativ das Fußödem dem Eingriff zur Last legen. Ein präoperatives Beckenvenenphlebogramm oder eine Lymphgefäßuntersuchung können vor diesem Vorwurf schützen. Die Indikation zur Lymphographie ist allerdings kritisch zu handhaben, weil das Kontrastmittel geeignet ist, eine schädigende Wirkung in den Lymphbahnen zu hinterlassen. Die Abgrenzung kann meistens durch Ausschluß von Venenerkrankungen ausreichend erfolgen. Die Phlebographie gibt darüber Auskunft, ob und in welchem Ausmaß die tiefen Venen durchgängig sind. Sie ist allerdings auch mit Nachteilen behaftet:

1. Kontrastmittelschäden. Mit einer meist rasch abklingenden Thrombophlebitis als Antwort auf den Kontrastmittelreiz ist in 20% zu rechnen.
2. Strahlenbelastung.
3. Kosten.
4. Die Phlebographie zeigt nur den Augenblick des Füllungszustandes als Momentaufnahme und sagt über die Funktion wenig aus.

Diese Lücke wird durch nichtinvasive Untersuchungsverfahren und Meßmethoden – Doppler-Sonographie, Plethysmographie, Phlebodynamometrie – geschlossen, die ihrerseits hinsichtlich ihrer Aussagefähigkeit über die venöse Hämodynamik mit Vor- und Nachteilen ihre fest umrissene Indikation besitzen (BALZER 1978, BALZER u. Mitarb. 1979).

Es gilt heute als gesichert, daß beiden Maßnahmen – Phlebogramm und Meßmethoden – ein eigener Anwendungsbereich zukommt, beide zur Beantwortung bestimmter Fragen unentbehrlich sind, mit ihnen die Quote der Fehldiagnosen auf ein Minimum gesenkt und die Operation gesichert wird.

Natürlich ergibt sich sogleich die Frage, ob jeder Varizenoperation ein Phlebogramm oder ein Meßverfahren vorauszugehen hat.

Hierzu 2 Antworten:

1. Um die Treffsicherheit der rein klinischen Diagnose einer Varikosis zu prüfen, wurde eine prospektive Studie bei 850 Patienten ausgewertet (BALZER u. Mitarb. 1978). Der klinischen Diagnose standen Meßverfahren – Venendruckmessung, Doppler-Sonographie und Impedanz-Plethysmographie – gegenüber, in allen Zweifelsfällen erfolgte zusätzlich eine phlebographische Kontrolle. Die falsch positiven und falsch negativen Befunde lagen am Phlebogramm gemessen bei 5%, wobei die Röntgendiagnose eines postthrombotischen Syndroms bereits bei sehr kleinen Verschlüssen der Unterschenkelvenen oder gut rekanalisierten Popliteal- oder Femoralvenen gestellt wurde.

Die beiden unabhängig voneinander arbeitenden Arztgruppen, die wechselseitig an dieser Studie beteiligt waren, verfügten über Kenntnisse in der Venenchirurgie. Die Ergebnisse sind in den beiden Tabellen zusammengefaßt:

a) Klinische Verdachtsdiagnose: Varikosis

untersucht 807 Extremitäten
Diagnose durch Messung bestätigt 85,9%
Diganose durch Messung widerlegt 14,1%

b) Klinische Verdachtsdiagnose: Postthrombotisches Syndrom

Diagnose durch Messung bestätigt 38,4%
Diagnose durch Messung widerlegt 61,6%

Diese Studie zeigt, daß sich auch erfahrene Kliniker bei diesen Fragestellungen gar nicht so selten irren. Nicht zuletzt aus forensischen Gründen ist der die Indikation stellende Chirurg gut beraten, wenn er im Wissen um die Fehlermöglichkeit der rein klinischen Diagnose die Wahrung der Sorgfaltspflicht bedenkt.

2. Beim Kongreß der Deutschen Gesellschaft für Chirurgie 1978 hat sich ein Rundgespräch mit diesem Thema befaßt (CARSTENSEN 1978). Dabei bekannte sich WEBER kompromißlos als „aggressiver Phlebographiker" vor jedem Eingriff, sei es Sklerosierung oder Operation, um kein postthrombotisches Syndrom zu übersehen; ihm stand WIDMER mit gewissen Einschränkungen nahe. Fußend auf seinen großen Erfahrungen ließ MAY keinen Zweifel offen: Im Jahre 1978 sei auch im kleinsten Krankenhaus ein EKG vorhanden, und keine Fraktur werde reponiert, die nicht vorher geröntgt worden sei. Analog sei es selbstverständlich, daß auch in einem noch so kleinen Krankenhaus, das sich mit der Behandlung von Venenerkrankungen befasse, zumindest eine diagnostische Methode beherrscht werden müsse. Wer diagnostische Methoden ablehnt, übernimmt das Risiko, sich einmal in der Indikation zu irren, mit allen Folgen.

Indikation

Auf die Anzeigestellung wird in diesem Rahmen nur insoweit eingegangen, als berechtigten Vorwürfen zu begegnen ist.

Die operative Entfernung der primären Varikosis, deren Pathogenese unbekannt ist, mit Strippen der V. saphena magna und ggf. auch der V. saphena parva – gleiches gilt sinngemäß für die Sklerosierung – ist nur dann gerechtfertigt, wenn eine Klappeninsuffizienz im Venenstamm oder an der Mündung nachgewiesen worden ist (KREMER u. SANDMANN 1980). Eine prophylaktische Entfernung der suffizienten V. saphena magna aut parva ist nicht statthaft. Eine gleichzeitige Schlagaderverschlußkrankheit stellt eine strikte Kontraindikation dar.

Die sekundäre Varikosis beruht auf einer Schädigung oder Funktionsuntüchtigkeit der Becken- oder tiefen Beinvenen infolge:

1. einer Abflußstörung, zum Beispiel durch einen Tumor, ein arterielles Aneurysma oder posttraumatische Zustände,

2. einem meist thrombotischen Verschluß, wobei die oberflächlichen Venen als Ersatzkreislauf einspringen und deswegen auf keinen Fall entfernt werden dürfen,

3. einer unvollständigen Rekanalisierung mit Zerstörung der Venenklappen, auch derer der Vv. perforantes, daher Umkehr des Blutstromes und variköse Erweiterung der oberflächlichen Venen,

4. Aplasie der tiefen Venenklappen oder primärer Klappeninsuffizienz unbekannter Ursache.

Indikationsfehler erweisen sich bei der sekundären Varikosis als besonders verhängnisvoll. Vor einer operativen und sklerosierenden Behandlung der sekundären Varikosis muß nachdrücklich gewarnt werden. Eine Indikation kann nur dann in Betracht gezogen werden, wenn präoperativ 1. die Phlebographie eine so weitgehende Rekanalisierung der tiefen Venen nachweist, daß der Hauptabfluß des venösen Blutes auf diesem Wege und nicht über oberflächliche Venen erfolgt, und 2. Venendruckmessungen bei Belastung einwandfrei eine deutliche Verbesserung der Kurve nach Wiederholung der Messung unter Kompression der Varizen belegen. Das dürfte nur höchst selten der Fall sein. Durch viele Jahre ungestraft fortgesetzte Eingriffe an tiefen Venen, die heute für falsch gehalten werden, haben zwar gezeigt, wie tolerant das Venensystem ist (MAY 1969), hieraus kann aber nicht der Schluß gezogen werden, den Venen nach Gutdünken der Chirurgen ohne meßbare Kontrollen sinnlose Operationen zuzumuten. Jede Indikation ist daran zu wägen, daß der Patient einen Nutzen davonträgt.

Bei systemischen Bindegewebskrankheiten – Marfan-Syndrom, Ehlers-Danlos-Syndrom – oder Angiodysplasien – F. P. Weber-Syndrom, Klippel-Trenaunay-Syndrom – kann als klinisch manifestes oder sogar führendes Symptom eine Varikosis vorhanden sein, deren operative Ausräumung unter Umständen zu katastrophalen, kaum zu beherrschenden Blutungen führt.

Andere Voraussetzungen liegen vor, wenn es um die Ausschaltung insuffizienter Vv. perforantes, die ein Ulcus cruris unterhalten, beim postthrombotischen Syndrom und natürlich auch bei der primären Varikosis geht. Die Ligatur der Vv. perforantes, im allgemeinen der in der Lintonschen Linie gelegenen Cockett-Venen, stellt die wirksamste therapeutische Maßnahme dar.

Der Femoralis-Bypass nach MAY (1972) bei der isolierten postthrombotischen Schädigung der V. femoralis verbessert zwar die Druckkurven um einen Grad, kann aber eine Normalisierung der Druckverhältnisse nicht erreichen (MAY 1978).

Die Unterbindung der V. femoralis (BUXTON u. Mitarb. 1944) und die Ligatur der V. poplitea (BAUER 1948) gehören der Vergangenheit an, die Grazilisplastik nach PSATHAKIS (1964) hat ebenfalls nicht überzeugen können.

Insgesamt sind bei der sekundären Varikosis indikatorische Vorsicht und Zurückhaltung geboten, um nicht Schäden zu vermehren. Bei der einseitigen Beckenvenenthrombose kann die Blutumleitung nach PALMA (1958) erwogen werden. Als Voraussetzung fordert MAY (1978) einen dreifach höheren Druckwert der selektiven Beckenvenendruckmessung nach Bewegung auf der kranken Seite.

Solange das Problem des venösen Gefäßersatzes nicht gelöst ist, kann kein entscheidender Fortschritt in der rekonstruktiven Venenchirurgie erwartet werden.

Aufklärung

Jede Operation setzt die Einwilligung des Patienten voraus und erlangt erst damit eine Rechtmäßigkeit. Ist die Behandlung nicht durch die Einwilligung gedeckt, wird der Arzt ersatzpflichtig.

Bei Eingriffen an Venen entfällt so gut wie ausnahmslos die Notsituation, in der der Arzt die mutmaßliche Einwilligung des Patienten vernünftigerweise voraussetzt und im Sinne einer Geschäftsführung ohne Auftrag handelt. Seine Zustimmung geben kann der Patient nur dann, wenn er weiß, worin er einwilligt. Dies muß ihm der Arzt auseinandersetzen, ihn also aufklären.

Nach ständiger Rechtsprechung umfaßt die Aufklärung 2 Bereiche:
1. das Wesen des Eingriffes,
2. das Risiko des Eingriffes.

Das Wesen des Eingriffes dem Patienten klarzumachen, wird bei Venenoperationen kaum jemals Schwierigkeiten bereiten. Anders verhält es sich mit den Anforderungen und dem Umfang der Risikoaufklärung. Absolute Maßstäbe gibt es nicht.

Berücksichtigt werden müssen: die sachliche Notwendigkeit, die zeitliche Dringlichkeit, die Erfolgsaussichten der empfohlenen Behandlung und die Folgen ihrer Unterlassung. Zu Diskussionen mit Juristen kommt es immer wieder über die „typischen" Risiken eines Eingriffes – zumal bei einer Zwischenfallsdichte von weit unter 1% –, die DUNZ (1980) als Risiken definiert, welche gerade diesem Eingriff eigen sind und die der medizinische Laie weder kennen noch aus dem ersichtlichen Schweregrad des Eingriffes vermuten kann. Andererseits müssen auch die entferntesten Komplikationen nach Art eines Horrorkataloges nicht aufgezählt werden.

Die Aufklärung ist eine differenzierte Aufgabe, die nur von einem Arzt – nicht notwendig dem Operateur – erfüllt werden kann, wobei Formulare nützlich sein können, aber allein fast nie genügen. Ein vom Arzt gegengezeichneter Aufklärungsrevers, der als Formular nur Halbzutreffendes enthält, ist zum Nachweis des mit einem Arzt stattgefundenen Aufklärungsgespräches unerläßlich, ersatzweise ansonsten ein Zeugenbeweis, der im Krankenblatt zu vermerken ist. Eine ausreichende, jedoch erforderliche Dokumentation schützt den Arzt. DUNZ (1980) empfiehlt dem Tatrichter, er solle im Zweifel dem Arzt Glauben schenken.

Die Notwendigkeit der Aufklärung betrifft operative und sklerosierende Maßnahmen an Venen in gleicher Weise. Worüber im Einzelfall aufzuklären ist, wird aus den folgenden Ausführungen über intra- und postoperative Komplikationen ersichtlich sein. Auf jeden Fall empfiehlt es sich, darüber aufzuklären, daß ein tiefer Venenschaden mit oder ohne Ulcus cruris, gleich wie er entstanden ist – auf dem Boden eines postthrombotischen Syndromes, eines Überlastungsschadens bei primärer Varikosis, als Postsklerosierungsschaden –, irreparabel ist und sich daher ein Beinödem nicht bessern kann. Ratsam ist es ferner, auf die Rezidivneigung einer Varikosis hinzuweisen, wenn primär nicht eine Stamm-, sondern eine diffuse Varikosis vorliegt.

Im Zweifel je nach Mentalität des Patienten lieber mehr als weniger aufklären!

Komplikationen bei Varizenoperationen

Intraoperative Komplikationen

Grundsätzlich sind folgende Regeln für das chirurgische Verhalten bei Varizenoperationen verbindlich:
1. Nur einwandfrei identifizierte Gefäße durchtrennen.
2. Bei unklarer Situation Angiogramm auf dem Operationstisch.
3. Ist eine Lage eingetreten, deren Beherrschung die fachliche Kompetenz des Operateurs überschreitet, die weitere Behandlung sofort an einen sachkundigen Chirurgen übergeben.

Der erste Schritt, ein eingetretenes Mißgeschick zu beheben, besteht darin, es zu erkennen, der zweite Schritt in der sachgerechten Versorgung. Hierauf hat der Patient einen unbestreitbaren Anspruch. Der Arzt, der hiergegen verstößt, macht sich eines vorwerfbaren Behandlungsfehlers schuldig.

Intraoperative Komplikationen bei der Operation einer primären Varikosis sind selten, kommen aber vor, und zwar an Venen, Arterien, Nerven und Lymphgefäßen.

Venen

Blutung

Es ist immer wieder eine überraschende und erstaunliche Feststellung, wie gering die Blutung nach dem groben chirurgischen Manöver des Strippens der V. saphena magna ist. Die Technik widerspricht eigentlich chirurgischen Grundbegriffen einer exakten Blutstillung mit Unterbindung unter Sicht des Auges. Die Erfahrung lehrt aber eindeutig, daß das Strippen hinsichtlich des Auftretens von Blutungen ein vertretbares Verfahren ist.

Eine stärkere Blutung beruht meistens auf insuffizienten Vv. perforantes, ferner auf kräftigen Ästen wie der Vv. accessoriae. Unter Kompression und Hochlagern der Beine – nicht des Patienten, um Nervenschäden durch Druck der Schulterstützen zu vermeiden – sistiert die Blutung in der Regel. Ist dies nach Zuwarten nicht der Fall, muß die Blutungsquelle lokalisiert und mit Unterbindung versorgt werden. Umstechungen sind wegen der hiermit verbundenen großen Gefahr blinder Verletzungen unter keinen Umständen statthaft.

Die Entscheidung, eine doppelseitige Varikosis in einer Sitzung zu operieren, sollte letztlich vom Blutverlust abhängig gemacht werden, der nach der ausgeprägteren Seite, die zuerst operiert wird, aufgetreten ist.

Wird eine ungewöhnliche Blutungsneigung beobachtet, sollte auch an eine Gerinnungsstörung gedacht werden. Es ist eine Maßnahme der Sorgfalt, stets vor der Operation den Prothrombinwert sowie die Thrombozytenzahl zu prüfen und, wenn sich Hinweise ergeben, auch die Leberfunktion.

Eine Blutungsgefahrenquelle stellen Aneurysmen der V. saphena magna, auch als ampulläre Venektasien bezeichnet (SEEGER u. BÖTTICHER 1980), dar, von denen begrifflich die varikösen Aussackungen infolge Tonusschwäche der Venenwand zu trennen sind, etwa die Dowschen Knoten an Abgangsstellen insuffizienter Vv. perforantes. Eine Sonderform der varikösen Veränderungen wiederum, die im Gegensatz zu den eigentlichen venösen Aneurysmen keineswegs selten anzutreffen ist, sind die Mündungsaneurysmen der V. saphena magna, die sich durch kugelige Erweiterungen bis zu Gänseeigröße kurz vor der Einmündung in den Truncus beziehungsweise die V. femoralis auszeichnen.

Zwei Befunde erscheinen für die Praxis wichtig. Einmal besitzt die V. saphena magna unmittelbar vor der Einmündung wieder ein normales Kaliber, so daß die chirurgische Versorgung keine Schwierigkeiten macht. Zum anderen werden in diesen sogenannten Mündungsaneurysmen auffallenderweise keine thrombotischen Ablagerungen angetroffen.

Wie auch NISSL (1981) betont, sind diese Aussackungen nichts Ungewöhnliches und sollten jedem Chirurgen geläufig sein, nicht zuletzt in der Differentialdiagnose zur Schenkelhernie. Der Operateur darf sich von ihnen nicht überraschen lassen. Kommt es infolge Verletzung des Sackes doch zur Blutung, sollte die Blutungsquelle lokalisiert, komprimiert und abgeklemmt werden, um Übersicht zu schaffen. Eindringlich zu warnen ist vor blinden Umstechungen, die schweren Schaden stiften können, etwa – wie geschehen – die V. femoralis erfassen, einengen oder gar verschließen. Es gelingt immer, die zu- und abführende V. saphena magna unter Kontrolle zu bringen und das Mündungsaneurysma zu exstirpieren.

Reißt die V. femoralis z. B. an der Einmündung der V. saphena ein, ist die digitale Kompression die einfachste und am wenigsten traumatisierende Maßnahme, um die je nach Ausdehnung der Verletzung mehr oder minder beträchtliche Blutung temporär zu stillen; sie ist dem überhasteten Anlegen von Klemmen unbedingt vorzuziehen. KREMER u. Mitarb. (1975) empfehlen, die V. saphena etwas distal zu durchtrennen und hochzuheben, um ihre Einmündung besser zu übersehen. Eine tödliche Blutung aus der verletzten V. femoralis communis teilten NATALI u. BENHAMOU (1979) mit.

Während der Komprimierung erfolgt die Freilegung der Vene ober- und unterhalb der Verletzungsstelle, um, falls nötig, atraumatische Gefäßklemmen anlegen zu können. Der Riß wird mit einer fortlaufend überwendlichen Gefäßnaht – Stärke des Nahtmaterials 5/0 oder 6/0 – verschlossen. Sollte sich nach Art der Gefäßläsion eine Lumeneinengung um mehr als ca. 50% ergeben, ist eine plastische Erweiterung durch Einnähen eines Streifentransplantates aus der V. saphena ratsam. Voraussetzung für die bestmögliche Versorgung ist eine uneingeschränkte Übersicht.

Fehlerhafte Unterbindung und Durchtrennung

Stenosierung der Vena femoralis

Wird die V. saphena magna an der Einmündung in die V. femoralis unterbunden, muß die Ligatur bündig und adäquat mit der Gefäßwand abschließen, ohne also die V. femoralis einzuengen, noch einen kleinen Saphenastumpf wie einen Blindsack stehenzulassen.

Unterbindung der Vena femoralis

Die versehentliche Unterbindung der V. femoralis anstelle der V. saphena kann vermieden werden, wenn man sich an der Pulsation der A. femoralis orientiert; eine Verwechslung ist dann kaum denkbar. Ereignet sich dieses Mißgeschick, können die Folgen in Grenzen gehalten oder völlig ausgeglichen werden, wenn es sofort bemerkt wird. Die Korrektur kann bereits mit der umgehenden Lösung der Ligatur beendet sein. Besteht der Verdacht, daß sich bereits ein intravasaler Thrombus ausgebildet haben könnte, weil die irrtümliche Unterbindung eine gewisse Zeit bestand, muß die Vene eröffnet werden, um Thromben in beiden Richtungen auszuräumen. Hat die Ligatur infolge starken Anziehen die Gefäßwand traumatisiert, ist es ebenfalls besser, sich mit einer Venotomie von der Beschaffenheit der Intima zu überzeugen. Es könnte eine Resektion der Ligaturstelle mit anschließender End-zu-End-Anastomose angebracht sein oder eine plastische Erweiterung und damit ein Ausgleich der umschriebenen Gefäßläsion mit Einnähen eines Venenstreifen-Transplantates. Im Zweifel lieber mehr als weniger tun!

Einer Unterbindung der V. femoralis kann durch eine anatomische Variante Vorschub geleistet werden, die BEVAN u. Mitarb. (1956) als „low termination" bezeichnet haben. In diesen seltenen Fällen mündet die V. saphena einige Querfinger bis über Handbreite tiefer als üblich in die V. femoralis ein. Die V. pudenda externa und die V. epigastrica superficialis erstrecken sich an normaler Stelle zur V. femoralis. Zur Entstehung wird angegeben, daß die nächst tiefergelegene V. perforans als Stamm der V. saphena ausgebildet wird, deren oberer Teil obliteriert. Wird der Stripper von distal nach proximal vorgeschoben, gleitet er durch diese Anomalie in die V. femoralis, die dann als V. saphena verkannt und unterbunden wird. MAY (1969) hat allein in einem Jahr 8 derartige Unterbindungen gesehen.

Häufiger kommt es vor, daß der Stripper schon in Höhe des Adduktorenkanales durch eine insuffiziente V. perforans in die V. femoralis gelangt und den gleichen Schaden auslöst. Unglück verhütet allein die Regel, daß nur eine jeden Irrtum ausschließende Erkennung der Vena saphena magna deren Durchtrennung erlaubt.

Strippen der Vena femoralis

Der durch Fehlidentifizierung entstandene Schaden wird irreversibel vermehrt, wenn zusätzlich die V. femoralis gestrippt wird, wie es sich bei einer Nachoperation im eigenen Krankengut herausstellte (BALZER u. CARSTENSEN 1981). Die bei der Erstoperation aufgetretene Blutung – wohl durch Abriß der V. profunda femoris bedingt – war mit Umstechungen versehen worden. Hierbei war ein Ast der A. profunda femoris miterfaßt worden; das Ergebnis war eine arteriovenöse Fistel. Das Schwirren in der Leistenbeuge veranlaßte ein Jahr später die Korrektur. Das ausgeprägte postthrombotische Syndrom mit Beinschwellung und Ulcus cruris war nicht mehr rückbildungsfähig.

Wegen der ungleich schlechteren Wiederherstellungsbedingungen ist das Strippen der V. femoralis prognostisch ungünstiger als das gleiche Vorgehen an der A. femoralis zu beurteilen.

HOFMANN u. Mitarb. (1974) berichteten über eine Verletzung der V. femoralis, die 3 Tage nach der Varizenoperation mit einer Venentransplantation korrigiert wurde und trotzdem infolge Rethrombosierung mit Phlegmasia caerulea, Urämie und Herz-Kreislauf-Versagen letal ausging.

Ein Strippen der V. poplitea bei Exhairese der V. saphena parva läßt sich mit einer Freilegung der V. saphena parva handbreit unterhalb der Kniekehle ausschließen.

Nicht-Unterbindung der Vena saphena

Eine stattliche Anzahl der sogenannten Rezidive ist darauf zurückzuführen, daß sich bei der proximalen Unterbindung der V. saphena magna ein Irrtum eingestellt hat. Das Operationsziel wird verfehlt, wenn anstelle des Hauptstammes ein Seitenast durchtrennt wird. Gleiches trifft auf eine doppelt angelegte V. saphena magna zu.

Bleibt die V. saphena belassen, hat sich auch an der Existenz der Varikosis nichts geändert. Insofern ist es unrichtig, von einem Rezidiv zu sprechen.

Es verwundert daher nicht, daß die so entstandenen iatrogenen Pseudorezidive bei der Analyse von Mißerfolgen einen entsprechenden Niederschlag finden. Nach MAY (1974) sind „übersehene Krampfadern" dreimal häufiger als wirkliche Rezidive. Hierunter ist nur eine Neubildung von Krampfadern aus zum Zeitpunkt der Erstoperation normalen Venen zu verstehen. Bei 837 Revisionen in der Leistenbeuge fand MAY (1974) 158mal eine intakte, das heißt belassene V. saphena magna.

Am häufigsten wird statt der V. saphena die V. accessoria medialis durchtrennt – bei MAY (1974) in 105 von 158 Beobachtungen. Dieser Venenast verdient daher besondere Beachtung. Die Unterbindung der V. saphena magna muß auf jeden Fall oberhalb der Einmündungen der Vv. accessoriae medialis et lateralis erfolgen.

Die Verbreitung der Phlebographie hat wohl dafür gesorgt, daß diese intraoperativen Fehldiagnosen auf anatomischer Grundlage heute viel seltener als früher angetroffen werden.

Zu bedenken ist schließlich, daß es nicht nur Venen-, sondern auch Arterienvarianten gibt, z.B. bei der Abzweigung der A. profunda femoris.

Verödung der Vena femoralis

Es leuchtet ein, daß eine retrograde Verödung der V. femoralis nach irrtümlicher Unterbindung und Durchtrennung einer Ausschaltung dieser Vene nahezu gleichkommt. Da kein Blutfluß mehr vorhanden ist, kann sich das Verödungsmittel verheerend entfalten. Die Wirkung erstreckt sich nicht nur auf eine Zerstörung der Venenklappen. Die einzige Behandlung, falls die Fehlhandlung sogleich bemerkt wird, kann nur darin bestehen, die V. femoralis und die tiefen Beinvenen ausgiebig auszuspülen, am besten mit einer Heparinlösung unter Zusatz von ein wenig körpereigenem Blut sowie anschließender Antikoagulantientherapie.

Die retrograde Verödung der V. saphena ist heute nicht mehr zu rechtfertigen, so daß diese Komplikation nicht mehr vorkommen dürfte.

Stripperperforation

Der Stripper wird grundsätzlich von distal nach proximal eingeführt und nicht umgekehrt. Von dieser Regel kann allenfalls dann einmal abgewichen werden – letztlich um Inzisionen einzusparen –, wenn die V. saphena am Unterschenkel infolge vorausgegangener Thrombophlebitis oder Verödung obliteriert ist. Je varikös-ektatischer der Venenstamm verändert ist, je elongierter-gewundener die Vene verläuft, um so eher kann sich der Stripperkopf einmal verfangen. Oft genügt eine Rotation des Strippers um die Längsachse, damit er normal kaudokranial gleitet. Hat der Stripper jedoch die Venenwand perforiert, ist dies Ereignis als harmlos anzusehen. Mit einer gesonderten Inzision läßt sich der Stripperkopf immer freilegen, die V. saphena wird schrittweise entfernt.

Thrombose, Embolie

Auffallenderweise werden eine Thrombose oder eine Embolie im direkten Zusammenhang mit der Operation nicht angetroffen. Eine postoperative tiefe Venenthrombose müßte in erster Linie Zweifel an der Richtigkeit der Diagnose und Indikationsstellung wecken. Wenn die Operation mit einer Unterbindung der V. saphena an der

Einmündung beginnt, wird mit dieser Maßnahme am wirksamsten einer embolischen Streuung vorgebeugt, selbst wenn sich in der V. saphena Thromben befinden sollten.

Manchmal reicht nach einer Thrombophlebitis der Thrombus intravasal bis zur Einmündung in die V. femoralis. Hier ist natürlich besondere Vorsicht bei der Freilegung und Absetzung der V. saphena geboten.

Der Saphenastumpf als Blindsack wird in seiner Bedeutung als Emboliequelle überschätzt. Ein überzeugender Beweis für eine Embolie auf dieser Grundlage steht aus.

Theoretisch könnte ein unbeabsichtigt längeres Verweilen der Strippersonde in Venen – etwa bei atypischem Verlauf – das Entstehen einer Blutgerinnung begünstigen, zumal wenn das Gerinnungssystem aufgrund eigener Störung hierzu neigt. In der Praxis entfällt diese Befürchtung, sofern die Sonde nicht aus besonderem Grund ungebührlich lange verweilt.

Arterien

Unterbindung

Arterienverletzungen betreffen überwiegend die A. femoralis superficialis, seltener die A. femoralis communis oder die A. poplitea. Die Pulsation sollte die Femoralarterien eigentlich davor schützen, mit der V. saphena verwechselt zu werden. Eine Unterbindung und Durchtrennung wäre demnach höchstens bei aufgehobener Pulsation infolge vorgeschaltetem Arterienverschluß denkbar.

Immerhin kommt dies Mißgeschick vor, das unter den Arterienläsionen im Zuge von Varizenoperationen prognostisch noch am günstigsten ist. NATALI (1964) sammelte im Rahmen einer Umfrage 5 versehentliche Ligaturen der A. femoralis superficialis mit 2 nachfolgenden Amputationen unter 87685 Varizenoperationen. Die Unterbindungen wurden in einer Zeit zwischen 3 Stunden und 12 Tagen wieder gelöst. Im Bericht von NATALI u. BENHAMOU (1979) über 5 Unterbindungen der A. femoralis communis bestand das Ergebnis in 2 Unter- und 3 Oberschenkelamputationen. POLUBUDKIN (1980) gibt für 322 Patienten eine auffallende Komplikationsquote von 3,7% an, davon 4 Verletzungen der Femoralgefäße mit ungünstigem Ausgang. Bei der Mitteilung von BURI (1973) bestand die Unterbindung der A. femoralis communis mit Ischämiesyndrom sogar 44 Tage, es lag außerdem eine segmentale Thrombose im Truncus tibiofibularis als Resultat eines Strippversuches vor. Nach Auflassung der Ligatur vor dem Profundaabgang erholte sich die Extremität erstaunlicherweise. MAY (1969) sah 4 Ligaturen der A. femoralis superficialis, 1mal mit dem Bemühen, diese Arterie auch noch zu strippen. In keinem Fall konnte das Bein erhalten werden.

Diese traurige Bilanz lehrt, die Fußpulse nicht nur vor, sondern ebenfalls nach der Varizenoperation zu überprüfen.

Im eigenen Krankengut ereignete sich unter 14000 Varizenoperationen 1mal eine Unterbindung und Durchtrennung der A. femoralis superficialis; der Operateur war nicht genügend erfahren. Da sich die Arterie bei der jungen Patientin soweit retrahierte, daß bei relativ kleinem Arterienkaliber eine End-zu-End-Anastomose unter zu starker Spannung gestanden hätte, wurde es vorgezogen, die Distanz mit einer Kunststoffprothese – die V. saphena magna war beiderseits schon verworfen – jeweils End-zu-End bei gutem Spätergebnis zu überbrücken.

Mehr noch als bei der Venenunterbindung bedarf die Ligatur der A. femoralis der Kontrolle einer Intimaläsion. Beim mindesten Verdacht muß die Arterie eröffnet, von innen überprüft, die Ligaturstelle je nach Situation reseziert oder plastisch erweitert werden.

Resektion

Die nächste Stufe der Arterienläsion stellt die Resektion dar; die Verkennung der Arterie bleibt unverständlich, kommt aber vor. Obwohl während einer Varizenexstirpation eine vollständige Ischämie des Beines entstanden war, blieb sie offensichtlich unbemerkt; denn erst 28 Stunden später wurde die Patientin einer sachgerechten Versorgung zugeführt (LEITZ u. SCHMIDT 1974). Trotz Pulsation war die Arterie als Vene angesehen worden. Die Strippersonde wurde von proximal nach distal eingeführt und verhakte sich. Daraufhin wurden die proximalen 8 cm der A. femoralis superficialis reseziert, die A. profunda femoris doppelt unterbunden. Die Rekonstruktion wurde mit der unberührt gebliebenen V. saphena vorgenommen; eine späte Unterschenkelamputation war nicht zu umgehen.

Exhairese

Die konsequente Fortsetzung der Fehlhandlung führt zur Entfernung der Beinarterien bis zum Unterschenkel (u. a. MORTON u. Mitarb. 1966, EGER u. Mitarb. 1973, HEINRICH 1975, BECKER 1975, WEIMANN u. Mitarb. 1977, NATALI u. BEN-

HAMOU 1979). Es ist bemerkenswert, daß diese Berichte jüngeren Datums sind. In ihnen fällt wiederum der Zeitfaktor auf. Die richtige Diagnose der Ischämie des Beines hat bis zu 48 Stunden benötigt.
Im Hinblick auf die schwerwiegenden Folgen, die bei längerer Ischämiedauer in einer Amputation bestehen, muß die Forderung abgeleitet werden, im Anschluß an eine Varizenoperation die arterielle Durchblutung des Beines – am einfachsten mit der Palpation der Fußpulse – zu prüfen und im Zweifel eine Arteriographie auf dem Operationstisch vorzunehmen. Die vom Patienten geklagten Ischämieschmerzen dürfen nicht erst zur Diagnose führen.
Die Zeit, die bis zur Rekonstruktion der arteriellen Strombahn ungenutzt verstreicht, entscheidet über die Erhaltung des Beines. Demgegenüber spielt der Kollateralkreislauf eine untergeordnete Rolle, da er bei der Exstirpation sowohl der A. femoralis superficialis als auch der A. poplitea nicht funktionsfähig werden kann, zumal in kurzer Zeit.
Ist das Unglück geschehen, muß unverzüglich gehandelt werden. Die Wiederherstellung der arteriellen Gefäßkontinuität muß in erfahrenen Händen liegen. Da damit zu rechnen ist, daß die V. saphena magna noch zur Verfügung steht, sind die Voraussetzungen für eine erfolgreiche Revaskularisierung nicht einmal ungünstig, wie sich bei einer Ischämiedauer von 7 Stunden (BECKER 1975) gezeigt hat. Hier dürfte allerdings auch die Grenze liegen. Ein bereits eingetretener Ausfall der motorischen Nerven des Beines ist ein absolut ungünstiges Zeichen.
Zur Abkürzung der kritischen Ischämiedauer haben EGER u. Mitarb. (1971) die Verwendung eines temporären Shunts zwischen der A. femoralis communis und der A. tibialis posterior empfohlen. Nicht verzichtet werden sollte auf die sofortige ausgiebige Faszienspaltung.

Verödung

Der größte Schaden wird mit der Verödung der Arterien – im allgemeinen nach Unterbindung der A. femoralis superficialis – angerichtet, die einen irreversiblen Zustand herstellt (u. a. LUKE u. MILLER 1948, ANLYAN u. SILVER 1967, VOLLMAR 1968, EGER u. Mitarb. 1973). Ausnahmslos mußte amputiert werden. Bei der 26jährigen Patientin von VOLLMAR (1968) wurde sogar ein Ureterenkatheter, durch den 10 ml einer 5%igen Varicocid-Lösung injiziert wurden, bis in die Unterschenkelarterien eingeführt. Es muß noch einmal mit allem Nachdruck wiederholt werden: Die sogenannte retrograde Sklerosierung der Venen bei einer Saphenavarikosis kann heute nicht mehr für sich in Anspruch nehmen, eine anerkannte Therapiemethode zu sein.
Ein Korrekturversuch könnte allenfalls in einem Auswaschen der Arterien bestehen. Wie von intraarteriellen Fehlinjektionen bekannt ist, entscheidet sich das Schicksal der betroffenen Arterien mit einer Intimaschädigung im Augenblick der Injektion, jede Therapie kommt zu spät. Mit der notwendigen Amputation sollte nicht zu lange gewartet werden, um nicht den Schaden hinsichtlich seiner Rückwirkungen auf den gesamten Organismus noch zu vergrößern.

Nerven

Unter der Operation gibt es 2 Möglichkeiten, Nervenschädigungen hervorzurufen:
a) durch blinde Exhairese von Varizen,
b) durch den Vorgang des Strippens.
Varizenoperationen haftet ohne Zweifel eine nicht gering zu achtende kosmetische Komponente an. Operateure sind daher zu Recht bemüht, zusätzliche Inzisionen zur Entfernung von umschriebenen Varizenkonvoluten oder zur operativen Versorgung von Vv. perforantes klein zu halten und mit Klemmen die Krampfadern auch blind zu entfernen. Diese Knopflochchirurgie hat ihre Kehrseite; denn es kann bei diesem Vorgehen ohne Kontrolle des Auges nicht ausbleiben, daß gelegentlich sensible Nerven erfaßt, gequetscht und auch extrahiert werden. Hierüber wird kaum gesprochen, nicht zuletzt deswegen, weil der Schaden dem Operateur meist gar nicht bewußt wird.
MAY (1969) führt einen irreparablen Schaden durch eine unvorsichtig gesetzte Klemme an und warnt davor (1974), wegen der Verletzungsgefahr des N. peronaeus communis unterhalb des Fibulaköpfchens blind zu operieren.
Eine Beeinträchtigung des N. saphenus durch den Vorgang des Strippens der V. saphena magna ist wegen der engen anatomischen Lagebeziehungen unvermeidlich. Gleiches gilt für die V. saphena parva und den N. suralis. Sensible Ausfallserscheinungen treten unabwendbar in mindestens 15% der Operationen auf (CARSTENSEN 1978). Es liegt allerdings in der Hand des Operateurs, diesen für den Patienten zwar nicht schlimmen, aber doch lästigen Schaden einzugrenzen, und zwar durch die Richtung des Strippens.
GARNJOBST (1964) fand, daß die negativen Auswirkungen auf den N. saphenus bei der Exhairese

von distal nach proximal größer sind als beim Strippen in umgekehrter Richtung. Eine Bestätigung stammt von Cox u. Mitarb. (1974): Die Häufigkeit von Sensibilitätsstörungen betrug nach 6 Monaten bei der Stripprichtung aufwärts 50% und abwärts nur 23%, die betroffene asensible Fläche war mit 39 cm^2 : 36 cm^2 annähernd gleich. Die Begründung für die schlechteren Ergebnisse beim Aufwärtsstrippen liegt nach WELLWOOD u. Mitarb. (1975) in dem gegen die Aufzweigungsrichtung der Nerven gerichteten Sondenkopf. Wesentlich für das Auftreten von Saphenusläsionen ist nach Untersuchungen von AIGNER (1981) offenbar die Dicke des subkutanen Fettgewebes. Da die mittlere Distanz zwischen Nerv und Venen 16 mm oberhalb des Innenknöchels 3,2 mm beträgt, verlaufen bei geringem Wadenumfang, also geringer Fettschicht, Nerv und Vene nahe beieinander oder in einer gemeinsamen Bindegewebshülle; sensible Ausfälle sind wahrscheinlich. Bei einem Wadenumfang von wenigstens 29 cm trennt eine ausreichend dicke Fettschicht den epifaszialen Nerven von der subkutan gelegenen Vene, mit Störungen des Nervus saphenus im Zuge der Babcockschen Operation ist kaum zu rechnen. Hieraus sind drei Empfehlungen abzuleiten:

1. nur von proximal nach distal – also abwärts – strippen,
2. mit einem möglichst kleinen Sondenkopf strippen, zumal bei geringem Wadenumfang,
3. über diese Zusammenhänge aufklären, auf jeden Fall bei einem Wadenumfang unter 30 cm.

Lymphgefäße

Die Gefahr, Lymphbahnen zu verletzen, ist vor allem bei der Freilegung der V. saphena magna unterhalb der Leistenbeuge vorhanden. Man kann ihr mit einer Anfärbung der Lymphbahnen aus dem Wege gehen.

Technik

2 Stunden vor der Operation werden je 0,2 ml Patentblau mit feiner Kanüle zwischen die 1. und 2. sowie 2. und 3. Zehe knapp unter die Haut 1 Querfinger distal der Interdigitalfalten gespritzt. Bei Operationen an beiden Beinen soll die Gesamtdosis von 1,0 ml wegen des äußerst seltenen Vorkommnisses einer allergischen Reaktion nicht überschritten werden. Normale Lymphbahnen färben sich 1 bis 2 Stunden später als feine blaue Stränge an.

Die Freilegung der V. saphena magna im Hiatus saphenus wirft ein grundsätzliches Problem auf. Entweder erfolgt sie bewußt sparsam, um Lymphbahnen zu schonen und aus kosmetischer Rücksicht keine zu großen Spuren zu hinterlassen, oder es wird der großzügigen Darstellung zur sicheren Erkennung der Vene und ihrer Äste Vorrang eingeräumt, um irrtümlichen Ligaturen zu begegnen. Verknüpft ist hiermit die Frage, wo die V. saphena zu unterbinden ist. Es gibt drei Möglichkeiten:

1. wenigstens 10 cm lange Inzision parallel und 1 cm unterhalb der Leistenbeuge (MAY 1974), Unterbindung aller in die V. saphena einmündenden Äste und der Stammvene selbst an der Mündung in die Vena femoralis.

Variante: hoher Leistenschnitt nach Brunner,
Vorteile: Übersicht, Rezidivvermeidung,
Nachteile: Lymphbahngefährdung,
lange Narbe;

2. gezielte, 3–4 cm lange Inzision über dem von distal vorgeschobenen Sondenkopf in der Leistenfalte und Venenunterbindung wie oben (BECKER 1976).

Vorteile: knappe Übersicht, Rezidivvermeidung,
Nachteile: Lymphbahngefährdung,
kürzere Narbe;

3. 2–3 cm lange Inzision parallel und 1 cm unterhalb der Leistenbeuge, Unterbindung allein der V. saphena an der Einmündung in den Truncus.

Vorteile: Lymphbahnschonung,
kleine Narbe,
Nachteil: eingeschränkte Übersicht.

Bei dem letztgenannten Vorgehen werden die Vv. accessoria ausgeschaltet, die anderen Venen des Venensterns bleiben erhalten. Die Ligatur der V. saphena soll keinen Blindsack am Truncus entstehen lassen. Eine primäre Saphena-Unterbindung kann angestrebt werden, wenn sich der Operateur der Anatomie sicher ist. Im Zweifel verhilft die intravasale Strippersonde zur Orientierung. Um dabei nach Möglichkeit eine Mobilisierung von Thromben zu verhüten, wird zuerst die vermutete V. saphena magna angeschlungen oder atraumatisch abgeklemmt. Im eigenen Krankengut wurde bei Anwendung dieser Technik keinesfalls eine vermehrte Rezidivneigung gesehen.

Die Schnittführung kann auch zur Lymphbahnschonung beitragen. Die Hautinzision erfolgt parallel zur Leistenbeuge, die subkutane Präparation in Richtung des Gefäßverlaufes wie bei einem Wechselschnitt.

Postoperative Komplikationen

Wundheilungsstörungen

Blutung

Vorausgesetzt, daß keine Blutgerinnungsstörung vorliegt, sind Nachblutungen bemerkenswert selten zu beobachten. MAY (1969) gibt die, die eine Wundrevision erforderten, mit 3:5000 an. Dabei fanden sich einmal als Blutungsquelle eine größere Vene und zweimal eine spritzende A. pudenda externa. Nachblutungen werden am häufigsten in der Leisteninzision angetroffen; es entleert sich Blut aus dem Venenkanal. Unter mäßiger Kompression ist die Blutung zu beherrschen. Gefährlich ist eine Blutung infolge Abrutschens der zentralen Saphena-Unterbindung. NATALI (1964) erwähnt dieses Vorkommnis 6mal, 2mal endete es tödlich.

Serome können ebenfalls in der Leisteninzision entstehen. Meistens genügt eine Punktion zur Entlastung, kaum ist einmal eine Wundrevision erforderlich. Im Bereich der Knöchelinzision sah MAY (1974) im Verhältnis 3:5000 eine walnußgroße Zyste, die 2mal exstirpiert werden mußte.

Der Saphenakanal wird regelmäßig mit Blut aufgefüllt, das thrombosiert und organisiert wird. Dabei entsteht für den Patienten ein Gefühl, wie wenn ein Stab im Oberschenkel stecke. Dieser passagere Vorgang ist harmlos und bildet sich immer ohne jede Behandlung in 3–5 Wochen restlos zurück.

Lymphzyste

Meistens in der Inguinalinzision gelegene und überwiegend bei Rezidivoperationen aufgetretene Lymphzysten traf MAY (1978) immerhin bei 4:100 Eingriffen an. Die Gefährdung der Lymphbahnen wird mit diesen Zahlen unterstrichen. Die Behandlung besteht in Punktion und Kompressionsverband, selten wird eine Wundrevision mit einer Umstechung einer Lymphfistel nötig. Eine Lymphfistel versiegt manchmal unter Behandlung mit Leukasekegeln.

Infekt

Entzündungen im Wundgebiet – 3:1000 nach MAY (1978) – gehen am ehesten von einem Ulcus cruris aus, das nicht sauber sein kann. Es sollte vor einer Krampfaderoperation testgerecht antibiotisch behandelt werden. Hämatome sind ein willkommener Nährboden für Keime. Ein Streptokokken-Infekt nach einer Varizenoperation verlief foudroyant und unaufhaltsam letal. Kunststoffprothesen sind als Fremdkörper einer speziellen Gefährdung ausgesetzt. Die Behandlung von infizierten Wunden, Abszessen, Phlegmonen und Erysipelen richtet sich nach den Regeln der allgemeinen Chirurgie.

Keloid

Narbenkeloide lassen sich nicht vermeiden, aber vermindern, wenn sich die Schnittführung den Spaltlinien der Haut anpaßt und Gelenkbereiche umgeht, zumal wenn von früheren Operationen eine Neigung zur Keloidbildung bekannt ist.

Thrombose, Embolie

Tiefe Venenthrombosen sind eine Rarität, eine Embolie erst recht. MAY (1978) hat bei jährlich 800 Operationen folgende Zahlen ermittelt: nicht bedrohliche Lungeninfarkte 1:3000, Lungenembolien 1:26000, davon letal 1:12000 (1974); sie können aus dem eigenen Krankengut bestätigt werden. NATALI (1964) gab 18 Todesfälle auf 87685 Operationen an, das ist 1 auf 4870 oder 0,204‰. 13 Todesfälle entfielen hiervon auf eine Lungenembolie, 5 Todesfälle wurden nicht geklärt. Zur Vermeidung tiefer Venenthrombosen sind nicht Antikoagulantien das beste Mittel, sondern frühes Aufstehen und Gehen. Varizenoperationen dürfen unter einer Low-dose-Heparin-Therapie (2–3 mal 5000 IE s.c.) durchgeführt werden.

Lymphödem

Mit passageren Lymphödemen ist in 5:100 und mit irreversiblen Lymphödemen in 2:1000 Fällen zu rechnen (MAY 1978). Die Entstehung eines Lymphödems sollte tunlichst vermieden werden. Wichtig werden kann eine Abgrenzung gegenüber einem postthrombotischen Syndrom.

Die Behandlung besteht in langfristig komprimierenden Verbandsanordnungen. Kompressionsstrümpfe sind wegen ihrer gleichmäßigen Druckausübung elastischen Binden unbedingt vorzuziehen.

Nervenschaden

Motorisch

Reversible und irreversible Ausfälle sind beobachtet worden, die meistens den N. peronaeus betreffen und darauf zurückzuführen sind, daß entweder das Bein auf einer ungeeigneten, womöglich nicht gepolsterten Schiene gelagert oder mit zu stark komprimierenden Verbänden versehen worden ist. Eine Schiene hat in der Varizenchirurgie keinen Platz, weil es für sie keine Indikation, hingegen Kontraindikationen gibt. Der Patient soll schon am Abend des Operationstages aufstehen und seine Wadenmuskelpumpe betätigen. NATALI u. BENHAMOU (1979) teilten ein Volkmann-Syndrom des Beines und 2 temporäre Ischämien infolge zu enger Binden mit.

Man mache es sich zur Gewohnheit und Regel, jeden im Operationssaal angelegten Verband am Abend zu kontrollieren, ob er infolge postoperativer Anschwellung zu eng geworden ist und drückt. Sonst ist nicht genügend Sorgfalt aufgewandt worden, um Peronaeusschäden zu verhüten. Diese Notwendigkeit gilt gleichermaßen für ambulant durchgeführte Operationen, die eine zutreffende Aufklärung erfordern.

Sensibel

Ein vorübergehendes Taubheitsgefühl über und unter dem Innenknöchel ist in 15%–20% postoperativ vorhanden. Die Ursache ist bereits erläutert worden. Nur selten bleibt dieser Ausfall bestehen, im allgemeinen gleicht er sich nach einigen Wochen oder Monaten aus und wird vom Patienten vergessen. Eine Behandlung ist nicht bekannt, auch nicht erforderlich.

Komplikationen bei wiederherstellenden Venenoperationen

Intra- und postoperative Komplikationen bei akuter Thrombose

Die Therapie der chirurgischen Wahl besteht in der venösen Thrombektomie, die mehr und mehr Verbreitung findet. Ausschlaggebend für das Ergebnis ist gerade bei dieser nicht risikolosen Operation die richtige Anzeigestellung. Als palliative Behandlung steht die Faszienspaltung zur Verfügung. Die Thrombektomie muß technisch so ausgerichtet sein, daß sie weder intra- noch postoperativ mit Lungenembolien belastet wird. Als unbefriedigend ist die Tatsache zu werten, daß bei der akuten Thrombose die auslösende Ursache meistens verborgen bleibt und sich somit eine wahrhaft kausale Therapie versagt. Um Wiederholungen zu vermeiden, wird auf die Ausführungen von KOSLOWSKI u. RAHMER in Band 1, 130–134 (1981) verwiesen.

Intra- und postoperative Komplikationen bei chronischer Thrombose

Gegenüber der standardisierten Routineoperation bei primärer Varikosis ist die Anzahl rekonstruktiver Eingriffe wegen chronischer Thrombose mit oder ohne sekundärer Varikosis verschwindend gering. Die Situation ist mit der arteriellen Strombahn nicht vergleichbar, wo gerade der chronische Verschluß im Mittelpunkt der chirurgischen Bemühungen steht.

Die Begründung dafür, daß der venösen Rekonstruktion bisher wenig Erfolg beschieden ist, hat KUNLIN (1974) treffend in die Worte gekleidet: „Alles in allem sind der niedrige Druck und die geringe Strömungsgeschwindigkeit jene charakteristischen Faktoren der venösen Zirkulation, die das Hauptproblem für die Venenchirurgie darstellen."

Damit sind die wesentlichen Ursachen genannt, auf deren Boden die Komplikationen entstehen, die überwiegend in der postoperativen Phase in Erscheinung treten, wenn man von der Indikationsstellung absieht, die eigentlich am komplikationsträchtigsten ist.

Die chirurgische Aufgabe besteht darin, einen verschlossenen oder funktionslosen Venenabschnitt zu überbrücken. Andere Verfahren haben sich nicht durchsetzen können. In Betracht kommen:
1. der Femoralis-Bypass,
2. die Umleitung nach Palma,
3. der Iliaka-Bypass.

Intraoperative Komplikationen

Blutung

Sie spielt wegen der niedrigeren Druckwerte eine geringere Rolle als bei Arterieneingriffen. Ein Einriß oder ein Anastomosenleck sind mit einer Naht zu versorgen. Länger dauernde Komprimierungen sollten wegen der Gefahr einer Thrombosebildung unterbleiben.

Thrombose

Die Thrombose entscheidet über Erfolg oder Mißerfolg der Rekonstruktion. Sie ist somit als bestimmende Komplikation anzusehen. Wenngleich sie häufiger postoperativ entsteht, kann sie auch schon am Ende der Operation vorhanden sein. Der Eingriff sollte niemals beendet werden ohne die Gewißheit, daß die Blutströmung intakt ist.

Die Erkennung ist nicht unproblematisch und macht Schwierigkeiten. Ein sicherer Nachweis gelingt durch ein intraoperatives Phlebogramm, das aber möglichst unterbleiben sollte, da der Reiz des Kontrastmittels allein bereits zur Thrombose führen kann. Die Doppler-Strömungsuntersuchung ist risikolos und daher vorzuziehen.

Ist die Thrombose letztlich auf ein zu geringes Einströmvolumen – run-in – zurückzuführen, kann nur eine arteriovenöse Fistel (KUNLIN 1953) Abhilfe schaffen. Die Ausflußbahn muß selbstverständlich frei sein, sonst wird die Indikation fraglich.

In der Regel geht die Thrombose von der Anastomose aus. Technisch sollten hierbei zur Prophylaxe beachtet werden:
1. ein atraumatischer Umgang mit den Venenwänden,
2. eine möglichst strömungsgerechte Anlage der Anastomose.

Ist die Operation nach Palma geplant, sollte sie mit einer Probefreilegung der zur Transplantation vorgesehenen V. saphena beginnen. Ist das Kaliber unzureichend, wird der Eingriff sinnlos und verbietet sich. Der Operateur lasse sich von der Einstellung leiten, daß der Patient von der Operation bei geringem Risiko einen lohnenden Gewinn von langer Dauer erwartet und erhalten soll. Hierbei ist zu bedenken, daß sich das Venentransplantat offenbar häufig variкös verändert, natürlich mit Rückwirkungen auf die Funktion.

Postoperative Komplikationen

Blutung

Zuerst ist zu prüfen, ob die Blutung von der Transplantation oder der Antikoagulation ausgeht. Ein Hämatom im Bereich der Anastomose oder des Transplantates sollte wegen der Komprimierungsgefahr rechtzeitig ausgeräumt werden. Brüske Anhebungen des Prothrombinspiegels sind wegen einer Thrombosegefahr problematisch.

Thrombose

Ihre Verhütung steht obenan. Postoperativ ist für einen stabilen Blutdruck Sorge zu tragen. Antikoagulation ist selbstverständlich.

Venenanastomosen sind von der Schrumpfungsgefahr und damit dem Verschluß bedroht. Die Ursache liegt nach den grundlegenden Untersuchungen von KUNLIN (1974) darin, daß lokale Turbulenzen zur Ausbildung eines Fibrinsporns mit narbiger Einengungstendenz führen; das Resultat ist eine progressive Stenose an der venösen Anastomose. Die Anastomosen müssen derart angelegt werden, daß hämodynamische Wirbelbildungen auf ein unumgängliches Minimum eingeschränkt werden. Der Schrumpfungsneigung können außerdem vorbeugen eine arteriovenöse Fistel und eine Aufhängung beziehungsweise Ausspannung der Naht nach Kunlin.

Verschließt sich die Fistel nicht spontan früher als gewünscht und beabsichtigt, wird ihre gute Wirkung mit einer zweiten Operation erkauft, nämlich dem Verschluß der Fistel. Die aufgehängte Naht ist im Gelenkbereich ungünstig. Thrombosierte Venen erlangen eine gewisse Funktion wieder durch den Vorgang der Rekanalisation. Ob thrombosierte Venentransplantate ebenfalls rekanalisieren, ist mehr als fraglich; mit größerer Wahrscheinlichkeit schrumpfen sie.

Kunststoffprothesen sind für den Gebrauch in der Praxis noch nicht genügend ausgereift. Vorläufige Ergebnisse sollten mit betonter Zurückhaltung entgegengenommen werden. Eine hohe Umleitung nach Palma erscheint nur gerechtfertigt, wenn die Erhaltung eines Beines auf dem Spiele steht. Der Preis besteht darin, daß 1. an einer bislang gesunden Vene, die die Prothese aufnimmt, operiert wird, 2. der bestehende Kollateralkreislauf gefährdet wird, 3. beiderseits Lymphbahnen geschädigt werden und 4. ein Fremdkörper eingepflanzt wird. Die Anzeigestellung zu dieser Operation übernimmt daher eine beträchtliche Verantworung.

Literatur

Aigner, R.: Die Lage des N. saphenus und ihre Bedeutung für Eingriffe an der V. saphena magna. angio 3 (1981) 59

Anlyan, W. G., D. Silver: Complications affecting the venous system. In: Complications in Surgery and Their Management, hrsg. von C. P. Artz, J. D. Hardy. Saunders, Philadelphia 1967

Balzer, K.: Chirurgie der Venen, funktionelle Untersuchung, Meßmethoden. Langenbecks Arch. Chir. 347 (1978) 217

Balzer, K., G. Carstensen: Arteriovenöse Fisteln nach Gefäßverletzungen und ärztlichen Eingriffen. International Vascular Workshop Obergurgl 26. 3. 1981 – chir. prax. 29 (1982) 409

Balzer, K., J. Bernert, G. Carstensen: Die Beurteilung der venösen Hämodynamik als entscheidendes diagnostisches Kriterium für venenchirurgische Eingriffe. Chirurg 49 (1978) 290

Balzer, K., J. Bernert, L. Laube, D. Schreiber: Vergleichende Untersuchungen mit peripherer und zentraler Phlebodynamometrie, Ultraschall-Doppler-Verfahren und Impedanzplethysmographie bei Operationen am Venensystem der unteren Extremität. In: Therapiekontrolle in der Angiologie, hrsg. von R. Hild, G. Spaan. Witzstrock, Baden-Baden 1979

Bevan, P. G., S. H. Green, F. A. R. Stammers: Low termination of the internal saphenous vein. Brit. med. J. 1956/I, 610

Becker, H.-M.: Über eine erfolgreiche Gefäßrekonstruktion nach versehentlicher Arterienexhairese bei Varizenoperation. Chirurg 46 (1975) 367

Becker, H.-M.: Die Behandlung der Varicosis. Chirurg 47 (1976) 105

Buri, P.: Traumatologie der Blutgefäße. Huber, Bern 1973

Carstensen, G.: Rundgespräch: Chirurgie der Venen. Langenbecks Arch. Chir. 347 (1978) 235

Cockett, F. B.: The pathology an treatment of venous ulcers of the leg. Brit. J. Surg. 43 (1955) 260

Cockett, F. B., M. L. Thomas: The iliac compression syndrome. Brit. J. Surg. 52 (1965) 816

Cox, S. J., J. M. Wellwood, A. Martin: Saphenous nerve injury caused by stripping of the long saphenous vein. Brit. med. J. 1974/I, 415

Dunz, W.: Aktuelle Fragen zum Arzthaftungsrecht. Tag. u. Verlagsges., Köln 1980

Eger, M., L. Golcman, A. Goldstein, M. Hirsch: The use of a temporary shunt in the management of arterial vascular injuries. Surg. Gynec. Obstet. 132 (1971) 67

Eger, M., L. Golcman, G. Toro, M. Hirsch: Inadvertent arterial stripping in the lower limb: Problem of management. Surgery 73 (1973) 23

Garnjobst, W.: Injuries to the saphenous nerve following operations for varicose veins. Surg. Gynec. Obstet. 119 (1964) 359

Hach, W.: Phlebographie der Bein- und Beckenvenen. Schnetztor, Konstanz 1977

Heinrich, P.: Varikektomie an der unteren Extremität. Zbl. Chir. 100 (1975) 745

Hellerer, O., R. Aigner, M. v. Lüdinghausen: Varizenchirurgie – Topographie der Tiefenanastomosen des Unterschenkels. Chir. prax. 25 (1979) 407

Hofmann, K.-T., G. Simonis, H. F. K. Männl, B. Koch: Iatrogene Verletzungen der großen Gefäße und am Herzen. Münch. med. Wschr. 116 (1974) 975

Koslowski, L., H. Rahmer: Thrombose und Embolie. In: Intra- und postoperative Zwischenfälle, hrsg. von K. Kremer, F. Kümmerle, H. Kunz, R. Nissen, H. W. Schreiber. Thieme, Stuttgart 1981 (S. 125)

Kremer, K., W. Sandmann: Chirurgische Therapie der chronisch-venösen Insuffizienz (Krampfadern). Dtsch. med. Wschr. 105 (1980) 150

Kremer, K., H. Böhme, J. Föckersperger: Krampfadern und venöses Insuffizienzsyndrom. In: Spezielle Chriurgie für die Praxis, Bd. I/2, hrsg. von F. Baumgartl, K. Kremer, H. W. Schreiber. Thieme, Stuttgart 1975

Kunlin, J., A. Kunlin: Experimentelle Venenchirurgie. In: Chirurgie der Bein- und Beckenvenen, hrsg. von R. May. Thieme, Stuttgart 1974

Leitz, K. H., F. C. Schmidt: Iatrogene Arterienverletzung bei Babcockscher Venenexhairese. VASA 3 (1974) 45

Luke, J. C., G. G. Miller: Disasters following the operation of ligation and retrograde injection of varicose veins. Ann. Surg. 127 (1948) 426

May, R.: Die Chirurgie der Varicen. Chirurg 40 (1969) 481

May, R.: Meßmethoden in der Venenchirurgie. Huber, Bern 1971

May, R.: Venentransplantation beim postthrombotischen Zustandsbild des Beines. Act. chir. 7 (1972) 1

May, R.: Chirurgie der Bein- und Beckenvenen. Thieme, Stuttgart 1974

May, R.: Operation der Varicen. Langenbecks Arch. Chir. 347 (1978) 225

May, R., R. Nissl: Die Phlebographie der unteren Extremität. Thieme, Stuttgart 1959, 2. Aufl. 1973

May, R., R. Nissl: Anatomie. In: Chirurgie der Bein- und Beckenvenen, hrsg. von R. May. Thieme, Stuttgart 1974

May, R., A. Kriesmann: Periphere Venendruckmessung. Thieme, Stuttgart 1978

Moosmann, A., W. Hartwell jr.: The surgical significance of the subfascial dourse of the lesser saphenous vein. Surg. Gynec. Obstet. 118 (1964) 761

Morton, I. H., W. A. Southgate, J. A. DeWeese: Arterial injuries of the extremities. Surg. Gynec. Obstet. 123 (1966) 611

Natali, J.: Surgical treatment of varices. Enquiry into 87,000 cases. J. cardiovasc. Surg. 5 (1964) 713

Natali, J., A. C. Benhamou: Iatrogenic vascular injuries. A review of 125 cases (excluding angiographic injuries). J. cardiovasc. Surg. 20 (1979) 169

Nissl, R.: Venöse Aneurysmen. angio 3 (1981) 11

Polubudkin, M.: Prevention of errors and complications in treating varicose veins of the lower extremities. Vestn. Khir. 124 (1980) 62

Seeger, V., K. Bötticher: Das Aneurysma der Vena saphena magna. Chirurg 51 (1980) 182

Weber, J.: in: Rundgespräche: Chirurgie der Venen. Langenbecks Arch. Chir. 347 (1978) 235

Vollmar, J.: Iatrogene Gefäßverletzungen in der Chirurgie. Langenbecks Arch. klin. Chir. 322 (1968) 335

Weimann, S., G. Flora, G. Weimann: Versehentliche Arterienexhairese bei Venenstripping. Fol. Angiol. 25 (1977) 210

Wellwood, J. M., S. J. Cox, A. Martin, F. B. Cockett, N. L. Browse: Sensory changes following stripping of the long saphenous vein. J. cardiovasc. Surg. 16 (1975) 123

Widmer, L. K.: In: Rundgespräche: Chirurgie der Venen. Langenbecks Arch. Chir. 347 (1978) 235

6. Periphere Nerven

H. Nigst

Traumatische Läsionen

Primärnaht und frühe Sekundärnaht, verzögerte Primärnaht

Die Chirurgie der peripheren Nerven ist ein Gebiet, mit welchem jeder operativ tätige Arzt konfrontiert werden kann: der Allgemeinchirurg, der chirurgische Spezialist oder der Orthopäde, aber auch der Praktiker. Nicht viele unter ihnen verfügen über eine größere Erfahrung auf diesem Spezialgebiet der Chirurgie, nicht alle sind über die verschiedenen technischen Möglichkeiten für eine gegebene Situation orientiert, nicht immer stehen die technischen Hilfsmittel, beispielsweise zur Durchführung einer Nervennaht, zur Verfügung. Wenn wir als selbstverständlich voraussetzen, daß jeder dieser Ärzte sich der Verantwortung bewußt ist, die er übernimmt, wenn er einen Patienten mit einer Läsion eines peripheren Nervs operiert, dann stellt sich als erstes die Frage, wie kann er, wenn er sich nicht kompetent fühlt, die Erstversorgung aber durchführen will, richtig handeln, ohne daß er dadurch dem Patienten schadet, gleichzeitig aber auch nicht juristisch belangt werden kann. Vor 30 Jahren gab es darauf eine einfache Antwort. Sie hieß frühe Sekundärnaht (FSN). Darunter verstand Seddon (1954) eine zweizeitige Nervennaht.

Der erstversorgende Chirurg begnügte sich dabei mit dem Aufsuchen der Nervenstümpfe, welche er mit 1–2 epineuralen Nähten einander näherte oder welche er auf der Unterlage fixierte, um eine weitere Retraktion zu verhüten. In der zweiten Sitzung, welche von einem in der Chirurgie der peripheren Nerven erfahrenen Chirurgen vorgenommen wurde, erfolgte die definitive Versorgung. Als idealer Termin dafür galt ein Zeitraum von 3 Wochen nach der Verletzung. Längere Zeit wurde die Frage, ob ein solches Verfahren nicht nur dann angewendet werden sollte, wenn der erstversorgende Chirurg die Technik nicht beherrschte, sondern auch wenn er damit Erfahrung hatte, eifrig diskutiert. Die Meinungen blieben verschieden, nicht zuletzt weil niemand größere Vergleichsserien demonstrieren konnte, welche eindeutig den Vorteil der einen oder anderen Taktik zeigen konnten, der Primärnaht oder der FSN. Daß der Unerfahrene aber den Patienten dem Erfahrenen überweisen sollte, darüber war man sich indessen einig. In der Zwischenzeit hat das Mikroskop die Lupenbrille in der Chirurgie peripherer Nerven weitgehend verdrängt, die Nahttechnik wurde verfeinert, die Indikation für die Nerventransplantation wurde erweitert. Neuere Untersuchungen scheinen aber wieder darauf hinzuweisen, daß der beste Zeitpunkt für eine Nervennaht 2–3 Wochen nach der Verletzung sei. Was hat sich somit geändert? Mehr denn je muß gefordert werden, daß die Versorgung einer Nervenverletzung von demjenigen vorgenommen werden soll, der über die nötige Erfahrung und das geeignete Instrumentarium, einschl. Operationsmikroskop, verfügt. Es wird sich aber, solange nicht genügend spezialisierte Abteilungen bestehen, nicht vermeiden lassen, daß die Erstversorgung an einem Ort geschehen wird, wo weder ein mit der Chirurgie peripherer Nerven vertrauter Chirurg arbeitet noch das erforderliche Instrumentarium vorhanden ist. Wie hat sich nun dieser zu verhalten, um trotzdem für den Patienten verantwortbare Maßnahmen zu treffen, welche mit einer guten Prognose vereinbar sein werden? Er wird zunächst die Diagnose der Nervenverletzung präoperativ zu stellen haben, diese peroperativ verifizieren, sofern dies nicht mit einer weiteren Freilegung verbunden ist, und nach der Wundrandanfrischung den Wundverschluß vornehmen. Wir empfehlen nicht mehr die epineuralen Adaptationsnähte, auch nicht das Fixieren eines Nervenendes auf die Unterlage, da dadurch zusätzlicher Schaden am Nerv gesetzt wird und möglicherweise deshalb, dort wo sonst eine Direktnaht durchgeführt werden könnte, wegen dieses Zusatzschadens mehr reseziert werden muß und eine Nerventransplantation erforderlich wird. Was den Zeitpunkt der Überweisung an eine Spezialabteilung betrifft, so sollte dies sofort sein. Es wird nur zu viele äußere Gründe noch geben, welche eine Verzögerung bewirken werden. Wenn der definitive Eingriff dort vor Ablauf von 3 Wochen – als verzögerte Primärnaht oder als Sekundärnaht – durchgeführt wird, dann sind für den Patienten nach den heutigen Erkenntnissen die bestmöglichen Vorbedingungen für eine gute Prognose geschaffen.

Während man bei Sekundärnähten den Zugang frei wählen, Standardinzisionen verwenden kann, ist man bei der Primärnaht an den Verlauf der ursprünglichen Wunde gebunden und wird diese, falls eine größere Freilegung erforderlich wird, in sinnvoller Weise an Standardinzisionen angepaßt verlängern. Es ist dann auch kaum zu vermeiden, daß die Nervennaht auf gleiche Höhe wie die Hautnaht und ggf. auch Sehnennähte zu liegen kommt. Bei Sekundärnähten wird man dies zu vermeiden suchen. Aber auch hier wird es nicht immer möglich sein, besonders dann nicht, wenn sonst prekäre Verhältnisse für die Ernährung der Haut entstehen würden. In solchen Fällen wird sich manchmal die Frage der Hautplastik stellen, um bessere lokale Verhältnisse zu schaffen.

Erprobte Zugänge zu den häufigst verletzten peripheren Nerven an der oberen und an der unteren Extremität sind in Abb. 6.1–6.6 schematisch angegeben. Die Abb. 6.7 zeigt am Beispiel einer Medianusverletzung Möglichkeiten der Schnitterweiterung bei der Primärversorgung mit Anpassung an die Standardinzisionen.

Beim Zugang zum Nerv können folgende Komplikationen auftreten:

Falsches Anlegen des Hautschnittes mit Gefährdung der Ernährung der so gebildeten Lappen, besonders im Handgelenksbereich. Hautnekrosen und damit die Gefahr der Infektion und Gefährdung der Nervennaht (Vereiterung, Vernarbung) sind die Folgen. Diese Komplikation ist vermeidbar, wenn man die lokalen Ernährungsverhältnisse berücksichtigt und sich an die empfohlenen Hautschnitte hält.

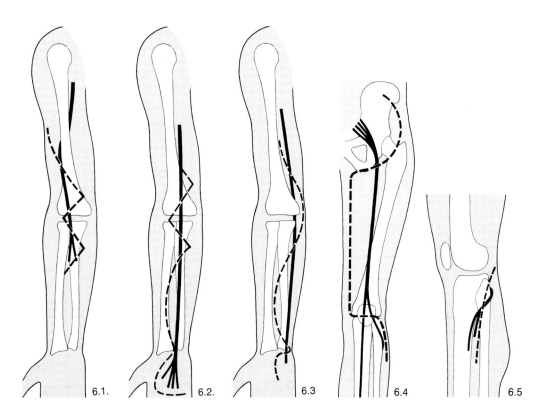

Abb. 6.1 Standardinzision für den N. radialis

Abb. 6.2 Standardinzision für den N. medianus

Abb. 6.3 Standardinzision für den N. ulnaris

Abb. 6.4 Standardinzision für den N. ischiadicus und die Nn. tibialis und peroneus in der Kniekehle

Abb. 6.5 Inzision für den N. peroneus im Bereich des Fibulaköpfchens

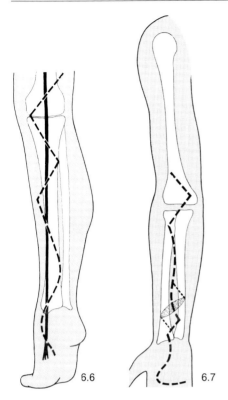

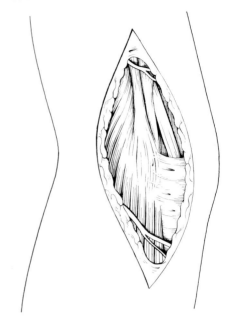

Abb. 6.8 Hautnerven im Wundbereich bei der Darstellung des N. ulnaris am Ellbogen

Abb. 6.6 Inzision für den N. tibialis

Abb. 6.7 Beispiel einer Anpassung an die Standardinzision (grobpunktiert) bei Verletzung des N. medianus (Anpassungsschnitt feinpunktiert)

Durchtrennung von Hautnerven mit der Folge peripher davon auftretender Anästhesie und Neuromschmerzen. Besonders gefährdet sind beispielsweise an der oberen Extremität der N. cutaneus antebrachii medialis bei der Freilegung des N. ulnaris am Ellbogen (Abb. 6.8) oder der R. palmaris n. mediani bei der Freilegung des N. medianus am Handgelenk (Abb. 6.9). Solche Komplikationen können vermieden werden, wenn man die Anatomie kennt bzw. nachsieht.
Irrtum beim Aufsuchen der Nerven: Ein wohl nicht sehr häufiger, aber katastrophaler Irrtum ist die Verwechslung des N. medianus mit einer Sehne. Wir haben einen Patienten reoperiert, bei welchem der proximale Stumpf des N. medianus an den distalen Stumpf eines Fingerbeugers genäht wurde, und einen weiteren Patienten gesehen, bei welchem ein Stück Medianus als „Sehnentransplantat" eingesetzt wurde (bei kongenitaler Aplasie des M. palmaris longus). Wir wissen von weiteren ähnlichen Fällen. Vermeiden läßt

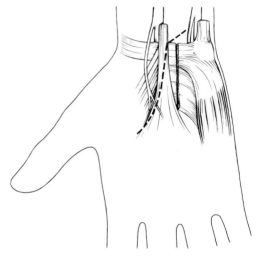

Abb. 6.9 Inzisionen beim Karpaltunnelsyndrom mit Verlauf des R. palmaris n. mediani

sich diese Komplikation, wenn nur derjenige operiert, welcher die topographische Anatomie kennt und auch über anatomische Varianten orientiert ist (Abb. 6.10). Ist man unsicher oder hat man einen bestimmten Zugang schon längere Zeit nicht benützt, tut man gut, vorgängig – nötigenfalls auch während der Operation – einen Anatomieatlas zu konsultieren, um sich die lokalen

6. Periphere Nerven

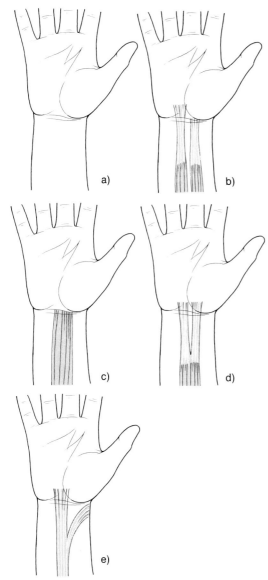

Abb. 6.**10** Häufigste anatomische Varianten des M. palmaris longus im Bereich des Handgelenks (nach *Anson*):
a) Fehlen des M. palmaris longus (12,9%)
b) Doppelt angelegter M. palmaris longus
c) umgekehrte Anlage des M. palmaris longus (Muskelanteil distal)
d) Doppelsehne bei gemeinsamem Muskelbauch
e) distale Aufteilung der Sehne mit ulnarer, in der Fascia antebrachii endender Abzweigung

Verhältnisse wieder zu vergegenwärtigen. Man muß auch wissen, daß anatomische Varianten nicht selten sind und beispielsweise der M. palmaris longus in etwa 15–20% der Fälle fehlen kann. Gefäßverletzungen können, da die Nervenstämme meist – wenigstens streckenweise – mit den Hauptgefäßen verlaufen, vorkommen. Besonders zu vermeiden sind die Verletzungen der A. brachialis bei der Darstellung des N. medianus und des N. radialis in der Ellenbeuge oder der A. poplitea bei der Darstellung des N. peroneus und des N. tibialis in der Kniekehle. Mit sorgfältiger Präparation in Blutleere läßt sich diese Komplikation vermeiden. Die Arterie und die Hauptvenen verlaufen an geschützter Stelle in der Tiefe, neben oder unter den Nerven. Man sollte bei der Freilegung der Nerven das Bindegewebe längs spalten und scharfe Durchtrennungen nur in der Längsachse unter Sicht vornehmen. Wenn es ungewiß ist, ob man in der Blutleere ein größeres arterielles Gefäß durchtrennt hat, empfiehlt es sich, die Blutdruckmanschette nach erfolgter Nervennaht zu lösen, evtl. noch blutende Gefäße zu ligieren und erst dann die Wunde zu verschließen.

Es gibt Patienten, welche zur Keloidbildung neigen, und Inzisionen, nach welchen das Keloid besonders häufig vorkommt. Dazu gehören der dorso-ulnare Schnitt zur Darstellung des N. ulnaris am Ellbogen und vor allem derjenige zur Darstellung des N. medianus am Handgelenk. Als vorbeugende Maßnahme empfehlen wir für die Fälle, wo die Neigung zu Keloidbildung bekannt ist, die Röntgennachbestrahlung ab dem 1. postoperativen Tag und als Therapie des gebildeten Keloids die Exzision und Röntgenbestrahlung am Tag nach der Operation.

Die Komplikationen der primären und der verzögerten Primärnaht oder frühen Sekundärnaht selbst stehen in Zusammenhang mit der Art der ursprünglichen Verletzung, sind aber z. T. auch Folge technischer Fehler.

Bei der Durchführung der Naht werden zunächst die beiden Nervenstümpfe aufgesucht. Obschon die Nerven keine sehr große Retraktionstendenz aufweisen, kann es vorkommen, daß der eine (meist der proximale) Stumpf in der ursprünglichen Wunde nicht gesehen wird. Dies kommt vor allem bei komplexen Verletzungen, weniger bei isolierter Durchtrennung eines einzigen Nervs vor. In solchen Fällen wird man den Hautschnitt erweitern müssen (Abb. 6.**8**), den Nerv in einiger Distanz von der Verletzungsstelle identifizieren und bis zur Verletzungsstelle verfolgen. Sind die beiden Stümpfe freigelegt, dann gilt es zu beurteilen, ob und wieviel von den Stumpfenden reseziert werden muß. Dieser Schritt ist wichtig, da zurückgelassenes, gequetschtes Gewebe Narben bildet, welche den Durchgang der neuen Fasern verhindern und so zu einer schlechten Regeneration führen. Wurde der Nerv mit einem scharfen Messer oder mit einer Rasierklinge, wie bei iatrogenen Verletzungen oder beim Suizid, durchtrennt, dann ist es möglich, daß sich die Schnittfläche, so wie sie ist, für eine direkte Naht eignet. Der Unterschied zu der chirurgischen Resektion liegt in solchen Fällen oft nur in der Richtung des Schnittes, welche nicht unbedingt senkrecht zur Nervenachse liegen wird. Meistens jedoch ist die Durchtrennung mit einer Quetschung der Nervenenden kombiniert. Es läßt sich oft nicht leicht, auch nicht immer mit Lupenvergrößerung – besser unter dem Mikroskop – feststellen, wo die Grenze zum Gesunden liegt. Davon hängt aber die Qualität der Regeneration ab. In dubio wird man deshalb lieber etwas zu viel als zu wenig resezieren. Wird die Naht nicht am Unfalltag, sondern einige Tage später, nach 10 oder sogar erst nach 20 Tagen durchgeführt, läßt sich das Gesunde leichter abgrenzen. Dies ist ein Argument zugunsten der verzögerten Nervennaht. Die Resektion wird entweder mit einer Rasierklinge oder mit einer gezackten Mikroschere unter optischer Vergrößerung vorgenommen. Die Schnittfläche sollte senkrecht zur Längsachse des Nervs verlaufen, und die Nervenbündel sollten nicht hervorquellen.

Die Technik der Nervennaht unter dem Mikroskop wird heute noch verschieden gehandhabt. Es darf am Beispiel der Digitalnerven als gesichert angenommen werden, daß eine Naht mit optischen Hilfsmitteln, zumindest mit der Lupenbrille, sicher mit dem Operationsmikroskop, bessere Ergebnisse zeitigt, als die Naht ohne diese. Es kann nicht gefordert werden, daß alle Verletzungen von Digitalnerven oder anderen sensiblen Endästen, etwa des R. superficialis n. radialis, vom Spezialisten versorgt werden. Es kann aber gefordert werden, daß die Naht zumindest mit Lupenvergrößerung gemacht wird und daß die Versorgung der Nervenstämme – welche nicht so häufig verletzt werden – auf einer dazu eingerichteten Abteilung erfolgt, wo geschultes Personal, Mikroinstrumente und Mikroskop verfügbar sind.

Für kleine Nerven, wie die Digitalnerven, wird immer noch die epineurale Naht empfohlen (Abb. 6.**11**). Für diese gilt jedenfalls, daß nur das Epineurium gefaßt und genäht wird, daß atraumatisches, gewebsfreundliches, feinstes Nahtmaterial verwendet wird, damit ein völliger Abschluß, in der Regel durch Einzelknopfnähte, erreicht wird, welcher verhindert, daß Nervenfasern aus dem

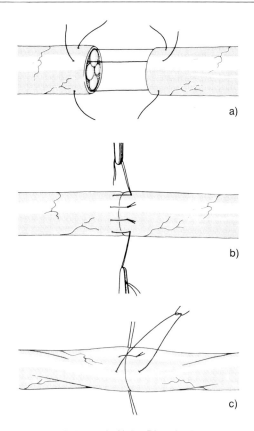

Abb. 6.**11** Epineurale Naht. Die mit einer mit Zahnung versehenen Schere im Gesunden reserzierten Nervenenden werden zunächst in der richtigen Orientierung mit zwei seitlichen epineuralen 10-0-Nähten gefaßt (a) und aneinander adaptiert. Danach wird die vordere Nahtreihe angelegt (b), der Nerv sodann gedreht und die hintere Nahtreihe gelegt (c)

Querschnitt in die Umgebung hinauswachsen. Für Nervenstämme wird man heute perineurale (MILLESI) oder interfaszikuläre (MICHON) Nähte unter Benützung des Mikroskopes anlegen (Abb. 6.**12** a–b). Auch die sorgfältig durchgeführte Resektion mit den erwähnten Mitteln ist im histologischen Schnitt noch unbefriedigend (EDSHAGE 1964). Vor allem gelingt es damit nicht, die verschiedenen Bündel mit der Rasierklinge, dem Skalpell oder der Schere auf gleicher Höhe zu durchtrennen.

Bessere Ergebnisse sollen erreicht werden, wenn der Nerv mit einem Spezialnervenhalter stabilisiert und dann erst durchtrennt wird. Andere Autoren umwickeln das Nervenende mit Polythen oder Papier, spannen es an und durchtrennen den Nerv durch die Hülle hindurch im Gesunden mit

238   6. Periphere Nerven

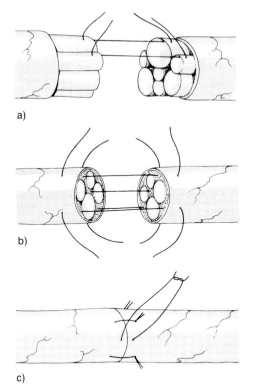

Abb. 6.12 Für Nervenstämme werden perineurale Nähte (*Millesi*) (a) oder interfaszikuläre Nähte (*Michon*) (b–c) mit Benützung des Operationsmikroskopes empfohlen

der Rasierklinge (GOSSET 1969). Von anderer Seite wieder wird zum gleichen Zweck die Umscheidung des Nervenendes mit erweichtem Bienenwachs empfohlen (WILHELM, MERLE D'AUBIGNE u. TUBIANA, zit. nach MILLESI 1969). Mit Lupenvergrößerung gelingt es in der Regel, die einzelnen Bündel zu erkennen und die beiden Querschnitte so aufeinanderzubringen; daß auch die entsprechenden Bündel sich einander gegenüberstehen.

Resektion im Gesunden, gerade Schnittflächen, sich gegenüberstehende einzelne Nervenbündel oder -bündelgruppen, rein epineurale, hermetisch verschließende, atraumatische Naht mit reizlosem Nahtmaterial (Kunststoffaden aus Nylon und dergleichen) sind die Anforderungen, welche an eine epineurale Naht gestellt werden müssen.

Bei der Primärnaht oder der verzögerten Primärnaht bzw. früh durchgeführten Sekundärnaht sind die Defekte nach Schnittverletzungen, nachdem im Gesunden reseziert wurde, meist nur zwischen ½ bis 1 oder 1½ cm lang. Dies ist eine Defektlänge, deren Überbrückung durch direkte Naht noch gerade vereinbar ist mit der Forderung auf Spannungsfreiheit. Der Nerv braucht in solchen Fällen auch nicht auf weite Strecken mobilisiert werden, um dieser Forderung nachzukommen. Die Nachbargelenke sollten nach der Naht in neutrale Stellung gebracht werden können, ohne daß die Spannung an der Nahtstelle ungebührend stark wird. Ist dies nicht möglich, so ist, besonders in den Grenzfällen mit Defekten von 1–1½ cm, eine Nerventransplantation vorzuziehen, um einer durch Zugbelastung verstärkten Narbenbildung an der Nahtstelle vorzubeugen (MILLESI 1969). Wir haben Fälle gesehen, bei welchen das Handgelenk in übermäßiger Beugestellung während 3 Wochen fixiert wurde, wonach es bei gleichzeitigem Auftreten einer Sudeckschen Dystrophie zu einer konservativ nicht mehr zu beeinflussenden Beugekontraktur gekommen war. Abgesehen davon war die Regeneration ausgeblieben. Wie ungünstig sich das funktionell auswirkt, muß nicht besonders betont werden.

Bei der PN sollte man alles devitalisierte Gewebe um den Nerv herum exzidieren und versuchen (es ist nicht immer möglich), eine gesunde Gewebsschicht um ihn zu erhalten, damit es nicht zu starken Adhäsionen mit der Umgebung, etwa mit gleichzeitig und auf gleicher Höhe durchtrennten Sehnen, kommt. Wenn trotzdem Verwachsungen entstehen, dann wird man nicht darum herum kommen, später eine Neurolyse durchzuführen. Dies wird sich manchmal im Rahmen einer Tenolyse bei besonders starker Tendenz zu Narbenbildung ergeben. Wenn die Versorgung der Nervenverletzung verzögert primär, nach 2–3 Wochen erfolgt, ist die Heilung der Sehnennähte vollzogen, so daß gleichzeitig das entstandene, störende Narbengewebe exzidiert und eher dafür gesorgt werden kann, daß die verschiedenen Nahtstellen nicht ein einziges Narbenpaket bilden.

Umscheidungen der Nahtstelle wurden zur Verhütung von Adhäsionen empfohlen. In letzter Zeit ist es eher still geworden um diese Methode, so z.B. auch um die Umscheidung mit Milliporemembranen. Wir haben diese in den letzten Jahren auch nicht mehr benutzt, seit wir in der vermehrten Verwendung von Transplantaten einen besseren Weg für die Umgehung narbiger Bezirke sehen.

Trophische Störungen (Haut-, Nagel- und Haarveränderungen, Veränderungen der Hautfarbe und -temperatur, Veränderungen der Menge und der Konsistenz der Subkutis bis zu Ulzerationen) findet man regelmäßig bei irreparablen Nervenläsionen. Sie sind hingegen seltener bei einfachen Nervenverletzungen, wenn die Hand vor Kälte und Trauma geschützt wird und die Regeneration rasch erfolgt. Ihr Auftreten hängt von einer Reihe von Faktoren ab:

1. Vom verletzten Nerv:
   Sie sind häufig nach Verletzungen des Plexus brachialis, der Nn. medianus, ischiadicus und tibialis, selten nach Verletzungen der Nn. radialis und peronaeus.
2. Von der Art der Läsion:
   Sie treten häufiger auf nach kompletten als nach inkompletten Läsionen und bei letzteren besonders bei den mit Kausalgie verbundenen irritativen Läsionen.
3. Von der Höhe der Läsion:
   Hohe Läsionen sind eher als tiefe mit trophischen Störungen verbunden.
4. Von der Dauer der Denervation:
   Einer 3 Wochen dauernden warmen Phase folgt die kalte Phase, welche bis zur Reinnervation und Wiederherstellung der Funktion bleibt. Durch Schutz vor Kälte und vor Verletzungen sowie durch rechtzeitige Wiederherstellung der Kontinuität des Nervs wird man das Auftreten von Ulzerationen vermeiden und die subjektiven Störungen lindern können.

Gekreuzte Sensibilität, falsche Lokalisation eines Stimulus, ist auch als Zeichen der Regeneration zu werten, obschon dabei angenommen werden muß, daß die Fasern aus dem proximalen Stumpf nicht in die ihnen zugedachten peripheren Hüllen gelangt sind.

Sekundäre Nervennaht

Bei der SN liegen die Verhältnisse etwas anders. Sie kommt zur Durchführung, wenn die Diagnose anläßlich der Erstversorgung nicht gestellt wurde, ein PN ein unbefriedigendes Ergebnis zeitigte oder wenn bei geschlossenem Trauma Zeichen der Regeneration im erwarteten Zeitpunkt ausbleiben.

Es muß hier vorausgeschickt werden, daß eine Sekundärnaht nur dann Aussichten auf Erfolg hat, wenn sie innerhalb einer bestimmten Zeit zwischen Unfall bzw. Auftreten der Lähmung und der ersten Operation durchgeführt wird. Diese Zeitspanne wird „kritische Zeitspanne" genannt und ist für die einzelnen Nerven und abhängig von der Lokalisation der Läsion verschieden. Sie liegt bei hohen Läsionen durchschnittlich unter einem Jahr und bei tiefen Läsionen bei 1½ Jahren. Es gibt aber Ausnahmen zu dieser allgemeinen Richtlinie. So kann die Sensibilität im Medianusbereich noch bis nach 2–3 Jahren in befriedigender Weise wiederhergestellt werden, und bei Kindern kann die kritische Zeitspanne bis doppelt so hoch wie beim Erwachsenen angesetzt werden. Nach dieser Zeit ist zu erwarten, daß die Erfolgsorgane irreversibel geschädigt sind, so daß eine Rückkehr der Funktion nicht mehr eintreten kann.

Um zu vermeiden, daß unnötige Schwierigkeiten beim Aufsuchen des Nervs auftreten, wird man immer von den für Wahloperationen vorgesehenen Zugängen aus den Nerv zuerst proximal und distal aufsuchen und dann erst gegen die vermutliche Verletzungsstelle hin verfolgen.

Wenn der Nerv vollständig durchtrennt vorgefunden wird und die Stümpfe mehr oder weniger weit auseinanderliegen, dann ist die Indikation zur Wiederherstellung der Kontinuität klar gegeben. Wie bei der PN oder der verzögerten PN muß auch hier die Resektion im Gesunden erfolgen und die Naht spannungsfrei sein. Der zu überbrückende Defekt überschreitet indessen bei der Sekundärnaht meist die für eine spannungsfreie Direktnaht gesetzte Grenze von etwa 1 cm. Man wird deshalb heute vermehrt anstelle einer Sekundärnaht eine Nerventransplantation vornehmen. Auf die früher durchgeführten Maßnahmen zur spannungsfreien Defektüberbrückung, wie ausgiebige Nervenmobilisation und Nervenverlagerungen, greift man heute kaum mehr zurück. Sekundäreingriffe nach Nervenverletzungen sollten deshalb nur von einem in der Chirurgie peripherer Nerven geübten Chirurgen durchgeführt werden.

Schwieriger ist die Beurteilung einer Läsion bei erhaltener Kontinuität des Nervs. Hier gilt es zu beurteilen, ob ein vorhandenes Neurom reseziert werden soll oder nicht. Ein vorgängig durchgeführter genauer Neurostatus ist hier besonders wichtig. Die einfachste Situation ist die eines totalen sensiblen und motorischen Ausfalles zu einem Zeitpunkt, wo erwartungsgemäß nach einer Axonotmesis (Unterbrechung der Kontinuität der Achsenzylinder bei erhaltenen bindegewebigen Hüllen) eine Regeneration hätte spontan erfolgen sollen. So lange wird man bei distal gelegenen Läsionen warten können. Bei weiter proximal gelegenen Läsionen hingegen, etwa eines N. ulnaris am Oberarm, darf man nicht warten, bis man mit Sicherheit eine Reinnervation der kleinen Handmuskeln oder im kutanen Gebiet des Nervs an der Hand nachweisen kann. Regelmäßige Kontrollen sind erforderlich, um anhand des Tinel-Hoffmann-Zeichens (distal fortschreitende Klopfschmerzhaftigkeit des sich regenerierenden Nerven) und von klinischen (Muskeltest) oder elektromyographischen Untersuchungen das Auftreten der Regenerationszeichen in den der Verletzungsstelle proximalsten Muskeln festzustellen. Treten sie dort zur erwarteten Zeit (Wachstumsgeschwindigkeit 1 mm/Tag) nicht ein, dann darf bei diesen hohen Läsionen mit der Exploration nicht gewartet werden, weil sonst die kritische Zeitspanne leicht überschritten wird. Die Beurteilung richtet sich im wesentlichen nach dem Ausmaß bzw. dem Wert der eingetretenen Teilregeneration vor der Exploration oder nach dem Lokalbefund. Die Palpation wird dem Geübten den Eindruck eines weichen oder eines harten Neuroms vermitteln. Bei letzterem ist mit einer spontanen Regeneration in der Regel nicht mehr zu rechnen. Erfolgt die Exploration relativ früh und findet sich ein weiches Neurom, ist die Entscheidung viel schwieriger. Eine spontane Regeneration kann hier nicht ausgeschlossen werden, wie man dies auch bei den meist weichen Neuromen der Lähmung des N. ulnaris am Ellbogen sieht. Im Zweifelsfall wird man sich zur Probeinzision des Nervs entschließen, mit dem Zweck festzustellen, welche Bündel in Kontinuität und welche unterbrochen sind. Bei den sich in Kontinuität befindenden Bündeln wird man feststellen müssen, ob sie intakt oder durch Narbe verbunden sind. Man wird auch die intraneuralen Narben exzidieren, eine endoneurale Neurolyse vornehmen. Dazu genügt in der Regel die Lupenvergrößerung, die aber unerläßlich ist. Mit dem Mikroskop läßt sich dies mit noch mehr Sicherheit und Genauigkeit bewerkstelligen. Von der richtigen Beurteilung und von der Sorgfältigkeit, mit welcher die operative endoneurale Revision vorgenommen wird, sowie von den nachfolgenden Maßnahmen (nur Neurolyse, Einsetzen eines Transplantates oder End-zu-End-Naht) hängt das Endergebnis ab.

Transplantate

Eine Nerventransplantation ist Sache des Spezialisten. Sie ist ein zeitraubender Eingriff, welcher äußerste Sorgfalt erfordert. Es ist unverantwortlich, einen neuen sensiblen Ausfall zu setzen, wenn damit nicht die Aussicht auf eine gute Regeneration der Sensibilität und der Motilität in einem wichtigen Versorgungsgebiet zu erwarten ist. SEDDON (1954) hat schon vor Jahren angeben können, daß die Ergebnisse der Transplantate kaum von denjenigen der direkten Naht abweichen. Die Verwendung des Operationsmikroskopes erlaubt eine exaktere Adaptation der Transplantate in den zu überbrückenden Defekt. Die stufenweise durchgeführte endoneurale Naht mit feinstem 10-0 Nahtmaterial dient der Verbesserung der Naht. Verwendet wird eine dem Durchmesser bzw. der Bündelzahl angepaßte Anzahl Abschnitte aus dem N. suralis oder einem anderen entbehrlichen Hautnerven, welche locker in den Defekt eingelegt werden. Das Transplantat muß 15% länger sein als der Defekt, da es schrumpft. Es muß spannungsfrei liegen. Es schadet nichts, wenn es zu lang, dagegen, wenn es zu kurz ist. Nur autoplastische Transplantate haben bis dahin mit einiger Regelmäßigkeit Erfolge gezeigt. Bei langen Transplantaten wird die distale Nahtstelle manchmal undurchlässig. Bei Ausbleiben von Regenerationszeichen wird in solchen Fällen die Resektion dieser distalen Nahtstelle notwendig. Die kritische Zeitspanne hat für das Transplantat die gleiche Bedeutung wie für die Sekundärnaht.

Neurome

Im Anschluß an eine Nervendurchtrennung kommt es zur Bildung eines Neuroms. Je nach dessen Lokalisation wird es zu Beschwerden Anlaß geben oder unbeachtet bleiben. Schmerzhaft sind vor allem die Neurome nach Amputationen, welche im Narbenbereich liegen oder solche, welche Druck von außen ausgesetzt sind. Die meisten Neurombeschwerden können vermieden werden, wenn die Nerven bei der Amputation isoliert, vorsichtig angespannt und proximal, außerhalb der späteren Narbe scharf durchtrennt werden. Dabei ist es auch wichtig, daß die Stümpfe nun nicht gerade an druckexponierten Stellen zu liegen kommen. Ob zusätzliche Maßnahmen – Ligatur, Injektion von Formol und dgl. – nötig sind, dürfte fraglich sein. Es wird immer wieder Patienten geben, welche über Neuromschmerzen klagen werden, unabhängig davon, was mit dem Stumpf getan wurde. Offensichtlich spielt hier ein psychischer Faktor mit. Es ist auch eigentümlich, daß die Beschwerden oft erst dann aufhören, wenn beispielsweise der Nerv dort nachreseziert wurde oder ein Finger dort nachamputiert wurde, wo dies in der Vorstellung des Patienten richtig war. Dabei müssen Rentenansprüche und Begehrungsneurosen nicht einmal beteiligt sein. Es genügt oft, den Nerven weiter proximal zu durchtrennen. In solchen Fällen, wo Schmerzen wegen der Lokalisation des Neuroms durch Druck ausgelöst werden, ist es besser, das Neurom aus diesem Bereich zu entfernen und es in Muskulatur oder intraossal zu versenken. Damit wird oft Beschwerdefreiheit erzielt.

Nachbehandlung

Komplikationen können entstehen, wenn die Nachbehandlung nicht richtig geplant wird. Diese sind im wesentlichen: Kontrakturen, Ulzera, Ausbleiben einer nützlichen Regeneration.
Kontrakturen können vermieden werden, wenn – wie schon betont – die Nachbargelenke nicht während 3 Wochen in unphysiologischer Stellung bleiben müssen. Wenn nach der Gipsabnahme bei neutraler Gelenkstellung Schwierigkeiten im Wiedererlangen der Gelenkmotilität bestehen, müssen krankengymnastische Übungen verordnet und nötigenfalls zusätzlich physikalische Maßnahmen getroffen werden. Eine weitere Ursache für die Entstehung von Kontrakturen ist das Übergewicht der nicht gelähmten gegenüber der gelähmten Muskulatur. Eine adäquate Schienung zur Entlastung der gelähmten Muskulatur ist in den meisten Fällen von Verletzungen peripherer Nerven mit motorischen Ausfällen nötig. Zwei verschiedene Arten von Schienen kommen hier zur Anwendung: Lagerungsschienen und Funktionsschienen. Mit den Lagerungsschienen erreicht man die gewünschte Entlastung, mit den funktionellen Schienen („lively splint") ersetzt man zusätzlich die ausgefallenen Muskeln durch elastische Züge (Abb. 6.13 a–c), so daß beispielsweise die Hand bei der Radialislähmung mit den erhaltenen Beugern zur Faust geschlossen werden kann, während die Öffnung der Faust durch den die gelähmten Muskeln ersetzenden Gummizug erreicht wird. Solche Schienen dienen zur aktiven Übungstherapie und werden getragen, bis die Muskulatur sich so weit erholt hat, daß sie gegen die Schwerkraft wirken kann. Die Bewegungstherapie dient gleichfalls zur Verbesserung der Blutzirkulation.
Ulzera können nur vermieden werden, wenn der Patient (oder die Eltern, wenn es sich um ein Kind handelt) aufgeklärt wird, daß er sich vor Kälte und Hitze schützen muß. Bekannt sind beispielsweise im Winter die Verbrennungen an Heizkörpern. Wegen der gestörten Trophik ist die Heilung oft verlangsamt, und es können langwierige Infekte entstehen.
Es gibt heute noch kein Mittel, die Regeneration künstlich zu beschleunigen oder zu verbessern.

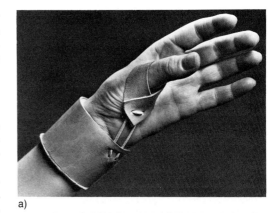

a)

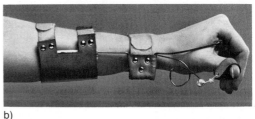

b)

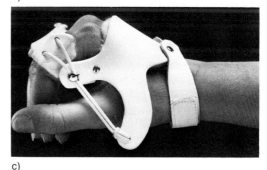

c)

Abb. 6.13 „Lively splints":
a) Opponensschiene, abgeändert nach *Wynn-Parry* (die Opposition wird mittels eines elastischen Bandes erreicht)
b) Oppenheim-Schiene bei Radialislähmung (Ersatz der Radialismuskeln durch Federn, welche die Hand bei Entspannung der palmaren Muskeln in die Funktionsstellung bringen)
c) „knuckle-braker" bei Ulnarislähmung (bei Entspannung sind die Finger im Grundgelenk flektiert, die Hyperextension wird vermieden)

Voraussetzung für das bestmögliche Resultat ist die exakte Naht im idealen Zeitraum nach der Verletzung. Es ist viel darüber diskutiert worden, ob der Elektrotherapie in der Nachbehandlung von Nervennähten eine maßgebliche Rolle zukomme. Man hat von ihr vor allem erwartet, daß sie der Inaktivitätsatrophie der gelähmten Muskulatur durch regelmäßig wiederholte Reizung zur

Kontraktion entgegenwirke. Dies schien auch experimentell erwiesen.

KAESER hatte 1968 den Auftrag, für die Schweizerische Gesellschaft für Unfallmedizin und Berufskrankheiten zu Fragen der Elektrotherapie Stellung zu nehmen. Aufgrund des Studiums der Literatur und von Umfragen stellte er zusammenfassend fest: „Kontrollserien beim Menschen wurden nur vereinzelt durchgeführt. Dabei ließ sich ein Erfolg an den proximalen Muskeln und bei der peripheren Fazialisparese nicht nachweisen. Dagegen scheint die Reizstromtherapie an den kleinen Handmuskeln und vielleicht auch bei Radialis- und Peronaeuslähmung indiziert zu sein. Bei kleineren Kindern und empfindlichen Personen verzichtet man besser auf sie." Unter dieser Therapie versteht KAESER eine innerhalb der ersten 10 Tage beginnende, in 2 oder 3 kurzen Sitzungen täglich durchgeführte Elektrotherapie, bei welcher die denervierten Muskeln nicht länger als eine halbe Minute bis wenige Minuten stimuliert werden, wonach eine Pause von mindestens 10 Minuten eingeschaltet werden muß. Eine solche Therapie dürfte indessen ohnehin illusorisch sein, da die Anzahl der Stellen, wo sie fachkundig durchgeführt werden kann, zu klein ist im Vergleich zur Anzahl der Nervenverletzungen, und da eine tägliche Behandlung in mehreren Sitzungen zudem aus zeitlichen Gründen an den wenigsten Orten durchführbar ist. Jedenfalls kann es nicht als Fehler gelten, wenn keine Elektrotherapie in der Nachbehandlung figuriert.

Viel wichtiger ist es, bei der Nachbehandlung den Patienten in regelmäßigen Abständen zu kontrollieren, um die Fortschritte oder ein Ausbleiben der Regeneration festzustellen. Dazu gehören außer der klinischen Prüfung der Sensibilität und der Motorik die Elektromyographie und die Messung der Reizleitungsgeschwindigkeit. Wenn Regenerationszeichen im proximalsten von der Nahtstelle innervierten Muskel zur erwarteten Zeit ausbleiben, dann ist dies ein Zeichen dafür, daß wahrscheinlich die Naht nicht durchgängig ist. Man kann dann vielleicht noch warten, bis der nächste Muskel innerviert werden sollte. Fehlen dann immer noch Zeichen der Regeneration, dann darf mit der Exploration nicht mehr gezögert werden. Solche Nachkontrollen gehören unbedingt zur Nachbehandlung. Ihr Ausbleiben muß als Fehler angesehen werden. Es kommt leider immer noch vor, daß Patienten von einem Chirurgen operiert, aber nicht nachkontrolliert werden, so daß der richtige Zeitpunkt für eine Reoperation, falls eine solche nötig ist, verpaßt wird.

Solchen Patienten kann dann nur noch durch Ersatzoperationen geholfen werden. Bei diesen Nachkontrollen ist eine Vergleichsmöglichkeit mit dem präoperativen Befund sehr wichtig. Sie schützt u. U. vor Fehlbeurteilungen in Gegenwart von Innervationsanomalien, welche Regeneration vortäuschen können.

Kompressionssyndrom

Wenn die Diagnose eines Kompressionssyndroms durch einen versierten Neurologen mit den modernen Hilfsmitteln der Elektrodiagnostik gesichert ist, dann hängt das Ergebnis nur noch vom Zeitpunkt des Eingriffs und von der Technik des Operateurs ab.

Der Zeitpunkt des Eingriffs ist von Bedeutung. Je länger die Symptome andauern, je ausgeprägter sie sind, um so ernster wird die Prognose zu stellen sein. Man kann – spricht man von den Kompressionssydromen mit sensiblen *und* motorischen Ausfällen – sagen, daß eine vollständige Erholung zu erwarten ist, wenn nur Parästhesien und Schmerzen vorhanden sind. Auch wenn nur Hypästhesien nachgewiesen werden, ist die Prognose noch gut. Wenn aber die sensiblen Ausfälle schon längere Zeit – ½ Jahr oder mehr – angedauert haben, besonders aber, wenn auch noch motorische Ausfälle hinzugekommen sind, dann kann man eine vollständige Wiederherstellung der Sensibilität nicht mehr mit Sicherheit voraussagen. Für die Erholung der Motorik ist die Dauer der Atrophie maßgebend. Wenn der Patient die Schwäche und die Atrophie schon ein Jahr oder mehr selber beobachtet hat, dann kann von der Dekompression eine völlige Erholung nicht oder erst nach längerer Zeit erwartet werden. Die subjektiven Symptome – Schmerz, Parästhesien – verschwinden gewöhnlich als erste, schlagartig, wenn sie vorgängig allein vorhanden waren. Die objektiven Ausfälle – Hypästhesie, Anästhesie, Muskelschwäche bis Lähmung – benötigen länger zur Erholung. Oft wird dann dem Fortschreiten der Lähmung durch die Dekompression Einhalt geboten, und die dem Patienten bemerkbare Besserung wird erst nach ½ Jahr oder noch später deutlich. Eine Komplikation wird erst dann anzunehmen sein, wenn anstelle einer Besserung eine Verschlechterung registriert wird (klinisch und elektrodiagnostisch). Die Ursache davon kann eine ungenügende Dekompression sein, die iatrogene Schaffung einer neuen Irritationsquelle oder die Organisation eines postoperativ entstandenen Hämatoms, welches jetzt den Nerv einschnürt.

In der Regel wird man sich bei den Kompressionssyndromen mit der einfachen Dekompression ohne zusätzliche Neurolyse begnügen können: Spaltung des Retinaculum flexorum für das Karpaltunnelsyndrom, Spaltung der Logendächer bei der Kompression des N. ulnaris am Handgelenk oder des N. tibialis hinter dem medialen Malleolus. Man wird sich jedoch immer vergewissern (Inspektion und Palpation), ob der Nerv mit dieser Spaltung auch tatsächlich dekomprimiert ist. Es besteht nämlich doch die Möglichkeit, daß der Nerv durch die Spaltung des Logendaches allein noch nicht genügend entlastet ist, sondern weiterhin einem Druck von unten oder von der Seite ausgesetzt bleibt. In solchen Fällen muß die Ursache zusätzlich entfernt oder dem Nerv ein neuer Weg gegeben werden. In Frage kommen beispielsweise Ganglien oder sonstige Tumoren, aber auch Veränderungen des knöchernen Bodens etwa nach einer Fraktur oder einer Arthrose. Wenn das Kompressionssyndrom im Rahmen einer Allgemeinerkrankung, wie das Karpaltunnelsyndrom im Rahmen der primär chronischen Polyarthritis, auftritt, dann wird man ebenfalls im Sinne einer kausalen Therapie vorgehen und nicht nur den Tunnel spalten, sondern auch noch das pathologische Gewebe entfernen, welches die Kompression bewirkte (Synovektomie).

Die beiden häufigsten Dekompressionen sind diejenigen wegen eines Karpaltunnelsyndromes und wegen im Ellbogenbereich verursachter Parese des N. ulnaris. Die übrigen zahlreichen Kompressionssyndrome werden weit weniger häufig diagnostiziert und haben deshalb für die Praxis auch weniger Bedeutung.

Dekompression bei Karpaltunnelsyndrom

(Abb. 6.14 a–c)

Bei der Kompression des N. medianus wegen Karpaltunnelsyndrom können folgende Komplikationen auftreten:
Spaltung des Lig. carpi palmare anstelle des Retinaculum flexorum, Eröffnung der Loge de Guyon, Durchtrennung des R. palmaris n. mediani, Durchtrennung des motorischen Astes, Verletzung des Arcus palmaris superficialis, Durchtrennung einer Verbindung zwischen R. palmaris n. mediani und n. ulnaris, Keloidbildung.
Obschon es keinen Zweifel darüber gibt, daß das Retinaculum flexorum, welches das Dach des Karpaltunnels bildet, durchtrennt werden muß,

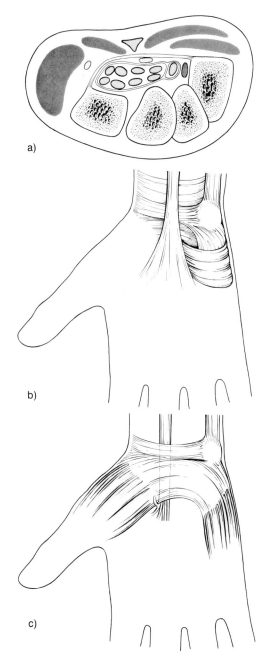

Abb. 6.14 Anatomie des Karpaltunnels
a) Querschnitt durch den Karpaltunnel
b) Oberflächliche Schicht der Palmarseite
c) Tiefere Schicht der Palmarseite

erwähnen wir die irrtümliche Durchtrennung des Lig. carpi palmare deshalb, weil wir solche Fälle zu reoperieren hatten, bei welchen begreiflicherweise der Erfolg ausblieb. Das Retinaculum flexorum wird auch dann durchtrennt, wenn die Ursache für die Kompression proximal davon liegt, wie etwa bei einem Ganglion oder einer Konstriktion nach distaler Unterarm- bzw. Radiusfraktur loco classico. Die Spaltung des Retinakulums bringt keinen Nachteil, auch nicht bei Kraftaufwendung, und kann deshalb bedenkenlos durchgeführt werden. Die Spaltung sollte auf der ulnaren Seite erfolgen, um zu verhüten, daß eine den N. medianus einbeziehende Narbe entsteht. Die Resektion eines Streifens aus dem Retinakulum, in der Meinung, daß sich danach die Wundflächen nicht wieder vereinigen, ist nach unserer Erfahrung nicht erforderlich. Die Vornahme einer perineuralen Neurolyse, wenn der Nerv beim Vorliegen einer chronischen Synovitis der Beuger von pathologischem Gewebe umgeben ist, ermöglicht erst die Inspektion des Nervs. Wenn Nervenbündel durch das Epineurium gesehen werden können, dann wird der Eingriff damit abgeschlossen. Ist dies jedoch nicht der Fall, ist somit das Epineurium verdickt, dann wird das Epineurium über dem Pseudoneurom und der Einschnürungsstelle gespalten, ggf. auf der palmaren Seite des Medianus reseziert. Nur wenn unter dem Mikroskop eine schwere endoneurale Fibrose erkannt wird, steht eine begrenzte, oberflächliche Endoneurolyse zur Diskussion. Eine ausgedehnte Endoneurolyse, die sog. „hersage", ist u. E. nicht erforderlich.

Die Eröffnung der Loge Guyon anstelle des Karpaltunnels kann besonders beim S-förmigen Zugang nach PHALEN vorkommen, wenn das Retinakulum zu weit ulnar durchtrennt wird. Dies ist kein Unglück. Man läßt die Loge offen und sucht dann den Karpaltunnel auf. Für den Anfänger ist der Hautschnitt, welcher bajonettförmig das Handgelenk kreuzt, übersichtlicher. Die Sehne des M. palmaris longus – sofern sie vorhanden ist – wird identifiziert und das Lig. carpi palmare ulnar davon gespalten. Man gelangt dann leicht an den Eingang des Karpaltunnels, welcher am besten unter Sicht gespalten wird. Dadurch vermeidet man auch am ehesten eine Durchtrennung des R. palmaris n. mediani, welcher radial von der Sehne des M. palmaris longus gegen die Hohlhand zu verläuft, sowie eine akzidentelle Durchtrennung des motorischen Astes, dessen Abgang vom Stamm und Beziehung zum Retinaculum flexorum Variationen unterworfen sein kann. Bei Durchtrennung des R. palmaris, vor allem aber des motorischen Astes, ist die sofortige Naht mit Hilfe des Operationsmikroskopes angezeigt. Variationen sind besonders dann zu erwarten, wenn ein Muskelanteil bei der Durchtrennung des Retinakulums angetroffen wird. Es ist selbstverständlich, daß das Retinakulum vollständig durchtrennt werden muß. Wenn man dies unter Sicht durchführt, hat man damit keine Schwierigkeiten, und mit der Zeit bekommt man das Gefühl für die erfolgte Durchtrennung, so daß dann die Spaltung auch ohne größere Freilegung mit einer Duraschere sicher vorgenommen werden kann.

Es ist bekannt, daß es über dem Handgelenk gehäuft zur Keloidbildung kommt. Einige Autoren glauben diese Komplikation durch Ruhigstellung des Handgelenkes auf einer Gipsschiene während 2–3 Wochen postoperativ verhüten zu können. Wir ziehen es vor, die Patienten schon postoperativ ihre Hände bewegen zu lassen und begnügen uns deshalb mit dem Anlegen einer elastischen Binde. Wenn die Neigung zu Keloidbildung bekannt ist, verordnen wir postoperativ eine Röntgennachbestrahlung.

Chronische Schädigung des N. ulnaris am Ellbogen

Bei der Parese des N. ulnaris am Ellbogen sind die Probleme etwas komplexer, geht es doch hier um die Frage, ob der Nerv an Ort und Stelle belassen werden kann, wie dies für den N. medianus am Handgelenk der Fall ist und von OSBORNE (1957) propagiert wird, oder ob er nach vorn in die Ellenbeuge verlagert werden muß. Auch bei der Verlagerung stellt sich eine weitere Frage, nämlich die nach der besten Technik.

Der Zugang muß so gewählt werden, daß der N. ulnaris nicht nur im Sulkus, sondern genügend weit nach proximal und distal freipräpariert werden kann. Der Hautschnitt wird am besten bogenförmig, zentriert über dem Sulkus, angelegt. Der N. ulnaris wird proximal neben dem Septum intermusculare brachii mediale und vor dem Sulkuseingang freigelegt und eine Strecke weit proximalwärts mobilisiert. Das Sulkusdach wird dann am besten mit einer Duraschere durchtrennt. Äste gehen vom Stamm erst nach dem Austritt aus dem Sulkus, der erste für das Ellbogengelenk, ab. Der Nerv muß besonders auch distalwärts bis unter den M. flexor carpi ulnaris bzw. nach der Vereinigung seiner beiden Köpfe, verfolgt werden. Dort kann nämlich eine Ursache für die Entstehung der Kompression liegen, der Rand des Arcus tendineus, einer bindegewebigen Platte verschiedener Ausdehnung, welche zwischen den beiden Köpfen des M. flexor carpi ulnaris angespannt ist und unter welchem der Nerv zu verlau-

fen kommt. Bei dieser Art der Kompression wird die Spaltung des Ligamentes genügen und eine Verlagerung nicht nötig sein (OSBORNE 1957). Wir glauben indessen, daß diese Fälle in der Minderzahl sind und die Kompression meist eine andere Ursache hat. Wenn es stärkere Adhäsionen gibt, welche den Nerv auf der Unterseite festhalten, wenn eine chronische Subluxation oder Luxation des Nervs besteht oder wenn die Ursache der chronischen Irritation an irgendeiner Stelle des Bodens des Sulkus zu finden ist (Unregelmäßigkeit, Kante usw.), genügt die einfache Dekompression nicht, sondern es muß die Verlagerung angeschlossen werden. Dazu muß man zusätzlich zur bereits erwähnten Mobilisierung proximal- und distalwärts die Nervenäste vom Stamm abstreifen, damit der Nerv spannungslos vorn zu liegen kommt. Man hält dabei den Stamm einerseits, den Ast andererseits mit Häkchen auseinander und spaltet den Nervenast durch scharfes Durchtrennen der verbindenden Schicht mit dem spitzen Skalpell ab. Wenn danach der Nerv durch den Gelenkast immer noch zu stark zurückgehalten wird, kann man diesen bedenkenlos durchtrennen. Besondere Sorgfalt muß hingegen beim Abspalten der Muskeläste angewendet werden, damit nicht irreparable Muskelausfälle entstehen. Welches auch die Verlagerungsmethode ist, beim Vorbereiten des Bettes für den Nerv besteht die Gefahr der Durchtrennung eines Astes des N. cutaneus antebrachii medialis, vor allem des Ramus ulnaris, oder dieser Ast wird beim späteren Wundverschluß in die Naht hineingenommen. Beides führt zu lästigen lokalen Schmerzen und kann durch die vorgängige Isolierung des Nervenastes vermieden werden. Bei allen drei erwähnten Methoden müssen Abknickungen im neuen Verlauf vermieden werden.
Eine der Hauptursachen für solche Abknickungen, die gleichzeitig auch Ursache für das Neuauftreten oder das Anhalten der Störungen gelten muß, ist das Zurücklassen des Septum intermusculare brachii mediale. Dieses ist verschieden stark ausgebildet, sollte aber in jedem Fall auf einer Strecke von 5 oder mehr cm reseziert werden, damit der Nerv von dorsal nach ventral gelangen kann, ohne das Septum überqueren zu müssen. Distal muß man sicher sein, daß bei der subkutanen Verlagerung der Nerv nicht beim Durchtritt unter den Muskelbauch des M. flexor carpi ulnaris durch einen scharfen Faszienrand oder durch die Anspannung einer kräftigen Muskulatur abgeknickt wird. Die Inzision der Faszie kann hier helfen. Wenn die Muskulatur zu kräftig ausgebildet ist, dann sollte, wenn möglich, die submuskuläre Verlagerung durchgeführt werden. Bei dieser ist besonders darauf zu achten, daß das Ellbogengelenk nicht eröffnet wird und die Ablösung der Muskelmasse weit genug distalwärts erfolgt, damit der Nerv schließlich annähernd parallel zum N. medianus zu liegen kommt. Es dürfte gleichgültig sein, ob man den gemeinsamen Muskelansatz scharf ablöst und mit einer transossalen Naht zurückfixiert oder den Ansatz mitsamt einer Knochenlamelle abmeißelt und wieder anschraubt. Bei sicherer Fixation kann mit der Mobilisation des Ellbogens sofort nach erfolgter Wundheilung – wenn die transossale Naht benützt wird, nach 3 Wochen – begonnen werden. Als Komplikation nach der tiefen Verlagerung kann sich infolge der Loslösung der Beuger, eventueller Gelenkeröffnung und anschließender Ruhigstellung, besonders bei älteren Leuten, eine Bewegungsbehinderung im Ellbogengelenk einstellen. Vermeiden kann man diese Komplikation, indem man bei älteren Leuten – auch bei Arthrose des Ellbogengelenkes – eher die subkutane Verlagerung mit sofortiger Mobilisation durchführt und bei den ersten Anzeichen einer Gelenksteife vorsichtige, langsam gesteigerte Bewegungsübungen ausführen läßt.
Um zu vermeiden, daß der Nerv nach der subkutanen Verlagerung wieder in die ursprüngliche Lage zurückgleitet, werden der Sulkus verschlossen und einige Nähte zwischen Subkutis und Faszie vor dem Epicondylus medialis angelegt.
Die intramuskuläre Verlagerung in eine Rinne in der Beugermasse erachten wir nicht als eine gute Methode. Nachkontrollen und Reinterventionen haben gezeigt, daß die Ergebnisse damit schlechter ausfallen und daß es meist danach zu stärkeren Verwachsungen im Muskelbett kommt.
Wenn es nach einer Ulnarisverlagerung nach einer vorübergehenden Besserung zu einer Zunahme oder einem Wiedererscheinen des Lähmungsbildes kommt, dann drängt sich eine Reintervention auf. Es wird der ursprüngliche Zugang wieder gewählt. Die Freilegung des Nervs muß vom Gesunden bzw. von dort aus, wo der Nerv sicher identifiziert werden kann, erfolgen, um Verletzungen zu vermeiden. Meistens wird man auf Verwachsungen und/oder Abweichungen des Nerven stoßen. Der Eingriff wird dann in der externen Neurolyse bestehen. Der Zustand des Nerven (Neurombildung, Verdickung des Epineuriums, Einschnürung) ist dann maßgebend für das weitere Vorgehen (Endoneurolyse mit Hilfe des Operationsmikroskopes oder Spaltung des

Epineuriums mit Lupenbrille). Ob ein solcher zusätzlicher Eingriff am Nerv beim Vorliegen eines Pseudoneuroms erforderlich oder ob davon abzuraten ist, kann mangels genügender Spätkontrollen und Vergleichsserien heute noch nicht gesagt werden. Wahrscheinlich wird man auch in Zukunft davon absehen können, wenn das Pseudoneurom sich weich anfühlt und der sensible Ausfall gering bis mäßig ist. Beim Vorliegen eines harten Pseudoneuroms hingegen, oder wenn ein Kaliberunterschied aus anderen Ursachen, infolge Kompression, z.B. eine Einengung durch den Arcus tendineus, besteht, wird man heute zumindest eine entlastende Spaltung des Epineuriums, wenn nötig kombiniert mit einer beschränkten Endoneurolyse, empfehlen müssen. Dazu ist die Benützung des Operationsmikroskopes erforderlich.

Tumoren

Nerventumoren sind relativ selten und machen auch selten periphere Ausfälle. Sie werden vom Patienten bei oberflächlicher Lage bemerkt oder weil Druck darauf Schmerzen verursacht. Es kann vorkommen, daß der Operateur bei der Freilegung eines Tumors durch dessen Zugehörigkeit zu einem Nerv überrascht wird. Die weitaus häufigsten Nerventumoren sind die Neurinome oder Schwannome. Bösartige Neurofibrome sind dagegen selten. Wenn ein zentraler Nerventumor angetroffen wird, der nicht das umgebende Gewebe infiltriert, dann handelt es sich fast immer um ein Neurinom. Der Operateur muß wissen, daß sich solche Tumoren in der Regel total enukleieren lassen. Auf keinen Fall sollte eine Nervenresektion mit dem Tumor vorgenommen werden. Auch bei großen Tumoren gelingt es, diesen zu entfernen, ohne daß es zu peripheren Ausfällen kommen muß. Die Verwendung der Lupenbrille erleichtert die Präparation und hilft unbeschädigte Nervenfasern zu erhalten. Bei kleinen Neurinomen, aber auch bei großen Tumoren, welche die Fasern fächerförmig über sich auseinanderdrängen, benötigt man das Operationsmikroskop, um keinen zusätzlichen Schaden zu setzen. Das Epineurium wird sorgfältig längs über dem Tumor gespalten, die einzelnen, durch den Tumor auseinandergedrängten Bündel werden freipräpariert, zart zur Seite gehalten, und der Tumor wird in toto ausgeschält. Verletzungen der Nervenbündel können vermieden werden, da diese nicht in den Tumor einbezogen sind, sondern nur von diesem verdrängt werden (Ausgangspunkt ist das Bindegewebe, nicht die Nervenfaser!). Wie bei jedem Tumor muß eine histologische Untersuchung veranlaßt werden, welche über die Art des Tumors, besonders aber über Benignität oder Malignität Auskunft zu erteilen hat.

Literatur

Edshage, S.: Peripheral nerve suture. A technique for improved intraneural topography. Evaluation of some suture materials. Acta chir. scand. Suppl. 331 (1964)

Gosset, J.: Zit. nach Millesi 1969

Gunti, J.: Die Neurinome der peripheren Nerven im Bereich der Extremitäten. Diss. Basel 1970

Kaeser, H.E.: Zur Frage der Elektrotherapie bei peripheren Lähmungen. Z. Unfallmed. Berufskr. 62 (1969) 72

Michon, J.: New suture today. In: J. Michon, E. Moberg: Traumatic Nerve Lesions of the Upper Limb. Churchill, Livingstone 1975 (S. 69–74)

Millesi, H.: Bericht über das 8. Symposium der Deutschspachigen Arbeitsgemeinschaft für Handchirurgie, Wien 28.–30. Mai 1968. Handchir. 2 (1969) 81

Millesi, H.: Die Eingriffe an den Hand- und Fingernerven. In: M. Kirschner: Allgemeine und spezielle chirurgische Operationslehre. Die Operationen an den Extremitäten, 3. Teil: Die Operationen an der Hand; hrsg. von W. Wachsmuth, A. Wilhelm. Springer, Berlin 1972 (S. 226–253)

Nigst, H.: Neuere Gesichtspunkte zur Frage der primären und sekundären Nervennaht. Helv. chir. Acta 20 (1953) 292

Nigst, H.: Die traumatische Neuritis des Nervus ulnaris. Eine Analyse von 73 operierten Fällen. Helv. chir. Acta 20 (1953) 37

Nigst, H.: Kompressions-Syndrome der Nn. medianus und ulnaris am Handgelenk. Chir. Praxis 2 + 3 (1959) 197

Osborne, G.V.: The surgical treatment of tardy ulnar neuritis. J. Bone Jt Surg. 39-B (1957) 782

Phalen, G.S.: The carpal-tunnelsyndrome. J. Bone Jt Surg. 48-A (1966) 211

Seddon, H.J.: Peripheral Nerve Injuries. Her Majesty's stationary office, London 1954

Sunderland, S.: Nerves and Nerve Injuries. Livingstone, Edinburgh 1968

7. Niere und Harnleiter

W. LUTZEYER

Einleitung

Die Feststellung von PFLAUMER (1940), daß die Nierenoperation trotz der Möglichkeit, sich präoperativ zu orientieren, noch vielfach aufgrund primitiver Feststellungen und mit einer veralteten Technik vorgenommen wird, ist auch heute noch cum grano salis gültig.

Eine Reihe von intra- und postoperativen Komplikationen bei Eingriffen an der Niere und am adrenalen Harnleiterabschnitt ist die Folge einer unvollkommenen präoperativen Diagnostik und damit eines planlosen operativen Vorgehens.

Generelle und spezielle Gesichtspunkte lassen sich durch folgende Forderungen ausdrücken:

a) *Organkritische Indikation,* die Vorhandensein und Funktion der Zweitniere berücksichtigt.
b) *Einsatz der modernen Diagnostik* präoperativ, wie Sonographie, Ausscheidungsurographie, Computertomographie und Angiographie der Niere, ist bestimmend für die Wahl des Zugangs und den zielgerichteten Eingriff selbst.
c) *Optimale Lagerung* des Patienten für die jeweilige Schnittführung.
d) *Adäquate Narkoseart* für die vorgesehenen Eingriffe.

Intra- und postoperative Komplikationen der verschiedenen Zugangswege und Schnittführungen

Sie können meist vermieden werden, wenn man es sich zur Regel macht, daß der kürzeste Weg zur Niere durch einen gezielten Operationsplan fast immer auch die richtige Wahl des Zugangs zur Niere mit einschließt, wobei man speziell natürlich berücksichtigen sollte, ob eine Pyelotomie, ein Eingriff an den Gefäßen oder eine Tumornephrektomie vorgesehen ist.

Abb. 7.1 zeigt die *Hauptzugangswege,* die mit verschiedenen Modifikationen nach wie vor ihre Gültigkeit haben:

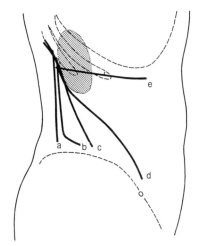

Abb. 7.1 Schnittführungen zur Freilegung der Niere und des lumbalen Harnleiterabschnittes (modifiziert nach *H. Boeminghaus*). a: Vertikalschnitt nach *Simon*; b: Dorsaler Hockeyschlägerschnitt nach *Guyon*; c: Lumbodorsalschnitt nach *Lurz*; d: Flankenschnitt nach *v. Bergmann-Israel*; e: Querschnitt nach *Lente*

1. Der lumbale Schrägschnitt oder Flankenschnitt nach v. BERGMANN-ISRAEL.
2. Der dorsale oder lumbodorsale Schnitt (SIMON, GUYON, LURZ, GIL-VERNET).
3. Die abdomino-laterale Schnittführung als paraperitonealer Zugang (v. BERGMANN, GRÉGOIR, WILDBOLZ und CHEVASSUE), auch angewandt als Pararektalschnitt (KRÖNLEIN, TRÉLAT, HOFFMANN u. FRANGENHEIM).
4. Die pararektale oder paramediane Schnittführung als *transperitonealer Zugang* (KOCHER, LANGENBUCH, CZERNEY, PASCHKIS, FEDOROFF, HINMAN).
5. Die thorako-abdominale Schnittführung und damit der erweiterte thorako-abdominale Zugang (CHUTE u. SUTTER, MORTENSEN, PEREZ-CASTRO, SIGEL).

Was die Zugangswege angeht, so haben die verschiedenen Arten auch ihre bestimmten Komplikationen, wie z. B. der Flankenschrägschnitt nach v. BERGMANN-ISRAEL die Durchtrennung des Nervus iliohypogastricus, die Rippenresektion die pulmonale Komplikation des Pneumothorax, wobei nach SCOTT u. SELZMANN die Komplikationsrate mit der Zahl der resezierten Rippen direkt proportional ansteigt.

Bei der thorako-abdominalen Schnittführung kann ebenso die subkostale Nervenverletzung wie die Verletzung der Vasa subcostalia wie auch der Pneumothorax, beim transperitonealen Zugang die Verletzung intraperitonealer Strukturen, angefangen von den parenchymatösen Organen bis zu den großen Gefäßen und den entsprechenden Darmabschnitten, im Bereich des Möglichen liegen.

Der erfahrene Operateur weiß, daß ausgedehnte perinephritische Verwachsungen, große Tumoren, veraltete Pyonephrosen und infizierte Harnstauungsnieren die Zahl der Komplikationen erhöhen können, insbesondere wenn:
a) ein ungünstiger Zugangsweg gewählt wird,
b) der Patient adipös ist und
c) der Nierenstiel, meist durch perinephritische Veränderungen, kurz ist (BOEMINGHAUS).

Verletzungen von Haut- und Muskelnerven

Die Verletzung von Haut- und Muskelnerven betrifft de facto fast sämtliche Schnittführungen und Zugangswege, angefangen vom lumbalen Schrägschnitt über den transperitonealen bis zum thorako-abdominalen Zugang.

Sie kann somit bei sämtlichen von 1. bis 5. aufgeführten Schnittführungen und Zugangswegen vorkommen.

Der ausgedehnte Flankenschnitt nach v. Bergmann-Israel gefährdet den N. subcostalis und iliohypogastricus in zweifacher Weise: Entweder durch direkte Verletzung oder Durchtrennung oder durch Einbeziehen in die Naht.

Verletzungsfolgen dieser Nerven, die oft atypisch verlaufen können, sind: Tonusverlust und Lähmung der Bauchwand durch fehlende Innervierung der Mm. obliqui abdominis und des M. transversus abdominis, ein Bild, welches fälschlicherweise als „Bauchwandbruch" bezeichnet wird, ferner unangenehme Neuralgien im Wundbereich, die sich besonders bei Bewegungen oder bei Belastung der Bauchwand steigern.

Verhütung

Die Schnittführung soll beim Schrägschnitt S-förmig sein und nicht parallel zur 12. Rippe geführt werden. Schichtweise Durchtrennung der Muskulatur, so daß die Präparation der Nerven unter Sicht und damit die Schonung der oft in Varianten verlaufenden Nervenäste möglich ist. Der muskelschonende Lumbodorsalschnitt nach Lurz vermeidet in der Regel das Muskeltrauma und auch die Läsion der Nn. subcostalis und

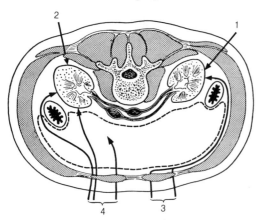

Abb. 7.2 Zugangswege zur Niere und zum oberen sowie unteren Harnleiter (nach L. Lurz u. H. Lurz). 1. Lumbo-inguinal (Flankenschrägschnitt nach v. Bergmann-Israel); 2. Lumbodorsal oder dorsal (Lurz, Simon, Guyon, Gil-Vernet); 3. Paramedian und pararektal extraperitoneal; 4. Transrektal und pararektal transperitoneal

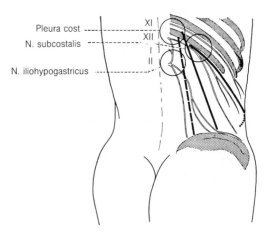

Abb. 7.3 Verlaufsrichtung des lumbalen Flankenschnittes, des muskelschonenden Lumbodorsalschnittes nach Lurz und des Simon-Vertikalschnittes in Beziehung zu den Nerven der Lumbalregion und der Pleura costalis. Die Komplikationsmöglichkeiten der Nervenläsion sind bei dem Lumbodorsalschnitt trotz der großen Verlaufsvariabilität der lumbalen Nerven am geringsten. (Modifiziert nach Sigel u. Held)

iliohypogastricus, wenn man seinen anatomischen Forderungen folgt.

Behebung

Wird ein Nerv durchtrennt, dann sollte die Exhairese oder die Elektrokoagulation folgen. Bei starken, anhaltenden *postoperativen* Neuralgien Öffnung der Naht und der Wunde, Exhairese des Nervs oder Koagulation der Wundränder. Bei *später* einsetzenden Neuralgien Alkoholblockade des Narbengebietes. Ist die Lähmung der Bauchwand, wie nicht selten beobachtet, mit einer echten Hernienbildung kombiniert, so gelingt es, durch groß angelegte *Herniotomie* und Raffung der gelähmten Muskulatur mit teilweiser Doppelung der Muskelblätter und der noch vorhandenen Faszie Bauchwandparese und Muskellücke in einer Sitzung zu korrigieren.

Verletzungen des Bauchfells

Die Verletzung und damit die Eröffnung des Bauchfells ist nur dann als eine intraoperative Komplikation anzusehen, wenn das Bauchfell bei der Entfernung von geplatzten *Eiter- oder Tumornieren* mit eröffnet wird: Intraperitoneale Infektion und Peritonitis oder intraperitoneale Tumoraussaat können die Folge sein.
Beim extraperitonealen Zugang spielt bei nicht komplizierten operativen Eingriffen die Peritonealeröffnung im Gegensatz zu früher nicht mehr die entscheidende Rolle. Moderne Narkose und Antibiotika sichern weitgehend vor Komplikationen. Oft wird sogar das Peritoneum zur Inspektion des Bauchraumes ganz gezielt eröffnet und sofort wieder verschlossen.

Verhütung

Beim Flankenschrägschnitt wird das Peritoneum mit großen Stieltupfern direkt von der inneren Muskelfaszie abgeschoben und die Muskulatur auf der vorgeschobenen Hand durchtrennt.
Bei schwierigen Eingriffen an Eiternieren ist die subkapsuläre Nephrektomie die Methode der Wahl.
Merke: Man gehe bei Rezidivoperationen und auch beim Aufsuchen der Nierenfettkapsel immer dorsal ein und versuche, den Harnleiter auf dem M. iliopsoas zu erreichen.

Behebung

Sofortiger Verschluß des Bauchfells unmittelbar nach der Eröffnung. Kein temporäres Abstopfen durch Streifen oder Tampons, die unter Umständen zurückgelassen werden. Sie werden oft erst nach Beendigung der Operation entfernt und hinterlassen dann unbemerkt Peritoneallücken. Die postoperative Komplikation eines Darmvorfalls durch große Peritoneallücken in den Retroperitonealraum ist möglich. Bei auftretendem Ileus Laparotomie, Reposition des Darmes und Verschluß der Bruchpforte.

Verletzungen der Pleura

Sie sind bei sämtlichen Schnittführungen und Zugangswegen möglich, außer beim thorako-abdominalen Zugang, bei welchen die Pleurahöhle vorsätzlich miteröffnet wird. Setzt der Schnitt zwischen 11. und 12. Rippe an, wird die 12. Rippe reseziert oder wird beim Lumbodorsalschnitt der Rippensperrer zu stark aufgedreht und das Ligamentum costotransversale nicht unter Sicht durchtrennt, so wird, besonders wenn die Pleura tief steht, die Komplikation der Eröffnung resultieren.

Verhütung

Sorgfältiges Präparieren der Pleuraumschlagfalte, kein blindes Arbeiten mit dem Skalpell oder mit der Schere.

Behebung

Unter Überdruckatmung bei Endotrachealnarkose Pleuraverschluß mit atraumatischem Catgut oder bis zur Beendigung des operativen Eingriffs temporäre Tamponade der Eröffnungsstelle und anschließend Pleuranaht unter Überdruck.
Wird der Pneumothorax infolge Pleuraläsion erst *postoperativ* diagnostiziert, dann wird er nach den üblichen Regeln unter Sicht vor dem Röntgenschirm abpunktiert.

Darmverletzungen:
Verletzungen des Kolons

Verletzungen des Kolons in seinen sämtlichen Abschnitten sind sowohl bei der lumbalen extraperitonealen Freilegung der Niere als auch beim transperitonealen Zugang zur Niere möglich.
Während auf der *linken Seite* das Colon descendens besonders bei ausgedehnten Tumornieren oder bei großen Pyonephrosen durch intraoperativ verursachte Ernährungsschäden (Verletzung der zuführenden Gefäße, Verletzung der Darmwand selbst) gefährdet ist, steht auf der *rechten*

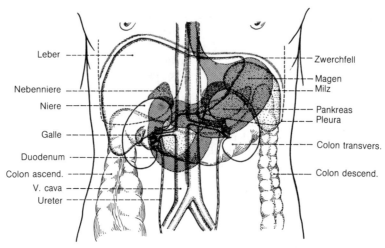

Abb. 7.4 Topographischer Organsitus beider Nieren. Die möglichen Organverletzungen als intra- und postoperative Komplikation sind sowohl rechts als auch links durch Beschriftung der wichtigsten gefährdeten Organe wiedergegeben

Seite die Duodenalhinterwand mehr im Vordergrund der Komplikationsmöglichkeiten.
Bei der transperitonealen Freilegung der Niere, bei welcher der Nierenstiel direkt durch das dorsale Peritoneum über dem hochgeschlagenen Mesokolon aufgesucht wird, ist die arterielle und venöse Versorgung der verschiedenen Kolonabschnitte gefährdet.

Verhütung

Bei retroperitonealem Zugang und starken Verwachsungen sollte man die subkapsuläre Nephrektomie der extrakapsulären Nephrektomie vorziehen! Ist man sich über die anatomische Situation bei der Präparation der Niere im unklaren, dann sollte man besser das Peritoneum eröffnen und sich tastend mit einer Hand intraperitoneal vorarbeiten, um den Darm zu schützen.

Behebung

Kommt es zu dem unglücklichen Zufall einer intraoperativen Gefäßverletzung mit einer manifesten Ernährungsstörung eines bestimmten Dickdarmabschnittes, dann empfiehlt sich die sofortige *Darmresektion* mit End-zu-End-Anastomose und Entlastung der Anastomose durch Darmrohr und durch Zökalfistel.
Wird die Dickdarmwand *direkt* durch Klemmen oder Spateldruck verletzt, so wird dieser Abschnitt übernäht und peritonealisiert.
Stellt sich dagegen *postoperativ* nach einigen Tagen eine Kolon- oder Sigmafistel ein (Austreten von Kot aus der Wunde), so sollte man, falls keine Peritonitis im Anzug ist, den Spontanschluß der Fistel abwarten. Einlage eines Fistelkatheters, parenterale Ernährung oder Gabe von ballaststofffreier „Astronautenkost" sind konservative Maßnahmen.
Befürchtet man dagegen das Auftreten einer weiteren intraperitonealen Komplikation, dann empfiehlt sich das Anlegen eines *temporären* doppelläufigen Anus praeter oder einer Zökumfistel.
Schließt sich die Fistel nicht spontan, dann sollte man nach 6 Monaten den Versuch des Fistelverschlusses durch intraperitoneal vorgenommene Darmresektion durchführen.

Verletzungen des Duodenums

Die Verletzung des Duodenums, möglich bei der Präparation infiltrativ wachsender Tumornieren oder auch bei extrakapsulärem Vorgehen bei alten verschwarteten Eiternieren, ist eine außerordentlich schwerwiegende intra- und postoperative Komplikation. Sie beträgt nach HOLZAMMER 0,7%, ihre Letalität liegt nach verschiedenen Autoren zwischen 40% und 80%.

Ursache

Selten wird der retroperitoneale Duodenalabschnitt, der der Niere anliegt, direkt bei der Nephrektomie verletzt. Unsachgemäßes traumatisches Operieren, zu lang liegende und feste Tamponaden sowie starre Rohre, blindes Anlegen von Klemmen bei unerwarteten Blutungen können zu *Ernährungsstörungen* und damit zur Nekrose der *hinteren Duodenalwand* führen.

Symptome

Fließen am 3. bis 5. Tag postoperativ Magen- und Duodenalsäfte durch die Nierenwunde ab, so kann man die Diagnose einer Duodenalfistel stellen.

Wenn sich auch kleinere Fisteln manchmal spontan schließen können und damit der Sekretverlust belanglos ist, so verliert der Kranke bei größeren Fisteln unterhalb der Papilla Vateri beträchtliche Mengen an Verdauungssäften (2000 ml pro die). Im Extremfall werden 5 l bis 6 l beschrieben, wobei nicht nur die drohende Exsikkose, sondern auch die Störung des Elektrolytgleichgewichtes infolge Chlor- und Kaliumionenverlustes zur Alkalose und damit zur Nierenfunktionsstörung mit Urämie führen können.

Verhütung

Vorsichtiges atraumatisches Präparieren, kein blindes Fassen mit langen und scharfen Klemmen in der Nähe des Nierenstiels der rechten Seite. *Subkapsuläre Nephrektomie* als beste Verhütungsmaßnahme.

Behebung

Stellt man eine Duodenalverletzung bereits intraoperativ fest, so verlagert man die Verletzungsstelle intraperitoneal, verschließt sie und peritonealisiert sie.

Die beste Behandlung ist die Kombination von *konservativen und operativen* Maßnahmen, wobei unter konservativen Maßnahmen:
a) die Substitutionsbehandlung,
b) die örtliche Fistelbehandlung,
c) die Ernährung durch die Duodenalfistel fallen (E. SCHMIEDT).

Die parenterale Flüssigkeitssubstitution erfolgt durch Gaben von 5%iger Traubenzuckerlösung (2 × 1000 ml = 400 Kalorien).

Die Kalorienmenge kann durch Gabe von gemischten Kohlenhydratlösungen (Glukose, Lävulose, Xylit, Sorbit) auf über 2000 Kalorien erhöht werden.

Die täglich erwünschte Stickstoff- sowie die Fettsubstitution können heute durch Humanalbumin, Aminosäuregemische und durch Fettemulsionsinfusionen verschiedener Konzentration erfolgen. Blut- und Plasmatransfusionen sind intermittierend als allgemein roborierende Maßnahmen angezeigt.

Zur Elektrolytsubstitution werden am besten 0,9%ige bis 10%ige Kochsalzgemische mit Natriumlaktatlösungen, außerdem Kaliumchloridlösungen zugeführt.
(CAFFERY u. MUSSELMAN: 2 mg Kaliumchlorid pro Liter Duodenalsaft!).

Regel

Wird der Elektrolytverlust durch Gabe des abgesaugten Duodenalsaftes in die Jejunostomie substituiert, so kann der Elektrolytausgleich durch Infusionslösungen approximativ erfolgen.

Ist dies nicht der Fall, so muß durch genaue Elektrolytkontrollen und Ionogramme der Elektrolytbedarf ermittelt werden.

Zur *örtlichen Fistelbehandlung* eignet sich die Dauerabsaugung durch einen großlumigen (22 Charr.) Nelaton-Katheter in der Nephrektomiewunde. Lokaler Zusatz von Milchsäure zur Sekretneutralisierung. Die perorale Duodenalabsaugung kann somit entfallen. Außerdem ist es unter Umständen empfehlenswert, zur Dauersaugbehandlung ein doppellumiges Drain (H. v. BRÜCKE) zu verwenden.

Abdecken der Wundumgebung oder Fistelumgebung mit Zinkpaste oder schützenden antibiotischen Gels.

In einem Zeitraum von 10 Tagen bis 6 Wochen zunehmende Granulation des Fistelkanals erlaubt, so daß am Schluß nur noch dünne Katheter von 6 bis 8 Charr. eingelegt werden und später die Fistelöffnung mit Salbentampon oder Gummiballonkompressionsverband verschlossen werden kann.

Die Ernährung: Sie impliziert die einfachste operative Maßnahme der *Jejunostomie* als Ernährungsfistel. In die Jejunostomie kann nicht nur der abgesaugte Duodenalsaft eingebracht werden, sondern eine Sondennahrung, die nach CASE u. Mitarb. aus 1000 ml homogenisierter Milch mit 50 g Aminosäuregemischen, 60 g Maltose und Dextrin, 50 g Leberpüree und Vitaminen pro die bestehen sollte (2400 ml = 2500 Kalorien).

Die Ernährung mit homogenisierter Milch verhindert die lästigen Durchfälle.

Die *operativen Behandlungsmaßnahmen* reichen von der Magenresektion über die Gastroenterostomie mit Pylorusverschluß über Duodenumresektion, Einpflanzung der Duodenalfistel in eine ausgeschaltete Jejunumschlinge bis zur Jejunostomie.

Die Jejunostomie ist der einfachste Eingriff, der dem geschwächten Organismus zugemutet werden kann. Sie dient gleichzeitig als Ernährungsfistel.

Postoperative Behandlung

Dauert die Fistelbehandlung länger, so empfiehlt sich zur Vermeidung eines Dekubitus die Anwendung des Hebra-Wasserbettes, die von H. KUNZ als ausgezeichnete Behandlungsmethode wiederempfohlen wurde.

Sogar bei schwer infizierten Laparotomiewunden kann die Wasserbettbehandlung angewandt werden, da eitrige Sekrete von den Wunden ständig abgespült werden, ohne daß in irgendeiner Form der Wundheilungsvorgang ungünstig beeinflußt würde.

Intra- und postoperative Komplikationen bei Eingriffen an der Niere, am Nierenhohlsystem und am adrenalen Harnleiter

Verletzungen bei der Nierenfreilegung

Die intraoperativen Komplikationen bei der Freilegung der Niere betreffen das Nierenparenchym, den Nierenstiel, das Hohlsystem oder die drei Strukturen in verschiedener Kombination.
Die auf S. 247 f. nicht aufgeführten Verletzungen
a) der Rippe,
b) der Vasa subcostalia

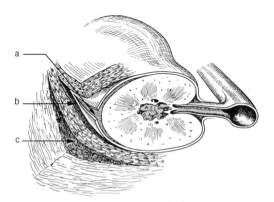

Abb. 7.5 Möglichkeiten der Nierenfreilegung bei den verschiedenen chirurgischen Nierenerkrankungen. Man beachte insbesondere die subkapsuläre oder interkapsuläre Nierenfreilegung zur Nephrektomie. a) Subkapsuläre Nierenfreilegung; b) Interkapsuläre Nierenfreilegung; c) Extrakapsuläre Nierenfreilegung (nach *Hellström* u. *Franksson*)

sollten durch vorsichtiges Operieren vermieden werden. Kommt es zur völligen Fraktur der Rippe, so wird die Rippe am besten reseziert, der Rippenstumpf weit nach dem Kostotransversalgelenk zu abgetragen und mit der Luer-Zange geglättet. Bei Infraktion verwandten wir mit Erfolg die Umschlingung mit Catgut oder mit Chromcatgut.

Lädierte Vasa subcostalia, die intraoperativ unbemerkt das Operationsfeld vollbluten können, werden vorsichtig mit Klemmen gefaßt und nach *Separierung* des Subkostalnerven unterbunden oder umstochen.

Die *grobluxierenden* Verfahren der Nierenfreilegung sind mit einer erhöhten intraoperativen Komplikationsquote belastet, die sich aus folgenden Möglichkeiten rekrutiert:

Abriß akzessorischer oder aberrierender Nierengefäße

Die Blutversorgung der Niere besitzt eine Reihe von Gefäßvarianten, besonders bei Drehungsmißbildungen oder auch bei angeborenen Harnstauungsnieren. Kraniale und kaudale akzessorische Gefäße sind häufig.

Verhütung und Behebung

Kein grobes Luxieren der Niere, sondern schrittweise Freipräparation unter Sicht, teils scharf, teils stumpf. Bei der Lösung der Niere mit der Hand sollte der *geringste* elastische Widerstand den Verdacht eines akzessorischen oder aberrierenden Gefäßes erwecken.

Da sich das abgerissene Gefäß sofort retrahiert, sollten die Gefäßstümpfe mit der Klemme gefaßt, umstochen oder unter Sicht unterbunden werden. Bei kleineren Gefäßen ist eine vorübergehende Tamponade bis zur Beendigung des Eingriffes möglich. Abschließend dann Gefäßligatur.

Verletzung der Nebenniere

Wird der obere Nierenpol, besonders bei pyelonephritischen Schrumpfnieren oder entzündlich veränderten Steinnieren, extrakapsulär brüsk ausgelöst, so kann es zum Zerreißen, Einreißen oder zur Zerstörung der Nebenniere kommen.

Eine *Nebenniereninsuffizienz* ist nur dann zu befürchten, wenn die kontralaterale Nebenniere entfernt wurde oder durch Krankheit funktionell geschädigt ist (z. B. Tuberkulose).

Das *akute Nebennierenversagen* (WILLE-BAUM-KAUFF) äußert sich in hochgradiger Schwäche. Absinken des Blutdruckes, Erbrechen, Durchfällen, Krämpfen, die im Koma enden können. Die *chronische Nebenniereninsuffizienz* zeigt sich längere Zeit nach Eingriffen an der Niere oder nach Nephrektomien in Form von M.-Addisonähnlichen Bildern. Man denke hier stets an eine Nebenniereninsuffizienz, die durch entsprechende Laboruntersuchungen abzuklären ist.

Verhütung

Ablösung der Nebenniere unter Sicht, evtl. bei perinephritischen Verwachsungen *subkapsuläres Auslösen* des oberen Nierenpols. Der lumbodorsale Zugang nach LURZ gestattet durch Zug der Niere nach unten mit einem Langenbeck-Haken unter Sicht die Durchtrennung des kranialen Bandapparates der Niere und damit das atraumatische mediale Abschieben der Nebenniere.

Wird die Nebenniere verletzt, so ist es besser, sie total zu entfernen, als zu versuchen, das brüchige Gewebe zu nähen oder in dem leicht zerreißbaren Gewebe die blutenden Suprarenalgefäße zu fassen.

Behebung

Soforttherapie der akuten Addison-Krise: Sofortige Hydrokortisonzufuhr, 200 bis evtl. 300 mg/24 h. Wegen der kurzen Halbwertzeit dieser Substanz soll sie in Form einer Dauerinfusion zugeführt werden. Initial sind gelegentlich bis zu 50 mg/h erforderlich, sonst 10 mg/h. Zusätzlich als Mineralokortikoid Cortexon (Percorten „wasserlöslich") 2- bis 3mal täglich 50 mg langsam i.v. Bei Abfall des systolischen Blutdruckes unter 80 mm Hg: Noradrenalininfusionen (5 mg/500 ml NaCl 0,9%), Tropfgeschwindigkeit in Abhängigkeit vom Blutdruck. Wiederauffüllen des intrazellulären Flüssigkeitsdefizites und Ersatz des Kohlenhydratmangels.

Chronische Form der Nebennierenrindeninsuffizienz: Als Glukokortikoid Kortison 25 mg morgens, falls noch eine Restfunktion der NNR besteht, kann die Dosis reduziert werden. Als Mineralokortikoid Fludrokortison 0,1 mg täglich. Bei interkurrenten Infekten oder bei geplanten chirurgischen Interventionen, auch bei verstärkter körperlicher Belastung müssen die hier genannten Dosen erhöht werden (MÖSCHLIN 1982).

Einrisse der Capsula propria, Nierenparenchymeinrisse, Parenchymabrisse

Bei grobtraumatisierender Nierenluxation, bei verschwielten und entzündlich veränderten Steinnieren oder bei Hydronephrosen kann es zu Einrissen der Capsula propria fibrosa mit Blutung aus den Rindengefäßen kommen: bei weiterer subkapsulärer Auslösung zu Parenchymeinrissen oder sogar zu Parenchymabrissen (rindennahe Abszesse, Perinephritis).

Gefahrenmöglichkeit

Bei infizierten Eiternieren kommt es zur Überschwemmung des Operationsgebietes mit infektiösem Material, bei Tumornieren, besonders bei papillären Tumoren des Hohlsystems, besteht die Gefahr der Implantations- oder Pfropfmetastasen.

Verhütung

Stumpfe und scharfe Auslösung der Niere, wenn möglich unter Sicht. Reißt die Capsula fibrosa ein, dann wird die Nierenoberfläche an anderer Stelle freigelegt, um das Organ nicht unfreiwillig zu dekapsulieren.

Behebung

Blutende Nierenparenchymeinrisse verschließen sich spontan nach Rückverlagerung der Niere, wenn sie nicht zu tief reichen und größere arterielle oder venöse Äste mit einbeziehen. Multiple Risse, die nicht das Hohlsystem betreffen, können nach kurzer Drosselung des Nierenstiels nahtlos durch Acrylkleber (n-Butylacrylat) verschlossen werden. Zieht man eine Naht vor, dann sollte man eine mittels freier Fett- oder Muskelstückchen abgestützte atraumatische U-Naht verwenden.

Beim *Polabriß* erfolgt die Versorgung der Nierenwunde nach den Regeln der Polamputation oder Nierenteilresektion: Verschluß des Hohlsystems durch atraumatische Chromcatguteinzelnähte, Verschluß des Nierenparenchyms durch Kreuzstichnähte unter Einbeziehung der vorhandenen Kapselreste oder Deckung mit einem freien Peritoneallappen.

Cave: Keine Parenchymversorgung vor Beendigung des eigentlichen Eingriffes. Durch operative Manipulationen reißen die Nähte meist wieder aus, der Parenchymdefekt wird größer.

Blutung aus dem Nierenstiel

Die unerwartete Blutung aus dem Nierenstiel (Arterie oder Vene) kann bei brüsker Freilegung einer entzündlich verwachsenen Niere mit kurzem Nierenstiel, bei der subkapsulären Auslösung der Niere, bei unbeabsichtigter Verletzung der Hilusgefäße, bei der extrakapsulären Präparation oder bei der Präparation des Nierenstiels zur Nephrektomie eintreten. Wird der Gefäßstiel abgerissen oder so eingerissen, daß es zu einer abundanten bedrohlichen Blutung kommt, die unter Umständen so massiv sein kann, daß bei kreislaufintakter Niere eine Verblutung innerhalb kürzester Frist möglich ist (BOEMINGHAUS), dann ist *nicht die Verblutung* an sich die akute Gefahr, sondern das *Ergreifen falscher Maßnahmen* durch den Operateur (WILLE-BAUMKAUFF).

Verhütung

Präparation des Nierenstiels immer unter Sicht! Die beste Präparationsmethode besteht im Abschieben des perivasalen Gewebes mit einem kleinen Präpariertupfer zur Niere hin, nie am Nierenstiel entlang von der Niere weg (LURZ). Das Abreißen kleinerer Gefäße, vor allen Dingen kleinerer Venen, wird so vermieden; man achte auf der linken Seite auf die Einmündung der V. suprarenalis, der V. spermatica resp. der V. ovarica in die Nierenvene! Die Gefäße werden am wenigsten traumatisiert, wenn man sie mit einer Overholt- oder Robertson-Klemme stumpf präpariert.

Bei der *subkapsulären Freilegung* der Niere wird die Kapsel ventral und dorsal am Hilus inzidiert. Vorsichtige Spreizung der Inzision mit gebogenen Präparierklemmen. Abschieben der Nierenkapsel mit feinen Präpariertupfern, nachdem die Kapselränder mit scharfen Klemmen gefaßt sind.

Behebung

Die Art der Behandlung hängt davon ab, ob die Niere erhalten werden soll und muß (a) oder ob die Nephrektomie geplant ist (b).

a) Hier sollte man versuchen, die Blutungsquelle dadurch aufzufinden, daß man sofort mit einem breiten Stieltupfer oder einer Kompresse komprimiert, die man vorsichtig wegnimmt, und versucht, den Nierenstiel mit einer Gefäßklemme schrittweise zu fassen.

Sodann gelingt es unter temporärer Freigabe der Blutzufuhr, den Ort der Gefäßläsion zu bestimmen, sie unter Umständen gezielt zu unterbinden, bei Längseinrissen zu nähen oder, wenn nötig, unter Umständen durch rekonstruktive Maßnahmen einen irreparablen Gefäßdefekt zu überbrücken (homoioplastischer, alloplastischer Gefäßersatz). Randständige Arterien- oder Veneneinrisse werden mit einer Pott-Klemme oder einer Satinsky-Klemme gefaßt und mit typischer atraumatischer Arteriennaht versorgt.

Cave: Die Unterbindung der Nierenhauptvene führt allgemein zum Untergang des Organs!

b) Ist die Nephrektomie geplant und kommt es dann zu einer plötzlich auftretenden arteriellen Blutung aus dem Nierenstiel oder zum Abgleiten der Ligatur, so drückt der Operateur den Nierenstiel sofort zur Wirbelsäule und schafft damit eine *temporäre Kompression*. Absaugen des Blutes, Bereitlegen von gebogenen scharfen langen Klemmen. Während der vorläufigen Blutstillung wird der Patient durch den Anästhesisten vermehrt sauerstoffbeatmet, der Kreislauf durch Plasmaexpander oder schnellaufende Bluttransfusionen aufgefüllt. Wird die Kompresse langsam von der Blutungsstelle weggerückt, dann können die nun blutfreien, sichtbar werdenden Teile des verletzten Gefäßes oder Gefäßquerschnittes mit der Klemme vom Assistenten gefaßt werden. Hat man einmal die Blutungsstelle lokalisiert, so kann nach Wegnahme der großen Kompresse die weitere Kompression mit Stieltupfern erfolgen, mit denen ebenfalls schrittweise die Blutungsstelle freigegeben werden kann. Der Nierenstiel selbst oder das perivasale Gewebe kann so, mit einer oder zwei Klemmen gefaßt, vorgezogen und schrittweise unterbunden werden.

Regel

Setzt eine massive Blutung ein, sofort Eingehen mit einer Kompresse auf den Nierenstiel und Kompression gegen die Wirbelsäule. Damit wird die blutige Imbibierung des umgebenden Gewebes oder die Retraktion des Nierenstiels nach medial vermieden. Kein blindes Anlegen von scharfen Klemmen im blutgefüllten Wundtrichter! Nebenverletzung der V. cava, des Duodenums, des Dickdarms, ja sogar der Aorta ist möglich. Schrittweises gezieltes Vorgehen, um massiven Blutverlust zu vermeiden!

Verletzungen der Vena cava

Verletzungen der V. cava besitzen eine Letalität zwischen 30% und 50% (H. BOEMINGHAUS, J. HELLSTRÖM u. C. FRANKSSON). Das Hauptgefahrenmoment ist die nicht beherrschbare Blutung und nicht die Luftembolie.

Die *Luftembolie* ist zwar eine Komplikationsmöglichkeit, die bei starrem Gefäß oder bei negativem Druck in der unteren Hohlvene zustande kommen kann, aber de facto kaum eintritt.
Infolgedessen wird auf die Besprechung einer nur wahrscheinlich möglichen Komplikation verzichtet!
Die Prädilektionsstellen und der Entstehungsmechanismus der V.-cava-Verletzung kann folgendermaßen klassifiziert werden (O. HENNIG):
a) seltener Längsriß oberhalb der Nierenvene
b) häufiger Längsriß unterhalb der Nierenvene
c) Abriß der Nierenvene aus der seitlichen Wand der V. cava
d) Längsriß an der Einmündungsstelle der V. spermatica (V. ovarica) (Abb. 7.**6**).

Verhütung

Bei großen Nierentumoren transperitoneale Freilegung und Präparation des Nierenstiels unter Sicht. Primäre Gefäßversorgung! Bei perinephritischen Verwachsungen oder veralteten Steinnieren subkapsuläre Nephrektomie, bei Hydronephrosen Entlastungspunktion vor der Präparation des entzündlich veränderten Nierenbeckens vom medialen Präparationsgebiet. Kein blindes Fassen mit scharfen Klemmen in der Tiefe; sind Klemmen angelegt, dann vorsichtige Unterbindung des Nierenstiels, der nicht ausreißen darf. Bei Blutung aus der V. ovarica resp. der V. spermatica rechts ebenfalls subtile Unterbindung, um das Gefäß nicht an der Einmündungsstelle in die V. cava auszureißen.

Vorsicht beim Fassen des Nierenstiels bei kurzem Gefäßstiel mit scharfer oder gedornter Nierenstielklemme!

Behebung

Im Falle von drei Kava-Verletzungen konnte vom Verfasser die Kava ober- und unterhalb der Verletzungsstelle mit Bulldogklemmen abgeklemmt werden, die seitliche Öffnung in der Vene wurde mit einer Pott-Klemme gefaßt und durch fortlaufende atraumatische Gefäßnaht versorgt.

Kleinere Einrisse können mit zwei Robertson-Klemmen gefaßt, unterbunden oder mittels Umstechungsligatur versorgt werden. Die Gefäßnaht über einer Pott-Klemme ist wie gesagt möglich: beschrieben wird als *ultima ratio* das 8 bis 10 Tage lange Liegenlassen einer seitlich fassenden Klemme oder auch einer Tamponade des Blutungsgebietes der V. cava.
Die Gefahren der letzten beiden Methoden sind: Ausreißen der Klemme durch brüske Bewegung und erneute abundante Blutung, V.-cava-Thrombose durch zu starke Tamponade des Gefäßes und damit Thrombose der V. renalis der kontralateralen Niere mit der Gefahr der Anurie.
W. KREBS hat auf den Erfahrungen der Blutstillung bei abundanten Blutungen aus dem Nierenstiel und der V. cava von SCOTT u. Mitarb. sowie von DEMING u. RAY ein „exerzierreglementähnliches" Vorgehen geschaffen, welches nicht nur bei arteriellen Blutungen aus dem Nierenstiel, sondern auch bei V.-cava-Blutungen gezielt lebensrettend möglich ist.

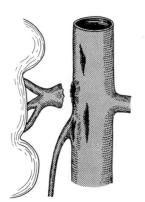 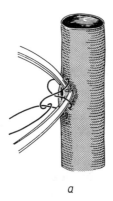 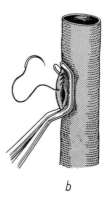 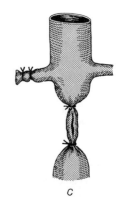

a   *b*   *c*

Abb. 7.**6** Ganz links die Prädilektionsstellen der Vena-cava-Verletzung durch Venen-Ein-, Aus- oder Abriß. Rechts die Behandlung der Vena-cava-Verletzung: a) Durchstechungsligatur um zwei V-förmig angelegte Robertson- oder Overholt-Klemmen. b) Typische Gefäßnaht mit monofilem, synthetischen Faden 6 × 0 über einer Gefäßklemme nach *Satinsky*. c) Doppelte Ligatur der Vena cava unterhalb der Einmündungsstelle der Nierenvenen (nach *Hellström* u. *Franksson*)

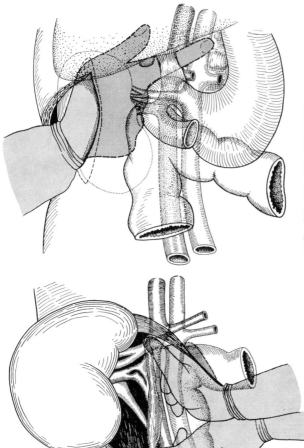

Abb. 7.**7a** Versorgung profuser Blutungen bei Operationen an den Harnorganen (intra- oder postoperativ) durch den sogenannten Peritonealhandgriff (PHG) (nach *Krebs*). 1. Akt: Nach Eröffnung des Peritoneums geht der Operateur durch das Foramen epiploicum in die Bursa omentalis ein und drückt von hier aus die Aorta oberhalb des Abgangs der Nierenarterien mit dem Finger gegen die Wirbelsäule. Schnellste provisorische Blutstillung mit dem Endziel der Gefäßnaht, der Unterbindung oder der Umstechung

Abb. 7.**7b** 2. Akt des Peritonealhandgriffes (PHG): Der 1. Assistent drückt mit beiden Daumen die verletzte Vena cava durch die Bauchhöhle hindurch medial vom Colon ascendens gegen die Wirbelsäule. Gleichzeitig komprimiert er mit dem rechten Daumen die dorsal der Vena cava kreuzende rechte Nierenarterie. Venöse Blutungen oder Blutungen direkt aus der Cava können so vom Operateur versorgt werden

Die Methode basiert auf der transperitonealen manuellen Gefäßkompression, wobei der Sinn dieser Methode in der temporären Abdrosselung des Blutzuflusses vom Herzen her, also in der Kompression der Aorta oberhalb der Nierenarterien, zu suchen ist.

Durch diesen sogenannten „Peritonealhandgriff" (PHG) ist ein blutfreies Operieren im Bereich der Verletzungsstelle möglich.

Die wichtigsten Handgriffe:
1. Blutungsstelle gegen die Wirbelsäule komprimieren.
2. Eröffnung des Peritoneums. Auf der rechten Seite wird mit der rechten, auf der linken Seite mit der linken Hand in die Bauchhöhle eingegangen, die Aorta palpiert, möglichst weit kranial abgetastet, mit dem Finger in das Foramen epiploicum eingegangen und oberhalb des Abganges der Nierenarterie die Aorta gegen die Wirbelsäule komprimiert.
3. Die lokale Wundkompression wird gelockert. Blutet es noch weiter, so wird zusätzlich die V. cava im unteren Wundwinkel mit dem Finger oder Stieltupfer gegen die Wirbelsäule gedrückt. Die Blutung steht.
4. Säuberung der Wunde und Aufsuchen der Blutungsquelle. Wenn dies auf diese Art nicht möglich ist, kann dem ersten Assistenten die

intraabdominelle Gefäßkompression überlassen werden, so daß in der Wunde selbst in Blutleere weiter operiert werden kann. Nach Nephrektomie exaktes Anlegen von Klemmen, Unterbindung oder Umstechungsligaturen der Gefäßstümpfe. Nahtversorgung der V. cava am besten durch Einzelnähte.

5. Lösung der intraabdominalen Aortenkompression und Kontrolle, ob noch eine Blutung erfolgt.

6. Heparin-Nachbehandlung zur Vermeidung einer Thrombose nach den Grundsätzen der Gefäßchirurgie.

7. Wird die Blutung intraperitoneal nicht beherrscht, dann folgende Maßnahmen: Zwerchfellspaltung, Kompression der Aorta thoracica mit zwei Fingern. Voraussetzung ist die Intubationsnarkose.

8. Wichtig ist der bereitgehaltene Blutersatz, der unter Umständen bei einer lebensbedrohlichen Blutung aus dem Nierenstiel oder der V. cava in Form einer Überdrucktransfusion oder auch einer intraarteriellen Schnelltransfusion vorgenommen werden kann.

V. Cava-Ligatur unterhalb der Einmündungsstelle der linken V. renalis ist möglich, jedoch muß die doppelte Ligatur ober- und unterhalb der Verletzungsstelle erfolgen.

KHAN u. ORKIN berichten über einen Patienten, bei dem ein Nierentumor in die suprarenale V. cava inferior eingebrochen war: Der Patient tolerierte die Resektion dieses Kavaabschnittes. Vermutlich bilden sich bei langsam zunehmender Kompression der V. cava Kollateralen aus, die einen Abfluß des Blutes aus der gegenseitigen V. renalis sicherstellen. In der Weltliteratur wird bisher über 19 Patienten berichtet, die eine Resektion der V. cava inferior oberhalb der V. renalis-Mündung überlebt haben (KHAN u. ORKIN 1978).

Eröffnung des Nierenbeckenkelchsystems

Die unbeabsichtigte Eröffnung des Nierenhohlsystems tritt dann auf, wenn bei stark verschwielten Harnstauungsnieren das Parenchym einreißt, bei einer scharfen Präparation das hydronephrotische Nierenbecken eingeschnitten wird oder bei Präparation verschwielter kongenitaler Harnstauungsnieren die Präparation in der falschen Schicht erfolgt.

Behebung

Bei infiziertem Inhalt oder bei Vorliegen einer Tumorniere (Nierenbeckentumor) sofortige Tamponade des Operationsfeldes und Absaugen des ausgetretenen Nierenbeckeninhaltes. Provisorischer Nahtverschluß der Eröffnungsstelle und rasche Durchführung der Nephrektomie, Parenchymeinrisse werden wie auf Seite 253 behandelt.

Ist das Ziel der Operation die Steinentfernung, so geht man direkt am Ort der Hohlsystemeröffnung ein, um den Stein zu extrahieren. Ist ein organerhaltender Eingriff durch eine Nierenbecken-Harnleiterabgangs-Plastik bei einer kongenitalen Harnstauungsniere vorgesehen, so wird die unfreiwillige Eröffnungsstelle mit in den Operationsplan einbezogen. Die Ränder der Nierenbeckenwunde werden mit Allis-Klemmen gefaßt und hochgezogen, von hier aus erfolgt die weitere Präparation auf den Hilus sowie auf den Harnleiter zu.

Abriß oder Einriß des Ureters

Traumatisches Operieren, Luxation der Niere bei intrarenal gelegenen Nierenbeckensteinen können zum Einriß des intrahilär gelegenen Nierenbeckens, zum Harnleitereinriß und -abriß führen.

Verhütung

Zielgerichtetes Operieren, Operation in situ, eventuell vom Lumbodorsalschnitt (LURZ) aus entlang dem Harnleiter, der zuerst angeschlungen wird und der schrittweise zum Hilus unter Einsetzen von Hilushaken (Lidhaken) freipräpariert wird.

Behebung

Reißt das intrahilär gelegene *Nierenbecken* ein oder auch der in Schwielen eingebettete *Harnleiter*, so erfolgt die Versorgung durch Quernaht oder durch gezielte Harnableitung ohne endoluminale Schienung. Liegt ein Harnwegsinfekt vor, so sollte man die transrenale Harnableitung mittels Kunststoffschiene, kombiniert mit periureteraler Harnableitung, vorziehen.

Beim *Harnleiterabriß* genügt die Nahtvereinigung der dorsalen Wand des Ureters mittels dreier Nähte aus synthetischem resorbierbaren Material oder lediglich die Anheftung an der Bulbuslippe der Niere direkt im Hilusgebiet. Gezielte Harnableitung und das Regenerationsvermögen des Uroepithels sind ausschlaggebend für den Erfolg.

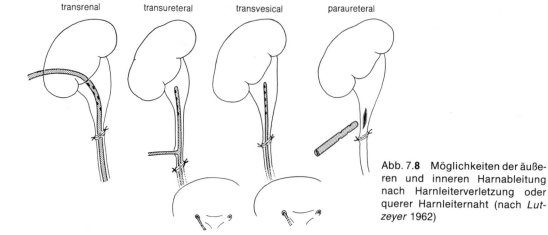

Abb. 7.8 Möglichkeiten der äußeren und inneren Harnableitung nach Harnleiterverletzung oder querer Harnleiternaht (nach *Lutzeyer* 1962)

Einriß oder Eröffnung einer infizierten Niere oder einer Tumorniere

Mit dieser Möglichkeit muß bei jeder Nephrektomie gerechnet werden. Deshalb sollte das Operationsgebiet stets gut abgedeckt werden, ein Sauger sollte bereitstehen, um sofort den infizierten Niereninhalt oder das ausgetretene Tumorgewebe abzusaugen. Kommt es zur unfreiwilligen Eröffnung der Niere, so wird die Stelle sofort mit einer Kompresse oder einem Bauchtuch bedeckt, eventuell ein größerer Mulltupfer als Schutz aufgenäht und die rasche Nephrektomie durchgeführt.

Die speziellen intra- und postoperativen Komplikationen bei der Freilegung der Niere werden bei den einzelnen Eingriffen an der Niere selbst besprochen, wie z. B. bei der Nephrektomie, bei Eingriffen am Nierenparenchym oder bei Eingriffen am Nierenbeckenkelchsystem.

Nephrektomie

Da zunehmend organerhaltend an der Niere operiert wird, stellt heute der Nierentumor die häufigste Indikation zur Nephrektomie dar. SCHIFF u. GLAZIER berichten über 347 Nephrektomien; die Letalität lag bei 1,4% und betrug 0%, wenn die Tumornephrektomien ausgeklammert wurden (SCHIFF u. GLAZIER 1977).

Die intra- und postoperative Verhütung von Zwischenfällen bei der Nephrektomie läßt sich bereits durch die Art und Wahl des Zugangsweges bestimmen. Folgende Regel sollte beachtet werden (SIGEL):

a) Bei der partiellen und totalen Ektomie benigner Nieren sollten der lumbale Flankenschnitt und seine anterio-lateralen Modifikationen vorgezogen werden.

b) Bei der Ektomie maligner Nieren besitzt der große abdominale, transperitoneale Zugang durch Rippenbogenrandschnitt oder der abdomino-thorakale Zweihöhlenschnitt die größtmögliche Radikalität und Gefäßsicherheit.

Die intraoperativen Komplikationen bei der Nephrektomie betreffen im wesentlichen die bereits auf Seite 247 angeführten Komplikationen bei der Wahl des Zugangsweges und der Schnittführung, den Nebenverletzungen von Pleura, Peritoneum und Nebenniere sowie vor allen Dingen die Komplikation der Blutung aus dem Gefäßstiel oder aus der unteren Hohlvene.

Verhütung

1. Freilegung der Niere, wenn möglich unter Sicht, um nicht primär Blutungen zu provozieren oder das Hohlsystem zu eröffnen.
2. Subkapsuläre Freilegung bei veralteten oder verschwielten Steinnieren oder bei Rezidivoperationen, die die Sekundärnephrektomie erfordern. Die extrakapsuläre Nephrektomie gefährdet Nebenniere, Pleura, Duodenum oder Kolon und nicht zuletzt die Kava.
3. Die *Unterbindung der Nierengefäße* sollte am besten isoliert für Vene und Arterie erfolgen. Doppelte Ligatursicherung nach zentral, eine Ligatur nach peripher, die durch eine lange Klemme abgesichert wird. Nach Durchtrennung des Gefäßes bringt der Klemmenzug die darunter liegenden Gefäße ins Operationsfeld, die mit einem feinen Präparierstiel nierennah vom Bindegewebe freipräpariert werden. Werden *Nierenstiel-*

Intra- und postoperative Komplikationen bei Eingriffen an der Niere

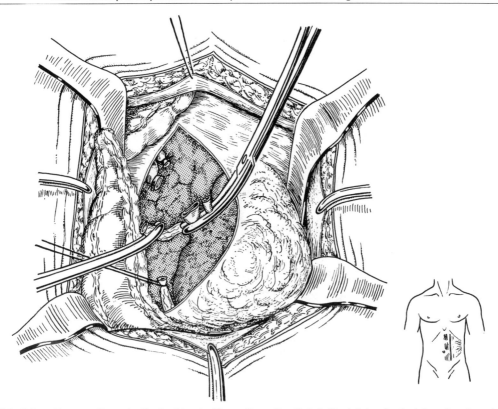

Abb. 7.9a Transperitoneale Nephrektomie (Operationssitus links). Nach lateraler Inzision des dorsalen Peritoneums wird das Colon descendens nach medial verlagert. Nebenverletzungen des Darmes und des Pankreasschwanzes sowie der Milz werden vermieden. Nierenvene und Arterie sind bereits unterbunden und durchtrennt (nach *Brosig* u. *Buchberger* 1962)

klemmen bei kurzem Gefäßstiel angelegt, so bedient man sich am besten zweier Klemmen, die mit der Spitze gegensinnig gerichtet von kranial und kaudal angelegt werden (V-Form der Klemmenspitzen). Durchstechungsnähte zur Sicherung der Ligatur nur unter Sicht. Unter dem Schutz einer angelegten Nierenstielklemme kann man Vene und Arterie gesondert freipräparieren und ligieren.

Man unterbindet in der Regel zuerst die zuführende Arterie, um eine Blutfüllung des Organs zu vermeiden.

Man lege eine Nierenstielklemme besser nierennah als nierenfern an: Die Gefahr der Nebenverletzung ist dadurch geringer! Selbst wenn das Hohlsystem mitgefaßt wird, ist es besser, die Niere par morcellement zu entfernen und dann die Gefäße einzeln durch Ligatur oder durch Umstechung zu versorgen, als eine unangenehme Nebenverletzung zu riskieren.

Lassen sich die Gefäße bei der Präparation nur schwer von medial her erreichen, so sollte man primär den Harnleiter absetzen, die Niere hochkippen und die Gefäße von kaudal her zur endgültigen Versorgung präparieren.

Postoperative Komplikationen:

Blutung

3 bis 4 Tage postoperativ kann diese Komplikation zum Beispiel durch Lösung einer unsicher angelegten Massenligatur oder Abrutschen einer Arterienligatur eintreten. Bluthochdruck und Gefäßwandsklerose sind zusätzliche ursächliche Faktoren. Unter zunehmendem Flankenschmerz, plötzlichen Schock- und Kollapszeichen, allgemeinem Verfall, Blässe, Schweißausbruch und tachykardem fadenförmigen Puls kann der Exitus

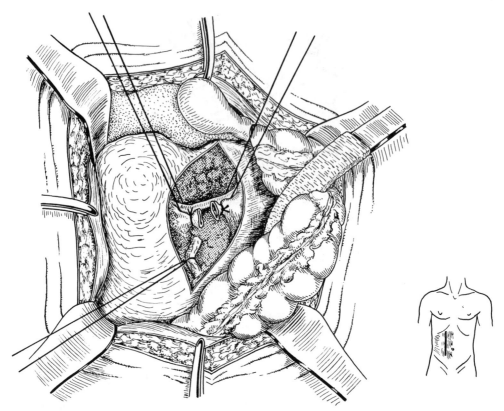

Abb. 7.9b Transperitoneale Nephrektomie (Operationssitus rechts): Nach dorsaler Inzision des Retroperitoneums und medialer Verlagerung der Flexura hepatica des Kolons trifft man direkt auf den Nierenhilus. Man beachte mögliche Nebenverletzungen der Leber, der Gallengänge, des Darmes und der V. cava (nach *Brosig* u. *Buchberger* 1962)

innerhalb weniger Stunden eintreten, wenn das gefährliche Bild nicht erkannt und die Ursache nicht sofort behoben wird.

Behebung

Sofortige Auffüllung des Kreislaufes mit Plasmaexpandern, Beschaffung von Blutersatz. Intraarterielle Transfusion und unter Stabilisierung der Kreislaufverhältnisse Transport zum Operationssaal. Dort am besten sofort transperitoneale Freilegung und Versorgung nach Scott, Deming, Krebs (s. S. 255).

Regel

Man halte sich nicht mit dem Aufsuchen der Blutungsquelle in dem blutig imbibierten Gebiet auf, da jeder Zeitverlust bei Fortdauer der Blutung das Risiko erhöht.

Fistelbildung im Wund- oder Narbenbereich

Ursächlich kommen in Frage: Zurückgelassene Fremdkörper wie Tupfer oder Kompressen, besonders dann, wenn unerwartete Situationen den operativen Verlauf kompliziert haben. Zurückgelassene Kapselanteile, Nierenbeckenreste nach hoher Absetzung oder nach Entfernung der Niere par morcellement, Ligaturen des Nierenstiels mit nicht resorbierbarem Material oder auch das Einlegen von sogenanntem resorbierbaren Material zur Blutstillung (welches erfahrungsgemäß nicht resorbiert wird!) können eine chronische Fistelbildung verursachen.

Behebung

Röntgenkontrolle, eventuell durch Schichtaufnahme, Fistelfüllung, Fistelrevision mit Entfernung der die Fistel unterhaltenden Fremdkörper.

Harnfistel nach Nephrektomie

Die Harnfistel tritt auf, falls eine Insuffizienz oder Stenose der Harnleitermündung besteht, der chronisch entzündlich veränderte Harnleiter starr ist oder ein tiefsitzendes Harnleiterkonkrement nach Nephrektomie nicht entfernt werden konnte.

Verhütung

Bei der Nephrektomie sollte in der Regel die tiefe Absetzung des Harnleiters erfolgen, da Komplikationen wie Stumpfeiterungen, Empyeme oder Neurome langer Stümpfe noch jahrelang nach der Primäroperation auftreten können.

Zwischen zwei Körte- oder Langenbeck-Haken wird der Harnleiter mit zwei Stieltupfern möglichst distal bis zur Gefäßkreuzung freipräpariert, mit zwei langen scharfen und gebogenen Klemmen gefaßt, zwischen ihnen durchtrennt und der distale Stumpf mit einer Catligatur versorgt. Das versehentliche Abgleiten einer Ureterligatur, bei der der Stumpf nicht mehr aufgefunden werden kann, führt nach unseren persönlichen Erfahrungen zu keiner Fistelbildung.

Wichtig ist vor der Harnleiterstumpfversorgung die Sondierung des Harnleiters nach distal, unter Umständen auch die präoperative Prüfung des Harnleiterverschlußmechanismus, eventl. durch Miktionszystogramm. Hat man den Verdacht einer Abflußstörung im Uretermündungsbereich oder einer Insuffizienz, so sollte bei der Nephrektomie die Ureterektomie kombiniert in einer Sitzung vorgenommen werden.

Behebung

Sekundäre Ureterektomie, am besten in kaudokranialer Richtung. Man operiert somit nicht primär im Fistelbereich. Der Versuch einer Ableitung der Blase durch Dauerkatheter für 2 bis 3 Wochen oder der Koagulation des Ostiums ist meistens erfolglos.

Transfemorale Embolisation der A. renalis

Bei inoperablen Patienten kann eine Progredienz des Nierentumors durch eine Tumorembolisation über einen gewissen Zeitraum verhindert oder verlangsamt werden (FLAMM u. Mitarb. 1979). Bei sehr großen Tumoren wurden Versuche unternommen, durch einen präoperativen embolischen Verschluß der A. renalis den intraoperativen Blutverlust zu verringern (SINGSASS u. Mitarb. 1979). Über eine weitere Indikation berichten URETZKY u. Mitarb. (1979): Nach einer perkutanen Nierenbiopsie trat eine Blutung mit Pseudoaneurysmabildung auf. Die blutende Arterie wurde selektiv embolisch verschlossen.

Verschiedene Substanzen werden als Material bei der transfemoralen Nierenarterienembolisation verwendet: Muskelhomogenisat, Gelatine (Gelfoam), Cyanoacrylat, Stahlspirale mit Baumwolle (GIULIANI u. Mitarb. 1977, GOLDIN u. Mitarb. 1978, STRUTHERS u. Mitarb. 1980). Die gefährlichste Komplikation bei diesem Verfahren ist die Verschleppung von Embolisationsmaterial (MUKAMEL u. Mitarb. 1979). MARX u. Mitarb. (1978) sahen bei 151 Embolisationen folgende Komplikationen: 61,5% Temperaturanstieg, 8,6% RR-Anstieg, 8,6% Störung der Nierenfunktion, davon 2% irreversible renale Dekompensation mit Exitus letalis, 2% septische Zustandsbilder, 2% Thromboembolien, 3,3% Exitus letalis in direktem Zusammenhang mit der Embolisation, 1,3% Embolisation anderer Gefäßbereiche, 0,6% Schock unklarer Genese. Als Kontraindikationen werden von der gleichen Autorengruppe genannt: 1. zu kurze A. renalis (Refluxgefahr), 2. unmittelbar vorausgegangene diagnostische Angiographie (Kontrastmittelmenge), 3. Insuffizienz der kontralateralen Niere, 4. Thrombosen als mögliche Kontraindikationen, 5. Harnwegsinfektion und 6. große gefäßarme Tumoren.

Harnleiterstumpf-Empyeme, Tumoren im Harnleiterstumpf

Beide Komplikationen sind dann zu erwarten, wenn bei einem krankhaft veränderten Harnleiter der Stumpf nicht im Gesunden abgetragen wird oder bei einem primären papillären Nierenbeckentumor die totale Ureterektomie mit Einschluß der Blasenmanschette unterlassen wird.

Die Symptome des chronischen Harnwegsinfektes mit Leukurie oder unklaren intermittierenden Temperaturen sind pathognomonisch für ein Harnleiterstumpf-Empyem. Verdächtig auf einen Tumorbefall des Harnleiterstumpfes sind plötzliche unerwartete Blutungen oder auch Mikroblutungen aus dem zurückgelassenen Ureter.

Bekannt ist auch die Bildung von Karzinomen in Harnleiterstümpfen nach Nephrektomie anderweitiger Grundkrankheiten wie z. B. nach Hydronephrose oder Pyonephrose (TAYLOR u. BERRY, LOEFF u. CASELLA). Wir selbst haben bei 32 Patienten in 3 Fällen Ureterstumpf-Empyeme beobachtet, wobei das längste zeitliche Intervall 20 Jahre nach der Nephrektomie betrug.

Die seltene Komplikation der *Perforation eines Ureterstumpfabszesses in die V. cava* sowie die Bildung eines schmerzhaften Neuroms im Ureterstumpf erst 9 Jahre nach der Nephrektomie sind ungewöhnlich (STEINER 1965).

Nebenniereninsuffizienz

Diese Komplikation als akutes oder chronisches Bild wurde bereits auf S. 253 im Hinblick auf Verhütung und Behandlung beschrieben.

Arterio-venöses Aneurysma des Nierenstiels (arterio-venöse Fistel)

Ursache

Als postoperative Komplikation tritt es auf, nach gemeinsamer Ligatur des Nierenstiels bei entzündlichen perinephritischen Veränderungen, nach Ansetzen einer scharfen dornenarmierten Nierenstielklemme oder nach Durchstechungsligatur, die unter Umständen Arterien- und Venenwand gemeinsam faßt. Auch Massenligaturen mit ungeeignetem Unterbindungsmaterial können zu Drucknekrose, Wandarrosion und damit zur Fistelbildung oder Aneurysmabildung führen. Eine Reihe von Mitteilungen über *arterio-venöse Fistelbildungen* nach Nephrektomie weist auf diese ernstzunehmende Komplikation hin (ARAVANIS u. Mitarb. 1962, TYSON u. DERRICK 1962, GOLDSTEIN u. Mitarb. 1967, DUBOST u. Mitarb. 1965). Die Symptome sind Schmerzen in der operierten Seite, Maschinengeräusch über der Flanke, eventuell Thrill über der Narbe, Zeichen des Herzversagens mit Dyspnoe, ja teilweise Stauungsleber, Blutdruckdepression oder auch Hypertension.

Verhütung

Wenn möglich, isolierte Unterbindung der Nierenstielgefäße. Vermeidung von Massenligaturen, von Durchstechungsligaturen, die unterhalb der eigentlichen Unterbindung angesetzt werden. Bekämpfung der Wundinfektion durch entsprechende Drainage und lokale Infektionsbekämpfung.

Behebung

a) Ligatur und Durchtrennung der isolierten Arteria renalis.
b) Massenligatur der Arterie und der Vene vor dem Aneurysmasack (cave: Möglichkeit der neuen Aneurysmabildung).
c) Ligatur und getrennte Durchtrennung der Arterie und der Vene *ohne* Resektion des Aneurysmasackes.
d) Resektion des Aneurysmasackes mit getrennter Unterbindung der Arterie und der Vene. Wenn nötig, Nahtversorgung des nach der V. cava zugehenden Venenrestes, falls der Stumpf sehr breit ist.

Man wählt den *operativen Zugangsweg* am besten transperitoneal, da ein planmäßiges Vorgehen im alten Operationsgebiet meist nicht möglich ist, die großen Gefäße wie Aorta und V. cava so übersichtlich freigelegt und unter Umständen komprimiert oder temporär duch Abklemmung gedrosselt werden können.

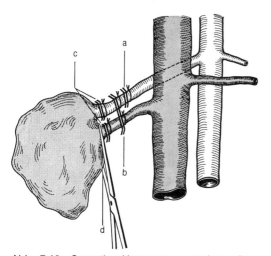

Abb. 7.10 Operative Versorgung arterio-venöser Fisteln oder Aneurysmen nach Nephrektomie: a) Alleinige Ligatur und Durchtrennung der zuführenden Arterie führt unter Umständen zur Obliteration der Vene. b) Massenligatur von Arterie und Vene, wenn eine Isolierung nicht möglich ist. c) Isolierte Unterbindung und Durchtrennung von Arterie und Vene unter Belastung des Aneurysmasackes. d) Isolierte Unterbindung von Arterie und Vene mit Exstirpation des Aneurysmasackes (modifiziert nach *Dubost* u. Mitarb.)

Eingriffe am Nierenparenchym

Dekapsulation der Niere

Bei chronischer, subakuter oder akuter Pyelonephritis sowie bei aszendierender eitriger Nephritis ist die Dekapsulation der Niere die Methode der Wahl. Perinephritische Verwachsungen, oligurische oder anurische Zustände, ja unter Umstän-

den auch organerhaltende Operationen verlangen trotz der heutigen Möglichkeit der verschiedenen Dialyseverfahren
a) die Dekompression der Niere,
b) die Denervation der Niere durch Dekapsulation.

Die Komplikationen bestehen nach brüskem Lösen, insbesondere bei entzündlichen Veränderungen der Nierenrinde, in Gewebsverletzungen, in Parenchymeinrissen oder Parenchymabrissen. Man beachte akzessorische Gefäße am oberen und unteren Pol, da ihre Verletzung zu unerwarteten, teilweise starken und unangenehmen Blutungen führen kann.

Wird die überschüssige Kapsel (die nicht zur Deckung des Parenchyms oder zur Nephropexie verwandt wird) an der Hilusgegend nicht abgetragen, so kann sie dort zur Schrumpfung führen und unter Umständen später die Ursache eines Drosselungshochdruckes bilden.

Hinweis

Wird die Niere dekapsuliert und *gleichzeitig gefistelt,* so sollte man an der Stelle der geplanten Nephrostomie zur Nahtfixation des Fistelkatheters ein Kapselareal stehenlassen! Zur Vermeidung einer Wundbettinfektion und der Retention des Operationshämatoms ist eine Saugdrainage oder Langdrainage erforderlich.

Nephropexie

Die Vielzahl der in der Literatur beschriebenen Methoden (nach GOTTLIEB über 150!) läßt eine differenzierte Besprechung der einzelnen Methoden im Hinblick auf ihre Komplikationsmöglichkeit nicht zu. Auf die sechs Hauptgruppen sei hingewiesen:
a) Raffung der Nierenfettkapsel und der beiden Blätter der Fascia renalis (z. B. KLAPP, DEMING).
b) Erzeugung von Verwachsungen zwischen Niere und Nierenumgebung mittels der Capsula fibrosa nach ausgedehnter Dekapsulation (z. B. ALBARRAN, EDERBOHLS, MARION).
c) Transparenchymale Methode mittels Nahtfixation durch den unteren oder oberen Nierenpol (THOMPSON, WALKER u. CAPORALE).
d) Fixation durch frei transplantierte Faszie, durch Muskelzügel oder durch alloplastisches Material wie Catgut, Perlon oder Nylon (KIRSCHNER, KOCHER, LOWSLEY, DIETRICH).
e) Perlon- oder Nylonnetze als Hängematten (MÜLLER, KNEISE, PLAISANT u. NOCE).
f) Fixation durch Muskelstreifen oder Zügel aus der seitlichen Bauchwand, vor allem aus dem M. iliopsoas (SARAFOFF u. RIVOIR).

Hinweis

Die Indikation zur Nephropexie sollte so kritisch und so eng wie möglich gestellt werden: Übermäßige Elongierung des Nierenstiels mit intermittierenden Hochdruckattacken (Aortographie im Stehen), Ureterknickbildung mit Abflußstörung aus dem Nierenbeckenkelchsystem oder die persistierende pyelogene Infektion sind klare Indikationen.

Die intra- und postoperativen Komplikationen sind: Mitverletzung der intraperitonealen Organe wie der Leber rechts und der Milz links, Ruptur des Harnleiters (ROTON), Verletzung der Subkostal- oder Interkostalgefäße und des N. subcostalis bei Fixation an der 12. Rippe, Zerrung oder Strangulation eines aberrierenden Gefäßpaares bei *Rotationspexie* oder *Transversopexie*.

Peritonealverletzungen oder Verletzungen der intraperitonealen Organe lassen sich am besten vermeiden, wenn der Assistent die Niere mit der Hand vom Abdomen her gegen die Wunde vordrängt.

Man achte bei der transparenchymalen Nephropexie am Iliopsoas auf den Nervenverlauf, bei der Fixation an der 12. Rippe auf die Verletzung der Subkostalgefäße oder der Subkostalnerven.

Gefäßstrangulationen, Abflußstörungen durch Fehlposition der Niere werden vermieden, wenn der Akt der Nephropexie dann erfolgt, wenn die *„typische Nierenlagerung"* wieder ausgeglichen ist.

Nephrotomie

Man versteht darunter die Eröffnung der Niere in longitudinaler Richtung (Sektionsschnitt) oder in transversaler Richtung. Sie erfolgt ferner in weniger ausgedehnter Form partiell an den verschiedenen Stellen der Niere, z. B. zur gezielten Entfernung von Nierenkelchsteinen oder zur Probeentnahme von Nierengewebe.

a) **Die sogenannte große Nephrotomie.** Darunter versteht man das Aufklappen der Niere durch Longitudinalschnitt entlang der gefäßarmen Hyrtl- oder auch Broedel-Linie.
b) **Die radiäre Nephrotomie.** Sie dient im Rahmen einer Pyelolithotomie oder auch einer Nephropyelolithotomie der gezielten Entfernung von kleinen Kelchkonkrementen; bei Kalikektomien oder bei Anlegen einer trans-

renalen Nephrostomie wird sie ebenfalls bevorzugt.

c) **Die transversale Nephrotomie.** Der Schnitt geht direkt transversal (Abb. 7.**12**) vom vorderen zum hinteren Hilusmark, wobei darauf zu achten ist, daß die in Hilusnähe gelegenen großen Gefäße geschont werden (FRETHEIM, HIENZSCH, LUTZEYER). Nach Erreichen der „Gefäßgrenze" soll das Parenchym weiter stumpf durchtrennt werden.

Die Komplikationen der Nephrotomie oder Nephrolithotomie lassen sich anhand gemeinsamer großer Statistiken (JORDAN u. TOMSKI, MADDERN, BROSIG u. KOLLWITZ, ABESHOUSE u. LERMAN, MURPHY u. BEST) auf zwei Hauptpunkte reduzieren, nämlich:
1. Die postoperative Urinfistel (ca. 12,5%).
2. Die Nachblutung (zwischen 9% und 11%).

Die Letalität ist mit 9% relativ hoch, die sekundäre Nephrektomiequote schwankt zwischen 5% und 8%.

Diese Zahlen betreffen jedoch die große longitudinale Nephrotomie (a) in vermehrtem Maße als die radiäre (b) und transversale (c) Nephrotomie.

Verhütung

Die beste Prophylaxe der geschilderten Komplikationen der postoperativen Wundfistel und der Hämorrhagie liegt in:
a) der Änderung des Zugangs,
b) der Modifikation des Verfahrens.

Zu a): Wir bevorzugen zur Entfernung von Korallensteinen und von intrarenal gelegenen Steinen die *intrasinusale Pyelolithotomie* (LURZ, GIL-VERNET), wobei relativ große Nierensteine durch den freigelegten Hilus so entwickelt werden können, daß es möglich ist, die Schnittführung entweder V-förmig vom oberen zum unteren Kelch über das Nierenbecken hinweg zu führen (Abb. 7.**11**), oder die einzelnen Kelchhälse gesondert zu inzidieren.

Wichtig ist die Sondierung der einzelnen Kelchabschnitte und Kelchenden, die intraoperative Spülung unter Druck und die parapelvine Drainage zur Vermeidung einer Infektion.

Kommt man an dem ausgedehnten Sektionsschnitt nicht vorbei, dann ist meist eine Kompression des Nierenstiels durch Klemme nicht nur nicht nötig, sondern sogar schädlich! Das Parenchym ist meistens durch die bestehende Entzündung so schlecht durchblutet, daß die temporäre manuelle Kompression durch die Assistentenhand genügt, um die Niere zu halbieren, aufzuklappen und ohne massive Blutung das Hohlsystem auszuräumen. Man versuche stets eine Adaptationsnaht des vorliegenden Kelchsystems. Ist bei gutem Nierenparenchym eine Abklemmung der A. renalis unumgänglich, wählen wir folgendes Vorgehen: Nach Unterbrechung der arteriellen Blutzufuhr mittels einer armierten Klemme wird eine sterile Plastikfolie trichterförmig um die zu eröffnende Niere gelegt. Der Raum zwischen diesem Trichter und der Niere wird mit Soft-Eis aus physiologischer Kochsalzlösung angefüllt. Es konnte gezeigt werden, daß eine solche Oberflächenkühlung von 10 Minuten Dauer die Kerntemperatur der Niere auf 15 bis 20°C senkt. Unter diesen Bedingungen kann dann dem zu operierenden Organ eine arterielle Ischämiezeit bis zu 80 Minuten zugemutet werden (LYTTON 1979).

Zu b): Wenn möglich, sollte man den Sektionsschnitt vermeiden und die Niere transversal eröffnen. Die Vorteile gegenüber der Longitudinalinzision sind nicht nur die physiologische Eröffnung des Nierenbeckenkelchsystems und die Übersicht nach kaudal und kranial, sondern auch der anatomische Verschluß mittels feiner Chromcatgutnähte und der Parenchymverschluß durch Kreuzstichnähte. Störungen der physiologischen Nierenbeckenheilung, Übersehen von Konkrementen mit der Gefahr der Urinfistel, postoperative Niereninfarkte mit Nachblutung und Funktionsstörung infolge durchgreifender Matratzennähte zur Blutstillung (ARRIGONI) werden so vermieden. Der Transversalschnitt läßt auch bei intrarenalem Nierenbecken die Inspektion des Hohlsystems während manueller oder auch instrumenteller Nierenstielabklemmung zu.

Eine weitere Modifikation ist die schon besprochene radiäre Nephrotomie, wobei das Konkrement direkt mit der Fingerspitze über den geweiteten Kelchhals dem Parenchym und dem inzidierenden Messer entgegengedrückt wird. Eine Blutstillung ist nicht nötig. Rezidive werden dadurch vermieden, daß das Konkrement nicht mit dem Instrument in der Tiefe gefaßt wird, sondern quasi durch die Inzision an die Oberfläche gedrückt wird!

Weitere Nephrolithotomie-Inzisionen finden sich je nach Lage und Art des Ausgußsteines in Angleichung an den Sektionsschnitt über kombinierte Zugänge, die Nierenbecken und Nierenhohlsystem mit erfassen (MADDERN 1967). Nach der Empfehlung von PARAMO u. Mitarb. ist die nahtlose Nephrotomie als Verhütungsmaßnahme der postoperativen Komplikationen angezeigt. Sie besteht:

Eingriffe am Nierenparenchym

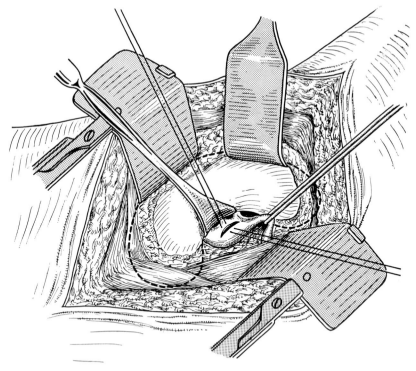

Abb. 7.11 Pyelotomia posterior in situ durch Lumbodorsalschnitt nach *Lurz*. Die Niere wird nicht luxiert, der Operateur arbeitet instrumentell in der Horizontalebene. Damit werden in der Regel postoperative Komplikationen, wie Harnleiteradhäsionen am unteren Pol, vermieden; unter Umständen kann bei Ausgußsteinen die Nephrotomie mit der möglichen Blutungsgefahr umgangen werden, wenn man die transsinusale oder intrahiläre Pyelokalikotomie vornimmt (nach *L. Lurz* und *H. Lurz*)

1. in der Inzision der Niere longitudinal und entlang der Broedel-Linie,
2. in der Rückverlagerung der Niere nach erfolgtem Eingriff, wobei das Organ 5–10 Minuten mit heißen Kochsalzkompressen komprimiert wird.

Hinweis

Keine durchgreifenden Matratzennähte, da sonst Nekrosen, Narbenbildung, Urinfisteln und Funktionsstörungen möglich sind.
Kompression und Nahtverschluß durch oberflächliche U-Nähte, die durch Muskel- oder Fettstückchen abgestützt werden, eventuell nach neueren Untersuchungen am blutleeren Organ der nahtlose Wundverschluß durch Acrylkleber.
Der Verschluß der Nierenwunde durch extrarenal gelegte oder gezogene Bänder aus Catgut oder resorbierbarem Material kann zu einer Perinephritis und dadurch zu einem Drosselungshochdruck führen.

Behebung

Die schwere postoperative *Blutung* nach großen Nephrotomien ist eine Frage der Früherkennung des schweren und ernsten Zustandsbildes der Hämorrhagie mit den Zeichen des Schocks. Sofortiger Blutersatz, Wiederfreilegung der Niere, meist Sekundärnephrektomie.

Bei der länger dauernden *Urinfistel* nach Nephrotomie sollte man durch Röntgenuntersuchung und Fistelfüllung klären, ob ein Fremdkörper, z.B. ein Steinrest, zurückgeblieben ist, der unter Umständen unter Sicht vor dem Bildverstärker oder Röntgenschirm in Narkose mit einem Greifinstrument entfernt werden kann. Gelingt dies nicht, so ist die Ultima ratio die Nephrektomie.

Eine weitere Verhütungsmaßnahme der Komplikationen ist die Steinentfernung durch Polamputation oder Polresektion, da die Gefahr der Nachblutung verringert und auch die Möglichkeit des örtlichen Rezidivs herabgesetzt wird.

Teileingriffe am Nierenparenchym

a) Die Nierenteilresektion in Form der polständigen Amputation oder der medio-renalen Resektion.
b) Die Heminephrektomie.
c) Die Trennung von Verschmelzungsnieren.

Es liegt in der Natur der von a) bis c) angeführten Teileingriffe am Nierenparenchym, daß die Art der Komplikationen, deren Verhütung und Behebung ähnlich oder gleich sind und ihre Besprechung sich in den einzelnen Kapiteln überschneidet.

Für die Eingriffe a) bis c) gilt allgemein, daß die *präoperativen* Untersuchungen, wie intravenöse Ausscheidungsurographie mit Nephrotomographie, insbesondere die Aortographie, wenn möglich einseitig gezielt, und die Computertomographie eine morphologische Orientierung erlauben und damit ein geplantes Vorgehen des Teileingriffes am Parenchym ermöglichen.

Die Indikation liegt heute fest. Sie betrifft polständige Steinnester, die angeborene Harnstauungsniere mit oder ohne aberrierendes Gefäß, den unbeeinflußbaren Hydrokalix mit Kalikopapillitis als Infektionsherd, den erkannten Nierenkarbunkel, die konsolidierte und demarkierte ulzerokavernöse Tuberkulose als Restzustand, die polständige Nierenzyste, die Parenchymverletzung in Form eines Polabrisses oder den Nierentumor bei Rest- oder Einzelniere.

Der versierte Operateur beachtet eine Reihe notwendiger Fakten, die er nach Lage der Situation routinemäßig anwenden kann:
1. Art und Methode der Schnittführung.
2. Versorgung des Hohlsystems.
3. Blutstillung durch
   a) Drosselung des Nierenstiels durch verschiedene Methoden wie gummiarmierte Nierenstielklemme, manuelle Kompression oder Tourniquet.
   b) Drosselung der Blutzufuhr durch Kompression des Parenchyms (manuell, Gummitourniquet).
   c) Versorgung der Blutungsquelle im Parenchym selbst (Unterbindung, Umstechung, Elektrokoagulation).
4. Verschluß des Nierenparenchyms durch verschiedene Nahtmethoden oder neuerdings *Klebetechniken* mit Sicherung der Naht durch
   a) organisches Gewebe wie Fett, Muskel, Peritoneum, Faszie,
   b) alloplastisches, teilweise resorbierbares Material oder zum Beispiel Catgut.

Nierenteilresektion:

Blutung

Bei der *intraoperativen* Blutung gelten die Regeln zur Verhütung und Behebung, wie sie bei den

	Frontale Keilresektion (anterior-posterior)	Sagittale Keilresektion (medio-lateral)	Transversale Amputation	Stufenförmige Resektion (anterior-posterior)	Mediale Keilresektion
Blutstillung:	gut	gut	gut	gut	gut
Gefäßversorgung:	gut	?	gut	?	gut
Hohlsystem:	gut	gut	gut	gut	?
Narbenbildung:	schlecht	schlecht	gut	gut –	schlecht

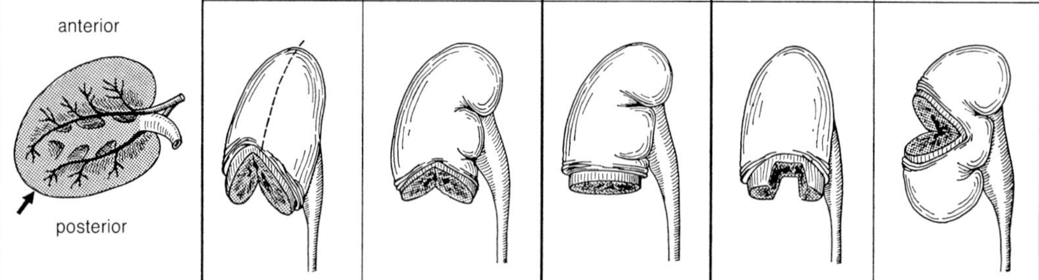

Abb. 7.12 Chirurgische Nierenparenchymeingriffe (Nierenpolresektion, Nierenpolamputation und mediale Keilresektion) in Beziehung zu intra- und postoperativen Komplikationsmöglichkeiten (nach *Lutzeyer* 1963)

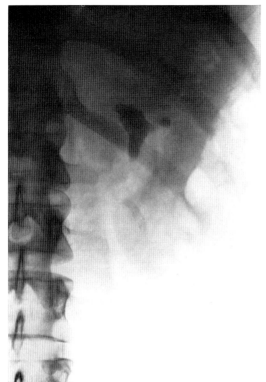
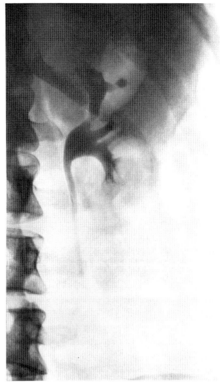

Abb. 7.13 a u. b Postoperative Urinfistel mit Extravasatbildung nach oberer Polamputation wegen Kelchsteines. Fistelschluß und definitive Heilung durch intermittierende transureterale Dauerkatheterableitung. a) Leeraufnahme präoperativ mit Ausgußstein der oberen Kelchgruppe. b) Ausscheidungsurogramm präoperativ

Komplikationen der Nierenfreilegung bereits beschrieben sind (S. 254).

Die *postoperative* Blutung tritt am 4. bis 5. Tag auf, und zwar dann, wenn die Gefäßversorgung der intrarenalen Gefäße nicht exakt durchgeführt wurde, bei Naht des Nierenparenchyms größere intrarenale Gefäße mitgefaßt wurden oder große Parenchymbezirke infolge durchgreifender Matratzennähte nekrotisch werden und am 7. bis 8. Tag der Demarkation anheimfallen.

Verhütung

Die Verhütung liegt in einer rationellen Schnittführung (Abb. 7.12 Vergleich der einzelnen Verfahren der Polamputation) und in gezielter Blutstillung unter Sicht. Unter Umständen während manueller Kompression oder instrumenteller Kompression des Nierenstiels gezielte Umstechung der Markrindengefäße oder größerer Gefäßäste, deren Lumina im Schnittbereich sichtbar werden. Vermeidung des Elektroschnittes, der nach MURPHY eine tiefere thermische Schädigung als erwartet zeigt und 2 Wochen später ausgedehnte Parenchymnekrosen hervorrufen kann. Sparsame Kreuzstichnähte oder U-Nähte unter Einschlagen der Nierenkapsel, eventuell Kompression und Reposition des Organs sowie kurze Beobachtung der Blutstillung direkt im Anschluß an den Eingriff.

Behebung

Wenn auch generell die Ansicht besteht, daß bei einer Nachblutung nach Polamputation die Nephrektomie unausweichlich sei, so sollte man doch im Hinblick auf die Organerhaltung zu einer nochmaligen Freilegung mit dem Ziel der Erhaltung des Organs tendieren. Meist führen die arteriellen Blutungen zu intermittierenden schweren Hämaturien, wobei sich die Anwendung blutstillender Medikamente wie Epsilonaminocapronsäure *verbietet*, da sie zu einer Tamponade des Nierenhohlsystems führen können, und eine schwere Nierenfunktionsstörung die unausweichliche Folge sein kann. Nach dem Versuch der

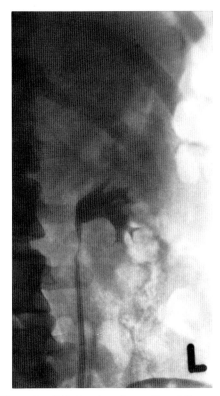
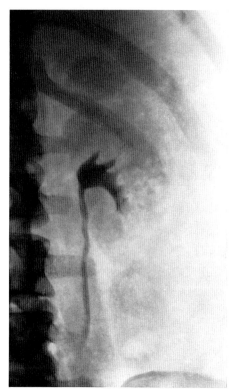

Abb. 7.**13c u. d**   c) Zustand postoperativ mit Harnfistel und Extravasat. d) Urogramm nach Behandlung mittels intermittierender transureteraler Dauerkatheterableitung

medikamentösen Blutstillung durch Transfusion, Plasmainfusion, Gabe von antihämophilen Faktoren oder auch gefäßabdichtenden Mitteln Nierenfreilegung, sofortige Kompression des Nierenstiels, Aufsuchen des Blutungsherdes, der nach Freigabe der Blutzufuhr lokalisiert werden kann, und, wenn möglich, nochmalige gezielte Umstechung.

Der Autor konnte auf diese Weise zwei Blutungen nach Polamputationen mit Erhaltung des Organs beheben.

Harnfistel (temporär oder permanent)

Nach DUFOUR betragen die Harnfisteln nach Polamputationen 4,7%. Ihre Ursachen beruhen auf einem mangelhaften Verschluß des Nierenhohlsystems, dem Belassen von starren Kelchanteilen oder Kelchhälsen, dem Zurücklassen noch sezernierender Hohlsystemanteile, die keine Verbindung zum abführenden System haben, auf thermischer Schädigung durch die Verwendung des elektrischen Messers, auf tiefgreifenden Parenchymnähten, die das Hohlsystem mitfassen, auf zusätzlichem schweren Wundinfekt des Hohlsystems oder auf unsachgemäßer Nephrostomiedrainage durch sklerotische, infizierte Kelche (SUTHERLAND).

Verhütung

Man vermeide in der Regel die oben angeführten Ursachenmöglichkeiten. Der zu entfernende Kelch muß bis zu seinem Kelchhals abgetragen werden, da das Belassen des sogenannten dysuric calix (STEWART) nicht nur die Urinfistel, sondern durch die gestörte Austreibungsfunktion und die Bildung eines *Steinrezidivs* provozieren kann. Abgetrennte Nebenkelche oder Schleimhautreste von Kelchen werden exkochleiert oder scharf exzidiert. Das Hohlsystem wird am besten exakt mit 4×0 resorbierbarem synthetischen Faden fortlaufend oder durch Einzelnähte verschlossen.

Behebung

Bei Dauer einer Fistel über 4 Wochen sollte nachgeprüft werden, ob es sich um eine Abfluß-

störung im Harnleiter handelt, falls ja (entweder Stein oder Schleimverstopfung) Sondierung durch Katheter, Beseitigung durch Schlinge.
Bei urographisch nachgewiesener Fistelbildung mit alleiniger Ursache in der mangelnden Schlußfähigkeit des Kelchsystems ist die erneute Freilegung notwendig und die nochmalige Polamputation, der exakte Kelchverschluß, eventuell die Deckung des Parenchyms mit Peritoneum oder Nierenkapsel von anderer Stelle.

Postoperative Nierenfunktionsstörung

Ursächlich kommen in Frage:
1. Das direkte Operationstrauma wie Zerren und Ziehen am Nierenstiel.
2. Die gewollte Unterbrechung der Blutversorgung und die Ischämie des Nierenparenchyms infolge der Nierenstielabklemmung.

Regel (SEMB)

Der Grad der Funktionsstörung auf Grund einer morphologischen Nierenparenchymschädigung ist direkt abhängig von der Dauer der Abklemmung: Bei 11 Minuten geringe Reaktion, bei 18 Minuten mittlere Reaktion, bei 50 Minuten sehr ausgeprägte Reaktion. Die lokale Unterkühlung kann zu einer Minderung des Operationsrisikos führen, eine Tatsache, die besonders für die Anwendung der Hypothermie bei Operationen an der Rest- oder Einzelniere wichtig ist. Der Sauerstoffbedarf verringert sich bei 10° bis 15° C auf 10% bis 20% des normalen Sauerstoffbedarfs.
Der *thrombotische Gefäßverschluß* führt zum totalen Funktionsausfall der Niere und eventuell zum Hochdruck. Er ist nicht allein durch die Art der Nierenstielabklemmung bedingt (Nierenstielklemme, 2 eigene Fälle), sondern hängt sicher auch von der Dauer der Drosselung der Blutzufuhr ab, vom Zustand des arteriellen oder venösen Gefäßsystems und vom Erkrankungsgrad des Nierenparenchyms.

LENNERT u. WEBER (1967) berichten über eine Thrombose der A. renalis mit Verlust der Niere nach digitalen Kompressionen des Nierenstiels, in einem anderen Falle konnten sie die Thrombose der A. renalis durch sofortige quere Arteriotomie und Ausräumung des Thrombus beseitigen.
WARD u. DIAS (1977) berichten über zwei Patientinnen, bei denen wegen einer Nephrotomie ein Abklemmen der A. renalis mit einer Buldogg-Klemme während weniger als 30 Min. vorgenommen werden mußte. Beide hatten in der Folge eine Thrombose der Nierenarterie und mußten deshalb nephrektomiert werden. Als mögliche Ursache wird diskutiert, daß beide Patientinnen orale Antikonzeptiva einnahmen.
Eine *seltene Störung* der Funktion bei Restniere sah LURZ nach Zwischenlagerung eines 5 cm bis 6 cm großen Stückes Tabotamp bei einer Restnierenoperation (Zustand nach Tumorresektion des oberen Pols). Es kam zu einer kompletten Anurie, die durch Ureterkatheterismus vorübergehend behoben werden konnte. Am 16. Tag Abgang der chemisch praktisch nicht veränderten Gaze, die sich bei einem bestimmten pH-Wert auflösen sollte. Der Kelchhals war nicht verschlossen worden.

Es sollte deshalb zur Vermeidung derartiger Funktionsstörungen die Interposition von organeigenem oder organfremdem Gewebe zur Blutstillung nach Polresektion, wie Muskulatur, Fett oder auch resorbierbares Material, abgelehnt werden.

Verhütung

Atraumatisches Operieren: Wir bevorzugen den lumbodorsalen Schnitt nach LURZ und vermeiden die Luxation der Niere. Infiltration des Nierenstiels mit 0,5%igem Procain vor der Blockade des Nierenstiels, ganz gleich durch welche Maßnahme. Postoperative Mannit-Infusionen (5%ig bis 10%ig), um die osmotische Diurese zu erzwingen und die Funktionsstörung zu beheben.
Vermeidung durchgreifender Matratzennähte oder Etagennähte beim Verschluß des Parenchyms, besonders dann, wenn nicht die *Amputation,* sondern die *keilförmige Resektion* vorgenommen wurde. Die so entstehende funktionelle Amputation führt eo ipso zur Demarkierung des in die Naht einbezogenen Parenchymabschnittes und ist mit der Möglichkeit des postoperativen Hochdrucks belastet.

Behebung

Die Behebung der postoperativen Funktionsstörung verlangt die Klärung der Ursache: Hat man den Verdacht einer Arterienwandschädigung, einer Arterien- oder Venthrombose, so sollte man durch Aortographie die Diagnose sichern oder ausschließen und, bei gesicherter Diagnose, die sofortige Arteriotomie und Thrombektomie vornehmen.
Beim Spätzustand bleibt als ultima ratio nur noch die Nephrektomie. Ist die Störung funktionell bedingt, so sind Maßnahmen zur Durchbrechung der Oligurie, am besten mit Hilfe der Mannit-Diurese, angezeigt.

Weitere Komplikationen

Harnstauung, Rezidivsteinbildung und Wundinfektion durch postoperative Urinsekretion oder unvollständige Exzision des erkrankten oder infizierten Nierenparenchyms sind weitere Komplikationsmöglichkeiten (2% bis 2,5% nach ABESHOUSE u. LERMAN).

Verhütung

a) Schonung der segmentalen Blutversorgung.
b) Vollständige Exzision von erkrankten und infizierten Kelchen und Parenchymresten.
c) Sorgfältige Parenchymnähte, nicht zu tiefgreifend, und kein resorbierbares Material zur Nahtdeckung oder zur Interposition.
d) Pexie des Nierenrestes in guter Abflußposition des Hohlsystems.

Hinweis

Im allgemeinen keine Nephrostomiedrainage nach Polamputationen, da die Gefahr der Blutung, der Sekundärinfektion des Hohlsystems und der temporären oder permanenten Harnfistel besteht.

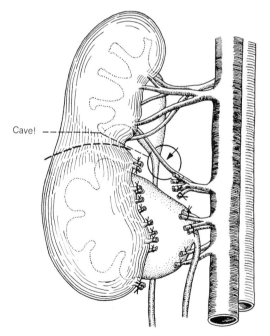

Abb. 7.14 Heminephrektomie mit primärer Ligatur der Gefäßversorgung (modifiziert nach *Boeminghaus*). Man beachte: Möglichst parenchymnahe Unterbindung und Durchtrennung, „gekreuzte Gefäßversorgung". *Cave*: Ligatur, da Durchblutungsstörung der restlichen Nierenanlage

Renale Hypertonie

als Komplikation wird diskutiert in 10% (THELEN u. KUHLO), jedoch als wesentliche Spätkomplikation von SEMB und anderen abgelehnt.

Heminephrektomie

Unter Heminephrektomie versteht man im Gegensatz zur Nierenteilresektion oder Polamputation bei Vorliegen einer Doppelniere oder Langniere die Entfernung eines krankhaft veränderten Nierenanteiles, der das gesamte Hohlsystem dieser Partie mit einbezieht und unter Umständen auch den gesamten Harnleiterabschnitt (Ureter fissus, Ureterozele, ektopische Harnleitermündung bei Enuresis ureterica).
Die intraoperativen Komplikationen der Nebenverletzungen und der Blutung unterliegen bei der Verhütung und Behebung denselben Gesetzen wie bei den Eingriffen am Parenchym.
Ebenso ist bei den postoperativen Komplikationen der Nachblutung, der temporären oder permanenten Harnfistel und der Wundinfektion genauso zu verfahren wie bei den Teileingriffen am Nierenparenchym.
Zwei speziell für die Heminephrektomie charakteristische *intraoperative* Komplikationen sollen gesondert herausgestellt werden, nämlich:
1. Die Durchtrennung des falschen Harnleiters.
2. Die präliminare Unterbindung und Durchtrennung eines falschen Gefäßes oder einer Arterie, deren Blutversorgung sich auf den restierenden Anteil miterstreckt.

Verhütung

Als generelle Regel gilt die präoperative diagnostische Abklärung im Hinblick auf eine atypische Gefäßversorgung der beiden Nierenabschnitte durch Ausscheidungsurographie und unter Umständen durch selektive Angiographie.
Zu 1. Man präpariere beide Ureteren getrennt bis zum Nierenhilus, nicht nur um den richtigen Harnleiter freizulegen und zu differenzieren, sondern auch, um seine definitive Beziehung zum Gefäßsystem zu klären.
Zu 2. Man unterbinde nie präliminar zu weit zentral! Besser ist es, die Gefäße direkt am Parenchymsaum entlang zu präparieren und einzeln temporär abzuklemmen, um den ausfallenden Parenchymbezirk zu lokalisieren, bevor man endgültig unterbindet.
Bei *verschwieltem Nierenstiel* und Unmöglichkeit der sauberen Gefäßpräparation ist es besser, nach

Drosselung des Nierenstiels primär den erkrankten Nierenanteil parenchymatös abzusetzen und anschließend die Blutstillung im Parenchym mittels Umstechung oder Unterbindung vorzunehmen. Erkrankte Parenchym- und Kelchpartien können schrittweise abgetragen werden.

BOEMINGHAUS empfiehlt die Unterbindung der arteriellen Zufuhr für den fortfallenden Nierenanteil, nach kurzer Pause kräftiges Ausdrücken der Niere und dann erst Ligatur der venösen Blutbahn. Durch den Zeitgewinn wird die Demarkation der beiden Nierenabschnitte gegeneinander deutlich.

Hinweis

Stets abwarten, ob:
a) die Blutstillung endgültig ist,
b) die Gefäßversorgung des Nierenrestes ausreicht und
c) die Restniere in günstiger Position nephropexiert wurde.

Verschmelzungsniere

Die Verschmelzungsniere als symmetrische oder asymmetrische Verschmelzungsniere (Hufeisenniere, S-Niere oder L-Niere) verlangt den Eingriff der operativen Trennung oder der Heminephrektomie bei Hydronephrose, Tumor- oder Steinbefall einer Nierenhälfte.

Die *intra- und postoperativen Komplikationen* der Blutung, der Harnfistel oder auch der Wundinfektion werden nach den bei den Parenchymeingriffen allgemein geltenden Richtlinien und Regeln behandelt.

Als *spezielle Komplikationsmöglichkeit* gilt auch hier die präliminare Durchtrennung eines atypischen Gefäßes, welches zum Parenchymausfall der Gegenseite führen kann, oder die unfreiwillige Durchtrennung des anterior verlaufenden Harnleiters, der an dieser Stelle nicht vermutet wird.

Verhütung

Wichtig ist die präoperative Diagnostik, hier besonders die angiographische Klärung der Gefäßverhältnisse, außerdem primäres Aufsuchen des Harnleiters, dessen Topographie in Hilusnähe durch die Drehungsanomalie in bezug auf Nierenvene und -arterie variiert. Die Pyelotomie muß als anteriore Pyelotomie vorgenommen werden, die Gefäße müssen entsprechend geschützt werden. Man kann auch primär die Durchtrennung der

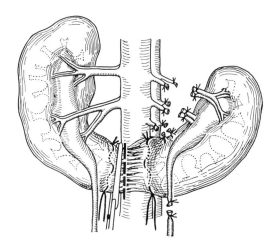

Abb. 7.15 Durchtrennung und Resektion des Isthmus bei Hufeisenniere (symmetrische oder asymmetrische Verschmelzungsniere). Die Bindegewebs- oder die Parenchymbrücke werden gequetscht. Eine Matratzennaht wird zur Sicherung der Hämostase und gegen Retraktion des durchtrennten Parenchyms lateral von der Klemme gelegt und später geknüpft. Man beachte: Atypischen Kelchverlauf und atypische Gefäßversorgung

Parenchymbrücke oder die Trennung der Verschmelzungsniere vornehmen, anschließend den zu operierenden Nierenanteil hochklappen und von dorsal an das Kelchsystem gelangen.

Eine postoperative Abflußstörung oder die Möglichkeit einer Rezidivsteinbildung wird durch Trennung der Hufeisenniere und Nephropexie vermieden.

Cave: Die zur Parenchymbrücke führenden Gefäße entspringen direkt der Aorta, müssen sorgfältig präpariert werden und verlangen nach Ligatur unter Umständen eine zusätzliche Resektion des „Polbereiches" der operierten Niere.

Die Nachblutung aus den Parenchymstümpfen nach Durchtrennung wird durch planvolles Vorgehen vermieden: Nach Präparation der vor der Aorta verlaufenden Parenchymbrücke wird diese zwischen zwei scharfen Klemmen durchtrennt. Vorherige Absicherung durch hinter der Klemme gelegte Kreuzstichnaht oder U-Naht. Definitive Naht nach Abnehmen der Klemmen mit Einschlagen der abpräparierten Kapsel.

Hinweis

Man beachte die Gefäßversorgung der kontralateralen Niere, ebenso den Harnleiterverlauf.

Nephrostomie (transrenale Nierenfistel)

Die Indikation zur Nephrostomie wird in der Regel festgelegt als:
1. Hilfsoperation zur Erhaltung und Erholung des infektgestauten Organs (HEUSCH).
2. Zeitfistel zur Sicherung einer Nierenbecken-Harnleiterabgangs-Plastik.
3. Dauerfistel zur Ablenkung des Harnstromes.
4. Dauerfistel bei drohender oder vollendeter inoperabler Harnsperre (Karzinose des kleinen Beckens).

Die *intraoperative Komplikation* ist die Blutung aus der Parenchymeröffnungsstelle. Nach Einlegen eines relativ dicken Nephrostomie-Katheters und nach Rückverlagerung der Niere steht diese Art der Blutung in der Regel. *Postoperativ* sind die Arrosionsblutung, die Inkrustation des Schlauches, der Abriß des Schlauches bei nicht regelmäßiger Pflege sowie die Steinbildung im Nierenbeckenkelchsystem Komplikationen, denen sich zuletzt das unbeabsichtigte Herausrutschen des Schlauches anschließt. Undichter und falscher Sitz des Nephrostomieschlauches können durch Urinextravasation in das perirenale Gewebe zur Harnphlegmone führen.

Verhütung

Man sollte in der Regel die Nephrostomie transpelvin und nicht blind transparenchymal anlegen. Bei temporärer Nephrostomie sollte man den mittleren Kelch dem unteren Kelch (Steinvermeidung) vorziehen, bei permanenter Fistel wegen der besseren Drainageverhältnisse den unteren Kelch. Vor Beendigung der Operation Kontrolle des Schlauchsitzes und seiner Fixation an der Capsula fibrosa. Spülprobe! Inkrustation und Steinbildung lassen sich durch regelmäßigen Wechsel in 8- oder 14tägigem Intervall vermeiden.

Behebung

Kommt es zur Arrosionsblutung, so handelt es sich meistens um eine arterielle Blutung, die der sofortigen Freilegung, der Blutstillung oder der Nephrektomie bedarf. Kommt es zur Harnextravasation und drohenden Harnphlegmone, so sollte die Lage des Nephrostomie-Katheters vor dem Röntgenschirm kontrolliert werden, während vorübergehend durch transureteralen Dauerkatheter die Harnableitung gesichert wird. Reißt ein inkrustierter Schlauch ab, dann Versuch der Entfernung des Schlauchendes nach Dehnung der Fistel mit der Kornzange vor dem Röntgenschirm. Bei Mißlingen dieser Maßnahme operative Entfernung des Fremdkörpers. Wird ein Fistelkatheter unfreiwillig herausgezogen oder verloren, so soll sofort ein neuer Katheter gelegt werden, da sich das Stoma innerhalb weniger Stunden schließen kann. Gefährdet sind besonders Rest- oder Einzelnieren, bei denen eine derartige Komplikation zur Niereninsuffizienz führen kann.

Hinweis

Mißlingt die Einführung des gewünschten Kalibers der Drainage, dann schrittweise Aufbougierung mit Hegar-Stiften in Narkose oder kontinuierliche Bougierung mit Staehler- oder Tiemann-Kathetern. Wichtig ist, daß zuerst ein dünner Katheter als „Leitschiene" gelegt werden soll.

Als Noteingriff oder auch aus diagnostischen Gründen wird heute vielfach eine transkutane anstelle einer offenen Nephrostomie angelegt. Das Nierenhohlsystem wird dabei radiologisch- oder ultraschallgesteuert aufgesucht. HUTSCHENREITER u. Mitarb. berichten über 94% Treffsicherheit und minimale Komplikationen: Bei 34 ultraschallgesteuerten Punktionen wurden in keinem Fall Sepsis, Blutung oder Abriß der Nephrostomie beobachtet, einmal trat eine Verknotung des Nephrostomiekatheters auf, dreimal ist der Katheter herausgefallen und zweimal konnte das Nierenhohlsystem nicht aufgefunden werden (HUTSCHENREITER 1979). PORTELA beobachtete das Entstehen einer großen pararenalen Pseudozyste (Urinom). Diese Komplikation trat auf, da bei funktionierender Niere der Ureter verschlossen und der perkutan eingeführte Katheter verstopft waren (PORTELA u. Mitarb. 1979).

Nierenbiopsie

Die Komplikationsmöglichkeiten der transkutanen oder perkutanen Nierenbiopsie können in Früh- und Spätkomplikationen eingeteilt werden. Die *Frühkomplikationen* sind bei unsachgemäßem Vorgehen und falscher Lagerung Verletzung der *Nachbarorgane*, wie z.B. Pleura, Bauchorgane oder große Gefäße, ferner die intrarenale oder extrarenale Blutung, wenn der Nierenstiel getroffen wird oder ein größeres arterielles intrarenal verlaufendes Gefäß. Nach KARK, RAASCHOU u. BRUN schwankt die Hämaturiequote zwischen 5,2% und 7,9%, die Nierenkoliken durch Gerinnsel liegen bei 2,8%.

Verhütung

Exakte Lagerung des Patienten und gezielte Punktion unter Lagekontrolle der Nadel, Punktion in Narkose, vor allem in Exspirationsstellung oder bei Atemstillstand, lumbodorsale Freilegungsbiopsie oder Stanzbiopsie unter Sicht.

Beachtung der *Kontraindikationen* wie schwerer Harnwegsinfekt, Hypertonie, Urämie (*Cave:* Tumor).

Behebung

Bei auftretender Blutung unter Kontrolle des roten Blutbildes, des Kreislaufes und der Nierenfunktion, Bluttransfusion, Plasmainfusion, Epsilonaminocapronsäure (ACKERMANN u. LIPSMEIER), eventuell Spülung des Nierenbeckenkelchsystems. Bei Verletzung des Nierenstiels Nephrektomie, wenn der isolierte Verschluß der Blutungsstelle durch Naht oder durch Gefäßersatz nicht möglich ist.

Bei *Peritonismus* und Verdacht der Verletzung intraperitonealer Organe: Laparotomie, transabdominelle Freilegung der Niere. Versorgung der verletzten Organe, wie Darm, Leber, Milz oder Mesenterialstiel nach den chirurgischen Grundregeln.

Eine *weitere Komplikation* bildet die Urinextravasation mit Urinphlegmone und perirenalem Abszeß.

Verhütung und Behebung

Siehe Hämaturie. Hohe Antibiotika-Gaben. Freilegung der Niere, Ableitung des perirenalen Abszesses.

Die *Spätkomplikationen* nach der transkutanen Nierenbiopsie, erst in der letzten Zeit häufiger beobachtet, sind arterio-venöse Fisteln oder intrarenale multiple arterio-venöse Aneurysmen (LEE u. Mitarb. 1967, VERTES u. Mitarb., NILSSON u. Ross). Die Diagnose erfolgt durch Angiographie, das Hauptsymptom ist die zunehmende Blutdruckdepression. Spontane Rückbildung kann nach 6 Wochen erfolgen.

Arteriographische Studien haben gezeigt, daß in 16% der Fälle vorübergehend und in 4% der Fälle auf Dauer mit einer solchen Fistelbildung zu rechnen ist. Da diese Komplikation durch das Vorliegen einer Hypertonie begünstigt wird, sollte bei Patienten mit Bluthochdruck die Indikation zur Nierenbiopsie besonders streng gestellt werden (LOZANO u. Mitarb. 1978).

Behebung

Wird das Aneurysma oder die Fistel angiographisch diagnostiziert, so kann im Hinblick auf eine spontane Rückbildung kleiner Aneurysmen zugewartet werden. Bei drohender Blutungsgefahr oder ausgedehnter Aneurysmabildung Freilegung der Niere und unter Umständen Resektion oder Amputation des erkrankten Nierenanteiles (RIBA u. SIMON 1967).

Eingriffe am Nierenbeckenkelchsystem unter Einschluß des Nierenbecken-Harnleiterabganges und des adrenalen Harnleiters

Pyelotomie

Die Letalität liegt bei dem relativ ungefährlichen Eingriff unter 1% (WILLE-BAUMKAUFF). Der Schwierigkeitsgrad der Operation und damit die Möglichkeit der intra- und der postoperativen Komplikationen hängen in der Regel von *folgenden Faktoren* ab:

1. Von der Lage und Form des Steines und von der zeitlichen Dauer des Steinleidens (z.B. Solitärstein im extrarenalen Nierenbecken, Ausgußstein im intrarenalen Nierenbecken!).
2. Vom Zugangsweg zur Niere.
3. Von der Organsituation (normal gelegene oder gedrehte Niere, Mißbildung).

Die intra- und postoperativen Komplikationen, wie sie bei Freilegung der Niere und bei Eingriffen am Nierenparenchym aufgeführt sind, werden nach den dortigen Regeln und Gesichtspunkten behandelt (s. S. 247). Nebenverletzungen des Nierenstiels, der intraperitonealen Organe oder der Pleura bei stark *verschwieltem* Nierenbecken oder Läsion des Nierenbecken-Harnleiterabganges sowie des Harnleiters bei intrarenalem Becken und starker Entzündung sind möglich.

Eine besondere intraoperative Komplikation ist die Durchtrennung eines extrarenal gelegenen Kelches oder die Blutung aus einem gedehnten oder erweiterten Kelchhals.

Die Komplikation der *Urinfistel* wird nach den Gesichtspunkten behandelt, wie sie bei der Urinfistel (s. S. 268) beschrieben ist. Bei Steinentfernung ist als Spätkomplikation das *Pseudorezidiv* durch Zurücklassen von Steinresten möglich.

Verhütung

Zur Vermeidung von postoperativen Urinfisteln ist die Kontrolle der freien Passage der ableitenden Harnwege intraoperativ unerläßlich. Bei nicht ganz sicherem Abfluß empfiehlt sich die temporäre prograde Ableitung mittels eines intraoperativ gelegten Ureterkatheters. Man vermeide die Eröffnung des Nierenbeckens mit dem elektrischen Messer, ferner zu dichte und zu fest geknüpfte Nähte.
Cave: Nekrosegefahr der Nierenbeckenwand.

Die Verhütung der Pseudorezidive gelingt durch intraoperative Kontrolle der Abflußwege, durch intraoperatives Sondieren des gesamten Hohlsystems, eventuell intermittierende Druckspülungen, Dehnung der Kelchhälse mit dem Finger und Abtasten der Papillen mit der Kleinfingerspitze, Einstellen des Hohlsystems und der Kelchabgänge und Sondierung unter Sicht, eine Maßnahme, die bei dem von uns geübten Verfahren der lumbodorsalen Nierenbeckenfreilegung (LURZ) und Einsetzen von Hilushaken möglich ist. Intraoperative Röntgenkontrolle.

Nach der Pyelolithotomie ist die übliche intensive *Steinprophylaxe* zur Verhütung eines echten Rezidivs nötig: Langzeitbehandlung des Harnweginfektes nach Steinentfernung, reichliche Flüssigkeitszufuhr, bei Harnsäuresteinen Senkung der Hyperurikämie und/oder Hyperurikurie durch den Xanthinoxidaseantagonisten Allopurinol (300 mg/die). Zusätzlich Harnneutralisierung auf einen pH-Bereich zwischen 6,2 und 6,8, da die Harnsäure in diesem Bereich eine höhere Löslichkeit als im sauren Milieu hat. Diese Alkalisierung wird erreicht durch Gabe von Zitrussäften oder medikamentös durch ein Zitronensäure-Salzgemisch (Uralyt-U). Gabe von Thiaziden und Natriumzellulosephosphat bei nachgewiesener absorptiver Hyperkalzurie zur Prophylaxe kalziumhaltiger Steine. Bei normokalzurischer Kalziumoxalatnephrolithiasis mit Hyperurikurie oder bei kalziumhaltigen Steinen mit hohem Anteil von Urat ist die Gabe von Allopurinol indiziert, zur Prophylaxe von Infektsteinen Antibiotikatherapie nach Antibiogramm, Harnsäuerung unter pH 6,5 Azidolpepsin oder Extin (HAUTMANN u. LUTZEYER 1980).

Handelt es sich um die Entfernung eines bröckligen, weichen, auf Infektgrundlage entstandenen Sekundärsteines (Ammoniumphosphat- oder Mischstein), besteht nicht nur die Möglichkeit des Zurückbleibens kleiner Reste im Hohlsystem, sondern auch der raschen Rezidivbildung innerhalb von 4 bis 6 Wochen. Hier dient zur Verhütung des echten Rezidivs die *Nephrostomie.*
Begründung: Direkte Spülmöglichkeit des Nierenhohlsystems mit antiseptischen und antibiotischen Lösungen. Herausspülen von kleinen übersehenen Steinresten, Verhinderung der Rezidivsteinbildung durch Spülung mit steinprophylaktischen Lösungen (Zitrat-Lösung, Staehler-Lösung*, Suby-Lösung**). Möglichkeit der *späteren* Entfernung zurückgebliebener Konkremente mit der Kornzange oder einem Greifinstrument unter Sicht vor dem Röntgenschirm (Bildverstärker).

Bei Rest- oder Einzelnieren ist die permanente Nephrostomie bei einem derartigen „malignen" Steinleiden die Methode der Wahl und lebensrettend.

Hinweis

Beim Ein- oder Abreißen des Harnleiters gilt das auf S. 284 Gesagte hinsichtlich der Rekonstruktion des Ureters mit entsprechender transrenaler Harnableitung und paraureteraler Drainage.
Schließen sich Harnfisteln nach 4 bis 6 Wochen nicht, so sollte die Ursache durch Röntgenuntersuchung und Fistelfüllung geklärt und das Abflußhindernis beseitigt werden.
Kommt es zu Rezidivsteinen, dann Rezidivoperation, wenn möglich, organerhaltend mit Wegnahme des Konkrementes sowie mit Korrektur der Harnflußstörung. Unter Umständen Kalikoureteroneostomie oder Kalikopyeloneostomie (MODELSKI u. MICHALOWSKI), wenn das Nierenbecken entzündlich geschrumpft und der Nierenbecken-Harnleiterabgang narbig verengt ist.
Mit zunehmender Tendenz organerhaltend zu operieren erhöht sich der Prozentsatz der Sekundär- und Mehrfacheingriffe an der Niere. Diese Eingriffe beinhalten natürlich einen wesentlich

---

* *Zusammensetzung:*
Acidum-Citricum 70,0,
Ammonium-Citricum 30,0,
Aqua dest. ad 1000,0
zur Dauerinstillation mit einem Doppelkatheter oder mit einem zuführenden und einem abführenden Katheter.

** *Zusammensetzung:*
Citric. acid. (monohydrate) 32, 25,
Magnesiumoxyd (anhydrosus) 3, 84,
Natrium carbonate (anhydrosus) 4, 37,
Aqua dest. 1000,0
(Die Lösung G [p H4] wird retrograd in das Nierenbecken eingefüllt.)

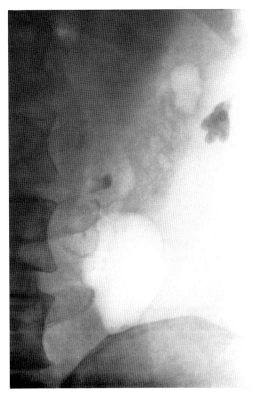 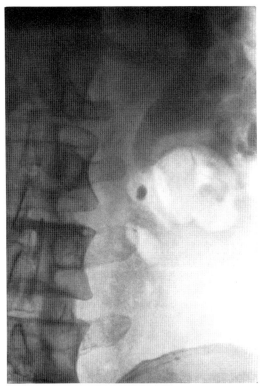

Abb. 7.16a u. b Pseudorezidiv eines Kelchsteines. Nierenbeckenventilstein und großer Kelchstein links. a) Leeraufnahme; b) Ausscheidungsurogramm. Der Ventilstein wurde durch einfache Pyelotomie entfernt. Bei der Sondierung des Nierenbeckens tastete man im vorderen Bereich der mittleren Kelchgruppe ein Konkrement. Dieses wurde in toto durch quere Nephrotomie entfernt; es entsprach in Größe und Konfiguration dem im Röntgenbild dargestellten Stein.

höheren Schwierigkeitsgrad als Primäreingriffe und sind dementsprechend auch mit einer erhöhten Komplikationsrate belastet. HOHENFELLNER (1980) hat eine technische Standardisierung solcher Eingriffe aufgestellt: Er unterteilt in Phase eins: Präparation des Retroperitoneums, Phase zwei: Mobilisation der Niere, Phase drei: Darstellung des oberen Nierenpols und Phase vier: Hiluspräparation.

Kalikektomie

Unter Kalikektomie versteht man die *isolierte Absetzung* eines pathologisch veränderten oder steintragenden Kelches unter Zurücklassung des betreffenden Parenchymabschnittes.

Die intraoperativen Komplikationen sind dieselben, wie sie bei den Parenchymeingriffen beschrieben werden, d.h. Nebenverletzungen und Blutungen aus einem größeren Gefäß.

Sie fallen nicht so sehr ins Gewicht gegenüber den postoperativen Komplikationsmöglichkeiten, wie Nachblutung aus der Nephrotomiestelle, Rezidiv bei Steinnestern, Harnfistelbildung und narbige Schrumpfung des entsprechenden Parenchymabschnittes.

Verhütung

Am besten kombiniert man die Kalikektomie mit der Polamputation, die in diesem Fall möglichst flach und gewebssparend vorgenommen werden soll. M.E. läßt man bei der Kalikektomie in der Regel noch sezernierendes Parenchym zurück. Da es keine Verbindung mit dem Hohlsystem mehr besitzt, besteht nicht nur die Gefahr einer Fistelbildung, sondern auch die Möglichkeit einer Zystenbildung. Nach Verschluß der Nephrotomiestelle mittels durchgreifender Nähte kann es zur Gewebsnekrose mit der Komplikation der Blutung, vor allen Dingen zur Narbenschrumpfung und damit zum Goldblatt-Hochdruck, kommen.

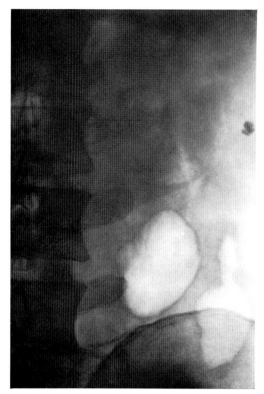 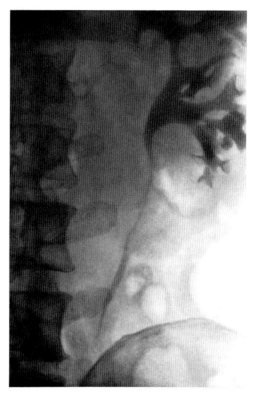

Abb. 7.**16c u. d** Postoperativ Pseudorezidiv: c) Leeraufnahme; d) Ausscheidungsurogramm

Angeborene Harnstauungsniere

(Plastische Eingriffe am Nierenbecken, am Nierenbecken-Harnleiterabgang oder am Nierenbecken und am Harnleiterabgang kombiniert).

Richtige *Indikation* zur Operation der angeborenen Harnstauungsniere bedeutet bereits Vermeidung von Spätkomplikationen und Mißerfolgen.

Folgende Kriterien sind wesentlich:
a) Der Grad der Nierenfunktion der zu operierenden Seite.
b) Die Leistungsfähigkeit der kontralateralen Niere.
c) Das Alter des Patienten.
d) Die operativ technischen Möglichkeiten des Operateurs.
e) Differenzierte prä- und intraoperative Untersuchungen wie z. B. die seitengetrennte Funktionsprüfung und die Beachtung der Nierenbeckenmotilität und der noch vorhandenen Parenchymschicht, wobei die Kontrastmitteldichte in der Ausscheidungsurographie (Spätaufnahme) nicht entscheidend sein kann für den Entschluß zur Erhaltung der Niere.
f) Die Blutversorgung des Parenchyms im Hinblick auf den Zustand der Nierengefäße (Angiographie).

Die operativen Behandlungsmöglichkeiten der Hydronephrose oder der Harnstauungsniere sind vielfältig, wobei die Verfahren von der einfachen Positionsänderung der Niere bis zur subtotalen Nierenbeckenresektion mit Harnleiterneueinpflanzung reichen. Welche Art des Verfahrens man auch bevorzugt, man sollte in der Regel bei kritischer Indikation die Grundverfahren der verschiedenen Modifikationstypen beherrschen (Abb. 7.**17**).

Intraoperative Komplikationen

1. Ein- und Abriß des Harnleiters oder zu ausgedehnte Resektion. Der Harnleiter wird zu kurz und reicht nicht mehr für eine spannungslose Anastomosierung aus.
2. Blutung aus einem atypischen Gefäß, da Harnstauungsnieren durch extrarenale, meist atypische Aufzweigung der Nierenarterie versorgt werden.

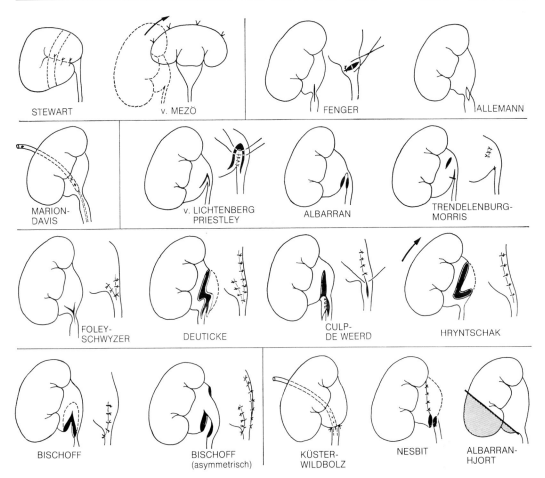

Abb. 7.17 Behandlungsmöglichkeiten der angeborenen Harnstauungsniere: Grundtypen der verschiedenen Verfahren. Zur Vermeidung von postoperativen Komplikationen empfehlen wir die subtotale Resektion des Nierenbecken-Harnleiterabganges und die Pyeloureteroneostomie (nach *Lutzeyer*)

3. Abtrennung eines extrarenal in das Nierenbecken einmündenden Kelches bei der subtotalen Nierenbeckenresektion.
4. Verletzung des Nierenstiels durch starken Zug oder durch zu nahe Resektion bei der en-bloc-Resektion am Hilus.
5. Verletzung der Marginalgefäße mit intraoperativer Blutung und Imbibierung des Nierenbeckens.

Behebung und Verhütung (1.–5.)

Operation in situ und genaue Präparation des Nierenbecken-Harnleiterabganges. Intraoperativer Schutz der Gefäße durch Zügel oder Hilushaken. Markierungshaltenähte bei der subtotalen en-bloc-Resektion mit Streckung des gesamten Operationsareals. Hilushaken zum Schutz der Arteria marginalis.

Wird der Harnleiter zu kurz, so löst man ihn periureteral aus der Harnleiterscheide aus. Er läßt sich weiter strecken. Unter Umständen können die Niere luxiert, die Gefäße gestreckt und die Niere durch tiefe Nephropexie dem Harnleiter entgegengebracht werden. Bei längeren Defekten ist es unter Umständen möglich, durch eine tubuläre Lappenplastik aus dem Nierenbecken, modifiziert nach CULP, DE WEERD, den Harnleiterdefekt auszugleichen (Abb. 7.**18**).

Die *postoperative Komplikation* der Blutung durch Nephrostomie, deren Fixationsnaht durch das Parenchym reicht, der Blutung durch starre

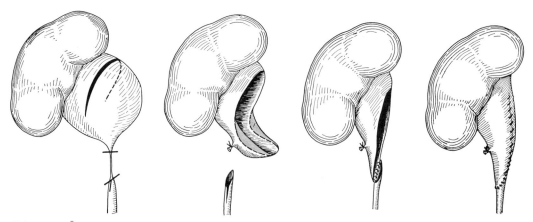

Abb. 7.18 Überbrückung eines längeren Harnleiterdefektes des subpelvinen Harnleiterabschnittes durch Lappenplastik. Wichtig ist die breite Pyelo-ureteroneostomie! (nach *Kučera*)

unsachgemäße Drainage, der Harnfistelbildung durch *übersehene Konkremente* oder *Strikturen* im weiteren Verlauf des distalen Harnleiters oder des blasennahen Ureters, der Restrikturierung durch falsches Nahtmaterial oder zu dichte Naht mit Harnabflußstörung und permanenter Fistel lassen sich durch folgende operativ-technische Hinweise vermeiden, die wir in unserem Operationsgang selbst beachten:
1. Operation in situ mit genauer Präparation des gesamten Nierenbeckens und Nierenbecken-Harnleiterabganges.
2. Markierung des en-bloc-Resektionsgebietes mittels Haltefäden.
3. Anastomosenlänge von mindestens 1,5 cm, um die Narbenbildung kompensatorisch aufzufangen.
4. *Vermeidung einer transrenalen Ureterschiene*, vor allem zu dicker Schienungsrohre über der Anastomose. Besser ist die Harnableitung mittels eines Pyelonventils (GIBSON), die allerdings eine gezielte Harnableitung an dieser Stelle erfordert. *Ausnahme:* Bei Rest- oder Einzelnieren ist die Sicherung der Anastomose durch Schienung und die Harnableitung angezeigt.

Generell gesehen, sind die Mißerfolge nach Nierenbecken-Harnleiterabgangs-Plastik nicht nur eine Frage der Indikation, sondern auch der mangelhaften Nachbehandlung (DEUTICKE). Die *technischen Hinweise* der Sicherung des freien Harnabflusses, der Beseitigung von Toträumen, in denen der Harn stagniert, und der Hohlraumnaht mit entsprechender Entlastung der Anastomose durch Nephrostomie oder transrenale Ureter-

schiene sind wichtig. Die *Komplikation der sekundären Steinbildung* ist dann vor allen Dingen möglich, wenn:
a) bereits primär eine Harnstauungsniere mit Steinbildung vorgelegen hat,
b) die Nephrostomie oder die transrenale Schiene länger als eine Woche liegt und damit die Superinfektion durch Außenkeime begünstigt wird.

Behebung

Bei Steinbildung der Harnstauungsniere zuerst konservativer Versuch mit steinprophylaktischen Maßnahmen. Keine Litholysespülungen, da meist eine Abflußstörung besteht, die zuerst beseitigt werden sollte.
Unter antibiotischem Schutz Rezidivoperation mit Steinentfernung, Neoanastomose oder Neoimplantation oder Spaltung der Striktur und intubierte Ureterostomie nach Davis oder Marion mit pararenaler und periureteraler Harnableitung. Ist die Niere irreversibel geschädigt, dann Nephrektomie.

Pyelostomie (Nierenbeckenfistel)

In der Regel wird die Pyelostomie als *Dauerableitung* des Nierenhohlsystems nicht mehr durchgeführt. Indikationsmäßig wird sie dann vorgenommen, wenn es sich um große inoperable Harnstauungsnieren handelt, bei denen eine Harnableitung notwendig wird und bei denen durch eine zusätzliche Nephrostomie das Parenchym nicht mitgeschädigt werden soll.

Ferner kann man eine Art von Pyelostomie bei der Schienung der Hydronephrose vornehmen, indem man die Harnleiterschiene nicht transrenal herausleitet, sondern durch das kraniale Ende der Nierenbeckennaht nach der en-bloc-Resektion. Wird die *transkutane Pyelostomie* bei Risiko-Patienten vorgenommen, die im Technischen einer perkutanen Nierenbiopsie gleicht und wobei transkutan durch ein Mandrin dünne Polyäthylen-Katheter vorgeschoben werden, so sind die Komplikationsmöglichkeiten dieselben wie bei der Nierenbiopsie: Blutung, Verletzung von Nachbarorganen, wie Milz, Leber, Darm oder großen Gefäßen. Die Gefahr der perirenalen Harnphlegmone mit dem perinephritischen oder paranephritischen Abszeß besteht. An die Möglichkeit des arterio-venösen Aneurysmas oder der arteriovenösen Fistel muß gedacht werden.

Verhütung und Behebung
Siehe Kapitel über transkutane Nierenbiopsie S. 272.

Die perinephritische Harnphlegmone, die perinephritische Eiterung und der paranephritische Abszeß

Besteht der Verdacht des perinephritischen oder paranephritischen entzündlichen Prozesses, in der Regel ausgezeichnet durch das klinische Bild mit Schüttelfrost, Temperaturen, schlechtem Allgemeinbefund, typischem Druck- und Klopfschmerz in der Lumbodorsalgegend und der Anamnese regional entfernter Staphylokokkenherde, dann sollte man die *röntgenologischen* Untersuchungsmethoden einsetzen! Verstrichener Psoasschatten, Veratmungspyelogramm, Fehlen der Nierenkontur bei der Nephrotomographie und die Computertomographie untermauern die Verdachtsdiagnose. Die *Freilegung der Niere* möglichst durch Lumbodorsalschnitt mit Entlastung und Entleerung des Abszesses oder des Karbunkels, mit Dekapsulation der Niere und entsprechender Drainage ist die Methode der Wahl.

Begründung
Die in den Lehrbüchern genannte Probepunktion des Nierenlagers sollte als *Komplikations- und Gefahrenmöglichkeit* aus zwei Gründen abgelehnt werden:

1. Die Punktion erfaßt unter Umständen den Herd nicht. Die Fehldiagnose wird aufrechterhalten, der Zustand verschlechtert sich.
2. Nebenverletzungen von Nierenparenchym, großen Gefäßen oder auch intraperitonealen Organen sind möglich. Die direkte Bakterieninvasion in die Umgebung ist bei der Probepunktion möglich.

Perirenales Hämatom

Das perirenale Hämatom als *operative Komplikation* entsteht aus verschiedenen Ursachen heraus:
1. Nach Operationen an der Niere.
2. Nach Operationen am Nierenbecken-Harnleiterabgang.
3. Nach perkutaner (transkutaner) Nierenbiopsie.
4. Nach Spontanrupturen bei Erkrankungen der Niere.
5. Bei allgemeinen Blutungsneigungen mit Manifestation im Bereich der Niere oder der Nierenhüllen.
6. Nach stumpfem Nierentrauma.

Behebung
Sofortige operative Freilegung der Niere. Bereitstellung von Blutersatzflüssigkeit, Prüfung des Gerinnungsmechanismus durch die entsprechenden Labormethoden, Gabe von Epsilonaminocapronsäure und Trasylol. Aufsuchen des Blutungsherdes, *chirurgische Blutstillung*. Wenn möglich Ausschaltung der Blutungsquelle durch Absetzen von Parenchymsequestern.
Hinweis: Probepunktion unnötig!

Zystenniere (polyzystische einseitige oder beidseitige Nierendegeneration)

Als erbliches Leiden ein- oder beidseitig auftretend, als in der Regel progredient verlaufend, ist die Zystenniere meist die Domäne internistischer Behandlung. *Indikation zur operativen Intervention:*
1. Zunahme der Kompressionserscheinungen durch Zystenbildung, Rarefizierung des vorhandenen Nierenparenchyms.
2. Komplikation einer Zystenblutung, eines Zysteninfektes, einer Steinbildung oder eines Tumors.

Die *postoperativen Komplikationen* ergeben sich aus dem Eingriff, der die Ursache des pathologischen Geschehens wie Blutung, Steinverschluß,

Dekapsulation oder Dekompression durch Eröffnung der Zysten in Form der Ignipunktur impliziert. Es sind deshalb möglich: Infektion der Zysten, postoperative Parenchymblutung, Auftreten einer lästigen Harnfistel nach Eröffnung des Nierenbecken-Kelchsystems.

Verhütung

Sorgfältige Operation unter Sicht und Verschluß etwa eröffneter Hohlräume. Blutstillung auch kleinerer Gefäße, da es nach Dekompression zu einer rückläufigen Stauungsblutung kommen kann.

Behebung

Nochmalige Freilegung der Niere, Ausschaltung des Infektions- oder Blutungsherdes. *Verschluß des Nierenhohlsystems, evtl. mit freier Fettlappentamponade.* Eine transvesikale Harnableitung durch Ureterkatheter bleibt in der Regel ohne Effekt.

Hinweis

Man hüte sich vor der Exstirpation einer Zystenniere, die unter der Verdachtsdiagnose eines hypernephroiden Tumors freigelegt wurde!

Solitäre Nierenzyste

Bei der gesicherten Diagnose einer Solitärzyste der Niere oder bei Verdachtsdiagnose vertreten wir trotz des Einsatzes differenzierter röntgenologischer Untersuchungsmethoden den Standpunkt der operativen Freilegung, der Zystenexstirpation oder der Kragenresektion.

Begründung: Eine präoperative Differentialdiagnose: Zyste oder Tumor mit regressiven Veränderungen und mangelnder Vaskularisation ist nicht immer sicher möglich. Zystenbildung auf maligner Grundlage wird in 7% beschrieben.

Intra- und postoperative Komplikationen

Entfernung des Zystengrundes, wenn der Verdacht auf ein ursächlich vorhandenes hypernephroides Karzinom vorliegt. Die postoperative Blutung kommt nach Polamputationen (Abb. 7.**19**) oder nach Keilexzisionen vor, wenn kelchnahe Gefäße getroffen werden.

Die Eröffnung des Hohlsystems verlangt einen exakten Verschluß des betroffenen Kelches.

Verhütung und Behebung

Schonendes atraumatisches Operieren unter Sicht. Verschluß eröffneter Kelche. *Keine Elektrokoagulation* am Zystengrund, da hier oft Spätnekrosen durch thermische Schäden des benachbarten Kelchsystems auftreten können. Bei Blutung und Fistelbildung siehe unter Polamputation und Polresektion (s. S. 266).

Cave: Besonderes Vorgehen bei Vorliegen einer Echinokokkuszyste.

Aplasie oder Hypoplasie der Niere

Bei der sogenannten kleinen Niere, der *Zwergniere,* der hypoplastischen Niere oder der pyelo-

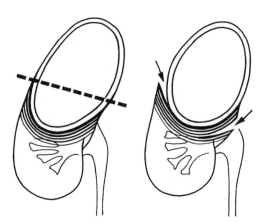
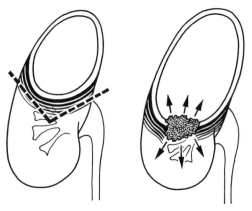

Abb. 7.**19** Chirurgische Behandlung der Solitärzyste der Niere (nach *Lutzeyer* 1958). Einfache Kragenresektion (s. links) vermeidet Komplikationen wie Blutung oder Harnfistel. Zystenenukleation oder Polamputation bestimmen dagegen die radikale Therapie im Hinblick auf die Möglichkeit der malignen Zystenentartung

nephritischen Schrumpfniere (Mehrzahl der kleinen Nieren) sollte man von der alten Auffassung der „Nephrektomie des anatomisch mißgebildeten Organs um jeden Preis" abgehen, wenn:
1. kein Hochdruck besteht,
2. keine chronische Entzündung des Organs verifiziert werden kann,
3. die Funktion der Niere nach den üblichen Kriterien der intravenösen Ausscheidungsurographie oder der einseitig getrennten Nierenfunktionsprüfung (verschiedene Clearance-Verfahren) noch ausreichend ist.

Intra- und postoperative Komplikationen speziell bezogen auf Aplasie oder Hypoplasie bestehen nicht, sie beziehen sich auf die allgemeinen Komplikationsmöglichkeiten bei der Freilegung der Niere (s. S. 252).

Man achte jedoch auf *Spätkomplikationen,* die insofern als indirekt angesprochen werden können, als sie die Restniere betreffen. Es ist möglich, daß die Restniere bereits mit erkrankt ist, wenn Hochdruck besteht, und bei vorliegender bis dahin noch kompensierten Nierenleistung eine zunehmende Niereninsuffizienz auftreten kann. Liegt kein Hochdruck vor, so kann durch Steinbefall, Tumorenentwicklung oder Etablierung einer Entzündung der Restniere (Pyelonephritis) durch die vorausgegangene Nephrektomie der noch funktionierenden kleinen Niere eine wesentliche Organreserve aufgegeben werden.

Operative Eingriffe am Harnleiter

Allgemeine Gesichtspunkte

Die experimentelle und klinische Entwicklung der Harnleiterchirurgie in den letzten zwei Dezennien hat bewiesen, daß die hohe Vulnerabilität, die schlechte Heilungstendenz und die gefürchtete Strikturneigung des Ureters nicht nur in seiner „kapriziösen" Organbeschaffenheit zu suchen sind, sondern in der Regel in der mangelnden Kenntnis anatomischer, pathologisch-physiologischer und operativ-technischer Voraussetzungen. Anatomisch und physiologisch gesehen, muß die alte Vorstellung des Harnleiters als eines aus drei verschiedenen Schichten aufgebauten Muskelschlauches zugunsten der kompliziert scheinenden scherengitterartigen Verflechtungsstruktur seiner Muskelfasern und des Stützgewebes aufgegeben werden.

Die Kenntnis der Harnleiterdynamik auf Grund elektromanometrischer Untersuchungen, feiner Strömungsmessungen und kinematographischer Kontrollen sowie das Studium der absoluten Längsblutversorgung des Ureters mit seiner raffiniert sich adaptierenden intramuralen Verästelung sind inzwischen Basis für gesicherte Indikation und technisch routinierte Anpassung bei Eingriffen am Harnleiter geworden.

Damit rücken technische Fragen der Präparation des Ureters aus seiner Umgebung, der chirurgischen Behandlung während des Eingriffes selbst (Arretierung mit Zügeln, Bändern, Klemmen), der Methode seiner Eröffnung wie Längs- oder Queröffnung, nicht zuletzt aber die Frage der Schienung oder Nichtschienung, ja der Umgebungsdrainage in entscheidende Kleinpositionen, die aber insgesamt über Erfolg oder Mißerfolg und damit das Auftreten der intra- oder der postoperativen Komplikationen entscheiden.

Intra- und postoperative Komplikationen der verschiedenen Zugangswege und Schnittführungen

Entspricht als Kapitel Seite 247

Intra- und auch postoperative Komplikationen lassen sich generell dann vermeiden, wenn der Zugangsweg indikationsgerecht angelegt wird, d. h. unmittelbar auf das Operationsziel hin tendiert. Die *Hauptzugangswege* zum Harnleiter, aus denen die intra- und postoperativen Komplikationsmöglichkeiten sich ableiten, lassen sich am besten wie folgt einstellen (BOEMINGHAUS/LURZ) (Abb. 7.**20**).

Freilegung des lumbalen Harnleiterabschnittes (adrenaler und abdominaler Ureter)

a) Lumbaler Schrägschnitt oder Flankenschnitt nach *v. Bergmann-Israel.*
b) Lumbodorsalschnitt nach *Lurz.*
c) Hoher Wechselschnitt.

Freilegung des iliakalen Harnleiterabschnittes

a) Lateraler paraperitonealer Wechselschnitt.
b) Tiefer lumbaler Schrägschnitt.

7. Niere und Harnleiter

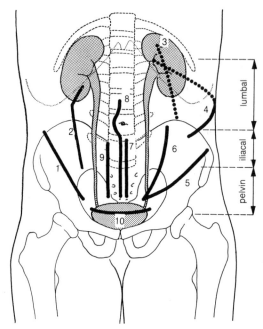

Abb. 7.20 Chirurgische Einteilung der Harnleiterabschnitte in Beziehung zu den verschiedenen extraperitonealen Zugangswegen, modifiziert nach L. Lurz und H. Boeminghaus (nach Lutzeyer, 1962).
1 Hoher Inguinalschnitt; 2 Paraperitonealschnitt; 3 Muskelschonender Lumbodorsalschnitt nach Lurz; 4 Konventioneller Flankenschnitt nach v. Bergmann-Israel; 5 Bogenförmiger Inguinalschnitt; 6 Tiefer Paraperitonealschnitt (Pararektalschnitt); 7 Suprasymphysärer Paramedianschnitt links; 8 Ausgedehnter Mediansschnitt mit Umschneidung des Nabels zur Freilegung beider pelviner Ureteren; 9 Tiefer Pararektalschnitt; 10 Suprasymphysärer Querschnitt (*Pfannenstiel*)

c) Paraperitonealer Pararektalschnitt.
Der paraperitoneale Pararektalschnitt gestattet im Gegensatz zum Wechselschnitt eine großzügige Erweiterung des Operationsfeldes nach kranial und kaudal.

Freilegung des pelvinen und des juxtavesikalen Harnleiters

a) Tiefer paraperitonealer Paramedianschnitt.
b) Paraperitonealer Inguinalschnitt.
c) Suprasymphysärer extraperitonealer Längsschnitt (OWANATANJAN u. KARPENKO 1961).
Nach LURZ gestattet der tiefe paraperitoneale Paramedianschnitt den besten und übersichtlichsten Zugang für ein- oder beidseitige Eingriffe am unteren Harnleiterende (tiefsitzender Harnleiterstein, Megaureter, Antirefluxplastik, ein- oder beidseitige extraperitoneale Harnleiterneuimplantation in die Blase).

Transvesikale Freilegung des Harnleiters

Vaginale Freilegung des Harnleiters

Cave: Begrenztes Operationsfeld. Der Zugang setzt beim Operateur gynäkologische operative Erfahrung voraus. Schwierigkeiten bei stark entzündlichen parametranen Verwachsungen möglich. Bei vaginaler Harnsteinoperation Dislokation des Konkrementes nach kranial möglich (RUTISHAUSER).

Parasakrale Freilegung des Harnleiters (GOETZE, KOCHER, VOELCKER)

Strenge und gezielte Indikation zu diesem Eingriff, da bei diesem Zugang eine Erweiterungsoperation nicht möglich ist.

Transperitoneale Freilegung

Sämtliche Harnleiterabschnitte sind durch die unter 2. und 3. angegebenen Zugangswege erreichbar. Die Vorteile der transperitonealen Freilegung (MICHALOWSKI, MODELSKI, SZIBERTH) liegen in der Einfachheit der Operation bei beidseitigen Steinen des unteren Harnleiterendes, bei der Notwendigkeit eines beidseitigen Ureterersatzes durch ausgeschalteten Dünndarm oder bei stark entzündlichen Vernarbungen des unteren Ureterabschnittes.

Regel

Sorgfältige Blutstillung der begleitenden Harnleitergefäße, „wasserdichte" Naht des Harnleiters nach Steinentfernung oder Implantation. Gute Retroperitonealisierung der Ureterotomie, retroperitoneale Drainage und eventuell transperitoneale Sicherheitsdrainage.

Freilegung des nierenbeckennahen oder adrenalen Harnleiterabschnittes

Die *intra- und postoperativen Komplikationen* bei der Freilegung des nierenbeckennahen oder adrenalen Harnleiterabschnittes umfassen dieselben *Nebenverletzungen,* wie sie bei der Freilegung der

Niere bei der jeweiligen Schnittführung oder dem entsprechenden Zugangsweg vorgefunden werden (S. 247). Von der Verletzung der Haut- und Muskelnerven reichen sie über die Läsion des Bauchfells, der Pleura, des Darmes (Dick- und Dünndarm) bis zur Verletzung der V. cava inferior.

Daher gelten für die *Verhütung und Behebung* der eben besprochenen Komplikationen dieselben oder ähnliche Regeln, wie sie für die Freilegung der Niere unter den genannten Zugangswegen dargelegt sind.

Freilegung des lumbalen, des iliakalen oder des pelvinen Harnleiterabschnittes

Sie zieht folgende Komplikationsmöglichkeiten nach sich:

Blutung

Aus den Vasa spermatica oder den Vasa ovarica oder schlimmstenfalls aus den Iliakalgefäßen erfolgend entsteht sie dann, wenn der entzündlich veränderte Harnleiter durch derbe Schwielen an der „Gefäßkreuzung" mit den Iliakalgefäßen verbacken ist oder infolge dieser Schwartenbildung durch traumatisierendes operatives Vorgehen die A. iliaca communis direkt verletzt wird.

Verletzungen der A. iliaca externa, der Interna oder auch der A. hypogastrica sind möglich.

Die A. uterina, die den Harnleiter innerhalb des Ligamentum latum von vorne her überkreuzt, ist bei der Freipräparation des distalen Harnleiters in Blasennähe einer direkten Verletzung und damit der plötzlichen Blutung ausgesetzt.

Der Plexus vesico-prostaticus, wenn verletzt, bietet beim Mann eine unangenehme Komplikation, die vorübergehend nur durch Tamponade beherrscht werden kann.

Verhütung

Man präpariere den Harnleiter immer *entfernt* von der Schwiele oder der Verwachsung resp. der Narbe frei. Wenn möglich, sollte man sich stumpf an die Narbe heranarbeiten, um nicht mit der Schere oder dem Skalpell ein größeres Gefäß direkt zu verletzen. Hier ist der Finger immer noch das beste Instrument: Oft läßt sich der Harnleiter mit dem tastenden Finger vorsichtig aus der Narbe auslösen, wenn er in der richtigen Schicht freipräpariert ist.

Behebung

Bei der plötzlichen abundanten Blutung gelten dieselben Grundsätze, wie sie bei der Blutung als Komplikation bei Eingriffen an der Niere dargelegt werden (s. S. 254).

Regel

Sofortige Kompression der Blutungsstelle, anschließend Kompression der Aortenbifurkation. Gefäßeinrisse oder Abrisse kleiner Arterien können mit einer Klemme gefaßt und mit dünner Seide unterbunden werden. Sonst Gefäßnaht (atraumatisch, monofiler Faden) über Pott- oder Satinsky-Klemme.

Bei venöser Blutung (die Vene liegt meist dorsal der Arterie!) am besten doppelte Unterbindung der Vene, falls eine gezielte Versorgung der Venenwand durch Unterbindung oder Naht nicht möglich ist. Handelt es sich um eine destruierende Verletzung der A. iliaca externa, so strebe man besser die Gefäßrekonstruktion mit einer Kunststoffprothese an als eine unsichere oder auch einengende Arteriennaht.

Bei Blutungen aus dem Plexus vesico-prostaticus Tamponade, Einstellung der Blutungsquelle und Unterbindung der einzelnen Gefäße. Keine Umstechungen in der Tiefe; Peritoneum und intraperitoneal anliegender Dickdarm können durch die Naht mitgefaßt werden.

Cave: Der Harnleiter wird beim Mann vom Ductus deferens an derselben Stelle überkreuzt, wie bei der Frau von der Arteria uterina.

Durchtrennung des Ductus deferens

Behebung

Handelt es sich um einen älteren Patienten, so ist die Vasoligatur zu verantworten. Der Patient muß jedoch aufgeklärt werden.

Bei einem jüngeren Patienten End-zu-End-Anastomose des Ductus deferens *ohne* Schienung der Anastomose.

Uretero-Vaginal-Fistel

(WILLE BAUMKAUFF)

Bestehen beim vaginalen Zugangsweg zum Harnleiter starke Verschwielungen und ist infolge der mangelnden Elastizität und der fehlenden Gewebsregeneration der Heilungsprozeß verzögert, so schließt sich die Harnleiterwunde nicht. Es kommt zur Fistelbildung.

Behebung

Ureterozystoneostomie, Ureterostomie

Die transperitoneale Freilegung der verschiedenen Harnleiterabschnitte impliziert sämtliche Möglichkeiten der Komplikationen, ihre Verhütung und ihre Behebung, wie sie auf S. 247 dargelegt sind.

Hinweis auf zwei Komplikationsmöglichkeiten

1. Verletzung der Sigmagefäße, besonders bei medialer Präparation durch das Mesokolon hindurch.
2. Postoperativer Ileus bei nicht verschlossenem Mesokolonschlitz oder bedingt durch nicht geschlossene Peritoneallücken (retroperitoneales Drain!).

Verhütung und Behebung

Zu 1. Wenn möglich präpariere man nie medial vom Kolon, also durch das Mesokolon hindurch. Man lasse besser Sigma oder Kolon rechts oder links liegen, indem man es seitlich von der Beckenwand abschiebt. Damit operiert man transperitoneal und retroperitoneal und kommt mit den darmversorgenden Gefäßen nicht in Konflikt. Werden kleinere Gefäße des Mesokolon oder Mesosigma verletzt, so unterbindet man sie möglichst tangential. Wird infolge Verletzung größerer Gefäßabschnitte eine Dünn- oder Dickdarmregion nekrotisch, so muß sie nach den üblichen Regeln der Darmchirurgie reseziert und anastomosiert werden.

Zu 2. Vor Beendigung des intraperitonealen Eingriffes am Ureter achte man darauf, daß vor Verschluß der Wunde sämtliche Peritoneallücken oder Mesenterialschlitze verschlossen werden. Auch bei intraperitonealem Vorgehen sollte der Ureter möglichst *retroperitonealisiert werden!*

Harnleitersteinoperation (Ureterolithotomie)

Intraoperative Komplikationen

a) Einreißen der Ureterwand.
b) Harnleiterabriß bei starker Entzündung.
c) Der „verlorene Stein".
d) *Nebenverletzungen*, wie z. B. Peritonealverletzungen, Blutungen aus der A. ovarica oder spermatica, unter Umständen der V. cava inferior.

Verhütung und Behebung

Zu a) Primäres Anschlingen des Harnleiters, entfernt vom Steinsitz. Bei hochsitzenden Harnleitersteinen stets oberhalb des Steines den Ureter aufsuchen und sofort anschlingen, da der Stein meist nach kranial ausweicht und nicht nach kaudal. Anschlingen mit einem Gummi- oder Kunststoffzügel, nicht mit einem Bändchen.
Eine Naht bei Einreißen einer chronisch-entzündlich veränderten Harnleiterwand, durch längeren Steinsitz bedingt, ist sinnlos. *Wichtig*: Intraluminale Harnleiterschienung mit Kunststoff- oder Pflaumerkatheter nach der Blase und dem Nierenbecken zu. Die Harnleiterschiene kann in der Blase belassen werden, oder sie wird instrumentell herausgeleitet. *Gezielte* periureterale Langdrainage zur Vermeidung einer Urinextravasation.
Zu b) Der Harnleiterabriß kann vermieden werden, wenn man atraumatisch den Harnleiter scharf aus der Schwiele herauspräpariert oder vorsichtig mit dem Finger aus der periureteralen Schwiele auslöst. Beim Totalabriß schräge End-zu-End-Naht (auch als Annäherungs- oder Adaptationsnaht) über einer Kunststoffschiene von 8 Charr, bis max. 10 Charr. Harnableitung mittels T-Schiene ist möglich. Die *Grundtypen und Modi-*

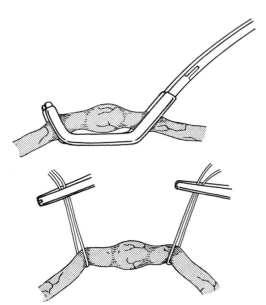

Abb. 7.21 Fixierung des Harnleiterkonkrementes durch Zügel oder durch Lurz-Ureterklemme zur Vermeidung der intraoperativen Konkrementwanderung (nach *Lutzeyer*, 1962)

fikationen der Harnleiternaht sind aus der Abbildung ersichtlich (Abb. 7.**24**).

Erfolgt die Harnleiterverletzung oder der Ureterabriß *irreparabel* in Nierenbeckennähe oder Blasennähe, findet der technisch Versierte die Lösung in der Neoimplantation des Ureters in das Nierenbecken oder in die Blase. Notfalls Nierenfistel oder Ureterhautfistel. Nephrektomie erst als ultima ratio bei gesunder Zweitniere.

Zu c) Der sogenannte „verlorene Stein" ist eine unangenehme intraoperative Komplikation, welche die Harnleitersteinoperation mit einem unerwarteten Schwierigkeitsgrad belastet. Man denke an die Möglichkeit, daß das Konkrement, durch Lagerung und Narkose bedingt, in Richtung Nierenbecken-Kelchsystem gerutscht ist oder daß es bereits in einen tieferen Harnleiterabschnitt oder in die Blase eingetreten ist.

Regel

Unmittelbar vor jeder Steinoperation, wenn möglich auf dem Operationstisch (Aufnahme mit Bucky-Blende) Röntgenkontrolle!

Bei eingeklemmten Steinen mit Harnstauung stets primäre Präparation und Anschlingen des Harnleiters oberhalb des Steinsitzes. Intraoperativ Halten des Ureterabschnittes unter leichtem Zügelzug. Die Lurz-Ureterklemme bietet bei schwieriger Präparation des Ureters eine willkommene Hilfe zur raschen Fixation und Entfernung des Konkrementes.

Findet sich der Stein *nicht* an der erwarteten Stelle, dann Sondierung nach kranial und kaudal mit einer Metallsonde. Eventuell Extraktion mit der Zeiss-Schlinge möglich. Findet sich das Konkrement nicht im distalen Ureter, Zystoskopie und bei positivem Befund Extraktion des Konkrementes aus der Blase.

Ist der Stein auf Grund des lokalen und röntgenologischen Befundes in das *Nierenbecken-Kelchsystem* entwichen, so wird man, ganz gleich, ob der Patient umgelagert werden muß oder nicht, den Harnleiter am Nierenbecken-Harnleiterabgang durch Zügel oder Okklusionskatheter blockieren. Anschließend Pyelolithotomie.

Zu d) Die Peritonealverletzung spielt als Nebenverletzung nur dann eine Rolle, wenn es sich um eine infizierte Harnstauungsniere handelt und der Eiter in die Bauchhöhle eintritt. Abstopfen der Bauchhöhle. Naht des Peritoneums und Schutz der Nahtstelle durch Tamponade.

Postoperative Komplikationen

Eingriffe am Harnleiter nach Steinoperationen beschränken sich in der Regel auf *drei* hauptsächlich vorkommende *Komplikationsarten:*
a) Harnfistel,
b) Harnleiterstenose oder Harnleiterstriktur,
c) Harnleiterrezidivstein.

Verhütung und Behebung

Zu a) Genaue präoperative Orientierung über den Steinsitz. Intraoperative Orientierung durch Sondierung des Harnleiters nierenbeckenwärts und blasenwärts. Ist man nicht sicher, ob das Konkrement total entfernt ist, oder läßt die Sondierung einen leichten, aber passierbaren Widerstand erkennen, dann lege man zur postoperativen Harnableitung eine Ureterschiene ein. Eventuelle Konkrementtrümmer gehen in der Regel mit Ziehen der Harnleiterschiene ab. Man vermeide bei Operationen am Ureter nicht nur die Traumatisierung der Harnleiterwand mit scharfen Pinzetten, mit zu straffen Nähten, mit dem elektrischen Messer (thermische Schädigung), sondern auch den Versuch, das Harnleiterkonkrement durch melkende Fingerbewegungen an den Ort der Ureterotomiestelle zu bringen. Direkte Eröffnung über dem Konkrement ist angezeigt! Die *Behebung der Fistel* richtet sich nach der *Ursache:* Liegen Abflußstörungen vor wie Detritus oder Steine, so müssen sie beseitigt werden: handelt es sich um einen wandständigen oder zirkulären Substanzverlust, so sollte nach genauer röntgenologischer Lokalisation, gezielter Chemotherapie der Harninfektion, Prüfung der Nierenfunktion die *Sekundäroperation* erfolgen. Intraoperative Entscheidung, ob Wiederherstellung normaler Abflußverhältnisse durch Harnleiternaht oder Harnleiterüberbrückung möglich ist. Nephrektomie als ultima ratio nur bei funktionsgestörter und stark infizierter Niere bei gesunder Zweitniere!

Hinweis

Besteht eine postoperative Harnfistel nach Harnleitersteinoperation länger als 3 Wochen, so muß die Ursache geklärt und behoben werden.

Zu b) Stenose oder Striktur des Harnleiters sind meist durch chronische Entzündung an der Stelle des Steinsitzes, infolge längerer Fistelung durch Urinextravasat oder direkt durch unsachgemäße Naht bedingt (Mitfassen der Hinterwand).
Die Verhütung erstreckt sich allgemein auf Maßnahmen der Entzündungsbehandlung sowie der

intra- und postoperativen gezielten Harnableitung, der subtilen Nahttechnik und der Vermeidung der Harnextravasation.
Sämtliche operativen Maßnahmen, die den Harnleiter traumatisieren (s. Fistelbildung!) müssen vermieden werden. Periureterale Entzündungsprozesse lokaler Natur durch Harnaustritt aus dem Harnleiter führen zu postoperativen Stenosen. Deshalb gezielte Langdrainage.
Die *rein entzündliche Stenose* kann mit Uretersonden steigenden Kalibers schrittweise ausgedehnt werden. Gleichzeitige Gabe von Nebennierenrindensteroiden unter Infektionsschutz kann effektvoll sein. Bei *narbigen Strikturen,* die durch „eingenistete" Steine bedingt sind, muß zur Vermeidung eines Rezidivs und zur Sanierung der Niere die Striktur oder Stenose reseziert werden. End-zu-End-Anastomose des Harnleiters unter Schienungsschutz. Bei längeren Strikturen oder Stenosen Spaltung der Stenose mit intraluminaler Schienung und extraureteraler gezielter Harnableitung und Regeneration des Harnleiters nach dem Prinzip von HINMAN (Abb. 7.**8**).
Die Quer- oder Schrägresektion chronisch entzündlicher oder narbiger Stenosen und Strikturen kann bis zu einer Länge von 4 cm in der sogenannten kritischen Zone vorgenommen werden (Abb. 7.**22**).

Hinweis

Präoperative Klärung der Länge der Stenose oder Striktur sowie der Nierenfunktion ist für ein gezieltes operatives Vorgehen unerläßlich.

Zu c) Liegt ein Harnleiterrezidivstein vor, so sollte geklärt werden, ob es sich um eine Steinbildung an der Stelle der ehemaligen Operation handelt oder um ein neugebildetes herabgewandertes Konkrement.
Wichtig ist nach Harnleitersteinoperationen eine generelle Steinprophylaxe je nach der chemischen Zusammensetzung des Steins: beim Uratstein mit Zitronensäure-Therapie, sonst mit Aluminium- oder Pyrophosphatgaben. Reichliche Flüssigkeitszufuhr zur Durchspülung der Harnwege, Behandlung des Infektes mittels Chemotherapie als Langzeitbehandlung.
Versuch der Steinentfernung durch konservative Maßnahmen, eventuell instrumentell mittels Zeiss-Schlinge. Sonst Ureterolithotomie. Bei starker Narbenbildung Resektion des morphologisch und funktionell gestörten Harnleiterabschnittes und End-zu-End-Anastomose als organerhaltende Maßnahme.

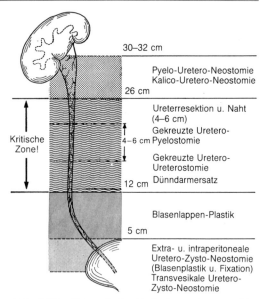

Abb. 7.**22** Chirurgische Bedeutung der verschiedenen Harnleitersegmente im Hinblick auf die sogenannte „kritische Zone" (nach *Lutzeyer,* 1963)

Verletzungen des Harnleiters

Sekundärverletzungen des Harnleiters bei Operationen an Nachbarorganen, wie z. B. bei Eingriffen am Rektum oder bei Eingriffen gynäkologischer Natur im kleinen Becken, gehören nicht unmittelbar zum Thema. Von der therapeutischen Konsequenz her unterliegen jedoch die primären Harnleiterverletzungen den gleichen Grundsätzen.
Die Verletzungsrate des Harnleiters in der Abdominalchirurgie und in der gynäkologischen Chirurgie liegt nach verschiedenen Statistiken auch heute noch zwischen 3% und 30% (DICK, REMINGTON, HOTCHKISS u. GORDON, GRAHAM u. GOLIGHER).
Die *wesentlichen Ursachen* der Harnleiterverletzung als operative Komplikation:
Transurethrale Eingriffe wie Harnleitersondierung (Perforation) oder Resektion des Harnleiterostiums, Durchschnürung infolge Nahtligatur, einseitige oder beidseitige Unterbindung nach gynäkologischen Eingriffen oder ausgedehnten Rektumoperationen. Abknickung des Harnleiters mit sekundärer Nekrose, Einreißen der Harnleiterwand, Quetschung des Harnleiters durch scharfe Klemmen, ausgiebige Isolierung des Ureters nicht nur bei Radikaloperationen, sondern auch bei Operationen am Ureter selbst und Schädigung des gefäßversorgenden periureteralen Gewebes.

JAKSE u. Mitarb. (1978) berichten über 71 iatrogene Harnleiterverletzungen. Ätiologisch standen im Vordergrund: abdominelle Hysterektomie (31), Dickdarmoperationen (15) und radikale Hysterektomie nach Wertheim-Meigs (12). Seltenere Ursachen waren die vaginale Hysterektomie (7), Operation eines Ovarialtumors (3) und je einmal Tubenligatur, Sectio caesarea, hintere Exenteration, Steinschlinge.

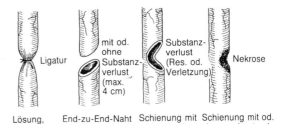

Abb. 7.23 Harnleiterläsionen und ihre Behebung (nach *Lutzeyer*)

Frische Harnleiterverletzung als intraoperative Komplikation

Behebung

(nach McKay, Baird u. Justis):
a) Bei wandständigen Defekten oder lochartigen Defekten Schienung mittels Ureterkatheter und peri- oder paraureterale Drainage. Liegt eine Umschnürung, Durchstechung oder Ligatur vor, Lösung derselben und je nach Zustand des Ureters Schienung und Drainage (s. Abb. 7.8).
b) Harnableitung durch kutane Ureterostomie und Pyelostomie.
c) Harnleiterneueinpflanzung in die Blase.
d) Harnleiter-End-zu-End-Naht (maximal 4 cm Substanzverlust).
e) Harnleiterneueinpflanzung in den Dickdarm (nur bei beidseitiger Harnleiterdurchtrennung).
f) Neubildung des pelvinen Harnleiterabschnittes durch *Blasenlappen* (Boari-Plastik) oder Überbrückung des Defektes durch ausgeschalteten Dünndarm.
g) Nephrektomie (ultima ratio).

Hinweis

Bei *nicht erkannten* oder *veralteten* Harnleiterverletzungen kommt ein primär plastischer Eingriff eo ipso nicht in Frage. Nach Abklingen der akuten Symptome und Ruhigstellung des Verletzungsgebietes durch entsprechende Methode der Harnableitung wird der Sekundäreingriff vorgenommen (s. a-g).

Präliminare Notmaßnahme

Nephrostomie für 4 bis 6 Wochen, Bekämpfung des Harnweginfektes.

Urinextravasat, Urinperitonitis, Urinphlegmone

Urinextravasat, Urinperitonitis bei intraperitonealer Operation und Urinphlegmone sind postoperative Komplikationen, bei denen in der Regel die Beseitigung der Ursache im Vordergrund steht. Nimmt man eine übersehene frische Harnleiterverletzung besonders nach intraperitonealen Operationen an, dann sofortige Relaparotomie und Versorgung der Harnleiterverletzungsstelle durch Naht oder Anastomose mit Schienung und Harnableitung, Sicherheitsnephrostomie bei Infektion angezeigt. Bei gynäkologischen Operationen kann bei Umstechungen in der Tiefe der Harnleiter partiell mitgefaßt werden und zur Urinperitonitis führen.

Regel

Nach sämtlichen operativen Eingriffen am Harnleiter selbst oder in der Umgebung des Ureters (Beckenchirurgie) ist bei Verdacht auf eine postoperative Komplikation die Diagnostik mit Röntgenuntersuchung (Ausscheidungsurographie) und retrograder beidseitiger Sondierung angezeigt.

Uretero-Vaginalfistel, Uretero-Vesico-Vaginalfistel

Eine weitere postoperative Komplikation ist die Uretero-Vaginalfistel resp. die Uretero-Vesico-Vaginalfistel.

Verhütung und Behebung

Präparation des Harnleiters unter Sicht im kleinen Becken, eventuell Armierung mit Ureterkathetern, die gefühlt werden können, kein blindes Fassen von Gefäßen mit langen Klemmen, keine Umstechungen in der Tiefe ohne Sichtkontrolle. Bei Uretero-Vaginalfisteln Neoimplantation des Harnleiters extra- oder intraperitoneal. Bei der Uretero-Vesico-Vaginalfistel am besten transperitoneale Freilegung. Harnleiterneuimplantation in die Blase. Gleichzeitige Versorgung der Vesico-Vaginalfistel *intraperitoneal* und *transvesikal*, kombiniert mit Interposition von gestieltem Netz oder von Peritoneum zwischen die invertierend verschlossenen Fistelstellen.

Hinweis

Die unbeabsichtigte resp. übersehene Harnleiterdurchtrennung oder Harnleiterläsion ist keine berechtigte Indikation mehr für die Nephrektomie. Der geschulte Operator kennt generelle Regeln, die der Organerhaltung dienen. Sie können dann eingehalten werden, wenn man den Harnleiter nicht wie früher üblich in anatomische bzw. physiologische Segmente, sondern in „chirurgische" Abschnitte einteilt (Abb. 7.22). Aus dem Schema lassen sich die möglichen operativen Verfahren ableiten.

Wiederherstellung des Harnleiters und Harnleiterersatz

Quere oder schräge Harnleiter-End-zu-End-Naht (nach Querdurchtrennung oder Resektion)

Während früher eine Reihe von Harnleiter-Anastomosenverfahren miteinander konkurrierten, von denen ein Teil auf Grund der operativen Technik von Mißerfolgen begleitet sein mußte (Abb. 7.24), gilt heute als das Verfahren der Wahl die quere oder meist schräge End-zu-End-Naht (ureteroureterale Anastomose) *mit oder ohne endoluminale Schienung*.

Während die intraoperativen Komplikationen zurücktreten, findet sich als die postoperative Komplikation an erster Stelle die Harnleiter*striktur*, die *Nahtinsuffizienz* der Harnleiterstümpfe mit Fistelbildung und als Sekundärfolge die *periureterale Fibrose* mit Striktur oder Stenose bei ungenügender Harnableitung.

Verhütung und Behebung

Die eben genannten Komplikationen lassen sich durch einfache Verfahren in der Regel verhüten, wenn die Harnleiter-End-zu-End-Naht intraluminal durch eine dünne Kunststoffschiene (nicht über 8 Charr!) entlastet wird, eine exakte adaptierende, evertierende Naht der Harnleiterstümpfe mit resorbierbarem synthetischen Faden vorgenommen wird und eine gezielte periureterale Langdrainage eventuell austretenden Harn ableitet.

Die schienenlose Anastomose (HAMM u. WEINBERG) muß durch eine proximal der Naht gelegene Ureterinzision (Ureterventil), welche gezielt durch Langdrainage abgeleitet wird, gesichert werden. Damit wird die Nahtinsuffizienz, die Fistelbildung und die periureterale Fibrose mit der Gefahr der Striktur oder der periureteralen Stenose vermieden.

Bei postoperativer Fistelbildung Versuch einer endoluminalen Schienung durch Ureterkatheter, gleichzeitige Infektbekämpfung, unter Umständen Nephrostomie.

Bei Stenose Harnleiterbougierung mit Sonden steigenden Kalibers und Gabe von Nebennierenrindensteroiden, bei organischer Striktur, Resektion und erneute End-zu-End-Anastomose.

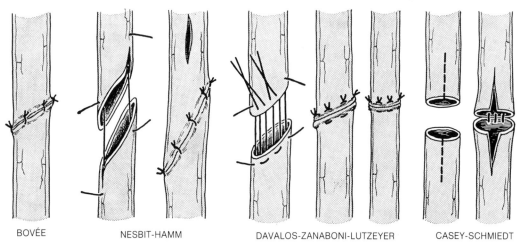

BOVÉE   NESBIT-HAMM   DAVALOS-ZANABONI-LUTZEYER   CASEY-SCHMIEDT

Abb. 7.24 Wiederherstellung der Harnleiterkontinuität durch verschiedene Nahttechniken nach Verletzung oder Durchtrennung des Ureters (nach *Lutzeyer*, 1962)

Hinweis

a) Wird die Anastomose geschient, keine zu dikken endoluminalen Schienen, da Gefahr der Drucknekrose und der Ureterfibrose.
b) Schräganastomose besser als Queranastomose, da eine relative Lumenerweiterung erzielt wird.
c) Exakte wasserdichte Naht mit resorbierbarem synthetischen Faden 5 bis 6 × 0.

Teil- und Totalersatz des Harnleiters durch ausgeschalteten Dünndarm

Ausgeschalteter Dünndarm vermag den Harnleiter praktisch in seiner ganzen Länge von der Niere bis zur Blase zu ersetzen (ANNIS u. HUNTER, CIBERT, NISSEN, PYRAH, RAPER u. SHOEMAKER).

Indikationen

Der sogenannte „Dünndarm-Ureter" gilt für die Überbrückung nicht mehr reparabler Harnleiterstenosen größerer Ausdehnung, für größere beidseitige Harnleiterverletzungen oder Harnleiterdefekte, Harnleiterresektion nach ausgedehnter Karzinomoperation im kleinen Becken, für den Ersatz völlig zerstörter Ureteren, als Ersatz bei angeborener, nicht beeinflußbarer Harnleiteratonie, ferner als Ersatz nach Rezidivoperationen am Ureter, die mehrmals erfolglos geblieben sind und zuletzt als notwendige innere Anastomose bei rezidivierender Steinbildung mehrmals operierter Steinnieren.

Intraoperative Komplikationen

Sie finden sich bei den Eingriffen am Dünndarm und beinhalten die Möglichkeit der Gefäßverletzung mit Ernährungsstörung sowohl an Dünndarmabschnitten als auch an Dickdarmabschnitten in sich, falls der Dünndarm nicht intraperitoneal, sondern retroperitoneal durch das Mesosigma hindurch verlagert wird.
Verhütung und Behebung: s. dort.

Postoperative Komplikationen

Da die Dünndarmzwischenschaltung *intraperitoneal und extraperitoneal* vorgenommen werden kann, hängt die Möglichkeit der postoperativen Komplikation von der richtigen Lagerung des Dünndarmmesenteriums (Torsion) ab und von der Möglichkeit der Hernienbildung durch offengebliebene Mesenterial- oder Mesokolonschlitze.

Nahtinsuffizienz

Sie tritt entweder an der Implantationsstelle des Harnleiters in den Dünndarm oder an der Anastomosenstelle zwischen Dünndarm und Blase auf.

Verhütung und Behebung

Exakte Implantation, unter Umständen unter Nephrostomieschutz, zweischichtige Naht (Mucosa-mucosa-Naht und muskuläre Naht bei Implantation in die Blase). Spannungsfreie Anastomose!

Stenose

Sie findet sich entweder an der Implantationsstelle des Ureters in den Dünndarm oder an der Anastomosenstelle des Dünndarms mit der Blase.

Verhütung und Behebung

Der schräg angeschnittene Ureter wird nach den Prinzipien der Harnleiterimplantation entweder endständig oder seitlich in das Dünndarmsegment implantiert. Zu viele Nähte zwischen Harnleiter und Serosa oder *sogar exakte Schrägkanalbildung* leisten der Stenosierung Vorschub. Die Dünndarm-Blasen-Anastomose verlangt ein adäquates Lumen von Blase und Dünndarmende. Deshalb nicht Inzision der Blasenwand, sondern *Exzision* eines dem Darmlumen entsprechenden Fensters. Das „stumpfe Durchzugsverfahren" des Darmes in die Blase führt zur narbigen Stenose!

Vesiko-ileal-ureteraler Reflux

Er kann verhütet werden, wenn die Implantation regelgemäß durch eine meist submuköse Tunnelierung des Ureters in den Dünndarm erfolgt. Eine Refluxsperre der Blasenanastomose läßt sich auch durch komplizierte Verfahren nicht sicher erreichen.

Hinweis

Man versuche, das ausgeschaltete Dünndarmsegment nicht anti-, sondern isoperistaltisch zu anastomosieren (LUTZEYER).

Urinperitonitis durch Nahtinsuffizienz, Ileus

Die Sekundärkomplikation des Eingriffes bei der Darmausschaltung liegt in der unsachgemäßen Versorgung des restierenden Dünndarms. *Komplikationen* siehe unter „Eingriffe am Dünndarm".
Man vermeide die Torsion des Mesenteriums des ausgeschalteten Dünndarms. Am besten extrape-

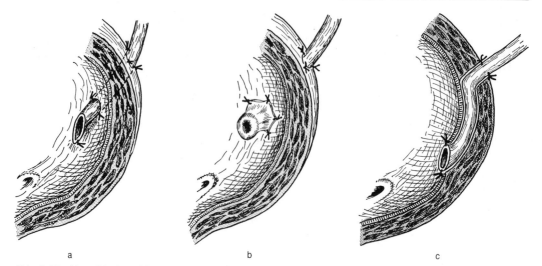

Abb. 7.25 Verschiedene Methoden der Harnleiterneueinpflanzung in die Blase nach Verletzung oder Striktur des prävesikalen Harnleiterabschnittes: a) Einzugsmethode nach *Boeminghaus*; b) Schrägkanalmethode mit Nippelbildung (*Vest, Ricard, Paquin*): c) Modifiziert nach *Politano-Leadbetter* durch submuköse Tunnelierung

ritoneale Verlagerung des Dünndarm-Ureters durch das Mesokolon hindurch. Nahtverschluß des Mesokolonschlitzes.
Man achte auf die Gefäßversorgung von Dünn- und Dickdarm, bevor man den Eingriff abschließt, um rechtzeitig die Ernährungsstörung zu erkennen. Bestehen die Symptome der Peritonitis oder des Ileus, in der Regel bedingt durch eine Nahtinsuffizienz, sowohl bei intraperitoneal gelagerter als auch bei extraperitoneal oder retroperitoneal gelagerter Schlinge, so ist die sofortige *Relaparotomie* mit *Revision* des Operationsgebietes indiziert. Wird die Niere erhalten, so erfordert der Korrektureingriff die Harnableitung durch Nephrostomie. Intra- und retroperitoneale Drainage ist wichtig.

Hinweis

Das auszuschaltende Dünndarmsegment soll nicht zu lang sein. Gefahr der Atonie und der Resorption harnpflichtiger Substanzen!

Pyelonephritis

Die Behandlung der postoperativen Pyelonephritis folgt den üblichen Grundsätzen (S. 294).

Neueinpflanzung des Harnleiters in die Harnblase

Nur unter dem Aspekt einer wirklich noch funktionsfähigen Niere, die unter Umständen röntgenologisch stumm, aber szintigraphisch intakt sein kann, sollte die Implantation vorgenommen werden. Die Indikationen ergeben sich aus pathologischen Wandveränderungen der Blase oder entzündlichen Veränderungen des distalen Harnleiterendes, ferner aus Sekundärveränderungen oder Verletzungen des distalen Ureterendes. Kongenitale Stenosen sind zu erwähnen.
Die *Neueinpflanzung* des Harnleiters in die Blase (Ureterozystoneostomie) kann

a) intravesikal
b) extravesikal, dabei *extra- oder intraperitoneal* oder kombiniert

vorgenommen werden. Die in der Abbildung wiedergegebenen Grundtypen sind variabel. Angestrebt werden soll eine möglichst lange Tunnelierung oder Schrägkanalbildung für den zu implantierenden Ureter, eine möglichst spannungslose Anastomose in Trigonumnähe, Voraussetzungen, die infolge der *Intravesikalisation* des Ureters nicht nur eine gute Einheilung gestatten, sondern gleichzeitig die Vermeidung des vesicoureteralen Refluxes.

Hinweis

Die Blase soll stets dem Harnleiter entgegengebracht werden, nie der zu implantierende Harnleiter unter Zug oder Spannung in die Blase gezogen werden.
Der Harnleiter soll nie frei durch die Bauchhöhle ziehen, sondern bei intraperitonealer Implanta-

tion retroperitonealisiert werden. Der Harnleiter kann, aber er muß nicht unbedingt geschient werden.

Komplikationen

Die *intraoperativen Komplikationen* liegen genau wie bei der Freilegung des unteren Harnleiterabschnittes oder der Blase in der Möglichkeit der Nebenverletzung der topographisch wichtigen Beckengefäße oder Nachbarorgane (S. 283).

Die postoperativen Komplikationen

a) Insuffizienz der Harnleiter-Blasen-Anastomose mit Möglichkeit der Harnfistel, des chronischen Harnweginfektes oder auch der Harnperitonitis (intraperitoneale Implantation).
b) Die Harnleiterstriktur mit den Folgen der hydronephrotischen oder atrophischen Schrumpfniere.
c) Der vesiko-ureterale Reflux mit der Sekundärfolge der aszendierenden chronischen Pyelonephritis.

Verhütung

Sämtliche Komplikationen (a, b, c) können dann verhütet werden, wenn folgende spezielle Regeln für die Neoimplantation des Ureters in die Blase beachtet werden:
1. Harnleiterimplantation nie unter Spannung, sondern Schaffung einer spannungslosen Anastomose.
2. Der Harnleiter soll mindestens 2 cm die Blasenschleimhaut überragen (Retraktionstendenz beachten).
3. Der Harnleiter soll, wenn möglich, Schleimhaut zu Schleimhaut anastomosiert werden. Nippelbildung möglich.
4. Die Blase kann dem Ureter entgegengebracht werden, wobei sie hörnerartig mit dem Finger vorgestülpt wird und am Iliopsoas resp. im Retroperitonealraum durch 2 bis 3 Chromcatgutnähte fixiert wird (DOLFF).
Von manchen Autoren wird eine solche Hornbildung bei Harnleiterneueinpflanzungen sogar routinemäßig angewandt, da diese Technik einen besonders langen submukösen Tunnel für den Harnleiter ermöglicht (MIDDLETON 1980).
5. Absolut sichere Naht mit resorbierbarem synthetischen Faden (3- bis 4mal 0). Vermeidung von Chromcatgut intravesikal. Schient man den implantierten Ureter mit einer Kunststoffschiene, dann Herausleiten dieser Schiene durch eine Zystostomie und nicht durch die

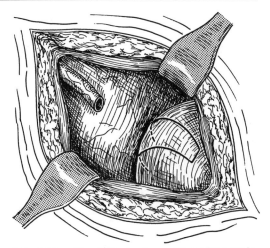

Abb. 7.26a Harnleiterersatz zur Blasenlappenplastik nach *Boari-Casati*

Harnröhre: Vermeidung des Abstoßens der Schiene, Vermeidung der Urethritis.
6. Zur *Reflux*verhütung lange Schrägkanalbildung oder submuköse Tunnelierung des Ureters und ostiumnahe Fixation.
7. Die *Striktur*verhütung liegt in der Unterlassung unnötiger periureteraler extravesikaler Fixationsnähte. Deshalb keine Einstülpverfahren des implantierten Ureters nach Art einer Witzel-Fistel.

Behebung

Bei *Nahtinsuffizienz oder Fistelbildung* Ableitung der Blase durch Dauerkatheter, Drainage des Operationsgebietes, unter Umständen Nephrostomie. Eine partielle Nahtinsuffizienz kann unter diesen Maßnahmen ausheilen, die totale Insuffizienz endet in einer Striktur und sollte nach 6 bis 8 Wochen nach vorheriger Röntgenuntersuchung durch den Sekundäreingriff der Neuimplantation behoben werden.

Liegt eine Nahtinsuffizienz mit den Symptomen einer Peritonitis vor (intraperitoneale Implantation), ebenfalls operative Revision, eventuell Neoimplantation des Ureters unter Nephrostomieschutz und ausgiebige intra- und retroperitoneale Drainage.

Bei der *Striktur*: Resektion der Striktur, Neoimplantation oder Blasenlappenplastik (Boari-Plastik), eventuell Ersatz des strikturierten Ureters durch ausgeschalteten Dünndarm.

Der *vesiko-ureterale Reflux nach Implantation* kann durch eine Reihe operativer Verfahren behoben werden, die praktisch von der Operation

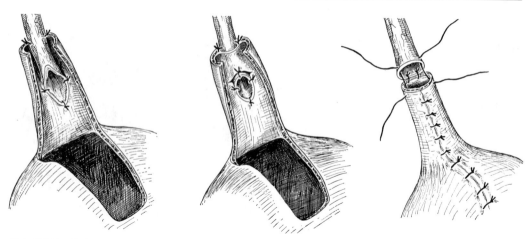

Abb. 7.26b Ersatz des zerstörten oder nicht mehr wiederherstellbaren pelvinen Harnleiterabschnittes durch verschiedene Formen der Blasenlappenplastik: 1. Methode nach Boari-Casati; 2. Methode modifiziert nach Gil-Vernet, 3. Methode der End-zu-End-Anastomose nach Küss

nach Hutch über die Schrägkanalbildung nach Politano-Leadbetter bis zur Intravesikalisation nach Mathisen reichen.
Auch die extravesikale Antirefluxplastik nach Lich-Grégoir hat sich bei richtiger Indikationsstellung bewährt. Die Vorteile: Die Blase wird nicht eröffnet, die Kontinuität des Harnleiters wird nicht unterbrochen. Nach einer Antirefluxplastik sollte im Laufe der ersten sechs Monate ein Ausscheidungsurogramm angefertigt werden, um eine postoperative Obstruktion auszuschließen. Danach sind Kontrollurogramme überflüssig, da Spätobstruktionen nicht beobachtet werden (BROADDUS u. Mitarb. 1978).

Boari-Plastik

Eine Zwischenstellung zwischen Harnleiterneuimplantation und Ersatz des unteren Ureterendes nimmt die sogenannte *Boari-Plastik* ein. *Prinzip der Operation:* Durch einen zu einem Schlauch umgeformten Blasenlappen wird der pelvine Harnleiter bis zu einer Länge von 12 cm ersetzt. Eine Reihe von *Modifikationen* dieses Verfahrens (Abb. 7.26b) sind unter anderem die End-zu-End-Anastomose nach Küss oder die submuköse Tunnelierung (Schrägkanalbildung) nach Gil-Vernet.

Komplikationen

Die *intraoperativen Komplikationen* bestehen in den Nebenverletzungen, wie sie bei Eingriffen am unteren Harnleiterende aufgeführt werden.
Die *postoperativen Komplikationen* richten sich in der Regel wie bei den anderen Implantationsverfahren nach zwei Gesichtspunkten aus:

1. Nach der Nahtinsuffizienz an der Implantationsstelle.
2. Nach der Striktur oder Stenose an der Implantationsstelle.

Verhütung

a) Breite Basis des Blasenlappens mit einer Spitzenbreite von mindestens 2 cm.
b) Gute Durchblutung ist gewährleistet, wenn der Gefäßverlauf der Blasengefäße beachtet wird.
c) Das distale Ureterende muß gut ernährt sein.
d) Spannungslose Anastomose.
e) Nicht zu dicke endoluminale Schienungsrohre zur Harnableitung.

Hinweis

Liegt die Anastomose intraperitoneal, so besteht die Gefahr der Peritonitis. Dauerkatheter, Nephrostomie, eventuell Revision des Operationsgebietes mit transperitonealer und retroperitonealer Drainage. Oft genügt die Nephrostomie und die Harnableitung durch Dauerkatheter, um den Harnrückfluß von der Blase her zu vermeiden. Nach Ruhigstellung des Operationsgebietes Sekundäroperation nach 8 bis 10 Wochen. Liegt eine Stenose oder Striktur vor, dann Freilegung unter Nephrostomieschutz. Implantation des Harnleiters am besten *intraperitoneal* in die zu einem Horn verformte Restblase, die sich nach Extraperitonealisierung praktisch bis zur anderen Seite des Beckenkammes diagonal hochziehen läßt (Fixation nach Dolff).
Bekämpfung des Harninfektes durch gezielte antibiotische oder Chemotherapie.

Kutane Ureterostomie (Einpflanzung des Harnleiters in die Haut)

Die kutane Ureterostomie, entweder als Noteingriff temporär oder permanent als Methode der Wahl, z. B. bei nicht reparablen Verschlüssen des unteren Harntraktes durch Beckenkarzinose, wird in der Regel *extraperitoneal bilateral* vorgenommen.

Neuerdings vereinigt die supraumbilikale Ureterostomie nach Thompson durch ein gemeinsames Stoma in der Mittellinie die Vorteile der Bricker-Blase mit denen der Einfachheit der Harnleiter-Hautfistel. (Beide Ureteren werden tief abgesetzt, medial anastomosiert und in Form eines gemeinsamen Stomas supraumbilikal herausgeleitet.) (Abb. 7.27). Ein Reihe von Plastiken ist beschrieben worden, die den Harnleiter nicht nur in der Haut absichert, sondern auch die Pflegefähigkeit der Mündung verbessern. Beispiel: Ureter peniformis (SCHIENAGEL, THIERMANN, OBERENS, TALBOT, STEVENSEN).

Wir stehen auf dem Standpunkt, daß man unter subtiler Berücksichtigung der Pflege des Katheters, des Stomas und des geeigneten Urinals auf derartige komplizierte Verfahren durchaus verzichten kann.

Die *postoperativen Komplikationen* bestehen in der Retraktion des Ureterendes und der Stenose des Harnleiters an der Implantationsstelle.

Verhütung

Der Harnleiter soll genügend tief abgetrennt werden: besonders bei relativ adipösen Patienten kann er so ohne Spannung und ohne Zug bis zum Hautniveau und darüber hinaus herausgeleitet werden. (Harnleitermündung mindestens 3 cm über dem Hautniveau!) Der Harnleiter soll durch eine präparierte Faszienlücke geleitet werden, keine Naht an der Faszie selbst. Keine Denudierung des Ureters, spannungslose Implantation.

Behebung

Handelt es sich um eine Retraktion des Ureterendes, so sollte man versuchen, den Harnleiter unter den eben genannten Gesichtspunkten neu zu implantieren.
Bei einer sofortigen postoperativen Retraktion unter Umständen Nephrostomie mit guter Drainage des Operationsgebietes. Die Stenose des Ureterstomas verlangt entweder Bougierung oder eine Art von Meatotomie und Eversion der Ureterschleimhaut.

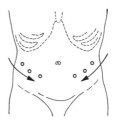

Abb. 7.27 Ein- oder beiseitige Harnableitung durch kutane Ureterostomie (Ureterhautfistel) nach *Boeminghaus*. Je weiter medial die Fistelöffnung liegt, desto leichter ist sie vom Patienten selbst zu versorgen (s. Pfeil!)

Hinweis

Je weiter medial die Harnleiter-Hautfistel angelegt wird, desto leichter ist die Pflege (BOEMINGHAUS).

Die Einpflanzung des Harnleiters in den nicht ausgeschalteten oder ausgeschalteten Dickdarm (Ureterosigmoidostomie, Coffey-Operation, Darmblase)

Indikation

Die Indikation zur Einpflanzung des Harnleiters in den nicht ausgeschalteten Darm besteht meiner Meinung nach auch heute noch zu Recht, wenn sie technisch einwandfrei als Ureterosigmoidostomie vorgenommen wird. Sie ist dann sämtlichen anderen komplizierten Verfahren überlegen.
Begründung: Selbst die aufwendigsten Methoden der *Beckenangiographie* und der *Lymphangiographie* können nie mit Sicherheit ein lokales Rezidiv oder eine bereits latente Metastasierung ausschließen. Meist wird die Lebenserwartung des Karzinomträgers durch die Progredienz des Tumorleidens mit Fernmetastasierung oder durch den großen Eingriff begrenzt, und nicht, wie lehrbuchmäßig propagiert, durch die aszendierende Pyelonephritis.

Hinweis

Man sollte in der Regel die innere Harnableitung, ganz gleich durch welche Methode, der äußeren Harnableitung, wie z. B. durch beidseitige kutane Ureterostomie, vorziehen, falls eine Kontraindikation allgemeiner oder spezieller Natur nicht besteht.

Intraoperative Komplikationen

Sie liegen bei sämtlichen Harnleiter-Darm-Implantationen in den Nebenverletzungen von Darmabschnitten oder der zuführenden Gefäße des Mesosigmas, unter Umständen auch der tiefen Beckengefäße. Man denke daran, daß vorher nicht diagnostizierte Harnleiterverdoppelungen (Duplizitäten) bei der Operation übersehen werden. Die Implantation nur eines Ureters in den Darm macht den Eingriff partiell illusorisch, bei Durchtrennung des zweiten Harnleiters und Implantation des einen kann Peritonitis folgen.

Postoperative Komplikationen

a) Die *Nahtinsuffizienz* der Harnleiter-Darm-Anastomose mit der Sekundärfolge der Urinfistel oder der Urinperitonitis.
b) Die *Stenose* an der Harnleiter-Darm-Implantationsstelle mit Hydroureter, Hydronephrose und akuter aszendierender Pyelonephritis.
c) *Darmatonie*.
d) *Ileus*.
e) *Peritonitis* verschiedener Genese.

Verhütung und Behebung

Zu a) Spannungslose Anastomose des Harnleiters mit dem Darm, deshalb möglichst tiefe Absetzung des Ureters. Der Darm muß durch entsprechende antibiotische und chemotherapeutische Maßnahmen „steril" sein. Genügende Reservelänge des Ureterstumpfes bei den *Einzugsverfahren* (mindestens 2 cm in das Darmlumen hineinreichender Ureterstumpf), falls keine *direkte* Anastomose (LEADBETTER) vorgenommen wird. Bei Durchzugsverfahren Exzision einer Schleimhautöffnung, da sonst Stenosegefahr! Periureterale Fixation lediglich mit zwei Situationsnähten an der Darmserosa. Keine Einengung des Ureters durch komplizierte Schrägkanalbildung oder Massennähte, da sonst die Peristaltik empfindlich gestört wird.

Wird ein *Ureterkatheter zur Sicherung der Harnableitung* eingelegt und unter Sicht intraoperativ durch ein eingeführtes Darmrohr durch den Anus herausgeleitet, dann gilt folgende Regel: Schräges Anschneiden des Harnleiters, Fixation des Katheters, der nur randständig eingebunden wird. *Der Harn muß am Katheter vorbei in den Darm abfließen können.* Vermeidung der Obstruktionsgefahr und der Stauung.

Zu b) Vermeidung von Spannung, Knickung oder Torsion des Harnleiters. Keine „starre" Nahtfixation des Ureters. Sie führt zur dynamischen Störung, zur Striktur. Kommt es postoperativ zur aszendierenden Pyelonephritis mit Schüttelfrost und Fieber, dann *Infusionsurographie, Nephrostomie* als Notmaßnahme! Der Rezidiveingriff der Neoanastomose wird als Sekundäreingriff nach Abklingen der primären Komplikationen vorgenommen.

Zu c) Die postoperative Darmatonie ist eine ernste Komplikation. Sie tritt dann auf, wenn der Patient ungenügend im Hinblick auf Abführen des Darmes und Entkeimung vorbereitet ist (Nebacetin-Einläufe, Entkeimung des Dickdarmes durch schwer resobierbare Sulfonamide). 2 bis 3 Tage vorher Reinigungseinläufe (orthograde Spülung). Kommt es zur Darmatonie, dann hohes Darmrohr für 4 bis 5 Tage. Hypertonische Kochsalzlösungen (10%) als Tröpfcheneinlauf in den Darm, Beeinflussung der Darmperistaltik durch mineraläquivalente Infusionen mit Zusätzen von Prostigmin und Vitamin-B-Komplex. Beginn mit peristaltikfördernder Therapie am 2. Tag. Elektrolyt-Kontrolle!

Zu d) Der postoperative Ileus kann sowohl dynamisch (Atonie) als auch mechanisch bedingt sein. Man denke beim dynamischen Ileus stets an eine retroperitoneale Urinphlegmone! Der mechanische Ileus durch Hernienbildung oder Darmeinklemmung ist durch gesteigerte Peristaltik und frühzeitig röntgenologische Spiegelbildung diagnostizierbar.

Hinweis

Bei jeder intraperitonealen Operation Mesenteriallücken exakt vernähen. Der Harnleiter soll möglichst retroperitonealisiert werden.
Relaparotomie ist dann angezeigt, wenn der Ileus durch Nahtinsuffizienz, durch innere Hernienbildung oder Strangbildung bedingt ist.

Zu e) Die Peritonitis als schwere Komplikation verlangt nach allgemein chirurgischen Gesetzen die sofortige Relaparotomie. Das weitere Vorgehen wird von der Ursache diktiert. Bei Nahtinsuffizienz an der Harnleiter-Darm-Anastomose *Nephrostomie* und intraperitoneale Drainage nach Ausspülung des Bauchraumes mit Kochsalz und antibiotischen Lösungen.

Hinweis

Man entschließe sich zum frühzeitigen aktiven Vorgehen, falls man funktionelle oder dynamische Ursachen des Ileus ausschließen kann.

Spätkomplikationen

Sie rekrutieren sich in der Regel aus der Stenose der Harnleiter-Darm-Anastomose mit aszendierender Pyelonephritis, deren Behebung und Verhütung bereits unter 2. besprochen wurde.

Weitere Komplikationen

a) *Der entero-ureterale Reflux*
Gas und Kot füllen den Harnleiter und das Hohlsystem aus und schädigen die Niere durch Infekt und Druck.

Verhütung und Behebung

Exakte Anastomosierungstechnik. Reanastomosierung unter Nephrostomieschutz.

b) *Störungen des Wasser- und Mineralhaushaltes*
Sie kommen dann vor, wenn die Kranken längere Zeit nach der Operation ärztlich nicht überwacht werden, die Alkalireserve gestört wird, aszendierende Pyelonephritis infolge Reflux und mangelnder Infektbehandlung entsteht und somit die Gefahr der *hyperchlorämischen Acidose* gegeben ist. Allgemeine Schwäche, Durst, Inappetenz, Exsikkose und Brechreiz sowie erhebliche Elektrolytverschiebung beherrschen das Bild. *Sofortmaßnahmen:* Intravenöse Injektion von 1,3%igem Natrium bicarbonicum, chlorarme Kost, Gabe von Kalziumlaktat oder Kalziumkarbonat.

Hinweise

Reichliche Flüssigkeitszufuhr, mindestens 2 bis 3 l pro Tag, 4 g Natrium bicarbonicum in Tablettenform, Chemotherapie als Langzeittherapie (Nitrofurantoine, Nalidixinsäure) können am besten ein akutes Zustandsbild verhüten.
Darüber hinaus regelmäßige klinische Kontrollen durch intravenöse Ausscheidungsurographie sowie der blutchemischen Werte wie Rest-N, Harnstoff, Serumkreatinin und der Elektrolyte einschließlich der Blutgase.
Die intakte Funktion des M. sphincter ani ist die Grundvoraussetzung für den Erfolg der Harnableitung in den nicht ausgeschalteten Dickdarm.

Für die Einpflanzung des Harnleiters in den ausgeschalteten Dünn- oder Dickdarm gelten, was die Komplikationen der Eingriffe am Harnleiter direkt betrifft, dieselben Gesichtspunkte, wie sie in dem vorangegangenen Kapitel aufgeführt wurden.
Es werden deshalb die Verfahren der Dünndarmblase (Bricker-Blase) oder der Dickdarmblase (Heitz-Boyer, Hovelaque), ferner der *Kolozystoplastik* oder der Ileozystoplastik als Blasenerweiterungsoperation (LEMOINE, BISGARD, COUVELAIRE, KÜSS, GIL-VERNET u. BOURQUE) nur angedeutet.

Totale Harnleiterentfernung (Ureterektomie)

Fistelnder Harnleiterstumpf, chronischer Infekt von zurückgelassenen Ureterstümpfen oder tumortragende Harnleiterstümpfe erfordern die radikale Exstirpation, unter Umständen mit Einschluß der Blasenmanschette.

Komplikationen

Eröffnung des Peritoneums mit Austritt von infiziertem Harn oder von Tumorinhalt, Verletzung eventuell der Beckengefäße.

Verhütung und Behebung

Extraperitoneale Freilegung des Ureterstumpfes, Markierung durch eingeschobenen Harnleiterkatheter. Exakte Präparation, unter Umständen stumpfe Auslösung mit dem Finger.

Schlußbemerkung

Für jeden urologisch operierten Patienten ist die subtile postoperative Überwachung, insbesondere seiner Harnabflußverhältnisse im Hinblick auf Katheterableitung oder pararenale Drainage, genauso wichtig wie eine subtile indikationsgerecht durchgeführte Operation.
Dies sind die kardinalen Forderungen zur Verhütung postoperativer Komplikationen und Zwischenfälle und die Voraussetzung für den Operationserfolg.

Literatur

Abeshouse, B. S., S. Lerman: Partial nephrectomy, versus pyelolithotomy and nephrolithotomy in the treatment of localized calculous disease of the kidney, with a report of 17 partial nephrectomies. Int. Abstr. Surg. 91/3 (1950) 209–240

Ackerman, G. L., E. A. Lipsmeyer: Prolonged hematuria after renal biopsy. J. Urol. 97 (1967) 790

Androulakakis, A.: Über die Duodenalfistel nach Nierenoperationen. Z. Urol. 55 (1962) 701

Annis, D.: The use of the isolated ileal segment in urology. Brit. J. Urol. 28 (1956) 351

Annis, D., W. R. Hunter, Ch. Wells: Ureteric transplantation into an isolated length of ileum. Lancet I. (1953) 1172

Annis, D., W. R. Hunter, Ch. Wells: The use of an isolated length of ileum as a urinary channel. Brit. J. Surg. 42 (1954) 290

Arrigoni, G.: Il controllo radiologico a distanza della funzione renale dopo nefrotomia e resezione renale. Arch. Ital. Urol. 23 (1949) 103

Baird, H. H., R. R. Justis: Surgical injuries of the ureter and bladder. J. Amer. Med. Assoc. 162 (1956) 1357

Balogh, F., S. Magasi, S. Csata, E. Rosdy: Über die Ursachen der Erfolglosigkeit mancher Pyelumplastiken. Acta chir. Acad. Sci., 4 (1963) 213

Beare, J. B., C. A. Wattenberg, R. P. Parsons: Ureteral injury. J. Urol. 96 (1966) 885

Bettex, M.: Über den vesiko-ureteralen Reflux beim Säugling und Kind. Huber, Bern 1965

Bischoff, P.: Fehler und Mißerfolge bei plastischen Operationen am Harnleiter. Verh. dtsch. Ges. Urol. 19. Tagung (1961) 110

Bisgard, J. D., H. H. Kerr: Substitution of the urinary bladder with an isolated segment of sigmoid colon. Arch. Surg. (Chicago) 59 (1949) 588

Böckler, H.: Über postoperative Veränderungen der oberen Harnwege nach der Wertheimschen Radikaloperation. Geburtsh. u. Frauenheilk. 21 (1961) 887

Boeminghaus, H.: Chirurgie der Urogenitalorgane. Werk-Verlag Dr. E. Banaschewsky München-Gräfelfing 1950

Boeminghaus, H.: Wiederherstellung des Harnweges und künstliche Harnableitung bei Erkrankungen des Harnleiters. Thieme, Stuttgart 1955

Bolman, R. M., R. P. Lloyd: Ligation of the inferior vena cava after nephrectomy. Arch. Surg. 72 (1956) 194

Bourque, J. P.: The indications and techniques of bowel substitution after total cystectomy: preliminary report on twenty-five cases. Brit. J. Urol. 31 (1959) 448

Bricker, E. M.: Bladder substitution with isolated small intestine segments, a progress report. Amer. Surg. 18 (1952) 654

Bricker, E. M.: Bladder substitution after pelvic evisceration. Surg. Clin. N. Amer. 30 (1950) 1511

Broaddus, S. B., P. M. Zickerman, P. M. Morisseau, G. W. Leadbetter jr.: Incidence of late ureteral obstruction after antireflux surgery in infants and children. Urology 11 (1978) 139

Brosig W., H. G. Buchberger: Transperitoneale Nephrektomie, Chirurg 33 (1962) 181

Brosig, W., A. A. Kollwitz: Erfahrungen mit der partiellen Nephrektomie. Chirurg 32 (1961) 186

Büscher, H. K.: Citronensäure zur Steinauflösung. Handbuch der Urologie X, 282, Springer (1961)

Caffery, E. L., M. M. Musselman: Duodenal fistula following nephrectomy. J. Urol. 67 (1952) 137

Cibert, J.: Le greffon iléal en urologie d'après 105 observations personelles. Urol. int. 4 (1957) 193

Coplan. M. M., F. M. Woods, P. D. Melvin: Surgical repair of the lower ureter and bladder which have been injured during pelvic surgery. J. Urol. 73 (1955) 790

Csontai, A., P. Magagi: Steinbildung im Ureterstumpf. Z. Urol. 55 (1962) 379

Couvelaire, R.: La «petite vessie» des tuberculaux génitourinaires. Essai de classification. Place et variantes des cystointestino-plasties. J. Urol. Néphrol. 56 (1950) 381

Couvelaire, R.: Le réservoir iléal de substitution après la cystectomie totale chez l'homme. J. Urol. Néphrol. 57 (1951) 408

Culp, O. S., J. H. De Weerdt: A pelvic flap operation for certain types of ureteropelvic obstruction: Observations after two years experience. J. Urol. 71 (1954) 523

Davis, D. M.: The cause and treatment of hydronephrosis, Med. Ann. Distr. Columbia 22 (1953) 73

Deming, C. L., T. A. Ray: Aortic compression in the management of massive hemorrhage from the renal artery at nephrectomy: Report of a case. Amer. Ass. gen.-urin. Surg 48 (1956) 90

Deuticke, P.: Fehler und Mißerfolge bei plastischen Eingriffen am Nierenbecken. Verh. dtsch. Ges. Urol. 19. Tagung (1961) 106

Dick, V. S.: Surgical injuries of the ureter. Surg. Clin. N. Amer. (1957) 775

Dolff, C.: Verbesserung der Ergebnisse der Ureterimplantation in die Blase mit Hilfe einer elastischen Fixation der Blase. Zbl. Gynäk. 74 (1952) 1777

Dubost, Ch., u. Mitarb.: Les fistules artérioveineuses du pédicule rénal après néphrectomie. J. Chir. (Paris) 89 (1965) 5 22

Dufour, A. S.: La néphrectomie partielle, Imprimére Tanerède, Paris 1951

Dufour, A. S.: La néphrectomie partielle. J. Urol. Néphrol. 57 (1951) 637

Flamm, J., H. Sapik, W. Glantschnig: Behandlung maligner Nierentumoren durch selektive Embolisation der Arteria renalis. Urologe A 18 (1979) 79

Fretheim, B.: Transverse Nephrolithotomy. Acta chir. scand. (Stockh.) 114 (1958) 414–417

Friedenberg, R. M., C. Ney, M. Elkin: Trauma to the ureter. Amer. J. Roentgen. 90 (1963) 28

Frumkin, H.: Sekundäre subkapsuläre Pyelolithotomie. Z. Urol. 50 (1957) 469

Gibson, Th. E.: Hydronephrosis: its treatment in the solitary kidney, J. Urol. 81 (1959) 374, 381

Gil-Vernet, J.: New surgical concepts in removing renal calculi. Urol. int. 20 (1965) 255, 288

Gil-Vernet, J. M.: Technique for construction of a functioning artificial bladder. J. Urol. 83 (1960) 39

Giuliani, L., G. Carmignani, E. Belgrano, P. Puppo: Embolization of renal cell carcinomas with isobutyl-2-cyanoacrylate: Experimental study and fist clinical application. Urology 10 (1977) 197

Glass, P. M., A. C. Uson: Aneurysmas of renal artery. J. Urol. 98 (1967) 285

Goldin, A. R., D. R. Barnes, I. Jacobsen: Percutaneous infarction of renal tumors. Comparison between gelatin sponge embolization and cyanoacrylate occlusion. Urology 11 (1978) 197

Goldstein, A. G., D. A. De Laurentis, A. J. Schwartz: Postnephrectomy arteriovenous fistula. J. Urol. 98 (1967) 44

Goetze, O.: Die parasacrale Operation des tiefsitzenden Uretersteins. Langenbecks Arch. klin. Chir. 189 (1937) 666

Goetze, O.: Erfahrungen mit der parasacralen Uretero-Lithotomie, Langenbecks Arch. klin. Chir. 193 (1938) 702

Graham, J. W., J. C. Goligher: The management of accidental injuries and deliberate resections of the ureter during excision of the rectum. Brit. J. Surg. 42 (1954) 151

Grégoir, W.: L'anastomose urétéro-vésicale latérale, Acta Urol. Belg. 25 (1957) 5

Grégoir, W.: Le reflux vésico-urétéral congénital. Acta. Urol. Belg. 30 (1962) 286–300

Hautmann, R., W. Lutzeyer: Harnsteinfibel. Deutscher Ärzteverlag 1980

Heise, G. W.: Probleme und Spätkomplikationen bei plastischen urologischen Operationen unter Verwendung von Darm. Zbl. Chir. 87 (1962) 425

Heitz-Boyer, M., A. Hovelaque: Création d'une nouvelle vessie et d'un nouvel urètre. J. Urol. Néphrol. 1 (1912) 237

Hellström, J., C. Franksson: Operations on the Kidneys. Handbuch der Urologie XIII/I, S. 111. Springer, Berlin 1961

Hennig, O.: Das Problem der unteren Hohlvenenverletzung bei Nephrektomie. Z. Urol 48 (1955) 1

Heusch, K.: Anzeigen und Gegenanzeigen zur Nephrostomie. Z. Urol. 40 (1947) 165

Hienzsch, E.: Über die Grenzen der Operationsindikation bei doppelseitigen Korallensteinen. (Zugleich eine Stellungnahme zur queren Nephrotomie.) Z. Urol. 53 (1960) 621–630

Hinman F. Jr.,: Ureteral repair and the splint. J. Urol. 78 (1957) 376

Hohenfellner, R.: Fehler und Mißerfolge bei der Wiederherstellungschirurgie des distalen Harnleiters nach radikalen gynäkologischen Operationen. Urologie 2 (1963) 351

Hohenfellner, R.: Sekundär- und Mehrfacheingriffe an der Niere. Akt. Urol. 11 (1980) 123

Hutsch, J. A.: The ureterovesical junction. Berkely-Los Angeles. Univ. of California Press (1958)

Hutschenreiter, G., P. Alken, K. F. Klippel: Ultraschallgesteuerte perkutane Nephrostomie. Urologe A 18 (1979) 157

Jaeneke, G.: Mitteilung über eine Unterbindung der verletzten Vena cava inferior bei einer Nephrektomie. Z. Urol. 56 (1963) 539

Jakse, G., M. Marberger, R. Hohenfellner: Iatrogene Harnleiterverletzungen nach Operationen im kleinen Becken – therapeutische Richtlinien. Urologe A 17 (1978) 286

Jordan, W. P., G. C. Tomskey: Complications of nephrolithotomy with special reference to secondary hemorrhage. J. Urol. 77 (1957) 19

Kark, R. M., R. C. Muehrcke: Biopsy of kidney in prone position. Lancet I. (1954) 1047

Khan, Z., L. A. Orkin: Survival after right radical nephrectomy and resection of suprarenal vena cava. Urology 12 (1978) 203

Khoury, E. N.: Thoraco-abdominal approach in lesions of the kidney, adrenal and testis: Morbidity studies. J. Urol. 96 (1966) 631

Kocher, Th.: Chirurgische Operationslehre, Fischer, Jena 1894

Kollwitz, A. A.: Zur Ureterocystoneostomie. Urol. int. 14 (1962) 193

Krebs, W.: Zur Versorgung abundanter Blutungen bei Operationen an den Harnorganen. Z. Urol. 59 (1966) 81

Kučera, J.: Hydronephrosenplastik mit gleichzeitigem Ersatz des subrenalen Ureterabschnittes. Z. Urol. 61 (1968) 29–31

Kunz, H.: Das von Hebrasche Wasserbett bei der Behebung postoperativer Zwischenfälle. Intra- und postoperative Zwischenfälle, Bd. II, 47, Thieme, Stuttgart 1965

Küss, R.: Chirurgie plastique et réparative de la voie excrétrice du rein. Masson et Cie, Paris (1954)

Küss, R.: Urétéro-plastic par lambeau vésical de 38 cas personnels. Urol. int. 3 (1956) 175

Küss, R.: Le colo-cystoplastic a propos de 15 cas. J. Urol. Néphrol. 64 (1958) 201

Leadbetter, W. F.: Consideration of problems incident to performance of uretero-enterostomy: report of a technique. J. Urol. 65 (1951) 818

Lee, D. A., R. Roger, K. M. Agre, M. Rubini: Late complications of percutaneous renal biopsy. J. Urol. 97 (1967) 793

Lemoine, G.: Création d'une vessie nouvelle par un procédé personnel après cystectomie totale pour cancer. J. d'Urol. 4 (1913) 367

Lennert, K. A., W. Weber: Die Nierenresektion. Chirurg 38 (1967) 131

Louros, N. C.: Zur Verhütung von Ureterfisteln nach abdominaler Radikaloperation des Collumcarcinoms. Geburtsh. u. Frauenheilk. 21 (1961) 671

Lozano, J. E., P. D. Beach, C. E. Carlton jr.: Iatrogenic renal vascular injury. Urology 12 (1978) 347

Lurz, H.: Lebensbedrohliche Komplikation durch blutstillende Gaze nach Nierenresektion. Chirurg 34 (1963) 367

Lurz, L., H. Lurz: Eingriffe an den Harnorganen, Nebennieren und männlichen Geschlechtsorganen. Allgemeine und chirurgische Operationslehre VIII, Springer, Berlin 1961

Lutzeyer, W.: Die Wiederherstellung des Harnleiters nach Resektion und die Harnableitung durch kontralaterale Harnleiterimplantation. Langenbecks Arch. klin. Chir. 283 (1956) 316–360

Lutzeyer, W.: Die solitäre Nierencyste und ihre Behandlung. Chirurg 29 (1958) 400

Lutzeyer, W.: Versorgung von Parenchymdefekten der Niere nach Teilresektion und Teilamputation. Langenbecks Arch. klin. Chir. 293 (1960) 494

Lutzeyer, W.: Grundsätze der chirurgischen Behandlung des Harnleiters. Urologe 1 (1962a) 139

Lutzeyer, W.: Die Wiederherstellungschirurgie von Harnleiter und Blase, Langenbecks Arch. klin. Chir. 301 (1962b) 581

Lutzeyer, W.: Zur Frage der Nierenstielabklemmung oder der Nierenstielkompression bei Eingriffen am Nierenparenchym. Urologe 2 (1963a) 140

Lutzeyer, W.: Schnittführung und Naht bei Eingriffen am Nierenparenchym. Chirurg 34 (1963b) 350

Lutzeyer, W.: Organerhaltende Eingriffe an Nieren und ableitenden Harnwegen. Chir. Praxis 7 (1963c) 413

Lutzeyer, W.: Indikation, Technik und klinische Bedeutung der cutanen Uretero-Ileostomie (Dünndarm-Blase). Urologe 3 (1964) 111

Lutzeyer, W., H. H. Teichmann: Erkrankungen des Restureters nach Nephrektomie. Z. Urol. 54 (1961) 341

Lutzeyer, W., H. H. Teichmann: Gefährdung der Restniere, Z. Urol. 55 (1962) 657

Lytton, B.: Surgery of the kidney. In: Cambell's Urology, 4. Aufl. Saunders, Philadelphia 1979

Maddern, J. P.: Surgery of the staghorn calculus. Brit. J. Urol. 34 (1967) 237

Marx, F. J., F. Eisenberger, R. Bassermann: Komplikationen nach transfemoraler Nierentumorembolisation. Übersicht und eigene Erfahrungen. Urologe A 17 (1978) 79

Mathisen, W.: Sonderheft Z. Urol. 14 (1952) 206–208

Matouschek, E.: Die perkutane Nierenbiopsie beim Erwachsenen, Chirur. Praxis 6 (1962) 557–562

May, F.: Fehler und Mißerfolge bei Eingriffen am Nierenbekken. Verh. dtsch. Ges. Urol. 19. Tagung (1961) 104

Michalowski, E., W. Modelski: Zur operativen Behandlung der Nierenausgußsteine. Z. Urol. 58 (1965) 489–492

Middleton, R. G.: Routine use of the psoas hitch in ureteral reimplantation. J. Urol. 123 (1980) 352

Möschlin, S.: Therapie-Fibel der inneren Medizin, 6. Aufl. Thieme, Stuttgart 1982

Mukamel, E., H. Hadar, I. Nissenkorn, C. Servadio: Widespread dissemination of gelfoam particles complicating occlusion of renal circulation. Urology 14 (1979) 194

Murphy, J. J., R. Best: The healing of renal wounds: I. Partial nephrectomy. J. Urol. 78 (1957) 504–510

Nilsson, C. G., R. J. Ross: Bilateral renal arteriovenous fistulas and decreased blood pressure following renal biopsies. J. Urol. 97 (1967) 176

Nissen, R.: Reconstruction of the ureter. J. intern. Coll. Surg. 3 (1940) 99
Obrant, K. O.: Cutaneous ureterostomy with skin-tube and plastic cup appliance, together with transuretero-ureteral anastomosis. Brit. J. Urol. 29 (1957) 135
Ownatanjan, K. I., W. S. Karpenko: Über eine neue Methode der Ureterlithotomie bei Steinen im Beckenabschnitt des Harnleiters. Z. Urol. 54 (1961) 605–611
Paramo, P. G., M. T. d'Ocon, A. de la Pena: Sutureless nephrotomy. J. Urol. 98 (1967) 456
Pekovic, S.: Les blessures de l'uretère. Libreria Editrice Canova-Treviso 1964
Petkovic, S.: Die operative Verletzung der unteren Hohlvene und das Problem der Luftembolie. Der Chirurg 24 (1953) 399
Petri, G., J. Imre, S. Scultety: Der thorako-abdominale Zugang in der urologischen Chirurgie. Der Urologe 5 (1966) 119
Pflaumer, E.: Fehler und Gefahren bei der Untersuchung und Behandlung der Harnorgane. Jahreskurse f. ärztl. Fortbildung 31 (1940) 1
Politano, V. A., W. F. Leadbetter: An operative technique for the correction of vesico-ureteral reflux. J. Urol. 79 (1958) 932
Portela, L. A., S. K. Patel, D. H. Callahan: Pararenal pseudocyst (Urinoma) as complication of percutaneous nephrostomy. Urology 13 (1979) 570
Pusinelli, W., H. Ulman, R. Bock: Erfahrungen mit der Nephropexie aus verschiedener Indikation. Z. Urol. 53 (1960) 631
Pyrah, L. N., F. P. Raper: Some uses of an isolated loop of ileum in genito-urinary surgery. Brit. J. Surg. 42 (1955) 337
Remington, J. H.: Prevention of ureteral injury in surgery of the pelvic colon. Dis. Colon Rectum 2 (1959) 340
Riba, L. W., M. P. Simon: Intrarenal arteriovenous fistula treated with partial nephrectomy. J. Urol. 98 (1967) 293
Ruile, K., S. Bayindir, R. Voss: Beobachtungen eines Nierenvenenaneurysmas bei intrarenaler arterio-venöser Fistel und Hypernephrom. Z. Urol. 59 (1966) 737
Rutishauser, G.: Der vaginale Zugang für die Entfernung tiefsitzender Harnleitersteine und für die Resektion des terminalen Ureters. Urologe 4 (1965) 208
Schiff, M. jr., W. B. Glazier: Nephrectomy: Indications and complications in 347 patients. J. Urol. 118 (1977) 930
Schmiedt, E.: Behandlung der Duodenalfistel nach rechtsseitiger Nephrektomie. Urol. int. 1 (1955) 15
Schienagel und Sewell 1948 zit. nach Boeminghaus
Schneider, D. H.: Duodenal fistula after kidney surgery. J. Urol. 51 (1944) 287
Semb, C., K. Höeg, A. Vogt: Die Teilresektion der Niere und die Nierenfunktion. Urologe 2 (1963) 131
Shoemaker, J.: Diskussionsbemerkung. Verh. dtsch. Ges. Chir. 38 (1909) 30
Singsaas, M. W., R. T. Chopp, R. Mendez: Preoperative renal embolization as adjunct to radical nephrectomy. Urology 14 (1979) 1

Shoemaker, J.: Diskussionsbemerkung. Zbl. Chir. 39 (1912) 994
Scott, H. W., J. R. Cantrell, P. L. Bunce: The principle of aortic compression in the management of massiv hemorrhage from the renal pedicle after nephrectomy J. Urol. 69 (1953) 26
Scott R. F., jr., H. M. Selzman: Complications of nephrectomy: Review of 450 patients and a description of a modification of the transperitoneal approach. J. Urol. 95 (1966) 307
Sigel, A.: Die subkapsuläre Nephrektomie. Z. Urol. 49 (1956) 660
Sigel, A., L. Held: Die Zugangswege der Nierenchirurgie. Urologe 2 (1963) 144
Struthers, N. W., P. Samu, P. Chalvardjian: renal artery aneurysm: A complication of Gianturco coil embolization of renal adenocarcinoma. J. Urol. 123 (1980) 105
Snodgrass, W. T., M. J. Robinson: Intrarenal arteriovenous fistula: A complication of partial nephrectomy. J. Urol. 91 (1964) 135
Swinney, J., D. P. Hammersley: Handbook of Operative Urological Surgery. E. & S. Livingstone, Edinburgh 1963
Staehler, W.: Die operative organerhaltende Versorgung bei Nierenrupturen. Verh. dtsch. Ges. Urol 20. Tagung (1963) 179
Stewart, H. H.: Calcification and calculus formation in the upper urinary tract. Brit. J. Urol. 27 (1955) 352–366
Stewart, H. H.: The surgery of the kidney in the treatment of renal stone. Brit. J. Urol. 32 (1960) 392–415
Uretzky, G., A. Shapiro, E. Ring: Arterial embolization of bleeding pseudoaneurysm caused by percutaneous renal biopsy. Urology 14 (1979) 295
Sutherland, J. W.: Recurrence following operation for upper urinary tract stone. Brit. J. Urol. 26 (1954) 22–45
Thelen, A., W. Kuhlo: Erfahrungen mit der Polresektion in der Behandlung der Nierensteinkrankheit. Z. Urol. 52 (1959) 410
Tuovinen, P. I., O. Alfthan, J. Rusk: Neuroma of the ureteral stump after nephrectomy. Case report. J. Urol. 94 (1965) 395
Tzschirntsch, K.: Ein Beitrag zur Verletzung der Vena cava bei der Nephrektomie. Z. Urol. 49 (1956) 112
Ulm, A. H.: Sternum-splitting incision for radical nephrectomy. J. Urol. 98 (1968) 579
Voelcker, J.: Beitrag zur Therapie der Uretersteine. Z. Urol. Chir. 1 (1913) 1
Ward, J. N., R. Dias: Iatrogenic renal artery thrombosis. J. Urol. 118 (1977) 13
Weinberg, S. R., F. C. Hamm, B. Berman: The management and repair of lesions of the ureter with fistula. Surg. Gynec. Obst. 110 (1960) 575
Wille-Baumkauff, H.: Zur Röntgenuntersuchung bei Nierenverletzungen. Mschr. Unfallheilk. 53 (1950) 289
Wille-Baumkauff, H.: Operationen an den Harnorganen. VEB Fischer, Jena 1954
Zopff, G., O. Engelhard: Die Bedingungen für den Eintritt einer Luftembolie nach Eröffnung der Vena cava inferior. Zbl. Chir. 67 (1940) 2166

8. Nebennieren

F. Kümmerle und V. Lenner

Allgemeines

Überfunktionszustände der Nebennierenrinde (hormonaktive Tumoren, Hyperplasien) und des Nebennierenmarks (Phäochromozytom) sind die Hauptindikation für chirurgische Eingriffe an den Nebennieren. Ziel dieser Eingriffe ist die Entfernung hyperaktiven Gewebes (benigne und maligne Tumoren, Hyperplasien), das sich durch gesteigerte Hormonproduktion auszeichnet und dementsprechend charakteristische Krankheitsbilder erzeugt (Conn-, Cushing-, adrenogenitales Syndrom bei pathologischen Rindenprozessen, bei Marktumoren Hypertonie). Die Klärung der Artdiagnose der jeweiligen Überfunktion obliegt dem endokrinologisch geschulten Internisten, die der Lokalisation dem Radiologen, dem eine ganze Reihe von Verfahren (Sonographie, Computertomographie, selektive Blutentnahme in Verbindung mit der Nebennierenphlebographie, Arteriographie, Szintigraphie) zur Verfügung stehen. Die durch endokrinologische Untersuchungen (biochemischer und radioimmunologischer Hormonnachweis, Funktionsdiagnostik) fast immer mögliche präoperative Differenzierung des Krankheitsbildes, die verbesserten radiologischen Möglichkeiten, den Prozeß präoperativ zu lokalisieren, eine adäquate medikamentöse Operationsvorbereitung mit weiterführender Substitution während und nach der Operation, die auf die Besonderheit der hormonellen Überfunktionszustände abgestimmte Anästhesie haben dazu beigetragen, den chirurgischen Eingriff an den Nebennieren zu erleichtern und seine Risiken deutlich zu vermindern.

Chirurgische Anatomie der Nebennieren

Die beiden Nebennieren liegen retroperitoneal in enger Nachbarschaft zum jeweiligen kranialen, medialen Nierenpol. Die linke Nebenniere wird ventral vom Pankreasschwanz, die rechte von der Leber und im medialen Anteil von der V. cava inferior bedeckt. Die Gefäßversorgung der Nebennieren erfolgt über 3 Aa. suprarenales. Die obere kommt aus der A. phrenica, die mittlere aus der Aorta und die untere aus der A. renalis. Die im allgemeinen nur sehr kurze rechte V. suprarenalis mündet direkt in die V. cava, die linke V. suprarenalis dagegen in die gleichseitige V. renalis (Abb. 8.1).

Klinische Syndrome

Entsprechend dem anatomischen Aufbau der Nebennieren können bei pathologisch gesteigerter Hormonproduktion der 3 Rindenanteile und des Marks 4 charakteristische Krankheitsbilder abgegrenzt werden (Abb. 8.2).

Conn-Syndrom (primärer Aldosteronismus)

Dem primären Aldosteronismus liegt eine Überproduktion von Aldosteron eines in 94% unilateralen, in 6% bilateralen Adenoms der Zona glomerulosa zugrunde (Conn u. Mitarb. 1972). In seltenen Fällen ist ein Nebennierenrindenkarzinom ursächlich für das pathologische Sekretionsmuster verantwortlich. Abzugrenzen von diesem Syndrom ist der ätiologisch nicht geklärte sog. „pseudoprimäre" Aldosteronismus, dem eine bilaterale Nebennierenrinden-Hyperplasie bzw. eine mikronoduläre Nebennierenrinden-Hyperplasie zugrunde liegt (Baer u. Mitarb. 1972; Distler u. Mitarb. 1978).

Cushing-Syndrom (Hyperkortisolismus)

Der Hyperkortisolismus ist in ca. 70% auf eine erhöhte ACTH-Ausschüttung des Hypophysenvorderlappens zurückzuführen, entweder durch eine hypothalamisch-hypophysäre Fehlregulation (CRF erhöht) oder durch ein Hypophysenvorderlappenadenom. Hier wie auch bei ektopischer ACTH-Produktion bzw. ACTH-ähnlicher Polypeptide durch Malignome der Lunge, des Thymus, der Schilddrüse, der Ovarien, der Hoden und der Mammae, die in etwa 5% der Fälle gefunden werden, liegt morphologisch eine Nebennierenrinden-Hyperplasie vor. In weiteren

8. Nebennieren

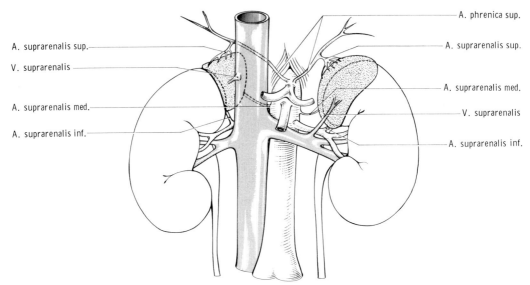

Abb. 8.1 Anatomische Beziehungen und Gefäßversorgung der Nebennieren

25% können autonom sezernierende Nebennierenrinden-Adenome bzw. -Karzinome vorrangig von der Zona fasciculata ausgehend nachgewiesen werden (EDIS u. Mitarb. 1975; HARRISON u. Mitarb. 1975; HARDY 1978).

Adrenogenitales Syndrom (AGS)

Dieses Krankheitsbild, das durch eine erhöhte Synthese von Androgenen in der Zona reticularis hervorgerufen wird, ist in der Mehrzahl der Fälle durch einen angeborenen Enzymdefekt bedingt. Den tumorbedingten Formen liegt meist ein Nebennierenrinden-Karzinom zugrunde. Selten vermögen diese Karzinome Östrogene zu produzieren (GABRILOVE u. Mitarb. 1965).

Phäochromozytom

Die zur Katecholaminproduktion befähigten Nebennierenmarktumoren, die Phäochromozytome, sind zu 80 bis 90% in einer Nebenniere lokalisiert mit deutlicher Bevorzugung der rechten Seite. In 5 bis 10% der Fälle muß mit bilateralem Vorkommen gerechnet werden. Weitere 10 bis 15% finden sich in den retroperitonealen und etwa 1% in den thorakalen bzw. zervikalen Grenzstrangganglien. Ca. 10% aller Phäochromozytome sind maligne (REMINE u. Mitarb. 1974) (Abb. 8.3).

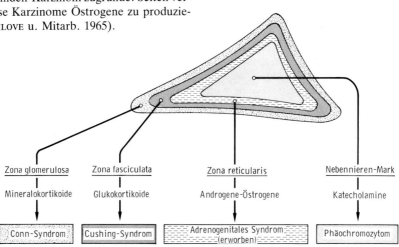

Abb. 8.2 Klinische Syndrome bei Überfunktion der einzelnen Nebennierenanteile

Allgemeines 301

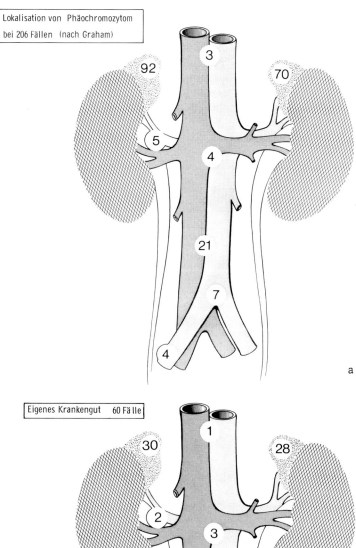

Abb. 8.3 a: Lokalisation von 206 operativ gesicherten Phäochromozytomen nach *Graham* (1951), b: eigenes Krankengut

Klinische und laborchemische Diagnostik

Die Diagnose eines hormonaktiven Nebennierentumors ist heute in aller Regel aus dem klinischen Bild und der jeweiligen laborchemischen Konstellation zu stellen. Dennoch werden Überfunktionszustände der Nebenniere wegen ihrer Seltenheit und ihrer im Frühstadium zuweilen uncharakteristischen, klinischen Erscheinungen oftmals lange Zeit verkannt.

Der nur mäßiggradig ausgeprägte Hypertonus, die Hypokaliämie und deren Folgen (Muskelschwäche, Polyurie, Polydipsie, Parästhesien, EKG-Veränderungen), und das erhöhte Plasmaaldosteron sowie das erniedrigte Plasmarenin sind kennzeichnend für das *Conn-Syndrom* (DISTLER u. Mitarb. 1978).

Der charakteristische Phänotypus beim *Cushing-Syndrom* (Vollmondgesicht, Stammfettsucht, Striae rubrae distensae, Büffelnacken) in Verbindung mit einer Osteoporose, einer diabetischen Stoffwechsellage und psychischen Veränderungen sowie einer Hypertonie lassen in der Mehrzahl der Fälle die Diagnose vermuten. Beweisend sind der Nachweis einer aufgehobenen Tagesrhythmik des Plasmakortisols und das erhöhte Kortisol im 24-Stunden-Urin. Die Aufdeckung der Topik der Störungen im ACTH-Regelkreis gelingt mit dem ACTH- und Dexamethasontest sowie durch Bestimmung des Plasma-ACTH (KLEY 1978).

Das klinische Bild des *tumorbedingten AGS* ist beim männlichen Geschlecht von isosexuellen, beim weiblichen Geschlecht von intersexuellen Veränderungen geprägt, die 17-Ketosteroide im Urin sind stark erhöht. Mischformen zwischen AGS und Morbus Cushing kommen vor.

Permanente oder krisenhafte Blutdrucksteigerungen sollten stets den Verdacht auf das Vorliegen eines *Phäochromozytoms* wecken. Die Diagnose wird durch Bestimmung der Katecholamine (Adrenalin, Noradrenalin) bzw. deren Metaboliten (Vanillinmandelsäure, Methyl-Noradrenalin, Methyl-Adrenalin) gesichert. Vanillinmandelsäure und Homovanillinmandelsäure als Abbauprodukte von Dopa werden mitunter bei malignen Phäochromozytomen und beim malignen Neuroblastom gefunden (GREEF u. STROHBACH 1970; CORDES u. Mitarb. 1979).

Lokalisationsdiagnostik

Die exakte präoperative Lokalisation erleichtert das operative Vorgehen und verkleinert hierdurch das Operationstrauma. Belastende Untersuchungen sollten erst *nach* endokrinologischer Klärung des Krankheitsbildes und nach entsprechender Vorbereitung und Verbesserung bzw. Herstellung des hormonellen Gleichgewichtes erfolgen. So werden beim Phäochromozytom gefährliche Blutdruckkrisen infolge diagnostischer Manipulationen (Angiographie) vermieden, wenn vorher durch Alpha-Rezeptorenblocker normotone Bedingungen hergestellt und Tachykardien bzw. Arrhythmien zusätzlich mit Betablockern beseitigt werden. Der Stellenwert der einzelnen Untersuchungsmethoden hat sich in Richtung zu nicht invasiven Verfahren hin entwickelt. Haben zunächst angiographische Untersuchungen die retroperitoneale Luftfüllung mit Tomographie weitgehend verdrängt, wurde die selektive arterielle Angiographie vielerorts zugunsten der selektiven venösen Angiographie aufgegeben. Neuerdings haben Sonographie und Computertomographie auch die angiographische Diagnostik zurückgedrängt. Mit den beiden letztgenannten Verfahren werden nicht selten zufällig pathologische Nebennierenprozesse aufgedeckt. Die probatorische Freilegung der Nebennieren ist infolge der präoperativen Ausschöpfung der diagnostischen Möglichkeiten praktisch hinfällig geworden.

Zu den derzeit wichtigsten diagnostischen Verfahren der Nebennierendarstellung zählen die Sonographie, die Computertomographie und die selektive Blutentnahme, kombiniert mit der Phlebographie. Methode der Wahl ist die Computertomographie, die in der Lage ist, in nahezu 100% der Fälle normalgroße Nebennieren darzustellen. Raumforderungen im Bereich der Nebennieren lassen sich ab einer Minimalgröße von 1 cm Durchmesser erfassen. Voraussetzung allerdings ist ausreichendes Fettgewebe im Retroperitoneum (HAERTEL u. Mitarb. 1980; HÜBNER u. Mitarb. 1980). Die Sonographie ist weniger treffsicher als die Computertomographie. Sie vermag nur in etwa 85% der Fälle normale Nebennieren zu erfassen, kann jedoch adrenale Raumforderungen ab einer Größe von etwa 2 cm darstellen (IRNBERGER 1979). Die selektive Blutentnahme aus der Nebennierenvene ist indiziert bei klinisch fraglichem, endokrin aktivem Tumor oder klinisch sicherem, computertomographisch jedoch nicht faßbarem oder fraglichem Nebennierentumor. Die Arteriographie wird durch diese Maßnahmen bis auf wenige Ausnahmen, wie extraadrenale Phäochromozytomlokalisation, ersetzt. Bei großen Nebennierentumoren, zumal bei Verdacht auf Malignität, klärt die Kavographie die

Beziehung der Geschwulst zur unteren Hohlvene, ob nur eine Verdrängung infolge Raumforderung oder bereits ein Tumorinfiltrat bzw. -einbruch in die Vene vorliegt (Abb. 8.**4a u. b**).

Komplikationen bei angiographischen Untersuchungen

In Zusammenhang mit *arteriographischen* Untersuchungen sind Hämatome, Thrombosen und An-

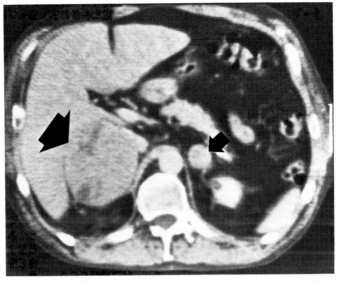

a

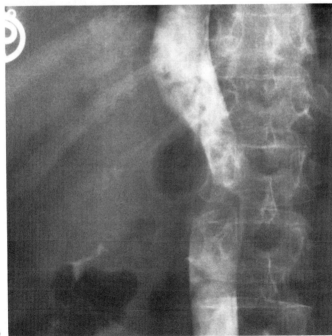

b

Abb. 8.4 Hormoninaktives Nebennierenrindenkarzinom rechts und hormoninaktives Nebennierenrindenadenom links.
a) Computertomogramm
 9 cm große, solide Raumforderung rechte Nebenniere und 2,5 cm große Raumforderung linke Nebenniere
b) Kavographie
 Die V. cava inferior ist in Höhe TH 12 und L 1 von rechts durch den Nebennierentumor pelottiert

eurysmabildungen möglich, jedoch selten und wohl auch abhängig von der Erfahrung des Untersuchers. Während in der Anfangszeit der Arteriographie Todesfälle bei Nebennierenprozessen beschrieben worden sind, wurden seit 1958 keine derartigen Komplikationen mehr bekannt (s. auch Bd. I).

Nach einer Aufstellung von LECKY u. Mitarb. (1976) liegt die Komplikationsrate bei 12,7%, davon in den meisten Fällen mit vorübergehender und nur selten mit bleibender Symptomatik. Die Gruppe mit vorübergehender Symptomatik betrifft vor allem hyperaktive Krisen und Extravasate. Unter den Komplikationen mit bleibenden Ausfällen werden Nebenniereninsuffizienzen beschrieben. Ähnliche Komplikationsraten wurden auch bei der *Nebennierenphlebographie* angegeben, auch hier ist die Entwicklung einer Nebenniereninsuffizienz bekannt geworden. Die Komplikationen beziehen sich vorwiegend auf intraglanduläre Extravasate, Hämorrhagien, Hämatome und Infarzierungen. Sie führen klinisch entsprechend ihrer Ausdehnung zu Flankenschmerzen, die mehrere Tage anhalten. Bei der operativen Freilegung stößt man in solchen Fällen auf Reste von extraglandulären Hämatomen, die zusammen mit dem pathologischen Nebennierenprozeß entfernt werden.

Operationsindikationen

Fortgesetzte Überproduktion von Hormonen der Nebennierenrinde und des Nebennierenmarks führen unbehandelt früher oder später zu irreversiblen Schäden, die bei verspäteter Indikation den Operationserfolg in Frage stellen können. Ein nicht erkanntes Phäochromozytom bedeutet früher oder später ein Todesurteil (SAMAAN 1970). Ist der Tumor gutartig, wie zum Beispiel beim Conn-Adenom, kann versucht werden, gesundes Nebennierengewebe zu erhalten. Beim Phäochromozytom, aber auch beim Cushing-Syndrom und dem tumorbedingten adrenogenitalen Syndrom, ist bei der bisweilen auch histologisch kaum zu entscheidenden Frage der Dignität stets die Adrenalektomie durchzuführen.

Nicht indiziert hingegen ist die operative Behandlung der nodulären Hyperplasie beim „pseudoprimären" Aldosteronismus, da hier die bilaterale subtotale oder totale Adrenalektomie keine befriedigenden Ergebnisse ergibt (KÜMMERLE u. Mitarb. 1975).

Beim Cushing-Syndrom ist die präoperative Differenzierung, ob eine hypothalamisch-hypophysäre oder suprarenale Form vorliegt, von großer Bedeutung für das jeweilige operative Vorgehen. Durch die Einführung der radioimmunologischen Hormonbestimmungen sämtlicher Hypophysenvorderlappen-Hormone sowie durch die dynamischen Tests mit Hilfe der Releasing-Hormone ist die funktionelle Diagnostik hypothalamisch-hypophysärer Erkrankungen deutlich verbessert und erleichtert worden. Die Einführung der Routine-Sella-Tomographie sowie der Computertomographie ermöglichte gleichzeitig auch eine Verbesserung der anatomischen Diagnostik derartiger Prozesse im Sellabereich.

Bei bilateraler Nebennierenrinden-Hyperplasie im Rahmen eines hypothalamisch-hypophysären Cushing-Syndroms ist die beidseitige Adrenalektomie nach eigener Erfahrung ein sicheres Behandlungsverfahren, bedarf aber postoperativ der exakten Dauersubstitution mit Gluko- und Mineralokortikoiden. Die Autotransplantation hyperplastischen Nebennierenrindengewebes macht – sofern erfolgreich – die Substitution überflüssig oder erlaubt eine weitgehende Dosisreduzierung (HARDY 1978; PRINZ u. Mitarb. 1979). Durch die Einführung mikrochirurgischer Techniken und Bevorzugung des transsphenoidalen Zuganges bei der Behandlung hypophysärer Adenome ist die Komplikationsrate deutlich erniedrigt und eine Verbesserung der operativen Resultate erreicht worden (SALASSA u. Mitarb. 1978).

Bei der suprarenalen Form des Morbus Cushing liegt ein Nebennierenrinden-Adenom bzw. -Karzinom vor, die eine klare Indikation zur Adrenalektomie darstellen.

Beim ektopischen ACTH-Syndrom schließt die Bösartigkeit des Verlaufs von vornherein meist chirurgisches Vorgehen aus.

Operationstechnische und taktische Gesichtspunkte

Wahl des Zugangsweges und Schnittführung

Für den Zugang zum Retroperitoneum und damit auch zu den Nebennieren sind mehrere Wege möglich: transperitoneal, extraperitoneal und kombiniert abdomino-thorakal, thorako-abdominal bzw. thorako-lumbal. Während früher der hintere Zugang (transdiaphragmal, thorako-abdominal oder transdiaphragmal, thorako-lumbal nach Nissen) oder der seitliche Zugang über einen Flankenschnitt gewählt wurde, bevorzugen wir im allgemeinen aus operationstechnischen Grün-

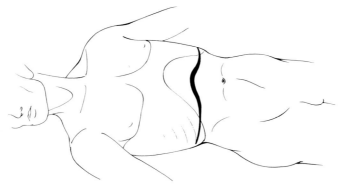

Abb. 8.5 Transabdominaler Zugang zu den Nebennieren durch einen Oberbauchschrägschnitt

den das rein transabdominale Vorgehen. Dieser Zugang ermöglicht die Revision und sofern erforderlich die Entfernung beider Nebennieren durch einen Schnitt. Er erleichtert die Exploration des gesamten Abdominal- und Retroperitonealraumes auf der Suche nach ektopischem Nebennierengewebe und auch Metastasen, ferner erschließt er die Möglichkeit einer radikalen Tumorchirurgie.

Bewährt hat sich ein ausgedehnter Oberbauchschrägschnitt von der Oberbauchmitte nach lateral zum Rippenbogen ansteigend. Er wird ggf. nach der kontralateralen Seite zu im gleichen Sinne geführt. Seine transdiaphragmale Erweiterung in den Thoraxraum unter Durchtrennung des Rippenbogens im 9. oder 10. ICR im Sinne eines abdominothorakalen Zweihöhlenschnittes ist in der Regel nicht notwendig und höchstens bei großen, im oberen Retroperitonealraum gelegenen Tumoren angezeigt (Abb. 8.5).

Freilegung der Nebennieren

Zur Freilegung der *rechten* Nebenniere werden rechte Kolonflexur, Gallenwege und Duodenum nach medial abgedrängt, der obere rechte Nierenpol eingestellt und das Retroperitoneum kranial davon in Längsrichtung inzidiert. Durch Abdrängen der Niere kaudalwärts werden der Zugang zur Nebennierenloge und die Isolierung der Drüse erleichtert. Die V. cava inferior wird oberhalb der Einmündung der Nierenvene nach oben zu präpariert. Es ist ein Vorteil, ihren lateralen Rand darzustellen, um aus dem Nebennierenlager kommende kleinere Venen leichter unterbinden zu können. Zu beachten ist die kurzstreckige Hauptvene der rechten Nebenniere, die direkt in die V. cava inferor mündet (Abb. 8.6).

Zur Freilegung der *linken Nebenniere* wird das Retroperitoneum lateral des linken absteigenden Kolons bzw. der linken Flexur eröffnet und das linke Kolon nach medial abgedrängt, womit gleichzeitig auch der ganze obere Dünndarm medialisiert wird. Der obere Pol der linken Niere wird identifiziert und die linke Niere kaudalwärts gedrängt, wodurch auch die mit ihr verbundene Nebenniere nach unten rückt. Kranial wird der untere Rand des Pankreas sichtbar, hinter dem in der Regel der obere Teil der linken Nebenniere liegt. Vor Verwechslungen, zu denen das ähnliche Aussehen beider Drüsen verleiten kann, sollte man sich hüten. Der untere Pankreasrand läßt sich ohne Probleme anheben, das Pankreas wird auf diese Weise gleichzeitig nach kranial abgeschoben. Ein Hervorluxieren der Milz samt Pankreasschwanz ist nicht erforderlich und bedeutet eine unnötige Ausweitung des Eingriffs. Nach medial zu ist auf die Gefäße der Mesenterialwurzel zu achten. Da die Hauptvene der linken Nebenniere in die V. renalis einmündet, ist besonders die Topographie des Nierenhilus zu beachten (Abb. 8.7).

Spezielle Gesichtspunkte zur Operationstaktik

Mit den heute vorhandenen Möglichkeiten präoperativer Diagnostik gelingt es in der Regel, die Seitenlokalisation des pathologischen Nebennierenprozesses zu bestimmen. Ist die Seitenlokalisation dennoch unsicher, wird zunächst die verdächtige Seite angegangen. Wird ein Befund angetroffen, der nicht den Erwartungen entspricht, ist die kontralaterale Seite freizulegen und zu revidieren, bevor entschieden wird, welcher Eingriff an den Nebennieren vorgenommen wird. In keinem Fall darf eine nicht veränderte und nicht vergrö-

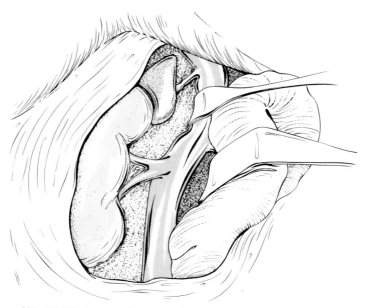

Abb. 8.6 Freilegung der rechten Nebenniere (halbschematisch)

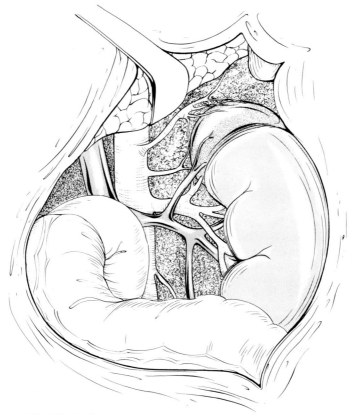

Abb. 8.7 Freilegung der linken Nebenniere (halbschematisch)

ßerte Nebenniere vor Revision der anderen Nebenniere entfernt werden.

Hormonaktive oder inaktive Karzinome der Nebennierenrinde und des Nebennierenmarks, die nicht selten riesige Ausdehnungen erreichen, erfordern einen ausgedehnten Zugang mit bestmöglicher Übersicht, damit eine radikale Tumorchirurgie möglich wird. Lokale Inoperabilität liegt vor bei langstreckiger Infiltration vitaler Strukturen, wie suprarenaler Abschnitt der V. cava inferior und Aorta sowie bei Beziehungen zur Mesenterialwurzel. Bei einer Tumorreduktion, die unter hormonellen und onkologischen Gesichtspunkten anzustreben ist, sollte der Tumorübergriff entlang der großen Gefäße ausgespart bleiben. Blutungen bei Einrissen der schon partiell vom Tumor befallenen V. cava inferior sind operationstechnisch kaum zu stillen. Eine präoperative Kavographie ist in solchen Fällen hilfreich.

Wegen des hohen Operationsrisikos und der beträchtlichen Adipositas wurde bei schweren Fällen von fortgeschrittenem Cushing-Syndrom auf dem Boden einer doppelseitigen Nebennierenrinden-Hyperplasie auch zweitzeitiges Vorgehen empfohlen. Die Unterteilung in 2 Eingriffe dürfte jedoch kaum Vorteile bringen, zumal das Syndrom zwingend die doppelseitige Adrenalektomie verlangt, auf einseitige Entfernung zwischenzeitlich kaum Besserung eintritt, die hormonelle Vorbehandlung eine günstige Ausgangslage für die Operation sichert und klinisch nach totaler Entfernung bessere Bedingungen für eine adäquate Substitutionstherapie bestehen.

Intraoperative Verletzungen parenchymatöser Organe und des Darmkanals

Unabhängig von der Schnittführung kann es bei der Freilegung der Nebennieren zur unbeabsichtigten Verletzung benachbarter Organe kommen. Bei extraperitonealem Vorgehen ist mit postoperativen pleuropulmonalen Komplikationen zu rechnen (BLICHERT-TOFT u. Mitarb. 1972; KÜMMERLE u. Mitarb. 1980). Unter Beachtung allgemeiner operationstechnischer Regeln, wie breiter Freilegung der Nebennierenloge sowie behutsamer und vor allem blutarmer Präparation unter einer exakt geführten Narkose, werden sich derartige Komplikationen auf ein Mindestmaß beschränken lassen. Die Nebenverletzungen betreffen bei der Freilegung der rechten Nebenniere Gallenwege, Leber, Duodenum, Pankreaskopf und rechte Kolonflexur, bei der Freilegung der linken Nebenniere die linke Kolonflexur, Pankreas und Milz.

Verletzungen der Gallenwege

Verletzungen der Gallenblase und der extrahepatischen Gallenwege und eine sich hieraus entwickelnde gallige Peritonitis sind bei Freilegung der rechten Nebenniere ungewöhnlich. Sie werden vermieden, wenn vorhandene Verwachsungen im subhepatischen Bereich zunächst gelöst, die Gallenblase mit der Leber nach oben und das Lig. hepatoduodenale nach medial abgedrängt werden. Bei entsprechender Raumforderung kann das Kocher-Manöver zweckmäßig sein, damit auch Duodenum und Pankreaskopf nach medial weggehalten werden können. Bei Verletzung der Gallenblase wird diese entfernt, stößt man auf eine entzündlich veränderte oder eine Steinblase, wird sie von vornherein exstirpiert. Ein Einriß des Gallenganges wird genäht, eine Durchtrennung primär end-zu-end vereinigt, wobei die einzulegende T-Drainage gesondert ober- oder unterhalb der Naht herausgeleitet wird.

Verletzungen der Leber

Bei der Freilegung der rechten Nebenniere kann der Lobus quadratus, vor allem wenn er größer als normal entwickelt ist, hinderlich sein. Je mehr der rechte obere Nierenpol nach kaudal gedrängt wird, desto besser gelangt auch die Nebenniere mit ihrer Loge aus dem subhepatischen Bereich heraus. Die Leber bedarf dann nur einer schonenden Abdrängung nach kranial. Bei entsprechenden Manipulationen und vorhandenen Verwachsungen kann es zu Kapseleinrissen mit mehr oder weniger starken Blutungen kommen. Blutungen aus oberflächlichen Einrissen stehen nach Kompression meist spontan, wenn nicht, erfolgt die Naht mit atraumatischem Chromcatgut, bei tiefergehenden Einrissen mit Collagenbändern. Vor Abschluß des Eingriffes wird in den Bereich der Leberverletzung eine Zieldrainage gelegt.

Verletzungen von Duodenum sowie rechter und linker Kolonflexur

Durch Mobilisierung der *rechten* Kolonflexur und Abdrängung nach medial-kaudal sowie bedarfsweiser Mobilisierung des Duodenums im Sinne des Kocher-Manövers bei Freilegung der rechten Nebenniere und Mobilisierung der *linken* Kolonflexur mit Medialisierung des Organs lassen sich Verletzungen dieser Organe stets vermeiden. Darmeinrisse sind entsprechend dem Prinzip der Darmnaht zu versorgen.

Verletzungen des Pankreas

Verletzungen der Bauchspeicheldrüse im Sinne von subkapsulären Hämatomen, oberflächlichen Kapseleinrissen oder tieferreichenden Parenchymeinrissen sind bei Freilegung der rechten Nebenniere im Kopfbereich, bei Freilegung der linken Seite im Körper-Schwanz-Bereich möglich. Jede Organläsion geht mit einer mehr oder weniger starken Blutung einher. Folgen einer solchen Verletzung sind die Entwicklung einer umschriebenen, hämorrhagisch-nekrotisierenden Pankreatitis, einer Abszedierung sowie später evtl. Ausbildung einer Pseudozyste oder einer äußeren Pankreasfistel. Eine Verletzung des Pankreaskopfes ist ungewöhnlich und läßt sich verhüten, wenn er zusammen mit dem Duodenum nach Kocher mobilisiert wird, was aber nur in seltenen Fällen notwendig ist. Eher ist bei der Freilegung der linken Nebenniere mit Läsionen im Körper- und Schwanzbereich zu rechnen. Da das Pankreas im Retroperitoneum liegt, ist eine Durchtrennung des Peritoneums entlang dem unteren Peritonealrand, wie dies zur Freilegung des Organs von vorne her notwendig ist, nicht erforderlich. Das Organ läßt sich stumpf mit langen Haken nach kranial abdrängen. Auf diese Weise kommt der obere Anteil der linken Nebenniere zur Darstellung.

Die Blutstillung erfolgt bei Einrissen zunächst durch Kompression, wenn nötig durch locker gelegte Adaptationsnähte der Kapsel mit atraumatischem, resorbierbarem Nahtmaterial. In jedem Fall ist in den Bereich der Läsion vor Abschluß des Eingriffes eine Zieldrainage zu legen. Bei größeren Läsionen und Blutungen im Schwanzbereich reichen lokale Maßnahmen zur Behebung des Schadens meist nicht aus, zumal die Verhältnisse in dieser Region bei stärkeren Blutungen schnell unübersichtlich werden. In diesen Fällen ist es besser, die Blutungsquelle zunächst zu komprimieren, das Lig. gastrocolicum unter Ligaturen zu durchtrennen, die Milz samt Pankreasschwanz zu medialisieren und unter Mitnahme der Milz eine Linksresektion bis zur Stelle des Parenchymrisses durchzuführen. Entwickelt sich im postoperativen Verlauf eine hämorrhagisch-nekrotisierende Pankreatitis, ist zunächst eine abwartende Verlaufbeobachtung unter Kontrolle des Operationsgebietes mittels Sonographie bzw. Computertomographie und entsprechender Basistherapie gerechtfertigt. Spricht diese Therapie nicht an und nehmen die abdominalen Erscheinungen zu, ist die Reintervention mit Nekrosektomie und Drainagen des peripankreatischen Raumes notwendig. Eine sich später entwickelnde Pankreaspseudozyste wird operativ durch innere Zystendrainage behandelt (Zystojejunostomie nach Roux), bei persistierender äußerer Pankreasfistel ist die operative Fistelrevision angezeigt.

Verletzungen der Milz

Bei transabdominalem Vorgehen bleibt die Milz weitgehend unberührt, es sei denn, daß es während der Mobilisierung der linken Kolonflexur bei bestehenden perisplenitischen Verwachsungen zum Einreißen der Milzkapsel am unteren Rand des Organs kommt. Im Sinne einer sicheren Blutstillung ist hinsichtlich eines Erhaltungsversuches Zurückhaltung geboten und besser die Splenektomie angezeigt, ggf. mit anschließender Autotransplantation.

Zwischenfälle bei der Präparation der Nebennieren

Parenchymeinrisse der Nebennieren

Die beste Vorbeugung gegen Einrisse der zu entfernenden Nebenniere ist die breite Freilegung der Nebennierenloge nach allen Seiten. Das Organ ist leicht verletzlich, und Blutungen aus Einrissen oder Teilabrissen können die Präparation des Organs erheblich erschweren. Aus diesem Grunde verbietet sich das instrumentelle Anklemmen der Nebennieren. Die Isolierung des Organs durch Dissektion wird am besten in der Weise durchgeführt, daß zunächst die zentralen Gefäße dargestellt und ligiert werden. Wenn dies nicht in der angestrebten Weise möglich ist, werden die aus der Loge zum Organ führenden Strukturen disseziert, gefaßt, durchtrennt und nur der in situ bleibende Anteil der Struktur unterbunden. Auf die vom Zwerchfell her kommenden Gefäße ist besonders zu achten. Nähte der Nebenniere sind zwecklos, da sie ausreißen.

Verletzungen der Vena cava inferior

Die topographischen Beziehungen der rechten Nebenniere zur V. cava inferior erschweren mitunter die Freilegung der nur wenige Millimeter langen V. suprarenalis dextra (Abb. 8.**8**). Diese wird bisweilen erst nach leichter Medialisierung der unteren Hohlvene sichtbar. Erschwerend kommt hinzu, daß sich Nebennierentumoren nicht selten hinter die V. cava entwickeln oder wie im Falle von Malignomen zapfenförmig in die Hohlvene vorwachsen. Bereits präoperativ kann dies durch die Kavographie geklärt werden. Bei der Dünnwandigkeit der Vene kann schon ein stärkerer Zug an der Nebenniere bei der Präparation oder der Unterbindung der Vene zu einem Ausriß derselben aus der Wand der V. cava führen, der sich wie ein ausgestanztes Loch darstellt. Auch Einrisse in Längsrichtung sind möglich. Die resultierende Blutung ist profus und bei größeren Verletzungen bedrohlich. Durch manuelle Kompression der Ausrißstelle oder durch distale und proximale Kompression des Gefäßes gegen die Wirbelsäule wird die Blutung soweit unter Kontrolle gebracht, daß nach Mobilisierung der V. cava das tangentiale Anlegen einer entsprechenden Gefäßklemme unter Sicht ermöglicht wird (Abb. 8.**8**). Der Defekt kann dann mit einer fortlaufenden Gefäßnaht (Polyester 5–0) versorgt werden. Die Lumeneinengung der V. cava sollte hierbei 50% nicht überschreiten. Andernfalls erfolgt die Versorgung des Defektes mit einem Saphenastreifentransplantat.

Verletzungen der linken Vena renalis

Diese Verletzungen sind seltener, da die linke Zentralvene wesentlich länger ist und damit die Präparation erleichtert wird (Abb. 8.**8**). Bei Ausrissen der Nebennierenvene aus der linken Nierenvene sollte stets versucht werden, diese mit queren Gefäßnähten zu versorgen. Kann eine Gefäßrekonstruktion nicht erreicht werden, ist die Nephrektomie nicht zu umgehen, da die Unterbindung der Nierenvene zum Untergang des Organs führt. Die präoperative Kenntnis des Funktionszustandes des kontralateralen Organs ist in jedem Fall unverzichtbar.

Verletzungen der Nieren

Zwischen den Nebennieren und der Nierenkapsel bestehen gelegentlich fibröse Gewebsverbindungen. Bei zu brüsker Mobilisierung der Nebenniere bzw. beim Abdrängen der Niere nach unten kann es daher zu Kapseleinrissen am oberen Nierenpol

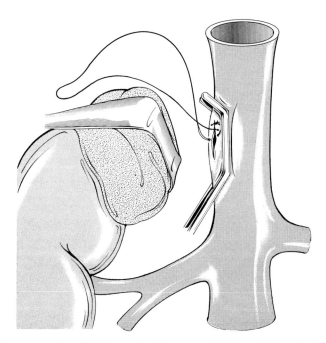

Abb. 8.**8** Versorgung einer Verletzung der V. cava an der Einmündung der V. suprarenalis

und Verletzungen des Nierenparenchyms kommen. Kleinere Kapselblutungen kommen spontan nach Kompression zum Stillstand. Parenchymeinrisse erfordern eine entsprechende Versorgung mit atraumatischem Nahtmaterial.

Bei Nebennierenmalignomen kann aus Radikalitätsgründen unter der Voraussetzung einer funktionstüchtigen gegenseitigen Niere die Mitentfernung der Niere erforderlich sein.

Intra- und postoperative Komplikationen bei Nebennierenrindentumoren bzw. Nebennierenhyperplasien

Primärer Hyperaldosteronismus (Conn-Syndrom)

Operationsindikation

Um den Operationserfolg zu sichern, sollte zunächst durch laborchemische und röntgenologische Untersuchungen der Ausschluß eines „pseudoprimären" Conn-Syndroms erfolgen. Die Operationsindikation ist hier nur bei Versagen der Therapie mit Aldosteronantagonisten gegeben (BIGLIERI u. Mitarb. 1974, KÜMMERLE u. Mitarb. 1975, GANGULY u. WEINBERGER 1979).

Störungen des Elektrolythaushaltes

Zwischenfälle infolge einer Hypokaliämie im Sinne von Herzrhythmusstörungen oder im Extremfall sogar eines Herzstillstands werden durch eine adäquate präoperative Vorbereitung vermieden. Diese besteht in der täglichen Verabreichung des Aldosteronantagonisten Spironolactone (Aldactone, Osyrol) in einer Dosierung von 300 bis 400 mg über 1–2 Wochen in Verbindung mit einer entsprechenden Kaliumsubstitution. Hierdurch wird der Blutdruck normalisiert und das Kaliumdefizit ausgeglichen. Gleichzeitig wird einer verlängerten postoperativen Magen-Darm-Atonie vorgebeugt.

Postoperativer Hypoaldosteronismus

Nach Entfernung eines Conn-Adenoms tritt in der Regel eine Senkung bzw. Normalisierung des Blutdrucks ein, sofern dieser noch nicht nephrogen fixiert ist. Die Aldosteronproduktion kann allerdings über Monate erniedrigt bleiben. Eine resultierende Hyponatriämie wird durch ausreichende Kochsalzgaben zu beherrschen sein. Durch die adäquate präoperative Behandlung können die Auswirkungen des postoperativen Hypoaldosteronismus, der unter anderem auch durch eine Suppression des Reninangiotensin-Systems bedingt ist, gemildert werden.

Postoperative Nebenniereninsuffizienz

Nach einseitiger Adrenalektomie ist im allgemeinen keine Kortisolsubstitutionstherapie erforderlich.

Nach bilateraler Adrenalektomie bei den äußerst seltenen beidseitigen Conn-Adenomen ist die perioperative Substitutionstherapie mit Kortisol zur Vermeidung lebensbedrohlicher Situationen unbedingt angezeigt. Hierzu hat sich das aus Tab. 8.1 ersichtliche Vorgehen bewährt.

Tabelle 8.1 Substitutionstherapie bei bilateraler Adrenalektomie wegen doppelseitigem Conn-Adenom bzw. doppelseitigem Phäochromozytom

Operationstag
Von Narkosebeginn an über die Infusion 200 mg Kortisol (Hydrocortison)

1. postoperativer Tag
   über Infusion 100 mg Kortisol (Hydrocortison)
2. postoperativer Tag
   über Infusion 100 mg Kortisol (Hydrocortison)
3. postoperativer Tag
   Übergang auf orale Kortisoltherapie mit schrittweiser Dosisreduzierung bis zu einer Erhaltungsdosis von 30 mg Kortisol (Hydrocortison) und 0,1 mg 9-α-Fluorhydrocortison (Fludrocortison)

Zweifelhafte präoperative Seitenlokalisation des Conn-Adenoms

Bei nicht geglückter präoperativer Lokalisation kann das Auffinden eines sehr kleinen Conn-Adenoms schwierig sein. Zunächst wird man die nach der präoperativen Lokalisationsdiagnostik verdächtige Seite oder aber die statistisch häufiger betroffene linke Nebenniere freilegen. Ein hier aufgefundenes Adenom wird extirpiert. Eine makroskopisch unauffällige Nebenniere wird aber belassen und anschließend die kontralaterale Seite freigelegt. Sollte sich auch hier trotz gesicherter biochemischer Diagnose kein eindeutiger Adenombefund erheben lassen, müßte durch intraoperatives Konsil mit dem Endokrinologen entschieden werden, ob eine Adrenalektomie gerechtfertigt ist oder nicht.

Hyperkortisolismus (Cushing-Syndrom)

Metabolische Veränderungen und Störungen des Elektrolythaushaltes

Die Auswirkungen des Hyperkortisolismus bedingen in der präoperativen Phase weitere therapeutische Maßnahmen. Ein insulinpflichtiger Diabetes mellitus wird auf Alt-Insulin umgestellt, die negative Stickstoffbilanz macht ggf. eine Vorbehandlung mit anabolen Substanzen (Durabolin) erforderlich (ECKERT 1975).
Um Herzrhythmusstörungen und einer verlängerten postoperativen Magen-Darm-Atonie vorzubeugen, werden eine Hypokaliämie und eine metabolische Alkalose parenteral ausgeglichen. Hypertone Kreislaufverhältnisse sind präoperativ nicht behandlungsbedürftig, da die Gefahr einer additiven Wirkung antihypertensiver Therapie mit dem zu erwartenden intraoperativen Blutdruckabfall besteht.

Postoperative akute Nebenniereninsuffizienz

Die bilaterale Adrenalektomie beim hypothalamisch-hypophysären Cushing-Syndrom und die einseitige Entfernung einer Nebenniere bei Vorliegen eines Cushing-Adenoms bzw. -Karzinoms (Suppression der kontralateralen Nebennierenrinde) führen zu einer mit dem Leben nicht vereinbaren akuten Nebenniereninsuffizienz. Die exakte perioperative Kortisolabschirmung ist daher zwingend. Folgendes aus Tab. 8.1 ersichtliches Vorgehen kann empfohlen werden.
Blutdruckabfall und Tachykardie nach Ausschluß einer Volumenmangelsituation intraoperativ sowie Apathie, Übelkeit und Erbrechen beim wachen Patienten sind Ausdruck einer Kortisolmangelsituation und machen eine entsprechende Erhöhung der Kortisoldosis erforderlich.
Nach einseitiger Adrenalektomie ist beim Cushing-Syndrom nach Ablauf von 4 bis 6 Monaten mit einer normalen Funktion der verbliebenen Nebenniere zu rechnen.
Beim Nebennierenlosen ist eine Dauersubstitution unerläßlich (Tab. 8.2).
Die Kortisoldauertherapie erfordert eine fortwährend internistische Überwachung. Die Patienten sollten zudem einen entsprechenden Ausweis bei sich tragen, damit bei evtl. Notsituationen (Operation, Infekt, Trauma) die Kortisoldosis erhöht werden kann.

Tabelle 8.2 Substitutionstherapie bei Adrenalektomie wegen Cushing-Syndrom

Operationstag
Von Narkosebeginn an über die Infusion 100 mg Kortisol (Hydrocortison in 1000 ml) während 4 Stunden.
Über die nächsten 20 Stunden über die Infusion weitere 200 mg Kortisol (Hydrocortison). Bei Blutdruckabfall (RR < 100 mm Hg syst.) Infusion vasopressorischer Substanzen (Arterenol 10 mg in 500 phys. NaCl, Tropfgeschwindigkeit bedarfsabhängig).

1. postoperativer Tag
über die Infusion 200 mg Kortisol (Hydrocortison)

2. postoperativer Tag
über die Infusion 200 mg Kortisol (Hydrocortison)

3. postoperativer Tag
Übergang auf orale Therapie.
4 × 50 mg Kortisol (Hydrocortison).
Danach schrittweise Dosisreduzierung bis zur Basissubstitution von 30 mg Kortisol (Hydrocortison) und 0,1–0,2 mg 9-α-Fludrocortison

Thromboembolische Komplikationen

Im postoperativen Verlauf sind beim Cushing-Patienten Thromboembolien besonders gefürchtet (PEZZULICH u. MANNIS 1970, BLICHERT-TOFT u. Mitarb. 1972, DELANEY u. Mitarb. 1978). Eine Erhöhung des Faktors VIII ist möglicherweise hierfür verantwortlich zu machen (SJOBERG u. Mitarb. 1976). Neben physikalischen Maßnahmen ist daher regelhaft die Low-dose-Heparinisierung (3 × 5000 IE Heparin/die) durchzuführen.

Wundheilungsstörungen

Die lang andauernde Kortisolüberproduktion führt durch ihre proliferationshemmende Wirkung zu einer verminderten Resistenzlage der Patienten. Dementsprechend muß häufiger als sonst mit Wundheilungsstörungen gerechnet werden. Bei dem meist sehr adipösen Cushing-Kranken empfiehlt sich daher zur Ableitung des traumatischen Wundsekretes eine vorübergehende Drainage des Operationsgebietes nach außen. Ferner sollten beim Wundverschluß die einzelnen Schichten ebenso wie die Haut nur locker und nicht zu eng genäht werden.

Cushing-Rezidiv

Nach erfolgreicher Entfernung eines Nebennierenrindenadenoms bzw. nach bilateraler Adrenalektomie tritt in aller Regel im Verlaufe von Wochen eine Rückbildung der durch den Hyperkortisolismus bedingten klinischen Erscheinungen und laborchemischen Parameter ein.

Rezidive nach derartigen Eingriffen sind selten, traten aber bei der früher geübten Technik der subtotalen Nebennierenresektion auf (KÜMMERLE u. Mitarb. 1975). Ein Rezidiv nach totaler Entfernung beider Nebennieren sollte an einen zurückgelassenen Nebennierenrest oder an dystop gelegenes Nebennierengewebe denken lassen. Unter fortbestehender ACTH-Stimulation kommt es in diesen Fällen zum Auftreten eines erneuten Hyperkortisolismus (CHAFFEE u. Mitarb. 1963; KLEMPA 1979; KÜMMERLE u. Mitarb. 1980).

Die Rezidivsymptomatik nach Adenomentfernung legt den Verdacht auf ein Rezidiv eines primären Nebennierenrindenkarzinoms nahe, da die Dignität derartiger Adenome sowohl makroskopisch als auch histologisch oftmals nur sehr schwer abzuschätzen ist (SYMINGTON 1969).

Im ersteren Fall wird die Reintervention erfolgreich sein können, während beim Rezidiv eines Malignoms meist nur eine Tumorreduktion und die medikamentöse Therapie mit Enzyminhibitoren (Metyrapon, Aminogluthemid) und/oder zytotoxischen Präparaten (o.p. DDD) bleibt.

Nelson-Syndrom

In etwa 10% der Fälle kommt es nach einer bilateralen Adrenalektomie nach Monaten, aber auch erst nach Jahren zum Auftreten von ACTH-produzierenden Tumoren der Hypophyse. Diese Tumoren zeigen bisweilen lokal-infiltratives Wachstum mit Beeinträchtigung umgebender Strukturen (COHEN u. Mitarb. 1978). Klinisch imponieren sie durch eine starke Hautpigmentierung und vielfach durch Gesichtsfeldausfälle.

Nelson-Tumoren müssen neurochirurgisch angegangen werden, bisweilen ist (um Rezidiven vorzubeugen) die totale Hypophysektomie nicht zu umgehen (SALASSA u. Mitarb. 1978).

Um der postoperativen Entwicklung derartiger Hypophysentumoren vorzubeugen, wird die postoperative Bestrahlung der Hypophyse empfohlen (ORTH u. LIDDLE 1971).

Virilisierende und feminisierende Nebennierenrindentumoren

Das angeborene AGS ist nicht Gegenstand chirurgischer Therapie. Das durch die seltenen Androgen-produzierenden Nebennierenrindentumoren hervorgerufene klinische Bild ist geprägt durch Virilisierungserscheinungen des Organismus, wobei der Genitalbefund primär immer normal weiblich oder männlich ist. Im Kindesalter überwiegen maligne Formen, beim Erwachsenen die benignen. In 30% der Fälle sind zusätzlich Zeichen eines Cushing-Syndroms vorhanden. Diesen Mischformen liegen meist Nebennierenkarzinome zugrunde (HEINBECKER u. Mitarbeiter 1957). Virilisierende Tumoren sind etwa zehnmal häufiger als feminisierende, Östrogen-produzierende Tumoren. Die durch Adenombildung bedingte Variante ist operativ heilbar, die Prognose der durch Nebennierenrindenkarzinome verursachten Form dagegen unsicher, auch wenn eine anscheinend radikale Entfernung möglich war, da diese Tumoren zu frühzeitiger Metastasierung neigen. Infolge Miteinbeziehung umgebender Strukturen in den malignen Prozeß ist ggf. aus Radikalitätsgründen die Nephrektomie nicht zu umgehen.

Eine intra- und postoperative Kortisolsubstitution ist nur bei gleichzeitiger Cushing-Symptomatik notwendig, da Androgene nicht ACTH-supprimierend wirken.

Hormoninaktive Nebennierenrindentumoren

Hormonell inaktive adrenale Raumforderungen, die sich meist erst nach Erreichen einer beträchtlichen Größe klinisch bemerkbar machen, werden heute dank moderner diagnostischer Verfahren, wie der Sonographie und der Computertomographie, in zunehmendem Maße als Nebenbefund entdeckt, zu einem Zeitpunkt, in dem sie klinisch noch relativ stumm sind. Diese Nebennierenrindenprozesse sind zu einem Großteil maligne und weisen nicht selten bereits eine Metastasierung in die Leber auf.

Mit den genannten Verfahren werden auch Metastasen in den Nebennieren entdeckt. Ihre operative Entfernung hängt von der jeweiligen individuellen Tumorsituation ab.

Die Entfernung von Nebennierenrindenadenom und Nebennierenzysten ist unproblematisch. Ausbruch in die Umgebung oder Lebermetastasen bei Malignomen stellen einen limitierenden Faktor in der Behandlung dieser Tumoren dar. Zytostase und Strahlentherapie zeigen meist nur einen begrenzten therapeutischen Effekt.

Intra- und postoperative Komplikationen bei Nebennierenmarktumoren

Phäochromozytom

Hypertonie, Herzarrhythmien, Kreislaufschock

Krisenhafte Blutdruckanstiege mit konsekutiven Schockzuständen und Herzversagen sowohl intra- als auch postoperativ waren früher die gefürchteten Komplikationen beim Phäochromozytomträger. So wurde die postoperative Letalität in den fünfziger Jahren noch mit über 25% angegeben (GRAHAM 1951). Die entscheidende Wende trat mit der Einführung selektiv wirkender Alpha- und Betarezeptorenblocker ein. Die postoperative Letalität konnte nach neueren Zusammenstellungen auf unter 3% gesenkt werden (REMINE u. Mitarb. 1974, KÜMMERLE u. Mitarb. 1980, MAY u. Mitarb. 1981). Durch die orale Behandlung der Phäochromozytomträger mit dem Alphablocker Phenoxybenzamin (Dibenzyran) in ansteigender Dosierung gelingt es im allgemeinen den erhöhten Blutdruck in seiner permanenten oder krisenhaften Verlaufsform auf normale Werte zu senken. Begonnen wird die Therapie mit 10 mg/die, wobei die Dosis in Abhängigkeit zum Blutdruckverhalten jeweils um 10 mg/die gesteigert wird bis zu einer Maximaldosis von 3 × 50 mg/die. Neben der Blutdrucksenkung wird durch Herabsetzung des peripheren Gefäßtonus die Hypovolämie beseitigt. Hierdurch kann der nach Absetzen des Tumors gefürchtete, früher oftmals tödlich verlaufende Kreislaufschock vermieden werden, sofern gleichzeitig ein entsprechender Volumennachschub erfolgt.

Tachykardien und/oder Arrhythmien des Phäochromozytomträgers werden durch die Alpha-Blockade nicht beeinflußt, häufig sogar verstärkt. Hier ist die zusätzliche Therapie mit dem Betablocker Propranolol (Dociton) in einer Dosierung von 10–40 mg/die erforderlich. Die Durchführung der angegebenen präoperativen Therapie benötigt Zeit. Der Eingriff sollte, wenn möglich, erst dann erfolgen, wenn nach Herz- und Kreislaufstabilisierung normotone Bedingungen hergestellt sind.

Intraoperativ ist die möglichst frühzeitige Ligatur der drainierenden Venen sowie eine möglichst schonende Präparation des Tumors anzustreben. Manipulationen am Tumor selbst können zu Hormonausschüttungen mit krisenhaften Blutdrucksteigerungen führen. Trotz präoperativer Normalisierung bzw. Herabsetzung des Blutdruckes muß intraoperativ mit Blutdruckspitzen gerechnet werden, die allerdings nicht mehr die Werte, wie sie vor Anwendung der Blockersubstanzen gefürchtet waren, erreichen. Ein zentraler venöser Zugang ist ebenso unabdingbar wie die fortlaufende Registrierung des Blutdrucks über einen arteriellen Katheter. Abrupte Blutdruckanstiege werden intraoperativ mit dem rasch wirkenden Alphablocker Phentolamin beherrscht (50 mg Regitin in 500 ml physiologischer Kochsalzlösung bedarfsabhängig intravenös). Ein nach Absetzen des Tumors auftretender Blutdruckabfall führt dank der medikamentösen Vorbehandlung, wie schon betont, nicht mehr zu einer bedrohlichen Kreislaufsituation und kann in der Regel durch entsprechende Volumensubstitution aufgefangen werden. Im Bedarfsfall sollte Noradrenalin zur Verfügung stehen (4 mg Arterenol in 500 ml physiologischer Kochsalzlösung, Tropfgeschwindigkeit bedarfsabhängig), das entgegen früheren Ansichten trotz Alpha-Blockade eine Wirkung auf die Gefäßperipherie zeigt (ECKERT 1975).

Multiple Phäochromozytome, dystope Lage der Geschwülste

Da die Phäochromozytome in 10% doppelseitig bzw. multipel auftreten, ist nach Entfernung eines katecholaminproduzierenden Tumors auch die andere Nebennierenloge zu revidieren und nach dystop gelegenen Tumoren vor allem entlang des sympathischen Grenzstranges zu fahnden (Abb. 8.3).

Postoperative Nebennieren-Insuffizienz

Nach erfolgter Operation ist, auch wenn beide Nebennieren befallen waren, keine Substitution mit Adrenalin oder Noradrenalin erforderlich. Eine Substitutionstherapie mit Mineralokortikoiden und Glukokortikoiden ist nach bilateraler Adrenalektomie im Anschluß an die Operation jedoch in der angegebenen Weise (s. Tab. 8.1) absolut notwendig.

Das nicht erkannte Phäochromozytom

Nicht erkannte Phäochromozytome können bei Patienten, die sich einer Operation aus anderer Indikation unterziehen müssen, vor allem aber während der Schwangerschaft zu kritischen Situationen führen (SAMAAN 1970). So war die Todgeburt eines Kindes aufgrund von hypertonen Krisen bei einer unserer Patientinnen das erste Hinweiszeichen auf ein Phäochromozytom. Bei weiteren 5 Patienten wurde aufgrund von ausgeprägten intraoperativen Blutdruckkrisen die Verdachtsdiagnose gestellt. Starke Schwankungen des Blutdrucks in Verbindung mit Tachykardien und/oder Herzrhythmusstörungen während der Narkoseeinleitung bzw. der Operation, die nicht auf die Narkoseführung bzw. die Operation als solche zurückgeführt werden können, sollten stets an das Vorliegen eines Phäochromozytoms denken lassen. Im gegebenen Fall ist während eines abdominellen Eingriffs die Revision beider Nebennierenlager (zunächst rechts) und des sympathischen Grenzstranges durchzuführen und bei einem entsprechenden Befund in gleicher Sitzung die Adrenalektomie unter Alpha-Rezeptorenblockade (Regitin) durchzuführen. Sollte kein morphologisches Substrat gefunden werden, so schließen sich bei weiterbestehendem begründetem Verdacht biochemische und radiologische Untersuchungen an. Hierbei ist aus eigener Erfahrung auch an seltenere Lokalisationen zu denken: hinteres Mediastinum, zervikale Region und Gehirn.

Phäochromozytomrezidiv

Sofern nicht bereits präoperativ eine nephrogene Fixierung des Hochdrucks bestand, bedeutet die Tumorentfernung meist Heilung (EDIS u. Mitarb. 1975, KÜMMERLE u. Mitarb. 1980).
Eine günstige postoperative Prognose kann aber im Einzelfall durch eine zu kurze Nachsorge vorgetäuscht werden. Vielfach vergeht ein beträchtlicher Zeitraum zwischen der ersten Operation und der klinischen Manifestation eines Rezidives (HARRISON u. Mitarb. 1974). Metastasen eines malignen Phäochromozytoms entwickeln sich gewöhnlich innerhalb des ersten Jahres nach der Operation, mit zunehmender Dauer der postoperativen Symptomfreiheit sinkt die Wahrscheinlichkeit eines malignen Rezidivs, obwohl in Einzelfällen Latenzzeiten bis zu 14 Jahren beschrieben wurden. Längere Zeitintervalle wecken jedoch eher den Verdacht auf eine Implantationsmetastase eines benignen Primärtumors bzw. auf ein primär multiples, benignes Phäochromozytom (HARRISON u. Mitarb. 1974, SILVULA 1974). Im eigenen Krankengut beobachteten wir den seltenen Fall von lokalen Implantationsmetastasen eines benignen Phäochromozytoms 11 Jahre nach dem Ersteingriff, bei weiteren 3 Patienten waren die Ursache des Rezidivs multiple benigne Phäochromozytome, während nur bei einem Patienten ein malignes Rezidiv gefunden wurde. Bilaterales Vorkommen von Phäochromozytomen sollte Anlaß sein, ein gleichzeitiges C-Zellkarzinom der Schilddrüse im Rahmen einer multiplen endokrinen Neoplasie auszuschließen (SIPPLE 1961).
Bei einer Rezidivquote von 10% wird nachdrücklich die Notwendigkeit von regelmäßigen, langjährigen Kontrolluntersuchungen unterstrichen, wobei sich nach eigenen Erfahrungen biochemische Kontrollen der Katecholaminproduktion als ein zuverlässiger Parameter erweisen.
Die chirurgische Reintervention bei benignen Phäochromozytomrezidiven ist in der Regel erfolgreich. Anatomisch zugängliche Metastasen eines malignen Phäochromozytoms sowie dessen Lokalrezidive sollten ebenfalls chirurgisch angegangen werden, da durch Tumorreduktion eine bessere medikamentöse Kontrolle der Hypertonie ermöglicht wird.

Neuroblastom

Wie das Phäochromozytom leiten sich auch die Neuroblastome von der ektodermalen Neuralleiste ab. Ensprechend ihrer primitiven Entwicklungsstufe sind sie außerordentlich maligne. Sie treten im frühen Kindesalter auf, wachsen destruktiv und metastasieren frühzeitig generalisiert. Nach Leukämien und Hirntumoren sind sie die dritthäufigste maligne Erkrankung des Kindesalters.
Da diese Tumoren zum Zeitpunkt der Operation meist bereits in die Umgebung ausgebrochen sind, wird eine Radikaloperation selten möglich sein, die Rezidivneigung ist groß. Möglichst radikale Palliativeingriffe im Sinne einer En-bloc-Resektion zur Reduktion der Tumormassen sollten auch zum wiederholten Male durchgeführt werden, da hiermit günstige Voraussetzungen für die sich anschließende konservative Therapie geschaffen werden. Die Tumoren sind außerordentlich strahlensensibel und sprechen auch gut auf zytostatische Therapie an. Aus diesem Grunde muß die Kombination Operation, Bestrahlung und medikamentöse Therapie zwischen Chirurgen, onkologisch versiertem Pädiater und Strahlentherapeuten abgesprochen werden.

Ganglioneurom

Ganglioneurome sind benigne, von reifen Ganglienzellen ausgehende, langsam wachsende Tumoren des Jugend- und Erwachsenenalters. Die radikale Entfernung dieser Tumoren gelingt in der Regel mühelos.

Literatur

Baer, L., S. C. Sommers, L. Krakoff: Pseudoprimary aldosteronismus. An entity distinct from true primary aldosteronism. Circ. Res. Suppl. 1 203 (1970) 26

Blichert-Toft, M., A. K. Bagerskow, L. Lockwood, E. Hasner: Operative treatment, surgical approach und related complications in 195 operations upon the adrenal glands. Surg. Gynec. Obstet. 135 (1972) 261

Chaffee, N. R., A. M. Moses, C.W. Loyd, L. S. Rogers: Cushing's syndrome with accessory adrenocortical tissue. J. Amer. med. Ass. 186 (1963) 799

Cohen, K. L., R. H. Noth, T. Pechinski: Incidence of pituitary tumors following adrenalectomy. Arch. intern. Med. 138 (1978) 575

Conn, J. W., R. Morita, E. L. Cohen, W. H. Beierwaltes, W. J. McDonald, K. R. Herwig: Primary aldosteronism. Photoscanning of tumors after administration of 131 J-19-Jodocholesterol. Arch. intern. Med. 129 (1972) 417

Cordes, U., F. Kümmerle, T. Philipp, J. Beyer: Zur Diagnostik des Phäochromozytoms. Dtsch. med. Wschr. 104 (1979) 1339

Delaney, J. P., J. S. Solomkin, M. E. Jacobsen, R. P. Doe: Surgical management of Cushing's syndrome. Surgery 84 (1978) 465

Distler, A., T. Philipp, J. Dunkel, H. P. Wolff: Klinik und Diagnostik des Conn-Syndroms. Therapiewoche 28 (1978) 5528

Eckert, Ch.: Complications of adrenal surgery. In: Management of Surgical Complications, hrsg. von C. P. Artz, J. D. Hardy. Saunders, Philadelphia 1975 (S. 683)

Edis, A. J., L. A. Ayala, R. H. Egdahl: Manual of Endocrine Surgery. Springer, Berlin 1975

Gabrilove, J. L., D. C. Sharma, H. H. Wotiz: Feminizing adrenocortical tumors in the male: Review of 52 cases including a case report. Medicine 44 (1965) 37

Ganguly, A., M. H. Weinberger: Preoperative distinction of adenoma from hyperplasia in primary aldosteronism. Lancet 1979/I, 826

Graham, J. B.: Pheochromocytoma and hypertension. An analysis of 207 cases. Int. Abstr. Surg. 92 (1951) 105

Greef, R., H. Strohbach: Diagnose des Phäochromozytoms und Neuroblastoms durch Bestimmung von Noradrenalin, Adrenalin und deren Metaboliten im Harn. Herz u. Kreisl. 11 (1970) 431

Hardy, J. D.: Surgical management of Cushing's syndrome with emphasis on adrenal autotransplantation. Ann. Surg. 188 (1978) 290

Haertel, M. P., J. Bohmann, E. Zingg, W. A. Fuchs: Computertomographische Nebennierendiagnostik. Fortschr. Röntgenstr. 132 (1980) 31

Harrison, T. S., D. T. Freier, E. L. Cohen, A. Arbor: Recurrent pheochromocytoma. Arch. Surg. 108 (1974) 450

Harrison, T. S., D. S. Gann, A. J. Edis, R. H. Egdahl: Surgical Disorders of the Adrenal Gland. Grune & Stratton, New York 1975

Hübner, K. H., St. Grehn, L. Schulze: Indikationen zur computertomographischen Nebennierenuntersuchung: Leistungsfähigkeit, Stellenwert und Differentialdiagnostik. Fortschr. Röntgenstr. 132 (1980) 37

Irnberger, Th.: Zur Sonographie der Nebennieren. Fortschr. Röntgenstr. 131 (1975) 532

Klempa, J.: Reintervention an den Nebennieren. Chirurg. 50 (1979) 549

Kleiy, H. K., R. Betzholz, Th. Stolze, N. Körfer, H. L. Kruskemper: Differentialdiagnose zwischen hypothalamisch-hypophysärem Cushing-Syndrom und ektopischem ACTH-Syndrom. Dtsch. med. Wschr. 103 (1978) 783

Kümmerle, F., H. P. Wolff, M. Georgi: Nebennierenrinde. Chirurg 46 (1975) 204

Kümmerle, F., V. Lenner, U. Cordes, R. Günther: Nebennierenchirurgie. Dtsch. med. Wschr. 105 (1980) 679.

Lecky, J. W., N. T. Wolfman, C. W. Modic: Current concepts of adrenal angiography. Radiol. Clin. N. Amer. 14 (1976) 309

Many, A. G., A. Moss, O. H. Gutierrez, S. Z. Burday, R. G. Campbell: Clinical study of pheochromocytoma. Amer. J. Surg. 141 (1981) 346

Orth, D. N., G. W. Liddle: Results of treatment in 108 patients with Cushing's syndrome. New. Engl. J. Med. 285 (1971) 243

Prinz, R. A., M. H. Brooks, A. M. Lawrence, E. Paloyan: Cushing's disease: The role of adrenalectomy and autotransplantation. Surg. Clin. N. Amer. 59 (1979) 159

Pezzulich, R. A., H. Mannix: Immediate complications of adrenal surgery. Ann. Surg. 172 (1970) 125

Remine, W. H., G. C. Chong, J. A. van Heerden, S. G. Sheps, E. G. Harrison: Current management of pheochromocytoma. Ann. Surg. 179 (1974) 740

Sipple, J. S.: The association of pheochromocytoma with carcinoma of the thyroid gland. Amer. J. Med. 31 (1961) 163

Sivula, A.: Recurrence of benign pheochromocytoma by intraoperative implantation. Acta chir. scand. 140 (1974) 334

Sjoberg, H. E., M. Blombach, P. O. Granberg: Thromboembolic complications, heparin treatment and increase in coagulation factors in Cushing's syndrome. Acta med. scand. 199 (1976) 95

Salassa, R. M., E. R. Laws, P. C. Carpenter, R. C. Northcutt: Transsphenoidal removal of pituitary microadenoma in Cushing's disease. Mayo Clin. Proc. 53 (1978) 24

Somaan, H. A.: Risk of operation in a patient with insuspected pheochromocytoma. Brit. J. Surg. 57 (1970) 462

Symington, Th.: Functional pathology of the human adrenal gland. Livingstone, Edinburgh 1969

9. Blase, Prostata und Harnröhre

L. Röhl und H. Palmtag

Intra- und postoperative Komplikationen sind bei Eingriffen an der Blase, Prostata oder Harnröhre nur selten lebensbedrohlich, wenn man einmal von einem Ileus bei der Zystektomie oder einer massiven Blutung im Rahmen der Prostatachirurgie absieht. Die falsche Beurteilung einer prä- oder intraoperativen Situation sowie die mangelnde Berücksichtigung verschiedener operationstechnischer Details können aber bei diesen Operationen zu Mißerfolgen führen, die später nur schwer wiedergutzumachen sind. Die Vielfältigkeit der operativen Lösungen, die sich auf diesem Gebiet der Urologie anbieten, macht es unmöglich, alle Facetten der operativen Therapie in diesem Rahmen zu besprechen. Hierzu wird auf die einschlägige Literatur verwiesen. Es sollen jedoch einige Hauptthemen herausgegriffen werden, die für die operative Behandlung im Bereich des unteren Harntraktes wesentlich und richtungsweisend erscheinen.

Operationen an der Harnblase

Sectio alta

Die Eröffnung der Harnblase erfolgt an der vom Peritoneum freien Blasenvorderwand. Falls kein Passagehindernis in der Urethra besteht, sollte die Blase vorher klargespült und mit physiologischer Kochsalzlösung bzw. einer handelsfertigen blutisotonen Lösung aufgefüllt werden (200–300 ml). Weniger zu empfehlen ist das Auffüllen der Harnblase mit Luft (*cave* Luftembolie). Durch das Auffüllen wird die Freipräparation der Blasenvorderwand und die Abgrenzung von der peritonealen Umschlagseite beträchtlich erleichtert. Eine Eröffnung des Peritoneums muß vermieden werden, anderenfalls ist die Bauchhöhle vor Eröffnung der Harnblase durch fortlaufende Peritonealnaht wieder wasserdicht zu verschließen. Zur Vermeidung einer Infektion des perivesikalen Raumes wird die Spülflüssigkeit zweckmäßigerweise kurz vor Eröffnung der Harnblase durch den noch liegenden Harnröhrenkatheter wieder abgelassen. Bei frischen Blasenverletzungen darf ein präoperatives Auffüllen der Harnblase mit Spülflüssigkeit nicht erfolgen, besonders dann nicht, wenn der Verdacht auf eine intraperitoneale Blasenruptur besteht.

Suprapubische Blasenfistel

Die suprapubische Blasenfistel dient gewöhnlich der temporären Harnableitung bei Verletzung der Harnröhre, nach plastischen Operationen an der Harnröhre bis zur Reepithelialisierung, als Noteingriff bei einer Harnverhaltung, besonders dann, wenn eine transurethrale Katheterisierung nicht gelingt, sowie als perioperative Harnableitung bei größeren operativen Eingriffen. Meist genügt für diese Zwecke die sogenannte Punktionszystostomie mit Einlegen eines Katheters über ein Troikar. Hierzu gibt es verschiedene fertige Sets im Handel (z. B. Zystofix). Wichtige Voraussetzung ist, daß die Blase ausreichend gefüllt und sicher zu palpieren ist (z. B. Ultraschallkontrolle) (Abb. 9.**1**).

Soll die Blasenfistel wegen verschiedener Risiken (z. B. Strahlenblase, vorausgegangene Operationen im Unterbauch) durch eine operative Freilegung der Blase angelegt werden, erübrigt sich in der Regel ein großer Zugangsschnitt, falls eine gleichzeitige Inspektion des Blaseninneren nicht beabsichtigt ist.

Die Blasenvorderwand wird knapp unterhalb der Peritonealfalte durch eine Stichinzision oder durch ein Troikar zwischen zwei Haltefäden eröffnet, so daß gerade ein Katheter (Nelaton oder Malecot) eingeschoben werden kann. Fehlerhaft ist die Anlage einer Blasenfistel in der Nähe des Blasenhalses, da es durch Vernarbung mit der Symphyse zur Lippenfistelbildung kommen kann. In diesen Fällen ist immer ein operativer Fistelverschluß mit Exzision des Fistelkanals notwendig. Eine richtig angelegte Blasenfistel schließt sich innerhalb einiger Stunden nach Entfernung des suprapubischen Ableitungsrohres spontan. Voraussetzung ist eine freie Harnröhrenpassage. Soll die suprapubische Fistel länger beibehalten wer-

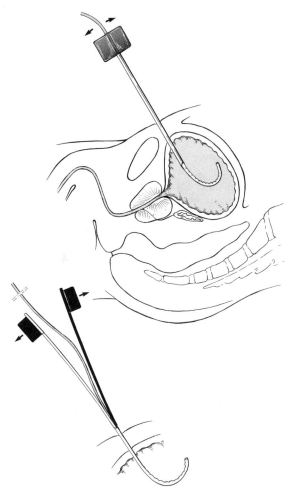

Abb. 9.1 Schematische Darstellung der suprapubischen Blasenpunktion unter Verwendung eines Einmalpunktionsbesteckes. Durch die Punktionskanüle wird ein Schlauch in die Blase eingeführt und als Zystostomie belassen. Nach Zurückziehen der Metallkanüle aus dem Punktionskanal wird diese durch Auseinanderbrechen entfernt (Zystofix-Prinzip)

den, ist der erste Katheterwechsel frühestens 2–3 Wochen, besser 4–6 Wochen nach der Anlage, vorzunehmen, da durch Verschiebung der Gewebsschichten ein Wiedereinführen des Katheters vor dieser Zeit häufig mißlingt.

Entfernung von Blasensteinen und Fremdkörpern

Bei der Entfernung von Blasensteinen und Fremdkörpern soll die Blaseninzision nicht zu klein gewählt werden, damit die Blase gut einsehbar ist und Steine und Fremdkörper, ohne zu zerbröckeln, entfernt werden können. Durch eine digitale Kontrolle muß das Zurückbleiben von Restkonkrementen verhindert werden. Blasenabflußstörungen wie z. B. ein Prostata-Adenom, eine Sphinktersklerose, eine Harnröhrenstriktur, aber auch ein Blasendivertikel, sind zu sanieren, da es sonst unweigerlich zu einer Rezidivsteinbildung kommt. In der Blasenwand verhakte Fremdkörper dürfen nicht gewaltsam herausgerissen werden, anderenfalls muß die Verletzungsstelle zweischichtig vernäht werden. Bei starken entzündlichen Veränderungen sollte anstelle des Harnröhrenkatheters eine temporäre suprapubische Blasenfistel angelegt werden.

Blasentumoren

Blasentumoren erfordern präoperativ eine eingehende röntgenologische Untersuchung der oberen Harnwege. Es wäre ein Fehler, diese Untersuchung zu unterlassen, da einerseits Abflußstörungen aus dem oberen Harntrakt übersehen werden, andererseits die Blasentumoren Impfmetastasen eines Nierenbecken- oder Harnleitertumors sein können. Bei der transvesikalen Entfernung von papillären Blasentumoren muß die Blaseneröffnung weitab von der zystoskopisch festgestellten Tumorbasis erfolgen. Bei umschriebenen papillären Tumoren wird die Basis mit einer ausreichend großen Blasenwandmanschette herausgeschnitten und die Exzisionswunde zweischichtig vernäht. Eine Verschleppung von Tumorpartikeln muß peinlichst vermieden werden, da sonst Impfmetastasen in der Blase und den Bauchdecken entstehen können. Aus diesem Grunde wird von verschiedenen Autoren die präoperative Instillation von Zytostatika propagiert (MURPHY u. Mitarb. 1975, JACOBI u. Mitarb. 1979). Kleine Papillome werden bei eröffneter Blase leicht übersehen, deshalb ist eine präoperative endoskopische Untersuchung der Blase in jedem Falle erforderlich. Die kleinen Papillome werden durch zusätzliche Elektrokoagulation zerstört. Haben die Papillome ihren Sitz in Ostiennähe, muß man sich davon überzeugen, daß die Harnleitermündung nach Tumorresektion oder -koagulation frei durchgängig ist. Zweckmäßigerweise wird der Ureterenkatheter nach geglückter Sondierung bis ins Nierenbecken hochgeführt und für einige Tage belassen. Anderenfalls könnten Harnabflußstörungen auftreten, die den postoperativen Krankheitsverlauf erheblich komplizieren.

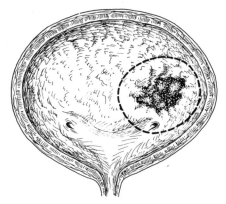

Abb. 9.2 Blasenteilresektion eines ostiennahen Tumors. Eine Harnleiterreimplantation ist für eine ausreichende Blasenmanschette hierbei zwingend

Es wäre fehlerhaft, eine Tumorresektion aus Furcht vor einer Verletzung der Harnleitermündung unvollständig durchzuführen. Gegebenenfalls muß zugunsten der Radikalität das Ostium umschnitten und der Harnleiter in einen gesunden Abschnitt der Harnblase reimplantiert werden (Abb. 9.2). Dies gilt in besonderem Maße für maligne Tumoren im Bereich des Blasenbodens. Falls man aus besonderen Gründen hier auf eine Zystektomie verzichtet, muß der Tumor mindestens in einem Abstand von 3 cm zirkulär im Gesunden umschnitten werden, was in diesen Fällen immer die ein- oder beidseitige Resektion der Harnleitermündung bedeutet. Während bei einer solchen Tumorlokalisation die Extraperitonealisierung der Harnblase keinen Nutzen bringt, wäre es ein Fehler, diese bei Tumoren am Blasendach und der Blasenhinterwand zu unterlassen. Eine weitgehende Blasenwandresektion erfordert die Extraperitonealisierung der Harnblase. Abgesehen von der Notwendigkeit einer Inspektion der Bauchhöhle und des Retroperitonealraumes wegen möglicher Metastasen, wäre in diesen Fällen eine großzügige Umschneidung des tumortragenden Blasenteiles ohne die Gefahr von Nebenverletzungen schwer möglich. Das Peritoneum muß vor Eröffnung der Blase verschlossen werden. Die Furcht vor einer zu weitgehenden Resektion des frei beweglichen Blasenanteils ist unbegründet, da sich überraschend schnell wieder eine ausreichende Blasenkapazität einstellt. Die Blasenrekonstruktion nach ausgiebigen Wandresektionen erfolgt am besten zweischichtig durch feinere fortlaufende Katgutnähte der Schleimhaut und kräftigere Einzelnähte der Blasenwand (resorbierbares Nahtmaterial).

Für eine gute Harnableitung durch Dauerkatheter oder temporäre suprapubische Blasenfistel ist zu sorgen. Es wäre fehlerhaft, bei Blasenwandresektionen eine retro- oder perivesikale Drainage zu unterlassen. Schwere Harnphlegmonen könnten die Folge sein.

Die Tumorstadien T_3–T_4, wobei die Blasenwand vom Karzinom durchwachsen ist, sind für eine Teilresektion nicht geeignet (Abb. 9.3). Bei zentralen infiltrierenden Tumoren im Blasendachbereich, besonders bei den seltenen, von einem rudimentären Ductus urachus ausgehenden Adenokarzinomen, ist eine nach kranial gerichtete zipfelförmige Resektion des Peritoneums zusammen mit dem Tumor angebracht (Abb. 9.4).

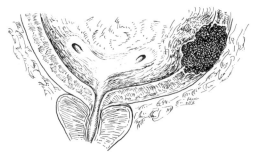

Abb. 9.3 Die Tumorstadien T_3/T_4 sind für eine Teilresektion nicht geeignet

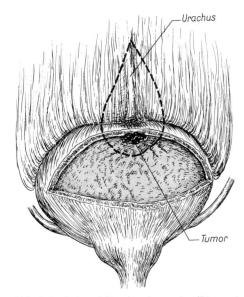

Abb. 9.4 Beim Adenokarzinom im Blasendachbereich soll ein Zipfel vom Peritoneum und Urachusrudiment mitreseziert werden

Blasendivertikel

Auch Blasendivertikel der Hinterwand erfordern eine Extraperitonealisierung des betroffenen Blasenanteils. Der Divertikelsack liegt nicht selten in stark entzündlichen Verwachsungen der Umgebung. Seine Auslösung kann beträchtliche Gefahren mit sich bringen. Besonders bei tiefer gelegenen Divertikeln sind Harnleiterverletzungen möglich.

Nach der Divertikelexstirpation wäre es ein schwerer Fehler, sich nicht von der Unversehrtheit des Harnleiters bis zur Einmündung in die Harnblase zu überzeugen. Ist die Exstirpation nicht ohne Nebenverletzungen möglich, kann der Divertikelhals durchtrennt und der Divertikelsack ohne Gefahr in situ belassen werden, wenn er nach Verschluß des Divertikelmundes bis zur Obliteration drainiert wird (PEIRSON 1940). Bei Divertikeln des Blasenbodens bringt eine Extraperitonealisierung der Harnblase keine Vorteile und verzögert unnötig den Eingriff. Nach zirkulärer Umschneidung des Divertikeleingangs wird der Divertikelsack vorsichtig freipräpariert und exstirpiert. Bei Harnleitermündungsdivertikeln wird in gleicher Weise verfahren. Ein während der Dissektion eingeführter Ureterenkatheter erleichtert die Ablösung des Harnleiters. Bei allen Divertikeloperationen ist es fehlerhaft, die immer vorhandene Blasenabflußstörung (z. B. Prostata-Adenom, Sphinktersklerose, Harnröhrenstriktur) nicht gleichzeitig zu beseitigen.

Blasenendometriose

Die Blasenendometriose wird bei der Zystoskopie im Intermenstrum häufig übersehen oder fehlgedeutet. Pathogenetisch handelt es sich um eine heterotope Gebärmutterschleimhautgeschwulst, die dem Menstruationszyklus unterworfen ist. Deshalb ist die bläulich schimmernde zystische Blasenschleimhautgeschwulst nur während der Desquamationsphase des Uterus (Menstruation) als typischer Endometrioseknoten zystoskopisch zu erkennen. Die Therapie der Wahl ist heute die zyklusgerechte Behandlung mit Ovulationshemmern oder eine Langzeittherapie mit einem Gestagen (z. B. Clinovir) über 9–12 Monate mit dem Effekt einer Amenorrhö. Diese Behandlung hat die übliche Exstirpation der Endometrioseherde, die intratumorale Radiumspickung sowie die Röntgenkastration weitgehend verdrängt (GREENHILL 1960). Nur bei Versagen dieser hormonellen Therapie wird man auf die Röntgenkastration bzw. Radiumtherapie oder evtl. operative Behandlung zurückgreifen. Ein interdisziplinäres Behandlungskonzept in Zusammenarbeit mit dem Gynäkologen ist in jedem Falle ratsam. Sollte der Entschluß zur Operation gefaßt werden, muß peinlichst die Verschleppung von Endometrioseteilchen in der Harnblase, in die Bauchhöhle oder die Bauchdecken vermieden werden. Impfmetastasen sind sonst unvermeidlich (Peritonealendometriose, Narbenendometriose usw.).

Blasenrupturen und Blasenabrisse

Blasenrupturen und Blasenabrisse kommen nach stumpfen Bauchtraumen, besonders bei Beckenringfrakturen, vor. Bei Bewußtlosen werden sie nicht selten zunächst übersehen. Die Katheterisierung und die rektale Untersuchung dieser Verletzten darf daher nicht versäumt werden. Entleert sich beim Katheterismus blutiger Urin oder kann kein Urin gewonnen werden, sollte keinesfalls versucht werden, durch Auffüllen der Harnblase und Messen der zurückfließenden Spülflüssigkeit die Diagnose einer Blasenruptur zu klären. Das Urethrozystogramm und die Urographie geben bessere Auskunft über Art und Lokalisation der Verletzung. Jeder Beckenbruch mit Eröffnung der Harnwege ist stets mit erhöhten Gefahren verbunden. Es kommt zur Urininfiltration des paravesikalen Gewebes, zur jauchigen Zersetzung des immer vorhandenen großen Blutergusses und zur Sepsis, bei intraperitonealer Blasenruptur zur Urämie und tödlicher Peritonitis, falls die Blasenverletzung nicht rasch operativ versorgt wird. Auch bei gewaltsamer Bougierung von Harnröhrenstrikturen mit Metallbougies, bei Probeexzisionen aus dem Blasendach mit der Young-Zange und bei der Lithotripsie können Blasenperforationen auftreten. Nicht mehr zurückfließendes Spülwasser, Bauchdeckenspannung, Pulsbeschleunigung und wechselnder Blutdruck sind sichere Zeichen für eine Perforation. Blasenperforationen können durch widrige Umstände auch dem Versierten unterlaufen. Größte Gefahren drohen dem Patienten, wenn die Symptome vom Operateur übersehen werden. Eine um Stunden verschleppte Laparotomie endet gewöhnlich für den Verletzten tödlich. Bei Verdacht auf Blasenruptur oder Blasenperforation ist die sofortige Operation eine dringende Notwendigkeit. In allen Zweifelsfällen muß die Revision der Bauchhöhle durchgeführt werden. Bei Nachweis von Spülflüssigkeit im Intraperitonealraum wird diese in Beckentieflage abgesaugt, drainiert und das Peritoneum – nach Extraperitonealisierung der Harnblase im Bereich der Perforationsstelle – verschlossen. Nach Verschluß der Perforationsstelle in der Harnblase müssen der Retrovesikalraum und das Cavum Retzii drainiert werden. Eine suprapubische Harnableitung für 8–10 Tage ist besser als ein transurethraler Dauerkatheter. Liegt eine Verletzung des Peritoneums nicht vor, genügt eine paravesikale Drainage im Bereich der Blasenperforation und die Dauerkatheterbehandlung für 14 Tage. Bei Blasenabriß wird der Blasenausgang über einem Harnröhrenkatheter mit der Prostata vernäht. Hierbei können beträchtliche technische Schwierigkeiten auftreten. Die Bumerangnadel erleichtert die Naht. Eine Verletzung des Rektums muß vermieden werden. Zweckmäßig ist die zusätzliche Harnableitung durch eine suprapubische Blasenfistel. Auf eine genügende Drainage des paravesikalen Raumes darf nicht verzichtet werden. MOREHOUSE u. MCKINNON (1969), MOREHOUSE u. Mitarb. (1972) zeigten, daß nach alleiniger suprapubischer Blasenfistel bei einem Blasenabriß unterhalb der Prostata, diese sich nahezu stets in ihre normale anatomische Position nach Resorption des Beckenbodenhämatoms zurückverlagert. Die Komplikationsquote (Inkontinenz, Impotenz, Harnröhrenstriktur) war nach alleiniger primärer suprapubischer Blasenfistel in diesen Fällen weit geringer als bei einem Versuch, primär die Harnröhre mit der Prostata bzw. der Blase wieder zu reanastomosieren.

Blasenfisteln

Blasen-Scheiden-Fistel

Blasen-Scheiden-Fisteln können Folge unbemerkter Blasenverletzungen während gynäkologischer Operationen, Fremdkörperverletzungen oder Bestrahlungsfolge von Genitalkarzinomen sein. Je größer der Blasenscheidendefekt, um so leichter die Diagnosestellung. Kleinste Fadenfisteln zwischen Blase und Vagina können bei einmaliger Untersuchung dem Nachweis entgehen. Hier kann nur die wiederholte Untersuchung (Auffüllung der Blase mit verdünnter Methylenblaulösung) dem vorzeitigen falschen Schluß einer Sphinkterinsuffizienz entgegenwirken, da sich Fadenfisteln spontan schließen können. Der Versuch, Blasen-Scheiden-Fisteln bald nach ihrem Auftreten operativ zu verschließen, ist gewöhnlich zum Scheitern verurteilt. Die Fistelverschlußoperation darf frühestens 3 Monate nach ihrem Auftreten vorgenommen werden, da das geschädigte Gewebe der Fistelumgebung diesen Zeitraum zur Reinigung und Revitalisierung durch neu einsprießende Gefäße benötigt. Es wäre fehlerhaft, einen operativen Verschluß erzwingen zu wollen, wenn tumoröses oder durch Bestrahlung nekrotisches Gewebe in der Fistelumgebung nachweisbar ist. In dieser Situation gelingt ein operativer Verschluß nie. Als palliative Maßnahme kommt hier nur die supravesikale Harnableitung in Betracht.

Grundprinzip der operativen Behandlung von kommunizierenden Fisteln zweier oder mehrerer Hohlorgane ist die Trennung der beiden Hohlorgane voneinander, ein spannungsloser Fistelverschluß und möglichst die Interposition von Polstergewebe. Der Verschluß einer Blasen-Scheiden-Fistel kann auf vaginalem oder transvesikalem Wege erfolgen. Beim vaginalen Vorgehen ist es zweckmäßig, den Zugangsweg durch einen ausgiebigen Dammschnitt (Schuchardt-Schnitt) freizulegen. Nach Umschneidung der Fistel muß die Scheidenhaut von der Blasenwand in einem angemessenen Umkreis abgelöst werden. Die Blasenwand muß so weit mobilisiert werden, daß eine doppelschichtige Nahtreihe (Chromkatgut) spannungsfrei durchgeführt werden kann. Hohe Vesikovaginalfisteln bei blind endigender Scheide bedürfen einer besonders sorgfältigen Präparation. Verletzungen der Blasenwand und Eröffnung des Peritoneums sind peinlichst zu vermeiden. Bei rigider Fistelumgebung (Rezidivfisteln) muß die Blase aus ihrer narbigen Fixation mit dem Schambein gelöst werden, da sonst ein spannungsfreier Fistelverschluß nicht möglich ist. Eine Hohlraumbildung zwischen Blase und Vagina darf nach dem Fistelverschluß nicht bestehen bleiben. Das sich hier ansammelnde Blut und Sekret gefährdet in hohem Maße die Verschlußnaht. Der Bulbokavernosus-Fettlappen (MARTIUS 1928) ist zur Auspolsterung entstandener Hohlräume gut geeignet. Bei Rezidivfisteln sollte auf diese zusätzliche Fettlappenplastik nie verzichtet werden. Nicht alle Fisteln – auch bei gereinigter Fistelumgebung – können auf diese Weise operativ geschlossen werden. Es wäre nachteilig, große hochgelegene starre Blasenscheidenfisteln auf diese Art anzugehen. Hier besteht noch die Möglichkeit, sie durch die Scheiden-Einrollplastik nach DÖDERLEIN (1955) oder durch einen Peritoneallappen zu verschließen. Der Verschluß von Vesikovaginalfisteln bei jungen Mädchen (Fremdkörperverletzungen) sollte wegen der engen Vagina besser auf transvesikalem Wege erfolgen. Dieser Zugangsweg ist auch zu bevorzugen, wenn wegen Fistelsitz in unmittelbarer Umgebung eines Ureterostiums eine Harnleiterumpflanzung wahrscheinlich notwendig wird. Es erübrigt sich zu sagen, daß der transvesikale Weg von dem Operateur gewählt wird, der in der Ausführung vaginaler Operationen keine Übung besitzt. Beim transvesikalen Fistelverschluß ist darauf zu achten, daß die Scheiden- und Blasenverschlußnähte senkrecht oder kulissenartig zueinander stehen und die Ueterostien durch die Verschlußnähte nicht verzogen werden. Zweckmäßigerweise werden bei Fistelsitz in der Ostienumgebung die Harnleiter vor der Operation mit Katheter armiert. Es wäre fehlerhaft, wegen Verletzungsgefahr des Ureterostiums, einen unsicheren Fistelverschluß durchzuführen. In diesen Fällen muß im Interesse des sicheren Verschlusses der Harnleiter an einer anderen Stelle der Blase neu implantiert werden.

Ebenso wie beim vaginalen Vorgehen ist auch beim suprabupischen Fistelverschluß die Interposition von Fettgewebe zwischen Blasen- und Vaginalwand, besonders bei Rezidivfisteln, zu empfehlen. Die Unterlassung dieser Sicherungsmaßnahme hat oft Rezidivfisteln zur Folge. Am besten eignet sich zur Interposition ein mobilisierter Anteil aus dem großen Netz, der aus der Bauchhöhle in das Fistelgebiet hineingezogen und hier als Stütz- oder Pfropfgewebe verwendet wird (Abb. 9.5) (BASTIAANSE 1960, KIRICUTA u. GOLDSTEIN 1972, TURNER-WARWICK 1972). Fehlerhaft ist es, diesen Netzanteil so kurz zu mobilisieren, daß er als freier Strang durch die Bauchhöhle zieht; er muß soweit mobilisiert werden, daß er locker und ohne Spannung an der seitlichen Hautwand fixiert werden kann, damit das Hineinschlüpfen einer Darmschlinge mit Sicherheit vermieden wird. Voraussetzung für den erfolgreichen Fistelverschluß ist eine sorgfältige postoperative Nachbehandlung, wobei vor allem die Gewährleistung einer ungestörten kontinuierlichen Harnableitung bestehen muß. Diesbezügliche Fehler und Nachlässigkeiten machen das Ergebnis des besten operativen Fistelverschlusses zunichte.

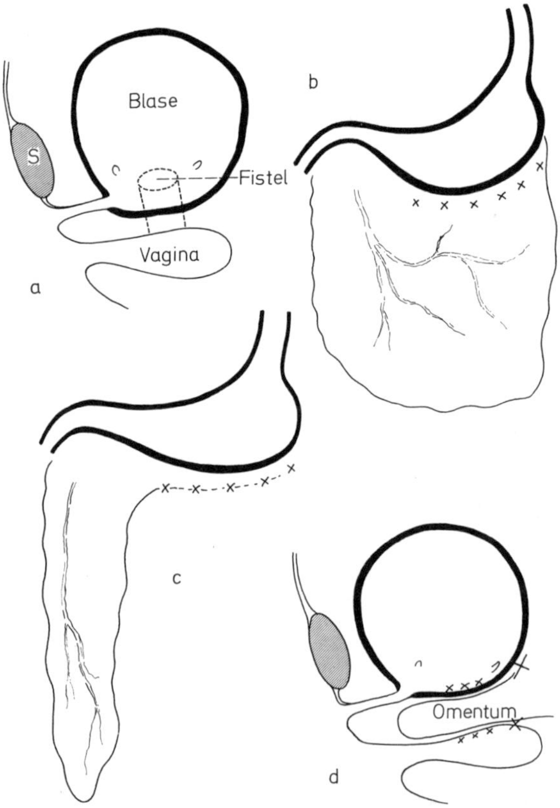

Blasen-Rektum-Scheiden-Fistel

Blasen-Rektum-Scheiden-Fisteln treten, abgesehen vom direkten Karzinomdurchbruch in die Hohlorgane, besonders nach Radiumbehandlung des Genitalkarzinoms der Frau, auf. Ebenso wie bei der einfachen Blasen-Scheiden-Fistel verbietet jeder Tumornachweis im Fistelgebiet einen operativen Fistelverschluß. Die Indikation zum operativen Verschluß von kombinierten Blasen-Rektum-Scheiden-Fisteln ist abhängig vom Ausmaß der radiologischen Gewebszerstörung. Es wäre fehlerhaft, bei großen und rigiden Fisteln des Rektums und der Blase einen operativen Verschluß erzwingen zu wollen'. Hier können Fehlschläge nicht ausbleiben.

Dagegen ist bei kleineren und mobilisierbaren Fisteln, besonders des Rektums, ein operativer Verschluß nicht aussichtslos. Vor der Operation darf man eine intensive Darmvorbereitung, wie bei einer Ureterosigmoidostomie, nicht unterlassen. Ebenso wäre es fehlerhaft, auf einen Anus praeternaturalis vor dem Fistelverschluß zu verzichten. In einer zweiten Sitzung wird zunächst die Blasen-Scheiden-Fistel transvesikal angegangen und wie bei der isolierten Blasen-Scheiden-Fistel ein Teil des großen Netzes mobilisiert und als Plombe in den Blasendefekt eingenäht. Der gelegentlich notwendig werdende zusätzliche Verschluß der Darmfistel auf vaginalem Wege erfolgt etwa 4 Wochen später.

Abb. 9.5 Die Verwendung von Omentum als Stütz- oder Propfgewebe im Fistelgebiet

Blasen-Rektum-Fistel

Blasen-Rektum-Fisteln können durch Pfählungsverletzungen oder durch Spontandrainage eines Beckenabszesses entstehen, meist resultieren sie jedoch aus einer spezifischen gastrointestinalen Erkrankung, wie z. B. aus einer Divertikulitis, einem Dickdarmneoplasma oder beim Morbus Crohn. Die Blasen-Rektum- und Harnröhren-Rektum-Fisteln des Mannes werden auf perinealem Wege angegangen. Die Vorbereitungen sind dieselben wie bei der Rektum-Scheiden-Fistel. Zweckmäßigerweise wird auch hier vor dem Fistelverschluß ein Anus praeternaturalis angelegt. Darm und Blase müssen bei der Operation gut mobilisiert und beide Organe zweischichtig verschlossen werden (Darm mit Seide, Blase mit Chromkatgut). Die Interposition von Muskel- oder Fettgewebe nach Fistelverschluß ist anzustreben. Auf keinen Fall dürfen die verschlossenen Fisteln am Ende der Operation aufeinander zu liegen kommen. Eine Drainage der Dammwunde für einige Tage ist obligat; am Ende der Operation muß der Sphincter ani gedehnt und ein Darmrohr eingelegt werden. Für das Operationsergebnis ist die ungestörte Stuhlentleerung und eine einwandfreie Harnableitung von ausschlaggebender Bedeutung.

Sigma-Blasen-Scheiden-Fistel

Die Sigma-Blasen-Scheiden-Fistel wird bei hohem Sitz transperitoneal, bei tiefem Sitz transvesikal angegangen. Auch hier muß eine intensive präoperative Darmdesinfektion vorausgehen. Besteht eine Darmstenose unterhalb oder im Bereich der Fistel (präoperative Röntgendiagnostik!), muß diese durch Resektion und End-zu-End-Anastomose behoben werden. Nur bei spannungsfreier Anastomose und sicherem Blasen-Fistel-Verschluß kann auf einen Anus praeternaturalis verzichtet werden, dagegen nicht auf eine einwandfreie Stuhlentlehrung und eine kontinuierliche Harnableitung durch suprapubischen Blasenkatheter. Wie bei allen Fisteloperationen wäre es falsch, den Patienten zu frühzeitig aufstehen zu lassen. Eine 2- bis 3wöchige Bettruhe ist zur Konsolidierung des Fistelverschlusses angebracht (Thromboseprophylaxe!).

Zystektomie

Die Zystektomie ist ein sehr belastender Eingriff und gewöhnlich nur bei Blasenkarzinom, Pyozystitis oder Strahlenzystitis indiziert. Es wäre aber ein Fehler, jedem Patienten mit Blasenkarzinom eine Zystektomie zuzumuten. Hat das Blasenkarzinom die Blasenwand überschritten (T_{3b} T_4), ist die Zystektomie nicht mehr indiziert, ebenfalls nicht bei stark geschwächten und sehr alten Patienten. Eine absolute Kontraindikation für die Zystektomie besteht bei Nachweis von regionären Lymphknoten- oder Fernmetastasen. Die Heilungsaussichten sind bei diesen Patienten mit Zystektomie nicht größer als nach der einfachen Strahlenbehandlung, um so größer aber die primäre postoperative Letalität. Dagegen ist die Zystektomie bei jungen kreislaufgesunden Patienten mit noch begrenztem Blasenkarzinom zu diskutieren (T_2/T_{3a}). Die Zystektomie steht hier in Konkurrenz mit der transurethralen Tumorresektion bzw. Blasenteilresektion und anschließender Strahlenbehandlung. Die Spätergebnisse scheinen hier bei der Zystektomie etwas besser zu sein (MARSHALL u. Mitarb. 1956, BOWLES u. SKINNER 1975, JACOBI u. Mitarb. 1979). Die Frage der Harnableitung hängt im wesentlichen von der weiteren Nachbehandlung ab (Strahlentherapie?). Die Gefahren der Ureterosigmoidostomie sind bekannt, besonders bei schon eingetretener Erweiterung von Nierenbecken und Harnleitern. In diesen Fällen wird empfohlen, die Einpflanzung der Harnleiter in einen ausgeschalteten Dünndarmabschnitt (kutane Uretero-Ileostomie, sog. Bricker-Blase) vorzunehmen. In einer zweiten Sitzung wird die Harnblase entfernt oder einer intensiven Strahlenbehandlung unterzogen. Die Ergebnisse sollen hier besser sein als bei einer Zystektomie mit anschließender Ureterosigmoidostomie. Trotzdem kann bei gegebener Indikation die Zystektomie und die Harnleiter-Sigma-Anastomose nicht als fehlerhaft bezeichnet werden. Hat man sich zur Zystektomie entschlossen, wäre es dagegen fehlerhaft, die Prostata nicht mit zu entfernen, wenn der Blasentumor unterhalb der Ureterenleiste liegt, da dann mit einem Tumorrezidiv zu rechnen ist. Bei Entfernung der Blase mitsamt der Prostata en bloc besteht die große Gefahr der Rektumverletzung. Nach Durchtrennung der Harnröhre muß die Prostata sorgfältig vom Rektum abpräpariert werden. Um einen großen Blutverlust bei der Zystektomie zu vermeiden, kann es ratsam sein, vor Beginn der Zystektomie die A. iliaca interna beiderseits zu unterbinden. Gleichzeitig können beide Harnleiter tief durchtrennt werden. Bei der Zystektomie und einem Tumor in Nähe des Blasendaches sollte die Extraperitonealisierung unterlassen und das der Blase aufliegende Peritoneum zur Ver-

meidung von intraperitonealen Metastasen mitentfernt werden.
Die Eröffnung des Peritoneums vor Beginn der Zystektomie ist ohnehin notwendig, da intra- und retroperitoneale Metastasen (Leber, Darm, retroperitoneale Lymphknoten) aufgedeckt werden können. In diesen Fällen ist die Zystektomie nur noch kurativ, und die Indikationstellung muß neu überdacht werden. Nach durchgeführter Zystektomie und sicherem Ausschluß einer Rektumverletzung ist es zweckmäßig, das Peritoneum nicht zu verschließen, sofern dies nicht leicht möglich ist, da bei einem unvollständigen Verschluß Darmschlingen durch die Peritoneallücken schlüpfen können. Dies führt nicht selten zu einem mechanischen Ileus. Auf eine ausreichende Drainage darf nicht verzichtet werden. Unzweckmäßig ist die Drainage der Wundhöhle durch die Harnröhre, da der Drain nicht an den tiefsten Punkt der Wundhöhle zu liegen kommt.
Wegen des großen Eingriffes und der operativen Belastung, häufig mit größerem Blutverlust, ist auf den intraoperativen Blutersatz besonders zu achten. Ist gleichzeitig eine Ureterosigmoidostomie durchgeführt worden, so muß beim Abschluß der Operation eine Sphinkterdehnung durchgeführt und ein dickes Darmrohr eingelegt werden.

Operationen an der Prostata

Prostatektomie

Die operative Technik bei der Prostatektomie ist seit langem in ihren Grundzügen ausgearbeitet und festgelegt. Um intra- und postoperative Komplikationen zu vermeiden, spielt die Wahl des Operationsweges keine entscheidende Rolle. Ausschlaggebend ist dagegen, inwieweit der Operateur mit der Operationsmethode, die er wählt, vertraut ist. Einige der wichtigsten Komplikationen bei Eingriffen an der Prostata sollen im folgenden besprochen werden:

Intraoperative Komplikationen

Blutung

Das Ausmaß der intraoperativen Blutung wird hauptsächlich von lokalen Faktoren im Operationsbereich diktiert, wie z. B. durch das Ausmaß der Gefäßsklerose, durch eine venöse Kongestion in großen, akut entzündlich veränderten Adenomen, durch schwer auslösbare fibrotische oder kanzerös veränderte Adenome usw. Die Größe des Adenoms und lokalfibrinolytische Prozesse im Operationsbereich spielen für die *intraoperative* Blutung wahrscheinlich eine untergeordnete Rolle.
An dieser Stelle soll betont werden, daß wohl keine Methode der Adenomektomie, selbst in der Hand des erfahrenen Chirurgen, einen intraoperativen Blutverlust vollständig vermeiden kann (durchschnittlicher Blutverlust 500–1000 ml). Für die Beherrschung der Blutung stehen jedoch eine Anzahl von Alternativmaßnahmen zur Verfügung:
1. Von allergrößter Bedeutung ist die Ausschälung des Adenoms in der richtigen subkapsulären Schicht. Bei großen sub- und intravesikal ausgeprägten Adenomen, deren parakollikulärer Teil nur schwer zu erreichen ist, erleichtert ein ins Rektum eingeführter Finger das Ausschälen. Die Entfernung dieser Adenome, wie übrigens auch die von fibrotischen und adhärenten Adenomen, kann durch eine retrograde Ausschälungstechnik wesentlich vereinfacht werden. Vor der Ausschälung wird die Schleimhaut am Blasenhals oberhalb und unterhalb des Adenoms mittels Diathermie inzidiert. Man kommt dann von oben her leicht in die richtige subkapsuläre Schicht und kann die Blutung von der Kapsel bzw. den Vesiculae seminalis her vermeiden.
2. Die lokale direkte Blutstillung in der Prostataloge wurde von HARRIS 1929 inauguriert und setzt eine gute Exposition des Operationsgebietes voraus. Bei der transvesikalen Prostatektomie wird die Übersicht erleichtert, wenn die Blaseninzision bis unmittelbar oberhalb des vorderen Umfanges des Blasenhalses verlängert wird. Mit dem Retraktor vom Typ Harris oder einer Modifikation desselben, kann die Blasenwand breit zur Seite gehalten werden und die Prostataloge nach Ausschälung des Adenoms im großen und ganzen überblickt werden. Der Hauptanteil der arteriellen Gefäßversorgung von Adenom und Kapsel läuft gewöhnlich, aber nicht immer, hinten-seitlich und unterhalb der Ureteröffnung. Die hinteren Ecknähte sind deshalb besonders wertvoll bei der primären Blutstillung. Damit die Umstechung genügend tief und damit auch effektiv angelegt wird, ist es wichtig, zunächst die Harnleitermündungen mittels Harnleiterkatheter zu sondieren und darzustellen. Danach können auch vordere Ecknähte gesetzt werden, mit deren Hilfe der vordere Umfang der Prostataloge angehoben und der Operationsbereich inspiziert werden kann. Nun sind weitere Blutungsquellen leicht zu übersehen; sie werden entweder lokal umstochen oder

Operationen an der Prostata

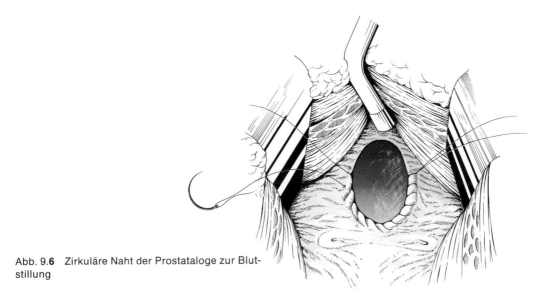

Abb. 9.6 Zirkuläre Naht der Prostataloge zur Blutstillung

nach Fassung mit einer Diathermiepinzette koaguliert. In den Fällen, wo eine Blutung die Prostataloge schnell füllt und damit einen detaillierten Überblick verhindert, hat es sich bewährt, die Operationshöhle mit warmer Kochsalzlösung und durchweichten Kompressen kurzfristig auszutamponieren. Danach wird erst die eine Seite der Loge und anschließend die gegenüberliegende Seite dargestellt und die Koagulation bzw. Umstechung der offenen Gefäße vorgenommen. Eine digitale zusätzliche Kompression während der Tamponade – Daumen-Zeigefinger-Griff um die Prostataloge – kann zusätzlich hilfreich sein.

Eine andere Möglichkeit zur direkten Blutstillung stellt die tiefgreifende Hryntschak-Naht oder eine ihrer Modifikationen durch die Prostataloge dar. Die Naht wird entweder ringsherum gelegt oder aber vor einen eingelegten Urethrakatheter (Abb. 9.**6**).

Eine Bumerangnadel erleichtert das Legen dieser Nähte. Mit dieser Form der Umstechung kommt man gewöhnlich auch bei venösen oder stellenweise arteriellen Randblutungen von den Schleimhautkanten her aus. Die hintere Randblutung ist auch durch eine Trigonisierung der Prostataloge nach vorher vorgenommener hinterer Keilexzision im Blasenhalsbereich zu beherrschen.

Der Einblick in die Prostataloge ist zweifelsohne besser beim retropubischen Zugang zur Prostata nach Millin und bietet damit auch die Möglichkeiten einer direkten effektiven Blutstillung.

Viele Operateure ziehen es vor, nach summarischen Ecknähten die tiefere Logenblutung durch Einlegung eines großen Ballonkatheters zu kontrollieren (z. B. 30–50 ml Ballonkatheter).

Um jedoch die Kontraktion der Prostataloge nicht zu blockieren, ist es wichtig, daß dieser Ballon innerhalb von 12 Stunden wieder kontinuierlich entleert und am ersten postoperativen Tag in die Blase vorgeschoben wird.

Maßnahmen bei schwer kontrollierbaren Blutungen

Ab und zu geschieht es auch beim erfahrenen Operateur, daß die Blutung ungewöhnlich kräftig ist und die eben erwähnten primären Maßnahmen nicht ausreichen, um sie zu beherrschen. In diesen Situationen sind folgende zusätzliche Maßnahmen zu empfehlen:

1. Möglichst rascher Ersatz des Blutverlustes.
2. Man kann die oben erwähnte Tamponade der Prostataloge versuchen und außerdem eine manuelle Kompression evtl. auch gegen einen im Rektum gelegenen Finger (Abb. 9.**7**).
3. Die zirkuläre Naht vor dem liegenden Urethra-Ballonkatheter wird komplett als Tabaksbeutelnaht angelegt und nach außen aus der Bauchhaut zur Knotung herausgeführt. Eine solche Naht kann dann am 2. bzw. auch 3. postoperativen Tag von außen her wieder gelöst werden.
4. Ligatur oder Embolisation der A. iliaca interna beiderseits (Abb. 9.**8**).

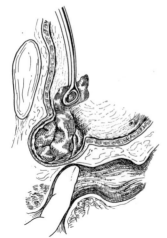

Abb. 9.7 Tamponade und manuelle Kompression der Prostataloge

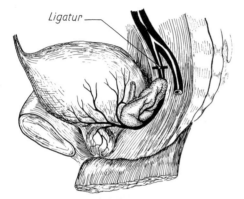

Abb. 9.8 Ligatur der A. iliaca interna

Schäden des Sphinkterapparates

Um Schädigungen an der Pars diaphragmatica urethrae zu vermeiden, muß man beachten, daß der Apexteil des Adenoms vorsichtig herausgelöst wird, und zwar lateral und nicht distal vom Colliculus seminalis. Außerdem sollte dies bei tiefen, subvesikalen Adenomen am besten mit der Schere oder mit einem gebogenen Diathermiemesser erfolgen. Dabei ist zu beachten, daß man einen gewissen Randsaum oberhalb des Diaphragma urethrae erhält. Die perineale und retropubische Prostatektomie bietet hier den Vorteil, daß die Abtrennung unter Sicht des Auges stattfinden kann.

Impotenz

Schädigungen des N. pudendalis können bei unvorsichtiger perinealer Freilegung der Prostata vorkommen. Eine anatomische Dissektion beim Zugang zur Prostata und ein schonendes Auseinanderhalten der Wandränder können diese Komplikation vermeiden.

Postoperative Komplikationen

Nachblutungen bei Blasentamponade

Eine störende postoperative Blutung kann im allgemeinen vermieden werden, wenn die intraoperativen Maßnahmen zur direkten Blutstillung beachtet worden sind. Noch mehr eingeschränkt werden kann diese Blutung mit Hilfe antifibrinolytischer Mittel, wie z. B. mit Epsilon-Aminokapronsäure und deren Derivaten (z. B. Tranexamsäure = Anvitoff). Die theoretischen Grundlagen der antifibrinolytischen Therapie beruhen darauf, daß fibrinolytische Substanzen bei der Prostatektomie freigesetzt werden und dabei eine normale Gerinnung im Operationsbereich verhindern. Diese veränderte Gerinnung wird unterhalten durch die blutungsfördernde Urokinaseaktivität des Harns, der über das Operationsgebiet hinwegläuft. 6-8 g Epsilon-Aminokapronsäure täglich neutralisieren den Urokinase-Effekt im Harn und tragen somit zu einer Normalisierung der Gerinnungsverhältnisse im Operationsbereich bei. Die Medikation sollte unmittelbar vor oder spätestens während der Operation gegeben und über die folgenden postoperativen Tage fortgesetzt werden.

Die Frequenz thromboembolischer Komplikationen läßt sich durch eine parallel angesetzte Heparinisierung senken. Dabei ist eine Therapie im Sinne einer sog. Low-dose-Heparinisierung (z. B. 2 × 5000 IE Heparin-Diphydergot subkutan täglich) meist ausreichend.

Eine Koagelbildung und Verstopfung des Blasenkatheters kann auch bei mäßiger postoperativer Blutung zu einer Blasentamponade führen. Bei der klassischen Methode der transvesikalen Prostatektomie nach Freyer mit blinder Adenomausschälung schützte man sich gegen diese Komplikation durch das Einlegen einer dicken Blasendrainage in Form eines Steigrohres. Dies ermöglichte zweifelsohne eine effektvolle Spülung der Blase und ist ein recht sicherer Weg, um eine postoperative Tamponade zu vermeiden. Ihre Nachteile liegen jedoch in einer verlängerten postoperativen Wundheilung. Die operative Alternative – Prostatektomie nach Harris, Hryntschak oder Millin – bietet den Vorteil, daß die Blase primär verschlossen werden kann oder bleibt, besonders dann, wenn an einer nicht infizierten Blase operiert wird.

Harnphlegmone und Wundinfekt

Um eine Harnphlegmone und Wundinfekt zu vermeiden, sind folgende Maßnahmen zu beachten:

1. Die Zystostomie wird zwischen zwei Haltefäden und zuvor entleerter Blase eingelegt. Ein sorgfältiges Absaugen beim Austritt von Blasenflüssigkeit ist selbstverständlich.
2. Primärer exakter Blasenverschluß durch eine zwei- oder besser dreischichtige Blasennaht.
3. Es ist zu vermeiden, daß die lockeren perivesikalen Bindegewebssepten eröffnet werden. Daran muß man besonders beim retropubischen Zugang nach Millin und in den Fällen, in denen eine Vasektomie von einem suprapubischen Schnitt aus durchgeführt wird, denken.
4. Beim Pfannenstielschnitt soll man die Hautlappen nicht zu großzügig von der Faszie lösen, sondern diese quer inzidieren und die Inzision dann in der Mittellinie verlängern.
5. Der postoperativ eingelegte paravesikale Drain braucht nicht zu dick zu sein. Gewöhnlich ist Ch 16–18 ausreichend.
6. Ist eine retropubische Prostatektomie geplant, muß unbedingt präoperativ eine Zystoskopie durchgeführt werden, um eventuell komplizierende Faktoren, wie Blasendivertikel, Steine, Tumor usw., auszuschließen. Dies gilt ebenso für die perineale Prostatektomie.

Beim primären Blasenverschluß nach lokaler Blutstillung ist es selbstverständlich wichtig, daß der eingelegte Harnröhrenkatheter ein ausreichendes Lumen besitzt, um die im postoperativen Verlauf evtl. entstehenden Koagel herauszuspülen zu können. Auf der anderen Seite soll dieser Katheter nicht zu dick sein, da sonst leicht eine Sekretstauung um den Katheter mit dem Risiko einer Urethritis eintritt. Wird ein Katheter ohne Ballon verwendet, so ist es günstig, eine Größe zwischen Ch 18 und 22 mit Flötenschnabel zu wählen. Eine sichere Katheterbefestigung während der Operation ist außerordentlich wichtig, da ein herausgerutschter Katheter manchmal nur mit großer Mühe wieder in die Harnblase eingeführt werden kann.

In den meisten Fällen wird es sich jedoch empfehlen, einen sog. Tamponadenkatheter einzulegen. Dabei handelt es sich um Katheter, die eine in die Wandung eingearbeitete starre Spirale besitzen und deshalb leicht verformbar, jedoch nicht komprimierbar sind. Diese Katheter besitzen in der Regel zusätzlich einen Ballon von 30–50 ml, der in die Blase eingelegt wird und durch geringen Zug am Katheter die Tamponade einer Nachblutung in der Prostataloge ermöglicht.

Vor einer zu intensiven oder kräftigen postoperativen Spülung muß gewarnt werden. Man soll nur soviel spülen, daß eine ausreichend gute Passage durch den Katheter aufrechterhalten bleibt. Als zweckmäßig haben sich 20–30 ml Kochsalzlösung als Spülflüssigkeit erwiesen, wobei ein zu kräftiger Druck oder Sog an der Spritze zu vermeiden ist.

Bei einer starken postoperativen Blutung mit Tamponade der Blase durch Koagel kann sich leicht ein Schockzustand entwickeln. Deshalb ist es wichtig, daß man nicht zuviel Zeit verliert, um eine solche koageltamponierte Blase zu spülen. Ggf. sollte man sich rechtzeitig zu einer Rezystotomie entschließen, und die blutenden Gefäße umstechen, evtl. auch die Prostataloge, wie bereits beschrieben, austamponieren. Eine Alternative stellt heute der Versuch dar, die A. iliaca interna mittels Angiographietechnik zu embolisieren. Eine solche Maßnahme wird jedoch meist nur bei Patienten in Frage kommen, die ein besonders hohes Operationsrisiko bieten, da die lokale Blutstillung durch eine Rezystotomie trotz einer solchen Embolisierung vielfach nicht zu umgehen ist. Das Wichtigste bei diesen Patienten ist jedoch, daß um jeden Preis ein postoperativer Blutungsschock vermieden und die Entscheidung zu einer Rezystotomie in dieser Situation rechtzeitig gefällt wird.

Epididymitis

Die Epididymitis ist immer eine unwillkommene Komplikation. Es steht außer Zweifel, daß man hier die Komplikationsrate durch eine präoperative Vasektomie weitgehend senken kann. Die Vasektomie sollte im Zusammenhang mit der Operation stets durchgeführt werden, falls nicht eine langzeitige Dauerkatheterbehandlung der Operation vorausgegangen ist.

Striktur

Die postoperative Striktur ist gewöhnlich im Bereich des Blasenhalses, der Pars cavernosa urethrae oder im Meatus externus lokalisiert. Die Entstehung einer Blasenhalsstriktur könnte vermieden werden, wenn man besonders in den Fällen, in denen eine fibrotische Prostata operiert wird, zusätzlich eine Keilexision im Bereich des Blasenhalses vornimmt. Strikturen in der Pars cavernosa und am Meatus externus entstehen dann, wenn im postoperativen Verlauf ein ausgeprägter urethritischer Reiz besteht. Wie bereits dargestellt, erscheint es deshalb wichtig, daß man für den Abfluß des Urethralsekretes sorgt, indem ein nicht zu dicklumiger Katheter gewählt und zusätzlich eine entsprechende Katheterpflege postoperativ durchgeführt wird.

Im Bereich des S-förmigen Verlaufes der Urethra kann ein frei nach unten liegender Katheter – besonders dann, wenn halbsteife Katheter verwendet werden – gelegentlich eine Drucknekrose der Urethralwand im Penoskrotalbereich verursachen, die später mit Fibrose und Strikturbildung ausheilt. Aus diesem Grunde empfiehlt es sich, die heute verfügbaren und bereits beschriebenen Ballonkatheter mit eingearbeiteter Spirale zu verwenden oder aber den transurethralen Katheter vorbeugend mittels eines Heftpflasterstreifens nach oben gerichtet in der Leistengegend zu fixieren.

Die Blasenhalsstriktur kann durch eine Elektroresektion korrigiert werden. Eine Striktur in der Pars cavernosa erfordert primär eine Urethrotomia interna. Eine Bougierung sollte erst bei erfolgloser operativer Behandlung der Striktur angesetzt werden. Bei ausgesprochenen Meatusverengungen ist ebenfalls primär die Meatotomie vorzunehmen und nicht erst mehrfach zu sondieren.

Restadenom

Nach der Ausschälung des Prostataadenoms sollte die Prostataloge unbedingt nachgetastet werden, um kleinere perikapsuläre Adenomknoten nicht zu übersehen. Solche Restadenome müssen unbedingt entfernt werden, da sie sonst bei der Kontraktion der Wundhöhle zu erheblichen Entleerungsstörungen führen können. Bei Spätbeschwerden dieser Art ist immer ein Urethrogramm bzw. eine Urethroskopie zur Klärung der Verhältnisse im Operationsgebiet durchzuführen. Eine transurethrale Elektroresektion dieser Restadenome kann die Harnpassage durch die Pars prostatica wiederherstellen.

Inkontinenz

Die postoperative Inkontinenz beruht entweder auf einer Funktionsstörung der Harnblase oder des Sphinkterapparates. Eine zystometrische und uroflowmetrische Untersuchung ist deshalb unbedingt erforderlich. Liegt eine sog. hypertone oder »low Compliance« (Compliance = Volumenzunahme pro Druckzunahme) der Blase vor, so sind Parasympathikolytika oft erfolgreich, z. B. Vagantin, Spasuret, Uro-Ripirin. Liegt dagegen eine Sphinkterinsuffizienz vor, so gilt es durch eine Urethrometrie zu klären, ob diese auf einer Rigidität des Beckenbodens beruht oder ob noch elastische und damit trainierbare Elemente vorliegen. Eine konsequente Beckenbodengymnastik, unterstützt durch eine externe Elektrotherapie des Beckenbodens bzw. eine Medikation mit Strychnin (Movellan), kann hier versucht werden. Eine Schädigung des Sphinkterapparates (iatrogen/sekundäre Beckenbodenrigidität durch narbige Ausheilung) läßt sich auch heute nur unbefriedigend beheben. Die verschiedenen operativen Behandlungsmethoden weisen im Mittel etwa eine Erfolgsquote von 40–60% auf. Leider wird eine gewisse Zahl dieser Patienten auch heute noch auf das Tragen eines Penisbändchens, einer Cunningham-Klemme oder auf eine Urinalversorgung angewiesen sein. Ein frühes postoperatives Training mit Beckenbodengymnastik und Elektrotherapie erscheint deshalb besonders wichtig. Diese Behandlung muß intensiv und regelmäßig durchgeführt werden. Die Beckenbodenkontraktionen sollten 25mal nacheinander und 6 Sekunden lang erfolgen. Diese Übung soll 3- bis 4mal täglich ausgeführt werden. Die Elektrotherapie wird anfangs täglich, später jeden 2. oder 3. Tag durchgeführt. Neuerdings sind auch Geräte im Handel, die über eine in das Rektum bzw. den Analschließmuskel eingelegte Elektrode (Analplug) die Beckenboden-Elektrotherapie ermöglichen (CALDWELL 1975).

Ostitis pubis

Die Ostitis pubis ist eine seltene, aber langwierige Komplikation nach Prostatektomie. Dabei soll die retropubische Prostatektomie häufiger Anlaß zu dieser Komplikation geben, was jedoch nicht den eigenen Erfahrungen entspricht. Es ist wichtig, jede Form einer Traumatisierung mit den Wundhaken oder bei der Präparation in der Pubisregion zu vermeiden. Ist diese Komplikation einmal aufgetreten, so empfiehlt sich, wenn möglich, die testgerechte antibiotische Therapie. Trotzdem kann es vorkommen, daß ein lokaler Schmerz und entzündliche Veränderungen am Os pubis noch lange nach dieser Behandlung zurückbleiben. Man sollte dann nicht vergessen, daß der eigentliche Entzündungsherd in der Syndesmose zwischen den beiden Schambeinschenkeln sitzen kann und ggf. eine Operation mit Freilegung und Ausräumung des entzündlich veränderten Syndesmosenkerns vornehmen. Dieser Eingriff bewährt sich auch dann, wenn keine allgemeinen

Symptome der Entzündung, wie Temperaturanstieg oder erhöhte Blutsenkungsreaktion, festzustellen sind.

Impotenz

Die Entstehung einer Impotentia coeundi nach Prostatektomie ist eine statistisch schwer schätzbare Komplikation. Die Häufigkeit dieser Komplikation wird mit 10–15% angegeben, wobei die perineale Prostatektomie besonders belastet sein soll. Patienten, die vor der Operation völlig potent sind, sollte man klarmachen, daß die Vasektomie zu keiner Störung der Potenz führt und daß die nach der Prostatektomie ausgebliebene Ejakulation durch die Harnröhre nicht mit einer erektilen Impotenz gleichzusetzen ist. Viele Patienten sind nämlich der Auffassung, daß mit fehlender Ejakulation auch die Potentia coeundi verlorengegangen ist. Es genügt oft, diese Situation klarzustellen und damit die psychischen Faktoren zu eliminieren. Die Schonung des N. pudendus bei der perinealen Prostatektomie ist natürlich, wie bereits erwähnt, Voraussetzung für die Erhaltung der Potenz.

Embolie, Pneumonie, Niereninsuffizienz

Die Embolie, Pneumonie und Niereninsuffizienz stellen drei wichtige Komplikationsgruppen dar, die bei der Prostatektomie außerhalb des Operationsgebietes liegen. Thrombosekomplikationen können auf verschiedenem Wege vermieden werden. Patienten mit einer venösen Stauung der Beine oder früher durchgemachten Thrombose, sollten bereits präoperativ bandagiert werden. Eine intensiv betriebene Beingymnastik ist von nicht zu unterschätzendem Wert. Bei besonderem Thromboserisiko soll auf die Möglichkeit hingewiesen werden, daß man heute, dank der Epsilon-Aminokapronsäure auch einen Prostatiker im postoperativen Verlauf ohne größeres Blutungsrisiko mit Antikoagulantien behandeln kann. Epsilon-Aminokapronsäure gibt man dabei in Dosen von 6–8 g täglich. Die Heparinbehandlung wird am Operationstag präoperativ mit 5000 I. E. Heparin bzw. Heparin-Dihydergot eingeleitet und in den folgenden Tagen in einer Dosierung von 2mal 5000 Einheiten fortgesetzt.

Nicht zu vergessen und von größter Bedeutung ist es, den Patienten frühzeitig zu mobilisieren. Wird ein Patient am Vormittag operiert, so sollte er bereits am Abend des Operationstages auf der Bettkante sitzen und am darauffolgenden Tag kurzfristig das Bett verlassen. Diese Maßnahme trägt zusätzlich zur Pneumonieprophylaxe bei.

Die Niereninsuffizienz wird im wesentlichen durch Elektrolytverschiebungen und einen hohen Blutverlust provoziert. Die sofortige Korrektur der Elektrolyte und des Blutverlustes sind deshalb besonders wichtig. Bei einer Reduzierung der Ausscheidung muß auch stets an eine evtl. Obstruktion der Ureteren durch ein perivesikales Hämatom oder an ein versehentliches Einnähen der Ureterostien gedacht werden.

Operationen an der Harnröhre

Die operative Behandlung der Inkontinenz, die Korrektur von Mißbildungen und die rekonstruktiven Operationen bei Strikturen sind die Hauptindikationen zur chirurgischen Intervention an der Harnröhre. Es ist kennzeichend für die Urethrachirurgie, daß es eine Vielzahl an Operationstechniken und Modifikationen gibt. Alles weist darauf hin, daß keine der Methoden vollkommen ist und weitere Anstrengungen zur Verbesserung der operativen Ergebnisse notwendig sind. Die nachfolgende Darstellung erhebt deshalb auch keinen Anspruch auf Vollständigkeit, sondern zielt mehr darauf ab, einige wesentliche Punkte der verschiedenen Operationsverfahren aufzuzeigen.

Schwere intraoperative Komplikationen kommen bei der Harnröhrenchirurgie praktisch nicht vor, dagegen ist es wichtig, verschiedene operative Details zu beachten, um *postoperative* Komplikationen zu verhüten.

Inkontinenzoperationen

Die Harninkontinenz wird in 5 verschiedene Formen unterteilt:

1. Streß-Inkontinenz,
2. Urge-Inkontinenz (motorisch, sensorische),
3. Überlauf-Inkontinenz,
4. Reflex-Inkontinenz,
5. Extraurethralinkontinenz.

Die Streßinkontinenz als Ausdruck einer Insuffizienz des Sphinkterapparates findet sich häufig bei Frauen, aber auch bei Männern infolge einer operativen Behandlung der Prostata. Während die operative Korrektur der weiblichen Streßinkontinenz zufriedenstellende Ergebnisse liefert, ist die Behandlung der männlichen Streßinkontinenz immer noch unbefriedigend. Die operative Korrektur einer Harninkontinenz verlangt eine eindeutige Definition des Inkontinenztyps, da primär nur die Streßinkontinenz einer operativen Korrektur zugeführt werden sollte (PALMTAG 1977). Das Prinzip aller Operationsmethoden zur Korrektur einer weiblichen Streßinkontinenz besteht darin, die normale Topographie von Blase und Harnröhre wieder herzustellen. Eine genaue Diagnostik der topographischen Verhältnisse von Harnröhre und Blase (Urethrozystographie, Funktionsaufnahmen, Vaginaluntersuchung) ist deshalb von besonderer Bedeutung.

Das operative Ziel der Wiederherstellung normaler topographischer Verhältnisse kann auf verschiedenen Wegen erreicht werden (JOSIF 1982): einerseits durch Raffungsverfahren im Bereich des Blasenhalses (SCHULTHEISS, LEADBETTER, MARTIUS, KELLY-DUMM), oder aber auch durch die verschiedenen Schlingenverfahren, die sowohl durch Faszienstreifen als auch durch benachbarte Muskelanteile gebildet werden können (GOEBELL u. STOECKEL, ALDRIDGE, INGELMANN-SUNDBERG) sowie durch Einlegen von Kunststoff und Kollagenstützen (BERRY, KRAATZ, GIRGIS).

Zur Sicherung des operativen Erfolges sollten nachfolgende allgemeine Richtlinien besonders beachtet werden:

1. Um eine Stabilisierung mit Verlängerung der hinteren Harnröhre zu erreichen, müßten die dazu notwendigen Nähte weit und tief genug und in ausreichender Anzahl in das angrenzende Gewebe gelegt werden.

2. Bei den Schlingenverfahren muß bei der Bildung des Faszienstreifens auf die notwendige Breite von 1,5 bis 2 cm geachtet werden, um eine echte Stütze und nicht nur eine Knickbildung im Bereich des Blasenhalses zu erreichen. Bei einer Muskelinterposition kommt es dagegen vor allem auf den Querschnitt des Muskels an, um eine genügende Unterfütterung der hinteren Harnröhre und damit eine Kontinenz zu erhalten.

3. Eine wesentliche Erleichterung beim Durchzug der Schlinge zwischen Harnröhre und Vagina bringt eine Trennung der Gewebeschichten nach vorheriger Infiltration mit physiologischer Kochsalzlösung.

4. Bei Rezidivoperationen, bei denen immer mit größeren narbigen Veränderungen zu rechnen ist, ergibt ein gleichzeitig vaginales Vorgehen wesentliche Vorteile, die vor allem darin bestehen, daß man durch Spaltung der vorderen Vaginalwand die Schlinge unter Sicht um den Blasenhals herumlegen kann.

Operationen bei angeborenen Harnröhrenmißbildungen

Hypospadie

Bei der Rekonstruktion der Hypospadie sollen zwei Ziele erreicht werden: Die Beseitigung der Krümmung, um eine ungehinderte Immission zu gewährleisten, zum anderen die Vorverlagerung der Harnröhrenmündung in den Bereich der Glans penis.

Die häufigsten Komplikationen nach Hypospadie-Operationen sind das Verbleiben einer Restkrümmung des Penis, Wunddehiszenz, Fistelbildung und Strikturen. Dies läßt sich weitgehend verhindern, wenn einige wichtige Richtlinien beachtet werden:

1. Die richtige präoperative Einschätzung des wirklichen Harnröhrendefektes, der oftmals dem sichtbaren äußeren Befund nicht entspricht. Das Corpus cavernosum urethrae kann oberhalb der verlagerten Harnröhre in einem mehr oder weniger langen Abschnitt fehlen. Hier wird die Harnröhre lediglich von Schleimhaut und Kutis gebildet, was bei der Aufrichtung des Penis besonders berücksichtigt werden muß. Durch das Einlegen einer Sonde in die Harnröhre läßt sich oftmals dieser hypoplastische Defekt leichter erkennen. Die Sonde schimmert dabei entweder durch die dünne Harnröhrenwand hindurch oder ist zumindest wesentlich leichter durch die Haut hindurch zu tasten, als dies noch bei vorhandenem Harnröhrenschwellkörper möglich wäre.

2. Wie bei allen plastischen Eingriffen kommt dem atraumatischen Operieren und einer spannungsfreien Naht eine besondere Bedeutung zu.

3. Eine Reihe weiterer kleinerer Details sollten für den Erfolg der einzelnen Operationsverfahren nicht außer acht gelassen werden:

In den Fällen, wie sie unter 1. beschrieben sind, muß die Aufrichtung des Penis die Beseitigung der gesamten Chorda, einschließlich der hypoplastischen Urethra beinhalten. Die äußere Harnröhrenöffnung sollte dabei soweit zurückverlagert werden, bis wieder normale Harnröhrenbestandteile vorhanden sind. Nach der vollständigen Exzision der Chorda läßt sich der vorhandene Hautdefekt je nach der gegebenen Situation auf zweierlei Arten verschließen: Einmal besteht die Möglichkeit, durch direkte Längsnaht, zum anderen durch einen Schwenklappen des zentral durchbohrten und entfalteten Präputium, den Defekt

zu überbrücken. Bei beiden Methoden ist die großzügige Mobilisation der Hautlappen und das Anlegen eines ausreichend langen, dorsalen Entlastungsschnittes entscheidend.
Von den vielen Methoden zur Rekonstruktion der Harnröhre (2. Sitzung) hat sich die Methode nach Denis Browne am besten bewährt.

Epispadie

Die Epispadia glandis bzw. penis bietet die gleichen rekonstruktiven Probleme wie die Hypospadie. Die häufigste postoperative Komplikation ist die Wunddehiszenz, was meist einem Restdefekt der Harnröhre gleichkommt. Die Ursache dieser Komplikation liegt, verglichen mit der Hypospadie, in der abweichenden anatomischen Situation. Diese drückt sich aus in der extremen Seitenverlagerung der beiden Corpora-cavernosa-Schenkel, sowie in einer stärkeren Fixation der Harnröhrenrinne. Eine Rekonstruktion nach Denis Browne führt daher leicht zu Spannungen im Nahtbereich und somit zu der oben erwähnten Dehiszenz.

Zur Verhütung dieser Komplikation erscheint es wichtig, die seitlich und parallel der Harnröhrenrinne verlaufenden Inzisionen möglichst weit nach lateral zu legen. Auf diese Weise wird genügend Material frei, um die Harnröhre zu rekonstruieren. Ein in die Restharnröhre eingelegter Katheter läßt nach Mobilisation der einen Seite genau abmessen, wieviel auf der Gegenseite inzidiert und mobilisiert werden muß, um einen mühelosen Verschluß über diesem Katheter zu bekommen. In Richtung Glans penis wird die Plastik mit einer 3eckig begrenzten Exzision abgeschlossen. Die dabei entstehende rauhe Oberfläche fördert die Wundheilung. Von besonderer Bedeutung ist eine ausreichende Präparation und Mobilisation der Corpora cavernosa, die anschließend über der neugebildeten Harnröhre miteinander vereinigt werden. Ausreichende Entspannungsschnitte an der Vorderseite des Penis sind auch hier für den Heilungserfolg ausschlaggebend. Außerdem empfiehlt es sich, zusätzliche Entlastungsnähte über der eigentlichen Wundnaht zu setzen. Besonders problematisch ist die operative Rekonstruktion einer Epispadia pubis, bei der bekanntlich auch der Blasenhals in die Spaltbildung miteinbezogen ist, manchmal kombiniert mit einer kompletten Blasenekstrophie. Die operative Versorgung folgt dabei den gleichen Regeln wie bei der Blasenekstrophie, wobei die Komplikation der Harninkontinenz hierbei im Vordergrund steht (siehe Blasenekstrophie).

Blasenekstrophie

Die Komplikationen der operativen Versorgung einer Blasenekstrophie ergeben sich fast zwangsläufig aus den einzelnen Operationsabschnitten, wie Versenkung und Verschluß der Blase, Deckung des Bauchwanddefektes und Rekonstruktion von Blasenhals und Penis. Das operative Ziel besteht darin, sowohl kosmetisch als auch funktionell ein gutes Ergebnis zu erreichen. Während das kosmetische Problem weitgehend gelöst ist, müssen die funktionellen Ergebnisse bezüglich der Harnkontinenz immer noch als unbefriedigend angesehen werden. Leider gibt es auch heute noch keine einigermaßen befriedigende Methode zur Rekonstruktion des Blasenhalses bei der Ekstrophie. Aus diesem Grunde sollen hier auch nur einige allgemeine Erörterungen zu dieser Problematik angeführt werden. Die funktionell schlechten Ergebnisse der Blasenhalsrekonstruktion haben außerdem dazu geführt, daß immer mehr auf die Bildung einer sogenannten Ersatzblase übergegangen wird. Ebenso besteht kein Zweifel, daß die Entscheidung über die Art der Behandlung einer Blasenekstrophie gleich nach der Geburt gefällt werden muß (ANSELL 1975). Der primäre Verschluß der Blase kann nämlich innerhalb der ersten 24–48 Stunden ohne Becken-Osteotomie vorgenommen werden. Die Alternative hierzu stellt die supravesikale Harnableitung dar, die entweder in Form eines Conduits (Ileum-Conduit oder Kolon-Conduit) oder einer vereinten Stuhl- und Harnableitung (Ureterosigmoidostomie) durchgeführt werden kann. Letztere hat den Nachteil, daß es zu einer Resorptionsazidose (hyperchlorämische, hypokaliämische Azidose) kommen kann, die ständig überwacht und behandelt werden muß (Blutgasanalyse) (Abb. 9.**9**). Vor Anlegen einer Ureterosigmoidostomie ist es außerdem wichtig, sich über die Funktionstüchtigkeit des Analschließmuskels zu vergewissern, da in nahezu der Hälfte aller Fälle eine Analsphinkterinsuffizienz vorliegt.

Die früher teilweise propagierte Bildung einer Rektumblase mit Implantation des Trigonum vesicae in das Rektum (MAYDL 1894) oder die verschiedenen trans- oder extrasphinktären Durchzugsverfahren mit Bildung einer Rektumblase (GERSUNY 1898, HEITZ BOYER u. HOVELACQUE 1912, DUHAMEL 1957, CUNEO 1912, MODELSKY 1962) kommen heute kaum mehr zur Anwendung.

In vielen Fällen kam es dabei zu einer Fistelbildung zwischen Rektumblase und durchgezoge-

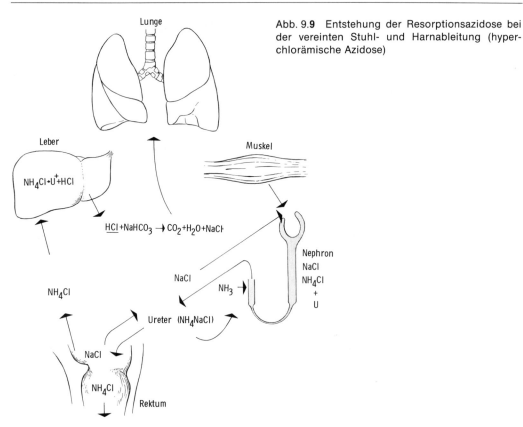

Abb. 9.9 Entstehung der Resorptionsazidose bei der vereinten Stuhl- und Harnableitung (hyperchlorämische Azidose)

nem Darm mit dem Resultat einer Stuhl- und Harninkontinenz.

Die Verwendung des Dickdarms bietet jedoch bei der Harnleiterdarmimplantation den Vorteil, daß ein Antirefluxmechanismus durch Anlegen eines submukösen Tunnels gebildet werden kann (NESBIT 1949, LEADBETTER 1952, GOODWIN 1953). Die verschiedenen Modifikationen der Harnleiterimplantation scheinen hierbei gleichgute Ergebnisse zu liefern.

Hat man sich jedoch für das Anlegen eines Ileum-Conduits entschlossen, so ist es wichtig, zur Verhinderung eines Ileus die Ersatzblase an der Bauchwand zu fixieren. Entscheidend ist dabei, daß man sich vor der Isolierung der Darmschlinge über die günstigste Plazierung vergewissert hat. Auf diese Weise lassen sich unvorhergesehene Spannungen und Verdrehungen des ernährenden Gefäßstieles vermeiden. Das Ileum-Segment selbst sollte nicht zu lang gewählt werden, da es sonst zu Entleerungsstörungen aus dem Conduit kommt. Da bei der Dünndarmanastomose ein Antirefluxmechanismus nicht gegeben ist, führt eine Entleerungsstörung aus dem Conduit direkt zur Schädigung des oberen Harntraktes. Aus diesem Grunde sollte auch ein Ileum-Conduit nicht vor Abschluß des Wachstums angelegt werden, da das ausgeschaltete Ileum mitwächst und Entleerungsstörungen aus dem Conduit provoziert werden. Zur Vermeidung einer Stenose im Bereich der kutanen Ileostomie empfiehlt es sich, nachdem bereits präoperativ die Lage des Conduits markiert wurde, nicht nur die Bauchhaut, sondern auch Faszie und Muskulatur der Bauchwand, entsprechend der Weite des Darmlumens, zu exzidieren.

Urethrastriktur

Durch die Entwicklung eines technisch erheblich verbesserten Instrumentariums zur Urethrotomia interna unter Sicht, ist die Indikationsstellung zu einer äußeren Urethrotomie stark eingeschränkt worden. Hauptkomplikation bei beiden Operationstechniken ist die Restriktur, die bei der äußeren Urethrotomie meist auf einer Dehiszenz der Urethranaht mit nachfolgender Fibrose beruht.

Um dieser Gefahr wirkungsvoll zu begegnen, empfiehlt sich eine großzügige Exzision und weitgehende Mobilisation vor allem des distalen

Harnröhrenanteils, wodurch eine spannungsfreie Anastomose ermöglicht wird. Ist die direkte Anastomose nicht möglich, so ist die operative Korrektur nach Johanson als die Methode der Wahl zu betrachten. Die Korrektur der Striktur wird hierbei in 2 Sitzungen durchgeführt. Zunächst erfolgt die Eröffnung des strikturierten Harnröhrenabschnittes, wobei bestehende Fibrosen und Fisteln exzidiert werden. Die jetzt frei werdenden Ränder der Harnröhre werden mit den entsprechenden freiliegenden Hauträndern bds. vereinigt. Nach einem unterschiedlich langen Intervall, welches abhängig ist vom Grad der Ausheilung und der Reepithelialisierung, erfolgt die zweite Sitzung. Hierbei wird der Urethradefekt nach dem Prinzip von Denis Browne verschlossen. Es sind verschiedene Modifikationen der Johanson-Technik bekannt (TURNER-WARWICK, MARBERGER, THOMPSON, BLANDY u. a.), ein Eingehen auf dieselben würde jedoch den hier gesteckten Rahmen weit überschreiten. Hingegen sollen einige Punkte dargestellt werden, die bei der Operation nach Johanson zu beachten sind (Abb. 9.**10** u. 9.**11**):

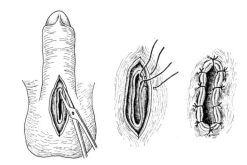

Abb. 9.**10** Harnröhrenstriktur: Korrektur nach B. Johanson, 1. Sitzung

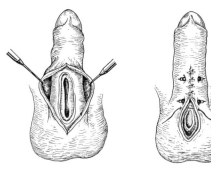

Abb. 9.**11** Harnröhrenstriktur: Korrektur nach B. Johanson, 2. Sitzung

1. Die Eröffnung der Urethra soll genügend weit über den verengten Anteil der Harnröhre hinausgehen.
2. Das Strikturgebiet muß gründlich saniert werden, d. h., Fibrose, Abszesse und evtl. Fisteln müssen exzidiert werden.
3. Bei der Vereinigung der Urethrawand mit der äußeren Penishaut ist besonders auf eine stabile Vernähung der oft leicht retrahierten Urethraschleimhaut im proximalen und distalen Wundwinkel zu achten.
4. Vor Beginn der 2. Sitzung sollte unbedingt folgendes berücksichtigt werden:
Genaueste, evtl. endoskopische Inspektion des Defektes und seiner Randgebiete sowie der übrigen Harnröhrenanteile. Bei noch bestehender Restfibrose muß deren Abheilung abgewartet werden. Evtl. auftretende Stenosierungen am Übergang des Defektes in die Harnröhre sind durch erneute und erweiterte Eröffnung zu beseitigen. Abflußhindernisse in der proximalen Harnröhre, wie Blasenhalssklerose, Prostataadenom usw., müssen unbedingt beseitigt werden. Bei der Verwendung von Skrotalhaut zur beabsichtigten Deckung des Defektes ist eine sorgfältige Epilierung notwendig.
5. Zur Ableitung des Harns empfiehlt es sich, eine suprapubische Blasenfistel anzulegen. Die für den Patienten möglicherweise angenehmere perineale Urethrostomie neigt hin und wieder zur Fistelbildung.
6. Bei hohen Strikturen kann man sich das Auffinden des proximalen Harnröhrenstumpfes durch das retrograde Einführen eines Metallbougie erleichtern.
7. Beim Verschluß eines perinealen Harnröhrendefektes ist in der zweiten Sitzung ganz besonders auf eine genügend tiefe Adaptation der Hautlappen am proximalen Wundrand zu achten, um einer störenden Taschenbildung vorzubeugen.

Literatur

Aldridge, A. H.: Transplantation of fascia for relief of urinary stress incontinence. Amer. J. Obstet. Gynec. 44 (1942) 398

Ansell, J. S.: Vesical exstrophy. In: Urologic Surgery. Ed. Glenn J. F. Harper & Row, Hagerstown 1975 (S. 316)

Bastiaanse, M. A.: The omental repair of vesicovaginal fistulae. In: "Gynecologic Urology". A. F. Youssef, (Ed.). Thomas, Springfield (Ill.) 1960

Berry, J. L.: A new procedure for correction of urinary incontinence. J. Urol. 85 (1961) 77

Blandy, J. P., M. Singh: The technique and results of one-stage island patch urethroplasty. Brit. J. Urol. 47 (1975) 83

Bowles, W. T., D. G. Skinner: Simple cystectomy; radical cystectomy. In: Current operative treatment. E. D. Whitehead (Ed.). Harper & Row, Hagerstown 1975 (S. 650)

Bricker, E. M.: Bladder substitution after pelvic evisceration. Surg. Clin. N. Amer. 30 (1950) 511

Browne, D.: An operation for hypospadias. Proc. roy. Med. Soc. 42 (1949) 466

Coffey, R. C.: Physiologic implantation of the severed ureter or common bileduct into the intestine. J. Amer. med. Ass. 56 (1911) 397

Döderlein, G.: Die „Einroll-Plastik" zum Verschluß großer Blasendefekte am blinden Ende der Scheide. Zbl. Gynäk. 77 (1956) 93

Duhamel, B.: Création d'une nouvelle vessie par exclusion du rectum et abaissement retrorectal et trans-anal du colon. J. Urol. Med. Chir. 63 (1957) 925

Freyer, P. G.: A new method of performing prostatectomy. Lancet/I (1900) 774

Gersuny, R.: Protokoll d. K.K. Gesellschaft d. Ärzte in Wien v. 21. 10. 1898. Wien. Klin. Wschr. 990 (1898)

Girgis, A. S., R. J. Veenema: Perineal urethroplasty: A new operation for correction of urinary incontinence in the male patient. J. Urol. 93 (1965) 703

Goebell, R.: Zur operativen Beseitigung der angeborenen Incontinentia vesicae. Zbl. Gynäk. Urol. 2 (1910) 187

Goodwin, W. E., A. P. Harris, I. J. Kaufmann, J. M. Beal: Open, transcolonic uretero-intestinal anastomosis: a new approach. Surg. Gynec. Obstet. 97 (1953) 295

Greenhill. J. P.: Endometriosis of the bladder and ureter. In: "Gynecologic Urology". A. F. Youssef, (Ed.). Thomas, Springfield (Ill.) 1960

Harris, S. H.: Suprapubic prostatectomy with closure. Brit. J. Urol. 1 (1929) 285

Heitz Boyer, M., A. Hovelacque: Création d'une nouvelle vessie et d'une nouvelle urètre. J. Urol. 1 (1912) 237

Hryntschak, T.: Suprapubic transvesical prostatectomy with primary closure of the bladder. J. int. Coll. Surg. 15 (1951) 366

Ingelmann-Sundberg, A.: Surgical treatment of sphincter incontinence of urine. In: "Gynecological Urology". A. F. Youssef, (Ed.). Thomas, Springfield (Ill.) 1960

Jacobi, G. H., E. Jacobi-Hermanns, J. E. Altwein: Prognose des Harnblasenkarzinoms. Thieme, Stuttgart 1979

Johanson, B.: Reconstruction of the male urethra in strictures: Method of operation. Acta chir. scand. (Suppl.) 176 (1953) 9

Josif, C. S.: Retropubic Colpourethrocystopexy. Urol. int. (Basel) 37 (1982) 125

Kelly, H. A.: Incontinence of urine in women. Urol. cutan. Rev. 17 (1933) 289

Kelly, H. A., W. M. Dumm: Urinary incontinence in women without manifest injury to the bladder. Surg. Gynec. Obstet. 18 (1914) 444

Kiricuta, J., A. M. B. Goldstein: The repair of extensive vesicovaginal fistulas with pedicle omentum. J. Urol. 108 (1972) 724

Kraatz, H.: Die Verwendung des Perlonzügels bei der Harninkontinenz. Zbl. Gynäk. 75 (1953) 1486

Kraatz, H., W. Fischer: Gynäkologisch-urologische Operationen. In: Urologische Operationslehre. Bd. 8, hrsg. von G. W. Heise, E. Hienzsch. VEB Thieme, Leipzig 1972

Lattimer, J. K., A. L. Dean jr., L. J. Dougherty, D. J. C. Ryder, A. Uson: Functional closure of the bladder in children with exstrophy: A report of 28 cases. J. Urol. 83 (1960) 647

Leadbetter, G. W. jr.: Surgical correction of total urinary incontinence. J. Urol. 91 (1964) 261

Marberger, H., J. Frick: Ergebnisse der Johanson-Plastik bei 258 Patienten mit Harnröhren-Stenosen. Urol. int. (Basel) 21 (1966) 465

Marberger, H.: Hypospadieoperation unter Verwendung von asymmetrischen Präputiallappen. Urologe 7 (1968) 161

Marshall, V. F., J. Holden, K. T. Ma: Survival of patients with bladder carcinoma treated by simple segmental resection. Cancer 9 (1956) 568

Martius, H.: The repair of vesicovaginal fistulae with interposition pedicle graft of labial tissue. Zbl. Gynäk. 52 (1928) 480

Maydl, K. J.: Über die Radikaltherapie der Ectopia Vesicae Urinariae. Wien. med. Wschr. 44 (1894) 1169

Michalowski, E., W. Modelski: The surgical treatment of epispadias. Surg. Gynec. Obstet. 117 (1963) 465

Millin, T. J.: Retropubic Urinary Surgery. Livingstone, Edinburgh 1947

Mogg, R. A.: The treatment of urinary incontinence using the colonic conduit. J. Urol. 97 (1967) 684

Morehouse, D. D., K. J. McKinnon: Urologic injuries associated with pelvic fractures. J. Trauma 9 (1969) 479

Morehouse, D. D., P. Belitsky, K. J. McKinnon: Rupture of posterior urethra. J. Urol. 107 (1972) 255

Nesbit, R. M.: Uretero-sigmoid anastomosis by direct elliptical connection: a preliminary report. J. Urol. 61 (1949) 728

Palmtag, H.: Praktische Urodynamik. G. Fischer, Stuttgart 1977

Peirson, E. L.: An easy method of removing large diverticula of the bladder. J. Urol. 43 (1940) 686

Stoeckel, W.: Über die Verwendung der Musculi pyramidales bei der operativen Behandlung der Incontinentia urinae. Zbl. Gynäk. 41 (1917) 11

Thompson, I. M., G. Ross jr., D. Ray: Urethral flap urethroplasty. J. Urol. 103 (1970) 753

Turner-Warwick, R. T.: Technique for posterior urethroplasty. J. Urol. 83 (1960) 416

Turner-Warwick, R. T.: The use of pedicle grafts in the repair of urinary tract fistulae. Brit. J. Urol. 44 (1972) 644

Weyrauch, H. M: Surgery of the Prostate. Saunders, Philadelphia 1959

Weiterführende Literatur

Caldwell, K. P. S.: Urinary Incontinence. Sector Publishing Limited, London 1975

Glenn, J. F.: Urologic Surgery, 2. Ed. Harper & Row, Hagerstown 1975

McGuire, E. J.: Urinary Incontinence. Grune & Stratton, New York 1981

Harrison, J. H., R. F. Gittes, A. D. Perlmutter, T. A. Stamey, D. C. Walsh: Campbell's Urology, 4. Ed. Saunders, Philadelphia 1979

Mayor, G., J. E. Zingg: Urologische Operationen. Thieme, Stuttgart 1973

Murphy, G. P., A. Mittelmann: Chemotherapy of Urogenital Tumors. American Lecture Series. Thomas, Springfield (Ill.) 1975

Youssef, A. F.: Gynecological Urology. Thomas, Springfield (Ill.) 1960

10. Neurotraumatologie

W. J. Bock

Einleitung

Das Gebiet der Neurotraumatologie umfaßt die Versorgung von Schädel-Hirn-Verletzungen, von Wirbelsäulen- und Rückenmarksverletzungen und peripheren Nervenschädigungen. Die hierbei entstehenden Komplikationen und Zwischenfälle sind zahlreich möglich und vor allem am Hirn in den Auswirkungen deutlich sichtbar. Auch falsche oder zu späte Versorgungen am Rückenmark können fatale Folgen mit lebenslangen Querschnittsbildern hervorrufen. Das zu späte Erkennen peripherer Nervenverletzungen führt für den Patienten ebenfalls zu schweren Beeinträchtigungen.
Ziel ist es deshalb, die wichtigsten Komplikationen auf diesem Gebiet aufzuzeigen, wobei dem Schädel-Hirn-Trauma naturgemäß der breitere Raum zugedacht ist.

Schädel-Hirn-Verletzungen

Der Schrecken und die Angst, die die Schädel-Hirn-Verletzung und die damit evtl. notwendige Trepanation bei den Chirurgen früherer Generationen auslösten, läßt sich bei Ernst von Bergmann in seiner Monographie „Kopfverletzungen" (1880) erahnen: »Die Kenntnisnahme von den Quetschungen und gequetschten Wunden der Hirnsubstanz führt weiter zur Kritik des Einflusses, den die Trepanation auf den Verlauf dieser hoch wichtigen Verletzungen haben könnte und bringt neue Bedenken gegen den Werth der Operation. Endlich ist auch die chirurgische Erfahrung an nicht trepanierten Fällen so weit gereift, daß Textor seine Schrift von der Nichtnotwendigkeit der Trepanation schreiben konnte und Diefenbach als Ergebnis seiner Erfahrungen aussprechen mußte: Seit Jahren scheue ich die Trepanationen mehr als die Kopfverletzungen, welche mir vorkamen."
Verständlich erscheint uns die Reaktion heutzutage trotz aller moderner Hilfsmittel noch immer, wenn wir unter notfallmäßiger Situation gezwungen sind, Versorgungen durchzuführen. Dann kann es rasch zu Komplikationen in Form von Entzündungen, Nachblutungen, zusätzlichen Verletzungen usw. kommen. Es ist deshalb wichtig, die wesentlichen Komplikationen während und nach Eingriffen am Schädel beim Schädel-Hirn-Trauma zu erkennen.

Allgemeine Trepanation

Um eine Trepanation erfolgreich durchführen zu können, sind eine Reihe von Voraussetzungen notwendig.
1. die optimale Lagerung des Patienten,
2. ein in der Neurochirurgie bewanderter Anästhesist,
3. die richtige Schnittführung bei Anlegen des Hautlappens,
4. richtiges Aussägen des Knochendeckels,
5. Kenntnis der posttraumatischen und postoperativen Reaktionen des Gehirns.

1. Die Lagerung muß vom Operateur selbst vorgenommen werden, um später einen ausreichenden topographischen Überlick zu haben. Der Kopf sollte möglichst oberhalb der Herzebene angeordnet sein, um keine venösen Stauungen hervorzurufen. Bei Eingriffen in der hinteren Schädelgrube wird diese Forderung allerdings nicht erfüllt, so daß hierfür häufig die sitzende Position des Patienten verwendet wird. Bei dieser wiederum ist die Gefahr der Luftembolie ein nicht zu unterschätzender Faktor.
2. Häufig besteht in der posttraumatischen Phase schon ein erhöhter intrakranieller Druck, so daß ein Eingriff ohne genügend geschulte Anästhesisten nicht möglich ist. Neben den medikamentösen dehydrierenden Behandlungen, der Hyperventilation, muß häufig eine akute Drucksenkung erfolgen können.
3. Eine alte Regel ist, den Hautlappen stets so anzulegen, daß er ausreichend mit Blut versorgt wird. Die Stielung muß deshalb stets so erfolgen, daß größere Äste der zuführenden Arterien in den Lappen hineinmünden.

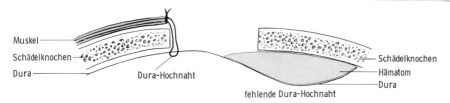

Abb. 10.1 Prinzip der Durahochnaht zur Verhinderung epiduraler Hämatome nach intrakraniellen Eingriffen

4. Der auszusägende Knochendeckel sollte möglichst mit Periost und Muskulatur verbunden bleiben, damit eine spätere ausreichende Blutversorgung ermöglicht wird. So können viele postoperative Wundheilungsstörungen vermieden werden. Bei frontalen Trepanationen muß man darauf achten, daß die Nebenhöhlen nicht miteröffnet werden. Die Möglichkeit einer späteren sekundären Entzündung ist dadurch besonders groß.
Beim Bohren und Aussägen des Schädelknochens kann es leicht zu Duraverletzungen kommen, insbesondere beim Kind und im höheren Lebensalter. Die Dura haftet dann fester am Schädelknochen an und sollte deshalb vor Einführen der Sonden oder des Bohrfußes mit dem Dissektor vom Knochen gelöst werden. Man stielt den Knochendeckel stets zum stärksten Muskelanteil hin.
5. Postoperative Komplikationen resultieren häufig aus der Nichtbeachtung folgender Punkte:
   - ungenügender Duraverschluß,
   - nicht ausreichend dichte Hochnähte der Dura über den Knochen und damit Ausbildung von epiduralen Hämatomen (Abb. 10.1),
   - fehlendes Einheilen des Knochendeckels,
   - keine ausreichende Blutversorgung des Hautlappens oder unsaubere Nahttechnik beim Hautverschluß.

In der postoperativen Phase muß an das Auftreten eines erhöhten intrakraniellen Druckes gedacht werden. Entsprechende Gegenmaßnahmen sind rechtzeitig durchzuführen. In vielen Fällen kann es notwendig sein, hierzu eine intrakranielle Druckmessung durchzuführen, entweder intraventrikulär oder epidural. Die Überwachung solcher Patienten ist nur auf speziell hierfür eingerichteten Intensivstationen mit entsprechend ausgebildetem Personal möglich. Die stets epidural und unter die Kopfschwarte zu legende Drainage (z. B. Redondrainage) ist am ersten postoperativen Tage zu entfernen, sofern sich keine größeren Blutmengen mehr entleeren. Intradural werden Drains nur dann eingelegt, wenn größere Höhlen entstanden sind oder das Ventrikelsystem eröffnet war, auch diese werden möglichst rasch entfernt. Die Operationswunde selbst sollte in Ruhe gelassen werden, bis am 5. bis 7. Tage die Fäden gezogen werden.

Probleme bei diagnostischen Eingriffen

Die wichtigsten diagnostischen Eingriffe beim Schädel-Hirn-Trauma invasiver Art, die zu Komplikationen führen können, sind Lumbalpunktionen, Subokzipitalpunktionen, Ventrikulographie oder Anlegen eines Ventrikelbohrloches zur Druckmessung sowie die Angiographie. Der Wert der Lumbalpunktion wie auch der Subokzipitalpunktion ist umstritten. In den letzten Jahren ist deshalb eine solche zur Diagnostik der Blutbeimengung im Liquor unterblieben. Bei intrakranieller Drucksteigerung kann es hierbei zu Einklemmungserscheinungen kommen. Bei schweren gedeckten Schädel-Hirn-Traumen findet man stets Blutbeimengungen im Liquor, so daß der diagnostische Wert gering ist. Die Punktionstechnik selbst ist bei der Subokzipitalpunktion einfacher als bei der Lumbalpunktion. Beschrieben sind Gefäßverletzungen der A. cerebelli inferior posterior, wie sie von Soyka dargelegt wurden. Wegen des geringen Aussagewertes sollten sowohl Lumbalpunktion wie Subokzipitalpunktion nur unter gezielter Fragestellung in der Spezialklinik durchgeführt werden.
Ist es notwendig, einen Ventrikelkatheter zu legen, sei es zur Überwachung des intrakraniellen Druckes oder zu anderen diagnostischen Zwecken, muß dies stets unter aseptischen Bedingungen im Operationssaal erfolgen. Maßnahmen dieser Art sind echte operative Eingriffe. Das Bohrloch hierfür wird 2–3 Querfinger neben der Mittellinie über der Kranznaht angelegt und nach punktueller Eröffnung der Dura ein Ventrikelschlauch mit Mandrin eingeführt oder eine Punktion mit der Cushing-Nadel vorgenommen. Soll der Katheter nach Beendigung des Eingriffs liegen bleiben, darf er nicht aus der Wunde direkt herausgeführt werden, sondern ca. 2 cm neben dieser.

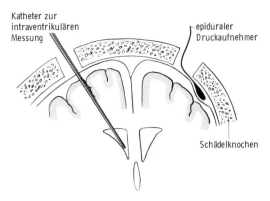

Abb. 10.2 Prinzip der intrakraniellen Druckmessung

Nur so entstehen saubere Wundverhältnisse. Während der intrakraniellen Druckmessung sind alle Manipulationen im sterilen Zustand vorzunehmen. Wegen der hohen Infektionsgefahr soll die Ventrikeldrainage nur kurze Zeit, möglichst 2–3 Tage nicht überschreitend, belassen werden. Wird die posttraumatische Druckmessung epidural vorgenommen, muß darauf geachtet werden, daß der Druckaufnehmer der Dura plan ohne Vorspannung aufliegt. Die Dura darf nicht vom Knochen abgelöst sein, damit keine epiduralen Hämatome entstehen. Der gesamte Verband mit Druckaufnehmer muß stets steril gehalten werden, um eine Langzeitmessung bis zu 3 Wochen zu ermöglichen (Abb. 10.2).

Die Angiographie wird durch Einführung der Computertomographie zwar beim Schädel-Hirn-Trauma nicht mehr so häufig durchgeführt, sie hat aber zur differentialdiagnostischen Abklärung noch immer ihren Stellenwert. Die hierbei bekannten Komplikationen, wie Halbseitenlähmungen, Hämatombildung, Gefäßverletzungen oder Auftreten von Spasmen, sollen deshalb der Vollständigkeit halber erwähnt werden.

Allgemeine Einteilungsprinzipien beim Schädel-Hirn-Trauma

Um Komplikationen und Risiken beim Schädel-Hirn-Trauma erkennen zu können, benötigen wir eine hierfür brauchbare Einteilung. Die seit 200 Jahren bestehende Klassifikation, die auf PETIT zurückgeht, kennt eine Commotio = Hirnerschütterung, Contusio = Hirnquetschung, Compressio = Hirndruck und Kompression des Hirns. Sowohl KÖPKE (Mitte der vierziger Jahre) als auch TÖNNIS u. Mitarb. forderten eine für den praktischen Gebrauch bessere Einteilung. So nehmen TÖNNIS u. LOEW einen Hirnschaden 1. Grades an, wenn die Bewußtlosigkeit nicht länger als 5 Minuten andauert und eine Rückbildung aller Erscheinungen innerhalb von 5 Tagen festzustellen ist. Ein Hirnschaden 2. Grades besteht, wenn die Bewußtlosigkeit bis 20 Minuten anhält und die Rückbildung der Symptome innerhalb von 30 Tagen festzustellen ist. Dauert die Bewußtlosigkeit länger als 30 Minuten, bleiben mehr oder minder ausgeprägte Schäden als Dauerzustand übrig, wird von einer Hirnschädigung 3. Grades gesprochen. Es ist deshalb sinnvoll, von dem Oberbegriff Schädel-Hirn-Trauma auszugehen und dieses in ein gedecktes oder offenes zu unterteilen. Alle darüber hinaus auftretenden Erscheinungen, wie Blutungen, Entzündungen oder Frakturen, sind als Komplikationen anzusehen oder auch als Spätfolgen. Eine Sonderstellung nehmen dabei die Mehrfachverletzungen ein (Tab. 10.1).

Darüber hinaus benötigen wir eine Verlaufsbeurteilung, die uns eine Verschlechterung des Zustands eines Verletzten erkennen läßt. Hierfür ist in den letzten Jahren die Glasgow-Scale entwickelt worden. Hierbei werden für die einzelnen Parameter Punkte vergeben. Je höher die Gesamtpunktzahl ist, um so besser ist der zerebrale Zustand des Patienten (Tab. 10.2).

Gedecktes Schädel-Hirn-Trauma

Das gedeckte Schädel-Hirn-Trauma bedarf in der Regel keiner chirurgischen Behandlung. Hierbei stehen die Intensivpflegemaßnahmen im Vordergrund. Stets muß man allerdings daran denken, daß der intrakranielle Druck in den ersten Tagen nach dem Trauma steigt. Die ständige Überwachung und Kontrolle des klinischen Zustandes mittels Glasgow-Koma-Scale ist deshalb erforderlich. Darüber hinaus ist bei jedem Schädel-Hirn-Trauma eine computertomographische Untersuchung mit späteren Kontrollen notwendig. Immer ist besonders auf die Veränderung der Ventrikelweite, auf die Darstellung der basalen Zisternen, auf Blutansammlungen und Zunahmen dieser oder Luftansammlungen zu achten. Um sich anbahnende Komplikationen oder Zwischenfälle rechtzeitig zu erfassen, sind beim gedeckten Schädel-Hirn-Trauma motorische Reaktionen, Augen- und Pupillenreaktionen, Bestimmung des Bewußtseinsgrades sowie Überprüfung der wich-

Tab. 10.1 Einteilung des Schädel-Hirn-Traumas

Gedecktes Schädel-Hirn-Trauma		Offenes Schädel-Hirn-Trauma
leichtes gedecktes	Commotio cerebri	offene Hirnverletzung
mittelschweres gedecktes	leichte Contusio cerebri	Liquorfistel
		Pneumatozele
		Pneumenzephalon
schweres gedecktes (einschließlich apallisches Syndrom)	schwere Contusio cerebri	Schußverletzung
		Stichverletzung
		Schlagverletzung
Komplikationen		
a) Blutungen:	b) Entzündungen:	c) Frakturen:
Kopfschwartenhämatom	Kopfschwartenphlegmone	Biegungsbrüche
epidurales Hämatom	Osteomyelitis	Berstungsbrüche
subdurales Hämaton	epiduraler Abszeß	Impressionsfrakturen
intrazerebrale Blutung	Meningitis	wachsende Frakturen
Sinuszerreißung	subdurales Empyem	
Karotis-Sinus-cavernosus-Fistel	Enzephalitis	
Spätfolgen		
chronisches traumatisches subdurales Hämatom	Abszeß	sog. postkommotionelles Syndrom
		zerebrales Anfallsleiden
		Hirnatrophie
Mehrfachverletzungen zusätzlich zum Schädel-Hirn-Trauma		
Extremitätenverletzungen		
eine Körperhöhlenverletzung		
zwei Körperhöhlenverletzungen		
eine Körperhöhlenverletzung + Extremitätenverletzungen		
zwei Körperhöhlenverletzungen + Extremitätenverletzungen		

tigsten Reflexe notwendig. Aus der Summe dieser Untersuchungen ist es möglich, die Entwicklung einer Verschlechterung des Zustandes des Verletzten frühzeitig zu erfassen. Zusätzlich zu beobachten sind die vegetativen Funktionen und der Kreislauf sowie die Atemtätigkeit. Hilfreich ist auch eine häufige elektroenzephalographische Untersuchung. Kommt es z. B. zur Vertiefung der Bewußtlosigkeit, muß unverzüglich geklärt werden, ob die Zunahme eines Hirnödems vorliegt oder ob sich ein intrakranielles Hämatom, das eines operativen Eingriffes bedarf, entwickelt. Gefahren der Intensivbehandlung stellen auch Infektionen dar, die sekundär auftreten können; vorangestellt werden muß hierbei die Pneumonie. Erinnert sei aber auch an Harnwegsinfektionen. Beim länger liegenden Patienten müssen darüber hinaus Thrombose und Embolie (Lungenembolie) bedacht werden. Außerdem hat eine laufende Kontrolle der Blut- und Serumwerte zu erfolgen, wie blutgasanalytische Untersuchungen, Serumelektrolyte, Hämoglobin, Hämatokrit, Harnstoff, Kreatinin, Blutzuckerwerte und Gerinnungsstatus. Erwähnt werden müssen auch die pflegerischen Maßnahmen, um alle Zwischenfälle in dieser Phase möglichst zu vermeiden. So kann durch häufiges Drehen des Patienten – mindestens alle 2 Stunden – ein Dekubitus bei ausreichender Ernährung vermieden werden. Hinzu kommen Mund-, Augen- und Katheterpflege usw.

Besonderes Augenmerk ist auf die Entwicklung des Hirnödems zu legen, das sich je nach Schwere des Traumas und Ort der Gewalteinwirkung unterschiedlich stark ausprägen kann. Die rechtzeitige und richtige Erkennung und Bekämpfung ist einer der entscheidenden Faktoren bei der Behandlung des gedeckten Schädel-Hirn-Traumas.

Allgemeine Einteilungsprinzipien beim Schädel-Hirn-Trauma

Tab. 10.2 Wichtigste neurologische Parameter beim bewußtseinsgetrübten Patienten

a) *Klinikeigenes Schema (Düsseldorf)*

Pupillenreaktion	Schmerzreaktion	Bewußtseinsgrad	Wichtigste Reflexprüfungen

Größe
Seitendifferenz
Lichtreaktion
Form
	Auslösung durch:
	Nadel
	Kneifen
	Druck auf das Nagelbett mit einem Stift
	Druck auf den supraorbitalen Knochenrand
		1 – bewußtseinsklar
		  voll orientiert
		2 – verhangen
		  orientiert
		3 – somnolent
		  weckbar
		4 – nicht ansprechbar
		  Schmerzreaktion
		  vorhanden
		5 – nicht ansprechbar
		  keine Schmerzreaktion
		  Reflexe auslösbar
		6 – nicht ansprechbar
		  keine Schmerzreaktion
		  keine Reflexe
			Physiologische:
			BSR
			TSR
			RPR
			PSR
			ASR
			Lid-Reflex
			
			Pathologische:
			Knipsreflex
			Trömner-Reflex
			Babinski-Reflex

b) *Glasgow-Scale*

		P	0	1	2	3	4	5	6	7	Tage
Augenöffnung	spontan	4									
	auf Ansprache	3									
	auf Schmerzreiz	2									
	nicht erzielbar	1									
Motorische Reaktionen	auf Aufforderung	6									
	gezielte Schmerzabwehr	5									
	ungezielte Fluchtreaktion	4									
	mit Beugesynergien	3									
	mit Streckmechanismen	2									
	keine	1									
Reaktion auf Ansprache	orientiert	5									
	konfuse Sätze	4									
	unangemessene einzelne Wörter	3									
	unverständliche Laute	2									
	keine	1									
Gesamtpunktzahl												

Offenes Schädel-Hirn-Trauma

Das offene Schädel-Hirn-Trauma bedarf stets der operativen Versorgung. Es tritt hierbei eine Verbindung der Außenwelt mit dem Hirn ein, da Haut, Knochen und Dura gleichzeitig verletzt sind. Ziel der chirurgischen Versorgung muß stets ein Verschluß der Verletzung sein. Hauptgefahr ist sonst eine Infektion in Form einer Meningitis, die unter Umständen schwerere Schäden hervorrufen kann, als das Trauma selbst.

Prinzipien der Versorgung der offenen Hirnverletzung

Je nach Verletzungsart wird die Haut verschmutzt, stichartig verletzt sein oder breit klaffend. Um eine primäre Heilung zu erreichen, ist es deshalb notwendig, die verschmutzten oder gequetschten Teile zu exzidieren und am Ende der Operation eine evtl. Verschiebeplastik bei größeren Defekten anzuschließen. Hierbei ist es wichtig, daß in den zu verschiebenden Hautplastiken eine genügende Blutversorgung gewährleistet ist. Außerdem darf keine Spannung vorhanden sein, da sonst Nekrosen auftreten. Auch die Muskulatur muß sorgfältig gesäubert werden. Dasselbe gilt für den Knochen. Ist dieser geborsten und gesplittert, nimmt man in der Regel die einzelnen feinen Segmente heraus. Sind diese sehr verschmutzt, werden sie nicht wieder eingesetzt. Je nach Situation kann man sonst die Einzelteile miteinander verdrahten und reimplantieren. Besser ist es jedoch meist, eine spätere sekundäre plastische Deckung des entstehenden Knochendefektes durchzuführen, um infektiöse Komplikationen zu vermeiden. Die Dura wird anschließend auf 1 bis 2 cm um den Duradefekt herum dargestellt, das darunterliegende Hirn inspiziert, insbesondere auf Zerreißung der Hirnoberfläche mit evtl. eingetretenen Blutungen geachtet. Diese müssen sorgfältig gestillt werden, um die Ausbildung von subduralen Blutungen zu vermeiden. Danach wird die Dura wasserdicht verschlossen, wobei man stets versuchen sollte, ohne plastische Deckung auszukommen; gelingt das aufgrund der Verletzung nicht, sollte man wegen entzündlicher Reaktionen bei verschmutzter Wunde keine lyophilisierte Dura benutzen, sondern stets einen Faszien- oder gar Periostlappen. Wird die offene Hirnwunde nicht ausreichend versorgt, werden entzündliche Komplikationen nicht zu vermeiden sein. Zu nennen sind der Frühabszeß, der Spätabszeß, die Meningitis, das epidurale oder subdurale Empyem oder auch eine Markenzephalitis.

Die saubere und schonende Wundversorgung, vor allem am Gehirn, kann einen Schaden in Grenzen halten. Entscheidend ist die primäre exakte Behandlung, da sonst – neben frischen Blutungen und Nekrosen – später Wucherungen des Bindegewebes an den Wundrändern und im Endstadium Narbenbildungen am Hirn größere Defekte hervorrufen. Wird die Wunde nicht rechtzeitig versorgt, bildet sich durch das entstehende Hirnödem, das die nekrotischen Hirnanteile mit gesundem Hirngewebe nach außen drückt, ein Hirnprolaps aus. Später führt dieser Prozeß zur Ausheilung in Form von Verwachsungen der Hirnhäute mit der Umgebung. Man spricht dann von einer Hirnduranarbe.

Liquorfistel

Häufigste Form der Liquorfistel ist die frontobasale rhinogene Verbindung zwischen den Nasennebenhöhlen und dem intraduralen Raum durch Zerreißung der dünnen Dura. Häufigste Verbindungsstelle sind die Siebbeinzellen. Außer der Dura zerreißt auch die Arachnoidea. So kann einmal Liquor abfließen, zum anderen ist jedoch die Verbindung von außen nach innen geschaffen, und Keime können in den intraduralen Raum eindringen und die so gefürchtete Meningitis hervorrufen (Abb. 3.10). Oberstes Ziel muß dementsprechend immer der Verschluß der Liquorfistel sein. Weniger häufig sind Liquorfisteln zum Auge hin und otogene Liquorfisteln, die durch eine Felsenbeinfraktur mit Durazerreißung und Eröffnung der Arachnoidea entstehen. Es kann aber auch eine direkte Verbindung zum Mittelohr oder über die Mastoidzellen eingetreten sein. Häufig wird bei nicht ausreichender Diagnostik eine Liquorfistel übersehen. Bei allen frontobasalen Verletzungen sollten deshalb ausreichende röntgenologische Untersuchungen durchgeführt werden. Der ständig abtropfende Liquor wird manchmal auch als chronischer Schnupfen fehlgedeutet. Erst wenn eine Meningitis, meist hervorgerufen durch Pneumokokken, eintritt, wird die Diagnose klar. Allerdings sind auch dann Fehldeutungen möglich, wenn man die Pneumokokken als Meningokokken fehlinterpretiert. Die Meningitis sollte deshalb unter allen Umständen vermieden werden, da trotz Antibiotika letale Ausgänge nicht selten sind. Der Frühdiagnose kommt deshalb eine wichtige Bedeutung zu. Ist eine posttraumatische Meningitis abgelaufen, muß auch, ohne daß jemals eine Liquorrhö bestanden hat, der operative Verschluß erfolgen.

Allgemeine Einteilungsprinzipien beim Schädel-Hirn-Trauma

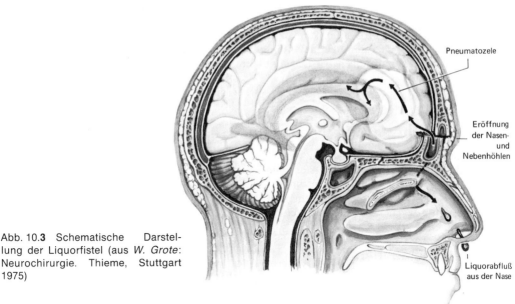

Abb. 10.3 Schematische Darstellung der Liquorfistel (aus W. Grote: Neurochirurgie. Thieme, Stuttgart 1975)

Pneumatozele und Pneumenzephalus

Ist über eine Fistel nicht nur Liquor abgeflossen, sondern durch den Unterdruck Luft angesaugt worden, spricht man von einem Pneumenzephalon, dehnt sich die Luft in den Hirndefekten aus, von einer Pneumatozele. Die einfache Röntgennativ-Diagnostik klärt hierbei die Situation. Es liegt ebenfalls eine offene Verbindung vor, die eines Verschlusses bedarf, da sonst die bei der Liquorfistel schon geschilderten Komplikationen auftreten.

Zu beachten ist darüber hinaus, daß bei der frischen frontobasalen Verletzung mit Zertrümmerung der Nasennebenhöhlen stets die Schleimhaut gründlich ausgeräumt und eine Verbindung zur Nase hin geschaffen wird (z. B. in Form eines Gummidrains), um einen Sekretabfluß zu gewährleisten. Die sonst unweigerlich eintretenden Infektionen können zu lebensbedrohlichen Zuständen führen.

Beim intraduralen Verschluß der Liquorfistel muß beachtet werden, daß der N. olfactorius gefährdet ist. Darüber hinaus sollten die Brückenvenen am Frontalhirn geschont werden, um nicht zusätzliche Hirnschädigungen zu provozieren. Meist allerdings ist der N. olfactorius schon durch das Trauma selbst zerrissen.

Schußverletzungen

Die Schußverletzungen stellen insofern eine Besonderheit dar, als nicht immer eine vollständige Versorgung möglich ist. Meist wird nur der Duraverschluß sowie der äußere Hautverschluß angestrebt, der Schußkanal selbst jedoch unversorgt gelassen. Hier wird sonst lediglich intaktes Hirngewebe zusätzlich zerstört, insbesondere, wenn es sich um Geschoßsplitter handelt. Das gilt in besonderem Maße für Schußverletzungen mit Gefäßzerreißung. Die durch die operative Versorgung des Schußkanals entstehende Blutung ist in der Regel nicht mehr zu stillen, höchstens durch massive Tamponade mit Jodoformgazestreifen. Eine Überlebenschance besteht dann allerdings nicht mehr. Man nimmt statt dessen eine evtl. Spätkomplikation in Form eines Spätabszesses in Kauf. Bei Schußverletzungen ist die Prognose nicht nur von der exakten Versorgung und Nachbehandlung abhängig, sondern vor allem von der Lokalisation der Verletzung im Hirn.

Stich- und Schlagverletzungen

Hierbei handelt es sich meist um breitflächige schwere Verletzungen mit Aufschlag des Kopfes oder durch schwere, auf den Kopf aufprallende Gegenstände (Hufschlagverletzungen, Steinverletzungen usw.). Bei nicht exakter Versorgung kommt es zu großflächigen Hirnduranarben mit der Gefahr einer späteren Narbenepilepsie als Spätkomplikation. Die fachgerechte Versorgung hat hier jedoch zu einer erheblichen Reduzierung dieser Komplikation geführt. Da mit jedem Krampfanfall eine zusätzliche Schädigung eintritt, ist es ratsam, bei entsprechender Lokalisation ein Antikonvulsivum vorsorglich zu verabreichen. In einem nicht unerheblichen Prozentsatz kann sonst eine Verschlechterung eintreten, die in Verbindung mit weiteren Komplikationen, wie Pneumonien, das Schicksal des Patienten zu besiegeln vermag.

Folgeerscheinungen

Als Folge des Schädel-Hirn-Traumas sind weitere Komplikationen einzukalkulieren. In erster Linie handelt es sich dabei um Blutungen, Entzündungen und Frakturen, die entsprechend behandelt werden müssen, bzw. bei sauberer Primärversorgung vermeidbar sind.

Begleiterscheinungen

Häufigste Begleiterscheinung beim Schädel-Hirn-Trauma ist die Fraktur, wobei zwischen Basisfrakturen und solchen der Konvexität zu unterscheiden ist.

Schädelkonvexität

Eine Fraktur entsteht dann, wenn die Elastizitätsgrenze überschritten ist. Je nach Art der Gewalteinwirkung spricht man von Biegungs-, Berstungs- und Impressionsfrakturen. In der Regel bleibt der am häufigsten auftretende Biegungsbruch symptomlos. Entscheidend aber ist, ob der erstbehandelnde Arzt an eine Röntgenaufnahme gedacht hat, um eine Kalottenfraktur nicht zu übersehen. Verläuft eine solche über den Hauptstamm der A. meningea media oder deren Äste, muß eine sorgfältige Überwachung erfolgen, da sich auch erst später noch ein epidurales Hämatom entwickeln kann. Kein Unfallarzt kann exkulpiert werden, wenn er eine solche Situation übersieht. Es ist deshalb stets ratsam, Patienten über 1–2 Tage – auch bei allgemeinem Wohlbefinden – stationär zu beobachten. Es werden immer wieder epidurale Hämatome beobachtet, die auch nach 8 Tagen erst Symptome hervorrufen.
Bei der Berstungsfraktur gelten die gleichen Vorsichtsmaßregeln. Man sollte deshalb stets in kurzfristigen Abständen zumindest computertomographische Kontrollen durchführen. Die Berstungsbrüche sind häufig kombiniert mit Verletzungen der Schädelbasis und führen häufig zu Duraverletzungen und Hirnoberflächenzerreißungen.
Auch um intradurale Blutansammlungen und Hämatomentwicklungen zu vermeiden, ist die kurzfristige computertomographische Kontrolle notwendig. Unter dieser Vorsichtsmaßnahme kann man eine abwartende Haltung einnehmen.
Wird die Impressionsfraktur dagegen nicht operativ versorgt, sind erhebliche Dauerschädigungen des Hirns möglich, abgesehen von Zerreißungen der Hirnoberfläche und Duraeröffnung. Die eingedrungenen Teile müssen sorgfältig entfernt, die Hirnoberfläche entsprechend versorgt und die Dura plastisch gedeckt werden. Jede Impression, die mehr als Schädeldicke erreicht, ist operativ zu behandeln.
Eine Besonderheit stellt die wachsende Fraktur im Kindesalter dar. Hierbei sind Weichteile in den Frakturspalt eingeklemmt. Auch sie bedarf einer operativen Korrektur. Besteht der Verdacht, sollte man deshalb diese Kinder über einen längeren Zeitraum, am besten stationär, beobachten und entsprechende Röntgenkontrollaufnahmen durchführen.

Schädelbasisfrakturen

Je nach Ort der Gewalteinwirkung können Basisfrakturen an jeder Stelle und in jeder Schädelgrube entstehen, sowohl in Quer- wie in Längsrichtung. Es ist stets ein Fehler, wenn bei einem frischen Schädel-Hirn-Trauma die Röntgenaufnahme einer Schädelbasis erzwungen wird. Die Lagerung des Patienten führt leicht zur Verschlechterung des Allgemeinzustandes. Der diagnostische Gewinn ist gering. Für die Therapie bringt eine solche Aufnahme in der akuten Phase ebenfalls keine neuen Erkenntnisse. Erst nach Abklingen dieser ersten Phase hat die röntgenologische Untersuchung zu erfolgen. Entscheidend in der frühen Phase ist die Beobachtung, um bei Blutaustritt aus Nase und Ohr Liquorbeimengungen zu erkennen. Die vorher schon geschilderte Liquorfistel steht sonst als große Gefahr im Hintergrund. Zu denken ist darüber hinaus an die Verletzung von Hirnnerven; diese werden häufig übersehen oder entziehen sich in der ersten Phase der Verletzung einer Diagnostik.
Orbitadachverletzungen und Brüche im Verlauf des Canalis nervi optici führen zur Blindheit durch Kompression des N. opticus. Hierbei bedarf es einer raschen Dekompression, die leider fast immer zu spät kommt. Der meist bewußtlose Patient zeigt eine einseitige amaurotische Pupillenstarre. Selten sieht man eine doppelseitige Amaurose bei ausgedehnten Gesichtsschädelfrakturen. Häufiger finden sich Verletzungen der Augenmuskelnerven, im Vordergrund stehen Schädigungen des N. abducens, des N. oculomotorius. Fatale Aus-

wirkungen hat eine Schädigung des N. oculomotorius dann, wenn der behandelnde Arzt die Einklemmung des N. oculomotorius am Tentoriumschlitz bei posttraumatisch erhöhtem Hirndruck nicht erkennt und statt dessen eine direkte Okulomotoriusschädigung annimmt. Felsenbeinfrakturen führen häufig zu Lähmungen des N. facialis und des N. statoacusticus. Eine Sondersituation bei Basisfrakturen ist die Gefäßverletzung der A. carotis interna, die später besprochen wird.

Blutungskomplikationen

Zu nennen sind hier extra- und intrakranielle Hämatome, Sinusblutungen sowie die Carotiscavernosus-Fistel.

Das Kopfschwartenhämatom

Es führt zu keiner wesentlichen Komplikation und resorbiert sich in der Regel von allein. Hat es größere Ausmaße angenommen, kann eine Punktion erforderlich werden. Hierbei ist äußerste Sterilität geboten, um nicht spätere Kopfschwartenphlegmone zu induzieren. Auch das Kephalhämatom, der sog. subperiostale Bluterguß als charakteristische Geburtsverletzung, später im Säuglingsalter noch beobachtet, wird sich in der Regel von allein resorbieren. Nur selten ist eine Punktion notwendig.

Epidurales Hämatom

Mehr als alle anderen Verletzungen hat das epidurale Hämatom nur dann eine günstige Prognose, wenn es rechtzeitig erkannt wird. Hauptursache ist die Verletzung der A. meningea media, seltener hervorgerufen durch Verletzungen der Sinus- oder Diploevenen. Je weiter basal die A. meningea media zerreißt, um so rascher tritt die klinische Symptomatik auf. Das Schicksal des Patienten liegt damit in den Händen des erstbehandelnden Arztes und dessen Erfahrung in der Erkennung dieser schwerwiegenden Komplikation. Dies ist bedingt durch das rasche Einströmen des arteriellen Blutes in den Raum zwischen Dura und Schädelknochen. Eine Auswertung der Anamnesen beim epiduralen Hämatom hat gezeigt, daß nicht der Transport zum Spezialisten zu lange dauert, sondern die Symptomatik zu spät erkannt wird. Der entscheidende Fehler ist dehalb die nicht ausreichende Beobachtung. Im Vordergrund steht die Änderung der Bewußtseinslage. Drei verschiedene Situationen sind zu beachten:
1. Es besteht primär eine Bewußtlosigkeit durch die gedeckte Hirnverletzung. Der Bewußtlose wird anschließend wieder wach und trübt nach einigen Stunden erneut ein (sog. freies Intervall).
2. Primär hat keine Bewußtlosigkeit bestanden, und es kommt erst sekundär zur Bewußtseinseintrübung.
3. Die primär aufgetretene Bewußtlosigkeit hält an und nimmt an Tiefe zu. Hierzu ist es erforderlich, daß der Unfallarzt die Tiefe einer Bewußtlosigkeit beurteilen kann. Es sei deshalb nochmals auf die Einteilung in Tab. 10.**2** hingewiesen. Darüber hinaus muß die Pupillenreaktion ständig beurteilt werden. Als ein schwerwiegender Kunstfehler muß in diesem Zusammenhang die noch immer verbreitete Unsitte der Gabe eines Mydriatikums bezeichnet werden, da man sich jeglicher Beurteilung des Pupillenspiels beraubt. Der Augenhintergrund ist in dieser Situation völlig uninteressant oder muß bei nicht getropftem Auge beobachtet werden. Da hiervon das Leben des Verletzten in entscheidendem Maße abhängig ist, kann nicht genug darauf hingewiesen werden. Da man sich immer im Wettlauf mit der Zeit befindet, haben unsinnige diagnostische Maßnahmen zu unterbleiben. Eher sollte man sich von der klinischen Symptomatik leiten lassen. Lediglich der rasche Zugriff zur Computertomographie erlaubt eine sofortige Klärung. Im anderen Falle ist die Rettung des Patienten durch eine sofortige Bohrlochtrepanation, wie sie schon KRÖNLEIN 1880 angegeben hat, möglich.

Das epidurale Hämatom ist die gefährlichste Komplikation des Traumas – rechtzeitig erkannt – aber auch am dankbarsten. Als Faustregel hat zu gelten: Eine rasche Kompression des Hirns verlangt eine rasche Dekompression. Ist der Weg zum Neurochirurgen zu weit, sollte an typischer Stelle (fingerbreit vor der Ohrmuschel ein leicht bogenförmiger Schnitt vom Jochbogen nach oben verlaufend) ein Bohrloch angelegt werden, damit die Kompression beseitigt ist. Allerdings muß danach die Blutungsquelle aufgesucht und das Gefäß umstochen werden. Die Dura wird dabei gleichzeitig über den Knochen hochgenäht. Notwendig sind ausreichende Hochnähte der Dura über dem Knochen, da sonst ein erneutes epidurales Hämatom entstehen kann. In den folgenden 24 Stunden sind Kontrollen der Computertomographie durchzuführen, insbesondere dann, wenn der Patient nicht ausreichend wach wird (Abb. 10.**4**).

344   10. Neurotraumatologie

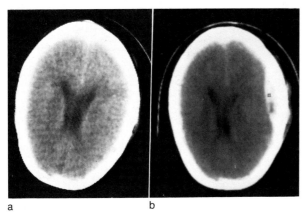

Abb. 10.4 Computertomographische Kontrolluntersuchungen bei sich verzögert ausbildendem epiduralen Hämatom
a) 3 Stunden nach dem Unfall
b) 27 Stunden nach dem Unfall

Eine weitere postoperative Gefahr ist die Entstehung eines reaktiven Hirnödems auf der operierten Seite. Hierdurch kann es ebenfalls zur postoperativen erneuten Eintrübung des Bewußtseins kommen. Nicht immer sind solche Ödeme sofort im Computertomogramm zu erkennen. Eine rechtzeitige Verabreichung geeigneter Kortikosteroide, wie z. B. Dexamethason, kann in dieser Situation eine wesentliche Besserung bringen.

Subdurales Hämatom

Selten verläuft das subdurale Hämatom in seiner Entwicklung ebenso rasch. Meist handelt es sich hierbei um ein venöses Hämatom, seltener bei Zerreißung der Hirnoberfläche um eine arterielle Blutung. Im Gegensatz zum epiduralen Hämatom wird man kein freies Intervall finden. Allerdings sind auch stürmische Verläufe, die der Symptomatik des epiduralen Hämatoms entsprechen, bekannt. Auch hierbei gilt, daß die rechtzeitige Diagnosestellung entscheidend ist. Die exakte klinische Verlaufskontrolle in der erstversorgenden Klinik ist damit für den Patienten ausschlaggebend. Komplikationen während der Operation sind vor allem in Form von Hirnschwellungen bekannt. Noch während des Ausräumens des Hämatoms oder bei der anschließenden Blutstillung tritt die pathologische Schwellung auf, die das Hirn pilzförmig aus dem Trepanationsdefekt herauspreßt. Diese Komplikation ist gefürchtet und bedarf größter Anstrengung von Operateur und Anästhesist, um beherrscht werden zu können. Häufig bleibt nichts anderes übrig, als diese Hirnteile abzusetzen und eine genügend große Duraplastik bei Weglassen des Knochendeckels zu veranlassen. In der postoperativen Phase ist in der Regel eine gute Sedierung und Nachbeatmung erforderlich.

Schwer zu erkennen sind häufig die chronischen Hämatome, vor allem beim älteren Menschen, da hier das Verhältnis vom Schädel zur Hirngröße sich so entwickelt, daß ausreichender Platz vorhanden ist. Schon bei kaum registrierten Traumen, die vom Erstbehandelnden häufig gar nicht wahrgenommen werden, können derartige Blutungen einsetzen. Die Diagnose ist erschwert durch uncharakteristische Beschwerden. Nie allerdings fehlen Kopfschmerzen, häufig kombiniert mit psychischer Alteration. Die Angiographie ist in der Diagnosestellung durch die Computertomographie praktisch überflüssig geworden. Man sollte deshalb den Patienten nicht unnötigen zusätzlichen Belastungen aussetzen. Da es sich hierbei meist um ein chronisches flüssiges Hämatom handelt, wird versucht, durch Ausspülen und Drainage eine Ausdehnung des Hirns zu erreichen. Dadurch verkleben die Hämatomblätter miteinander; füllt sich die Hämatomkapsel erneut, muß durch ausgedehnte Kraniotomie Hämatom und Kapsel entfernt werden. Primär versucht man, einen solchen eingreifenden Schritt zu vermeiden. Die mangelhafte Entfaltung der entsprechenden Hirnhemisphären führt zu einer ausgedehnten Dekompensation des Hirns. Es ist deshalb ratsam, zusätzlich den Knochendeckel nicht wieder einzusetzen. Außerdem muß mit zerebralen Krampfanfällen gerechnet werden.

Die intrazerebrale Blutung

Hierbei muß man zwei verschiedene Entstehungsmechanismen unterscheiden:
1. in der Hirnsubstanz zerreißt ein Gefäß – primäres oder zentrales Hämatom,
2. indirekt durch kortikale Kontusionen – sekundäres oder Nachbarschaftshämatom.

Gefürchtete Komplikation ist der Einbruch des Blutes in das Ventrikelsystem, das häufig das

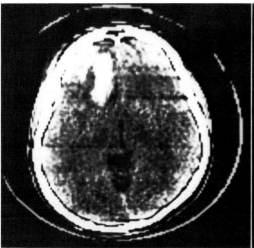 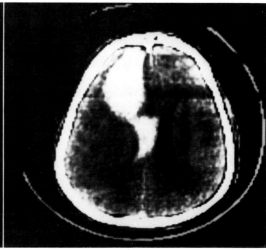

Abb. 10.5 Computertomographische Verlaufskontrolle bei sich ausbreitendem Hämatom
a) Untersuchung nach Klinikaufnahme (3 Stunden nach Trauma) mit links frontaler Kontusionsblutung
b) 24 Stunden später; erhebliche Zunahme der Blutung mit Einbruch in den linken Seitenventrikel mit Verlagerung der Mittelstrukturen nach rechts

Schicksal des Patienten besiegelt. Kennzeichen hierfür ist die Zunahme der Bewußtseinstrübung. Die sehr schlechte Prognose hat zu immer mehr Zurückhaltung vor einer sofortigen Operation geführt. Kommt es allerdings im Verlauf der Beobachtung zu einer Kompression von Hirnteilen mit Seitenverlagerung, ist eine operative Beseitigung der Blutung angezeigt (Abb. 10.5).
Eine Sonderstellung nimmt das intrazerebelläre Hämatom ein, zahlenmäßig nicht häufig vorkommend, manchmal wegen der dezenten Symptomatik auch übersehen.

Sinuszerreißung

In der Regel zerreißt ein Sinus dann, wenn eine Gewalteinwirkung direkt über ihm erfolgte und Knochen imprimiert wird. Eine solche Situation erfordert die ganze Aufmerksamkeit des Arztes. Meist wird sie unterschätzt und als harmlose Impression angesehen. Erst beim Heben dieser Fraktur tritt eine meist nicht mehr zu beherrschende Blutung auf, die nicht selten zum Tode führt. Eingriffe dieser Art sollten deshalb nur dem Erfahrenen in der Spezialklinik vorbehalten bleiben. Schon NAVRATIL hat 1889 in seinen Beiträgen zur Hirnchirurgie solche Fälle beschrieben. Er empfiehlt eine schnelle Umnähung des Sinus. Durch den Blutverlust kommt es intraoperativ zum Ausbluten des Patienten, wenn keine fachgerechte Versorgung möglich ist. Auch hier ist die postoperative Phase gekennzeichnet durch schwere Hirnödeme, hervorgerufen durch die Abflußbehinderung. Die Sinuszerreißung stellt eine der schwersten Komplikationen überhaupt dar.

Carotis-cavernosus-Fistel

Die vorher schon erwähnte Carotis-Sinus-cavernosus-Fistel entsteht durch eine Basisfraktur, wenn sie gleichzeitig zur Verletzung der A. carotis interna im interkavernösen Verlauf führt. Es entsteht dabei eine Kurzschlußverbindung mit Übertritt des arteriellen Blutes in den venösen Abfluß. Der Rückstau hat eine Arterialisierung der V. ophthalmica mit dem Symptom des pulsierenden Exophthalmus zur Folge. Der Augeninnendruck ist dabei gesteigert. Doppeltsehen durch Einschränkung der Bulbusbewegung und Mangeldurchblutungen des Hirns können Folgeerscheinungen sein. Ziel eines operativen Eingriffs ist deshalb der Verschluß dieser Fistel. Eine besondere intraoperative Gefahr besteht im Auftreten einer gegenseitigen Lähmung durch Verschluß der A. carotis interna. Deshalb müssen ausgedehnte Austestungen, Prüfung der Kollateralkreisläufe, Kompressionstests in steigender Zeit unter EEG-Kontrolle erfolgen. Der Verschluß der Fistel sollte dann in Lokalanästhesie unter ständiger Kontrollmöglichkeit durchgeführt werden. Diese intraoperativen Gefahren lassen den Eingriff zu einer risikoreichen Operation werden. Sie gehört deshalb in die Hand des Erfahrenen.

Spätfolgen

Hierunter versteht man Komplikationen, die nicht in der direkten postoperativen Phase, sondern erst Wochen oder gar Monate später auftreten.

Chronisch traumatisch subdurales Hämatom

Dieses häufig symptomarme Bild wurde schon bei der Besprechung des subduralen Hämatoms abgehandelt. Auch Zwischenfälle und Komplikationen wurden geschildert (s. S. 344). Differentialdiagnostisch muß an die Pachymeningiosis haemorrhagica interna erinnert werden, die einen ähnlichen Verlauf zeigt, in der Regel aber eine andere Grunderkrankung zur Ursache hat.

Spätabszeß

Bei den entzündlichen Spätfolgen ist der Abszeß zu nennen, der sich hauptsächlich intrazerebral entwickelt. Entzündliche Zeichen können nach außen hin fehlen, so daß differentialdiagnostisch eine Abgrenzung zum Hirntumor schwierig ist. Es kommt deshalb immer wieder vor, daß ein als Hirntumoroperation geplanter Eingriff in Punktion oder Exstirpation eines Abszesses endet. Auch die Computertomographie erlaubt keine eindeutige Zuordnung. Eine Abgrenzung zu Glioblastom und Metastase ist nicht immer möglich. Leichte Liquorzellerhöhung, Liquoreiweißerhöhung, manchmal subfebrile Temperaturen, können Hinweise sein. Wegen der Gefahren bei einer direkten Exstirpation wird versucht, die Kapsel zu punktieren, den Eiter herauszuziehen und so evtl. eine Verklebung der Kapsel zu erreichen. Kommt es trotzdem zu einem Nachlaufen des Eiters in die Abszeßkapsel, kann die Prozedur nochmals wiederholt werden. Hat auch das keinen Erfolg, muß die Kapsel exstirpiert werden. Solche Spätabszesse sind entweder Folge von otorhinologischen Eingriffen oder von nicht ausreichender Versorgung offener Hirnverletzungen.

Sonstige Folgen

Weitere Folgen eines Schädel-Hirn-Traumas können das sog. postkommotionelle Syndrom, das zerebrale Anfallsleiden sowie auch Hirnatrophien darstellen. Auf die Anfallsleiden wurde schon eingegangen, während die Hirnatrophie durch computertomographische Kontrollen für die posttraumatische Situation in Frage gestellt wurde. Hier sollte man vorsichtig sein, diese Diagnose ohne ausreichende Kontrolluntersuchungen zu stellen.

Mehrfachverletzungen

Polytraumen mit Hirnbeteiligung erweisen sich bezüglich Diagnose und Behandlung als besonders schwierig. Bei dieser nicht selten vorkommenden Kombination von Polytraumen sind sowohl Neurochirurg als auch Allgemeinchirurg gefordert. ECKE gibt für Hirnverletzungen in einer Chirurgischen Klinik bei 76,8% ein Polytrauma an. STREICHERT teilt mit, daß bei 156 Mehrfachverletzungen 90 eine Schädel-Hirn-Beteiligung erkennen ließen. Wegen der Komplikationen auf allen Gebieten, ist ein sorgfältiges Zusammenspiel notwendig, z. B., um keine plötzlich in den Vordergrund tretende abdominelle Blutung zu übersehen. Demgegenüber kann sich die zerebrale Situation während der langwierigen Extremitätenversorgung verschlechtern, was unter den Narkosebedingungen ausgesprochen schwierig zu diagnostizieren ist. Man muß deshalb immer abstimmen und festlegen, welche der schweren Verletzungen vorrangig zu behandeln ist. Damit ist eine Abwägung, welche der Verletzungen das höhere Rechtsgut darstellt, notwendig. Es ist häufig ratsamer, einen größeren Eingriff an den Extremitäten zu verschieben und eine vorläufige Versorgung auf Schiene durchzuführen, statt für das Hirn eine prekäre Situation heraufzubeschwören. Erst wenn die Gefahren für das Hirn endgültig gebannt sind, ein Ödem nicht mehr auftritt und eine Stabilität so weit wieder eingetreten ist, daß eine Narkosebelastung erfolgen kann, sollte die endgültige Extremitätenversorgung erfolgen. Nur so ist für den Patienten die optimale Chance genutzt worden. Entschließt sich deshalb der Allgemeinchirurg zu einem extremitätenversorgenden Eingriff, muß er mit dem Neurochirurgen vorher Rücksprache gehalten haben. Überall dort, wo ein entsprechendes Team gebildet wurde, sind die Ergebnisse bei Mehrfachverletzungen sehr viel besser geworden.
Stets muß die Möglichkeit bestehen, computertomographische Kontrollen in unmittelbarer Nähe der Intensivstation durchführen zu können. Beim Schädel-Hirn-Trauma ist dies eine unabdingbare Forderung. Die nicht über lange Strecken transportablen Kranken bedürfen aber posttraumatisch und postoperativ einer engmaschigen Beobachtung. Röntgenologische Zentralinstitute

sind deshalb für diese Situation nicht geeignet, ebensowenig zentralisierte Intensivpflegeeinheiten. Alle Kontrollmöglichkeiten müssen in der Hand des behandelnden Neurochirurgen sein, um eine den heutigen Erkenntnissen entsprechende Behandlung mit möglichst weitgehender Ausschaltung von Zwischenfällen und Komplikationen zu gewährleisten.

Spinale Verletzungen

Trotz der anhaltenden Diskussionen besteht nach wie vor eine große Unsicherheit, wann operativ nach Verletzungen an Wirbelsäule und Rückenmark eingegriffen werden muß oder wann abgewartet werden kann.

An der Wirbelsäule spielt die indirekte fortgeleitete stumpfe Gewalt eine sehr viel größere Rolle als die direkte Gewalteinwirkung (GROTE). An der Wirbelsäule unterscheiden wir die Schleudertraumen der Halswirbelsäule, den klassischen Wirbelkörperbruch, den Impressions- oder Kompressionsbruch. Die schwersten Verletzungsformen dürften die Luxationsbrüche darstellen.

Oberstes Ziel aller Behandlung muß eine möglichst anatomische und achsengerechte Aufrichtung der Wirbelkörper sein. Diese Behandlungen sind so komplex, daß sie stets durch einen Spezialisten durchgeführt werden müssen.

Fehlerhaft ist häufig schon der Transport von Wirbelsäulenverletzten. Man sollte darauf achten, daß stets eine Vakuummatratze zur Verfügung steht. Auch die Unsitte, erst verschiedene Krankenhäuser anzufahren, bevor der Verletzte in die geeignete Spezialklinik verlegt wird, birgt für ihn häufig zusätzliche, aber vermeidbare Gefahren. Sieht der erstbehandelnde Arzt eine Progredienz in Richtung Querschnittslähmung, sollte er weitere Maßnahmen veranlassen. In dieser Situation ist eine operative Versorgung meist notwendig, sei es, daß Knochenteile das Rückenmark komprimieren oder Durazerreißungen entstanden sind oder aber auch Luxationsfrakturen reponiert werden müssen. Stets sollte alles versucht werden, einen Patienten vor einer Querschnittslähmung zu bewahren.

Eine andere Beurteilung erfährt die sofort am Unfallort aufgetretene komplette Querschnittslähmung. Hier besteht keine Chance der Wiedererholung.

Komplikationen während des operativen Eingriffs sind einmal die Verletzungen der Nervenwurzeln, zum anderen aber die Schädigung des Rückenmarks selbst. Hat man die Knochentrümmer abgetragen, muß man sehr sorgfältig die Dura absuchen, um evtl. Einrisse zu versorgen. Eine Liquorfistel im Lumbalbereich entspricht der Gefährdung einer solchen am Schädel.

Auch am Rückenmark kennen wir offene und gedeckte Verletzungen. Stich- und Schußverletzungen sind hier häufig.

Eine besondere Form von Verletzungsfolgen stellen epidurale Blutungen dar, die zwar selten auftreten. Sie müssen aber operativ versorgt werden. Ist man zur Operation gezwungen, wird man unter äußerster Schonung vorgehen. Ziel ist die Dekompression. Zu beachten ist eine ausreichende Blutzufuhr, da es zu erheblichen Blutungen kommen kann. Die reine Entlastungslaminektomie entspricht in dieser Situation nicht mehr dem heutigen Wissensstand. Statt dessen bemüht man sich um zusätzliche stabilisierende Maßnahmen. Hierfür gibt es verschiedene Techniken, auf die jetzt nicht näher eingegangen werden soll. Eine sorgfältige Versorgung der Wirbelsäulenverletzungen ist unbedingt notwendig, da sonst Spätschädigungen nicht zu vermeiden sind.

Bei Blasenstörungen wird häufig noch immer der Fehler gemacht, einen Dauerkatheter zu legen, statt diskontinuierlich 2- bis 3mal täglich zu katheterisieren.

Wundheilungsstörungen treten häufig dann auf, wenn der Patient nicht alle 2 Stunden gedreht wird.

Schädigung am peripheren Nerven (Siehe Abschnitt 6, S. 233)

Noch immer kommt es leider vor, daß bei der Primärversorgung von Extremitätenverletzungen zwar an Sehnen- und Muskelverletzungen gedacht wird, nicht jedoch, daß auch periphere Nerven beteiligt sein können. Die interfaszikuläre Nahttechnik hat in den letzten 10 Jahren eine grundlegende Wandlung gebracht. Diese feine mikroskopische Naht sollte auch bei der frühen Versorgung angewandt werden. Hierbei bedarf es der interdisziplinären Zusammenarbeit. Es kann nicht länger angehen, daß der Neurochirurg nur die unzureichend versorgten, sekundär zu nähenden Nervenverletzungen sieht, der erstversorgende Chirurg aber mit unzulänglichen Mitteln und nicht ausreichender Ausrüstung die primäre Versorgung durchführt. Leider passiert es nicht selten, daß Sehnen mit Nerven verbunden werden. Bei Extremitätenverletzungen hat der Erstuntersucher stets

auch nach der Mitbeteiligung von Nerven zu suchen.
Häufigste Schädigung am peripheren Nerven ist allerdings die iatrogene Verletzung bei der Versorgung der Extremitätenbrüche. Hierbei wird der Nerv entweder direkt gequetscht oder sekundär (z. B. mit der Platte beim AO-Verfahren) erfaßt. Eine primäre Versorgung des Nerven ist nur dann nicht erlaubt, wenn die Wunde verschmutzt ist. Wichtig ist die spannungsfreie Naht; wo diese nicht mehr möglich ist, erfolgt eine interfaszikuläre Transplantation.
Die postoperative Phase ist gekennzeichnet durch sorgfältige Kontrollen beim Neurochirurgen oder Neurologen, wobei neurophysiologische Untersuchungen möglich sein sollten. Die Elektromyographie ist ein unentbehrliches Mittel. Ist es durch schlechte primäre Naht zur Ausbildung eines Neuroms gekommen, muß eine sekundäre spannungsfreie Versorgung folgen. Die Erfahrung hat darüber hinaus gezeigt, daß periphere Nervenschädigungen die schlechteste Nachbehandlung erfahren. Man begnügt sich meist mit Elektrisieren in Form von Reizstromtherapie. Der Patient sollte statt dessen zusätzlich zur aktiven Bewegungstherapie angehalten werden.
Operationen am peripheren Nerven, insbesondere bei Benutzung von Transplantaten, sind unter hochsterilen Bedingungen durchzuführen. Gefürchtet sind hierbei entzündliche Komplikationen. Um in einer Narbe klare Wundverhältnisse zu erreichen, kann es hilfreich sein, während der Operation die Reizstromtherapie anzuwenden. Das ist besonders dann erforderlich, wenn der Nerv zwar in der Kontinuität erhalten ist, funktionell aber nicht. Es erfolgt dann von proximal nach distal zu eine intraoperative Reizung. Man kann so entscheiden, welches weitere Verfahren notwendig wird. Stets sollte auch bei funktioneller Kontinuität eine interfaszikuläre Neurolyse mit Hilfe des Operationsmikroskopes durchgeführt werden. Periphere Nervenchirurgie ohne Mikroskop ist nicht mehr zulässig.
Mehr und mehr wird es notwendig sein, die interdisziplinäre Versorgung in den Vordergrund zu stellen, um die leider immer noch auftretenden Zwischenfälle und Komplikationen weiter zu verringern.

Literatur

Allers, R.: Über Schädelschüsse. Springer, Berlin 1919
v. Bergmann, E.: Die Lehre von den Kopfverletzungen. Enke, Stuttgart 1880
Bock, W. J.: Schädel-Hirn-Trauma: Wann allgemein-, wann neurochirurgische Behandlung? Chirurg 53. Springer (1982) 471–476
Bock, W. J.: Schädel-Hirn-Verletzungen in „Klinische Neurochirurgie", hrsg. von Dietz, Umbach, Wüllenweber. Thieme, Stuttgart 1982
Brandt, G., H. Kunz, R. Nissen: Intra- und postoperative Zwischenfälle, Band IV. Thieme, Stuttgart 1974
Bues, E.: Formen des posttraumatischen Schmerzes. Thieme, Stuttgart 1956
Faust, C.: Die zerebralen Herdströmungen bei Hinterhauptsverletzungen und ihre Beurteilung. Thieme, Stuttgart 1955
Gobiet, W.: Intensivtherapie nach Schädel-Hirn-Trauma. Springer, Berlin 1977
Grote, W., W. J. Bock: Verletzungen des zentralen Nervensystems. In Lehrbuch der Chirurgie, 7. Aufl.; hrsg. von K. Vossschulte, F. Kümmerle, M.-J. Peiper, S. Weller. Thieme, Stuttgart 1982
Grote, W., W. Bettag, W. J. Bock: Neurochirurgie. Thieme, Stuttgart 1975
Grünthal, E.: Über die Erkennung der traumatischen Hirnverletzung. Karger, Berlin 1936
Kempf, F.: Operative Neurosurgery. Springer, Berlin 1968
Kessel, F. K., L. Guttmann, G. Maurer: Neuro-Traumatologie mit Einschluß der Grenzgebiete. Urban & Schwarzenberg, München 1969
Köbcke, H.: Das Schädel-Hirn-Trauma. Thieme, Leipzig 1944
Krayenbrühl, H.: Rückenmark und Diskushernien. In Intra- und postoperative Zwischenfälle, hrsg. v. G. Brandt, H. Kunz, R. Nissen. Thieme, Stuttgart 1974
Kretschmer, H.: Neurotraumatologie. Thieme, Stuttgart 1978
Krönlein, R. U.: Über die Trepanation bei Blutungen aus der A. meningea media. Dtsch. Z. Chir. 23 (1880) 209–212
Lechtenberg, H. W.: Das gedeckte Schädelhirntrauma und seine Therapie. Chirurg 34 (1963) 241–247
Navratil, E.: Beiträge zur Hirnchirurgie. Enke, Stuttgart 1889
Nigst, H.: Intra- und postoperative Zwischenfälle in der Chirurgie der peripheren Nerven. In intra- und postoperative Zwischenfälle, hrsg. v. G. Brandt, H. Kunz, R. Nissen, Thieme, Stuttgart 1974
Reding, R., G. Lang: Schädel-Hirn-Traumen und Kombinationsverletzungen. Barth, Leipzig 1977
Soyka, D.: Die heutige Stellung der Pneumencephalographie. Ärztl. Prax. 19 (1967) 631–636
Schleyer, F.: Schädel-Hirn-Trauma durch stumpfe Gewalt und Differentialdiagnose der Trunksucht. Materia Medica 18 (1966) 321–332
Stöwsand, D.: Intra- und postoperative Zwischenfälle bei neurochirurgischen Eingriffen im Bereich des Schädels und des Gehirns. In Intra- und postoperative Zwischenfälle, hrsg. v. G. Brandt, H. Kunz, R. Nissen. Thieme, Stuttgart 1974
Tönnis, W.: Richtlinien für die Behandlung der Schußverletzungen des Gehirns und die Beurteilung ihrer Folgezustände. Lehmanns Verlag, München 1942
Tönnis, W., G. Friedmann, E. Schmidt-Wittkamp, W. Walter: Die traumatischen intrakraniellen Hämatome. In Series chirurgica Nr. 6, Documenta Geigy 1963
Tönnis, W., F. Loew: Einteilung der gedeckten Hirnschädigungen. Ärztl. Prax. 5 (1953) 13
Weiler, K.: Traumatische Hirnschädigungen. Wissenschaftliche Verlagsgesellschaft, Stuttgart 1946

11. Allgemeine plastische Chirurgie

P. WILFLINGSEDER und H. ANDERL

„Das macht den wahren Chirurgen, daß er weiß und kann, was nicht geschrieben steht" (Dieffenbach 1845)
Wenn der Chirurg auch täglich vor neue Entscheidungen gestellt sein kann, so sollte ihn doch die Kenntnis möglicher Komplikationen bewahren, bekannte Fehler neu zu begehen. In der plastischen Chirurgie beeinflussen die intraoperativen und postoperativen Zwischenfälle das Endergebnis meist sehr wesentlich und machen dieses nicht selten unwiederbringlich zunichte. Der Erfolg ist in der plastischen Chirurgie offensichtlich von jedermann beurteilbar und stellt sich wie immer in der Chirurgie aber nur dann ein, wenn Grundregeln befolgt und wesentliche Details nicht außer acht gelassen werden.
„Der plastisch-chirurgisch Tätige setzt sich rasch ein Denkmal, gräbt sich aber ebenso schnell das eigene Grab" (GILLIES 1957).
In einem überregionalen Schwerpunktkrankenhaus betreffen annähernd 10% aller Operationen plastisch-chirurgische Eingriffe. Diese dienen in der überwiegenden Zahl der Herstellung oder Wiederherstellung von normalen anatomischen Verhältnissen und Funktionen von angeborenen oder durch Krankheit, Alter, Verletzung und Krebs erworbenen äußeren Form- und Funktionsstörungen. Es handelt sich also dabei vorwiegend um Operationen im Bereich der „externen Pathologie", bei denen zu den spezifischen Komplikationen der plastisch-chirurgischen Verfahren stets auch noch die allgemein-chirurgischen Zwischenfälle, wie sie in den verschiedenen Kapiteln dieser Reihe abgehandelt worden sind, mit in Betracht gezogen werden müssen.
Die spezifisch plastisch-chirurgischen Komplikationen lassen sich in zwei Kategorien einteilen,
a) in die vorwiegend subjektiv und
b) die vorwiegend objektiv bedingten,
wobei Zwischenfälle durch Nichtbeachtung der Grundregeln sowie Nichtbeachtung regionaler Faktoren und mangelnder Kenntnisse spezieller Verfahren eintreten können.
Was die Grundregeln betrifft, so kommt es zu Zwischenfällen, wenn

1. die anatomischen und funktionellen Störungen fehlerhaft beurteilt werden,
2. eine entsprechende Planung der Behandlung fehlt oder mangelhaft ist,
3. ein Modellversuch unterlassen wird,
4. alternative Behandlungsverfahren nicht genügend abgewogen und
5. die psychologischen Faktoren nicht in Rechnung gestellt werden.

1. Die Unterscheidung, ob es sich bei einem Defekt, bei einer Deformität oder bei einem Funktionsausfall um eine Fehlstellung, um einen Mangel oder um einen Verlust von Gewebe handelt, ist für den Erfolg der Therapie maßgebend. Diese Differentialdiagnose ist mitunter nicht leicht. So ist z.B. die sog. antimongoloide Stellung der Unterlider bei fazialen Dysostosen, etwa beim Morbus Franceschetti, nicht durch eine fehlerhafte Lage des Lides, sondern durch ein Kolobom des Unterlides bedingt, womit die Indikation für eine Augmentation gegeben ist und eine Transposition der Lider bzw. des Lidwinkels zwangsläufig zu einem Mißerfolg führen würde.

2. Bei der Planung muß man somit unterscheiden, ob ein Defekt durch eine Verlagerung von Gewebe, durch Fehlen bzw. durch Verlust bedingt ist, da im ersteren Fall eine Reposition, im anderen Fall ein Ersatz von Gewebe notwendig wäre. Es ist z.B. wichtig zu erkennen, ob ein Ektropium des Unterlides durch ein Fehlen der Haut am Unterlid oder durch einen Narbenzug an Lid und Wange oder durch Fehlen der Haut am Hals bedingt ist. Ein Hauttransplantat oder ein Rotationslappen am Unterlid hätte im letzteren Fall wenig Effekt und würde auch bei wiederholten Operationen das Ektropium nicht korrigieren können, während ein entsprechendes Transplantat oder ein Transpositionslappen zum Ersatz der verlorengegangenen Haut am Hals die Kontraktur und Verziehung des Unterlides und der Wange in einem beseitigen kann.

Daher erfordert jeder plastisch-chirurgische Eingriff eine sorgfältige, individuelle und eine in die

Einzelheiten gehende Planung, bei der das Endergebnis oft zahlreicher, schwieriger und heikler Operationsakte, das Resultat einer Kombination von variablen Verfahren, schon vor Beginn der handwerklichen Ausführung vorausgesehen und berechnet werden muß. Dazu gehört die exakte Markierung der Schnittlinien an der Haut, aber auch an anderen Geweben mit Zeichentinte.

3. Die Anfertigung eines Modells, unter Umständen auch die retrograde Durchführung des Eingriffs im Modellversuch. Dies gilt auch für den sehr erfahrenen Operateur. Die Unterlassung kann zu Engpässen und totalem Mißerfolg führen, wenn z. B. ein Lappen zu kurz oder zu schmal angelegt wird, ein Transplantat zu dick oder zu dünn gewählt wurde und deshalb die Durchblutung gestört und die Anheilung beeinträchtigt wird, wodurch mitunter ein nur einmalig gegebenes Gewebestück, z. B. ein gekreuzter Hautlappen vom Unterschenkel, durch Nekrose verlorengehen würde.

4. Dem Wesen der plastischen Chirurgie entsprechend gibt es so gut wie für jede Konstruktion oder Rekonstruktion mehrere, oft sehr verschiedene Verfahren. Ob ein Defekt durch ein Spalt- oder Vollhauttransplantat, durch einen lokalen oder Fernlappen, ob einzeitig, mehrzeitig, ob primär oder sekundär, ob durch auto-, homo-, hetero- oder alloplastisches Material versorgt werden soll oder durch sog. freie, mikrovaskulär angeschlossene Lappen, muß letztlich im Hinblick auf die Durchblutung beurteilt werden.

Die plastische Chirurgie ist offensichtlich eine ständige Auseinandersetzung zwischen Gestaltung und Durchblutung.

5. Bei den vielfach nicht vitalen Indikationen der plastischen Chirurgie haben auch die psychosozialen Komplikationen eine gravierende Bedeutung. Das gilt nicht nur für die sog. ästhetisch-chirurgischen oder „plastischen", nicht zutreffend oft als „kosmetisch" oder „schönheitschirurgisch" klassifizierten, Eingriffe, die sich eine Verbesserung der Norm zum Ziel setzen, sondern auch für alle plastisch-wiederherstellenden Operationen und Heilverfahren, bei denen die „Körpervorstellung", die sich die Patienten machen, in Betracht gezogen werden muß (Schmidt-Tintemann 1972).

Zwischenfälle durch psychopathische Reaktionen, durch mangelnde Kooperation der Patienten, aber auch durch solche, die auftreten, wenn der Chirurg für die gestellte Aufgabe inkompetent ist, lassen sich vermeiden, wenn die notwendigen psychosozialen Kriterien als Voraussetzung für die Indikation erstellt werden, und sich der plastisch-chirurgisch Tätige selbstkritisch bewußt ist, daß auch seine guten Erfolge täglich neu beurteilt werden und diese nur dann Bestand haben, wenn es ihm gelingt, ein Gleichgewicht bzw. eine Übereinstimmung zwischen der Hoffnung des Patienten und des operativen Erfolges zu erreichen.

In den meisten Fällen – über 90% aller Patienten, die eine ästhetische Nasenkorrektur wünschen, sind psychisch normal – wird der plastische Chirurg selbst in der Lage sein, die Motivation, die den Patienten bewegt, zu analysieren und die Behandlung entsprechend zu planen oder abzulehnen. Der plastische Chirurg, der das Ziel seiner Arbeit, die Vollkommenheit nur selten, das gewünschte Ergebnis meist nur annähernd und manchmal nur in sehr bescheidenem Maße erreicht, ist sehr von dem emotionellen Zustand des Patienten und dessen Kooperation bei den nicht selten mühevollen und zahlreichen Operationsakten abhängig. Er sollte sich in schwierigen Fällen zur Vermeidung von Zwischenfällen, die infolge mangelnder Streßtoleranz, Aggression, Depression oder schizoider Reaktion auftreten können, die Hilfe des Psychiaters vor und nach der Operation sichern.

Zwischenfälle allgemeiner Art

Hypertrophe, keloidartige Narben sowie Narbenkontrakturen treten dann auf, wenn die Schnittrichtung nicht stimmt. Diese muß nicht nur in Hinsicht auf die Durchblutung der Wundränder bei Mobilisierung und Unterminierung der Haut und im Hinblick auf die Exposition des Operationsgebietes, sondern auch in Hinsicht auf die Narben günstig gewählt werden. In der Regel ergeben sich gute, zarte Narben, wenn die Hautschnitte entlang der Hauptfaltenrichtung der Haut, den Stauchungsfurchen, z. B. in den Beugefalten, und nicht quer zu diesen Linien geführt werden. Hierzu muß bemerkt werden, daß die von dem Wiener Anatomen Langer 1864 beschriebenen Spannungslinien der Haut in einigen Regionen in den Hauptfaltrichtungen verlaufen, jedoch mit diesen von Pinkus 1924 definierten Linien, heute auch als „relaxed skin tension lines" bezeichnet, nicht identisch sind (Abb. 11.**1**, Abb. 11.**2**a und b). Dies ist im besonderen für Schnittführungen an der Stirne, an der Wange, am Hals, in der Axilla und Kubita sowie in der Leistengegend zu beachten.

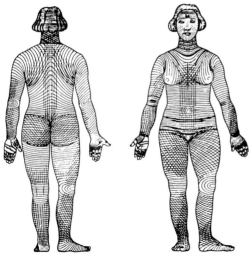

Abb. 11.1 Hauptfalten, d.h. Stauchungsfurchen der Haut (nach *Pinkus*)

Randnekrosen treten, abgesehen von mangelnder Durchblutung, infolge zu großer Spannung, zu weiter Unterminierung oder einer zu schmalen Versorgungsbasis sowie infolge einer traumatisierenden Operationstechnik auf. Während z.B. in der Abdominalchirurgie die Haut nach dem Schnitt kaum mehr berührt oder mit einem Instrument gefaßt werden muß, ist in der plastischen Chirugie eine wiederholte Berührung, Anfassung der Haut, unvermeidlich. Für häufiges Anfassen oder Anheben der Hautränder und auch von anderen Geweben – dies gilt ganz besonders für den Gesichts- und Halsbereich sowie auch für die Hand – soll deshalb der plastische Chirurg, anstelle der Pinzetten, sowohl für die Präparation als auch für die Naht, Häkchen verwenden (Abb. 11.**3**). Grobe Hakenpinzetten verursachen Nekrosen. Die Verwendung feiner Instrumente vermindert die Gefahr, daß zu stark gezogen wird, was bei Lappenplastiken, selbst bei einer einmaligen zu großen Anspannung Gefäßverletzungen, Venenthrombosen und Nekrosen zur Folge haben kann.

Blutungszwischenfälle sind die Ursache zahlreicher plastisch-chirurgischer Mißerfolge. Die Blutstillung muß im Bereich von Hauttransplantaten sowie von Hautlappen peinlich genau und punktförmig durch Elektrokoagulation, durch sparsame Ligaturen und gezielte Umstechungen erfolgen. Massenligaturen und Massenkoagulationen und die daraus resultierenden Gewebsnekrosen verhindern die Heilung an diesen Punkten und liefern den Nährboden für eine Wundinfektion.

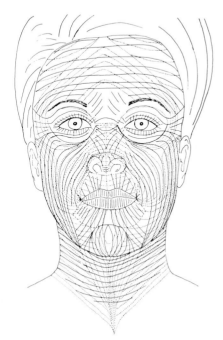
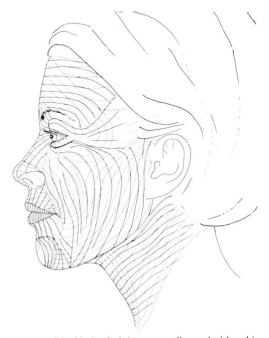

Abb. 11.**2** Hauptfaltrichtungen (Pinkus-Linien) und Spaltrichtungen der Haut (Langer-Linien); ausgezogen: Hauptfaltrichtungen, punktiert: Spaltrichtungen. Die Verlaufsrichtungen dieser beiden Linien sind nur teilweise ähnlich; die optimalen Inzisionslinien sind die Faltlinien

352   11. Allgemeine plastische Chirurgie

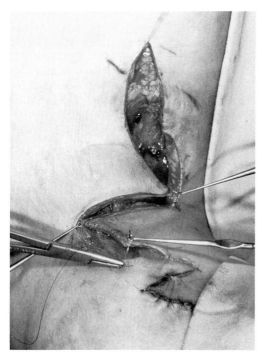 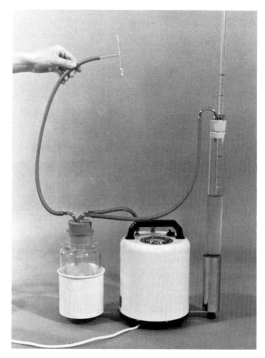

Abb. 11.**3** Z-Plastik zur Beseitigung einer Narbenkontraktur und Segelbildung an der rechten vorderen Achselfalte nach Verbrennung III. Grades. Die Hautränder und Spitzen der Dreiecklappen werden mit Einzink-Häkchen gehalten

Abb. 11.**4** Apparatur zur niedergespannten Saugdrainage; links: T-Stück für 2 Drains und Abtropfflasche; Mitte: Motor; rechts: kalibrierter Glasstab zur Einstellung des Sogs (0–20 cm Wassersäule)

Transplantate werden an diesen Stellen nekrotisch und eine primäre Wundverklebung verhindert.
Die Drainage hat hier einen wichtigen Platz. Auch sie ist eine Kunst, die nicht vernachlässigt werden darf. Grundsätzlich soll bei allen in Lokalanästhesie durchgeführten Operationen ein Drain von entsprechend großem Kaliber, für kleinere Taschen vorzüglich Kapillardrains mit einem Durchmesser von 0,8 bis 1,0 mm eingelegt und 24–48 Stunden belassen werden. Bei größerem oder kompliziertem Wundbett empfiehlt sich eine Saugdrainage, wobei die verschiedenen Systeme der niedergespannten Dauersauger gegenüber den hochgespannten Vakuumflaschen (etwa der Redondrainage) von uns bevorzugt werden. Bei starkem Sog nämlich wird das Gewebe des zu drainierenden Wundbettes an den Drain herangezogen, was zu einer Verstopfung – auch bei mehrfachen Perforationen des Drains – führen kann und die Entleerung danebenliegender Wundtaschen verhindert. Zudem bedeutet ein starker Sog eine Irritation der Wunde und verursacht die Bildung eines Seroms. Ein Sog von nur 4 bis 20 cm H_2O, der sich bei den Therapiesaugern einstellen läßt, ist vollkommen ausreichend (Abb. 11.**4**). An einen solchen Sauger können auch mehrere Drains angeschlossen werden. Diese niedergespannte Saugdrainage erfordert auch keine umständliche Bedienung wie die Vakuumflaschen, was ein großer Vorteil ist. Werden die Vakuumflaschen nicht rechtzeitig gewechselt, kommt es ja zur Blockierung der Drainage und Verstopfung des Drains. Der Infektion und Ausbreitung der Entzündung kann, abgesehen von der strengen Asepsis, einer möglichst schonenden Operationstechnik und einer peinlichen Blutstillung und Drainage, vorgebeugt werden:
1. durch milde antiseptische und chemotherapeutische Spülungen (etwa mit Neomycin-, Bacitracin- und Polymyxinlösungen),
2. durch eine rechtzeitige Beendigung der Drainage,
3. durch offene Wundbehandlung und lokale Chemotherapie,
4. durch Abwarten gesunder Granulationen,

5. Verwendung von Netztransplantaten anstelle von geschlossenen oder gestichelten Hauttransplantaten (Abb. 11.**5**),
6. konsequente Entfernung von nekrotischen Geweben.

Nahtstichmarken können vermieden werden, wenn monofiles Nahtmaterial verwendet wird, die Nähte nicht zu kräftig, d. h. nicht bis zur Anämisierung der Wundränder angezogen, nicht unter Spannung angelegt und rechtzeitig entfernt werden. Seit der Einführung des atraumatischen hochwertigen Kunststoffmaterials hat die intrakutane Naht an Bedeutung verloren und ist an deren Stelle die fortlaufende Hautnaht getreten, die nach den oben genannten Prinzipien angelegt und frühzeitig, im Gesicht am 4. Tage, wieder entfernt, und, falls nötig, durch Acrylicpflaster gesichert werden kann. Dazu müssen Verkrustungen der Hautnähte durch Bedeckung mit weitmaschigen Vaselinemull oder Acrylicpflaster verhindert bzw. aufgetretene Krusten mit dem Vaselinemull, mit dem Acrylicpflaster oder mit der Pinzette täglich beseitigt werden. Nahtstichmarken, die weitab vom Wundrand entstehen, bedeuten eine besondere Komplikation deshalb, weil ihre Beseitigung im Zuge einer Narbenkorrektur wegen des zu großen Hautverlustes, z. B. im Gesicht, nicht möglich ist. Man soll daher mit den Stichen näher am Wundrand bleiben, dafür mehrere Nähte anlegen, ohne jedoch durch zu enge Nähte Nekrosen zu setzen.

Narbendehiszenzen entstehen, abgesehen von Infektion, Blutung und Nekrosen durch Spannung der Haut, auch durch Zug der Muskulatur, und es empfiehlt sich daher in solchen Fällen, etwa in Hinsicht auf die mimische Muskulatur, Subkutannähte anzulegen, welche dann nach innen geknüpft werden müssen. Manchmal sind auch perkutane Entspannungsnähte vorteilhaft. Der Verband ist in der plastischen Chirurgie in vielen Fällen ein Teil der Operation und sollte vom Operateur persönlich angelegt werden. Die Zwischenfälle durch mangelhafte Bedeckung oder ungenügende Fixation sind zahlreich. Bei zu lockeren Verbänden werden Transplantate abgescheuert, Stiellappen geknickt oder gespannt und unter Druck gesetzt.

Druckverbände sind nicht selten zu fest und Fixationsverbände nicht selten zu locker. Man sollte sich dabei daran erinnern, daß mehr Haut durch zu viel Druck als durch zu wenig Druck verlorengeht und daß bei jedem Verband die Volumenzunahme des Operationsgebietes durch die postoperative Schwellung der Wunde mitberechnet und

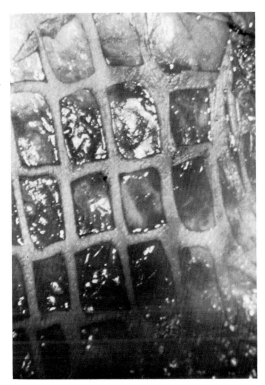

Abb. 11.**5** Netztransplantat 1:3 auf einer granulierenden Wundfläche. Blut und Sekret können durch die Maschen abfließen. Dieses Transplantat ist durch eine Bewegung des Wundbettes weniger gefährdet

sukzessive durch Änderung des Verbandes postoperativ ausgeglichen werden muß.

Viele Zwischenfälle allgemeiner und besonderer Art lassen sich vermeiden, wenn man nicht zu viel auf einmal macht und die Konstruktion oder Rekonstruktion in mehrere Akte aufteilt oder längere Intervalle zwischen den einzelnen Operationsakten plant und sich dabei an die Empfehlung von GILLIES (1957) hält: „You should never do today what you honourably can postpone the day after tomorrow."

Zwischenfälle bei Transplantationen

Komplikationen bei der Verpflanzung von Transplantaten

Nach internationalem Sprachgebrauch bezeichnet man frei übertragenes Gewebe als Transplantat (graft, greffe), ein an einem Stiel verpflanztes Gewebe als Lappen (flap, lambeau).

Alle sog. „freien" autologen Transplantate, die Haut, das Fett, die Faszien, die Sehnen und der Knochen, überleben nur insoweit, als sie bei einer Temperatur von 37 °C innerhalb der 48-Stunden-Grenze kapillär durchblutet werden. Nur der Knorpel kann mit der plasmatischen Zirkulation allein weiterleben.

Eine Anheilung des Transplantates erfolgt also nur dann, wenn dieses innerhalb des genannten kritischen Intervalls in unmittelbaren Kontakt mit dem Wundbett gebracht und bis zur festen Einheilung am oder im Wundbett fixiert wird. Dabei darf das Transplantat nicht zu dick gewählt werden, weil sonst das Eintreten einer kapillären Zirkulation nicht möglich ist. Ein Serom oder Hämatom zwischen Transplantat und Wundbett muß daher innerhalb der ersten 24 Stunden entfernt, zu dicke Transplantate von Anfang an geteilt, Fett muß en bloc mit dem kapillarreichen Korium, der Knochen mit Spongiosa, der Knorpel verschrotet und die Haut nötigenfalls als Spalthaut verpflanzt werden. Zur Vermeidung von Nekrosen und der Resorption von Transplantaten soll man sich vor Augen halten, daß die notwendige kapillare Zirkulation im Transplantat auf zweierlei Weise zustande kommt:

1. durch kapilläre Andockung und
2. durch die Kapillarsprossung.

Aufgrund der Andockung kommt die erste Bewegung von Erythrozyten innerhalb des Kapillarnetzes des Transplantates nachweislich schon 6 Stunden nach der Transplantation zustande, ist nach 24 Stunden bereits lebhaft und nach 48 bis 72 Stunden im vollem Umfang auch makroskopisch sichtbar (MARKMANN, SMAHEL). Ein Knochentransplantat ohne Spongiosa ist deshalb zur Nekrose und Resorption verurteilt und kann bestenfalls durch schleichenden Ersatz wieder aufgebaut werden. Autologe Sehnentransplantate müssen deshalb dünn gewählt, Nerven in mehreren Faszikeln aufbereitet und als Kabeltransplantate verwendet werden.

Die so wichtige Fixation des Transplantats am Wundbett durch Nähte läßt sich in der Regel durch ruhigstellende Verbände im Bereich der Extremitäten, am Rumpf durch Verschnürung eines entsprechend großen Schaumgummistükkes, welches das Transplantat an das Wundbett preßt, unterstützen. Ist eine ausreichende Ruhigstellung durch die konventionellen Maßnahmen, etwa Schienen- oder Gipsverbände, nicht möglich oder unpraktisch, wie z. B. am Hals, an der Axilla, am Rumpf, so kann durch Einzel- oder fortlaufende Katgutsteppnähte das Transplantat an das Wundbett fixiert werden. Eine solche Ansteppung ist auch bei einer Auskleidung einer tieferen Wundhöhle oder bei einer Stufenbildung an der Subkutis notwendig (Abb. 11.6). Sind großflächige Transplantate am Rumpf wegen der Schwierigkeit der Ruhigstellung oder bei Kindern problematisch, dann ist es besser, die Spalthauttransplantate mit dem „Mesh-Dermatom" (1:1,5) zu vernetzen. Das Netz wird durch Bewegungen des

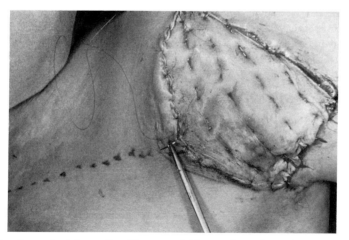

Abb. 11.6 Spalthauttransplantat zur Beseitigung einer dermatogenen Adduktionskontraktur des linken Schultergelenkes, d.h. Ersatz der durch die Verbrennung verlorengegangenen Haut. Das 0,35 mm dicke Transplantat ist mit fortlaufender Prolenenaht 5–0 an den Rändern adaptiert und mit einer fortlaufenden Katgut-4–0-Steppnaht an der Unterlage fixiert

Wundbettes nicht gestaucht und hat deshalb unter den genannten Umständen, bei mangelnder Ruhigstellung, fraglicher Blutstillung, unsicherer Asepsis, wesentlich bessere Chancen für die Anheilung. Diese Netztransplantate werden zweckmäßig mit fortlaufenden Katgutnähten schachbrettartig an das Wundbett angesteppt und mit Vaselinegaze solange bedeckt, bis die Epithelisierung der Zwischenräume in 7–10 Tagen vollständig ist. Erscheint die Anheilung eines Transplantates an einer vielbuchtigen Wunde, bei einer Wundinfektion, bei inkompletter Blutstillung und bei ungenügender Fixierung fraglich oder gefährdet, dann ist es besser, die Wunde vorher mit antiseptischen Verbänden zu decken und mit der Transplantation solange zu warten, bis die nötigen Voraussetzungen: ein gleichmäßiges Wundbett mit gesunden, trockenen Granulationen, erreicht ist. Ein solches Vorgehen kürzt auch die Operationszeit mitunter wesentlich ab, da die Entnahme eines Spalthauttransplantates nur wenige Minuten benötigt, die Einpflanzung jedoch zeitraubend sein kann. In solchen Fällen wird die entnommene Spalthaut vital bei 4°C konserviert und kann 1 bis 2 Wochen später auf die entsprechend vorbereitete Wunde aufgelegt werden. Die Fixierung ist dabei in der Regel kein Problem mehr, wenn der Patient kooperativ ist.

Zur Konservierung von Spalthauttransplantaten genügt es, diese in mit physiologischer Kochsalzlösung angefeuchtete Gaze einzurollen und entweder in zwei übereinander gestülpten, durch Einschmelzung luftdicht verschlossenen PVC-Säckchen oder einer entsprechenden Flasche im Kühlschrank bei +4°C zu lagern. Man kann damit rechnen, daß diese vor Austrocknung geschützten und auf +4°C gekühlten Transplantate drei Wochen lang vital bleiben. Eine vitale Konservierung für länger als drei Wochen ist nur mit dem sehr aufwendigen Verfahren des biologischen Einfrierens möglich, wobei die Haut mit einem Frostschutzmittel imprägniert und in flüssigem Stickstoff gelagert werden muß.

Hinsichtlich der Fixierung von Hauttransplantaten kann man ganz allgemein sagen, daß es im Zweifelsfall besser ist, zu wenig als zu viel Druck anzuwenden und offen zu behandeln, zu beobachten und die fallweise unter dem Transplantat auftretenden Serome oder Hämatome innerhalb der ersten 24 Stunden durch Punktion oder durch Inzision des Transplantates zu entleeren. Eine hämorrhagische Imbibierung der Hauttransplantate und in der Folge eine Verfärbung tritt dann auf, wenn das Transplantat zu früh, noch vor dem 10. bis 14. postoperativen Tag belastet wird. An den Beinen muß man, je nachdem, ob es sich um ein weiter distal oder weiter proximal gelegenes Transplantat handelt, bis in die 4. bis 5. Woche nach der Transplantation durch entsprechende Schaumgummidruckverbände dieser Störung entgegenwirken. Dies gilt ganz besonders für Patienten nach längerer Bettruhe bzw. nach Verbrennungen.

Die aktinisch bedingte Überpigmentation von Hauttransplantaten, zu der die Patienten je nach Konstitution verschieden stark neigen, ist eine Komplikation, der man durch Abdecken bzw. durch Lichtschutzmittel im 1. Jahr konsequent vorbeugen muß.

Komplikationen bei der Entnahme von Hauttransplantaten

Zwischenfälle bei der Entnahme des Transplantates ereignen sich
1. bei Verwendung eines nicht geeigneten Instrumentes,
2. bei mangelnder Profilierung der Entnahmefläche und
3. bei mangelnder Geschicklichkeit.

Das Thiersch-Messer mit Profilspatel, das Rollendermatom, die Elektro- und Preßluftdermatome eignen sich vornehmlich für konvexe, die Trommeldermatome für konkave Entnahmeflächen. Zur Vermeidung von Versagern muß sich der Operateur persönlich von der Kalibrierung des Instrumentes und der Schärfe der Klingen überzeugen, auch die Entfettung der Haut und der Trommel mit Äther sowie das Kleben der Folien überwachen und die Assistenten konkret anweisen. Die entnommenen Transplantate dürfen an der Schnittfläche nicht mit Vaseline verschmiert und nicht in physiologischer Kochsalzlösung gebadet werden, da dies zur Ausschwemmung von Enzymen führt und die Vitalität des Transplantates beeinträchtigt. Die Bedeckung in einer Schale ist vollkommen ausreichend, um das Transplantat am Operationstisch vor Austrocknen zu schützen.

Vorbereitung des Wundbettes zur Verhütung von Zwischenfällen

Die häufigsten Zwischenfälle bei Transplantationen sind durch ein nicht entsprechend vorbereitetes Wundbett bedingt. An sich besitzen, mit Ausnahme des periostfreien Knochens und der peritendineumfreien Sehnen, so gut wie alle Gewebe ein ausreichendes Kapillarbett für die Anheilung eines Spalthauttransplantates. Je besser das Kapillarbett ausgebildet ist, desto dicker kann, wenn nötig, das Transplantat gewählt werden. Das Periost, das Perichondrium, die Dura, die Faszien, das Peritoneum, die Spongiosa, die Gefäß- und Nervenlogen sind durchaus als Wundbett geeignet, die Muskeln naturgemäß besser als das subkutane Fettgewebe, das Narbengewebe, der kompakte Knochen und die Sehnen haben kein ausreichendes Kapillarbett für die Anheilung eines Transplantates und müssen deshalb mit einem Stiellappen bedeckt werden; wenn es sich um kleine Areale handelt, kann man bis zur Ausbildung von Granulationen warten, bis dahin antiseptisch oder mit homo- oder heterologer Haut decken. Hypertrophe, ödematöse Granulationen bilden ein schlechtes Wundbett und sind mit dem Skalpell abzutragen, sofern sie sich vor der Transplantation nicht spontan unter 5%ig kochsalzfeuchten Verbänden im Laufe einiger Tage involvieren. Eine dicke Granulationsschicht, die sich im weiteren Verlauf ja bindegewebig organisieren und eine Narbenplatte bilden würde, muß mit Rücksicht auf das Spätergebnis reduziert werden.

Bedeutung des Allgemeinzustandes des Kranken

Vor einer Transplantation muß der Bluteiweißspiegel und das Blutbild normalisiert und der Kalksche Index als Kriterium herangezogen werden.

Komplikationen bei nicht autologen Transplantaten

Bei Homo-, Hetero- und Alloplastiken kommt es zu Zwischenfällen:
1. Wenn frische, homologe Hauttransplantate nicht vor dem 5. bis 7. Tag gewechselt werden, weil die nach einer Woche einsetzende Abstoßungsreaktion nicht nur den Allgemeinzustand des Patienten, sondern auch die lokalen Wundverhältnisse hinsichtlich der Anheilung weiterer Transplantate durch reaktiventzündliche Vorgänge ungünstig beeinflußt. Man muß daher Fremdhauttransplantate mindestens einmal wöchentlich austauschen und das solange, bis die Notmaßnahme durch Aufbringen autologer Transplantate überflüssig wird.
2. Wenn bei dauerkonservierten homologen und heterologen Hauttransplantaten die Immunogenität dieser Transplantate durch entsprechende Aufbereitung nicht weitgehend ausgeschaltet wurde und die Patienten dadurch sensibilisiert werden. Die Aufbereitung hat den Zweck, Mukopolysaccharide und lösliche Proteine und immunogen wirkende Anteile des Kollagenmoleküls zu entfernen, das Kollagengerüst aber nach Möglichkeit unverändert zu lassen. Dies gilt auch für das Lyophilisierungsverfahren zur Dauerkonservierung von Homotransplantaten. Die einzelnen Behandlungsschritte dieses Verfahrens bestehen in
    a) Neutralsalzextraktion,
    b) Oxidantienbehandlung,
    c) fallweisem Zusatz von bestimmten Chemikalien,
    d) fallweiser Gefriertrocknung,
    e) Gamma- oder Äthylenoxydsterilisation (SCHNELL).
3. Wenn bei Alloplastiken nicht gewebefreundliches Material verwendet wird oder die Implantate verunreinigt werden, was zu einer mehr oder weniger starken Fremdkörperreaktion, einer Fibrose und nachfolgenden Schrumpfung führt (WILFINGSEDER). Zu Komplikationen kommt es auch dann, wenn die Implantate zu groß gewählt werden, durch Druck und Spannung irritieren, mit Kortison beladen oder mit apathogenen Keimen kontaminiert sind.

Im Prinzip soll man nur solche Kunststoffe verwenden, die eine kompakte und glatte Oberfläche haben, deren Poren zu klein für eine Zellinvasion sind und die ebenso leicht, wie eingepflanzt, wenn nötig, wieder entfernt werden können. Das gilt sowohl für die als Platzhalter verwendeten Implantate als auch für die „permanenten", was z. B. die Instillation von Silikoneölen von vornherein und definitiv ausschließt.

Kunststoffe mit niedrigem Molekulargewicht unterliegen ja in stärkerem Maße der Phagozytose und infestieren die regionalen Lymphknoten, die Silikonöle auch die Lungen und Nieren (BEN-HUR).

Sarkome infolge von Fremdkörperimplantationen sind bisher nur artspezifisch bei Ratten, aber nicht materialspezifisch beobachtet worden. Wenn auch der Test der Zeit für die heute verwendeten Kunststoffe noch nicht erbracht ist, kann die Induktion von Krebs durch die heute gebräuchlichen therapeutischen Fremdkörper im Hinblick auf die bereits unübersehbar große Anzahl von Fällen und die über zwei Jahrzehnte gehenden Beobachtungen doch als sehr unwahrscheinlich ausgeschlossen werden. Eine entsprechende Dokumentation und Beobachtung dieser Patienten ist jedoch angezeigt.

Komplikationen bei autologen Fett- und Knorpeltransplantaten

Fett-Transplantate werden teilresorbiert, bilden Ölzysten, u. U. Fisteln, wenn sie zu dick und nicht in Verbindung mit dem Korium verpflanzt werden. Die Koriumseite des Transplantats muß auf das kapillar besser versorgte Wundbett gelegt werden. Größere Defekte soll man fraktioniert auffüllen oder sich durch ein mikrovaskulär angeschlossenes Fett-Transplantat oder einen Omentumlappen behelfen.

Solide Knorpeltransplantate, die sich in größeren Stücken verwinden und durch Resorption schwinden würden, werden besser verschrotet – mit dem Skalpell Würfel mit 1–2 mm Kantenlänge – und damit zu einer Masse verarbeitet, die sich nicht nur leicht modellieren läßt, sondern innerhalb von 10 Tagen durch Bindegewebssprossung miteinander und an der Unterlage verwächst und damit nicht beweglich bleibt wie Knorpelstücke (Abb. 11.7a).

Diese störende Verschieblichkeit von Knorpeltransplantaten, wie sie z. B. zur Aufrichtung des Nasenrückens eingesetzt werden, kann man aber auch vermeiden, indem man bei der Entnahme des Knorpels ein Stück Rippenknochen en bloc mitreseziert und dieses Knochenfragment an der Nasenwurzel subperiostal einschiebt, was dort zu einer festen Verbindung führt. Zur Entnahme solcher Knorpelstücke eignet sich die Verwendung eines Hohlmeißels, mit dem das notwendige Material aus dem Rippenbogen geschürft werden kann, wodurch die sonst nicht seltenen Zwischenfälle wie Pneumothorax, Blutung, Störung der Atemmechanik und stärkere Schmerzen, wie sie bei der Entnahme ganzer Rippenknorpel vorkommen, vermieden werden. Sind aber solide Knorpelstücke erforderlich, dann sollten diese aus dem Kern des Rippenknorpels gewonnen werden, um den sekundären Verziehungen möglichst vorzubeugen.

Postoperative Zwischenfälle bei Knochen- und Knorpeltransplantaten

Den postoperativen Komplikationen, Schmerzen, Blutung, Wachstums- und Konturstörungen, wie sie nach der Entnahme von Spongiosa- und Spongiosa-Compacta-Transplantaten aus der Beckenschaufel vorkommen, kann man auf einfache Weise dadurch begegnen, daß man die Crista iliaca selbst im Zusammenhang mit den Faszien

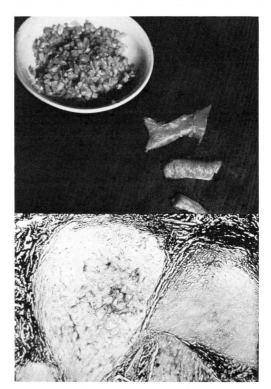

Abb. 11.7a Oben: Knorpelschrot; Mitte: aus dem Rippenbogen geschürfte Knorpelstücke; unten: Biopsie aus einem Knorpelschrottransplantat 2 Jahre nach der Einpflanzung zeigt vitalen Knorpel und Wachstum des jugendlichen Knorpels

und der Muskulatur beläßt und die Kante allenfalls mit der Wachstumszone nach Einkerben mit dem Meißel lediglich aufklappt, oder, falls es sich um kleinere Stücke handelt, diese fensterartig entnimmt, wofür sich die Vibrationssäge eignet (Abb. 11.7b). Zur Vermeidung der sonst ausgedehnten Hämatome muß man die Blutung auch aus dem Knochen mit Wachs exakt stillen. Die Drainage ist sonst oft ungenügend. Auch Knorpel- und Knochentransplantate müssen schonend behandelt und dürfen nicht gequetscht oder durch Bohren und Sägen überhitzt werden, was die Resorptions- und Infektionsgefahr erhöhen würde.

Eine Infektion des Wundbettes muß nicht unbedingt das Ende, i. e. die Entfernung eines Knorpelschrottransplantates bedeuten. Durch Aspiration des Exsudates oder des Eiters und Instillation eines Chemotherapeutikums kann es gelingen, die Infektion zu beherrschen und das Transplantat zu erhalten.

358   11. Allgemeine plastische Chirurgie

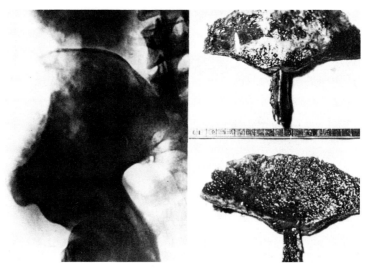

Abb. 11.7b Links: Beckenschaufeldefekt nach Entnahme eines Spongiosa-Kompakta-Transplantates, ohne Schonung des Beckenkammes; rechts oben: entsprechendes Transplantat mit kompakter Oberfläche; rechts unten: Transplantat mit spongiöser Oberfläche am Aufbau von Stirne und Nase

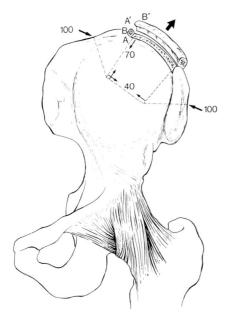

Abb. 11.7c Beckenschaufeldefekt nach Entnahme eines Spongiosa-Kompakta-Transplantates mit Schonung des Beckenkamms

Voraussetzung für die Einheilung jedes Transplantates ist ein spannungsloser Wundverschluß. Eine Dehiszenz der Hautnaht führt, sofern das Transplantat nicht durch weitere Schichten gedeckt ist, so gut wie immer zum Verlust des Transplantates oder Implantates, falls zu dieser Zeit das Transplantat nicht bereits kapillär angeschlossen, z.B. die Spongiosa etwa bereits in der Lage ist, Granulationen anzusetzen, wobei sich diese Granulationen dann sekundär epithelisieren oder wieder durch Hauttransplantate gedeckt werden können.

Spätkomplikationen bei Hauttransplantationen

Störenden Schrumpfungen von Spalthauttransplantaten, die bis zu 60% betragen können, begegnet man mit der Transplantation weiterer Spalthauttransplantate, bei einer Narbenkontraktur auch durch Z-Plastiken. Die Dehnung von solchen Spalthauttransplantaten, z.B. am Hals durch eine Schanzsche Krawatte oder in der Vagina durch ein Vaginalprothese bis an das Ende der sog. „kontraktilen Phase", die am Hals 6 Monate, in der Vagina 2 Jahre beanspruchen soll, ist unpraktisch und im Erfolg zweifelhaft.

Narbenkontrakturen stellen sich an den Rändern der Hauttransplantate immer dann ein, wenn die Schnitt- bzw. Nahtlinien nicht den Hauptfaltlinien der Haut entsprechen und zudem kreisförmig oder elliptisch verlaufen. Zur Vermeidung dieser Komplikationen empfiehlt es sich, bei der Einpflanzung von Vollhauttransplantaten, etwa im Gesicht, schon primär die Nahtlinien durch Z-Plastiken in die Hauptfaltrichtung der Haut zu drehen (Abb. 11.8a und 11.8b).

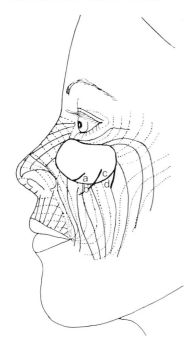 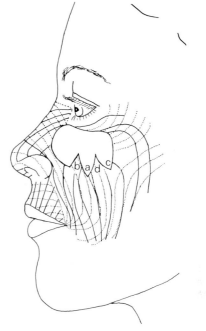

Abb. 11.**8a** Vollhauttransplantat an der Wange. Der untere Rand des Transplantates verläuft quer zu der Faltrichtung der Haut, was eine hypertrophe Narbenbildung sowie eine Kontraktur bedingen kann. Schnittlinien der Z-Plastik a, b, c, d

Abb. 11.**8b** Vollhauttransplantat an der Wange nach Dreiecksaustausch entsprechend den Hauptfaltlinien der Wange

Zwischenfälle bei zusammengesetzten Transplantaten

Für zusammengesetzte Transplantate, sog. Segmenttransplantate, die aus verschiedenen Geweben bestehen, etwa aus Haut und Knorpel oder Schleimhaut und Knorpel oder Schleimhaut und Muskulatur vom Darm, gelten dieselben Regeln zur Verhütung von Zwischenfällen. Bei den frei versetzten Segmenten, z.B. vom Ohr, die aus Haut und Knorpel und Haut bestehen, erfolgt der Anschluß an das Kapillarnetz des Wundbettes bzw. die Kapillarsprossung in das Transplantat, etwa beim Ersatz des Nasenflügels, nur von den Wundrändern aus, weshalb die Größe dieser Transplantate auf einen Durchmesser von 6–12 mm beschränkt bleiben muß, da sonst die nötige kapillare Zirkulation innerhalb von 24–48 Stunden nicht bis in das Zentrum des Transplantates hinein zustande kommt.

Die Ausdehnung des kritischen Intervalls für das Zustandekommen einer kapillaren Durchblutung durch Unterkühlung des Transplantates – bei + 32 °C würde das kritische Intervall etwa 72 Stunden betragen – wurde mit fraglichem Erfolg u.a. auch zur Anheilung ganzer abgetrennter Ohren wiederholt versucht. Es empfiehlt sich aber, eine vollständig abgetrennte Ohrmuschel entweder mit mikrovaskulären Anastomosen einzupflanzen oder aber die Ohrmuschel zu denudieren, das Knorpelgerüst retroaurikulär subkutan einzubetten, die retroaurikuläre Haut in die Leistengegend zu transplantieren und also zu banken und damit Haut und Knorpel vor Nekrose zu bewahren. In das Knorpelgerüst müssen in einem solchen Fall siebartige Perforationen gefräst werden, damit bei der Rekonstruktion des Ohres beim Abheben des Knorpelgerüstes vom Kopf eine kapillarreiche Gewebeschicht am Knorpelgerüst haften bleibt und die Hinterfläche der Ohrmuschel mit einem Spalthauttransplantat gedeckt werden kann. Handelt es sich um ein Schleimhaut- und Knorpel-Segment-Transplantat zur Konstruktion der vorderen Trachealwand, dann müssen aus denselben Überlegungen wie oben Perforationen in den Knorpel geschnitten oder gefräst werden (Abb. 11.**9**).

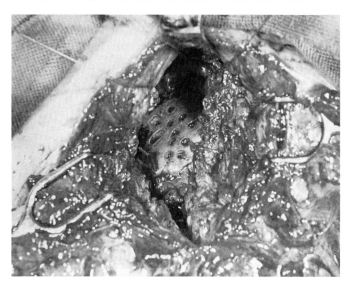

Abb. 11.9 Knorpel-Schleimhaut-Transplantat vom Nasenseptum zur Rekonstruktion der Vorderwand der Trachea bei Trachealstenose. Das Transplantat ist mit der Trachealwand durch Katgutnähte adaptiert, der Knorpel ist perforiert und wird zur Herstellung eines festen Kontaktes mit dem Wundbett an die kurzen Halsmuskeln angesteppt

Die Entnahmeregion muß, um einen Kontureinbruch, z. B. am Ohr oder an der Nase, zu vermeiden, bei größeren Entnahmen, am Ohr durch einen Stiellappen, rekonstruiert werden. Am Nasenseptum ist ein Schleimhautblatt sowie ein oberer und vorderer 6 mm breiter Knorpelbalken zu erhalten, um eine Septumperforation oder Sattelnasenbildung zu verhüten.

Zwischenfälle bei Lappenplastiken

Die Hautlappen dienen, zum Unterschied von den Transplantaten, zum vollwertigen Ersatz bzw. Verschluß bei einem Hautdefekt und erfordern im besonderen eine schonende Operationstechnik und exakte Blutstillung, zudem ist eine subtile Planung der Operation ganz besonders wichtig.
Zur Sicherung einer ausreichenden Durchblutung, sowohl des arteriellen Zustromes als auch des meist noch problemreicheren venösen Abflusses, darf eine gesunde Relation von Länge und Breite des Lappens nicht überschritten werden. Diese Relation ist regional verschieden, am Unterschenkel etwa 1:1 bis 1:1,5, am Rumpf in der Regel 1:2, im Gesicht und am Hals 1:3 und nur in den bestens durchbluteten Regionen oder bei besonderer Ausrichtung des Lappens auf einzelne Gefäße am Ohr, an den Lidern, an der Leiste, über 1:3. Werden diese Lappen an Arterien oder an den darunterliegenden Muskeln gestielt, etwa an der A. digitalis, der A. temporalis superficialis, am M. latissimus dorsi oder M. pectoralis, können von den genannten Relationen unabhängige, viel weitergehende sog. Hautfaszien, Hautmuskeln oder Insellappen gebildet werden.
Die subdermalen Venen der Haut müssen zur Sicherung des kapillaren Rückstromes speziell geschont werden.
Die Befolgung des Grundsatzes, den subdermalen venösen Abfluß zu erhalten, z. B. von der Mamille und Areola bei der Mammareduktionsplastik, ist zur Vermeidung von Nekrosen in diesem Bereich entscheidend.
Bei dieser Operation ist bei den verschiedensten Methoden eine Sicherheitszone für den subdermalen venösen Abfluß dadurch geschaffen, daß der Stiel des Brustwarzen-Warzenhof-Komplexes in 2 bis 3 cm Ausdehnung unter Belassung der tiefen Schichten des Koriums deepithelisiert wird.
Für einen Hautlappen wird in der Regel die Faszie der Entnahmefläche belassen, beim Deltapektorallappen oder am Unterschenkel aber mittransponiert.
Vollhautlappen nach Colson, die sich vorzüglich zur Deckung von Defekten an der Hand anbieten, dürfen auch bei einer breiten Basis die Länge von 4 bis 5 cm nicht überschreiten, da die intradermale Zirkulation über diese Distanz nicht hinausreicht. Nekrosen, welche sich bei Überschreitung der

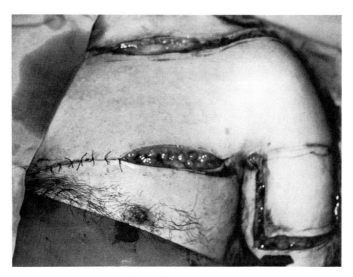

Abb. 11.**10** Deltopektorallappen zur Deckung eines großen Gesichtsdefektes am Hals und an der Brust sowie am Oberarm vorgeschnitten, parasternal, an der vorderen Achselfalte und an der Schulter noch belassen. Die Schnittränder werden durch Knopfnähte adaptiert. Nach 10 Tagen wird der Vorschnitt an der vorderen Achselfalte und an der Schulter vervollständigt

genannten Relation einstellen würden, können jedoch durch ein fraktioniertes Vorschneiden der Hautlappen vermieden werden. Je nach Region und Ausmaßen wird der Lappen 5 bis 10 Tage vor der Transposition teilweise oder ganz vorgeschnitten, von der Unterlage abgelöst, nach exakter Blutstillung wieder in die alte Lage gebracht und durch Knopfnähte adaptiert (Abb. 11.**10**). Auf diese Weise ist es möglich, einen Stiellappen bei gegebener Breite der Basis auf das Mehrfache der sonst zulässigen Ausdehnung zu verlängern und das Risiko von Rand- oder Teilnekrosen zu vermeiden. Erscheint nach einem solchen Vorschnitt der Lappen immer noch gefährdet, dann ist es ratsam, diesen nochmals zurückzulagern und u. U. auch zu heparinisieren. Die Stiellappenplastik und deren erfindungsreiche Anwendung bei den verschiedenen rekonstruktiven Aufgaben haben seit jeher das Image der plastischen Chirurgie geprägt und den Fortschritt dieses Nominalfaches bis in die Ära von Lexer und Gillies bestimmt. Der gegenwärtige Trend bei der Anlage von Stiellappen zielt auf die Verwendung von großen, axial gestielten flächenhaften Hautlappen, Muskeln und von Hautmuskellappen, die gegenüber den alten Rundstiellappen den Vorteil des Zeitgewinns haben.
Der Verlust oder Teilverlust eines Stiellappens im Verlaufe einer Konstruktion oder Rekonstruk-

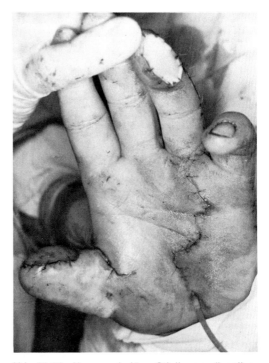

Abb. 11.**11** Neurovaskulärer Stiellappen (Insellappen) vom 4. auf den 1. Strahl zur Wiederherstellung der Sensibilität eines Daumenstumpfes. Die Entnahmestelle am 4. Finger ist durch ein inguinales Vollhauttransplantat gedeckt

tion ist schwerwiegend und mitunter unwiederbringlich. Zur Vermeidung solcher Zwischenfälle ist für die Praxis die Beobachtung des kapillaren Rückstroms bei Kompression der Haut immer noch der einfachste und verläßlichste Test für die Beurteilung der Durchblutung. Weitere Möglichkeiten zur Messung der Durchblutung, Feststellung einer ausreichenden Zirkulation am Lappenende, die eine Durchtrennung des Lappenstieles ohne Gefährdung erlaubt, bieten u. a. die Thermographie, die Disulphine-Blaufärbung und die Szintigraphie.

Alle diese z. T. komplizierten und aufwendigen Verfahren, die die empirisch festgelegten, durch den klinischen Test (den kapillaren Rückstrom) bestimmte Wartezeit abzukürzen erlauben sollen, sind vorwiegend von theoretischem Interesse, für die Praxis aber von untergeordneter Bedeutung. Insgesamt stellt eine Stiellappenplastik die anspruchsvollere Alternative gegenüber der relativ einfachen, die Erfindungsgabe weniger strapazierenden freien Hauttransplantation dar, die aber zur Planung einer form- und funktionsgerechten Rekonstruktion als Alternativlösung immer in Erwägung gezogen werden muß. So würde z. B. die Verwendung eines Spalthauttransplantates zur Deckung von Fingerspitzen oder eines Daumenstumpfes die Greiffunktion der Hand stark beeinträchtigen, und die fehlende Sensibilität würde auch zu Verletzungen Anlaß geben. Andererseits bieten sich die sog. neurovaskulären Insellappen zur Deckung von Fingerstümpfen an, für den Handrücken oder die Hohlhand besonders über freiliegenden Sehnen oder Knochen das dikke Hauttransplantat – allenfalls ein sog. gestielter, entfetteter Vollhautlappen nach dem Verfahren von COLSEN u. JANVIER (1968) oder ein mikrovaskulär angeschlossener Lappen.

Zwischenfälle bei besonderen Lappenplastiken

Z-Plastik (Abb. 11.12)

Dieses am häufigsten angewendete plastisch-chirurgische Verfahren dient mit seinen vielfältigen Möglichkeiten sowohl der Verlängerung wie der Verkürzung als auch der Entspannung von Gewebe, der Drehung von Narben in die Hauptfaltrichtung der Haut, der Beseitigung von Einziehungen, Schnürungen und Kontrakturen.
Zwischenfälle und Mißerfolge stellen sich häufig dann ein, wenn entweder der Winkel der Z-Lappen nicht entsprechend gewählt, die Dreiecke

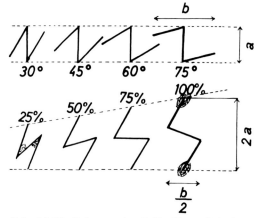

Abb. 11.12 Schema der Z-Plastiken: Bei einem Winkel von 30 Grad ergibt sich eine Verlängerung von etwa 25% sowie die Gefahr der Spitzennekrose (schraffiert), bei 75 Grad eine Verlängerung von 100% sowie eine störende Polsterbildung. Der Gewinn in der Länge (die Entspannung) a auf 2a bedingt einen Breitenverlust (Spannung) b auf b/2

nicht in der nötigen Größe und unter Spannung angelegt wurden.
Bei der Planung einer Z-Plastik darf man nicht vergessen, daß die Verlängerung in einer Richtung durch eine Verkürzung in der perpendikulären, anderen Richtung gewonnen werden muß. Wird der Winkel klein, etwa nur mit 30° gewählt, dann werden die Dreiecke zu spitz und erbringen nach ihrem Austausch eine effektive Verlängerung von nur 25°. Durch die relativ schmale Basis besteht zudem erhöhte Gefahr einer Spitzennekrose. Bei einem Winkel von 45° kann man mit einer Verlängerung von 50% rechnen, beträgt der Winkel 60°, ergibt sich eine Verlängerung von 75%. Theoretisch wäre mit einem steigenden Winkelmaß auf über 60% ein weiterer Längengewinn zu erzielen, doch führt dies zu einer Wulstbildung an der Basis und mitunter auch zu einer Spannung in der konträren Richtung. Gelegentlich kann man die Z-Plastik nach der Empfehlung von MIR Y MIR auch auf 90 bis 135° ausdehnen, womit sich eine Verlängerung von 200% ergeben kann. Schwierigkeiten zeigen sich, wenn nach der Exzision einer Narbe beide Wundränder verschieden lang sind. Es muß dann der Überschuß auf der einen Seite durch Bildung eines größeren Winkels auf der anderen Seite ausgeglichen werden.
Die Z-Lappen müssen so lang gewählt werden, daß sie über das Spannungsgebiet hinausreichen, da sonst eine Kontraktur bestehenbleibt. Das Narbengewebe muß auch der Tiefe nach ausge-

schnitten werden, da sonst ein Rezidiv auftritt. Randnekrosen als Folge einer unter Spannung angelegten Naht, die sich bei einer Fehlplanung der Z-Plastik einstellen würden, lassen sich vermeiden, wenn man nötigenfalls, statt den Z-Ausgleich und die Naht zu erzwingen, die resultierenden Wundflächen durch ein in Zickzackform geschnittenes Spalthauttransplantat deckt.

Spitzennekrosen bei Z-Läppchen lassen sich vermeiden, wenn man diese nicht durch korrespondierende Nähte adaptiert und damit stranguliert, sondern durch quere U-Nähte adaptiert.

Rotationslappen

Der Gefahr der Nekrose bei Rotationslappen begegnet man durch eine ausreichend große Bemessung des Lappens sowie durch eine entsprechende schräge Einkerbung an der Basis, die es erlaubt, den resultierenden Defekt quer zur Richtung der Rotation zu schließen (Abb. 11.13).

Bei den Transpositionslappen ergeben sich Zwischenfälle, wenn diese entweder zu kurz, zu schmal angelegt werden oder die Durchblutung infolge Spannung, Hämatom, Ödem, Entzündung, der Knickung des Lappens oder die Anheilung infolge mangelnder Ruhigstellung oder Kooperation des Patienten gefährdet ist. Zeigt sich das Risiko eines solchen Zwischenfalls schon während der Operation, dann ist es besser, den vorgeschnittenen Hautlappen an die Entnahmestelle zurückzuverlagern und zu warten, als den Lappen durch eine Improvisation zu verlieren. Zeigt sich die Durchblutungsstörung erst später an, dann kann durch Entfernung oder zumindest teilweise Entfernung der Nähte und Bedeckung der dehiszenten Wundränder mit steriler Gaze, die mit 5%iger Kochsalzlösung getränkt wird, der Hautlappen gerettet werden. Dies gilt auch bei einem Hämatom oder Ödem im Bereich der Nahtlinie oder an der Basis eines Rundstiellappens. Hämatome sollen immer vom Operateur persönlich entleert werden.

Grundsätzlich soll die Entnahmefläche eines Stiellappens nicht durch sog. Spannungsnähte nach breiter Unterminierung der Wundränder geschlossen, sondern besser durch ein Spalthauttransplantat gedeckt werden. Die Nahtdehiszenz an der Entnahmefläche ist eine nicht zu unterschätzende Komplikation. Sie führt häufig zu einer Infektion des Stiellappens, was diesen gefährdet und seine Qualität durch ein chronisches Ödem und nachfolgende Sklerosierung beeinträchtigt.

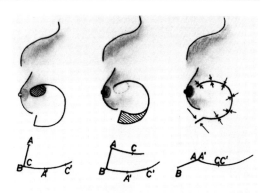

Abb. 11.13 Rotationslappen zur Deckung eines Hautdefektes an der Brust: links: Markierung der Exzision, wobei am unteren Ende der Inzision ein winkelförmiger Rückschnitt durchgeführt wird; Mitte: Der Lappen ist nach oben in den Defekt rotiert; rechts: Nahtstichrichtung zum spannungslosen Verschluß der Wunde. – Schema A B C zeigt die Proportionen des Rückschnittes sowie des Wundverschlusses

Da bei breitem Stiellappen die Wundnaht an der Entnahmefläche infolge Spannung erfahrungsgemäß auch nach weiter Mobilisierung der Hautränder nicht hält, soll man auch diesen Wundverschluß gar nicht erst versuchen, sondern wie oben ausgeführt, durch ein Spalthauttransplantat decken. Wenn das Wundbett tief, buchtig, die Asepsis fraglich, die Blutstillung ungewiß und eine gute Fixierung nicht möglich ist, dann ist es besser, die Entnahmestelle mit einem aseptischen Verband zu bedecken und erst nach einer Woche mit dem inzwischen vital konservierten Spalthauttransplantat zu verschließen oder primär ein Spalthautnetztransplantat im Verhältnis 1:1,5 zu verwenden.

Rundstiellappen

Nekrosen treten auch beim Rundstiellappen so gut wie sicher auf, wenn man diesen bei der Stielabtrennung zu verlängern oder abzurunden trachtet. Reicht die geplante Länge des Rundstiellappens im Verlauf der Rekonstruktion nicht aus, dann muß dieser, wie bereits erwähnt, erst durch einen Vorschnitt verlängert werden.

Vor der schwerwiegenden Komplikation einer Rand- oder Teilnekrose eines Rundstiellappens, die den gesamten Rekonstruktionsplan zunichte machen würde, kann man sich schützen, indem man vor der Abtrennung des Stiellappens ein Tourniquet am Lappenfuß anlegt und den kapillären Rückstrom am Rande des Tourniquets sorgfältig prüft. Scheint dieser Rückstrom nicht ausreichend oder zu langsam, dann ist es besser, eine weitere Woche abzuwarten oder den abzutrennenden Lappenfuß fraktioniert vorzuschneiden. Die Durchblutung ist besonders dann gefährdet, wenn der Stiellappen durch ein Hämatom, durch eine Entzündung oder ein Ödem kompliziert war, bei der Verlagerung geknickt, unter Spannung gebracht oder gestaucht wurde.

Die Vermeidung solcher Zwischenfälle erfordert Erfahrung und Bedachtsamkeit. Im Hinblick auf die Schwere des Verlustes eines Stiellappens oder der Nichtwiederholbarkeit einer solchen Rekonstruktion muß man auch bereit sein, am Ende der Operation alle Nähte wieder zu öffnen und den Lappen an die Abtragungsstelle zurückzuverlagern, wenn man der komplikationslosen Einheilung nicht sicher ist. Die Bereitschaft, auch nach einer langen, mühsamen Operation alle Nähte wieder aufzumachen und diese zur Beseitigung einer etwa bestehenden Spannung neu anzulegen, ist eine Voraussetzung, zu der sich jeder bekennen sollte, ehe er plastisch-chirurgische Eingriffe unternimmt.

Häufiger als durch die Drosselung des arteriellen Zuflusses treten Zwischenfälle bei Lappenplastiken, wie schon oben erwähnt, durch einen gestörten venösen Abfluß auf. Dieser kann sich schon während der Operation durch ein vermehrtes Abtropfen von venösem Blut aus den Schnitträndern anzeigen. Eine gute arterielle Durchblutung aus Gefäßstümpfen oder Kapillaren sollte nicht darüber hinwegtäuschen. In der Regel ist nicht so sehr die Blässe, sondern die Lila- bis Blauverfärbung ein Zeichen der Gefahr.

Neben der Berücksichtigung des entsprechenden Längen- und Breitenverhältnisses eines Stiellappens, der segmentären Gefäßversorgung, der durch die natürliche Spannung der Haut gegebenen Größen ist die Erhaltung des subdermalen Venengeflechtes und die Vermeidung der Überlastung des Stiellappens durch ein zu dickes subkutanes Fettpolster wichtig.

Allein der Vorschlag, die subdermalen Venen im Abflußgebiet der Mamilla und Areola zu erhalten (SCHWARZMANN 1930), hat eine neue Ära in der Mammareduktionsplastik eingeleitet, und die Sicherheit der modernen Operationsverfahren ist nicht zuletzt der Befolgung dieses Grundsatzes zu verdanken.

Ist der venöse Abfluß eines Stiellappens ungenügend und kommt es zu einer Lila- bis Blauverfärbung am 1. bis 2. Tag und auch zu einer Blasenbildung, dann sind die sofortige Öffnung von Nähten und kochsalzfeuchte Umschläge zur Ableitung des gestauten Blutes über die geöffneten Wundränder alles, was zu tun übrigbleibt. Eine Behandlung mit Antikoagulantien, die sich gegen eine weitere Thrombosierung des venösen Abflusses richtet, ist in Betracht zu ziehen. Werden Stiellappen in Lokalanästhesie verlagert, dann soll man grundsätzlich adrenalinfreie Lösungen verwenden.

Muß ein Stiellappen über eine Zwischenstation, als Wander- oder Fernlappen, etwa über die Tabatiere oder den Unterarm transportiert werden, dann empfiehlt es sich, den Lappen nicht nur durch einfache Adaptierung der Schnittränder einzusetzen, sondern eine breitere Verbindung der Gefäßnetze von Wundbett und Stiellappen zu bewerkstelligen. Da die Durchblutung eines Rundstiellappens in der Hauptsache über das subdermale Gefäßnetz erfolgt, ist es zweckmäßig, den Lappenfuß in einer Breite von 1 bis 2 cm zu deepithelisieren und diesen dann teleskopartig in das Wundbett einzusetzen (Abb. 11.**14**a und b).

Die Komplikationen, die durch offene und sezernierende Wundflächen bei Lappenplastiken auftreten, sind schwerwiegend, und es sollten deshalb in jedem Falle das Entnahmeareal und der Stiellappen intermediär durch Spalthauttransplantate gedeckt werden. Dabei ist es zweckmäßig, die Spalthaut im Überschuß zu entnehmen und den Rest zu banken, damit im Falle einer Nichtanheilung eines Tansplantates oder bei Nekrosen am Stiellappen auftretende Wunden ohne weitere Operation nachgedeckt werden können. Die Komplikationen bei Stiellappenplastiken lassen sich auch einschränken, wenn man im Falle einer Teilnekrose das tote Gewebe sofort exzidiert und den Defekt, wie schon erwähnt, durch ein Spalthauttransplantat deckt.

Schwierigkeiten, die hinsichtlich der Immobilisierung bei Lappenplastiken manchmal gegeben sind, führen nicht selten zu Zwischenfällen. Das Problem muß schon bei der Planung der Stiellappenplastik bedacht und individuell gelöst werden. Man kann einen Stiellappen, der von einem Unterschenkel auf den anderen verpflanzt wird, einen sogenannten Cross-leg-Lappen, durch Verschraubung, durch Gipsverbände, durch Pflasterverbände immobilisieren. Wichtig dabei ist die postoperative Nachsorge, im besonderen bei Umlagerungen des Patienten, wo auftretende Span-

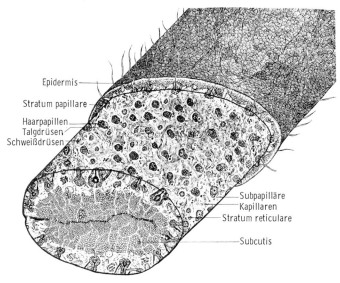

Abb. 11.14a Schema der Deepithelisierung eines Rundstiellappens zur Verbesserung des Gefäßanschlusses

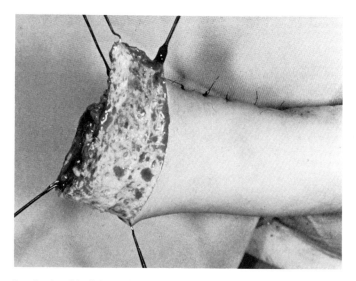

Abb. 11.14b Am Rande deepithelisierter Rundstiellappen zur teleskopartigen Implantation

nungen erkannt und beseitigt, verschobene Verbände zurechtgerückt und allenfalls auftretende Druckstellen entlastet, Serome und Hämatome beseitigt werden müssen. Eingepflanzte Lappen sind grundsätzlich hochzulagern.
Zwangshaltungen sollte man prinzipiell vermeiden, da diese bei mangelnder oder versagender Kooperation des Patienten ebenfalls Anlaß zu den genannten Zwischenfällen geben. Um ein Risiko zu vermeiden, muß der Operationsplan ggf. abgeändert und u. U. durch Zwischenschaltung eines oder mehrerer weiterer Operationsakte angeglichen werden. In dieser Weise muß auch der Gefahr von Gelenksversteifungen, der Verschmutzung durch Urin und Speichel, Schmerzen und unkontrollierbaren Bewegungen begegnet werden. Ein Stiellappen, der durch den Mund eingepflanzt wird, ist durch Speichel und Biß erheblich gefährdet. Es ist deshalb besser, einen solchen Stiellappen durch eine Inzision am Mund-

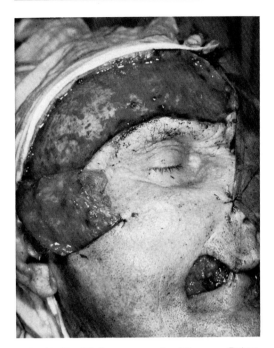

Abb. 11.**15** Stiellappen an der Stirn zur Rekonstruktion eines Wangendefektes nach Karzinomexzision. Der an der A. temporalis gestielte Lappen ist durch eine Inzision am Jochbein zum Ersatz der Innenseite der Wange in die Mundhöhle eingeführt. Die an der Stirn, am Stiellappen und am Mundwinkel verbliebenen Wunden werden durch Spalthauttransplantate gedeckt

boden oder durch die Wange in die Mundhöhle zu verlagern (Abb. 11.**15**). Es lohnt sich, hierfür eine zusätzliche Narbe in Kauf zu nehmen. Andererseits läßt sich bei einem Kleinkind etwa ein Defekt an der Fußsohle in einem Akt durch einen Stiellappen vom Gesäß oder Oberschenkel decken, ein Vorgehen also, welches beim Erwachsenen nicht in Frage kommt.

Für die sogenannten myokutanen oder muskulokutanen Lappen kann das Verhältnis Lappenbasis zur Länge wegen der Gefäßversorgung durch den Muskel wesentlich verändert und u. U. sogar wie bei einem Insellappen gestaltet werden, womit z. B. die Durchführung einer gekreuzten Lappenplastik (cross-leg) ausgedehnt, gesichert und insgesamt erleichtert werden kann. Allerdings ist bei der Durchtrennung des Lappenstiels im 2. Akt in Betracht zu ziehen, daß die Versorgung des Lappens, ebenso wie beim normalen Transpositionslappen, aber nur durch die Haut des Empfängerwundbettes erfolgt, womit ein oder mehrere Vorschnitte und auch eine längere Wartezeit notwendig sind.

Zwischenfälle bei der plastischchirurgischen Versorgung frischer Verletzungen

Komplikationen und Mißerfolge bei der Versorgung frischer Verletzungen treten dann auf, wenn
1. nicht vitales Gewebe in situ belassen oder vitales Gewebe ausgeschnitten wird,
2. wenn Wunden nicht entsprechend verschlossen oder durch Hauttransplantate gedeckt werden und
3. wenn primär mögliche Rekonstruktionen verzögert oder unterlassen werden. Abgetrennte oder traumatisierte Gewebe dürfen nur in dem Maße zur Rekonstruktion verwendet werden, als sie sich als Autotransplantate eignen.

Wundexzisionen sollen das nicht vitale Gewebe betreffen und nicht großzügig im Sinne Friedrichs erfolgen. Besonders im Gesicht führen großzügige Wundexzisionen zu irreparablen Schäden und Störungen der Form und Funktion und sind deshalb zu unterlassen.

Im Gesicht und an den Händen können größere Defekte selten durch Hautverschiebung versorgt werden und erfordern Spalt- oder Vollhauttransplantate. Die primäre Reposition der durch die Verletzung verlagerten Gewebe muß Punkt für Punkt erfolgen und ergibt an sich bessere Ergebnisse als eine sekundäre Rekonstruktion, welche infolge Narbengewebes, Gewebeschrumpfung sowie der Fibrose des Ödems schwieriger und weniger erfolgreich ist. Die Schrumpfung wird insbesondere begünstigt, wenn wesentliche Teile des Stützapparates fehlen, und es soll, wann immer möglich, ein fehlender Teil des Stützgewebes etwa durch ein Kunststoffimplantat vorübergehend, als Platzhalter, ersetzt werden, solange, bis nach ca. 3 bis 6 Monaten ein Ersatz durch geeignete Autotransplantate gefunden werden kann.

Exakte Blutstillung und Drainage, auch bei kleinen Wunden im Gesicht, vorzüglich durch Kapillardrains (mit einem Durchmesser von 0,8–1,0 mm), sowie Steppnähte sind zur Vermeidung sehr entstellender und schwer zu korrigierender Narbenpolsterbildungen notwendig. Ein wichtiges Detail zur Vermeidung störender Narben ist neben dem schon erwähnten Z-förmigen Dreiecklappenaustausch die Verwendung von monofilem Nahtmaterial, die Entfernung der Nähte im Gesicht schon nach 3–5 Tagen, die tägliche Reinigung der Nahtlinien. Die Beseitigung von Krusten, zur Vermeidung der Stichkanalinfektionen und folgend von häßlichen Nahtstichmarken ist wichtig. Die verbandlose Behandlung der Hautnähte im Gesicht ist auch in dieser Hinsicht von Vorteil.

Aus demselben Grunde sollen auch die manchmal erforderlichen Haltenähte nicht über Gaze oder anderem porösem Material geknüpft werden, sondern über solide Materialien, etwa über Blei- oder Kunststoffplättchen (Abb. 11.16).

Auch bei der Wundversorgung empfiehlt es sich, Spalthautentnahmen im Überschuß zu tätigen und diese Spalthauttransplantate auf einfache Weise, bei 4 °C im Kühlschrank, zu konservieren und diese 3 Wochen hindurch als vitale, autologe Haut zur Verfügung zu stellen, falls Nekrosen auftreten oder Hautnähte zur Entlastung von Spannungen, Hämatomen und entzündlichen Infiltrationen geöffnet werden müßten.

Bei Verwendung von Stiellappen zur Deckung offener Frakturen können Zwischenfälle auftreten, wenn man diese Deckung zu früh, aber auch zu spät durchführt. Läßt sich der freiliegende Knochen nicht durch Haut decken, dann ist ein Muskeltranspositionslappen und dessen Deckung mit Spalthaut in Betracht zu ziehen.

Ist der Knochen und das allenfalls zur Osteosynthese verwendete alloplastische Material (Platten, Schrauben) nicht durch Weichteile zu decken, dann ist eine solche Stiellappenplastik angezeigt, sobald die Wundverhältnisse geklärt, fraglich vitale Weichteile demarkiert bzw. die Wundspalten mit Granulationen gefüllt sind. Zu langes Warten jedoch würde wiederum die Infektion, eine Sequestrierung und Pseudoarthrosenbildung begünstigen.

Die alternative Versorgung durch einen freien, d. h. mikrovaskulär angeschlossenen Haut-Muskel- oder Haut-Knochen-Lappen zur Vermeidung von Zeitverlust und der genannten vielfältigen Komplikationen soll schon von Anfang an mit in Betracht gezogen werden. Bei einer offenen Fraktur schließen sich, wie ausgeführt, die Deckung durch einen Stiellappen und die primäre Osteosynthese nicht aus, sondern ergeben sich als zwei unerläßliche, einander bedingende, aber auch nicht unbedingt gleichzeitig auszuführende Maßnahmen (Abb. 11.17).

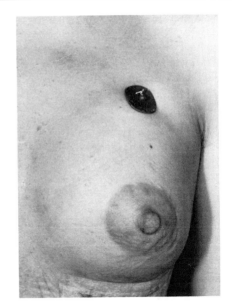

Abb. 11.16 Haltenaht (Bleiplattenfixation) zur Erhaltung der Position eines Korium-Fett-Transplantates, das zur Augmentation der Brust eingepflanzt wurde

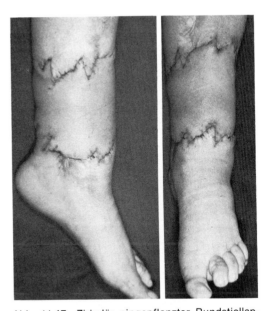

Abb. 11.17 Zirkulär eingepflanzter Rundstiellappen, der vom Bauch über die Hand an den Unterschenkel zur Überbrückung eines ausgedehnten Weichteildefektes und zur besseren Durchblutung und damit Frakturheilung übertragen wurde. Die zirkulären Nahtlinien wurden durch mehrfache Z-Plastiken zur Entspannung und Verbesserung der Zirkulation aufgelöst

Zwischenfälle und postoperative Komplikationen bei mikrovaskulären Eingriffen

Die an die Grenzen des Möglichen gehenden mikrochirurgischen Methoden sind von häufigen Zwischenfällen bedroht. Die Anastomosen von

Gefäßen mit einem Durchmesser von nur 1 mm oder weniger, wie sie in der Replantationschirurgie von Fingern, aber auch bei der freien Gewebsverpflanzung ausgeführt werden, gelten als besonders anfällig.

Die technischen Hilfsmittel, das Mikroskop, das Instrumentarium und das Nahtmaterial bedürfen einer sorgfältigen Auswahl und Wartung. Die klaglose Funktion technischen Rüstzeuges ist eine wesentliche Voraussetzung für den Erfolg. Beim Mikroskop muß vor allem die Leitung, das Zoomsystem, die Einstellung der Vergrößerung ständig überprüft werden, um intraoperative Störungen zu vermeiden, die zum Abbruch des Eingriffs Anlaß geben könnten. Delikate Instrumente, wie Pinzetten, Mikrogefäßklemmen, Approximatoren, müssen vor jedem Eingriff hinsichtlich der Funktionstüchtigkeit kontrolliert werden, da eine Schadhaftigkeit die mühevolle Arbeit des Chirurgen zusätzlich sehr erschweren würde. Bei der Reinigung der Instrumentarien ist besonders auf die Spitzen der Pinzetten zu achten. Sie sind mit Gummikappen auszustatten. Es empfiehlt sich, mehrere Kassetten mit komplettem Sortiment steril bereitzustellen, einschl. der Mikronadeln, da ein sofortiger Eingriff sonst nicht möglich ist. Wegen der langen Dauer mikrochirurgischer Operationen ist die Lagerung des Patienten und seine Überwachung zur Vermeidung von Druckschäden der Nerven oder der Haut besonders wichtig. Es besteht eine erhöhte Gefahr der Unterkühlung des Patienten, besonders dann, wenn an verschiedenen Körperregionen gleichzeitig gearbeitet wird und damit nur teilweise abgedeckt werden kann.

Die häufigsten, intraoperativ auftretenden Komplikationen sind:
- der Gefäßspasmus, hauptsächlich im proximalen Abschnitt vor und nach der Anastomosenherstellung;
- Kaliberunterschiede der Gefäßlumina;
- die Nahtspannung infolge einer Gefäßverkürzung;
- Gefäßthrombose im Anastomosenbereich.

Ein gewisser proximaler Gefäßspasmus ist bei allen durchtrennten Gefäßen obligatorisch und als natürliche Schutzfunktion zu betrachten, welche das Gefäßlumen mit dem Koagulum wie durch einen Pfropf verschließt und damit eine weitere Blutung verhindert. Die Manipulation am Gefäß selbst kann zum Spasmus beitragen. Es sollte daher im Zuge der Präparation eines gesunden, für die Anastomose geeigneten Gefäßendes die Mobilisierung nur soweit vorgenommen werden, daß eine Mikroklemme angebracht werden kann. Wenn das Blut aus der Arterie nicht im Schuß austritt, muß das Gefäßlumen mit einer Mikropinzette schonend dilatiert und mit Heparinlösung gespült werden, bis sich ein kräftig pulsierender Blutstrom ergießt. Nötigenfalls müssen diese Manipulation und die Spülung, auch mit Magnesiumsulfat, Papavarinlösung oder mit einer 2%igen Xylokainlösung ohne Vasokonstriktor, welche auf das Gefäß geträufelt wird, wiederholt werden. Bei einem hartnäckigen Spasmus, vor allem nach schwerer Quetschung, muß schon intraoperativ mit einer Hydergininfusion begonnen und auch eine Ganglion-Stellatum-Blockade, evtl. auch eine endoskopische, intrathorakale Sympathektomie in Betracht gezogen werden.

Kaliberunterschieden von Gefäßlumina kann man in der Weise begegnen, daß man das Gefäß mit kleinerem Querschnitt schräg anschneidet. Der Winkel sollte aber nicht mehr als 30 Grad betragen, um Strömungsturbulenzen zu vermeiden. Ist die Kaliberdifferenz größer, so führt die Dazwischenschaltung eines Veneninterponates mit einem kleinen und großen Lumen zum Ziel. Bei ausgedehnten Quetschzonen müssen in der Regel auch die Gefäße ergiebig gekürzt werden, um bis in die Zone der unbeschädigten Intima zu gelangen. Man darf nun nicht versuchen, das Gefäß, Arterie oder Vene, unter starker Spannung zu nähen, da dies unweigerlich eine Thrombosierung im Anastomosenbereich nach sich ziehen würde. In einem solchen Fall muß man wiederum auf ein Veneninterponat entsprechender Größe – am besten von der Beugeseite des Handgelenkes – ausweichen.

Selbstverständlich muß wegen der Gefäßklappen auf die Richtung des Interponates geachtet werden. Für die Finger und den Handbereich haben sich zur Überbrückung auch Arterien bewährt, etwa die A. temporalis und die A. dorsalis pedis. Vielleicht der häufigste Zwischenfall ist die Gefäßthrombose im Bereich der Anastomose. Man unterscheidet eine unmittelbare, etwa 20 Minuten nach der Naht auftretende Blockierung sowie die Spätthrombose, welche noch nach 7 Tagen und darüber hinaus den Blutstrom unterbrechen kann. Die Ursachen für beide Arten der Thrombose liegen meist in einer nicht beseitigten Intimaschädigung, einer mangelhaften Nahttechnik und in einem zu geringen Blutdurchfluß, vor allem beim Spasmus. Bei den Spätthrombosen kommen auch Hämatome und bakterielle Entzündungen in Frage.

Durch sorgfältige Inspektion mit hoher Vergrößerung können bestehende Intimaschäden oder kleine Fremdkörper, wie Gewebefetzen, im Gefäßlumen erkannt und durch Resektion oder Exstirpation beseitigt werden. Die Naht selbst sollte natürlich optimal ausgeführt werden. Zur Besserung des ungehinderten Blutstromes werden Aggregationshemmer, vor allem Azetylsalizilikum (Aspirin 2 × 600 mg pro die), Dipyridamol (Persantin, 3 × 1 Tablette) und Chlorpromazin (3 × 1 Tablette) in der unmittelbaren postoperativen Phase, gegeben. Während der Operation wird niedermolekulares Dextran 40 infundiert, davon 500 ml innerhalb von 12 Stunden drei Tage hindurch verabfolgt. Das wirksamste, in der Mikrochirurgie angewandte Antikoagulantium ist ganz allgemein Heparin, das sowohl der Spülflüssigkeit zugesetzt als auch systematisch, am besten über eine intravenöse Leitung, verabfolgt wird. Die Dosis liegt dabei zwischen 10000 und 20000 Einheiten pro 24 Stunden. Man beginnt intraoperativ mit 5000 Einheiten. Nach allgemeiner Erfahrung sollte sich die Anwendung von Antikoagulantien und Aggregationshemmern jedoch auf jene Fälle beschränken, bei denen ein ausgedehntes Trauma vorliegt oder eine Gefäßrevision durchgeführt werden muß. Routinemäßig angewandt wurde durch diese Therapie die Erfolgsrate nicht erhöht.

Ebenso wie die Hauttransplantation kann auch die freie, mikrovaskuläre Transplantation von Unterhautlappen verzögert werden, wenn sich bei der Anlegung der Anastomose zunächst unüberwindliche Schwierigkeiten ergeben und eine ausreichende Durchblutung des Transplantates infolge anhaltenden Gefäßspasmus nicht zustande kommt. In einem solchen Falle kann das Transplantat bei 4 Grad C über 30 Stunden hindurch im Kühlschrank vital konserviert werden. Dies gilt allerdings nicht für Muskeltransplantate.

In der postoperativen Phase ist, wie schon erwähnt, die späte Gefäßthrombose eine ernste Komplikation, welche unbehandelt in der Regel zum Verlust des Transplantats oder Replantats führt. Es ist deshalb eine ununterbrochene Überwachung seitens des Operateurs sowie des Pflegepersonals unumgänglich. Eine Thrombosierung der Arterie erkennt man an der weißen, marmorierten Haut, am Turgorverlust, am Fehlen des kapillaren Rückstromes und an der Abkühlung. Bei der Blockierung des venösen Abflusses ist die Haut tiefblau, kalt, der Turgor prall, die Kapillarfüllung blitzartig. Bei Auftreten dieser Symptome muß sofort operativ eingeschritten werden. Abwarten und Hoffen auf eine spontane Besserung des Befundes sind meistens nutzlos und verringern die Chancen der Revitalisierung. Bei der Revision muß nach Öffnung von einer oder mehreren Nähten der Thrombus ausgeräumt und anschließend die Ursache der Thrombosierung eruiert werden. Die neue Naht darf wiederum nur in einer gesunden Gewebeschicht ausgeführt werden. Die hierfür notwendigen Manipulationen führen zur Verkürzung der Gefäßstümpfe, was wiederum die Interposition einer Vene erfordert. Alle weiteren Maßnahmen bleiben die gleichen wie bei der intraoperativ auftretenden Thrombosierung. Nach einer Revision ist auf jeden Fall eine Antikoagulantientherapie angezeigt.

Zwischenfälle bei der operativen Versorgung von Verbrennungen

Sie entstehen durch Schock, Blutverlust, Nieren- und Kreislaufversagen, Unterkühlung, Sepsis. Die Erkennung dieser Komplikationen ist bei ausgedehnten Verbrennungen erschwert, da Kriterien wie Hautkolorit, Schweißausbruch nicht eruierbar sind und die Verhältnisse des Kreislaufes und der Herzfunktion u. U. nur mittels Nadelelektroden und über einen Katheter in der Vena cava abgelesen werden können. Eine entsprechende Überwachung durch Monitoren, die die Herzaktion, Druckverhältnisse, die Atmung und die Temperatur aufzeichnen, sowie alle zur Reanimation notwendigen Geräte, wie Defibrillator, Schrittmacher, Beatmungsgeräte, sind bereitzustellen.

Die bei der Versorgung von Brandwunden, beim Debridement entstehende flächenhafte Blutung ist schwer meßbar, wird unterschätzt und kann durch eine Verbrauchskoagulopathie aggraviert werden. Durch laufende Prüfung des Venendrucks, des Pulses, des Hämoglobinspiegels und Hämatokrits sowie der ausgeschiedenen Harnmengen muß das Quantum der erforderlichen Blutzufuhr bestimmt und gesteuert werden. Postoperativ ist die Benützung einer Bettenwaage zur laufenden Kontrolle empfehlenswert.

Bereits die Einleitung der Narkose kann zu einer bedrohlichen Herz-Kreislauf-Insuffizienz führen. Plötzliches Herzversagen nach Lysthenongaben, das auf einen augenblicklichen Kaliumanstieg zurückgeführt wird, wurde beobachtet. Die Kontrolle der Elektrolyte und der Hand in Hand gehende Ausgleich der Verschiebungen ist zur Vermeidung von Entgleisungen ein integrierender Bestandteil der Behandlung.

Die weitgehende Entblößung des Körpers, die bei einem Debridement nötig ist, die Verwendung von feuchten Kompressen, die nassen Abdecktücher bei der verhältnismäßig langen Operationsdauer führen zu einer gefährlichen Abkühlung, die durch Wärmematten, vorsorgliches, wechselweises Abdecken sowie eine entsprechende Raumtemperatur von etwa + 27 °C verhindert werden muß. Der oft sehr niedrige Kaliumspiegel darf nicht abrupt angehoben werden, und es sollten deshalb pro Stunde nicht mehr als 20 mval infundiert werden. Auch Kreislaufmittel, besonders bei hypovolämischer Dekompensation, sind gefährlich. Lediglich Kortisonderivate können in vorübergehend hoher Dosis, maximal pro Stunde 100 bis 200 mg, appliziert werden.

Der toxische Zustand, die schmerzhafte Atembehinderung, das Fieber und schließlich die Operation verursachen eine vorwiegend metabolische Azidose, die schon während des Eingriffes auf Grund der Astrup-Werte mit Natriumkarbonat ($NaHCO_3$) oder bei schweren Fällen, aber intakter Nierenfunktion, mit Trispuffern ausgeglichen werden kann.

Die Anurie bzw. Oligurie stellt sich als Folge des primären Verbrennungsschocks oder als Folge des hypovolämischen Zustandes sowie des Absinkens des Blutdruckes ein und ist bei ausgedehnten Eingriffen ein nicht seltener Zwischenfall.

Kommt die Harnausscheidung nach vollständiger Auffüllung des Kreislaufs und Elektrolytausgleichs nicht sofort in Gang, dann kann man mit 100 bis 150 ml einer 20%igen Mannitlösung, der 20 bis 100 mg Lasix zugesetzt werden und die innerhalb von 5 Minuten infundiert werden soll, die Nierenfunktion ankurbeln. Führt dies nicht zum Erfolg, dann sollte der gleiche Versuch nach 30 Minuten wiederholt werden. Als weitere Maßnahme kommt die Infusion von 500 bis 1000 mg und höheren Dosen Lasix in 500 ml 5%iger Lävuloselösung in Frage, die innerhalb von 30 Minuten infundiert werden sollen, und schließlich auch die Hämodialyse.

Hyperpyrexie und Schüttelfrost nach operativen Interventionen sind in der Regel eine Folge einer bakteriellen Infektion und Toxineinschwemmung. Diese können und müssen konsequent durch eine gezielte Therapie abgefangen werden. Dazu ist eine ständige bakteriologische Kontrolle der Wundabstriche sowie bei Auftreten von erhöhten Temperaturen die Anlage einer Blutkultur notwendig. Aufgrund des Bakteriogramms sowie der Resistenzbestimmung sind kurzfristig die geeigneten Antibiotika in hoher Dosierung zu verabfolgen. Während des Debridements ist die Infusion eines durch Resistenzbestimmung aus Wundabstrichen gezielten Breitbandantibiotikums in hoher Dosis angezeigt. Bei Temperaturen über 39° C kommen auch Novalgin (2 ml i. v.), lytische Cocktails, Kortison und Gammaglobulin in Frage.

Komplikationen bei der Frühexzision, die unter entsprechenden Voraussetzungen bevorzugt und innerhalb der ersten Woche nach der Verbrennung durchgeführt und abgeschlossen werden soll, treten bei zu oberflächlicher Exzision auf, weil damit der Wert des Frühdebridements nicht voll erfüllt ist. Das zurückgelassene tote Gewebe hindert die Anheilung von Spalthauttransplantaten und bedeutet einen Herd für die Infektion. Um diese Gefahren auszuschalten und damit den Sinn und Zweck der Frühexzision zu erfüllen, muß man die verbrannten Schichten, d. h. das tote Gewebe, schichtweise, zweckmäßig mit dem Rollendermatom mit einer Einstellung von 0,2 bis 0,3 mm so weitgehend abtragen, bis sich gleichmäßig und flächenhaft punktförmige Blutungen zeigen. Auf diese Weise können auch bei tiefen drittgradigen Verbrennungen, bei denen anfangs noch Elemente der tiefen Koriumschichten vital sind, diese als eine Basis für die Regeneration der Haut erhalten werden, eine Zone, die bei Bildung trockener Schorfe oder bei einer Infektion sekundär verlorengehen würden. Bei diesen Frühexzisionen ist zu beachten, daß man vor dem jeweiligen Anschneiden einer tieferen Schicht immer etwas warten soll, weil die zu beobachtende notwendige kapilläre Blutung manchmal erst verzögert einsetzt. Reicht die Verbrennung bis in die Subkutis, was sich durch eine hellbraune, lederartige, borkige Beschaffenheit der Oberfläche anzeigt, dann ist es ratsam, im Zweifelsfall eine Schicht tiefer zu exzidieren, weil damit kein wesentlicher Verlust entsteht, aber die Chancen für die Anheilung der Spalthauttransplantate günstiger sind. Thrombosierte Venen an den Schnittflächen sind ein Zeichen, daß die nötige Tiefe, die vitale Schicht noch nicht erreicht ist. Exzidiert man jedoch tiefer als notwendig, dann gehen mitunter wertvolle Schichten, wie oben beschrieben, verloren und es werden wichtige, schwierig oder nicht leicht zu deckende Strukturen, wie Nerven, Sehnen und Knochen, unnötig freigelegt. Die Gefahr des Blutverlustes ist erfahrungsgemäß bei der Frühexzision größer als bei der Spätexzision, dem Debridement in der zweiten bis dritten Woche nach der Verbrennung. Die Blutung ist am Randgebiet der Verbrennung infolge der reakti-

Zwischenfälle u. postoperative Komplikationen bei mikrovaskulären Eingriffen

ven Hyperämie stärker als im Zentrum und muß in diesen Bereichen u. U. durch punktförmige Koagulationen oder Umstechungen gestillt werden.
Die flächenhaften kapillären Blutungen werden am besten durch Auto- oder Homotransplantate selbst gestillt. Für das Frühdebridement sind beim Erwachsenen pro 10% verbrannter Körperoberfläche etwa 500 bis 700 ml Blut zur intraoperativen Transfusion bereitzustellen (Abb. 11.**18**). An den Extremitäten empfiehlt sich zur Reduktion der Blutung die Anlage einer Manschette, deren Füllung zur Herstellung einer Blutleere dem jeweiligen Blutdruck entsprechend dosiert werden kann. Selbst unter den Bedingungen der Blutleere ist die Erkennung einer vitalen Gewebeschicht für den Erfahrenen durch den Austritt von Serum und Farbänderung bei Exzision möglich. Bei Nachblutungen, die durch eine Verbrauchskoagulopathie, eine akute Fibrinolyse, bedingt sein können, ist nach Auskunft des Laboratoriums der Bewertung des Blutbildes, des Gerinnungsstatus, im besonderen des Thrombelastogramms, vorzugehen und mit Bluttransfusionen, Kalzium, Konakion, Epsilon-Aminokapronsäure, Cohn-Fraktion I zu behandeln. Wenn die Blutstillung schwierig ist und das Risiko einer Nachblutung besteht, dann ist es besser, die Spalthauttransplantate für 1 bis 2 Tage frisch, das ist bei 4 °C, zu konservieren und die Wunden erst dann damit zu decken. Einen nicht

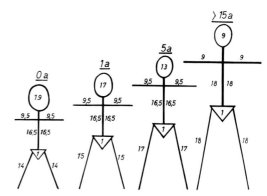

Abb. 11.**18** Prozente der Körperoberflächen beim Neugeborenen, beim 1- und 5jährigen sowie die Neunerregel (nach *Wallace*) beim Erwachsenen

gutzumachenden Fehler würde man begehen, wenn man bei zirkulären Verbrennungen der Finger, der Hand, der Extremitäten, aber auch der Ohren und Nasenspitze, die erfahrungsgemäß schon im Stadium des Ödems in den ersten Stunden, aber auch später durch Eintrocknen der nekrotischen Haut zu Gefäßstrangulation, zu Ischämie und damit Nekrose der betroffenen Areale führen, die beginnende Spannung und den Druck nicht durch Längsinzisionen der Haut, u. U. auch der Faszie, sofort entlasten würde (Abb. 11.**19** und Abb. 11.**20**).

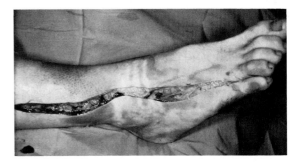

Abb. 11.**19** Strangulierende, drittgradige Verbrennung am rechten Unterschenkel und Fuß. Entspannung der Haut und damit Beseitigung der Ischämie durch Längsinzision der Haut und der Faszie

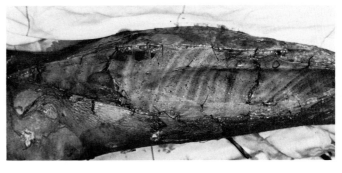

Abb. 11.**20** Drittgradige Verbrennung am linken Unterschenkel. Die Kompression der Gefäße infolge Ödems durch Längsinzision sowie Deckung des Defektes durch ein Spalthauttransplantat beseitigt

Selbst im Bereich des Thorax kann es bei drittgradigen Verbrennungen durch eine Kontraktur des Schorfes zu einer derartigen Einschnürung kommen, so daß die Atmung behindert und das Leben ernstlich bedroht ist. Es ist daher angezeigt, bei solchen zirkulären Verbrennungen zumindest die Spaltung der Haut und wenn nötig der Faszien durchzuführen und einen bei auseinanderweichenden Wundrändern entstehenden breiten Defekt durch autologe Spalthaut oder intermediär durch heterologe Haut zu versorgen. An den Ohren, manchmal auch an den Lidern und an der Nasenspitze, ist es zur Vermeidung solcher sekundärer Nekrosen notwendig, das verbrannte Hautareal zu exzidieren und die darunterliegenden Weichteile, Muskeln, das Perichondrium durch ein Spalthauttransplantat zu decken und damit zu erhalten.

Bei der Spätdeckung, d. h. bei einem Debridement erst in der 2. bis 3. Woche, besteht die Gefahr einer Abszeßbildung, einer Bakteriämie und einer Sepsis sowie einer Anämie, Hypoproteinämie, von Granulationen oder Übergranulationen, welche eine hypertrophe Narbenbildung zur Folge haben.

Zur Vermeidung solcher Komplikationen ist daher grundsätzlich die Frühexision und Deckung als Methode der Wahl zu empfehlen, wenn die entsprechenden Voraussetzungen gegeben sind: die Möglichkeit einer Intensivbehandlung, eine Hautbank, ein Team kompetenter plastischer Chirurgen sowie geschultes Pflegepersonal.

Bei der gesamten Lokaltherapie ist zu berücksichtigen, daß bei allen gebräuchlichen Substanzen größere Mengen des Wirkstoffes resorbiert werden können und Störungen, wie Intoxikation, weitere Elektrolytverschiebungen, Methämoglobinurie Hirnschäden verursachen können und deshalb systematisch kontrolliert werden müssen.

Bei den elektrischen Verbrennungen muß man zusätzlich zu den bereits genannten mit Zwischenfällen insofern rechnen, als durch die Joulesche Wärme des Stromdurchflusses Endothelschädigungen oft erst nachträglich, mitunter erst nach Tagen, durch Gefäßthrombosen und Muskelnekrosen manifest werden und sich die anfangs gegebene Demarkationslinie zwischen vitalem und nicht vitalem Gewebe unberechenbar nach proximal verlagert, was eine Kürzung der Amputationsstümpfe erfordert.

Die Disulphinblauanfärbung zur Feststellung vitaler und nichtvitaler Gewebe hat allgemein enttäuscht und ist bei schweren Verbrennungen wegen seiner das retikuloendotheliale System schädigenden Wirkung kontraindiziert.

Zur Prüfung der Vitalität in unmittelbarer Nähe vor Nerven, Sehnen und Gelenken wurde der Fermenttest von Lechner u. Millesi empfohlen, da hier eine tangentiale Exzision mit 0,3 mm Schnittdicke, analog wie bei der Haut, nicht möglich ist. Dabei wird eine Scheibe des fraglichen Gewebes mit Diphosphopyridinnucleotid-Diaphorase (DPN-D) 5 bis 10 Minuten inkubiert. Vitales Gewebe färbt sich am Gewebequerschnitt sichtbar tiefblau, nicht vitales Gewebe sowie das Stratum corneum zeigen keine Fermentreaktion.

Komplikationsmöglichkeiten durch Anästhesie

Zu den durch die Anästhesie bedingten Komplikationsmöglichkeiten, deren Verhütung und Behandlung im Band I ausführlich dargelegt wurde, müssen in der plastischen Chirurgie noch einige weitere Zwischenfälle Berücksichtigung finden, die sich aus der besonderen Art der Anästhesie bei plastisch-chirurgischen Operationsverfahren ergeben.

Ein Großteil plastisch-chirurgischer Eingriffe wird im Gesicht durchgeführt, und es müssen dort sowohl der Anästhesist durch Mund- und Nasentubus als auch der Operateur freien Zugang haben. Wenn eine entsprechende Fixation des Tubus durch eine Kürzung und durch Einlagen von Kniestücken an der unteren Zahnreihe oder am Naseneingang nicht zu empfehlen ist, dann aber die zusätzliche Fixation des Tubus durch Naht an der Zahnreihe um

a) ein Hinein- oder Herausgleiten zu verhindern und
b) eine Irritation der Trachea durch Hin- und Hergleiten bei dem operationsbedingten, u. U. oftmaligen Wenden des Kopfes zu vermeiden.

Zusätzlich zur Abdichtung durch den Ballon ist bei Eingriffen an der Nase, an den Lippen und im Mund die Abdichtung des Hypopharynx durch einen Streifentampon angebracht, um im Fall des Undichtwerdens die Gefahr einer Aspiration von Blut hintanzuhalten.

Bei schweren Verbrennungen wurden Herzrhythmusstörungen und Kammerflimmern infolge plötzlichen Kaliumanstieges nach einer Lysthenonverabreichung bei der Narkoseeinleitung beobachtet. Es wird deshalb empfohlen, auf das Lysthenon ganz zu verzichten und bei solchen

Patienten mit Ketalar oder Neuroleptanästhesie zu arbeiten.

Zwischenfälle bei der kontrollierten Blutdrucksenkung treten auf, wenn
a) der Blutdruck nicht genügend gesenkt,
b) der Blutdruck zu tief gesenkt ist,
c) der Blutdruck wechselt,
d) nach der Operation der Druck zu rasch ansteigt und der Patient nicht entsprechend gelagert wird.

Wird der Druck nicht auf 60 bis 50 mm Quecksilber gesenkt, dann ist in operationstechnischer Hinsicht die Blutung nicht ausreichend reduziert, und es sind die Nachteile der Methode durch keinen wesentlichen Vorteil kompensiert.

Wird der Druck zu stark, unter 45 mm Quecksilber, abgesenkt, dann besteht die Gefahr des Hirnschadens und Herzstillstandes. Bei schwankendem Druck wird die Operation gestört und bei zu raschem Anstieg nach der Operation kommt es zu Nachblutungen. Der Druckanstieg zur Norm am Ende der Operation, verbunden mit einer entsprechenden Lagerung, bei Operationen im Gesicht Hochlagerung des Kopfes und Oberkörpers, soll etwa 3 bis 4 Stunden dauern, damit die nach Abklingen der Ganglienblockade, der Synapsenlähmung sich kontrahierenden Gefäße fest um die zu diesem Zeitpunkt bereits gebildeten Thromben schließen. Im Gegensatz zur Lokalanästhesie, bei der sich die Gefäße mit dem Dahinschwinden der Adrenalinwirkung über den gebildeten Thromben erweitern und diese damit aus den Arterien ausgestoßen werden können, werden die Thromben, die sich bei der Ganglienblockade in den erweiterten Gefäßen gebildet haben, nach Abklingen der Ganglienblockade durch die Gefäßkontraktion festgehalten.

Die Kombination von Fluothane und Adrenalin zur Reduzierung der Operationsblutung, z. B. bei der Rhinoplastik oder bei Lippen-Kiefer-Gaumen-Spalten-Verschlußoperationen kann Kammerflimmern verursachen, weshalb für solche Fälle anstatt Adrenalin Hypertensin (Porr 8) empfohlen wird, was eine gewisse Verminderung der Blutung im Operationsgebiet zur Folge hat, aber keine Herzrhythmusstörungen bewirkt.

Zwischenfälle durch Unruhe des Patienten in der Aufwachphase können mannigfaltig sein und zu Naht- und Wunddehiszenzen, Verschiebung von Transplantaten, zur Spannung und Knickung von Stiellappen und zu Blutungen führen, im besonderen durch Lockerung von Fixierungen und Aufreißen von Verbänden das Ergebnis der Operation beeinträchtigen oder zunichte machen. In der plastischen Chirurgie ist der Verband oft ein wesentlicher Bestandteil der Operation und deshalb muß die Anästhesie bzw. die Sedierung bis zur Komplettierung auch des Verbandes anhalten und der Patient ruhig aufwachen.

Literatur

Anderl, H.: Technik der Hautkonservierung, Melsunger med. Mitt. 45 (1971) 47

Anderl, H., P. Wilflingseder: Early skin coverage in extensive burns. Minerva chir. 27 (1972) 500

Bauer, M., P. Wilflingseder: Grundsätze der Hauttransplantation. Melsunger med. Mitt. 45 (1971) 31

Colson, P., H. Janvier: Wiederherstellungschirurgie nach Verbrennungen. Schattauer, Stuttgart 1968

Dieffenbach, J. F.: Die operative Chirurgie, Bd. I. Brockhaus, Leipzig 1845

Friedrich, P. J.: Langenbecks Arch. klin. Chir. 57 (1898) 188

Gillies, H.: The Principle and Art of Plastic Surgery. Butterworth, London 1957

Langer, K.: Sitzungsbericht der kaiserlichen Akademie der Wissenschaften. Wien 1861

Lechner, G., H. Millesi: Fermentreaktion zur Bestimmung der Tiefe des Gewebeschadens bei Verbrennungen. Akt. Chir. 2 (1967) 221

Markmann, A.: Reaction of Skin to Autotransplantation. Munksgaard, Kopenhagen 1966

Pinkus, F.: Handbuch der Haut- und Geschlechtskrankheiten, Bd. I. Springer, Berlin 1927

Rollin, K., R. K. Daniel, J. Terzis: Reconstructive Microsurgery. Brown, Boston 1977

Schnell, J.: pers. Mitt.

Schmidt-Tintemann, U.: Zur Lage der Plastischen Chirurgie. Springer, Berlin 1972

Schwarzmann, E.: Die Technik der Mammaplastik. Chirurg 2 (1938) 932

Smahel, J.: Revascularisation of a Free Skin Autograft. Actica Chirurgica Plastica (Praha 1962), Bd. IV, 102

Wilflingseder, P.: Weitere Beobachtungen und Erfahrungen mit der medikamentösen Ganglienblockade während der Operation. Chirurg 22 (1952) 105

Wilflingseder, P.: Cancellous bone graft. S. Afr. med. J. 31 (1957) 1296

Wilflingseder, P.: Zur Technik der freien Hautverpflanzung. Extrait du Congrès de la Société Internationale de Chirurgie, 1959.

Wilflingseder, P.: Wesen und Aufgaben der Plastischen Chirurgie. Wien. klin. Wschr. 79 (1967) 557

Wilflingseder, P.: Gewebetransplantation und Gewebeersatz. Langenbecks Arch. klin. Chir. 327 (1970) 1137

Wilflingseder, P., J. Ioannovich: Grundregeln der plastischen Chirurgie. Chirurg 42 (1972) 49

Wilflingseder, P.: Hautnaht und Naht in der plastischen Chirurgie. Melsunger med. Mitt. 47 (1973) 153

Sachverzeichnis

A

Abdomen, akutes, bei Beckenosteotomie 99
- subakutes, nach Viszeralarterieneingriff 211

Abszeß, intrazerebraler 346
- paranephritischer 279
- perirenaler, nach Nierenbiopsie 273

ACTH-Produktion, ektopische 299
- hypophysäre, erhöhte 299

Adamkiewiczsche Arterie 202 f

Addison-Krise, Therapie 253

Adrenalektomie wegen Cushing-Syndrom, Thromboembolie 311
- - Wundheilungsstörung 311
- doppelseitige, wegen Conn-Syndrom, Substitutionstherapie 310
- - wegen Cushing-Syndrom, Substitutionstherapie 311
- - Hypophysenbestrahlung 312
- - wegen Phäochromozytom, Substitutionstherapie 310
- Indikation 304

Adrenogenitales Syndrom 300
- - Symptome 302

AGS s. Adrenogenitales Syndrom

Akromioklavikulararthrose 88

Akromioklavikulargelenk, Zuggurtung 88

Akromioklavikulargelenkluxation 88

Akrylzementeinbringung, Blutdruckabfall 107

Aldosteronismus, primärer s. Conn-Syndrom
- pseudoprimärer 299, 304

Alkoholiker, paraartikuläre Verknöcherungen 119

Allergie nach orthopädischer Operation 63

Alloplastik 356

Alpha-Rezeptoren-Blocker bei Phäochromozytom 313

Amaurose, posttraumatische 342

Amputataufbewahrung 171

Amputationsneurom 240

Amputationsneuromresektion 167

Anästhesie bei Handchirurgie 155 ff
- bei plastisch-chirurgischem Eingriff 372 f

Anastomosenaneurysma, Behandlung 196

Aneurysma, falsches 193 f
- nach Meniskektomie 139

Aneurysmaentwicklung 194

Aneurysmaoperation, aortoiliakale, Venenverletzung 187
- Blutverlust 191

Antibiotika, knochengängige 17

Antibiotikaprophylaxe, Fraktur, offene 12
- bei orthopädischer Operation 63

Antibiotikatherapie, allgemeine, bei Infektion nach Osteosynthese 16
- intravenöse, nach Osteosynthese 12

Antifibrinolytische Therapie bei Prostatektomie 326

Antikoagulation bei Arterieneingriff 190
- nach Venenrekonstruktion 230

Anularligamentganglion 176

Anurie bei Verbrennung 370

Anus praeternaturalis vor Blasen-Darm-Fistel-Verschluß 322 f
- - doppelläufiger, temporärer 250

AO-Instrumentarium zur Entfernung abgebrochener Schrauben 51
- zur Entfernung des AO-Marknagels 39 ff

AO-Marknagel, abgebrochener, Entfernung 41

AO-Marknagel-Entfernung 37, 39 ff
- Gewindeansatzzerstörung 39
- Spezialinstrumentarium 39 ff

AO-Marknagel-Instrumentarium 39 ff
- Gewindekonus 39

Aorta, thorako-abdominale 201 ff
- - Eingriff im Zwerchfellbereich 182

Aortenanastomose, patchförmige 204

Aortenaneurysma, ausgedehntes, paraaortale Verletzungsmöglichkeiten 205
- dissezierendes, thorako-abdominales 202
- inflammatorisches, mit Dünndarmadhäsion 207, 209
- Thrombusentfernung 205

Aortenaneurysmaausdehnung, suprarenale 189

Aortenaneurysmaoperation, Ballonokklusion 187 f
- Blutstromunterbrechungsmöglichkeiten 189
- Venenverletzung 205

Aortenaneurysmaruptur, Blutstromunterbrechung 189

Aortenblutstromunterbrechung, infrarenale 189
- subhepatische 189
- thorakale 189

Aorteneingriff, Lungenfunktionsstörung 203
- Organischämie 203
- Rückenmarkischämie 202

Aortenkompression, manuelle, oberhalb der Nierenarterie 256

Aortenmobilisierung bei Brustwirbelsäulenoperation 72

Aortenprothese, ischämische Rückenmarksschädigung 182

Aortenprotheseneinbau 186 f
- Preclotting 187

Aortenprothesenentfernung, Stumpfabdeckung 195

Aortenrekonstruktion, Darmzirkulationsüberprüfung 186
- ischämische gastrointestinale Komplikationen 185

Aortenstenose, angeborene 202

Aortenverletzung bei lumbaler Bandscheibenoperation 76

Aortenwandverdickung 209

Arachnoiditis 71, 77

Arkaden, pankreatikoduodenale 211

Armarterienverletzung, Amputationsraten 21

Sachverzeichnis

Armischämie nach Subclaviaeingriff 199
Armpflasterextension, Hautschaden 64
Armvenenhypertrophie, lipofibromatöse 176
Arteria axillaris, Verletzung, intraoperative 84
- carotis, Blutdruck, retrograder 199
- - interna, Eingriff, reflektorischer Blutdruckabfall 183
- dorsalis pedis, Unterbindung 143
- femoralis communis, Unterbindung, irrtümliche 255
- - superficialis, Resektion, irrtümliche 255
- - Unterbindung, irrtümliche 255
- - Verletzung durch Fixateur externe 57
- genicularis lateralis, Verletzung bei Meniskektomie 139
- glutaealis superior, Verletzung bei Beckenosteotomie 99
- hypogastrica Nierenarterienrekonstruktion 209
- iliaca interna 186
- - - Ligatur bei Prostatektomieblutung 325 f
- - - Verletzung bei Hüftgelenkoperation 108
- meningea media, Verletzung 343
- mesenterica inferior, Ligatur 185 f
- - - Replantationstechnik 207
- - superior, Ischämiezeichen im Versorgungsgebiet 211
- - - Minderdurchblutung 186
- poplitea, Dehnung bei Kniearthrodese 131
- - Verletzung bei Kniearthroplastik 133
- - - bei Meniskektomie 139
- radialis, Verletzung bei Trapeziumentfernung 174
- radicularis magna 202 f
- - - Variation 182
- renalis s. Nierenarterie
- spinalis anterior 202 f
- - posterior 202 f
- subclavia, Verletzung, intraoperative 65
- thyreoidea, Verletzung bei Halswirbelsäulenoperation 67
- uterina, Verletzung bei Harnleiterfreilegung 283
- vertebralis, Verletzung intraoperative 67, 71
Arteria-spinalis-anterior-Syndrom 80

Arterie, rekonstruierte, Verschluß, frühpostoperativer 192
- - - intraoperativer 192
Arterienchirurgie 179 ff
- Anästhesie 179 f, 184
- Antibiotikagabe 193
- Antikoagulation 190
- Arterienkomplikationen 187 ff
- - spezielle 198 ff
- Arteriosklerose 182 f
- Blutungskomplikation 187 ff
- - Einflußfaktoren 187
- - postoperative 190
- fehlerhafte Technik 192
- Frühinfektion 193
- Herzfrequenzabfall 183
- beim Herzkranken 183
- Infektion 193 f
- - primäre 193
- - sekundäre 193
- Infektionsprophylaxe 193
- Intubationsnarkose 184
- Komplikationen, gastrointestinale 185
- - ischämische 185, 192 f
- - kardiale 182 ff
- - neurologische 179 ff
- - pulmonale 184 f
- - renale 186 f
- Leitungsanästhesie 184
- Organkomplikationen 179 ff
- Raucheranamnese 184
- Regionalanästhesie 179 f
- Risikopatienten, kardial 184
- Spätinfektion 193
- transabdominale 185
Arterieneingriff, aorto-iliakaler 205
- ohne Heparinisierung 190
Arterienexhairese, irrtümliche 225 f
Arterieninfektion 193
- aorto-iliakale 207 f
Arterienligatur 21
Arterienprothese, infizierte, Entfernung 194
Arterienrekonstruktion, periphere, Operationsrisikoeinschätzung 183
Arterienresektion, irrtümliche 225
Arterientransplantatinfektion 193
- aorto-iliakale 207 f
- - transversale Umleitungsverfahren 208
Arterientransplantatspannung, überhöhte 192
Arterientransplantatverschluß 192
Arterienunterbindung, irrtümliche, bei Varizenoperation 225
Arterienverödung, irrtümliche 226
Arterienwandnekrose 214
Arterie-Vene-Verwechslung 213
Arteriopathie, dilatierende 194

Arteriosklerose 182
Arthrodese interkarpale 174
- subtalare, extraartikuläre 145
- - fehlerhafte 145
Asepsisgrundsätze allgemeine 11
Atelektasen, postoperative 185
Atlas-Axis-Luxation 71
Augenmuskelnervenverletzung 342 f
Außenknöchelfraktur, Schraubenlage intraartikuläre 44
Autotransfusion 191
Axonotmesis 239
Azetylsalizylsäure, Blutungsneigung 190
Azidose, hyperchlorämische, hypokaliämische 331
- - bei Ureterosigmoideostomie 295
- metabolische 370
- bei Ureterosigmoideostomie 331 f
- bei Verbrennung 370

B

Bandscheibenhernie, neue, nach Bandscheibenoperation 77
- zervikale 71
Bandscheibenrauminfektion 78
Bandscheibenoperation, lumbale 76 ff
- - postoperative Beschwerden 76
- Spätkomplikationen 78
Bandscheibensequester 77
Bauchaortenaneurysma, adhärenter Dünndarm 207
- gastrointestinale Blutung 185
- koronare Herzerkrankung 182 f
- rupturiertes 182
- - Nierenversagen 186
Bauchfellverletzung bei Nierenoperation 249
Bauchorganischämie nach Viszeralarterieneingriff 210 f
Bauchtrauma, stumpfes, Blasenruptur 320
Bauchwandlähmung nach Nierenoperation 249
Bechterew-Krankheit, Columnotomie 83
Becken-Bein-Fuß-Gips, Nervus-femoralis-Funktionsprüfung 103
- Übelkeit 64, 104
Beckenboden-Elektrotherapie 328
Beckenbodenrigidität 328
Beckenermüdungsbruch bei Hüftgelenktotalendoprothese 113 f
Beckenkamm, Spanentnahmestelle, Beschwerden 75

Sachverzeichnis

Beckenosteotomie 99 f
- Fixierung 100
- zur Hüftgelenkarthrodese 103
- perikapsuläre, inkomplette 100
Beckenphlebographie 219
Beckenringfraktur, Blasenruptur 320
Beckenschaufelspongiosaentnahme 357 f
Beckenvenenthrombose, Beinödem 219
- einseitige 221
Beinamputation nach fehlerhafter Varizenoperation 225 f
Beinarterienexhairese, irrtümliche 225 f
Beinarterienresektion, irrtümliche 225
Beinarterienunterbindung, irrtümliche 225
Beinarterienverletzung, Amputationsraten 20
Beinarterienverödung, irrtümliche 226
Beinischämieschmerz nach Varizenoperation 226
Beinlängenkorrektur, operative Fixateur externe 55
Beinödem, Differentialdiagnostik 219
Beinpflasterextension, Hautschaden 64
Beinschwellungsneigung 218
Beinvenen, Tiefenanastomosen 219
Beinvenenarten 219
Bennettscher Verrenkungsbruch 168
Beta-Rezeptoren-Blocker bei Phäochromozytom 313
Bewußtlosigkeit nach Karotiseingriff 201
Bewußtseinstrübung, Parameter 339
Bindegewebskrankheit, systemische, Varikosis 221
Blase s. auch Harnblase
Blasenabflußstörung, Beseitigung bei Divertikeloperation 320
Blasenabriß 320 f
Blasenbodendivertikel 320
Blasenbodentumor, maligner 319
Blasendachadenokarzinom 319
Blasendachtumor, maligner 319
Blasendivertikel 320
Blasendivertikelexstirpation 320
Blasenekstrophie 331 f
Blasenendometriose 320
Blasenfistel 321 ff
- suprapubische 317 f
- - Indikationen 317
- - Katheterwechsel 318

Blasenfremdkörperentfernung 318
Blasenfunktionsstörung bei Wirbelsäulenverletzung 347
Blasenhalskeilexzision bei Prostatektomie 327
Blasenhalsrekonstruktion bei Blasenekstrophie 331
Blasenhalsstriktur, Elektroresektion 328
- nach Prostatektomie 327
Blasenimpfmetastase 318
Blasenkarzinom, Zystektomieindikation 323
Blasen-Lippenfistel 317
Blasenperforation, iatrogene 320
Blasen-Rektum-Fistel 323
Blasen-Rektum-Scheiden-Fistel 322
Blasenrezidivstein, Ursachen 318
Blasenruptur 320 f
- intraperitoneale 320
Blasen-Scheiden-Fistel 321 f
- Fettpolsterinterpositon 321 f
- Verschluß, transvesikaler 321 f
- - vaginaler 321
- Verschlußzeitpunkt 321
Blasensphinkterschaden nach Prostatektomie 328
- Verhinderung bei Prostatektomie 326
Blasenspülung nach Prostatektomie 327
Blasensteinentfernung 318
Blasentamponade nach Prostatektomie 326
Blasentumor 318 f
- papillärer 318
- ureterostiennaher 319
Blasentumorresektion, radikale 319
Blasenverletzung, Blasen-Scheiden-Fistel 321
Blasenwandresektion 319
- Harnableitung 319
Blindheit s. Amaurose
Blutautotransfusion s. Autotransfusion
Blutdruckabfall nach Akrylzementeinbringung 107
- reflektorischer, bei Karotiseingriff 183
Blutdrucksenkung, kontrollierte, Zwischenfälle 373
Blutgerinnungsstörung, Varizenoperation 222
Blutleere bei Fußoperation 142
- bei Handchirurgie 157
- Höchstdauer 61
Blutsperre bei Handchirurgie 158
Blutstromfreigabe nach Gefäßbifurkationsrekonstruktion 191

Blutung, abundante, bei Harnleiterfreilegung 283
- - aus dem Nierenstiel 255 ff
- gastrointestinale 185
- bei Harnleiterfreilegung 283
- intrazerebrale 344 f
- bei Kavaverletzung 254
- bei Nephrostomie 272
- nach Nephrotomie 264 f
- bei Nierenbiopsie 272
- bei Nierenteilresektion 266 f
- postoperative 190
- bei Prostatektomie 324 f
- nach Prostatektomie, Rezystotomie 327
- bei Venenrekonstruktion 229
Blutungskomplikation durch Antikoagulantien 200
- bei Arterieneingriff 187
- durch Azetylsalizylsäure 190
- bei Extremitätenarterieneingriff 213 f
- bei Nierenarterieneingriff 209
- bei plastisch-chirurgischem Eingriff 351
- bei Schädel-Hirn-Verletzung 343
- durch Vitamin-K-Antagonisten 190
Blutverlust, kardiale Komplikationen 184
Blutverlustausgleich 191
Blutzellautotransfusion 191
Boari-Plastik 292
Bohrdorn 29
Bohrdraht, im Gelenkbereich abgebrochener, Entfernung 26
- in den Knochen gewanderter, Entfernung 26
Bohrdrahtbeschädigung 23
Bohrdrahtbruch 23 f
Bohrdrahtende, Schlaufenbildung 25
- umgebogenes 24 f
Bohrdrahtentfernung 25 f
- Hilfsmittel 22
Bohrdrahtosteosynthese 22 ff
- geschlossene 22
- - Zwischenfälle, intraoperative 22 f
- - - postoperative 23 ff
- Indikationen 22
- Sehnenfixierung 23
Bohrdrahtwanderung 24 f
- nach außen 24 f
- nach innen 24
- ins Mediastinum 88
Bohrwelle, abgedrehte 29
Bulbokavernosus-Fettlappen 321

Boyd-Zugang zum proximalen Unterarm 96f
Brachialgia paraesthetica nocturna 173
Brandwundendebridement 369f
Brandwundenfrühexzision 370
Bricker-Blase 293, 295, 323
Brückenlappen, prätibialer, dorsomedialer 8, 10
Brusthautdefekt, Rotationslappen 363
Brustwarzen-Warzenhof-Transplantat 360
– subdermale Venen 364
Brustwirbelsäulenoperation 72ff
– Zugang, hinterer 72
– – posterolateraler 73
– – vorderer 72f
– – – Indikationen 72
– – – thorakoabdominaler 72
– – – transthorakaler 72
Bühlersche Kollaterale 211
Bündelnagelung 27
Bypass, aortofemoraler, Infektion, Letalität 194
– aortokoronarer, vor großem Arterieneingriff 183
– axillo-femoraler, überhöhte Transplantatspannung 192
– extraanatomischer 194

C
Canalis nervi optici, Fraktur 342
Cast-Syndrom 64
– nach Hüftgelenkarthrodese 104
– bei Skoliosenbehandlung 79
– Ursachen 79
Canda-equina-Querschnittslähmung nach Hüftgelenkprothesenoperation 112
Cephalosporine 12, 17
Charcot-Gelenk 131
Chevalet-Costal 81
Chiari-Beckenosteotomie 99
Chromallergie 63
Clamping 183, 210
Clostridien-Gewebe-Nekrose 63
Coarctatio aortae thoracalis et abdominalis 202
Cockett-Venen, Ligatur 221
Coffey-Operation s. Ureterosigmoideostomie
Columnotomie 83f
Compartment, osteofasziales, Druckerhöhung 2
– – Druckmessung 3
Compartment-Dekompression, notfallmäßige 3

Compartment-Syndrom 2ff, 16
– Diagnostik 3
– Fasziotomie 4
– Frühzeichen 2, 4
– Inzisionslokalisationen 4f
– Prophylaxe 5
– Spätzeichen 4
– Therapie 3ff
– unbehandeltes 5
– Verhütung 3
– volares 3
Conn-Adenom, Lokalisierung 310
Conn-Syndrom 299
– Operationsindikation 310
– Symptome 302
Cross-leg-Lappen, Immobilisierung 364
Cubitus valgus, Korrektur 94
– – Radiusköpfchenluxation 96
– – nach Radiusköpfchenresektion 97
– – Ulnarisschädigung 98
– varus, Korrektur 94
Cushing-Syndrom 299
– Adrenalektomie, doppelseitige, zweizeitige 307
– Operationsindikation 304
– Phänotypus 302
– präoperative Therapie 311
– Rezidiv 312
– Symptome 302

D
Dacron-Gefäßflicken 195f
Darmatonie nach transabdominalem Arterieneingriff 185
– nach Ureterosigmoideostomie 294
Darmblase s. Ureterosigmoideostomie
Darmeröffnung bei Viszeralarterieneingriff 212
Darmgefäßverletzung bei Nierenoperation 249f
Darmischämie bei Aorteneingriff 203
– bei Arterieneingriff 185
– Differentialdiagnose 211
– klinischer Verlauf 211
– nach Viszeralarterieneingriff 210f
Darmresektion, ausgedehnte, Folgen 211
– bei Nierenoperation 250
Darmverletzung bei aorto-iliakalem Gefäßeingriff 207
– bei Nierenoperation 249ff
Daumen, schnellender 175
Daumenaplasie 172

Daumenbeugesehne, lange, sekundäre Plastik 164
Daumengrundgelenk, ulnare Bandzerreißung 158
– – – Naht 170
Daumengrundgelenkarthrodese 169
Daumengrundgelenkluxation, Interpositonsmöglichkeiten 170
Daumensattelgelenkarthrodese 174
Daumensattelgelenkarthrose s. Rhizarthrose
Daumenstrecksehne, lange, Riß 166
Daumenverdopplung 172
Declamping 210
Declamping-Syndrom 183
Decollement, subkutanes, Weichteilnekrose 7
Dehiszenzfehlstellung nach Marknagelung 31
Dekubitusprophylaxe 252
Deltamuskellähmung, lagerungsbedingte 67
Deltopektorallappen 361
Dens epistropheus, Nekrose bei Halo-Extension 79
Diabetes mellitus bei Cushing-Syndrom, präoperative Therapie 311
Diastematomyelie, Halo-Extension 78f
– Skolioseoperation 78, 80
Dickdarmblase 295
Dickdarmgangrän nach aortoiliakalem Gefäßeingriff 206
Dickdarmischämie, Symptome 205f
Dickdarmresektion 211
Dickdarmschaden, ischämischer, bei aorto-iliakalem Gefäßeingriff 205f
Doppelballonkatheter, aortaler, Implantation 213
Doppelniere, Heminephrektomie 270
Dowsche Knoten 222
Drahtcerclage s. Drahtumschlingung
Drahtextension, Komplikationen 64
Drahtumschlingung 26
– Gefäßverletzung 26
– Liegezeit 26
– perkutane 26
– Stabilitätsverlust 26
Drahtzuggurt, abgerutschter 25
– Bohrdrahtwanderung 25
– bei unruhigem Patienten 25
– zerrissene 25
Drahtzuggurtungsosteosynthese 22ff
– Zwischenfälle, intraoperative 22f
– – postoperative 23ff
Drainage, epidurale 336

– transkutane, nach
  Marknagelung 36
Drosselungshochdruck durch extrarenalen Nierenwundverschluß 265
– nach Nierendekapsulation 263
Druckerhöhung, intrakranielle, nach
  Trepanation 336
Druckmessung, intrakompartmentale 3
– intrakranielle 336 f
– – Prinzip 337
Druckverband nach plastisch-chirurgischem Eingriff 353
Ductus deferens, Durchtrennung bei
  Harnleiterfreilegung 283
– – Kreuzung des Harnleiters 283
Dünndarmblase 295
Dünndarmgangrän 186
Dünndarmischämie, Symptome 211
Dünndarmresektion 211
Dünndarmschaden, ischämischer,
  Letalität 186
Dünndarm-Ureter 289
– Harnreflux 289
– Nahtinsuffizienz 289
– Stenose 289
Duodenalfistel, Behandlung 251
– – örtliche 251
– – postoperative 252
– Elektrolytsubstitution 251
– nach Nierenoperation 251
– Sekretverlust 251
Duodenalwandnekrose, postoperative 251
Duodenumernährungsstörung, postoperative 251
Duodenumverletzung, intraoperative, Behandlung 251
Mortalität 250
– bei Nebennierenfreilegung 307 f
– bei Nierenoperation 250 f
Dupuytrensche Kontraktur 173 f
Duradefekt, posttraumatischer,
  Verschluß 340
Durahochnaht 336
Duraverletzung bei Halswirbelfusionsoperation 69, 71
– bei lumbaler Bandscheibenoperation 76
– bei Skolioseoperation 80
– bei Trepanation 336
– bei zervikaler Bandscheibenoperation 71
Durchblutungsstörung nach Extremitätenarterienrekonstruktion 212
– nach Osteosynthese 2
Dysplasiekoxarthrose 104
Dysurie calix 268

E
EDF-Gips zu enger, Vitalkapazitätseinschränkung 79
Ehlers-Danlos-Syndrom,
  Varikosis 221
Eiternierenoperation, Bauchfellverletzung 249
Eiterung, perinephritische 279
Ejakulationsstörung nach aortoiliakalem Gefäßeingriff 209
Elektroenzephalographie bei
  Hirnarterieneingriff 199
Elektrolythaushaltstörung, Conn-Syndrom 310
Elektrolytsubstitution bei
  Duodenalfistel 251
Elektrolytverschiebung nach Nierenarterieneingriff 210
Elektromyographie nach Nervenläsion 242
Elektrotherapie nach Nervenläsion 241 f
Elle s. Ulna
Ellenbogenarthrodese 94
Ellenbogenarthroplastik 94 ff
– Infektion 96
– Knochenresorption 96
– neurologische Spätkomplikationen 96
– Stabilität 95
Ellenbogenarthrotomie 93
Ellenbogendekubitus, innerer 96
Ellenbogengelenk, Standardzugang 91
– Synovektomie 93
Ellenbogengelenkoperation 91 ff
– Radialisschädigung 91, 93 f
– Ulnarisschädigung 91, 93 ff
– Zugang, lateraler 91
– medialer 91
– vorderer 91
Ellenbogengelenkprothese, Lockerung 95 f
Ellenbogengelenkruhigstellung,
  passagere, mit Bohrdraht 24
Ellenbogengelenktotalplastik 96
Embolisationsmaterialien 261
Embolisationsmaterialverschleppung 261
Enchondrom 176
Endometrioseimpfmetastasen 320
Endoneurolyse 173, 244 f
Entzündung, postoperative,
  reaktive 12
Entzündungszeichen, lokale 12
Epidermoidzyste 176
Epididymitis nach Prostatektomie 327
Epiduralanästhesie, Dura-mater-Punktion 179

Epiduralempyem, posttraumatisches 340
Epiduralhämatom, s. Hämatom,
  epidurales
Epiduralraumpunktion, Kontraindikation 180
Epiphysenentkalkung, fleckige,
  postoperative 99
Epiphyseolysis capitis femoris 123 ff
– – – Drahtspickung 123 f
– – – Epiphysenreposition 123
– – – Femuralsosteotomie 125
– – – Knorpeldystrophie 125
– – – Nagelung 123 f
Epispadie 331
Epispadia pubis 331
Epsilon-Aminokapronsäure 326, 329
Erfordernishochdruck 210
Erguß, rezidivierender, nach
  orthopädischer Operation 62
Ernährungsfistel 251
Ermüdungsfraktur nach Unterschenkelverlängerung 142
Ernährung bei Duodenalfistel 251
Exophthalmus, pulsierender,
  posttraumatischer 345
Extremitätenarterieneingriff 212 ff
– Arterie-Vene-Verwechslung 213
– Blutungskomplikation 213 f
Extremitätenarterienrekonstruktion, Frühverschluß 212
– Infektion 214
– Rezidiveingriff 212
– – mehrfacher 214
– Spätverschluß 212
– Venenverletzung 212 f
Extremitätenarterienverletzung,
  Amputationsraten 20 f
Extremitätenischämie nach Arterienrekonstruktion 212
– langdauernde, Herzrhythmusstörung 183
Extremitätenschmerz, ischämiebedingter 212
Extremitätenschwellung nach
  Arterienrekonstruktion 213
Extremitätenvenenverletzung, intraoperative 212 f
– – Blutverlust 213

F
Fasziotomie bei Compartment-Syndrom 4
– Peronäusparesenprophylaxe 181 f
– subkutane 4
– bei Volkmannscher Kontraktur 98
Fehlstellung nach Marknagelung 30 ff

Felsenbeinfraktur, Liquorfistel 340
- Nervenlähmung 343
Femoralis-Bypass 221
Femoropatellararthrose nach Patellaverlagerung 140
- Weichteiloperation 139
Femur-AO-Marknagel, Entfernung nach Gewindeansatzzerstörung 40 f
Femurermüdungsfraktur bei Hüftgelenktotalendoprothese 114
Femurfraktur nach Hüftgelenkarthrodese 105
- bei Hüftgelenkprothesenoperation 109
- nach Verlängerungsosteotomie 127
Femurhalsfraktur alter Menschen 52
- Extension, Thromboseprovokation 19
- bei Kopfschalenprothese 120
- pertrochantäre, Osteosyntheseschaden 48
- Verbundosteosynthese 52
- - Funktion des Knochenzements 54
Femurhalsosteosynthese 48 f
- mangelhafte 48
- Trochanter-major-Abbruch 48
- Zusammenbruch 48 f
- - Korrekturmöglichkeiten 49
Femurhalsosteotomie nach Epiphyseolysis capitis fermoris 125
Femurhalsstückbruch, subtrochantärer, Osteosynthesezusammenbruch 48 f
Femurhalstotalprothese nach Osteosynthesenzusammenbruch 49
Femurkondylusabsprengung bei Kniearthroplastik 132 f
Femurkopfepiphysennagelung 123
Femurkopfnekrose nach Beckenosteotomie 100
- nach Epiphysenreposition 123 f
- idiopathische 104
- nach offener Hüftgelenkeinstellung 102
- nach Umstellungsosteotomie 121
Femurkopfprothese, via falsa 108
Femurkopfreluxation, postoperative 99
Femurkopfschalenprothese 119 f
- Lockerung 120
Femurmarknagel, Entfernung 37
Femurmarknagelung 28 f, 126
- Fehlstellung 30 ff
- Fragmentreposition 28
- Patientenlagerung 28
- Peronäusparese 36
- rotationsunstabile 31

Femurplattenosteosynthese, Metallentfernung, Refraktur 52 f
Femur-Prothesenrand-Fraktur 114
Femurpseudarthrose, Markraumnagelung 126
- postoperative 127 f
Femurrefraktur nach Osteosynthesematerialentfernung 52 f
Femurschaft, Akrylzementeinbringung, Blutdruckabfall 107
- Kortikalisperforation bei Hüftgelenkprothesenoperation 108 f
Plattenosteosynthese, instabile 45 ff
Femurschaftoperation 125 ff
- Nervus-femoralis-Lasion 126
- Vasae-perforantiae-Blutung 125
- Zugang, lateraler 125
- - medialer 125
- - vorderer 125 f
Femurtrochanterprothese, Fraktur 114
Femurtrümmerbruch, Plattenosteosynthese, instabile 45 f
Femurumstellungsosteotomie, suprakondyläre 128 f
Femurverkürzungsosteotomie 126 f
- Lokalisation 126
Femurverlängerungsoperation, Markraumnagelung 126
Femurverlängerungsosteotomie 126 f
- mit dem Distraktionsapparat 127 f
- in einer Sitzung 127
Fernlappen 364
Fettembolie bei Hüftgelenktotalendoprothese 107
- bei Kniegelenkarthroplastik 134
- bei Verbundosteosynthese 53
Fettgewebsnekrose, subkutane, nach Osteosynthese 7
Fettpressen-Handverletzung 162
Fett-Transplantation, autologe 357
Fibrosarkom 176
Fibrose, endoneurale 244
- periureterale 288
Fibulakorrekturosteotomie, proximale, Zugang 129
Finger, schnellender 175
Fingeramputation 170
Fingerbeugesehne, oberflächliche, Verletzung 158
Fingerbeugesehnenverletzung, Diagnose 158
Fingerdrehfehlstellung, Korrektur 169
Fingerendgelenkarthrodese 169
Fingerendglied, Weichteildefekt 162
Fingergelenkalloarthroplastik, Kontraindikationen 169

Fingergelenkarthrodese 169
Fingergelenkluxation 170
- transartikuläre Drahtfixation 170
Fingergelenk-Schraubenarthrodese 169
Fingergelenksynovektomie 175
Fingergrundgelenk, Resektionsarthroplastik 175
- Streckkontraktur 171
Fingergrundgelenkprothese 175
Fingergrundgliedbruch, Verplattung 169
Fingerknochenverletzung, Diagnose 158
Fingerleitungsanästhesie 157
Fingermittelgelenkarthrodese 169
Fingermittelgelenkluxation, palmare 170
Fingernekrose nach Leitungsanästhesie 157
Fingerphalanxfraktur 168
- intraoperative 169
Fingerstreckaponeurose, Knoplochmechanismus 158, 165
Fingerstrecker, akzessorischer 176
Fingerstrecksehnenriß über dem Endgelenk 165
Fingerstrecksehnenverletzung, Diagnose 158
- am Grundglied 166
Fingerverletzung, Röntgendiagnostik 158
Fistel, aortointestinale 185
- arteriovenöse, Indikation 230
- - nach Nierenbiopsie 273
- - posttraumatische 19
- - temporäre 213
- kommunizierende, Operationsprinzip 321
- vesikorektale s. Blasen-Rektum-Fistel
- vesikorektovaginale s. Blasen-Rektum-Scheiden-Fistel
- vesikovaginale s. Blasen-Scheiden-Fistel
Fistelbildung nach Nierenoperation 260
Fixateur-externe-Anordnung, dreieckförmige, räumliche 56, 58
Fixateur-externe-Osteosynthese 55 ff
- Gefäßverletzung 56 f
- gelenküberbrückende 58
- Hauptziel 55
- Indikation 55
- Infektionsentwicklung 58
- Infektionsprophylaxe 58
- instabile 58
- nach instabiler Schraubenosteosynthese 44

Sachverzeichnis

- Muskelfixierung 56
- Nervenverletzung 56 f
- am Oberschenkel, Arteria-femoralis-Verletzung 57
- nach Osteosynthesematerialentfernung 14
- Sehnenfixierung 56
- Tibialis-anterior-Sehne, Fixationsvermeidung 56
Flankenschmerz nach Nebennierenphlebographie 304
- zunehmender, nach Nierenoperation 259
Flankenschrägschnitt 247 f
Flußsäureverätzung 171
Fraktur, gelenknahe, Schraubenlage, intraartikuläre 43 f
- offene, Antibiotikaprophylaxe 12
- - Infektionsprophylaxe 11
- - Stiellappendeckung 367
- - Weichteilschaden, sekundärer, Vermeidung 11
- - Wunddebridement 11
- pathologische, Verbundosteosynthese 52
Frakturbereich, infizierter, mechanische Ruhe 14
Frakturfragmentdistraktion, sekundäre 25
Frakturfragmente, irreponible 28 f
- - Marknagelung 28
Frakturheilung, verzögerte, bei Drahtumschlingung 26
- - bei Fixateur-externe-Osteosynthese 55
- - Marknagelbruch 38
Fünffingerhand 172
Funktionsschiene 241
Fußdeformität 146 ff
- Rezidiv 146
Fußfehlstellung nach Unterschenkelverlängerung 142
Fußgips, postoperativer, Komplikationen 143, 146
- Wechselzeitpunkt 143
Fußhebungseinschränkung bei Fixateur-externe-Osteosynthese 56
Fußinstabilität nach Alloarthroplastik des oberen Sprunggelenks 144
Fußoperation 142 ff
- Hautschaden 143
- Infektion 143
- Vorgehen 142 f
- Wunddehiszenz 146
Fußrigidität, postoperative 146
Fußwurzelarthrose nach Arthrodese des oberen Sprunggelenks 144

G
Gallenblasenverletzung, intraoperative 307
Gallenwegsverletzung bei Nebennierenfreilegung 307
Ganglion 175 f
- Rezidivquote 175
Ganglioneurom 314
Gasbrandinfektion 63
- Letalität 63
- bei orthopädischer Operation 63
- Therapie 63
Gastritis 185
Gastrointestinalblutung 185
Gefäßballonokklusion 187 f
Gefäßbifurkationseingriff, Embolisationsvermeidung 191
Gefäßkaliberunterschied bei mikrovaskulärem Eingriff 368
Gefäßnahtaneurysma 193 ff
- Komplikationen 195
- Nachweis 195
Gefäßprotheseneinbau 187 f
Gefäßprothese, Infektionsausbreitung 193
Gefäß-Prothesen-Naht 189 f
- Aneurysma 193
- - Behandlung 196
- - femorales, Rekonstruktion 197
- - Komplikationen 195
- - Nachweis 195
- - Prophylaxe 195
- Dacronflicken 195 f
Gefäßspasmus bei mikrovastulärem Eingriff 368
Gefäßverletzung bei Arterieneingriff 187
- durch Bohrdraht 22
- bei Drahtumschlingung 26
- bei Fixateur-externe-Osteosynthese 56 f
- Gradeinteilung 19
- bei Handfasziektomie 173
- bei Harnleiterfreilegung 283
- intraoperative, scharfe 19
- - stumpfe 19
- bei Klumpfußoperation 146
- bei Menistektomie 139
- bei Osteosynthese 18
Gelenkbruch, Schraubenlage, intraartikuläre 43
Gelenkinfektion nach orthopädischer Operation 63
Gelenkruhigstellung passagere, Bohrdrahtbruch 23
Genitalkarzinom, Radiumbehandlung, Fistelbildung 321 f
Gentamycin 12, 17
Geometric-Knieprothese, Lockerung 137

Gesichtshaut, Hauptfaltenrichtungen 351
- Spaltrichtungen 351
Gesichtsverletzung, Narbenprophylaxe 366
- plastisch-chirurgische Versorgung 366
Gewebedruckmessung, Schema 181
Gewindekonus für AO-Marknagel 39
Gewindeschneider, Gewebeschutzhülse 17
- Nervenverletzung 17
Gewindeschneiderbruch 43
Gipsfensterödem 64
Gipsverband, Druckschaden 63
- extendierender, zur Skoliosenbehandlung 79
- Komplikationen 63
- - Prophylaxe 63
Girdlestone-Operation 119
Glasgow-Koma-Scale 337, 339
Gliedmaßenteilreplantation, mikrochirurgische 171
Glomustumor 176
Glutäalgefäßverletzung bei Beckenosteotomie 99
Glutäalnervenverletzung bei Beckenkammpanentnahme 75
Gonarthritis, rheumatoide, Synovektomie 137
Gonarthrose, Debridement 137
- nach Hüftgelenkarthrodese 105
- Synovektomie 137
- nach Tuberositas-tibiae-Verlagerung 140
- Umstellungsosteotomie 128 f
Grice-Arthrodese 145
Großzehenfehlstellung nach Hallux-valgus-Operation 148
Großzehengrundgelenkarthrodese 147 f
Guepar-Prothese 132
- gescheiterte 135
- Lockerung 136

H
Hackenfuß nach Alloarthroplastik des oberen Sprunggelenks 144
Hackenfußkorrektur, operative 146
Hallux rigidus 147
Hallux-valgus-Operation 147 f
- Brandes-Methode, Ergebnisse 147
- Fehlergebnisse 147
- Hohmann-Methode, Ergebnisse 148
Halo-Extension 78
Halo-Femoral-Traktion 78

Halo-Pelvic-Distraktion,
  Komplikationen 78 f
– – neurologische 78 f
Halo-Schrauben, Komplikationen 78
Halshämatom bei Arteria-subclavia-Eingriff 200
Halsrippe, Diagnose 65
Halswirbelfusionsoperation 69 f
– Cloward-Technik 69
– Instabilität, postoperative 70
– Pseudarthrose 71
– Pseudarthrosenverhütung 70
– Robinson-Technik 69
Halswirbelosteophyten, dorsale, transdiskale Resektion 69
Halswirbelsäulendegeneration bei Halo-Pelvic-Distraktion 79
Halswirbelsäulenoperation, Arterienverletzung 67
– Nervus-recurrens-Zugschädigung 67
– Ösophagusverletzung 66
– Plexus-brachialis-Schädigung 67
– Sympathikusschädigung 67
– Zugang, anterolateraler 66
– – Komplikationsquellen 69
– – dorsaler 70 f
– – Indikationen 70 f
– – transoraler 66
– – Indikationen 69
– – vorderer 65 ff
– – Indikationen 66
Hämangiom 176
Hämarthros, Hüftgelenk 125
Hämatom, epidurales 180, 336
– – Computertomographie 343 f
– – freies Intervall 343
– – bei Kalottenfraktur 342
– – nach Schädel-Hirn-Verletzung 343 f
– – Trepanation 343
– nach Handquetschung 161
– Hautnekrose, sekundäre 36
– nach Hüftgelenkarthrodese 104
– nach Hüftgelenkprothesenoperation 111
– infiziertes 6, 62
– – Weichteilabszeß 13
– intrazerebelläres 345
– intrazerebrales 344
– bei Kniearthrodese 131
– nach Kniearthroplastik 134
– nach Marknagelung 36
– nach Mittelfußarthrodese 144
– nach Nervendekompression 243
– nach orthopädischer Operation 62
– nach Osteosynthese 6
– periossäres, nach Marknagelung 13

– perirenales 279
– postoperatives, kontaminiertes 6
– – Prophylaxe 6
– pulsierendes, postoperatives 19
– retroperitoneales, Zeichen 185
– subdurales, posttraumatisches 344
– – – chronisches 344, 346
– bei Transplantation 354
Hämatomausräumung als Infektionsprophylaxe 62 f
– operative 7
Hämatomhöhle, Saug-Drainage 7
Hämatompunktion 7
Hämatothorax beim Legen eines zentralvenösen Katheters 185
– bei Rippenbuckelresektion 83
– bei Skolioseoperation 80 f
Hämaturie nach Nierenbiopsie 272
– nach Nierenpolamputation 267
Hand, Beugesehnen-Gleitlagerzerstörung 165
– Beugesehnennaht, primäre 163 f
– Beugesehnenplastik, sekundäre 164 f
– – – Ruhigstellung 164
– Beugesehnenverletzung 162 ff
– – Diagnose 158
– – Tendolyse 165
– Gelenkverletzung, Diagnose 158
– Hauttransplantation, streckseitige 170
– Luxation, irreponible 170
– – unstabile 170
– rheumatische 174 f
– Strecksehnenfachsynovektomie 175
– Strecksehnenverletzung, Diagnose 158
– – am Handrücken 166
Handarthrosen 174
Handbinnenmuskelkontraktur, ischämische 161
Handchirurgie 155 ff
– Anästhesie 155 ff
– ärztliche Aufklärungspflicht 158 f
– Blutleere 157
– Blutsperre 157
– Blutstillung 160
– Grundregeln 158
– Handvorbereitung 159
– Leitungsanästhesie 155 ff
– mikrovaskuläre 171
– Naht 160
– Operationsplanung 158 f
– Regionalanästhesie 157
– Schnittführung 159 f
– – dorsale 159 f
– – palmarseitige 159
– Sickerblutungen 160
– Verband 160 f, 163

– Voraussetzungen 155
– Vollnarkoseindikation 155
Handfasziektomie bei Dupuytrenscher Kontraktur 173
Handgelenkdenervierung 168
Handgelenkganglion, dorsales 175 f
– palmar-radiales 176
Handgelenksynovektomie, dorsale 174
Handhämatom 161
Handhautdefekt 162
Handhochlagerung, postoperative 161
Handknochenfraktur 167 ff
Handknochenosteosynthese 167 f
Handknochentumor, gutartiger 176
Handknochenverletzung, Diagnose 158
Handmetastase 176
Handmißbildung 172
– Behandlungsfehler 172
Handmuskeln, atypische, Karpaltunnelsyndrom 173
Handnervennaht 166 f
– spannungsfreie 167
– Voraussetzungen 166
Handnervenverletzung, Diagnose 158
– Nerventransplantat 167
Handödem nach Fasziektomie 174
Handquetschtrauma, geschlossenes 161
Handregionalanästhesie, intravenöse 157
Handsehnenverletzung, Diagnose 158
Handsensibilitätsprüfung, posttraumatische 158
Handtumor 175 f
– maligner 176
Handverband nach Beugesehnennaht 163
Handverbrennung 170 f
Handverletzung, Fehldiagnose 158
– Infektion 171 f
– – Inzision 171
– palmarseitige, Erweiterungsschnitte 160
– plastisch-chirurgische Versorgung 366
– Röntgendiagnostik 158
Handweichteilgeschwulst, gutartige 176
Handwurzelarthrodese 174
Handwurzelverrenkung, perilunäre 158, 170
Handwurzelverrenkungsbruch, transnavikuloperilunärer 168
Harnableitung, äußere 258

– nach Blasenwandresektion 319
– innere 258
– supravesikale, bei Blasenekstrophie 331
– nach Zystektomie 323
Harnausscheidung, Förderung bei Verbrennung 370
Harnblase s. auch Blase
– Extraperitonealisierung 319 f
– high compliance 328
– Zytostatikainstillation 318
Harnblasenauffüllung, präoperative 317
Harnblaseneröffnung, extraperitoneale s. Sectio alta
Harnblasenoperation 317 ff
Harnextravasat 287
– bei Nierenbiopsie 273
Harnfistel nach Harnleitersteinoperation 285
– nach Harnstauungsnieren-Operation 278
– nach Nephrektomie 261
– nach Nephrotomie 264 f
– nach Nierenpolamputation 267 f
– postoperative, Behandlung 268 f
– nach Pyelotomie 273 f
– nach Ureterozystoneostomie 291
Harninfiltration, paravesikale 320
Harninkontinenz nach Prostatektomie 328
Harninkontinenzformen 329
Harninkontinenzoperation 329 f
Harnleiter, Ductus-deferens-Kreuzung 283
– Dünndarmzwischenschaltung s. Dünndarm-Ureter
– Gefäßkreuzung 283
– iliakaler, Freilegung 281 f
– juxtavesikaler, Freilegung 282
– lumbaler, Freilegung 281
– – operativer Zugang 247 f
– nierenbeckennaher, Freilegung 282
Harnleiterabriß bei Harnsteinoperation 284
– bei Nierenoperation 257
Harnleiterabsetzung bei Nephrektomie 261
Harnleiter-Blasen-Anastomose, insuffiziente, nach Ureterozystoneostomie 291
Harnleiterbougierung 288
Harnleiterdurchtrennung, falsche, bei Heminephrektomie 270 f
Harnleitereingriff 281 ff
– Ureterovaginalfistel 283 f
Harnleitereinpflanzung in den Dickdarm s. Ureterosigmoideostomie

– in die Haut s. Ureterostomie, kutane
Harnleitereinriß bei Harnsteinoperation 284
– bei Hydronephroseoperation 276
– bei Nierenoperation 257
– bei Pyelolithotomie 274
Harnleiter-End-zu-End-Naht, quere 288
– schräge 288
Harnleiterentfernung, totale s. Ureterektomie
Harnleiterfreilegung 281 f
– Blutung 283
– extraperitoneale 281 f
– Gefäßverletzung 283
– parasakrale 282
– transperitoneale 282
– transvesikale 282
– vaginale 282
Harnleiterkatheter, peranaler, bei Ureterosigmoideostomie 294
Harnleitermündungsdivertikel 320
Harnleitermündungsinsuffizienz 261
Harnleiternahttechnik 288
Harnleiterneueinpflanzung in die Blase s. Ureterozystoneostomie
Harnleiterrezidivstein 286
Harnleiterschienung, endoluminale 288
– bei Harnfistel 285
– nach Harnstauungsnieren-Operation 278
– bei Ureterozystoneostomie 291
Harnleiterstein, eingeklemmter 285
– eingenisteter 286
– Fixierung 284 f
– verlorener 285
Harnleitersteinoperation 284 ff
– Harnfistel 285
– Harnleiterstenose 285 f
– Harnleiterstriktur 285 f
– Peritonealverletzung 285
– Röntgenkontrolle 285
Harnleiterstenose, entzündliche 286
– nach Harnsteinoperation 285 f
Harnleiterstriktur nach Harnsteinoperation 285 f
– prävesikale, Ureterozystoneostomie 290
– nach Ureterozystoneostomie 291
Harnleiterstumpf, Nahtinsuffizienz 288
Harnleiterstumpf-Empyem 261
Harnleiterstumpf-Tumor 261
Harnleiterstumpfversorgung 261
Harnleiterteilersatz 289 f
Harnleitertotalersatz 289 f
Harnleitertumor, Impfmetastase 318

Harnleiterverletzung, bei Blasendivertikelexstirpation 320
– intraoperative, frische 287
– – Relaparotomie 287
– – Ursachen 286 f
– – veraltete 287
– prävesikale, Ureterozystoneostomie 290
Harnleiterwiederherstellung 288 ff
Harnleiterzone, kritische 286
Harnneutralisierung 274
Harnperitonitis 287
– nach Blasenruptur 320
– bei Dünndarm-Ureter 289
Harnphlegmone 287
– bei Nephrostomie 272
– perinephritische 279
– nach Prostatektomie 327
Harnreflux bei Dünndarm-Ureter 289
– vesiko-ilealer-ureteraler 289
– vesikoureteraler, Lich-Grégoir-Plastik 292
– – nach Ureterozystoneostomie 291
Harnröhrendrucknekrose, katheterbedingte 328
Harnröhrenmißbildung, angeborene 330 ff
Harnröhrenoperation 329 ff
Harnröhrenstriktur 332 f
– Johanson-Operation 333
– nach Prostatektomie 327
Harnstauungsniere, angeborene 276 ff
– – Behandlungsmöglichkeiten 277
– – Harnleiterschienung, postoperative 278
– – Operationsindikation, Kriterien 276
– – Steinbildung, sekundäre 278
Harnstein, bröckeliger 274
Harnsteinprophylaxe 274, 286
Harrington-Skolioseoperation 80 ff
– Hakenausriß 81
– Materialschäden 80 f
– Pseudarthrosenrate 82
Harrington-Stab-Bruch 82
Hautdesinfektion bei liegendem Fixateurexterne 58
Hautfaltenrichtung 350
Hautkarzinom, primäres 176
Hautnekrose nach Fußoperation 143
– nach Hämatombildung 36
– nach Osteosynthese 7 ff
Hautnetztransplantat s. Netztranslantat
Hautrandnekrose, breite 7
– bei Kniearthrodese 131

- bei plastisch-chirurgischem Eingriff 351
- schmale 7
Hautschaden nach Fußoperation 143
Hautschnitt 350
Hautstauchungsfurchen 350 f
Hautstörung, trophische, nach Nervenverletzung 238 f
- - - Einflußfaktoren 239
Hauttransplantat, Blutstillung 351
- großflächiges 354
Hauttransplantatentnahme 355
Hauttransplantatentnahmefläche, Wunddehiszenz 363
Hauttransplantatfixierung 354 f
Hauttransplantatimbibierung, hämorrhagische 355
Hauttransplantation, Allgemeinzustand des Kranken 356
- bei Handhautdefekt 162
- nach Handverbrennung 170
- heterologe 356
- homologe 356
- bei infiziertem Wundbett 355
- mikrovaskuläre Chirurgie 171
- Narbenkontraktur 358
- bei prätibialer Weichteilnekrose 8 f
- Spätkomplikationen 358
- Thrombose, intraoperative 368
- - postoperative 369
- Wundbettvorbereitung 355 f
Hauttransplantatüberpigmentation 355
Hautverschluß, erzwungener 7
Heminephrektomie 266, 270
- Indikationen 270 f
Herniotomie 249
Herzerkrankung, koronare 183
Herzfrequenzabfall bei Arterieneingriff 183
Herzinfarktrisiko durch Katecholamine 184
Herzinsuffizienz, aortaler Doppelballonkatheter bei Extremitätenarterieneingriff 213
- Arterieneingriff in Leitungsanästhesie 185
Herz-Kreislauf-Störung bei Verbundosteosynthese 53
Herzrhythmusstörung bei langdauernder Extremitätenischämie 183
Hiatus saphenus, Gefäßvariabilität 218
Hidden zone, Bandscheibenvorfall 77
H-Ionen-Antagonisten 185
Hirnabszeß bei Halo-Extension 78

Hirnabszeßpunktion 346
Hirnangiographie 337
Hirnarterieneingriff, EEG-Veränderungen 199
- Komplikationen 198
- Shunt-Indikation 199
Hirnarterienrekonstruktion, Hirnischämie 181
Hirnatrophie, posttraumatische 346
Hirnblutung nach Karotiseingriff 201
Hirn-Dura-Narbe 341
Hirnfrühabszeß, posttraumatischer 340
Hirnnervenläsion bei Halo-Pelvic-Extension 78 f
Hirnödem, postoperatives, reaktives 344
- posttraumatisches 338
- nach Sinuszerreißung 345
Hirnschaden, ischämischer, nach Hirnarterienrekonstruktion 181
Hirnspätabszeß, posttraumatischer 340, 346
Hirnventrikeleinblutung 344 f
Hirnventrikelkatheter 336 f
Hirnverletzung, bei Halswirbelfusionsoperation 71
Histiozytom, fibröses 175
Hockeyschlägerschnitt, dorsaler 247
Hohlfräse, linksdrehende 51
Hohlfußkorrektur, operative 146
Hohlhandphlegmone, tiefe 172
Horner-Syndrom nach Halswirbelsäulenoperation 67
- bei Plexus-brachialis-Anästhesie 156
HSS-Metallspiralbohrer 38
Hufeisenniere 207, 271
- Isthmusdurchtrennung 271
Hüftgelenk, Hämarthros 125
- Umstellungsosteotomie 121 ff
- - Fehlstellung 122
- - Kontraktur 122
- - Osteotomieflächenadaptation 121
- - Plattensitzinstrument, Lage 121
- - technische Fehler 121
- Vogelnestpfanne 110
Hüftgelenkarthrodese 103 ff
- Becken-Bein-Fuß-Gips 104
- mit Dreilamellennagel 104
- Femurfraktur 105
- Gelenkeinstellung 103
- Hämatomentwicklung 104
- mit Kreuzplatte 103, 105
- Metallbruch 105
- Nervenlähmung 103
- Pseudarthrosenrate 104
- Thromboembolie 104

- Wundinfektion 104
Hüftgelenkarthrose s. Koxarthrose
Hüftgelenkdistensionsluxation 103
Hüftgelenkeinstellung, offene 102 f
- - Vorextension 102
Hüftgelenkknorpel, Verletzung nach Epiphysennagelung 123
Hüftgelenkkontraktur nach Beckenosteotomie 100
- nach Femurverlängerungsosteotomie 127
Hüftgelenkluxation nach Femurverlängerungsosteotomie 128
Hüftgelenkoperation 100 ff
- Zugang 100 ff
- - hinterer 102
- - vorderer 101 f
Hüftgelenkpfanne, Frakturversorgung, Nervenverletzung 17
Hüftgelenkpfannenboden, Perforation 108
Hüftgelenkprothesenluxation 110 ff
- Vogelnestpfanne 111
Hüftgelenkrelocation,
postoperative 102
Hüftgelenkschalenendoprothese 119 f
- Femurhalsfraktur 120
- Lockerung 120
Hüftgelenkstellungsfehler nach Arthrodese 105
Hüftgelenktotalendoprothese 105 ff
- beim alten Menschen 105 f
- Anästhesie, Einflußfaktoren 105
- Einzementierung, Herz-Kreislaufstörungen 107 f
- Ermüdungsbruch 113 f
- Fehlstellung 109
- Femurfraktur, proximale 109
- Frühinfekt 115
- Frühlockerung 107
- Implantatbruch 114 f
- Infektion 107, 111, 115 ff
- - tiefe 115
- - - Therapie 116
- Infektionsprophylaxe 116
- Infektionsrate 115 f
- Hämatom 111
- Kniegelenkdistorsion 112
- Knochenzementrückstände 109
- Knochenzementvorwölbungen 108
- Komplikationen, allgemeine 106
- - intraoperative 106 f
- - neurologische 112
- - postoperative 111
- - spezifische 106
- Komplikationsrate, peroperative 107
- Lockerung 115 ff

– – infektionsbedingte 115 f
– Lockerungsrate 116 f
– Lungenembolie 113
– Lysesaum 118 f
– Musculus-iliacus-Hämatom 110 f
– Narkosezwischenfall 107 f
– Nervenverletzung 110 f
– operative Zugänge 107
– Pfannenbodenperforation 108
– Pfannenlockerung 117
– Prothesenstielimplantation, varische 117
– Schaftkortikalisperforation 108 f
– Spätinfekt 115
– Thromboembolie 113
– Thromboseprophylaxe 113
– Todesursachen 106
– Tractus-iliotibialis-Syndrom 112
– Verkalkungen, paraartikuläre 113
– Wechsel 119 ff
– – Ergebnisse 119
– Wirbelsäulenveränderungen, lumbale 112
Humerus, operative Zugänge 89 f
Humerusfraktur, suprakondyläre, kindliche, Nervenverletzung bei Osteosynthese 22
Humerusmarknagelung 27
Humerusosteotomie, suprakondyläre 94
Humerusschaft, Plattenosteosynthese, instabile 45 ff
Hydrokortisonzufuhr bei Addison-Krise 253
Hydronephrose 276
– bei Ureterosigmoideostomie 294
Hyperaldosteronismus, primärer s. Conn-Syndrom
Hyperästhesie bei Unterschenkelverlängerung 141
Hyperkortisolismus s. Cushing-Syndrom
Hypertonus, koronare Herzerkrankung 183
– krisenhafter 302, 313
– nach Nierenkeilresektion 269 f
– renaler, Aortenwandverdickung 209
Hypoaldosteronismus, postoperativer 310
Hypophysektomie 312
Hypophysenadenom 304
Hypophysenbestrahlung nach doppelseitiger Adrenalektomie 312
Hypophysentumor, ACTH-produzierender, nach doppelseitiger Adrenalektomie s. Nelson-Syndrom
Hypospadie 330
– Rekonstruktionsziele 330

I, J
Iliac compression syndrome 219
Ileofemoralvenenthrombose nach Extremitätenarterienrekonstruktion 213
Ileum-Conduit 331 f
Ileus nach Columnotomie 83
– nach Harnleitereingriff 284
– mechanischer, postoperativer 185
– paralytischer, postoperativer 185
– nach Ureterosigmoideostomie 294
Impfmetastase 318, 320
Impotenz nach lumbaler Fusionsoperation 74
– nach Prostatektomie 326, 329
Indigokarmin 187
Infektion, akute, nach Osteosynthese 10 ff
– – postoperative, Prophylaxe 11
– nach Arterieneingriff 193 f
– bei Ellenbogenarthroplastik 96
– nach Extremitätenarterienrekonstruktion 214
– nach Femurkopfepiphysennagelung 123
– nach Femurverlängerungsoperation 127
– nach Fußoperation 143
– bei Halo-Extension 78
– bei Handverletzung 171 f
– nach Hüftgelenkarthrodese 104
– nach Hüftgelenktotalendoprothese 107, 111, 115 ff
– nach Kniegelenkarthrodese 131
– nach Kniegelenkarthroplastik 134
– nach Marknagel-Entfernungsversuch 38
– bei offener Hüftgelenkeinstellung 103
– bei orthopädischer Operation 62 f
– bei Plattenosteosynthese 47
– postoperative, exogene 62
– – primäre 193
– – sekundäre 193
– bei Schultergelenkarthrodese 87
– subdurale, fortgeleitete 78
– nach Tubiakopfosteotomie 130
– tiefe 62
– nach Tuberositas-tibiae-Anhebung 140
– nach Varizenoperation 228
Infektionsprophylaxe bei plastisch-chirurgischem Eingriff 352 f
Insult, ischämischer, hemisphärischer, nach Karotiseingriff 199
– – bei Hirnarterieneingriff 198
Interkostalarterienligatur, Rückenmarkischämie 72

Interkostalarterienreplantation, intraluminale 204
Inzision, zur Keloidbildung disponierende 236
Ischämie, periphere, postoperative 20
Jejunostomie 251
Johanson-Urethrastrikturoperation 333

K
Kahnbeinbruch 168
– Bandinterposition 168
Kahnbeinhöhle, posttraumatische 168
Kahnbeinpseudarthrose 168
Kahnbeinsubluxation, traumatische, Diagnose 168
Kahnbeinverletzung 168
Kahnbeinverschraubung 168
Kalikektomie 263, 275
Kalikopyeloneostomie 274
Kalikoureteroneostomie 274
Kalziumglukonat 171
Kamptodaktylie 172
Kapsulektomie 171
Karotisausschälplastik 199, 201
– Kürzungsoperation 199, 201
Karotiseingriff, Blutdruckschwankungen 201
– Herzinfarktrisiko 184
– ischämische Komplikation 199
– ischämischer Insult, postoperativer 199
– Katecholaminapplikation 184
Karotisläsion, schädelbasisnahe 180
Karotisnahtthrombose 199
Karotisrekonstruktion, intraluminaler Shunt 198 f
– Nervenläsionen 180
Karotis-Sinus-cavernosus-Fistel 345
Karotisstenose 181
– Screening-Untersuchung 182
Karotis-Subklavia-Bypass 199
Karpaltunnel, Anatomie 243
Karpaltunnelsyndrom 173, 243 f
– Dekompression 243 f
– – Hautschnitt 244
– Dekompressionskomplikationen 243
– Inzision 235, 244
Karzinom, hypernephroides, bei Nierenzyste 280
Katecholamine 302
– Herzinfarktrisiko 184
Kavaverletzung bei Aortenaneurysmaoperation 205
Keloidbildung 171, 236
– nach Karpaltunneloperation 244
– nach Varizenoperation 228

Kephalhämatom 343
Kinderschädelfraktur,
  wachsende 342
Klammerfixateur 55
Klavikulaosteosynthese, Plexus-
  brachialis-Verletzung 17
Kleinert-Handverband nach
  Beugesehnennaht 163
Klippel-Trenaunay-Syndrom,
  Varikosis 221
Klumpfuß nach Unterschenkelver-
  längerung 142
Klumpfußkorrektur, operative 146
Klumpfußrezidiv 146
Klumphand, radiale 172
Knickfuß nach Unterschenkelver-
  längerung 142
Knieallarthroplastik, Thrombose-
  häufigkeit 62
Kniebewegungsbehinderung nach
  Bandrekonstruktion 138
Kniegelenk, Außenmeniskus-
  abtrennung, operative 139
– Bandinstabilität 128, 138
– Funktionsverlust nach Synov-
  ektomie 138
– Hinterhornabtrennung, intra-
  operative 139
– Innenbandverletzung, intra-
  operative 139
– Innenmeniskusabtrennung,
  oprative 138
– Meniskektomie s. Meniskektomie
– Umstellungsosteotomie 128 ff
– – infrakondyläre 129
– – suprakondyläre 128
Kniegelenkarthrodese 131 f
– in Fehlposition 131
– Gefäß-Nerven-Bündel-Ver-
  letzung 131
– Infektionsrate 131
Kniegelenkarthroplastik 132 ff
– Fettembolie 134
– Hautnekrose 134
– Hautschnitt 134
– Infektion 134
– Infektionsquote 134
– Instabilität 132
– Peronäuslähmung 133
– Phlebothrombose 134
– technische Fehler 132
– Tibialis-anterior-Syndrom 134
– Überkorrektur 132
Kniegelenkarthrose s. Gonarthrose
Kniegelenkarthroskopie, post-
  operative 139
– präoperative 139
Kniegelenkbeugekontraktur nach
  Femurverlängerungsosteoto-
  mie 127 f

Kniegelenkblutung bei Menisk-
  ektomie 139
Kniegelenkchondropathie 139 f
– Knochenoperation 139 f
– Weichteiloperation 139
Kniegelenkdistorsion bei Hüft-
  gelenktotalendoprothesen-
  operation 112
Kniegelenkentzündung s.
  Gonarthritis
Kniegelenkerguß nach Menisk-
  ektomie 139
Kniegelenkinstabilität, mediale 138
– nach Meniskektomie 139
– nach Synovektomie 137
Kniegelenkkontraktur nach Femur-
  verlängerungsosteotomie 127
Kniegelenkoperation 128 ff
Kniegelenkprothese 132 ff
– achsenverbundene 132
– – Lockerungsrate 137
– instabile 135
– Lockerung 136
– oberflächenersetzende 132
– Prothesenschaftperforation 133
– schalenförmige, halbgeführte 132
– verbundene 132
Kniescheibe s. Patella
Kniegelenksynovektomie 137
Knochenbohrer, abgebrochener 42
Knochendefektauffüllung 52 f
Knochenheilungsstörung nach
  Mittelfußarthrodese 144 f
Knochenrohrspaltung bei Mark-
  nagelung 29 f
Knochenschraube, abgebrochene 51
– – Entfernung 51
– belassene 51
– Innensechskant, zerstörter 49 f
– – – Spezialinstrument zum
      Ausdrehen 51
– mangelhafter Halt 43 f
– – – Zementplombe 44
Knochentransplantat 357 f
Knochenzement, Anwendung 54
– Verbundosteosynthese 52
Knochenzementeinbringung, Druck-
  entlastung 53 f
Knochenzyste, aneurysmatische 176
Knopflochmechanismus 158, 165
Knorpeldystrophie bei Epiphyseo-
  lysis capitis femoris 125
Knorpel-Schleimhaut-
  Transplantat 360
Knorpelschrot 357
Knorpeltransplantat, autologes 357
Knorpeltransplantatentnahme 357
Knuckle-braker 241
Kolitis, ischämische 185, 211
Kolliquationsnekrose 171

Kolonfistel, postoperative 250
Kolongefäßverletzung bei Nieren-
  operation 249 f
Kolonschaden, ischämischer, bei
  Aortenaneurysmaoperation 205
Kolonverletzung bei Nebennieren-
  freilegung 307 f
– bei Nierenoperation 249 f
Kolozystoplastik 295
Koma nach Karotiseingriff 201
Kontraktionsfehlstellung bei Mark-
  nagelung 31 f
Kontraktur, arthrogene 171
– durch Drahtextension 64
– nach Hüftgelenk-Umstellungs-
  osteotomie 122
– durch Schienenlagerung 64
Kontrakturprophylaxe nach Nerven-
  operation 241
Kontusionsverletzung 18
– Weichteilnekrose 7
Kopf-Hals-Übergang, operativer
  Zugang 66
Kopfschmerzen nach Epidural-
  anästhesie 179
– nach Schädel-Hirn-Trauma 344
Kopfschwartenhämatom 343
Koronararteriosklerose 182
Körpergips, Übelkeit 64
Körperoberflächenanteile,
  prozentuale 371
Körpertemperatur, Einfluß der
  Operationssaaltemperatur 183
– subfebrile, postoperative 206
Kortisol-Dauersubstitution 311
Koxarthrose nach Kniegelenk-
  arthrodese 132
– posttraumatische 104
– primäre 104
Kragenknopfpanaritium 171
Krampfadern s. Varikosis
Krebs-Verhaltensreglement bei
  abundanter Nierenstielblutung
  255 ff
Kreuzbein-Darmbein-Fuge, Ver-
  letzung bei Halo-Pelvic-
  Distraktion 79
– – bei Spongiosaentnahme 81
Kreuzschmerzen bei Wirbelsäulen-
  gefügelockerung 74
Krise, hypertone, intra-
  operative 313 f
– – nach Nierengefäßrekon-
      struktion 210
Kulenkampff-Anästhesie des
  Plexus brachialis 155 f
Kunststoff-Gefäßimplantat,
  Infektionsrisiko 193
– Verschluß 193
Kunststoffimplantation 356

Kunststoff-Venenprothese 230
Küntscher-Marknagel,
  abgebrochener 38
Küntscher-Marknagel-Entfernung 37 ff
- abgebrochene 38
- Extraktionshakenabriß 37
- Extraktionsschlitzausriß 38
- Infektion 38
- Schraubzwinge 38
Kyphoseoperation bei Meningomyelozele 83

L
Lagerungsschiene 241
Lähmung nach Schultergelenkoperation 84
- durch Tourniquet-Druck 157
Laminektomie, Instabilität 72
Lance-Beckenosteotomie 100
Langniere, Heminephrektomie 270
Lappen, muskulokutaner 366
Lappenplastik 360 ff
- Immobilisierung 364
- sezernierende Wundfläche 364
Lappentransplantat, Durchblutungsstörung 364
- Längen-Breiten-Relation 360
Latissimuslappen bei Weichteilnekrose nach Osteosynthese 10
Leberischämie bei Aorteneingriff 203
- Symptome 211
Leberverletzung bei Nebennierenfreilegung 307
Leistenbeugeneingriff, Nervenläsion 180
Leitungsanästhesie bei Arterienchirurgie 184
- Blutdruckabfall 184
- subaxilläre 156 f
Lendenwirbelsäulenoperation 73 ff
- Zugang, anterolateraler 73 f
- - posterolateraler 74
Lich-Grégoir-Antirefluxplastik 292
Ligamentum carpi palmare, Spaltung 243
Lippenfistel 317
Liquorfistel 73
- nach Bandscheibenoperation 77
- frontobasale 340
- lumbale 347
- otogene 340
- rhinogene 340
- nach Schädel-Hirn-Verletzung 340 f
Liquorfistelverschluß, intraduraler 341
Lively splints 241
L-Niere 271

Low-dose-Heparin-Therapie bei Prostatektomie 326
Ludloff-Hüftgelenkeinstellung 102
Luftembolie bei Kavaverletzung 255
Lumbalarterienblutung, retrograde, bei Aorteneingriff 205
- - bei Nierenarterieneingriff 209
Lumbalpunktion bei Schädel-Hirn-Trauma 336
Lumbalsyndrom 218
Lumboischialgie, weiterbestehende, nach Bandscheibenoperation 77
Lumbricalis-plus-Finger nach Beugesehnenplastik 164
Lungenembolie nach Hüftgelenkprothesenoperation 113
- nach orthopädischer Operation 62
- nach Varizenoperation 228
Lungenfunktion nach Skolioseoperation 82
Lungenfunktionsstörung bei Aorteneingriff 203
Lungenödem, postoperatives 184
Lymphfistel nach Varizenoperation 228
Lymphgefäßanfärbung 227
Lymphgefäßverletzung, paraaortale 207
- bei Varizenoperation 227
Lymphödem nach Varizenoperation 228
Lymphographie, Indikation 219
Lymphtransportverzögerung nach Extremitätenarterienrekonstruktion 213
Lymphzyste 213
- nach Varizenoperation 228

M
Mageneröffnung bei Viszeralarterieneingriff 212
Magenschädigung ischämische 212
Magenulkus 185
Marasmus-Syndrom 106
Marfan-Syndrom, Skolioseoperation 80
Marfan-Syndrom, Varikosis 221
Markenzephalitis, posttraumatische 340
Markhöhle, Spül-Saug-Drainage 15
Mammareduktionsplastik 364
Manchester-Knieprothese, Lockerung 137
Marknagel beim älteren Menschen 37
- belassener 37
- gebrochener, Entfernung 38
- zu langer 27
Marknagelbruch 38

Marknagelentfernung 36 f
- Extraktionshakenabriß 37
- Extraktionsschlitzausriß 38
- Indikationen 36 f
- Optimalzeitpunkt 37
- Verhalten bei wesentlichen Zwischenfällen 37
Marknagel-Ermüdungsbruch 38
Marknagellänge 27
Marknagelrest, belassener 39
Marknagelung 27 ff
- Bohrerverklemmung 29
- Bohrwelle, abgedrehte 29
- Dehiszenzfehlstellung 31
- Distraktionsbeseitigung 32
- mit Drahtumschlingung 26
- Einschlagstellendrainage 36
- Fehlstellung 30 ff
- - Verhütung 33 f
- femorale s. Femurmarknagelung
- Fragmentreposition 28
- gedeckte 28
- - Bildwandlerkontrolle 28, 31
- - Hämatombildung 13
- - Hämatombildung 13, 36
- Indikationen 27
- - relative 27, 31
- Infektion, Spül-Saug-Drainage 15 f
- - Therapie 15 f
- Infektionsausbreitung 13
- nach instabiler Schraubenosteosynthese 44
- Knochenrohrspaltung 29 f
- Komplikationen 27
- Kontraktionsfehlstellung 31
- Nervenläsion 36
- offene 29
- Redon-Drainage, transkutane 36
- bei Refraktur nach Plattenosteosynthese 52 f
- Rekurvationsfehlstellung 32 ff
- Rotationsfehlstellung 30 f
- Saugdrainage 13
- technische Ausrüstung 27
- Valgusfehlstellung 32 ff
Marknagelverformung 33
- intraoperativ bemerkte 36
- postoperativ bemerkte 36
Markraum, Knochenzementeinbringung, Druckentlastung 53 f
Markraumbohrer 29
- verklemmter 29
Markraumaufbohrung 29
- Nervenläsion 36
- schrittweise 29
Medianusparese nach suprakondylärer Humerusosteotomie 94

Mehrfachverletzung s. Polytrauma
Meningitis bei Liquorfistel 340
– nach offener Hirnverletzung 340
Meningomyelozele, Kyphosekorrektur 83
Meningozele, nach Bandscheibenoperation 77
Meniskektomie 138 f
– Außenmeniskusabtrennung 139
– Blutung 139
– Hinterhornabtrennung 139
– Innenmeniskusabtrennung 138
– unvollständige 139
– Zugang 138
Mesenteriallücke, postoperative 294
Mesenterialsyndrom, oberes s. Cast-Syndrom
Mikrovaskulärer Eingriff 367 ff
Milzverletzung bei Nebennierenfreilegung 308
Mineralhaushaltstörung bei Ureterosigmoideostomie 295
Mineralokortikoidzufuhr bei Addison-Krise 253
Mittelfußarthrodese 144 ff
– Fußfehlstellung 145
– Hämatombildung 144
– Osteotomieheilungsstörung 144 f
– Pseudarthrose 146
– Resektionsausmaß 144
Mittelhandfraktur 168 f
– Zuggurtung 169
Mittelhand-Leitungsanästhesie 157
Mondbeinexstirpation 174
Mondbeinnekrose, aseptische 174
Mondbeinprothesenluxation 174
Mondbein-Silastikprothese 174
Musculus biceps brachii, Lähmung nach Schultergelenkoperation 84
– brachialis, Lähmung nach Schultergelenkoperation 84
– iliacus, Hämatombildung bei Hüftgelenkprothesenoperation 110 f
– palmaris longus, Varianten 236
– sternocleidomastoideus, Durchtrennung bei Schiefhals 64
– tibialis anterior, Sehnenfixierung bei Fixateur-externe-Osteosynthese 56
Muskeldehnungsschmerz, passiver, nach Osteosynthese 3
Muskelfixierung bei Fixateur-externe-Osteosynthese 56
Muskelschwäche nach Compartment-Syndrom 4

N

Nahtstichmarken nach plastisch-chirurgischem Eingriff 353
Narbe, hypertrophe 350
Narbendehiszenz nach plastisch-chirurgischem Eingriff 353
Narbenepilepsie 341
Narbenfistel nach Nierenoperation 260
Narbenkeloid s. Keloid
Narbenkontraktur 350
– nach Hauttransplantation 358
– Z-Plastik 352, 358
Narkosezwischenfall bei Hüftgelenktotalendoprothese 107 f
Nebenniere, chirurgische Anatomie 299 f
– Gefäßversorgung 300
Nebennierenarteriographie 302 f
– Komplikationsrate 303 f
Nebennieren-Computertomographie 302 f
– Leistungsfähigkeit 302
Nebennierenentfernung 253
Nebennierenfreilegung 305 f
– Duodenumverletzung 307 f
– Gallenwegsverletzung 307
– Kolonverletzung 307 f
– Leberverletzung 307
– Milzverletzung 308
– Pankreasverletzung 308
Nebennierenhormonsubstitution nach doppelseitiger Adrenalektomie wegen Conn-Syndrom 310
– – – wegen Cushing-Syndrom 311
– – – wegen Phäochromozytom 310
Nebenniereninsuffizienz nach Angiographie 304
– chronische 253
– nach Nierenoperation 252
– postoperative 310 f, 313
Nebennierenmarktumor 300, 313 f
Nebennierenmark-Überfunktion 299
Nebennierenmetastase, Diagnose 312
Nebennierenoperation 299 ff
– Diagnostik, präoperative 299
– Indikation 299, 304
– Nierenverletzung 309 f
– Schnittführung 305
– taktische Gesichtspunkte 305, 307
– Vena-cava-Verletzung 309
– Vena-renalis-Verletzung 309
– Zugangsweg 304 f
– – transabdominaler 304 f
Nebennierenparenchymeinriß, intraoperativer 308
Nebennierenphlebographie 302, 304
– Komplikationsrate 304
Nebennierenrindenadenom, Rezidivsymptome 312
– der Zona fasciculata 300
– – glomerulosa 299
Nebennierenrindengewebe, Autotransplantation 304
Nebennierenrindenhyperplasie, bilaterale 299
– – Operationsindikation 304
Nebennierenrindenkarzinom 299 f, 312
– Nephrektomie 312
Nebennierenrindentumor, Androgen-produzierender 312
– feminisierender 312
– hormoninaktiver 312
– Östrogen-produzierender 312
– virilisierender 312
Nebennierenrinden-Überfunktion 299
Nebennieren-Sonographie 302
Nebennierentumor, hormonaktiver, Diagnose 302
– – Lokalisationsdiagnostik 302
– Kavainfiltration 309
– maligner, Nephrektomie 310, 312
Nebennierenvene, selektive Blutentnahme 302
Nebennierenverletzung, intraoperative, Behandlung 253
– bei Nierenoperation 252
Nebennierenversagen, akutes 252
Nebennierenzyste 312
Nelson-Syndrom 310
Nephrektomie, arterio-venöse Nierenstielfistel 262
– extrakapsuläre 250
– Harnfistelbildung 261
– Harnleiterabsetzung 261
– Mortalität 258
– bei Nebennierenmalignom 310, 312
– Nierenstielblutung 254
– subkapsuläre 249 ff, 254
– transperitoneale 259
– Tumornierenriß 258
– Zugangswege 258
Nephritis, eitrige, aszendierende, Nierendekapsulation 262
Nephrolithotomie, Komplikationen 264
Nephropexie 263
– Indikation 263
Nephropyelolithotomie 263
Nephrostomie 263 f, 272
– Arrosionsblutung 272
– Indikationen 272
– bei insuffizienter Ureterosigmoideostomie 294
– Nephrotomie 264
– nach Nierendekapsulation 263
– permanente 272

- temporäre 272
- transkutane Anlegung 272
Nephrostomieschlauch, Komplikationen 272
Nephrotomie 263 ff
- Blutung, postoperative 265
- große 263
- Harnfistel 264 f
- Komplikationen 264
- Nachblutung 264
- nahtlose 264
- Nierenarterienabklemmung 264
- radiäre 263
- transversale 264
- - Vorteile 264
Nerv, peripherer 233 ff
- - Reizleitungsgeschwindigkeit, postoperative Messung 242
- - Verletzung 347 f
- - - iatrogene 348
Nervendehnungsschaden, intraoperativer 17
Nervendruckschaden, intraoperativer 17
- postischämischer 181
Nervendurchtrennung, iatrogene 18
- komplette 239
Nervenexhairese 249
Nervenfaszikelnaht, perineurale 166 f
Nervenkompressionssyndrom 173, 242 ff
- Ausfälle, motorische 242
- - sensible 242
- postoperative Regenerationsfähigkeit 242
- Synovektomie 243
- Verschlechterung, postoperative 242
Nervenlähmung bei Felsenbeinfraktur 343
- nach Hüftgelenkarthrodese 103
Nervenläsion bei erhaltener Kontinuität 239
- bei Leistenbeugeeingriff 180
- bei Karotisrekonstruktion 180
- Regenerationszeichen 240
- Spontanregeneration 240
- traumatische 233 ff
- bei Varizenoperation 226 f
Nervennaht 166 f, 347
- Adhäsionsprophylaxe 238
- Durchführung 236 f
- epineurale 166 f, 237 f
- - Anforderungen 238
- Funktionsnachkontrollen 242
- interfaszikuläre 238
- Kompetenz 233
- mikrochirurgische 237
- Nachbehandlung 241

- perineurale 238
- primäre 233 ff
- - Durchführung 238
- - verzögerte 233 ff
- - - Durchführung 238
- sekundäre, Durchführung 239 f
- - frühe 233 ff
- - - Durchführung 238
- - kritische Zeitspanne 239
- spannungsfreie 167
Nervenplexus, hypogastrischer, Verletzung, intraoperative 73
Nervenregeneration, Elektrotherapie 241 f
Nerventransplantation 167, 240, 348
- Indikation 238
- bei Sekundärnaht 239
Nerventumor 246
Neuromverlagerung 241
Nervenverletzung bei Beckenosteotomie 99
- bei Bohrdrahtosteosynthese 22
- Elektromyographie 242
- bei Extremitätenarterieneingriff 213
- bei Fixateur-externe-Osteosynthese 56 f
- bei Hüftgelenkprothesenoperation 110 f
- intraoperative, Prophylaxe 18
- Kontrakturprophylaxe, postoperative 241
- bei Marknagelung 36
- bei Markraumbohrung 36
- bei Meniskektomie 139
- bei Nierenoperation 248 f
- operativer Zugang, Komplikationen 234
- bei Osteosynthese 17 f
- Schienung, postoperative 241
- trophische Hautstörung 238 f
- - Einflußfaktoren 239
- Ulkusprophylaxe, postoperative 241
Nervenwurzeladhäsion nach Bandscheibenoperation 77
Nervus accessorius, Verletzung bei Schiefhalsoperation 65
- axillaris, Druckschädigung 84
- facialis, Verletzung bei Schiefhalsoperation 65
- femoralis, Dehnung bei Hüftgelenkprothesenoperation 110
- - Funktionsprüfung bei Becken-Bein-Fuß-Gips 103
- - Läsion bei Beckenosteotomie 99
- - - bei Femurschaftoperation 126
- - - bei Hüftgelenkoperation 101

- fibularis communis, Verletzung bei Kniegelenkarthrodese 131
- - Druckschaden 61
- - Verletzung bei suprakondylärer Femurosteotomie 128
- - - bei Meniskektomie 139
- genitofemoralis 73
- iliohypogastricus, Verletzung bei Nierenoperation 248
- ischiadicus, Lähmung nach Hüftgelenkarthrodese 103
- - Läsion bei Beckenosteotomie 99
- - - bei Hüftgelenkprothesenoperation 111
- - - Standardinzision 234
- medianus, Endoneurolyse 173, 244
- - Kompressionssyndrom s. Karpaltunnelsyndrom
- - Neurolyse 244
- - Sekundärnaht 239
- - Verletzung, Standardinzision 234
- musculocutaneus, Druckschädigung 84
- opticus, Kompression 342
- peronaeues, Druckschaden 36
- - Lähmung s. Peronäusparese
- - Läsion bei Beckenosteotomie 99
- - Verletzung, Standardinzision 234
- - - durch Steinmann-Nagel 57
- - - bei Varizenoperation 226
- phrenicus, Astverletzung bei Brustwirbelsäulenoperation 73
- pudendus, Läsion bei Prostatektomie 326
- radialis, Lähmung s. Radialisparese
- - Verletzung bei Ellenbogengelenkoperation 91
- - - bei Oberarmoperation 89
- - - bei Osteosynthese 17
- - - Standardinzision 234
- - - bei suprakondylärer Humerusosteotomie 94
- recurrens, Läsion bei Karotiseingriff 180
- - Zugschädigung bei Halswirbelsäulenoperation 67
- saphenus, Verletzung bei Arthroplastik des oberen Sprunggelenks 144
- - - bei Varizenoperation 226 f
- suralis als Transplantat 240
- tibialis, Dehnung bei Kniearthrodese 131

– – Verletzung, Standard-
  inzision 234 f
– ulnaris, chronische Läsion am
  Ellenbogen s. Ulnariskompres-
  sionssyndrom
– – Endoneurolyse 245
– – Hakendruckschädigung 91
– – Lähmung s. Ulnarislähmung
– – Neurolyse, externe 245
– – Pseudoneurom 246
– – Schädigung bei Cubitus
  valgus 98
– – – bei Instabilität der Ellen-
  bogengelenkprothese 95
– – Verlagerung 244 f
– – – Abknickungsvermeidung 245
– – – subkutane 245
– – – tiefe 245
– – Verletzung bei Humerus-
  osteosynthese 22
– – – am Oberarm 239
– – – Standardinzision 234
Netztransplantat 353, 355
Neuner-Regel 371
Neuralgie nach Nierenoperation 249
Neurinom 246
Neuroblastom 302, 314
– En-bloc-Resektion 314
Neurofibrom, bösartiges 246
Neurofibromatose, Skoliose-
  operation 78, 80
Neurolyse 238
– externe 245
– interfaszikuläre
– intraneurale 173, 244 f
Neurom 167, 240 f
– hartes 240
– weiches 240
Neuromschmerzen 240
Neuropathie nach Plexus-
  brachialis-Anästhesie 156
Neutralisationsplatte bei Schrauben-
  osteosynthese 44
Nickelallergie 63
Niere, infizierte, intraoperativer
  Einriß 258 f
– Ischämietoleranzzeit 186
– kleine 280 f
– Topographie 250
Nierenamputation, transversale 266
Nierenaneurysmen, arterio-venöse,
  multiple, nach Nierenbiopsie 273
Nierenaplasie 280 f
Nierenarterienabklemmung bei
  Nephrotomie 264
Nierenarterienaufzweigung,
  atypische, bei Harnstauungs-
  niere 276
Nierenarteriendesobliteration,
  transaortale 209

Nierenarterienembolisation,
  transfemorale 261
– – Embolisationsmaterialien 261
– – Kontraindikationen 261
Nierenarterieneingriff 209 f
– Blutungskomplikation 209
– Thromboembolie 210
Nierenarterienrekonstruktion,
  Blutdruckänderungen 210
– Erfordernishochdruck 210
– intraoperative Funktions-
  kontrolle 209
– Organinfarkt 210
Nierenarterienstenose, koronare
  Herzerkrankung 183
Nierenarterienthrombose nach
  intraoperativer Gefäß-
  abklemmung 269
Nierenbeckenfistel s. Pyelostomie
Nierenbecken-Harnleiterabgang,
  subtotale Resektion 277
Nierenbeckenkelchstein,
  Nephrotomie 263
– Pseudorezidiv 275
Nierenbeckenkelchsystem,
  Eröffnung, unbeabsichtigte 257
Nierenbeckenstein, Pyelotomie 273
– Pseudorezidiv 273 f
Nierenbeckentumor 257
– Impfmetastase 318
Nierenbeckenventilstein 275
Nierenbiopsie 272 f
– Blutung 272
– Kontraindikationen 273
– Peritonismus 273
– transkutane, Nachbarorgan-
  verletzung 272 f
– – Spätkomplikationen 273
– Urinextravasat 273
Nierendegeneration, zystische 279
Nierendekapsulation 262 f
Nierenfettkapselraffung 263
Nierenfistel, transrenale
  s. Nephrostomie
Nierenfreilegung 252 ff
– extrakapsuläre 252
– grobluxierende, Komplika-
  tionen 252 ff
– intrakapsuläre 252
– subkapsuläre 252
Nierenfunktionsstörung, post-
  operative 269
Nierengefäß, aberrierendes, Abriß
  252
– – Verletzung bei Nierendekapsulation 263
Nierengefäßdurchtrennung, falsche,
  bei Heminephrektomie 270 f
Nierengefäßverschluß, throm-
  botischer 269

Nierenhypoplasie 280 f
Niereninsuffizienz nach
  Prostatektomie 329
Nierenischämie bei Aorten-
  eingriff 203
– bei Arterieneingriff 186
– intraoperative, postoperative
  Funktionsstörung 269
– bei Nierenarterieneingriff 209
Nierenkeilresektion, frontale 266
– Hochdruck 269
– mediale 266
– sagittale 266
Nierenoperation 247 ff
– Abriß aberrierender Gefäße 252
– Bauchfellverletzung 249
– Bauchwandlähmung, post-
  operative 249
– Blutung, postoperative 259
– Capsula-propria-fibrosa-
  Einriß 253
– Darmverletzung 249 ff
– Duodenalfistel, postoperative 251
– Duodenumverletzung 250 f
– – Behandlung 251
– – Ursachen 250
– Fistelbildung 260 f
– Harnleitereinriß 257
– Hautnervenverletzung 248 f
– Kavaverletzung 254 ff
– – Behandlung 255
– – Prädilektionsstellen 255
– – Verhütung 255
– Kolonverletzung 249 f
– Muskelnervenverletzung 248 f
– Nebennierenverletzung 252 f
– – Behandlung 253
– Nierenbeckenkelchsystem-
  eröffnung, unbeabsichtigte
  257
– Nierenstielblutung 254
– Organverletzungsmöglich-
  keiten 250
– Parenchymeinriß 253
– Pleuraverletzung 249
– Rippenfraktur 252
– Subkostalgefäßverletzung 252
– Zugang, abdomino-lateraler 247
– – dorsaler 247
– – lumbaler 247
– – lumbodorsaler 247
– – pararektaler 247
– – thorako-abdominaler 247
– – transperitonealer 247
Nierenparenchymabriß, intra-
  operativer 253
Nierenparenchymeingriff 262 ff
Nierenparenchymeinriß bei
  Dekapsulation 263
– intraoperativer 253, 263

– – Behandlung 253
Nierenparenchymischämie, reflektorisch ausgelöste 187
Nierenparenchymnaht 265
Nierenparenchym-Teileingriffe 266 ff
Nierenpolabriß 253
Nierenpolamputation 253
– Harnfistel 267 f
– Nachblutung 267
– zur Steinentfernung 265
Nierenpunktion, ultraschallgesteuerte 272
Nierenstiel, verschwielter, bei Heminephrektomie 270
Nierenstielblutung, abundante, Krebs-Verhaltensreglement 255 ff
– intraoperative 254
Nierenstielfistel, arterio-venöse 262
Nierenstielklemme 258 f
Nierenstielverletzung bei Harnstauungsnieren-Operation 277
Nierenteilresektion 253, 266 ff
– Blutung, intraoperative 266
– – postoperative 267
– Harnfistel, Behandlung 268
– stufenförmige 266
Nierentumorembolisation 261
Nierenvene, linksseitige, einmündende Venen 254
– – Verletzung 207
Nierenvenenreanastomosierung 210
Nierenvenenthrombose nach Nierenveneneingriff 210
Nierenvenenverletzung 207
– bei Nebennierenpräparation 309
Nierenverletzung bei Nebennierenpräparation 309 f
Nierenversagen, akutes, bei Aorteneingriff 186
– – Letalität 186
– – bei Nierenarterieneingriff 209
Nierenzyste, solitäre 280
– – chirurgische Behandlung 280
Nierenzystenentartung, maligne 280
Ninhydrintest 158

O
Oberarmmarknagel s. Humerusmarknagel
Oberarmoperation 89 ff
– Zugang, anterolateraler 89
– – – distaler 90
Oberarmtumor, proximaler 87
Oberschenkelamputation nach fehlerhafter Varizenoperation 225
Oberschenkelmarknagel s. Femurmarknagel

Ödembildung nach Osteosynthese 2
Ohrmuschel, abgetrennte 359
Olekranon-Drahtzuggurtung, zerrissene 25
Olekranonfraktur, Schraubenlage, intraartikuläre 44
Oligurie bei Verbrennung 370
Operation bei chronischer Niereninsuffizienz 253
– mikrochirurgische 367 ff
– – Patientenlagerung 368
– – technische Hilfsmittel 368
– orthopädische, Antibiotikaprophylaxe 63
– – Blutleere 61
– – Ergüsse, rezidivierende 62
– – Gasbrandinfektion 63
– – Hämatombildung 62
– – Infektion 62 f
– – – Antibiotikatherapie 63
– – Infektionshäufigkeit 62
– – Komplikationen, allgemeine 61 ff
– – – Einflußfaktoren 106
– – – Häufigkeit 64
– – – postoperative 62
– – krankengymnastische Nachbehandlung 64
– – Lungenembolie 62
– – Patientenlagerung, unsachgemäße 61
– – Phlebothrombose 62
– – Thromboseprophylaxe 62
– – Zugang 61
– plastisch-chirurgische, Anästhesiekomplikationen 372
Operationsweise, traumatisierende, Weichteilnekrose 7
Operationswundenspülung, geschlossene 15
– offene 15
Oppenheim-Schiene 241
Opponensschiene 241
Orbitadachverletzung 342
Organinfarkt bei Nierenarterienrekonstruktion 210
Ösophagenverletzung bei Halswirbelsäulenoperation 66
Osteitis, postoperative, akute, lokale Maßnahmen 13
Osteoid-Osteom 176
Osteomyelitis nach Markraumnagelung 126
– nach orthopädischer Operation 62 f
– nach Osteosynthese 11
Osteopathie, hypertrophische, paraartikuläre Verknöcherungen 119 f
Osteosynthese 1 ff

– Angiographie, Indikation 20
– Antibiotikatherapie, intravenöse, Indikation 12
– Arterienverletzung 18 ff
– – Therapie 20
– Asepsis 11
– Blutstillung 6
– Compartment-Syndrom 2 ff
– Durchblutungsstörung 2
– Gefäßverletzung 18 ff
– – gefährdete Gebiete 18
– – postoperativ entdeckte 19
– – scharfe 19
– – stumpfe 19
– – – Differentialdiagnose 19 f
– – Therapie 20 f
– Hämatom 6
– – kontaminiertes 6
– – Therapie 7
– Hautnekrose 7 ff
– Infektherdausräumung 13 f
– Infektion, akute 10 ff
– – – manifeste 12
– – – Symptome 12 f
– – – Therapie 13
– – – Verhütung 11
– – Antibiotikatherapie, allgemeine 16
– – beginnende 12
– – drohende 12
– – Entstehung, Einflußfaktoren 11
– – Hochlagerung 16
– – Knochenbeteiligung 13
– – Metallentfernung 14
– – postoperative 6 f
– – Ruhigstellung 16
– – Spül-Saug-Drainage 14 ff
– – Therapie, allgemeine 16
– Infektionsausbreitungswege 13
– instabile, Infektionsausbreitung 13 f
– Ischämie, periphere 20
– Nervenverletzung 17 ff
– – Nervennaht 18
– Ödembildung 2
– Osteomyelitis 11
– passiver Muskeldehnungsschmerz 3
– parimäre 10
– Röntgenbild als Erfolgskriterium 1
– Sensibilitätsstörung 3
– stabile 11 f
– Stabilitätsbeurteilung bei Infektion 14
– technisch fehlerhafte 1
– Untersuchung, neurologische, präoperative 18
– Venenverletzung, Therapie 20 f

Sachverzeichnis

- Voraussetzungen beim Operateur 41
- Weichteilabszeß 13
- Weichteilnekrose 7 ff
- – pätibiale 8 f
Osteosynthesematerial, Allergie 63
Osteosynthesematerialentfernung, Indikation 14
- Refraktur 52 f
Osteosynthesematerialockerung, infektbedingte 13
Osteosyntheseziele 27
Ostitis pubis 328

P
Palma-Operation 230
Palmaraponeurosenfensterung 172
Pankreasabszeß 308
Pankreasblutung, intraoperative 308
Pankreaspseudozyste 308
Pankreasschädigung, mechanische, intraoperative 211
Pankreasverletzung bei Nebennierenfreilegung 308
Pankreatitis, hämorrhagisch-nekrotisierende, nach Nebennierenoperation 308
- nach Viszeralarterienrevaskularisation 211
Paraplegie nach Aorteneingriff 182, 202
- nach Brustwirbelsäulenoperation 72
- nach Columnotomie 83
- nach Skolioseoperation 80
Parästhesien, Nervenkompressionssyndrom 242
Patella-Drahtzuggurtung, zerrissene 25
Patellaluxation, habituelle, Weichteiloperation 139
- nach Kniegelenkarthroplastik 135
Patellareluxation nach Tuberositastibiae-Anhebung 140
Patellasubluxation nach Kniegelenkarthroplastik 132, 135 f
Patellektomie 140 f
Pedicular kinking 77
Penisaufrichtung bei Hypospadie 330
Peritonealhandgriff 256
Peritoneallücke, postoperativer Darmvorfall 249
Peritoneumverletzung bei Harnleitersteinoperation 285
Peritonismus nach Nierenbiopsie 273
Peritonitis nach Blasenruptur 320
- nach Nierenoperation 249

- nach Ureterosigmoideostomie 294
Peronäusdehnung bei Unterschenkelverlängerung 142
Peronäusparese nach Columnotomie 83
- nach Femurmarknagelung 36
- bei Hüftgelenkprothesenoperation 111
- nach Kniearthroplastik 133
- passagere, nach Tibiakopfosteotomie 129 f
- postischämischer Druckschaden 181
- nach Tibiamarknagelung 36
Pes anserinus, Darstellung 138
Pfannenstiel-Schnitt 282
Pflasterextension, Hautschaden 64
Phäochromozytom 299 f
- Alpha-Rezeptoren-Blocker 302
- dystopes 313
- Letalität, postoperative 313
- Lokalisationen 300 f
- malignes 301 f
- – Metastasenentwicklung 314
- nicht erkanntes 313
- Operationstaktik 313
- Prognose 304
- Therapie, intraoperative 313
- – präoperative 313
Phäochromozytome, multiple 313
Phäochromozytomrezidiv 314
Phenoxybenzamin 313
Phentolamin 313
Phlebographie 217 ff
- Nachteile 219
Phlebothrombose bei Kniegelenkarthroplastik 134
- nach orthopädischer Operation 62
Phrenikuslähmung, temporäre, bei Plexus-brachialis-Anästhesie 156
Plastische Chirurgie 349 ff
- – Anästhesiekomplikationen 372 f
- – Blutungskomplikationen 351
- – Druckverband 353
- – Hautnetztransplantat 353
- – Infektionsprophylaxe 352 f
- – Nahtstichmarke 353
- – Narbendehiszenz 353
- – Unruhe des Patienten 373
Plattenosteosynthese 41 ff
- beim alten Menschen 46 f
- Bohrerbruch 42
- am Finger 169
- Gewindeschneiderbruch 43
- Infektion, Spül-Saug-Drainage 15
- Infektionsausbreitung 13
- Infektionsverdacht 47
- instabile, am Schaft 45

- nach instabiler Schraubenosteosynthese 44
- Metallentfernung 49
- – Optimalzeitpunkt 52
- bei offener Unterschenkelfraktur 55
- Plattenverbiegung 45 ff
- Schraubenausriß, schrittweiser 47
- Schraubenbruch 51
- Schraubengewindehalt, mangelhafter 43 f
- Schraubenkopf-Innensechskant, zerstörter 49 ff
- Schraubenlage, intraartikuläre 43 f
- Zementplombe 47
- Zusammenbruch 46
Plattfußdeformität, rigide 147
Plattfußkorrektur, operative 146
Pleuraverletzung, Behandlung 249
- bei Halsrippenoperation 65
- bei Nierenoperation 249
Plexus brachialis, Anästhesie 155 f
- – – axilläre 156
- – – Injektionstechnik 155 f
- – – Kontraindikationen 155
- – Druckschädigung bei Schulterluxationsoperation 85
- – Parese nach Rippenbuckelresektion 83
- – Schädigung bei Arterieneingriff 180
- – – bei Halo-Pelvic-Distraktion 79
- – – intraoperative 65
- – – lagerungsbedingte 67
- – Verletzung bei Klavikulaosteosynthese 17
- mesentericus, intraoperative Zerstörung 208 f
- vesico-prostaticus, Verletzung bei Harnleiterfreilegung 283
Pneumatozele, intrakranielle 341
Pneumenzephalus, posttraumatischer 341
Pneumonie nach Prostatektomie 329
Pneumothorax bei Brustwirbelsäulenoperation 73
- beim Legen eines zentralvenösen Katheters 185
- bei Nierenoperation 249
- bei Plexus-brachialis-Anästhesie 156
- bei Rippenbuckelresektion 83
Polyarthritis, primär chronische, Karpaltunnelsyndrom 243
Polymethylmethacrylateinbringung, Kreislaufkomplikationen 107
Polymethylmethacrylat-Intoxikation 106

Polytrauma, Behandlungsreihenfolge 346
- mit Hirnbeteiligung 346
Polyurie nach Nierenarterieneingriff 210
Postdiskotomiesyndrom, Fettlappenplastik 78
Postkommotionelles Syndrom 338, 346
Postthrombotisches Syndrom nach fehlerhafter Venenstrippung 224
Potenzstörung, aorta-iliakale Verschlußkrankheit 208
- nach aorto-iliakaler Gefäßrekonstruktion 208
Prostata, fibrotische 327
Prostataadenomausschälung 324
Prostataloge, Blutstillung, lokale 324 f
Prostatalogenkompression, manuelle 325 f
Prostatalogennaht, zirkuläre 325
Prostataoperation 324 ff
Prostatarestadenom 328
Prostatektomie 324 ff
- antifibrinolytische Therapie 326
- Blasenkatheterisierung 327
- Blasensphinkterschaden, Vorbeugung 326
- Blasenspülung, postoperative 327
- Blasentamponade, postoperative 326
- Blutstillung 324 f
- Blutung, intraoperative 324 f
- - - schwer kontrollierbare 325
- Embolie 329
- Epididymitis, postoperative 327
- Harnphlegmone, postoperative 327
- Impotenz 326
- - postoperative 329
- - - Häufigkeit 329
- Inkontinenz, postoperative 328
- Nachblutung 326
- - Rezystotomie 327
- Ostitis pubis 328
- perineale 326, 329
- Striktur, postoperative 327 f
- Thromboembolieprophylaxe 326
- transvesikale, Blasendrainage, postoperative 326
- unvollständige 328
- Vasektomie 327
- Wundinfektion 327
- bei Zystektomie 323
Prothesenlockerung, Definition 136
Protrusio acetabuli, Prothesenlockerung 117 f

Pseudarthrose nach Arthrodese des oberen Sprunggelenks 144
- nach Femurverkürzungsosteotomie 126 f
- nach Femurverlängerungsosteotomie in einer Sitzung 127
- nach Hüftgelenkarthrodese 104
- nach Hüftgelenks-Umstellungsosteotomie 122
- infizierte, nach orthopädischer Operation 63
- nach Kahnbeinverletzung 168
- nach Kniearthrodese 131
- nach Mittelfußarthrodese 146
- nach Schultergelenkarthrodese 86
- nach Skolioseoperation 82 f
- nach Spondylodese 82
- nach suprakondylärer Humerusosteotomie 94
- nach Tibiakopfosteotomie 130
- nach Unterschenkelverlängerung 142
- nach Wirbelfusionsoperation 74
Pseudarthrosennachweis, szintigraphischer 82, 104
Pseudoneurom 244, 246
Pulsfrequenzabfall, reflektorischer, bei Karotiseingriff 183
Pulstatus vor Venenoperation 219
Punktionszystostomie 317 f
Pyelolithotomie 263
- intrasinusale 264
Pyelonephritis, aszendierende, bei Ureterosigmoideostomie 294
- Nierendekapsulation 262
Pyonephrose, veraltete 248
Pyonephroseoperation, Kolonverletzung 249
Pyelostomie 278
- Indikation 278
- transkutane 279
Pyelotomia posterior 265
Pyelotomie 273 ff
- bei Heminephrektomie 271

Q

Quadrigasyndrom 158, 170
Quadrizepssehnen-Umklapp-Plastik 141
Querschnittlähmung, posttraumatische 347
Quetschtrauma, geschlossenes 161

R

Radialisparese nach Ellenbogengelenksynovektomie 93
- Schienung 241
Radius, proximaler, Boyd-Zugang 96 f

- - operativer Zugang 93
Radiusfraktur, distale, Bohrdrahtosteosynthese, transkutane 23
Radiusköpfchenfraktur 97
- kindliche, Bohrdrahtbruch 23
Radiusköpfchenluxation 96 f
Radiusköpfchennekrose, aseptische 97
Radiusköpfchenresektion 97 f
Radiusosteosynthese 27
Ramus palmaris nervi mediani, intraoperative Verletzung 244
- - - - Verlauf 235
Redon-Drainage, transkutane, nach Marknagelung 36
Reflux, entero-ureteraler, bei Ureterosigmoideostomie 295
Regionalanästhesie, intravenöse 157
- - toxische Symptome 157
- - neurologische Komplikatonen 179 f
- thorakale 203
Rektumblase 331
Rektumverletzung bei Zystektomie mit Prostatektomie 323
Rekurvationsfehlstellung nach Marknagelung 32 ff
Resorptionsazidose bei Ureterosigmoideostomie 331 f
Retinaculum flexorum, Durchtrennung 243 f
Retroperitoneumoperation, Nervenläsion 180
Rhizarthrose 174
- Arthrodese 174
- Interpositionsplastik 174
Riesenzelltumor 176
Riolansche Anastomose 205, 211
Rippenbuckelresektion 83
Rippenfraktur bei Nierenfreilegung 252
Rippenknorpelentnahme 357
Röntgenthoraxuntersuchung, postoperative 185
Rotationsfehlstellung nach Marknagelung 30
Rotationslappen 363
Rotationslappennekrose 363
Rotationsnephropexie 263
Rückenmark, Gefäßversorgung 202
- - Erhaltung bei Aorteneingriff 202
Rückenmarkischämie bei Brustwirbelsäulenoperation 72
Rückenmarkkompression bei Wirbelkörperauffüllung 73
Rückenmarkläsion bei Halo-Extension 79

- ischämische, nach Aorteneingriff 182
Rückenmarküberdehnung bei Skolioseoperation 80
Rückenmarkverletzung bei Brustwirbelsäulenoperation 72 f
- bei Columnotomie 83
- bei Halswirbelfusionsoperation 69
Rückenschmerzen, postoperative 206
Ruhigstellungsgips bei Drahtumschlingungsosteosynthese 26
Rumpfgips, Cast-Syndrom 64, 79
Rundstiellappen 363 ff
- Deepithelisierung 364 f
- Randnekrose 363
- Teilnekrose 363
Rundstiellappenimplantation, teleskopartige 364 f
Rundstiellappennekrose 363

S
Salter-Beckenosteotomie 99
Saugdrainage nach Marknagelung 13
- nach plastisch-chirurgischem Eingriff 352
- Wirksamkeitsvoraussetzungen 6
Schädelbasisfraktur 342 f
Schädelberstungsfraktur 342
Schädelfraktur, frontobasale 340 f
- wachsende 342
Schädel-Hirn-Schlagverletzung 341 f
Schädel-Hirn-Schußverletzung 341
Schädel-Hirn-Stichverletzung 341 f
Schädel-Hirn-Trauma 335 ff
- Amaurose 342
- Bewußtlosigkeitsdauer 337
- Bewußtseinslagenänderung 343
- Blutungskomplikationen 343 ff
- Computertomographie 337, 344
- diagnostische Eingriffe 336 f
- Folgeerscheinungen 342 ff
- gedecktes 337 f
- - Computertomographie 337
- - Überwachung 337 f
- Hämatom, epidurales 343 f
- - intrazerebrales 344 f
- - subdurales 344
- Hautplastik 340
- Karotis-Sinus-cavernosus-Fistel 345
- offenes 340 ff
- - Liquorfistel 340 f
- - Versorgungsprinzipien 340
- - Wundversorgung 340
- bei Polytrauma 346
- Röntgenuntersuchung 341 f

- Schweregrade 337
- Spätfolgen 346
Schädelimpressionsfraktur 342
Schädelkonvexitätsfraktur 342
Schanzsche Schrauben 55 f
- - ausgelockerte 58
- - Weichteilperforation 56
Schaukelfußkorrektur, operative 146
Scheiden-Einrollplastik 321
Schenkelhals s. Femurhals
Scheuermann-Krankheit, Wirbelsäulenaufrichtung 83
Schiefhals, muskulärer 64 f
- - Rezidiv 65
- - Sternokleidomastoideusdurchtrennung 64
Schienbeinhämatom nach Marknagelung 36
Schienenlagerung, Komplikationen 64
Schienung nach Nervennaht 241
Schlaganfall nach Arterieneingriff 181
Schlagverletzung, kranielle 341 f
Schleimhaut-Knorpel-Transplantat 360
Schmerz, Nervenkompressionssyndrom 242
Schmerzzustände nach Regionalanästhesie 180
Schmierölpressen-Handverletzung 162
Schnürfurchen, amniotische 172
Schraubenextraktionsbuchse 51
Schraubenosteosynthese 41 ff
- alleinige 44
- Bohrerbruch 42
- Gewindeschneiderbruch 43
- Instabilität 44 f
- - Behebung 44
- Metallentfernung 49
- mit Neutralisationsplatte 44
- Schraubenbruch 51
- Schraubengewindehalt, mangelhafter 43 f
- Schraubenkopf-Innensechskant, zerstörter 49 ff
- Schraubenlage, intraartikuläre 43 f
- Zementplombe 44
Schraubzwinge zur Marknagelentfernung 38
Schrumpfniere, pyelonephritische 281
Schultergelenk, Innenrotationskontraktur, postoperative 86
Schultergelenkarthrodese 86 f
- Armlagerung 86
- Infektionsprophylaxe 87

- beim Kind 87
- Pseudarthrosenverhütung 86 f
- Voraussetzung 86
Schultergelenkarthroplastik 87 f
Schultergelenkhemiprothese 87
Schultergelenkluxation nach Gelenkalloplastik 87
- habituelle 85 f
Schultergelenkoperation 84 ff
- Zugang 84
Schultergelenkprothese, Fraktur 87
- Gelenkgebrauchsminderung 87
- Kopfeinklemmung, subakromiale 88
- Lockerung 87 f
Schultergelenkreluxation nach Luxationsoperation 86
Schultergelenksprengung, Bohrdrahtbruch 24
Schultergelenkvollprothese 87
Schultermuskelparese nach Halswirbelfusionsoperation 69
Schußverletzung, kranielle 341
Schwäche, hochgradige, nach Nierenoperation 252
Schwanenhalsdeformität 164, 169
Schwannom 246
Schwenklappen, fasziokutaner, prätibialer, dorsolateraler 8, 10
Sectio alta 317
Segmenttransplantat 359
Sehnendecknähte 163
Sehnendurchflechtungsnaht 163
Sehnenfixierung durch einen Bohrdraht 23
- bei Fixateur-externe-Osteosynthese 56
Sehnengleitlagerzerstörung 165
Sehnenknoten 175
Sehnenscheidenphlegmone 172
Sehnenscheidenstenose 175
Sehnentransplantation bei Handbeugesehnenverletzung 164
Sella-Tomographie 304
Sensibilitätsstörung nach Osteosynthese 3
Serom 228, 352
- bei Transplantation 354
Shiers-Prothese, Schaftperforation 133
Short-bowel-Syndrom 211
Shunt, intraluminaler, bei Karotisrekonstruktion 198 f
Sigma-Blasen-Scheiden-Fistel 323
Sigmadurchblutung, Kollateralkreisläufe 186
Sigmagefäßverletzung bei Harnleiterfreilegung 284
Sigmafistel, postoperative 250
Sigmanekrose 206

Silastik-Platzhalter 174 f
Sinuszerreißung 345
Skalenokostalsyndrom 65
Skoliose, Halo-Extension 78
- paralytische 82
- poliomyelitische 78
Skoliosekorrektur, operative, Grenze 80
Skoliosekorrektur, übermäßige 79
Skolioseoperation 78 ff
- Komplikationen, kardiovaskuläre 80
- - letale 80
- - medulläre 80
- - operationstechnisch bedingte 80
- - radikuläre 80
- Korrekturverlust 83
- Lungenfunktion 82
- Pseudarthrosenrate 82 f
- Vorbehandlung 78
- Zugang, hinterer 80 ff
- - vorderer 82 f
S-Niere 271
Spalthauttransplantat 354
- Dehnung 358
- Konservierung 355
- Schrumpfung 358
Speiche s. Radius
Spinalkanalstenose, postoperative 75
Spinalraumpunktion, Kontraindikation 180
Spinalstenose, lumbale, Beschwerden nach Hüftgelenkprothesenoperation 112
Spitzfuß nach Alloarthroplastik des oberen Sprunggelenks 144
- nach Unterschenkelverlängerung 142
Splenektomie nach intraoperativer Milzverletzung 308
Spondylitis nach Bandscheibenoperation 77
Spondylodese, Pseudarthrose 82
Spondylolisthese, lumbale 75
Spondylolyse, erworbene 75
- Gill-Operation 75
- lumbale 75
Spongiosa-Kompakta-Transplantat aus der Beckenschaufel 357 f
Spontanschmerz, brennender, postoperativer 99
Sprunggelenk, oberes, Alloarthroplastik 144
- - Arthrodese 143 f
- - Instabilität nach Arthroplastik 144
- - Zugang, vorderer 143

Sprunggelenkarthrose nach Kniegelenkarthrodese 132
Spül-Saug-Drainage, geschlossene 15
- Haupteffekt 14
- bei Infektion nach Osteosynthese 14 ff
- offene 15
- Spülflüssigkeit 14
- Technik 15
Staphylococcus aureus, Hämatomkontamination 6
Steinmann-Nagel 55 f
- Weichteilperforation 56
Steinmann-Nagel-Kanal, Infektion 58
Sternoklavikulargelenkluxation 88
Stichverletzung, kranielle 341 f
Stiellappen 361
- neurovaskulärer 361
Stiellappenentnahmefläche, Wunddehiszenz 363
Stiellappenverlagerung in den Mund 365 f
Stiellappenverlust 361 f
Streßinkontinenz 329
- weibliche, Operationsprinzip 330
Streßulkus, postoperatives 185
Stripperperforation 224
Stuhl, dünnflüssiger, übelriechender, postoperativer 185, 206
Subduralempyem, posttraumatisches 340
Subklaviaeingriff, ischämische Komplikation 199
Subokzipitalpunktion bei Schädel-Hirn-Trauma 336
Sudeck-Syndrom 98 f
- nach Hallux-valgus-Operation 147
- Kalzitonintherapie 99
- Spontanschmerz 99
Sulcus-ulnaris-Syndrom 173
Swanson-Platzhalter 175
Symbrachydaktylie 172
Sympathikusschädigung bei Halswirbelsäulenoperation 67
- bei Lendenwirbelsäulenoperation 73
Syndaktylie 172
Syndaktylierezidiv 172
Synovektomie, Ellenbogengelenk 93
- Handgelenk 174 f
- Kniegelenk 137 f
- bei Nervenkompressionsyndrom 243
Synovialisverletzung bei Meniskektomie 139
Synovialom, malignes 176

T
Talokalkaneargelenk, Subluxation nach Grice-Operation 145
Tamponadenkatheter 327
Tendolyse 165
Tendovaginitis stenosans 175
Thiersch-Messer 355
Thompson-Ureterostomie 293
Thrombektomie 229
Thromboembolie nach Arteriacarotis-Eingriff 199
- nach Arteria-subclavia-Eingriff 199
- nach Extremitätenarterienrekonstruktion 212
- nach Hüftgelenkarthrodese 104
- nach Hüftgelenkprothesenoperation 113
- nach Nebennierenoperation wegen Cushing-Syndrom 311
- nach Nierenarterieneingriff 210
- nach Prostatektomie 329
- nach Varizenoperation 225, 228
Thromboembolieprophylaxe, Hämatom, postoperatives 6
- bei Prostatektomie 326
Thrombophlebitis, kontrastmittelbedingte 219
Thrombose, akute 229
- arterielle 171
- - Symptome 369
- chronische 229
- intraoperative, bei mikrovaskulärem Eingriff 368
- nach Varizenoperation 224 f, 228
- bei Venenrekonstruktion 229 f
Thromboseprophylaxe 62
- bei Hüftgelenkprothesenoperation 113
- Kontraindikationen 62
Thrombosezeichen, klinische 62, 369
Thrombozytenaggregationshemmer, Halbwertszeit 180
Tibia-AO-Marknagel, Entfernung nach Gewindeansatzzerstörung 40 f
Tibiakopfbruch, Schraubenlage, intraartikuläre 44
Tibiakopfkortikaliseinbruch bei Kniearthroplastik 133
Tibiakopfosteotomie, infrakondyläre 129 ff
- - Gefäß-Nerven-Bündel-Schutz 129
- - Infektion 130
- - Pseudarthrose 130
- - technische Fehler 129
- - Tibialis-anterior-Syndrom 130

Tibiakorrekturosteotomie, postoperativer Korrekturverlust 130
Tibialängsfraktur bei Kniearthrodese 131
Tibialis-anterior-Syndrom 3
– nach Kniearthrodese 131
– nach Kniearthroplastik 134
– nach Kniebandrekonstruktion 138
– nach Tibiakopfosteotomie 130
– nach Unterschenkelverlängerungsoperation 141
Tibiamarknagel, Entfernung 37
– Verformung 33
Tibiamarknagelung, Knochenrohrspaltung 30
– Peronäusparese 36
– rotationsunstabile 31
– Valgus-Rekurvations-Fehlstellung 34 f
Tibiaosteosynthese, Drahtumschlingung 26
Tibiaosteotomie, arteriovenöse Fistel 19
Tibiarefraktur nach Osteosynthesematerialentfernung 52
Tibiatrümmerbruch, Plattenostesynthese, instabile 45
Tinel-Hoffmann-Zeichen 167, 240
Tintenstiftverletzung 171
Torniquet-Syndrom 183
Trachealwandkonstruktion, Segmenttransplantat 359
Tractus-iliotbialis-Syndrom 112
Transplantat, heterologes 356
– homologes 356
– zusammengesetztes 359 f
Transplantatanheilung 354
Transplantatdurchblutung 354
– kapilläre, Entstehung 354
Transplantatfixation 354
Transplantation 354 ff
Transpositionslappen 363
Transversonephropexie 263
Trepanation 335 f
– Duraverletzung 336
– Voraussetzungen 335 f
Trochanter major, Dislokation nach Femurhalsosteosynthese 48
Tuberositas tibiae, Anhebung 140
– – Instabilität nach Kniearthroplastik 133
– – Verlagerung 140 f
Tumor, ACTH-produzierender 299
Tumorembolisation 261
Tumorniereneinriß, intraoperativer 258 f
Tumornierenoperation, Duodenumverletzung 250
– Kolonverletzung 249

– Nierenbeckenkelchsystemeröffnung, unbeabsichtigte 257

U
Übelkeit bei Körpergips
s. Cast-Syndrom
Ulcus cruris 219
– – Durchblutungsstörung, arterielle 219
– – – venöse 219
Ulkusprophylaxe nach Nervenoperation 241
Ulna, proximale, Boyd-Zugang 96 f
Ulnaköpfchenresektion 174 f
Ulnaosteosynthese 27
Ulnaperforation, bei Ellenbogengelenktotalplastik 96
Ulnariskompressionssyndrom 93, 173, 244 ff
– Dekompression 244 f
Ulnarislähmung, kombinierte 173
– motorische 173
– postoperative 91
– Schienung 241
– nach suprakondylärer Humerusosteotomie 94
Ulnavorschub nach Radiusköpfchenresektion 97
Unkoforaminektomie, Arteriavertebralis-Verletzung 67
Unicompartment-Kniegelenkprothese, Indikationen 132
Unterarm-Compartment-Syndrom 3
Unterarmoperation 91 ff
Unterarmosteosynthese, Nervenverletzung 17
Unterarmumwendung, eingeschränkte nach Ellenbogenarthrodese 94
– – nach Radiusköpfchenreposition 97
– schmerzhafte, nach Radiusköpfchenfraktur 97
Unterhautlappentransplantation, mikrovaskuläre 369
Unterschenkelamputation, nach fehlerhafter Varizenoperation 225
Unterschenkel-Compartment-Syndrom 3 f
Unterschenkeletagenfraktur, Valgusfehlstellung nach Marknagelung 35
Unterschenkelfraktur, Compartment-Syndrom-Prophylaxe 5
– infizierte, Fixateur-externe-Osteosynthese 14
– offene 55

Unterschenkelkontusionsverletzung 5
Unterschenkelmarknagel
s. Tibiamarknagel
Unterschenkeloperation 141 f
Unterschenkelosteosynthese, primäre 10
Unterschenkelquerschnitt, Compartments 5
Unterschenkelvenentiefe, Verlaufsvarianten 217
Unterschenkelverlängerungsoperation 141 f
– Distraktionsvorgang 141
Unterschenkelweichteildefekt, Hauttransplantation 8 ff
Urämie nach Blasenruptur 320
Ureter peniformis 293
Ureterdurchtrennung, versehentliche 206
Ureterektomie 295
– sekundäre 261
Ureterkomplikationen bei aortoiliakalem Gefäßeingriff 206
Uretero-Ileostomie, kutane
s. Bricker-Blase
Ureterolithotomie
s. Harnleitersteinoperation
Ureterosigmoideostomie 293 ff
– Azidose 295
– bei Blasenekstrophie 331
– Darmatonie, postoperative 294
– Durchzugsverfahren 294
– Einzugsverfahren 294
– Ileus, postoperativer 294
– Nahtinsuffizienz 294
– Peritonitis, postoperative 294
– Reflux, entero-ureteraler 295
– Resorptionsazidose 331 f
– Spätkomplikationen 295
– Ureterfixation 294
– Ureterkatheter, peranaler 294
– Wasser-Mineralhaushalt-Störung 295
– nach Zystektomie 323
Ureterostomie, kutane 293
– – supraumbilikale 293
Ureterovaginalfistel 283 f, 287
Ureterovesikovaginalfistel 287 f
Ureterschienung 206
Ureterunterbindung, versehentliche 206
Ureterozystoneostomie 285, 287, 290 ff
– Einzugsmethode 290
– extravesikale 290
– Fistelbildung 291
– Fixation nach Dolff 292
– hörnerartige Blasenvorstülpung 291

- intravesikale 290
- Nahtinsuffizienz 291
- Reflux, vesikoureteraler 291
- Refluxprophylaxe 291
- Schrägkanalmethode 290
- submuköse Tunnelierung 290
Urethra s. Harnröhre
Urethrotomia externa 332
- interna 332
Urethrozystographie, posttraumatische 320
Urin s. Harn
Urinom, pararenales, bei Nephrostomie 272
Urographie, posttraumatische 320

V
Valgusfehlstellung nach Marknagelung 32 ff
Valgus-Rekurvations-Fehlstellung nach Marknagelung 33 ff
Varikosis, Operation 217
Varisierungsoperation, intertrochantäre, Revalgisierungstendenz 123
Varikosis, primäre 218
- - Operationsindikation 220
- sekundäre 218
- - Ursachen 220
- bei systemischen Bindegewebskrankheit 221
Varizenexhairese, blinde, Nervenläsion 226
Varizenoperation, Arterienkomplikationen 225 f
- Arteriographie, postoperative 226
- Blutung, postoperative 228
- Blutungsgefahrenquellen 222
- chirurgisches Verhalten 222
- Durchblutungskontrolle, postoperative 226
- Infektion, postoperative 228
- Komplikationen 222 ff
- - intraoperative 222 f
- - postoperative 228
- Low-dose-Heparin-Therapie 228
- Lymphgefäßverletzung 227
- Lymphödem 228
- Lymphzyste 228
- Narbenkeloid 228
- Nervenschaden 226 f
- - motorischer 228 f
- - sensibler 229
- Vena-saphena-magna-Freilegung 227
- Vena-saphena-magna-Unterbindungsstellen 227
- Vena-saphena-Unterbindung, abgerutschte 228

- Venendurchtrennung, fehlerhafte 223
- Venenkomplikationen 222 ff
- Venenunterbindung, fehlerhafte 223 f
- Wundheilungsstörung 228
- Wundinfektion 228
Varizenrezidiv, iatrogenes 224
Varus-Fußdeformität nach Grice-Operation 145
Vasa subcostalia, Verletzung bei Nierenfreilegung 252
Vasektomie bei Prostatektomie 327
Vena accessoria medialis, Unterbindung statt der V. saphena magna 224
- cava, Blutung abundante, Krebs-Verhaltensreglement 255 ff
- - Durchstechungsligatur 255
- - Ligatur, doppelte 255
- - - unterhalb der Vena-renalis-Einmündung 257
- - Nebennieren-Tumorinfiltration 309
- - Perforation 74
- - Thrombose, posttraumatische 255
- - Verletzung bei Bandscheibenoperation 76
- - - intraoperative, Behandlung 255 ff
- - - - Prädilektionsstellen 255
- - - Mortalität 254
- - - bei Nebennierenpräparation 309
- - - bei Nierenoperation 254 ff
- femoralis communis, tödliche Blutung 223
- - Einriß 223
- - postthrombotische Schädigung 221
- - Stenosierung 223
- - Strippen, irrtümliches 223
- - Unterbindung bei Varizenoperation 223
- - Verlaufsvarianten 217
- - Verödung, irrtümliche 224
- glutaealis, superior, Verletzung bei Beckenosteotomie 99
- iliaca interna, Verletzung bei Hüftgelenkoperation 108
- - Perforation 74
- mesenterica inferior, Verletzung 207
- poplitea, Verlaufsvarianten 217
- - Verletzung bei Meniskektomie 139
- renalis s. Nierenvene
- saphena magna, Aneurysmen 222

- - - Freilegung bei Varizenoperation 227
- - - low termination 223
- - - Mündungsaneurysmen 222
- - - Nicht-Unterbindung bei Varizenoperation 224
- - - Verlaufsvarianten 217
- - parva, Verlaufsvarianten 217 f
- suprarenalis dextra 309
Venae communicantes 219
- perforantes 219
- - insuffiziente 219
- - - Ausschaltung 221
Venektasie, ampulläre 222
Venen, epidurale, Blutung bei Bandscheibenoperation 71
Venenanastomose, progressive Stenose 230
Venenblutung bei Varizenoperation 222
Venenfunktionstests 218
Veneninterponat 368
Venenlängseinriß, intraoperativer 205
Venenoperation 217 ff
- Anamnese 218
- Beckenphlebographie 219
- Diagnostik 218 ff
- Indikation 220 f
- Komplikationsprophylaxe 217 ff
- Lymphographie 219
- Meßmethoden 219 f
- Patientenaufklärung 221
- Phlebographie 219 f
- Pulsstatus 219
- wiederherstellende s. Venenrekonstruktion
Venenrekonstruktion 229 f
- Antikoagulation, postoperative 230
- Blutung, intraoperative 229
- - postoperative 230
- Doppler-Strömungsuntersuchung, postoperative 230
- Thrombose, intraoperative 229 f
- - postoperative 230
- Thromboseprophylaxe 230
Venensklerosierung 218
- Indikationsstellung 220
- Patientenaufklärung 221
Venenstrippung, Blutung 222
Venenuntersuchungsmethoden, nichtinvasive 219
Venenthrombose, tiefe, nach Extremitätenarterienrekonstruktion 213
Venenverletzung bei Aortenaneurysmaoperation 205

- bei aortoiliakaler Aneurysmaoperation 187
- bei Extremitätenarterienrekonstruktion 212 f
Venenverödung 218
Verbrennung 170 f, 369 ff
Verbundosteosynthese 52 ff
- nach Plattenosteosynthesenzusammenbruch 47
- Definition 52
- Herz-Kreislauf-Störung 53
- Indikationen 52
- nach Zusammenbruch einer Femurhalsosteosynthese 49 f
Verbundosteosynthesenzusammenbruch 54
Verkalkungen, paraartikuläre, bei Hüftgelenkschalenendoprothese 119 f
- - bei Hüftgelenktotalendoprothese 113
Verknöcherungen, paraartikuläre, bei Hüftgelenkschalenendoprothese 119
Verletzung, frische, plastisch-chirurgische Versorgung 366 f
Verschiebelappenplastik, kombinierte, prätibiale 8, 10
Verschlußkrankheit, aorto-iliakale, Potenzstörung 208
- Becken-Bein-Bereich 182
- periphere Herzerkrankung 183
Verschmelzungsnierentrennung 266
Verwachsung, perinephritische 248
Vesikorektalfistel
   s. Blasen-Rektum-Fistel
Versikorektovaginalfistel
   s. Blasen-Rektum-Scheiden-Fistel
Vesikovaginalfistel
   s. Blasen-Scheiden-Fistel
Virilisierung, tumorbedingte 312
Viszeralarterieneingriff 210 ff
- Darmischämie 210 f
- thrombotische Venenkomplikation 211
Viszeralarterienreplantation, intraluminale 204
Vitalkapazitätseinschränkung bei EDF-Gips 79
Volkmannsche Kontraktur 3 f, 98
- - nach Ellenbogengelenkoperation 94

- - Fasziotomie 98
- - nach Meniskektomie 139
- - Symptome 98
- - Therapie 98
- - Vorbeugung 98
Vollhauttransplantat im Gesicht 358 f
Volumenmangelschock, Nierenversagen 186
Vorfußödem 219

W
Wadenkrämpfe 218
Wagner-Apparat bei Armfraktur 55
- bei instabiler Tibiaplattenosteosynthese 45 f
Wallenberg-Syndrom nach Halswirbelfusionsoperation 71
Wanderlappen 364
Wasserhaushaltstörung bei Ureterosigmoideostomie 295
Weber-Syndrom, Varikosis 221
Weichteilabszeß nach Osteosynthese 13
Weichteilnekrose, oberflächliche, ausgedehnte 7
- nach Osteosynthese 7 ff
- prätibiale, Hauttransplantation 8, 10
- - Latissimuslappen 10
- tiefreichende 7 ff
- - Infektionsprophylaxe 10
- trockene 7
Weichteil-Spül-Saug-Drainage 16
Wirbelfusionsoperation, lumbale 74 f
- - Pseudarthrosenquote 74
- - Zugang, dorsaler 75
- - - vorderer 74
- lumbosakrale, Pseudarthrose 74
Wirbelgleiten s. Spondylolisthese
Wirbelkörper, abgeglittener, Aufrichtungsoperation 75 f
Wirbelkörperauffüllung 73
Wirbelkörperausräumung, Instabilität 73
- Zugang 73
Wirbelkörperblutung, intraoperative 73
Wirbelsäulenveränderungen, degenerative, nach Hüftgelenkprothesenoperation 112

Wirbelsäulenverletzter, Transport 347
Wirbelsäulenverletzung 347
Wirbeltumorausräumung 70
Wunddebridement bei offener Fraktur 11
Wunddehiszenz nach Epispadieoperation 331
- nach Hypospadieoperation 330
- der Stiellappenentnahmefläche 363
Wunddrainage bei plastisch-chirurgischem Eingriff 352
Wundfistel nach Nierenoperation 260
Wundheilungsstörung nach Nebennierenoperation wegen Lushing-Syndrom 311
- nach Varizenoperation 228
Wundhöhle, infizierte, Spül-Saug-Drainage 15
Wundinfektion nach Fußoperation 143
- nach Hüftgelenkarthrodese 104
- nach Prostatektomie 327
- Schweregrade 193
Wundnekrose, tiefreichende, Granulationen 7, 10
- - - ausbleibende 10
Wund-Saug-Drainage, Wirksamkeitsvoraussetzungen 6

X
Xanthofibrom 176

Z
Z-Lappen, Länge 362
Zökalfistel 250
Z-Plastik 159, 352, 358, 362 f
- Planung 362
- Schema 362
Zwei-Höhlen-Eingriff 72
Zwerchfellähmung nach Brustwirbelsäulenoperation 73
Zwergniere 280
Zyste, myxomatöse 176
Zystektomie 323 f
- Harnableitung 323
- Indikation 323
- Kontraindikation, absolute 323
Zystenniere 279 f
- Operationsindikation 279